W0070939

Boericke

Handbuch der
homöopathischen
Materia medica

Handbuch der homöopathischen Materia medica

Von William Boericke, M. D. †

Aus dem Amerikanischen übertragen
und bearbeitet von
Daniel Johannes Beha,
Reinhard Hickmann und
Karl-Friedrich Scheible

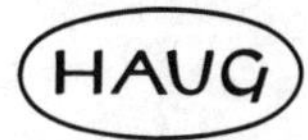

Karl F. Haug Verlag · Heidelberg

Die Deutsche Bibliothek – CIP-Einheitsaufnahme

Boericke, William:

Handbuch der homöopathischen Materia medica / von William Boericke. Aus dem Amerikan. übertr. und bearb. von Daniel Johannes Beha ... – Heidelberg: Haug, 1992
ISBN 3-7760-1193-9
NE: Beha, Daniel Johannes [Bearb.]

Wichtiger Hinweis: Das Arzneimittelwissen der Homöopathie hat, im Gegensatz zu dem der modernen Pharmakotherapie, auch nach Jahrzehnten und Jahrhunderten seine Gültigkeit. Fragen der Dosierung und Potenzwahl homöopathischer Arzneimittel sind dagegen schon immer ein strittiger Punkt gewesen. Hier sollte die umfangreiche theoretische Literatur zu Rate gezogen und immer individuell entschieden werden. Die in diesem Werk angegebenen Dosierungen wurden zwar mit Sorgfalt in moderne Maßeinheiten übertragen, sind aber trotzdem auf keinen Fall maßgeblich. Sie sind aus Gründen der Authentizität mit aufgenommen worden. Was die Verschreibung substantieller Dosen (Urtinkturen und niedrige Potenzen) angeht, verweisen die Bearbeiter ausdrücklich auf Bestimmungen des BTM-Gesetzes und die neueren Ergebnisse der Pharma- und Toxikologie.
Die Verwendung eingetragener Warennamen ist in der Homöopathie nicht üblich. Dennoch kann aus dem Fehlen des eingetragenen Warenzeichens ® nicht bei allen in diesem Werk erwähnten Substanzen geschlossen werden, daß es sich um freie Warennamen handelt.

Titel-Nr. 2193 · ISBN 3-7760-1193-9

Satzkonvertierung: Filmsatz Unger & Sommer GmbH, 6940 Weinheim

Druck und Verarbeitung: Pfälzische Verlagsanstalt, 6740 Landau/Pfalz

Inhalt

Vorwort

Ungefähr achtzig Jahre nach der ersten amerikanischen Auflage und fast zwanzig Jahre nach dem Erscheinen der ersten deutschen Übersetzung wird *„der Boericke"* noch einmal gänzlich neu verlegt. Die berechtigte Frage nach dem *„warum"* haben die Übersetzer in ihren *„Hinweisen"* im Grunde zureichend beantwortet.

Wie jeder Praktiker weiß, ist heute eine wesentlich größere Anzahl kurzer bis außergewöhnlich umfangreicher Arzneimittellehren verfügbar und im Umlauf als noch vor einem Dezennium. Das vorliegende Werk gehört zu jenen, die auch alle *„intrahomöopathischen"* Stürme und Zeiterscheinungen überdauert haben. Es ist, was die Anzahl der aufgeführten Arzneien betrifft, über den täglichen Gebrauch hinaus fast komplett und zeigt deren Charakteristika in einer Kompaktheit und Dichte auf, wie sie nur selten gelang.

Hinzu kommt für den erfahreneren Verschreiber das Vergnügen, daß im *Boericke* eine Unzahl jener homöopathischen *„Goldkörner" „versteckt"* und verstreut sind, die in so manch anderer Materia medica fehlen. Dies allein würde ihn zu einem unverzichtbaren Buch machen, jedoch nicht als stummen Teil der homöopathischen Bibliothek, sondern für die tägliche Arbeit. Noch immer gelten jene Worte eines unserer homöopathischen Altmeister, *A. Voegeli,* der meines Wissens den Satz prägte: „Den guten homöopathischen Arzt erkennt man daran, daß auf der einen Seite seines Schreibtisches der *‚Kent'* und auf der anderen der *‚Boericke'* liegt."

Dieses Bindeglied zu den ganz großen Arzneimittellehren wie *Allens* Enzyklopädie und *Herings* „Guiding Symptoms" bedurfte aber nach längerer Zeit einer gründlichen Revision.

Dabei ging es eben nicht nur um etwaige Fehler der deutschen Übersetzung, sondern insbesondere um jene Übertragungsfehler, die *William Boericke* selbst unterlaufen sind. Hierfür war zunächst die Erkenntnis notwendig, daß neben Prüfungssymptomen von *Allen, Hahnemann, Hering* und *Possart* die „Guiding Symptoms" von *Constantin Hering* eine ganz wesentliche Grundlage für die vorliegende Materia medica darstellen. Dies mußte zwangsläufig in ein sehr aufwendiges Quellenstudium münden, um z.B. auch die durch Kürzungen verfälschten Symptome in ihrer ursprünglichen Sinngebung wieder zugänglich zu machen.

Als Früchte dieser detektivischen Übersetzerarbeit konnte eine Anzahl quasi „verstümmelter" Symptome aus den „Guiding Symptoms" wieder rekonstruiert werden.

Was jetzt vorliegt, ist also eine im umfassendsten Sinne „handverlesene" Ausgabe, die durchaus in Zukunft Vorbild für etwaige Übersetzungen sein kann. Das Ganze wird durch ein ausgesprochen nützliches Glossar abgerundet.

Dem Übersetzerteam ist für gründliche, gewissenhafte und akribische Arbeit zu danken, dem Verlag für die gute Ausstattung dieses Werkes, das damit seinen Platz in der vordersten Reihe der unverzichtbaren, homöopathischen Arzneimittellehren weiter ausbauen wird.

Eine besondere Freude für den Verfasser des Vorwortes war die Tatsache, daß er jene drei Kollegen, denen diese wichtige Arbeit auf so beeindruckende Weise gelungen ist, auf einem kleinen Teil ihres homöopathischen Weges als Ausbilder begleiten durfte.

München, im Dezember 1990 *Dr. med. Wolfgang Springer*

Vorwort zur neunten Auflage

Bei der Vorbereitung der neunten Auflage dieses Werkes habe ich alle den bisherigen Ausgaben zugrunde liegenden Richtlinien befolgt, nämlich die homöopathische Materia medica für den praktischen Gebrauch in einer kondensierten Form darzustellen.

Das Buch enthält die wohlbekannten, verifizierten charakteristischen Symptome aller unserer Arzneien neben anderen, weniger wichtigen Symptomen, die bei der Auswahl des Heilmittels hilfreich sind. Alle neuen Mittel und das Wesentliche der veröffentlichten klinischen Erfahrung der homöopathischen Schule wurden ergänzt. In seiner jetzigen gedrängten Form enthält das Buch auf kleinstem Platz die maximale Anzahl zuverlässiger Materia-medica-Fakten.

Ich habe versucht, eine prägnante Zusammenfassung der Symptomatologie jeder in der Homöopathie verwendeten Arznei zu geben, einschließlich klinischer Anregungen für viele Mittel, die bisher noch nicht geprüft sind, um dadurch die Möglichkeit zu schaffen, mit diesen Mitteln zu experimentieren und durch künftige Prüfungen ihre spezielle Anwendung zu entdecken und damit unser medizinisches Rüstzeug zu erweitern.

Ich bin mir dessen bewußt, daß es unterschiedliche Meinungen darüber gibt, ob es ratsam ist, weitere Mittel aufzunehmen, besonders solche, die veraltet oder deren Wirkung für manche Gemüter zweifelhaft zu sein scheinen. Aber es steht dem Verfasser nicht zu, Informationen über irgendeine Substanz wegzulassen, die klinische Bestätigung durch eine zuverlässige Quelle gefunden hat.

Unsere Materia medica muß alle Substanzen umfassen, die geprüft und mit offensichtlicher Wirksamkeit angewandt worden sind. Es liegt beim jeweiligen Studenten, für sich selbst über die Richtigkeit und Verläßlichkeit solcher Informationen zu urteilen. In diesem Zusammenhang kann ich nicht darauf verzichten, mich auf die große Autorität des Meisters der Homöopathie, Dr. Constantin Hering, zu stützen, der für die Einführung all derer Medikamente eintrat, die die Fähigkeit besitzen, im Organismus eine Reaktion hervorzurufen, die auf ihre medizinische Anwendung hinweisend sein kann.

„Das Wesen der Homöopathie ist nicht nur vielseitig, sondern allseitig. Sie untersucht die Wirkung aller Substanzen, gleich ob es Nahrungsmittel, Getränke, Gewürze, Drogen oder Gifte sind. Sie untersucht ihre Wirkung auf den gesunden und den kranken Menschen, auf Tiere und Pflanzen. Sie ermöglicht eine neue Interpretation jenes alten, oft zitierten Ausspruches von Paulus: ‚**Prüfet alles**‘[1] – und liefert ein neues Verständnis, eine neue allumfassende Anwendungsmöglichkeit einer Arznei. Die Eliminierung der nutzlosen Mittel mag sich allmählich mit der Zunahme des genauen physiologischen und pathologischen Wissens vollziehen.“

Anstelle des Symptomengefüges, das allein den legitimen Wegweiser zur Wahl des Heilmittels darstellt, bedürfen unzureichend geprüfte Mittel zuweilen der Verwendung von Krankheitsnamen. Auch hier kann ich mich auf Hering als den Wegbereiter für die Legitimität dieser Methode berufen, nach der er ebenfalls in seinem großartigen Werk – „The Guiding Symptoms of our Materia Medica“ – vorgegangen ist. Er sagte, daß er die Krankheitsbezeichnungen nicht zu dem Zweck verwandte, das einzelne Mittel für die jeweilige Krankheit zu empfehlen, sondern um die große Vielfalt der Mittel aufzuzeigen, die bei jeder Krankheitsform, wenn indiziert, verwendet werden kann. Aus dem selben Grunde habe ich nosologische Bezeichnungen in die Symptomatologie und das therapeutische Inhaltsverzeichnis aufgenommen, da dies ja ein praktisches Handbuch für den alltäglichen Gebrauch ist und jede Hilfe zum Auffinden des Heilmittels genutzt werden sollte. So, wie es auch Dr. J. Compton Burnett ausdrückt:

„Tatsache ist, daß wir aber auch wirklich jede Methode brauchen, um das richtige Mittel zu finden; das einfache Simile, das einfache symptomatische Similimum und das mit der größten Reichweite von allen – das pathologische Similimum; ich behaupte, daß wir uns dabei sehr wohl in den Grenzen der Homöopathie bewegen, die sich ausdehnt, weiterentwickelt, von der Wissenschaft gefördert wird und selbst die Wissenschaft fördert.“

Die Dosierungsangaben bedürfen einer Rechtfertigung. Sie sind selbstverständlich nur als Vorschlag zu verstehen und meistens ganz außer acht zu lassen. In dieser Hinsicht bin ich den Richtlinien früherer Homöopathen gefolgt und habe, was damals als gewöhnlicher Potenzbereich angesehen wurde, zuzüglich meiner eigenen Erfahrung und der vieler praktizierender Ärzte, angegeben. Jeder Materia-medica-Lehrer wird von den Studenten ständig beharrlich gebeten, Angaben über die Potenzhöhe zu machen, wenigstens etwas für den Anfang zu geben.

Dieses Buch ist ganz und gar keine wissenschaftliche Abhandlung und darf nicht als eine solche betrachtet oder beurteilt werden. Es ist in dem Maße eine genaue und verläßliche Zusammenstellung und die vollständig-

1 Vgl. Thessalonicherbrief, 5.21: „Prüfet alles, das Gute behaltet.“

ste Sammlung verifizierter Materia-medica-Fakten, wie es der Umfang dieses Buches zuläßt. Es ergänzt jede andere Arzneimittellehre und wird, wenn es als rasch nachzuschlagende Erinnerungsstütze für die wesentlichen Fakten unserer gewaltigen Symptomatologie und als Einführung in die größeren Nachschlagewerke und Prüfungsberichte verwendet wird, seinen Zweck erfüllen und sich als eine nützliche Hilfe für den Studenten und praktischen Arzt erweisen. Als solches wird es, mit viel Dankbarkeit für die vergangene Bestätigung, wiederum den Kollegen angeboten.

Mir wurde beim Korrekturlesen dieser Ausgabe von Mr. F. O. Ernesty tüchtig geholfen, der die Arbeit dadurch erleichtert hat, daß er das Manuskript für die Drucker annehmbarer gestaltete und ich möchte ihm in diesem Sinne meinen herzlichsten Dank für diesen freundlichen und hilfreichen Dienst ausdrücken.

San Franzisko, Juni, 1927 *William Boericke, M.D.*

Hinweise zur Übersetzung und Bearbeitung

Die kurzgefaßte homöopathische Arzneimittellehre von William Boericke genießt international den Ruf eines verläßlichen und effektiven Nachschlagewerkes für die tägliche Praxis. Dennoch ist es für den richtigen Umgang mit diesem Handbuch nötig, seine Schwachstellen und Eigentümlichkeiten zu kennen. So wurde mit der hier vorliegenden kompletten Neuübersetzung und Bearbeitung, unter Zuhilfenahme der von Boericke vermutlich verwendeten Arzneimittellehren, erstmals versucht, diesen Eigenheiten Rechnung zu tragen. Damit konnten verschiedenerlei Arten von Fehlern bzw. Ungenauigkeiten weitgehend vermieden werden:

1. Durch Kürzung verfälschte Symptome, deren Aussagekraft verloren oder verändert ist, wie z. B. bei Copaiva, wo W. Boericke unter „Urinary" diesem Mittel das Symptom **„burning pressure"** – **„brennender Druck"** zuschreibt, was wenig Sinn macht. Erst durch Aufsuchen der ursprünglichen Symptome **„Brennen in Blasenhals und Urethra"** und **„Druck auf der Blase"** in T. F. Allens „Encyclopedia" wird Boerickes Angabe verständlich.

2. Fehler, die nur in der Materia medica von W. Boericke vorhanden sind und durch ein unbedachtes, wortwörtliches Übersetzen übernommen werden, wie z. B. bei Benzoicum acidum, wo Boericke **„watery** elevations" – **„wässerige** Hauterhabenheiten" statt wie bei C. Hering und J.H. Clarke **„wartlike** elevations" – **„warzenartige** Hauterhabenheiten" schreibt. Bei Ipecacuanha schreibt Hahnemann **„jählinge** Anfälle von beschwerlicher Kurzäthmigkeit", was eben **„jähe, plötzliche** Anfälle" meint; W. Boericke kannte dieses deutsche Wort wohl nicht und hat es offensichtlich für einen Druckfehler von **„jährliche** Anfälle" gehalten und in diesem Sinne mit **„yearly** attacks of difficult shortness of breathing" übersetzt.

3. Fehler, die bei unverständlichen Symptomen und mehrdeutigen Begriffen ohne die Verwendung von Quellenwerken bei der Übersetzung entstehen können, wie z. B. bei Mercurialis perennis, wo W. Boericke schreibt: „Amenorrhoea, scanty menses, accompanied with **orgasms**", was zu der Übersetzung verleiten mag „ ... mit **Orgasmen**"; nur ist in diesem Fall „... mit **Blutwallungen**" gemeint, siehe C.F. Trinks/C. Müller, was „orgasms" eben auch heißen kann.

4. Fehler, die ohne Zuhilfenahme von geeigneten Nachschlagewerken durch das Übersetzen vermeintlich klarer klinischer Begriffe entstehen, wie z. B.: „typhus", was „Fleckfieber" und nicht „Typhus abdominalis" heißt;

oder „crural neuralgia“, was „Neuralgie des Nervus femoralis“ und nicht „Unterschenkelneuralgie“ meint.

Diese Arten von möglichen Fehlern, die in Übersetzungen von homöopathischer Fachliteratur leider wiederholt vorkamen, zeigen, daß eine Übersetzung ohne Zuhilfenahme der entsprechenden Quellen zu groben Ungenauigkeiten führen muß. Dennoch genügte es speziell im Falle dieser Materia medica nicht, anhand der Quellen möglichst richtig zu übersetzen, da, wie schon erwähnt, viele der gekürzten Symptome erst durch ergänzende Wiederherstellung des Kontextes ihren Sinn zurückerhielten. Hieraus ergab sich logischerweise die Notwendigkeit, ein Mindestmaß an Quellenverweisen bzw. Fußnoten hinzuzufügen.

Der Sinn der Fußnoten und Quellenverweise liegt darin, den Text nachvollziehbar verständlich zu machen. So wurden Quellenverweise verwendet, wenn die Herkunft in Klammern ergänzter Textstellen angegeben werden sollte oder um unter Hinweis auf die jeweilige Quelle zu erklären, warum ein Satz oder Begriff so und nicht anders übersetzt wurde. Fußnoten wurden eingefügt bei notwendigen Erläuterungen zu Symptomen, Abweichungen vom vermutlich zugrundeliegenden Symptom und bei kritischen Textstellen, die aus Platz- oder anderen Gründen nicht im laufenden Text unterzubringen waren.

Bei den mit Quellenverweisen versehenen Symptomen wurde all jenes in Klammern gesetzt, was über W. Boerickes englische Angaben hinausgeht und diese oft erst anschaulich oder interessant macht. Durch dieses Vorgehen bleibt die ursprüngliche Fassung Boerickes transparent erhalten. Diese so wiedergegebenen Symptome müssen nicht immer mit den vollständigen Symptomen der angegebenen Quellen identisch sein, da diese oft zu lang, bzw. in einem nicht mehr gebräuchlichen oder gar mißverständlichen Deutsch abgefaßt sind. Diese Symptome wurden unter Kürzung, Angleichung der Rechtschreibung und unter Zuhilfenahme des „Deutschen Wörterbuchs“ von Jacob und Wilhelm Grimm sinngemäß in das heute gebräuchliche Deutsch übertragen.

Aus deutschsprachigen Quellen stammende Fußnoten sind unverändert, ohne Angleichung der Rechtschreibung, in ihrem Wortlaut zitiert; Auslassungen sind gekennzeichnet. Gelegentlich beinhalten sie auch notwendige Hinweise der Übersetzer.

Unter den deutschen Quellen sind die Werke von S. Hahnemann, „Reine Arzneimittellehre“ und „Die Chronischen Krankheiten“ hervorzuheben, zusammen mit dem Werk von C.F. Trinks/C. Müller/A. Noack, „Handbuch der Homöopathischen Arzneimittellehre", dem „Allgemeinen Symptomen-Kodex der Homöopathischen Arzneimittellehre" von G.H.G. Jahr und C. Herings „Amerikanischen Arzneimittelprüfungen". Hier fanden sich sehr viele der von W. Boericke beschriebenen Symptome wieder. Wir übernahmen häufig deren ursprünglichen Wortlaut, soweit deutsche Quelle und englischer Text nicht voneinander abwichen.

Unter den englischsprachigen Werken haben sich vor allem Herings „The Guiding Symptoms of our Materia Medica" neben T.F. Allens „The Encyclopedia of Pure Materia Medica" und H.C. Allens „Materia Medica of Nosodes" als nützlich erwiesen, da bei ihnen die meisten der von W. Boericke angegebenen Symptome zu finden waren. J.H. Clarkes „A Dictionary of Practical Materia Medica" war oft hilfreich, wenn die Symptome nirgends sonst zu finden waren. Die aus der englischsprachigen Literatur ergänzten und in den Fußnoten verwendeten Symptome wurden übersetzt.

Klinische Begriffe, die heutzutage nicht mehr ohne weiteres verständlich bzw. nicht in den gängigen klinischen Wörterbüchern zu finden sind, wurden mit einem hochgestellten Sternchen* gekennzeichnet und sind im Glossar ausführlich erklärt. Dieses wurde im wesentlichen mit Hilfe des unverzichtbaren „Stedman's Medical Dictionary", N.B. Taylor (Hrsg.), 16. Aufl., Baltimore, 1946 erstellt, da viele Begriffe in neueren medizinischen Nachschlagewerken nicht mehr aufgeführt sind bzw. ihre Bedeutung verändert haben.

Zur besseren Übersichtlichkeit wurde die Reihenfolge der Unterrubriken, das Kopf-Fuß-Schema, im Sinne der Kentschen Ordnung korrigiert. Auch wurde die falsche Zuordnung zu diesen Rubriken in seltenen Fällen verbessert, da ansonsten beim gezielten und raschen Nachschlagen jene Symptome leicht übersehen werden könnten.

Bezüglich Rechtschreibung und Abkürzungen der Arzneimittelnamen haben wir uns an der Nomenklatur des „Synthetischen Repertoriums" von H. Barthel/W. Klunker orientiert, da dieses Werk viele Mittel enthält, die im Kentschen Repertorium noch keinen Eingang gefunden haben, aber weitgehend dessen Tradition entspricht und mittlerweile internationaler Standard ist. Des öfteren waren im englischen Original ungebräuchliche oder fehlerhafte Mittelbezeichnungen zu finden, die von uns im Sinne dieser Nomenklatur korrigiert worden sind. All jene Mittel, die auch im Synthetischen Repertorium nicht angegeben sind, wurden von uns mit einer Abkürzung versehen.

Die Ziffern für die Quellenverweise wurden so gewählt, daß sie mit existierenden Werken möglichst wenig kollidieren; andererseits wollten wir aber unübersichtlich hohe Zahlen für häufig verwendete Werke, wie z.B. von C.F. Trinks/C. Müller/A. Noack, vermeiden.

Die deutschen Mittelnamen sowie Systematik und Herkunft der Arzneien wurden mit Hilfe des „Homöopathischen Arzneibuches", Verlag Dr. W. Schwabe, Berlin-Wannsee, 2. Auflage, 1950, des umfangreichen Werkes „Hagers Handbuch der Pharmazeutischen Praxis", H.J. Roth und W. Schmid (Hrsg.), Bd. 1–8, Heidelberg, vierte Neuausgabe, 1967, des „Handwörterbuchs der Pflanzennamen" von R. Zander, 13. Auflage, Stuttgart, 1984, und des „Wörterbuchs der Deutschen Pflanzennamen" von Marzell, Bd. 1–5, Leipzig, 1943, erstellt. Dabei wurde bei den Vergleichsmitteln auch dann ein deutscher Name angegeben, wenn W. Boericke keinen englischen erwähnt hat, sofern diese Mittel nicht schon an anderer Stelle aufgeführt sind.

Sie wurden im Gegensatz zu den abgekürzten Vergleichsmitteln, die in Boerickes Originalreihenfolge aufgeführt sind, in alphabetischer Ordnung angegeben.

Die Empfehlungen der Potenzen sind, wie im angelsächsischen Raum üblich, durchgehend als C-Potenzen zu verstehen, wenn sie nicht ausdrücklich als D-Potenzen gekennzeichnet sind. Folgende gebräuchliche Abkürzungen wurden verwendet:

⟨ = „Verschlimmerung", „schlimmer", „besonders".
⟩ = „Besserung", „besser".

Die Präpositionen sind, wenn nicht angegeben, sinngemäß zu ergänzen, in den meisten Fällen mittels „durch", „von" und „bei".

Ergänzende Hinweise zu Quellenverweisen und Kommasetzung

Die Plazierung der hochgestellten Quellenverweise (Q.) wurde entsprechend der nachfolgenden Kriterien durchgeführt:

1. Q. ohne ergänzende Klammer:

a) Steht der Q. direkt nach einem Satzzeichen und im vorgehenden Satz oder Satzteil findet sich keine eingeklammerte Ergänzung, dann heißt dies: unter Berücksichtigung der genannten Quelle wurde der Satz so und nicht anders übersetzt.

Bsp. **Cina maritima: Abdomen.** – Schmerzhaftes Winden um den Nabel.[17]

b) Steht der Q. direkt nach einem einzelnen Wort das nicht eingeklammert ist, dann heißt dies: unter Berücksichtigung der genannten Quelle wurde dieses Wort so und nicht anders übersetzt.

Bsp. **Cicuta virosa: Ohren.** – ... Plötzliches Platzen[16], besonders beim Schlucken.

2. Q. mit ergänzender Klammer:

a) Steht der Q. direkt hinter einem Satzzeichen (Punkt oder Komma), so bezieht er sich auf den ganzen vorausgehenden Satz oder Satzteil, einschließlich der in Klammern stehenden Ergänzungen. Das heißt der ganze, dem Q. vorausgehende Satzteil entspricht im wesentlichen dem Wortlaut der Quelle.

Bsp. **Syphilinum: Rektum.** – ... (wenn) Klistiere (gegeben wurden,) waren (die Qualen der Entleerung so) qualvoll (wie bei einer Entbindung).[32]

b) Steht der Q. direkt hinter einem eingeklammerten Wort oder einer eingeklammerten Sequenz, dann bezieht er sich nur darauf. Dies war dann nötig, wenn ein Symptom, obschon noch zu identifizieren, meist verkürzungsbedingte Veränderungen erfahren hatte und ein Q., der sich auf den gesamten vorhergehenden Satzteil bezöge, den tatsächlichen Gegebenheiten nicht gerecht geworden wäre.

Bsp. **Syphilinum: Mund.** – ... die Ränder der (Schneide-) Zähne[32] sind geriffelt, ...

Ein Quellenverweis gilt **nur** für den Satz, in dem er steht, er steht immer direkt **nach** der Sequenz (Satz, Satzteil, Wort), die er erklären will.

Bei der Kommasetzung haben wir uns in der Regel, entgegen der im Deutschen sonst üblichen Grammatik, an das Original gehalten, da uns dies die einzige Möglichkeit schien, den Text in seiner ursprünglichen Form zu bewahren.

Ein Beispiel soll dies erläutern:

Zizia aurea: Atemwege. – Trockener Husten, mit Stichen in der Brust.

Nach unserem Verständnis ist, bedingt durch das Komma, die Aussage dieses Symptoms eine doppelte; zum einen ist es als ein Symptom:

Atemwege. – Trockener Husten mit Stichen in der Brust.

und zum anderen lediglich als:

Atemwege. – Trockener Husten.

zu lesen.

Da wir heute nicht mit Gewißheit sagen können, wie Boericke dieses Symptom verstanden haben wollte, haben wir dem Leser die Möglichkeit bewahrt, es in der einen wie auch anderen Weise lesen zu können. Lediglich die Kommas vor „und" und „oder" sind in Anpassung an das Deutsche meist nicht übernommen worden.

Diese Arbeitsweise hat auch zu der ungewöhnlichen Kommasetzung in den ergänzenden Klammern der Quellenverweise geführt.

Bsp. **Wyethia helenoides: Magen.** – Gefühl von einem Gewicht (, als ob etwas Unverdauliches gegessen worden wäre).[11]

Für alle kritischen Anregungen und Verbesserungsvorschläge sind wir dankbar und werden sie gegebenenfalls in künftigen Auflagen berücksichtigen.

Würzburg und Donauwörth,
im November 1990

Daniel Johannes Beha
Reinhard Hickmann
Karl-Friedrich Scheible

Liste der zitierten Autoren mit Zahlenschlüssel

[1] Kent, J.T., Repertory of the Homeopathic Materia Medica, 6. Ed., Chicago, 1945, Repr. Delhi, 1987.

[1a] Kent, J.T., Lectures on Homeopathic Materia Medica, 1. Ed., Chicago, 1904, Repr. Delhi, 1987.

[3a] Boenninghausen, C., Boger, C.M., Boenninghausen's Characteristics and Repertory, Revised and Enlarged Edition, Repr. Delhi, 1986.

[4] Jahr, G.H.G., Ausführlicher Symptomen-Kodex der Homöopathischen Arzneimittellehre, Bd. 1–2, Leipzig 1848, Nachdruck B. v. d. Lieth, Hamburg.

[8] Boericke, W., Pocket Manual of Homeopathic Materia Medica, 9. Ed., Revised and Enlarged with the Addition of a Repetory by O.E. Boericke, San Francisco und Philadelpia, 1927, Repr. Delhi, 1989.

[11] Allen, T.F., The Encyclopedia of Pure Materia Medica, Bd. 1–12, New York, 1874–1880, Repr. Delhi 1988.

[11a] Allen, T.F., Handbook of Materia Medica and Homeopathic Therapeutics, New York, 1889, Repr. Delhi, 1986.

[12] Clarke, J.H., A Dictionary of Practical Materia Medica, Bd. 1–3, London, 1900, Repr. Delhi 1986.

[16] Hahnemann, S., Reine Arzneimittellehre, 3. Aufl., Bd. 1–2., Dresden und Leipzig, 1830–1833, 2. Aufl., Bd. 3–6, Dresden und Leipzig, 1825–1826, 4. Nachdr. Heidelberg, 1989.
Hahnemann, S., Die Chronischen Krankheiten, 2. Aufl., Bd. 1–2, Dresden und Leipzig, 1835, Bd. 3–5, Düsseldorf, 1837–1839, 4. Nachdr., Heidelberg, 1988.

[16a] Hahnemann, S., in „Stapf's Archiv", Bd. 13 (1833), S. 163–187.

[17] Noack, A., Trinks, C.F., Müller, C., Handbuch der Homöopathischen Arzneimittellehre, Bd. 1–2, Leipzig, 1843–1847, Nachdr. Göttingen, 1984.

[19] Possart, A., Homöopathische Arzneimittellehre, Bd. 1–3, Nordhausen, 1858–1863, Nachdr. Göttingen, 1986.

[25] Stapf's Archiv, Bd. 15 (1836), S 177–190.

[32] Allen, H.C., Materia Medica of the Nosodes, Philadelphia 1910, Repr. Delhi, 1990.

[34] Hering, C., The Guiding Symptoms of our Materia Medica, 1879–1891, Repr. Delhi, 1989.

[34a] Hering, C., Amerikanische Arzneimittelprüfungen, Leipzig und Heidelberg, 1857.

[41] Nash, E. B., Leaders in Homeopathic Therapeutics, 4. Ed., Cortland, 1913, Repr. 1987.

[73] Hale, E., Neue Amerikanische Heilmittel, 3. Aufl., bearbeitet v. F.G. Oehme, Leipzig, 1873.

[85] Farrington, E. A., Clinical Materia Medica, 4. Ed., Chicago, 1908, Repr. Delhi, 1987.

Mittelnamen und Abkürzungen

Abies canadensis	Abies-c.
Abies nigra	Abies-n.
Abrotanum	Abrot.
Abrus precatorius	Abr.
Abrolum	Abrol.
Absinthium	Absin.
Acalypha indica	Acal.
Acanthia lectularia	= *Cimx.*
Acarus	= *Trom.*
Acetanilidum	Acetan.
Aceticum acidum	Acet-ac.
Achillea millefolium	= *Mill.*
Achyranthes calea	Achy.
Acidum chlornitrosum	= *Nit-m-ac.*
Acidum chromicum	= *Chr-ac.*
Acidum hydrofluoricum	= *Fl-ac.*
Acidum lacticum dextrum	= *Sarcol-ac.*
Acidum picronitricum	= *Pic-ac.*
Aconitinum	Aconin.
Aconitum cammarum	Acon-c.
Aconitum ferox	Acon-f.
Aconitum lycoctonum	Acon-l.
Aconitum napellus	Acon.
Actaea racemosa	= *Cimic.*
Actaea spicata	Act-sp.
Adhatoda vasika	= *Just.*
Adonidinum	Adonin.
Adonis vernalis	Adon.
Adrenalin	Adren.
Aesculus glabra	Aesc-g.
Aesculus hippocastanum	Aesc.
Aether	Aether
Aethiops antimonialis	Aethi-a.
Aethiops mineralis	Aethi-m.
Aethusa cynapium	Aeth.
Agaricinum	Agarin.
Agaricus emeticus	Agar-em.
Agaricus muscarius	Agar.
Agaricus phalloides	Agar-ph.
Agave americana	Agav-a.
Agnus castus	Agn.
Agraphis nutans	Agra.
Agrimonia eupatoria	Agri.
Agropyrum repens	= *Tritic.*
Agrostema githago	Agro.
Agrostis	Agrost.
Ailanthus altissima	= *Ail.*
Ailanthus glandulosa	Ail.
Aletris farinosa	Alet.
Alfalfa	Alf.
Alkekengi	= *Physal.*
Allium cepa	All-c.
Allium sativum	All-s.
Alnus rubra	Aln.
Alnus serulata sive rubra	= *Aln.*
Aloe socotrina	Aloe
Alstonia constricta	Alst.
Alstonia scholaris	Alst-s.
Althaea officinalis	Alth.
Alumen	Alumn.
Alumina	Alum.
Alumina silicata	Alum-sil.
Aluminium aceticum	Alumin-a.
Aluminium muriaticum	Alum-m.
Aluminium oxydatum	= *Alum.*
Aluminium silico-sulpho calcite	= *Slag*
Amanita muscaria	= *Agar.*
Amanita phalloides	= *Agar-ph.*
Amanita verna	= *Agar-v.*
Ambra grisea	Ambr.
Ambrosia artaemisiaefolia	Ambro.
Ammoniacum gummi	Ammc.
Ammonium aceticum	Am-a.
Ammonium benzoicum	Am-b.
Ammonium bromatum	Am-br.
Ammonium carbonicum	Am-c.
Ammonium causticum	Am-caust.
Ammonium hydratum	= *Am-caust.*
Ammonium iodatum	Am-i.
Ammonium muriaticum	Am-m.
Ammonium phosphoricum	Am-p.
Ammonium picricum	Am-pic.
Ammonium tartaricum	Am-t.
Ammonium valerianicum	Am-val.
Ammonium vanadinicum	Am-van.
Ampelopsis quinquefolia	Ampe-qu.
Ampelopsis trifoliata	Ampe-tr.
Amphisbaena vermicularis	Amph.
Amygdalae amarae aqua	Amgd-a-aq.
Amygdalus persica	Amgd-p.
Amylenum nitrosum	Aml-ns.
Amylocainum hydrochloricum	Amyloc-h.
Anacardium occidentale	Anac-oc.
Anacardium orientale	Anac.
Anagallis arvensis	Anag.

Anagyris foetida	Anagy.
Anantherum muricatum	Anan.
Andalusit	Andal.
Andira araroba	= *Chrysar.*
Andromeda arborea	= *Oxyd.*
Andropogon muricatus	= *Anan.*
Androsace lactea	Andr.
Anemone pratensis	= *Puls.*
Anemopsis californica	Anemps.
Angelica atropurpurea	Ange.
Angophora lanceolata	Ango.
Anguillar Serum	= *Ser-ang.*
Angustura falsa	= *Bruc.*
Angustura spuria	= *Bruc.*
Angustura vera	Ang.
Anhalonium lewinii	Anh.
Anilinum	Anil.
Anisum stellatum	Anis.
Ankistrodon contortrix	= *Cench.*
Anthemis nobilis	Anth.
Anthoxanthum odoratum	Antho.
Anthracinum	Anthraci.
Anthrakokali	Anthraco.
Antiaris toxicaria	= *Upa.*
Antifebrinum	= *Acetan.*
Antimonium arsenicosum	Ant-ar.
Antimonium chloridum	= *Ant-m.*
Antimonium crudum	Ant-c.
Antimonium iodatum	Ant-i.
Antimonium muriaticum	Ant.-m.
Antimonium sulphuratum auratum	Ant-s-aur.
Antimonium tartaricum	Ant-t.
Antipyrinum	Antip.
Aphis chenopodii glauci	Aphis
Apiolum	Apiol.
Apis mellifica	Apis
Apisinum	Apisin.
Apium graveolens	Ap-g.
Apium virus	= *Apisin.*
Apocynum androsaemifolium	Apoc-a.
Apocynum cannabinum	Apoc.
Apomorphinum hydrochloricum	Apom.
Aqua calcarea	Aq-calc.
Aqua marina	Aq-mar.
Aqua regia	= *Nit-m-ac.*
Aqua sanicula	= *Sanic.*
Aquilegia vulgaris	Aqui.
Aragallus lamberti	Arag.
Aralia hispida	Aral-h.
Aralia quinquefolia	= *Gins.*
Aralia racemosa	Aral.
Aranea avicularis	= *Mygal.*
Aranea diadema	Aran.
Aranea scinencia	Aran-sc.
Aranea tela	= *Tela*
Arborinum	Arbor.
Arbrus precatorius	= *Abr.*
Arbutinum	Arbin.
Arbutus andrachne	Arb.
Arbutus unedo	= *Arb.*
Arctium lappa	= *Lappa*
Arctostaphylos manzanita	= *Manz.*
Arctostaphylos uva-ursi	= *Uva*
Areca catechu	Arec.
Argemone mexicana	Argem.
Argentum cyanatum	Arg-cy.
Argentum iodatum	Arg-i.
Argentum metallicum	Arg-m.
Argentum nitricum	Arg-n.
Argentum oxydatum	Arg-o.
Argentum phosphoricum	Arg-p.
Argentum proteinicum	Protarg.
Argilla	= *Alum.*
Arisaema draconitum	= *Arum-d.*
Arisaema triphyllum	= *Arum-t.*
Aristolochia cymbifera	= *Arist-m.*
Aristolochia milhomens	Arist-m.
Aristolochia serpentaria	= *Serp.*
Armoracia lapathifolia	= *Coch.*
Armoracia sativa	= *Coch.*
Arnica montana	Arn.
Arsenicum album	Ars.
Arsenicum bromatum	Ars-br.
Arsenicum hydrogenisatum	Ars-h.
Arsenicum iodatum	Ars-i.
Arsenicum metallicum	Ars-met.
Arsenicum stibiatum	Ars-sb.
Arsenicum sulphuratum flavum	Ars-s-f.
Arsenicum sulphuratum rubrum	Ars-s-r.
Arsenum metallicum	= *Ars-met.*
Artanthe elongata	= *Mati.*
Artemisia abrotanum	= *Abrot.*
Artemisia absinthium	= *Absin.*
Artemisia maritima	= *Cina*
Artemisia vulgaris	Art-v.
Arum dracontium	Arum-d.
Arum italicum	Arum-i.
Arum maculatum	Arum-m.

Arum triphyllum	Arum-t.
Arundo donax	Arund-d.
Arundo mauritanica	Arund.
Asa foetida	Asaf.
Asagraea officinalis	= *Sabad.*
Asarum canadense	Asar-c.
Asarum europaeum	Asar.
Asclepias cornuti	Asc-c.
Asclepias incarnata	Asc-i.
Asclepias syriaca	= *Asc-c.*
Asclepias tuberosa	Asc-t.
Asclepias vincetoxicum	= *Vince.*
Asimina triloba	Asim.
Asparagus officinalis	Aspar.
Asperula odorata	Asper.
Aspidium	= *Fil.*
Aspidium athamanticum	Aspid-a.
Aspidium filix-mas	= *Fil.*
Aspidium panna	= *Pann.*
Aspidosperma	= *Queb.*
Assaku	= *Hura*
Astacus fluviatilis	Astac.
Asterias rubens	Aster.
Astragalus mollissimus	Astra-mol.
Athamantha oreoselinum	Atha.
Atriplex hortensis	Atri.
Atropa belladonna	= *Bell.*
Atropinum	Atro.
Atropinum sulphuricum	= *Atro.*
Aurantium	= *Cit-v.*
Aurelia aurita	= *Medus.*
Aurum arsenicicum	Aur-ar.
Aurum bromatum	Aur-br.
Aurum foliatum	Aur.
Aurum iodatum	Aur-i.
Aurum muriaticum	Aur-m.
Aurum muriaticum kalinatum	Aur-m-k.
Aurum muriaticum natronatum	Aur-m-n.
Aurum sulphuratum	Aur-s.
Avena sativa	Aven.
Azadirachta indica	Aza.
Bacillinum Burnett	Bac.
Bacillinum testium	Bac-t.
Bacillus anthracis	= *Anthraci.*
Bacillus Gaertner	Gaert.
Badiaga	Bad.
Baja	Baj.
Balsamum copaivae siccum	= *Cop.*
Balsamum peruvianum	Bals-p.
Balsamum tolutanum	Bals-t.
Baptisia confusa	Bapt-c.
Baptisia tinctoria	Bapt.
Barosma crenulata	Baros.
Baryta acetica	Bar-a.
Baryta carbonica	Bar-c.
Baryta iodata	Bar-i.
Baryta muriatica	Bar-m.
Basaka	= *Just.*
Belladonna	Bell.
Bellis perennis	Bell-p.
Benzine	Benz.
Benzinum	Ben.
Benzinum dinitricum	Ben-d.
Benzinum nitricum	Ben-n.
Benzoicum acidum	Benz-ac.
Benzoin oderiferum	Benzo.
Berberis aquifolium	Berb-a.
Berberis vulgaris	Berb.
Beta vulgaris	Beta
Betainum hydrochloricum	Betin-h.
Betonica aquatica	Beto.
Bismuthum	Bism.
Bismuthum subnitricum	= *Bism.*
Bitis arietans	Bitis
Bixa orellana	Bix.
Blatta americana	Blatta-a.
Blatta orientalis	Blatta
Bofareira	= *Ric.*
Boldo	Bold.
Boletus laricis	Bol-la.
Boletus luridus	Bol-lu.
Boletus pinicola	= *Polyp-p.*
Boletus satanas	Bol-s.
Bolus alba	= *Alum-sil.*
Bombyx chrysorrhea	Bomb-chr.
Bombyx mori	= *Bomb-chr.*
Borax veneta	Bor.
Boricum acidum	Bor-ac.
Bothrops lanceolatus	Both.
Botulinum	Botul.
Bounafa	= *Ferul.*
Bovista lycoperdon	Bov.
Brachyglottis repens	Brach.
Brassica napus	Brass.
Brassica nigra	= *Sin-n.*
Brayera anthelmintica	= *Kou.*
Bromium	Brom.
Brucea antidysenterica	Bruc.
Brugmansia candida	= *Dat-a.*
Brunfelsia uniflora	= *Franc.*

Bryonia alba aut dioica	Bry.
Buchu	= *Baros.*
Bufo rana	Bufo
Bungarus fasciatus	Bung.
Bursa pastoris	= *Thlas.*
Butyricum acidum	But-ac.
Cactus grandiflorus	Cact.
Cadmium bromatum	Cadm-br.
Cadmium iodatum	Cadm-i.
Cadmium sulphuratum	Cadm-s.
Caesium metallicum	Caes.
Cainca	Cain.
Cajuputum	Caj.
Calabar	= *Phys.*
Caladium seguinum	Calad.
Calaguala	Calag.
Calcarea acetica	Calc-a.
Calcarea arsenicosa	Calc-ar.
Calcarea bromata	Calc-br.
Calcarea calcinata	Calc-cal.
Calcarea carbonica	Calc.
Calcarea caustica	Calc-caust.
Calcarea chloratum	= *Calc-m.*
Calcarea fluorica	Calc-f.
Calcarea hypophosphorosa	Calc-hp.
Calcarea iodata	Calc-i.
Calcarea lactica	Calc-lac.
Calcarea lacto-phosphorica	Calc-l-p.
Calcarea muriatica	Calc-m.
Calcarea ostrearum	= *Calc.*
Calcarea ovi testae	Calc-o-t.
Calcarea oxalica	Calc-ox.
Calcarea phosphorica	Calc-p.
Calcarea picrica	Calc-pic.
Calcarea renalis	Calc-ren.
Calcarea silicata	Calc-sil.
Calcarea silico fluorica	= *Lap-a.*
Calcarea stibiato-sulphurata	Calc-st-sula.
Calcarea sulphurata Hahnemanni	= *Hep.*
Calcarea sulphurica	Calc-s.
Calculobili	Calcobil.
Calculus renalis	= *Cal-ren.*
Calendula officinalis	Calen.
Calliandra houstoni	Calli.
Calomel	= *Merc-d.*
Calotropis gigantea	Calo.
Caltha palustris	Calth.
Camellia sinensis	= *Thea*
Camphora	Camph.

Camphora bromata	Camph-br.
Camphoricum acidum	Camph-ac.
Cancer fluviatalis	= *Astac.*
Canchalagua	Canch.
Cannabis indica	Cann-i.
Cannabis sativa	Cann-s.
Cantharidinum	Canthin.
Cantharis vesicatoria	Canth.
Capparis coriaccea	Capp.
Capsella bursi pastoris	= *Thlas.*
Capsicum annuum	Caps.
Carbo animalis	Carb-an.
Carbo vegetabilis	Carb-v.
Carbolicum acidum	Carb-ac.
Carboneum	Carbn.
Carboneum hydrogenisatum	Carbn-h.
Carboneum oxygenisatum	Carbn-o.
Carboneum sulphuratum	Carbn-s.
Carboneum tetrachloratum	Carbn-tet.
Carcinosinum Burnett	Carc.
Carduus benedictus	Card-b.
Carduus marianus	Card-m.
Carlsbad aqua	Carl.
Cascara sagrada	Cas-s.
Cascarilla	Casc.
Cassia acutifolia	= *Senn.*
Castanea sativa	= *Cast-v.*
Castanea vesca	Cast-v.
Castella texana	= *Chap.*
Castor equi	Cast-eq.
Castoreum	Cast.
Catalpa bigonoides	Catal.
Cataria nepeta	= *Nepet.*
Caulophyllum thalictroides	Caul.
Causticum Hahnemanni	Caust.
Ceanothus americanus	Cean.
Ceanothus thrysiflorus	Cean-tr.
Cedron	Cedr.
Cenchris contortrix	Cench.
Centaurea tagana	Cent.
Centaurium erythraea	= *Canch.*
Centella asiatica	= *Hydrc.*
Cepa	= *All-c.*
Cephalanthus occidentalis	Ceph.
Cerefolius	Ceref.
Cereus bonplandii	Cere-b.
Cereus grandiflorus	= *Cact.*
Cereus serpentinus	Cere-s.
Cerium oxalicum	Cer-ox.
Cetonia aurata	Ceto.
Cetraria islandica	Cetr.

Chamaecyparis lawsoniana = *Cupre-l.*
Chamaelirium luteum = *Helon.*
Chamomilla Cham.
Chamomilla recutita = *Cham.*
Chamomilla romana = *Anth.*
Chaparro amargoso Chap.
Chaulmoogra odorata Chaul.
Cheiranthus cheiri Cheir.
Chelidoninum Chelin.
Chelidonium majus Chel.
Chelone glabra Chelo.
Chenopodii glauci aphis = *Aphis*
Chenopodium anthelminticum Chen-a.
Chenopodium vulvaria Chen-v.
Chimaphila maculata Chim-m.
Chimaphila umbellata Chim.
China officinalis Chin.
Chinidinum Chinid.
Chininum arsenicosum Chin-ar.
Chininum muriaticum Chin-m.
Chininum salicylicum Chin-sal.
Chininum sulphuricum Chin-s.
Chiococca racemosa = *Cain.*
Chionanthus virginica Chion.
Chloralum hydratum Chlol.
Chloroformium Chlf.
Chlorum Chlor.
Cholas terrapina Cho.
Cholesterinum Chol.
Cholinum Cholin.
Chondrodendron tormentosum = *Pareir.*
Chromicum acidum Chr-ac.
Chromium sulphuricum Chrom-s.
Chrysanthemum leucanthemum Chrysan.
Chrysanthemum vulgare = *Tanac.*
Chrysarobinum Chrysar.
Chrysophanicum acidum Chrys-ac.
Cicer arietinum Cice.
Cicuta maculata Cic-m.
Cicuta virosa Cic.
Cimex lectularius Cimx.
Cimicifuga racemosa Cimic.
Cina maritima Cina
Cinchona officinalis = *Chin.*
Cinchona succirubra = *Chin.*
Cineraria maritima Cine.
Cinnabaris Cinnb.
Cinnamomum camphora = *Camph.*
Cinnamonum ceylanicum = *Cinnm.*
Cistus canadensis Cist.
Citricum acidum Cit-ac.
Citrullus colocynthis = *Coloc.*
Citrullus lanatus = *Cuc-c.*
Citrus decumana Cit-d.
Citrus limonum Cit-l.
Citrus vulgaris Cit-v.
Claviceps purpurea = *Sec.*
Clematis erecta Clem.
Clematis vitalba Clem-vit.
Cobaltum Cob.
Coca Coca
Cocainum hydrochloricum Cocain.
Coccinella septempunctata Cocc-s.
Cocculus indicus Cocc.
Coccus cacti Coc-c.
Cochlearia armoracia Coch.
Codeinum Cod.
Coffea cruda Coff.
Coffea tosta Coff-t.
Coffeinum Coffin.
Colchicinum Colchin.
Colchicum Colch.
Collinsonia canadensis Coll.
Colocynthis Coloc.
Colostrum Colos.
Comocladia dentata Com.
Conchiolinum Conch.
Condurango = *Cund.*
Conium maculatum Con.
Convallaria majalis Conv.
Convolvulus duartinus Convo-d.
Convolvulus purga = *Jal.*
Convolvulus turpethum = *Oper.*
Conyza canadensis = *Erig.*
Copaifera officinalis = *Cop.*
Copaiva Cop.
Coqueluchinum = *Pert.*
Corallium rubrum Cor-r.
Corallorhiza odontorhiza Corh.
Cornus alternifolia Corn-a.
Cornus circinata Corn.
Cornus florida Corn-f.
Corydalis formosa Cory.
Corynanthe yohimbe = *Yohim.*
Coto Coto
Cotyledon umbilicus Cot.
Coumarouma odorata = *Tong.*
Crataegus laevigata = *Crat.*
Crataegus oxyacantha Crat.
Crocus sativus Croc.
Crotalus cascavella Crot-c.

Crotalus horridus	Crot-h.
Croton cascarilla	= *Casc.*
Croton tiglium	Crot-t.
Cubeba officinalis	Cub.
Cucumis colocynthis	= *Coloc.*
Cucurbita citrullus	Cuc-c.
Cucurbita pepo	Cuc-p.
Culex musca	Culx.
Cumarinum	Cumin.
Cundurango	Cund.
Cuphea viscosissima	Cuph.
Cupressus australis	Cupre-au.
Cupressus lawsoniana	Cupre-l.
Cuprum aceticum	Cupr-a.
Cuprum arsenicosum	Cupr-ar.
Cuprum cyanatum	Cupr-cy.
Cuprum metallicum	Cupr.
Cuprum oxydatum nigrum	Cupr-o.
Cuprum sulphuricum	Cupr-s.
Curare	Cur.
Cyclamen europaeum	Cycl.
Cyclamen purpurascens	= *Cycl.*
Cydonia vulgaris	Cyd.
Cypripedium pubescens	Cypr.
Cystisinum	= *Cytin.*
Cystisus laburnum	= *Cyt-l.*
Cytisinum	Cytin.
Cytisus laburnum	Cyt-l.
Cytisus scoparius	= *Saroth.*
Damiana	Dam.
Daphne indica	Daph.
Daphne mezereum	= *Mez.*
Daphne odora	= *Daph.*
Datura arborea	Dat-a.
Datura stramonium	= *Stram.*
Delphinium staphisagria	= *Staph.*
Derris pinnata	Der.
Diadema aranea	= *Aran.*
Dicentra canadensis	= *Cory.*
Dictamnus albus	Dict.
Dieffenbachia seguine	= *Calad.*
Digitalis purpurea	Dig.
Digitoxinum	Digox.
Dioscorea villosa	Dios.
Diosma lincaris	Diosm.
Diphtherinum	Diph.
Diphtherotoxinum	Diphtox.
Dipodium punctatum	Dip.
Dipterix odorata	= *Tong.*
Dirca palustris	Dirc.
Ditainum	Ditin.
Dolichos pruriens	Dol.
Dorema ammoniacum	= *Ammc.*
Doryphora decemlineata	Dor.
Drosera rotundifolia	Dros.
Dryopteris filix-mas	= *Fil.*
Duboisia myoporoides	Dubo-m.
Dulcamara	Dulc.
Ecballium elaterium	= *Elat.*
Echinacea angustifolia	Echi.
Elaeis guineensis	Elae.
Elaps corallinus	Elaps
Elaterium officinarum	Elat.
Electricitas	Elect.
Elemuy gauteria	Elem.
Emetinum	Emetin.
Eosinum	Eos.
Ephedra vulgaris	Ephe.
Epigaea repens	Epig.
Epilobium palustre	Epil.
Epiphegus virginiana	Epiph.
Equisetum hyemale	Equis.
Eranthis hymnalis	Eran.
Erechthites hieracifolia	Erech.
Ergotinum	Ergot.
Erigeron canadense	Erig.
Eriodictyon californicum	Erio.
Erodium cicutarium	Erod.
Eryngium aquaticum	Ery-a.
Erythrinus	Erythr.
Erythroxylon coca	= *Coca*
Eschscholtzia californica	Esch.
Escoba amarga	= *Parth.*
Eserinum	Esin.
Eucalyptolum	Eucol.
Eucalyptus globulus	Eucal.
Eucalyptus rostrata	Eucal-r.
Eucalyptus tereticortis	Eucal-t.
Eugenia chequen	= *Myrt-ch.*
Eugenia jambos	Eug.
Euonyminum	Euonin.
Euonymus atropurpureus	Euon-a.
Euonymus europaea	Euon.
Eupatorium aromaticum	Eup-a.
Eupatorium perfoliatum	Eup-per.
Eupatorium purpureum	Eup-pur.
Euphorbia amygdaloides	Euph-a.
Euphorbia corollata	Euph-c.
Euphorbia lathyris	Euph-l.
Euphorbia marginata	Euph-m.

Euphorbia pilulifera	Euph-pi.
Euphorbia polycarpa	Euph-po.
Euphorbia prostata	Euph-pr.
Euphorbia resinifera	= *Euph.*
Euphorbium officinarum	Euph.
Euphrasia officinalis	Euphr.
Eupionum	Eupi.
Euscorpius italicus	= *Scor.*
Euspongia officinalis	= *Spong.*
Exogonium purga	= *Jal.*
Fabiana imbricata	Fab.
Fagopyrum esculentum	Fago.
Fagus silvatica	Fagu.
Fel tauri	Fel.
Fel tauri depuratum	= *Nat-ch.*
Ferrum aceticum	Ferr-a.
Ferrum arsenicosum	Ferr-ar.
Ferrum bromatum	Ferr-br.
Ferrum citricum	Ferr-cit.
Ferrum citricum chiniatum	Ferr-c-chin.
Ferrum cyanatum	Ferr-cy.
Ferrum iodatum	Ferr-i.
Ferrum magneticum	Ferr-ma.
Ferrum metallicum	Ferr.
Ferrum muriaticum	Ferr-m.
Ferrum pernitricum	Ferr-pern.
Ferrum phosphoricum	Ferr-p.
Ferrum picricum	Ferr-pic.
Ferrum protoxalatum	Ferr-prox.
Ferrum pyrophosphoricum	Ferr-py.
Ferrum sulphuricum	Ferr-s.
Ferrum tartaricum	Ferr-t.
Ferula assa-foetida	= *Asaf.*
Ferula glauca	Ferul.
Ferula moschata	= *Sumb.*
Ferula sumbul	= *Sumb.*
Ficus carica	Fic-c.
Ficus indica	= *Opun-f.*
Ficus religiosa	Fic.
Ficus venosa	Fic-v.
Filipendula ulmaria	= *Spirae.*
Filix mas	Fil.
Fluoricum acidum	Fl-ac.
Formalinum	Formal.
Formica rufa	Form.
Formicicum acidum	Form-ac.
Fragaria vesca	Frag.
Franciscea uniflora	Franc.
Fraxinus americana	Frax.
Fraxinus excelsior	Frax-e.

Fructus phytolaccae	= *Phyt-b.*
Fuchsinum	Fuch.
Fucus vesiculosus	Fuc.
Fuligo ligni	Fuli.
Gadus morrhua	Gad.
Galanthus nivalis	Gala.
Galega officinalis	Galeg.
Galium aparine	Gali.
Gallicum acidum	Gal-ac.
Gambogia	Gamb.
Garcinia morella	= *Gamb.*
Gaultheria procumbens	Gaul.
Gelsemium sempervirens	Gels.
Genista tinctoria	Genist.
Gentiana cruciata	Gent-c.
Gentiana lutea	Gent-l.
Gentiana quinquefolia	Gent-q.
Geraninum	Gerin.
Geranium maculatum	Ger.
Gettysburg aqua	Get.
Geum rivale	Geum
Ginseng	Gins.
Glanderinum	= *Hippoz.*
Glechoma hederacea	Glech.
Glonoinum	Glon.
Glycerinum	Glyc.
Gnaphalium polycephalum	Gnaph.
Golondrina	= *Euph-po.*
Gossypium herbaceum	Goss.
Granatum	Gran.
Graphites	Graph.
Gratiola officinalis	Grat.
Grindelia robusta aut squarrosa	Grind.
Guaco	Gua.
Guajacum officinale	Guaj.
Guajacolum	Guajol.
Guano australis	Guan.
Guao	Com.
Guarana	Guar.
Guarea guidonia	= *Guare*
Guarea trichilioides	Guare.
Guipsine	Guis.
Gummi Gutti	= *Gamb.*
Gunpowder	Gunp.
Gymnema silvestre	Gymne.
Gymnocladus canadensis	Gymno.
Gymnocladus dioicus	= *Gymno.*
Gynocardia odorata	= *Chaul.*

Haematoxylum campechianum	Haem.
Hagenia abyssinica	= *Kou.*
Hamamelis virginiana	Ham.
Hecla lava	Hecla
Hedeoma pulegioides	Hedeo.
Hedera helix	Hed.
Hedysarum ildefonsianum	Hedy.
Helianthemum canadense	Cist.
Helianthus annuus	Helia.
Heliotropinum peruvianum	Helio.
Helix tosta	Helx.
Helleborus foetidus	Hell-f.
Helleborus niger	Hell.
Helleborus orientalis	Hell-o.
Helminthochortos	Helm.
Heloderma suspectum	Helo.
Helonias dioica	Helon.
Henchera	Hen.
Hepar sulphuris calcareum	Hep.
Hepatica nobilis	= *Hepat.*
Hepatica triloba	Hepat.
Heracleum sphondylium	Hera.
Hippomane mancinella	= *Manc.*
Hippomanes	Hipp.
Hippozaenium	Hippoz.
Hippuricum acidum	Hip-ac.
Hirudo medicinalis	Hir.
Hoang nan	= *Strych-g.*
Hoitzia coccinea	Hoit.
Homarus	Hom.
Humea elegans	Hume.
Hura brasiliensis	Hura
Hura crepitans	= *Hura*
Hydrangea arborescens	Hydrang.
Hydrargyrum bijodatum rubrum	= *Merc-i-r.*
Hydrargyrum sulfuricum	= *Merc-s.*
Hydrargyrum sulphuratum nigrum	= *Aethi-m.*
Hydrastininum muriaticum	Hydrinin-m.
Hydrastinum muriaticum	Hydrin-m.
Hydrastinum sulphuricum	Hydrin-s.
Hydrastis canadensis	Hydr.
Hydrobromicum acidum	Hydrobr-ac.
Hydrocotyle asiatica	Hydrc.
Hydrocyanicum acidum	Hydr-ac.
Hydrophobinum	= *Lyss.*
Hydrophyllum virginianum	Hydro-v.
Hyoscyaminum bromatum	Hyosin.
Hyoscyamus niger	Hyos.
Hypericum perforatum	Hyper.

Iberis amara	Iber.
Ichthyolum	Ichth.
Ictodes	Ictod.
Ignatia amara	Ign.
Ikshugandha	= *Trib.*
Ilex aquifolium	Ilx-a.
Ilex casseine	Ilx-c.
Ilex paraguariensis	= *Maté*
Ilex vomitoria	Ilx-v.
Illecebrum verticillatum	Ille.
Illicium stellatum	= *Anis.*
Indigo tinctoria	Indg.
Indium metallicum	Ind.
Indolum	Indol.
Ingluvin	Iglu.
Insulinum	Ins.
Inula	Inul.
Iodoformium	Iodof.
Iodothyrinum	= *Thyr.*
Iodum	Iod.
Ipecacuanha	Ip.
Ipomea turpethum	= *Oper.*
Ipomoea bona nox	= *Convo-d.*
Iridium metallicum	Irid.
Iridium chloratum	= *Irid-m.*
Iridium muriaticum	Irid-m.
Iris factissima	Iris-fa.
Iris florentina	Iris-fl.
Iris germanica	Iris-g.
Iris minor	= *Iris-t.*
Iris tenax	Iris-t.
Iris versicolor	Iris
Jaborandi	Jab.
Jacaranda caroba	Jac-c.
Jacaranda procera	= *Jac-c.*
Jacaranda qualandai	Jac.
Jacea	= *Viol-t.*
Jalapa	Jal.
Jambosa	= *Eug.*
Jatropha curcas	Jatr.
Jatropha urens	Jatr-u.
Jequiritolum	= *Abrol.*
Jequirity	= *Abr.*
Joanesia asoca	Joan.
Jonosia	= *Joan.*
Juglandinum	Juglin.
Juglans cinerea	Jug-c.

Juglans regia	Jug-r.	Lacerta agilis	Lacer.
Juncus effusus	Junc-e.	Lachesis lanceolatus	= *Both.*
Juniperus communis	Juni-c.	Lachesis muta	Lach.
Juniperus sabina	= *Sabin.*	Lachnanthes tinctoria	Lachn.
Juniperus virginiana	Juni.	Lacticum acidum	Lac-ac.
Justicia adhatoda	Just.	Lactis vacciniflos	= *Lacv-f.*
Justicia cydoniifolia	= *Just.*	Lactuca sativa	Lact-s.
		Lactuca virosa	Lact.
Kali aceticum	Kali-a.	Lamium album	Lam.
Kali arsenicosum	Kali-ars.	Lapathum acutum	Lapa.
Kali bichromicum	Kali-bi.	Lapis albus	Lap-a.
Kali bromatum	Kali-br.	Lapis infernalis	= *Arg.-n.*
Kali carbonicum	Kali-c.	Lapis renalis	= *Cal-ren.*
Kali chloricum	Kali-chl.	Lappa arctium	Lappa
Kali citricum	Kali-citr.	Lapsana communis	Laps.
Kali cyanatum	Kali-cy.	Lathyrus sativus aut cicera	Lath.
Kali ferrocyanatum	Kali-fcy.	Latrodectus hasselti	Lat-h.
Kali hydriodicum	= *Kali-i.*	Latrodectus katipo	Lat-k.
Kali hypophosphoricum	Kali-hp.	Latrodectus mactans	Lat-m.
Kali iodatum	Kali-i.	Laurocerasus	Laur.
Kali muriaticum	Kali-m.	Lauscerta agilis	Lacer.
Kali nitricum	Kali-n.	Lava scoriae	= *Hecla*
Kali oxalicum	Kali-ox.	Lecithinum	Lec.
Kali permanganicum	Kali-perm.	Ledum pallustre	Led.
Kali phosphoricum	Kali-p.	Lemna minor	Lem-m.
Kali picricum	Kali-pic.	Leonurus cardiaca	Leon.
Kali picro-nitricum	Kali-pic-n.	Lepidium bonariense	Lepi.
Kali salicylicum	Kali-sal.	Leptandra virginica	Lept.
Kali silicicum	Kali-sil.	Leptilon canadense	= *Erig.*
Kali sulphuricum	Kali-s.	Levico aqua	Lev.
Kali sulphuricum chromicum	Kali-s-chr.	Liatris spicata	Liat.
Kali tartaricum	Kali-t.	Lignum vitae	= *Guaj.*
Kali telluricum	Kali-tel.	Lilium tigrinum	Lil-t.
Kali xanthogenicum	Kali-x.	Limulus cyclops	Lim.
Kalmia latifolia	Kalm.	Linaria vulgaris	Lina.
Kaolinum	= *Alum-sil.*	Linum catharticum	Lin-c.
Kava-kava	= *Pip-m.*	Linum usitatissimum	Linu-u.
Kermes mineral	Kerm.	Lippia mexicana	Lip.
Kino australiensis	Kino	Liquor ammonii caustici	= *Am-caust.*
Kola	Kola	Liquor plumbi subacetici	Liq-p-s.
Kousso	Kou.	Lithium benzoicum	Lith-be.
Krameria triandra	= *Rat.*	Lithium bromatum	Lith-br.
Kreosotum	Kreos.	Lithium carbonicum	Lith-c.
		Lithium lacticum	Lith-lac.
Laburnum anagyroides	= *Cyt-l.*	Lithium muriaticum	Lith-m.
Lac caninum	Lac-c.	Lobaria pulmonaria	= *Stict.*
Lac defloratum	Lac.-d.	Lobelia acetum	Lob-a.
Lac felinum	Lac-f.	Lobelia cardinalis	Lob-c.
Lac vaccinum	Lac-v.	Lobelia cerulia	= *Lob-s.*
Lac vaccinum coagulatum	Lac-v-c.	Lobelia erinus	Lob-e.
Lac vaccinum defloratum	= *Lac-d.*	Lobelia inflata	Lob.

Lobelia purpurascens	Lob-p.
Lobelia syphilitica	Lob-s
Lolium temulentum	Lol.
Lonicera pericylmenum	Lon-p.
Lonicera xylosteum	Lon-x.
Lophophora williamsii	= *Anh.*
Luesinum	= *Syph.*
Luffa actangula	Luf-act.
Luminal	Lumi.
Lupulinum	Lupin.
Lupulus humulus	Lup.
Lycopersicum esculentum	Lycpr.
Lycopodium clavatum	Lyc.
Lycopus virginicus	Lycps.
Lycosa fasciiventris	= *Tarent.*
Lysimachia nummularia	Lysi.
Lyssinum	Lyss.
Lytta vesicatoria	= *Canth.*
Macrotinum	Macro.
Macrotis racemosa	= *Cimic.*
Macrozamia spiralis	Macroz.
Madura album	= *Calo.*
Magnes artificialis	M-artif.
Magnesia carbonica	Mag-c.
Magnesia muriatica	Mag-m.
Magnesia phosphorica	Mag-p.
Magnesia sulphurica	Mag-s.
Magnetis poli ambo	M-pol-a.
Magnetis polus arcticus	M-arct.
Magnetis polus australis	M-aust.
Magnolia grandiflora	Magn-gr.
Mahonia aquifolium	= *Berb-a.*
Malandrinum	Maland.
Malaria officinalis	Malar.
Malleinum	= *Hippoz.*
Mallotus philippinensis	Mall.
Manaca	= *Franc.*
Mancinella	Manc.
Mandragora officinarum	Mand.
Manganum aceticum aut carbonicum	Mang.
Manganum colloidale	Mang-coll.
Manganum muriaticum	Mang-m.
Manganum oxydatum nativum	Mang-o.
Manganum sulphuricum	Mang-s.
Mangifera indica	Mangi.
Manzanita	Manz.
Mapato	= *Rat.*
Marrubium album	Marr.
Marsdenia condurango	= *Cund.*

Marum verum	= *Teucr.*
Maté	Maté
Mater perlarum	= *Conch.*
Matico	Mati.
Medicago sativo	= *Alf.*
Medorrhinum	Med.
Medusa	Medus.
Mel cum sale	Mel-c-s.
Melaleuca leucadendron	= *Caj.*
Melia azadirachta	= *Aza.*
Melilotus alba	Meli-a.
Melilotus officinalis	Meli.
Menispermum canadense	Menis.
Menispermum cocculus	= *Cocc.*
Mentha piperita	Menth.
Mentha pulegium	Menth-pu.
Mentha viridis	Menth-v.
Mentholum	Mentho.
Menyanthes trifoliata	Meny.
Mephitis putorius	Meph.
Mercurialis perennis	Merl.
Mercurius aceticus	Merc-a.
Mercurius auratus	Merc-aur.
Mercurius biniodatus	= *Merc-i-r.*
Mercurius bromatus	Merc-br.
Mercurius corrosivus (sublimatus)	Merc-c.
Mercurius cum kali	= *Aethi-m.*
Mercurius cyanatus	Merc-cy.
Mercurius dulcis	Merc-d.
Mercurius iodatus flavus	Merc-i-f.
Mercurius iodatus ruber	Merc-i-r.
Mercurius nitrosus	Merc-n.
Mercurius oxydatus	= *Merc-pr-r.*
Mercurius phosphoricus	Merc-p.
Mercurius praecipitatus ruber	Merc-pr-r.
Mercurius protoiodatus	= *Merc-i-f.*
Mercurius solubilis Hahnemanni	= *Merc.*
Mercurius sublimatus	= *Merc-c.*
Mercurius sulphuratus niger	= *Aethi-m.*
Mercurius sulphuratus ruber	= *Cinnb.*
Mercurius sulphuricus	Merc-sul.
Mercurius tannicus	Merc-tn.
Mercurius vivus	= *Merc.*
Methylenum coeruleum	Methyl.
Methylium salicylicum	Meth-sal.
Mezereum	Mez.
Micromeria douglasii	Micr.
Microphyllus pennatifolius	= *Jab.*
Mikania guaco	Gua.

Millefolium	Mill.
Millepedes	= *Onis.*
Mimosa humilis	Mim-h.
Mimosa pudica	Mim-p.
Mitchella repens	Mit.
Momordica balsamina	Mom-b.
Momordica charantia	Mom-ch.
Monsonia ovata	Mons.
Morphinum	Morph.
Moschus moschiferus	= *Mosch.*
Mucotoxinum	Mucot.
Mucuna pruriens	= *Dol.*
Mucuna urens	Muc-u.
Murex purpureus	Murx.
Muriaticum acidum	Mur-ac.
Muscarinum	Muscin.
Mygale lasiodora	Mygal.
Myosotis arvensis	Myos-a.
Myosotis symphytifolia	Myos-s.
Myrica cerifera	Myric.
Myristica sebifera	Myris.
Myrmexin	= *Form.*
Myroxylon pereirae	= *Bals-p.*
Myrtus cheken	Myrt-ch.
Myrtus communis	Myrt-c.
Nabalus serpentaria	Nabal.
Naja tripudians	Naja
Naphtalinum	Naphtin.
Narcissus poeticus	Narc-po.
Narcissus pseudonarcissus	Narc-ps.
Nasturtium aquaticum	Nast.
Natrum arsanilicum	Nat-arsan.
Natrum arsenicosum	Nat-ar.
Natrum boracicum	= *Bor.*
Natrum cacodylicum	Nat-cac.
Natrum carbonicum	Nat-c.
Natrum choleinicum	Nat-ch.
Natrum hypochlorosum	Nat-hchls.
Natrum hyposulphurosum	Nat-hsulo.
Natrum iodatum	Nat-i.
Natrum lacticum	Nat-lac.
Natrum muriaticum	Nat-m.
Natrum nitricum	Nat-n.
Natrum nitrosum	Nat-ns.
Natrum phosphoricum	Nat-p.
Natrum salicylicum	Nat-sal.
Natrum selenicum	Nat-sel.
Natrum silicicum	Nat-sil.
Natrum silicofluoricum	Nat-sil-f.
Natrum succinatum	Nat-suc.
Natrum sulphocarbolicum	Nat-s-c.
Natrum sulphuricum	Nat-s.
Natrum sulphurosum	Nat-sulo.
Natrum taurocholicum	Nat-taur.
Natrum telluricum	Nat-tel.
Nectandra amare	Nect.
Negundium americanum	Neg.
Nerium indicum	Ner-i.
Nerium oleander	= *Olnd.*
Neurinum	Neur.
Niccolum metallicum aut carbonicum	Nicc.
Niccolum sulphuricum	Nicc-s.
Nicotiana tabacum	= *Tab.*
Nicotinum	Nicot.
Nitri spiritus dulcis	Nit-s-d.
Nitricum acidum	Nit-ac.
Nitromuriaticum acidum	Nit-m-ac.
Nuphar luteum	Nuph.
Nux colae	= *Kola*
Nux moschata	Nux-m.
Nux vomica	Nux-v.
Nyctanthes arbor-tristis	Nyct.
Nyctocereus serpentinus	= *Cere-s.*
Nymphaea odorata	Nymph.
Ocimum canum	Oci.
Oenanthe aquaticum	= *Phel.*
Oenanthe crocata	Oena.
Oenothera biennis	Oeno.
Oestrus cameli	Oest.
Oleander	Olnd.
Oleum animale aethereum Dippeli	Ol-an.
Oleum caryophyllum	Ol-car.
Oleum jecoris aselli	Ol-j.
Oleum myristicae	Ol-myr.
Oleum petrae	= *Petr.*
Oleum santali	Ol-sant.
Oleum succinum	Ol-suc.
Oleum terebinthinae	= *Ter.*
Oleum wittnebianum	= *Caj.*
Oniscus asellus	Onis.
Ononis spinosa	Onon.
Onosmodium virginianum	Onos.
Oophorinum	= *Ov.*
Operculina turpethum	Oper.
Opium	Op.
Opuntia ficus	Opun-f.
Opuntia vulgaris	= *Opun-f.*
Orchitinum	Orch.

Oreodaphne californica	Oreo.
Orexin tannat.	Orex-t.
Origanum majorana	Orig.
Ornithogalum umbellatum	Orni.
Osmium metallicum	Osm.
Ostrya virginica	Ost.
Ovi gallinae pellicula	Ovi-p.
Ovi testa	= *Calc-o-t.*
Ovininum	Ov.
Oxalicum acidum	Ox-ac.
Oxalis acetosella	Oxal.
Oxydendron arboreum	Oxyd.
Oxygenium	Oxyg.
Oxytropis lamberti	Oxyt.
Paeonia officinalis	Paeon.
Palladium metallicum	Pall.
Pambotano	= *Calli.*
Panacea arvensis	Pana.
Panax quinquefolius	= *Gins.*
Papaver somniferum	= *Op.*
Paraffinum	Paraf.
Pareira brava	Pareir.
Parietaria officinalis	Pariet.
Paris quadrifolia	Par.
Parthenium hysterophorus	Parth.
Parthenocissus quinquefolia	= *Ampe-qu.*
Passiflora incarnata	Passi.
Pastinaca sativa	Past.
Paullinia sorbilis	= *Guar.*
Pausinystalia yohimbe	= *Yohim.*
Pecten jacobeus	Pect.
Pedicularis canadensis	Pedclr.
Pediculus capitis	Ped.
Pelletierinum	Pellin.
Penthorum sedoides	Pen.
Periploca graeca	Peri.
Perlarum mater	= *Conch.*
Pertussinum	Pert.
Petasites hybridus	= *Tus-p.*
Petasites vulgaris	= *Tus-p.*
Petiveria tetrandra	Peti.
Petroleum	Petr.
Petroselinum sativum	Petros.
Peumus Boldus	= *Bold.*
Phaseolus nanus	Phase.
Phellandrium aquaticum	Phel.
Phleum pratense	Phle.
Phlorizinum	Phlor.
Phosphoricum acidum	Ph-ac.
Phosphorus	Phos.
Phosphorus hydrogenatus	Phos-h.
Phosphorus pentachloratus	Phos-pchl.
Phyllitis scolopendrium	= *Scol.*
Physalis alkekengi	Physal.
Physostigma venenosum	Phys.
Phytolacca berry	Phyt-b.
Phytolacca decandra	Phyt.
Picea mariana	= *Abies-n.*
Picraena excelsa	= *Quas.*
Picricum acidum	Pic-ac.
Picrotoxinum	Picro.
Pilocarpinum hydrochloricum	Pilo.
Pilocarpus microphyllus	= *Jab.*
Pimenta officinalis	Pime.
Pimpinella saxifraga	Pimp.
Pinus canadensis	= *Abies-c.*
Pinus lambertiana	Pin-l.
Pinus silvestris	Pin-s.
Piper angustifolium	= *Mati.*
Piper methysticum	Pip-m.
Piper nigrum	Pip-n.
Piperazinum	Pipe.
Piscidia erythrina	Pisc.
Pituitaria glandula	Pitu-gl.
Pituitrinum	Pituin.
Pix liquida	Pix.
Plantago major	Plan.
Platanus occidentalis	Platan.
Platina	= *Plat.*
Platinum metallicum	Plat.
Platinum muriaticum	Plat-m.
Platinum muriaticum natronatum	Plat-m-n.
Plectranthus fruticosus	Plect.
Plumbago littoralis	Plumbg.
Plumbum aceticum	Plb-a.
Plumbum chromicum	Plb-chr.
Plumbum iodatum	Plb-i.
Plumbum metallicum	Plb.
Plumbum phosphoricum	Plb-p.
Plumeria celinus	Plume.
Pneumococcinum	Pneu.
Pneumotoxinum	Pneut.
Podophyllum peltatum	Podo.
Polygala senega	= *Seneg.*
Polygonum aviculare	Polyg-a.
Polygonum hydropiperoides aut punctatum	Polyg-h.
Polygonum persicaria	Polyg-pe.
Polygonum sagittatum	Polyg-s.
Polymnia uvedalia	Polym.

Polypodium calaguala	= *Calag.*
Polyporus officinale	= *Bol-la.*
Polyporus pinicola	Polyp-p.
Polytrichum juniperinum	Polytr.
Populus balsamifera	= *Pop-c.*
Populus candicans	Pop-c.
Populus tremuloides	Pop.
Pothos foetidus	= *Ictod.*
Prenanthes serpens	= *Nabal*
Primula farinosa	Prim-f.
Primula obconica	Prim-o.
Primula veris	Prim-v.
Propylaminum	Prop.
Protargolum	Protarg.
Prunella vulgaris	Prune.
Prunus laurocerasus	= *Laur.*
Prunus padus	Prun-p.
Prunus persica	= *Amgd-p.*
Prunus spinosa	Prun.
Prunus virginiana	Prun-v.
Pseudognaphalium obtusifolium	= *Gnaph.*
Psoralea bituminosa	Psoral.
Psorinum	Psor.
Ptelea trifoliata	Ptel.
Pterocarpus masurpium	= *Kino*
Pulex irritans	Pulx.
Pulmo vulpis	Pulm-v.
Pulsatilla nuttalliana	Puls-n.
Pulsatilla pratensis	Puls.
Punica granatum	= *Gran.*
Pyllitis scolopendrium	= *Scol.*
Pyrarara	Pyrar.
Pyrogenium	Pyrog.
Pyrus americanus	Pyrus
Pyrus malus	Pyr-m.
Quassia amara	Quas.
Quebracho	Queb.
Quercus e glandibus	Querc.
Quillaya saponaria	Quill.
Radium bromatum	Rad-br.
Ranunculus acris	Ran-a.
Ranunculus bulbosus	Ran-b.
Ranunculus flammula	Ran-fl.
Ranunculus glacialis	Ran-g.
Ranunculus repens	Ran-r.
Ranunculus sceleratus	Ran-s.
Raphanus sativus	Raph.
Ratanhia peruvania	Rat.
Resina cimicifugae	= *Macro.*
Resorcinum	Res.
Rhamnus californica	Rham-cal.
Rhamnus catharticus	Rham-cath.
Rhamnus frangula	Rham-f.
Rhamnus purshianus	= *Cas-s.*
Rheum palmatum	Rheum
Rhodium metallicum	Rhodi.
Rhododendron chrysantum	Rhod.
Rhus aromatica	Rhus-a.
Rhus diversiloba	Rhus-d.
Rhus glabra	Rhus-g.
Rhus radicans	Rhus-r.
Rhus toxicodendron	Rhus-t.
Rhus venenata	Rhus-v.
Ricinus communis	Ric.
Robinia pseudacacia	Rob.
Rosa damascena	Ros-d.
Rosmarinus officinalis	Rosm.
Rubia tinctorum	Rub-t.
Rubus villosus	Rubu.
Rudbeckia angustifolia	= *Echi.*
Rumex acetosa	Rumx-a.
Rumex crispus	Rumx.
Rumex obtusifolius	= *Lapa.*
Russula emetica	= *Agar-em.*
Ruta graveolens	Ruta
Sabadilla officinalis	Sabad.
Sabal serrulata	Sabal
Sabina	Sabin.
Saccharinum	Sacchin.
Saccharomyces ceru	= *Tor.*
Saccharum lactis	Sacch-l.
Saccharum officinale	Sacch.
Sal marinum	Sal-mar.
Salamandra maculata	Salam.
Salicylicum acidum	Sal-ac.
Salix nigra	Sal-n.
Salolum	Salol.
Salvia officinalis	Salv.
Salvia sclarea	Salv-sc.
Sambucus canadensis	Samb-c.
Sambucus nigra	Samb.
Sanguinaria canadensis	Sang.
Sanguinarinum nitricum	Sang-n.
Sanguinarinum tartaricum	Sang-t.
Sanguisorba officinalis	Sanguiso.
Sanguisuga officinalis	= *Hir.*
Sanicula aqua	Sanic.
Sanicula europaea	Sanic-eu.

Santalum album	Santa.
Santoninum	Santin.
Saponaria officinalis	Sapo.
Saponinum	Sapin.
Saraca indica	= *Joan.*
Sarcolacticum acidum	Sarcol-ac.
Sarothamnus scoparius	Saroth.
Sarracenia purpurea	Sarr.
Sarsaparilla officinalis	Sars.
Saururus cernuus	Saur.
Saxonite	Saxo.
Schoenocaulon officinale	= *Sabad.*
Scilla maritima	= *Squil.*
Scilla-non-scripta	= *Agra.*
Scirrhinum	Scir.
Scolopendra morsitans	Scol.
Scopolia japonica	Scop-j.
Scorpio europaeus	Scor.
Scrophularia nodosa	Scroph-n.
Scutellaria laterifolia	Scut.
Secale cornutum	Sec.
Sedum acre	Sed-ac.
Sedum alpestre	= *Sed-r.*
Sedum repens	Sed-r.
Sedum telephium	Sed-t.
Selaginella	Selag.
Selenicereus grandiflorus	= *Cact.*
Selenium	Sel.
Semecarpus anacardium	= *Anac.*
Sempervivum tectorum	Semp.
Senecio aureus	Senec.
Senecio cineraria	= *Cine.*
Senecio jacobaea	Senec-j.
Senega	Seneg.
Senna	Senn.
Sepia succus	Sep.
Sepsinum	Seps.
Serenoa serrulata	= *Sabal.*
Serpentaria aristolochia	Serp.
Serratula	= *Liat.*
Serum anguillae	Ser-ang.
Silica marina	Sil-mar.
Silicea terra	Sil.
Silphion	Silpho.
Silphium laciniatum	Silphu.
Silybum marianum	= *Card-m.*
Simaruba cedron	= *Cedr.*
Simaruba ferroginea	= *Cedr.*
Sinapis alba	Sin-a.
Sinapis nigra	Sin-n.
Sisyrinchium galaxoides	Sisy.

Skatolum	Skat.
Skookum chuck aqua	Skook.
Slag	Slag
Smilax sarsaparilla	= *Sars.*
Solaninum aceticum	Solin.
Solanum carolinense	Sol-c.
Solanum dulcamara	= *Dulc.*
Solanum lycopersicum	= *Lycpr.*
Solanum mammosum	Sol-m.
Solanum nigrum	Sol-n.
Solanum oleraceum	Sol-o.
Solanum pseudocapsicum	Sol-ps.
Solanum tuberosum	Sol-t.
Solanum tuberosum aegrotans	Sol-t-ae.
Solanum vesicarium	= *Physal.*
Solidago virgaurea	Solid.
Sorbus americana	= *Pyrus*
Spartium scoparium	= *Saroth.*
Sphingurus martini	Sphing.
Spigelia anthelmia	Spig.
Spigelia marylandica	Spig-m.
Spiggurus martini	= *Sphing.*
Spiraea ulmaria	Spirae.
Spiranthes autumnalis	Spira.
Spiritus aetheris compositus	Spir-ae-c.
Spiritus nitrico aethereus	= *Nit-s-d.*
Spongia fluviatilis	= *Bad.*
Spongia tosta	Spong.
Squilla maritima	Squil.
Stachys betonica	= *Beto.*
Stannum iodatum	Stann-i.
Stannum metallicum	Stann.
Staphylococcinum	Staphycoc.
Staphysagria	Staph.
Stellaria media	Stel.
Sterculia	= *Kola*
Stibii pentasulfidum	= *Ant-s-aur.*
Stibium sulfuratum nigrum	= *Ant-c.*
Stibium sulphuratum rubrum	= *Kerm.*
Sticta pulmonaria	Stict.
Stigmata maydis	Stigm.
Stillingia silvatica	Still.
Stramonium	Stram.
Streptococcinum	Streptoc.
Strontium bromatum	Stront-br.
Strontium carbonicum	Stront-c.
Strontium iodatum	Stront-i.
Strontium nitricum	Stront-n.
Strophantus gratus	= *Stroph-h.*
Strophantus hispidus	Stroph-h.

Strychninum	Stry.	Thaspium aureum	= *Ziz.*
Strychninum arsenicosum	Stry-ar.	Thea chinensis	Thea
Strychninum et Ferrum citricum	Stry-f-c.	Thebainum	Thebin.
Strychninum nitricum	Stry-n.	Theridion curassavicum	Ther.
Strychninum phosphoricum	Stry-p.	Thiosinaminum	Thiosin.
Strychninum sulphuricum	Stry-s.	Thlaspi bursa pastoris	Thlas.
Strychninum valerianicum	Stry-val.	Thuja occidentalis	Thuj.
Strychnos gaultheriana	Strych-g.	Thymi glandulae extractum	Thym-gl.
Strychnos ignatii	= *Ign.*	Thymolum	Thymol.
Strychnos tieuté	= *Upa.*	Thymus serpyllum	Thymu.
Succinicum acidum	Succ-ac.	Thyreoidinum	Thyr.
Succinum	Succ.	Thyroiodinum	Thyroiod.
Sulfonalum	Sulfon.	Tilia europaea	Til.
Sulphur	Sulph.	Tinospora cordifolia	Tinas.
Sulphur hydrogenisatum	Sul-h.	Titanium metallicum	Titan.
Sulphur iodatum	Sul-i.	Tongo	Tong.
Sulphur sublimatum	= *Sulph.*	Torula cerevisiae	Tor.
Sulphur terebinthinatum	Sul-ter.	Toxicodendron quercifolium	= *Rhus-t.*
Sulphuricum acidum	Sul-ac.	Toxicodendron vernix	= *Rhus-v.*
Sulphurosum acidum	Sulo-ac.	Toxicophis pugnaz	Toxi.
Sumbulus moschatus	Sumb.	Trachinus draco	Trach.
Symphoricarpus racemosus	Sym-r.	Tradescantia diuretica	Trad.
Symphytum officinale	Symph.	Triatema	Triat.
Symplocarpus foetidus	= *Ictod.*	Tribulus terrestris	Trib.
Syphilinum	Syph.	Trichosanthes amara	Trich.
Syzygium jambolanum	Syzyg.	Trifolium pratense	Trif-p.
Syzygium jambos	= *Eug.*	Trifolium repens	Trif-r.
		Trigonocephalus lachesis	= *Lach.*
		Trillium cernuum	Tril-c.
Tabacum	Tab.	Trillium erectum	= *Tril.*
Tamus	Tam.	Trillium pendulum	Tril.
Tanacetum vulgare	Tanac.	Trimethylamin	= *Prop.*
Tannicum acidum	Tann-ac.	Trinitrophenolum	= *Pic-ac.*
Tapsia garganica	= *Silpho.*	Trinitrotoluenum	Trinit.
Taraxacum officinale	Tarax.	Trional	Trion.
Tarentula cubensis	Tarent-c.	Triosteum perfoliatum	Trios.
Tarentula hispanica	Tarent.	Triticum repens	Tritic.
Tartaricum acidum	Tart-ac.	Triumfetta semitriloba	Triumf.
Tartarus emeticus	= *Ant-t.*	Trombidium muscae domesticae	Trom.
Taxus baccata	Tax.	Tropaeolum majus	Trop.
Tela araneae	Tela	Tsuga canadensis	= *Abies-c.*
Tellurium metallicum	Tell.	Tuberculinum avis	Tub-a.
Terebenum	Terebe.	Tuberculinum bovinum Kent	Tub.
Terebinthinae oleum	Ter.	Tuberculinum Koch	Tub-k.
Terpinum hydratum	Terp-h.	Turnera aphrodisiaca	= *Dam.*
Testa praeparata	= *Calc-o-t.*	Turpethum minerale	= *Merc-sul.*
Tetradymitum	Tet.	Tussilago farfara	Tus-fa.
Tetramethylaminum	= *Prop.*	Tussilago fragans	Tus-fr.
Teucrium marum verum	Teucr.	Tussilago petasites	Tus-p.
Teucrium scorodonia	Teucr-s.	Typha latifolia	Typh.
Thallium metallicum	Thal.		

Ulmus campestris	Ulm.
Upas antiaris	Upa-a.
Upas tieuté	Upa.
Uragoga ipecacuanha	= *Ip.*
Uranium nitricum	Uran-n.
Urea	Urea
Urginea maritima	= *Squil.*
Uricum acidum	Ur-ac.
Urinum	Urin.
Urtica urens	Urt-u.
Usnea barbata	Usn.
Ustilago maydis	Ust.
Uva ursi	Uva
Vaccininum	Vac.
Vaccinum myrtillus	Vacc-m.
Valeriana officinalis	Valer.
Vanadium metallicum	Vanad.
Vanilla aromatica	Vanil.
Vanilla planifolia	= *Vanil.*
Variolinum	Vario.
Veratrinum	Verin.
Veratrum album	Verat.
Veratrum viride	Verat-v.
Verbascum thapsiforme	Verb.
Verbena hastata	Verbe-h.
Veronal	Veral.
Veronica virginica	= *Lept.*
Vesicaria communis	Vesi.
Vespa crabro	Vesp.
Vetiveria zizanioides	= *Anan*
Viburnum opulus	Vib.
Viburnum prunifolium	Vib-p.
Vinca minor	Vinc.
Vincetoxicum officinale	Vince.
Viola odorata	Viol-o.
Viola tricolor	Viol-t.
Vipera	Vip.
Vipera berus	= *Vip.*
Vipera torva	= *Vip.*
Virola sebifera	= *Myris.*
Viscum album	Visc.
Vitex agnus castus	= *Agn.*
Vitex trifolia	Vit.
Vitrum antimonii	Vitr.
Vulpis pulmo	= *Pulm-v.*
Wyethia helenoides	Wye.
X-Ray	X-Ray
Xanthium spinosum	Xanth.
Xanthorrhiza apifolia	Xanrhi.
Xanthorrhoea arborea	Xanrhoe.
Xanthoxylum fraxineum	Xan.
Xerophyllum	Xero.
Xiphosura americana	= *Lim.*
Yerba buena	= *Micr.*
Yerba mansa	= *Anemps.*
Yerba santa	= *Erio.*
Yohimbinum	Yohim.
Yucca filamentosa	Yuc.
Zanthoxylum fraxineum	= *Xan.*
Zea italica	Zea-i.
Zea maydis	= *Stigm.*
Zincum aceticum	Zinc-a.
Zincum arsenicosum	Zinc-ar.
Zincum bromatum	Zinc-br.
Zincum carbonicum	Zinc-c.
Zincum cyanatum	Zinc-cy.
Zincum metallicum	Zinc.
Zincum muriaticum	Zinc-m.
Zincum oxydatum	Zinc-o.
Zincum phosphoricum	Zinc-p.
Zincum picricum	Zinc-pic.
Zincum sulphuricum	Zinc-s.
Zincum valerianicum	Zinc-val.
Zingiber officinale	Zing.
Zizia aurea	Ziz.

Arzneimittellehre

Abies canadensis

Pinus canadensis, Tsuga canadensis, kanadische Schierlingstanne
Pinaceae; Nordamerika

Abies canadensis greift die Schleimhäute an, die Magensymptome sind äußerst ausgeprägt, und ein katarrhalischer Zustand des Magens wird hervorgerufen. Es gibt eigentümliche Begierden und Kälteempfindungen, die sehr charakteristisch sind, besonders für Frauen mit Uterusverlagerung, wahrscheinlich aufgrund mangelhafter Assimilation mit Erschöpfungszustand. Angestrengte Atmung und Herztätigkeit. Möchte die ganze Zeit liegen; die Haut ist kalt und klamm, die Hände kalt; sehr schwach. Die rechte Lunge und Leber fühlen sich klein und hart an. Chronische postgonorrhoische Schleimabsonderung aus der Harnröhre.

Kopf. – Fühlt sich schwindelig, beschwipst. Reizbar.

Magen. – Heißhunger bei Leberträgheit. **Nagendes, hungriges und Schwächegefühl** im Oberbauch. Großer Appetit, heftiges Verlangen nach Fleisch, in Essig Eingelegtem, Rettich, Rüben, Artischocken, Rohkost. **Neigung, weit mehr zu essen als verdaut werden kann.** Brennen und **Auftreibung des Magens und Abdomens mit Herzklopfen**. Flatulenz stört die Herztätigkeit. Schmerz im rechten Schulterblatt, Verstopfung und Brennen im Rektum.

Weiblich. – Gebärmutterverlagerung. Schmerzhaftes Gefühl am Fundus uteri, 〉 Druck. Äußerste Erschöpfung; möchte die ganze Zeit liegen. Glaubt, der Uterus sei weich und schwach (glaubt, es würde einen Abort verursachen).[11]

Fieber. – Kälteschauer, als wäre das Blut Eiswasser. **[Acon.]** Frösteln läuft den Rücken hinunter. Gefühl von kaltem Wasser zwischen den Schultern. **[Am-m.]** Die Haut ist klamm und feucht. Nachtschweiß. **[Chin.]**

Dosierung. – Erste bis dritte Potenz.

Abies nigra

Picea mariana, eingetrocknetes Harz der amerikanischen Schwarzfichte
Pinaceae; Nordamerika

Ein kraftvolles und langwirkendes Medikament bei verschiedenartigen Erkrankungsformen, immer wenn die charakteristischen Magensymptome vorhanden sind. Die meisten Symptome sind verbunden mit Magenstörungen. **Bei Verdauungsbeschwerden im Alter**, mit funktionellen Herzsymptomen; auch nach Tee oder Tabak. **Verstopfung.** Schmerz im (linken) äußeren Gehörgang.[11]

Kopf. – Heiß, mit geröteten Wangen. Niedergeschlagen. Benommen am Tage, schlaflos in der Nacht. Unfähigkeit zu denken.

Magen. – **Der Magenschmerz kommt immer nach dem Essen.** Empfindung eines schmerzenden Kloßes, **als ob sich ein hartgekochtes Ei am Mageneingang festgesetzt hätte;** dauernd quälende Zusammenschnürung genau oberhalb der Magengrube, als ob alles zusammengeknotet wäre. Gänzlicher Appetitverlust am Morgen, aber große Gier nach Essen mittags und nachts. Widerwärtiger Atem. Aufstoßen.

Brust. – Schmerzhafte Empfindung, als wäre etwas in der Brust steckengeblieben und müßte hochgehustet werden; die Lungen fühlen sich komprimiert an, können nicht voll ausgedehnt werden.[1] ‹ Husten; Aufschwulken von Magensäure folgt dem Husten. Erstickungsgefühl im Hals. Atemnot; ‹ Hinlegen; scharfer, schneidender Schmerz im Herz; **Herztätigkeit schwerfällig und langsam. Tachykardie**, Bradykardie.

Rücken. – Kreuzschmerzen. Rheumatische Schmerzen und Knochenschmerzen.

Schlaf. – Schlaflos und ruhelos in der Nacht, mit Hunger. Böse Träume.

Fieber. – Abwechselnd Hitze und Kälte; chronisch intermittierendes Fieber, mit Magenschmerzen.

Modalitäten. – ‹ nach dem Essen.

Beziehungen. – Vergleiche bei Kloß im Magen: **Chin., Bry., Puls.**

Vergleiche auch andere Koniferen: **Thuj., Sab.**

Cupressus australis und **Cupressus lawsoniana**: Schmerzhafte Verdauungsstörung.

Vergleiche auch: **Nux-v., Kali-c.**

Dosierung. – Erste bis 30. Potenz.

---

1 Vgl. [11]: „Bald nach dem Hinlegen spürte ich ein würgendes Erstickungsgefühl, als wären meine Lungen zusammengedrückt, so daß ich sie nicht voll ausdehnen konnte.“

Abrotanum

Artemisia abrotanum, Eberraute
Compositae; Südeuropa, Kleinasien

Ein sehr nützliches Mittel bei **Marasmus,** besonders wenn es nur die unteren Extremitäten sind, dennoch mit gutem Appetit. **Metastasierung***. Rheumatismus nach unterdrückter Diarrhoe. Üble Folgen von Unterdrückungen, besonders bei Gichtpatienten. **Tuberkulöse Peritonitis. Exsudative Rippenfellentzündung** und andere exsudative Prozesse. Nach Operationen an der Brust wegen Hydrothorax oder Empyem bleibt ein Druckgefühl zurück.[2] Verschlimmerung der Hämorrhoiden, wenn der Rheumatismus besser wird. Nasenbluten und Hydrozele bei Jungen. Große Schwäche nach Grippe. **[Kali-p.]**

Gemüt. – Mürrisch, reizbar, ängstlich, niedergeschlagen.

Gesicht. – Runzelig, kalt, trocken, bleich. Blaue Ringe um trüb aussehende Augen. Mitesser, bei Abmagerung. Nasenbluten. **Hämangiom des Gesichts**.

Magen. – Schleimiger Geschmack. Der Appetit ist gut, trotzdem schreitet die Abmagerung voran. Die Nahrung passiert unverdaut. Magenschmerz; ‹ in der Nacht; schneidende, nagende Schmerzen. **Gefühl, als ob der Magen in Wasser schwimmt**; fühlt sich (eigentümlich)[34] kalt an. Nagender Hunger und Jammern. Verdauungsstörung mit Erbrechen großer Mengen stinkender Flüssigkeit.

Abdomen. – Harte Klumpen im Bauch. **Aufgetrieben**. Abwechselnd Durchfall und Verstopfung. Hämorrhoiden; häufiger Drang; blutige Stühle; ‹ wenn die rheumatischen Schmerzen nachlassen. Oxyuren*. Nässen vom Nabel. Gefühl, als würden die Eingeweide absinken.

Atemwege. – Wundes Gefühl. Behinderte Atmung. Trockener Husten nach Durchfall. Schmerz quer über die Brust; heftig im Bereich des Herzens.

Rücken. – Der Hals ist so schwach, daß der Kopf nicht hochgehalten werden kann. Der Rücken ist lahm, schwach und schmerzt. Schmerzen in der Lendenregion erstrecken sich entlang dem Samenstrang. Kreuzschmerzen, mit Hämorrhoiden.

Extremitäten. – Schmerzen in Schultern, Armen, **Handgelenken** und **Sprunggelenken**. Stechen und Kälte in Fingern und Füßen. Die **Beine** sind

---

2 Vgl. [34]: „Bei Pleuritis (nach Acon. und Bry.), wenn ein Druckgefühl in der betroffenen Seite zurückbleibt, das die freie Atmung behindert."

stark abgemagert. Steife und lahme Gelenke. Schmerzhafte Kontraktur der Glieder. **[Am-m.]**

Haut. – Ausschläge erscheinen im Gesicht; nach Unterdrückung wird die Haut purpurn. Die Haut ist schlaff und locker. Furunkel. Haarausfall. Juckende Frostbeulen.

Modalitäten. – ⟨ kalte Luft, unterdrückte Absonderungen.

⟩ Bewegung.

Beziehungen. – Vergleiche: **Scroph-n., Bry., Stel., Benz-ac.**, bei Gicht. **Iod., Nat-m.** bei Marasmus

Dosierung. – Dritte bis 30. Potenz.

Abrus precatorius

Jequirity, Süßstrauch

Leguminosae; Indien, Florida und Brasilien

Epitheliome, Tuberculosis cutis luposa, Ulzera und Trachom.

Augen. – Eitrige Konjunktivitis; die Entzündung breitet sich zum Gesicht und Hals aus. Conjunctivitis trachomatosa. Keratitis.

Beziehungen. – Vergleiche: **Jequiritol** – Abrin mit 50% Glycerin versetzt: Bei Trachom und Pannus, um eine neue eiternde Entzündung zu inokulieren.[3] Die in den Jequirity-Samen enthaltenen Proteidgifte sind in ihrer physiologischen und toxischen Wirkung fast identisch mit denen der Schlangengifte.

Dosierung. – Lokal die verdünnte Urtinktur, und die D3 innerlich.

Absinthium

Artemisia absinthium, Wermuth, Wurmkraut

Compositae; Nordafrika bis Sibirien

Ein vollkommenes Bild einer epileptiformen Attacke wird von dieser Droge hervorgerufen. Nervöser Tremor geht dem Anfall voran. Plötzlicher und heftiger Schwindel, Delirium mit Halluzinationen und Bewußtlosig-

3 Vgl. Hagers Handbuch (siehe Vorwort), Bd. 2, S. 872: „Abrin, das Alkaloid von Abrus precatorius … Es ruft eine eitrige Entzündung der Bindehaut hervor, die anscheinend eine Steigerung der lokalen Zirkulation erzeugt und dadurch zur Resorption entzündlicher Exsudate führt."

keit. Nervöse Erregung und Schlaflosigkeit. Zerebrale Reizung, hysterische Krämpfe und Krämpfe im Kindesalter liegen im Wirkungsbereich dieses Mittels. Pilzvergiftung. Chorea. **Tremor**. Nervosität, Erregung, und Schlaflosigkeit bei Kindern.

Gemüt. – Halluzinationen. Schreckliche Visionen. Kleptomanie. Gedächtnisverlust. Vergißt, was kürzlich passiert ist. Will mit niemandem etwas zu tun haben. Brutalität (, geistige Stumpfheit, Wahnsinn).[34]

Kopf. – **Schwindel, mit der Tendenz, rückwärts zu fallen.** Allgemeine Verwirrung. Möchte mit dem Kopf tief liegen. Pupillen ungleich erweitert. Blaues Gesicht. **Spasmodisches Gesichtszucken.** Dumpfer Hinterkopfschmerz. **[Gels., Pic-ac.]**

Mund. – Kiefersperre. Beißt sich auf die Zunge; die Zunge zittert; fühlt sich wie geschwollen und zu groß an; hängt heraus.

Hals. – Gefühl wie verbrüht; Kloßgefühl.

Magen. – Übelkeit; Würgen; Aufstoßen. Auftreibung um Taille und im[34] **Abdomen**. Blähungskolik.

Harnwege. – Ständiger Harndrang. Sehr starker Geruch; dunkelgelbe Farbe des Urins. **[Kali-p.]**

Männlich. – Spermatorrhoe, mit schlaffen und entkräfteten Genitalien.

Weiblich. – Stechender Schmerz im rechten Ovar. Vorzeitige Menopause.

Brust. – Empfindung von einem Gewicht auf der Brust. Unregelmäßige, tumultuöse Herztätigkeit, kann auf dem Rücken gehört werden.

Extremitäten. – Gliederschmerzen. Paralytische Symptome.

Beziehungen. – Vergleiche: **Alco., Art-v., Hydr-ac., Cina, Cic.**

Dosierung. – Erste bis sechste Potenz.

Acalypha indica

Brennkraut

Euphorbiaceae; Indien, Südchina, Abessinien

Ein Mittel mit auffallender Wirkung auf den Verdauungskanal und die Atmungsorgane. Es ist bei beginnender Schwindsucht indiziert, mit hartem, quälendem Husten, blutigem Auswurf, arterieller Blutung, aber ohne Fieber. Sehr schwach am Morgen, gewinnt an Kraft im Laufe des Tages. Fortschreitende Abmagerung. Alle pathologischen Hämorrhagien haben bemerkenswerterweise eine **Morgenverschlimmerung.**

Abdomen. – Brennen in Eingeweiden. **Sprudelnde Diarrhoe mit gewaltigem Abgang von lauten Winden**, abwärts drängenden Schmerzen und Tenesmus. Kollernde Auftreibung mit kolikartigen Schmerzen im Abdomen. Rektale Hämorrhagien; 〈 am Morgen.

Brust. – **Trockener, harter Husten, gefolgt von Hämoptysis;** 〈 am Morgen und in der Nacht. Dauernder und schlimmer Schmerz in der Brust. Das Blut ist hellrot und nicht reichlich am Morgen; dunkel und geronnen am Nachmittag. Puls weich und wegdrückbar. Brennen in Rachen, Speiseröhre und Magen.

Haut. – Ikterus. Jucken und umschriebene furunkelähnliche Schwellungen.

Modalitäten. – 〈 am Morgen.

Beziehungen. – Vergleiche: **Mill., Phos., Acet-ac., Kali-n.**

Dosierung. – Dritte bis sechste Potenz.

Acetanilidum

Antifebrinum, $CH_3CONHC_6H_5$

Vermindert die Herztätigkeit, setzt den Blutdruck herab, wirkt atemdepressiv, und senkt die Temperatur. Zyanose und Kollaps. Verstärkte Empfindlichkeit gegen Kälte. Zerstört die roten Blutkörperchen; Blässe.

Kopf. – Gefühl von Vergrößerung. Ohnmacht. Moralische Verderbtheit.

Augen. – Papillenabblassung, eingeengtes Gesichtsfeld und Schrumpfung der Netzhautgefäße; Weitstellung der Pupillen.

Herz. – Schwach, unregelmäßig, mit zyanotischen Schleimhäuten. Albuminurie, Ödeme an Füßen und Knöcheln.

Beziehungen. – Vergleiche: **Antipyrinum**.

Dosierung. – Wird als Sedativum und Antipyretikum für verschiedene Arten von Kopfschmerzen und Neuralgien verwendet, in Dosen von 1–3 Gran (65–195 mg). Bei homöopathischer Indikation die dritte Potenz.

Aceticum acidum

Eisessig, 96%ige Essigsäure, CH_3COOH

Dieses Mittel ruft einen Zustand von tiefgreifender Anämie hervor, mit einigen Symptomen von Wassersucht, großer Hinfälligkeit, häufigen Ohnmachten, Atemnot, Herzschwäche, Erbrechen, übermäßiger Diurese und reichlichen Schweißen. Hämorrhagien von allen Körperteilen. Besonders bei blassen, mageren Personen, mit lockeren, schlaffen Muskeln indiziert. **Auszehrung und Entkräftung**. Acet-ac. hat die Fähigkeit **albuminöse und fibrinöse Ablagerungen zu lösen**. Epithelkarzinom, innerlich und lokal anwenden (W. Owens). Sycosis mit Knötchen und Veränderungen in den Gelenken. Harter Schanker. Die D1-Dilution wird ihn erweichen und Eiterbildung verursachen.

Gemüt. – Reizbar, besorgt über geschäftliche Angelegenheiten.

Kopf. – Nervöser Kopfschmerz, von Narkotikaabusus. Blutandrang zum Kopf mit Delirium. Temporalgefäße erweitert. Schmerz quer über die Zungenwurzel (, behindert das Sprechen und die Bewegung des Kiefers).[34]

Gesicht. – **Blaß, wachsfarben, abgemagert**. Eingefallene Augen, von dunklen Ringen umgeben. Hellrot. Schweißig. Epitheliom an der Lippe. Wangen heiß und gerötet. Schmerzen im linken Kiefergelenk[1].

Magen. – **Speichelfluß. Gärung** im Magen. Heftig brennender Durst. Kalte Getränke verursachen starke Schmerzen. Erbricht nach jeder Art von Essen. Empfindlichkeit des Oberbauchs. Brennende Schmerzen wie von einem Ulkus. Magenkarzinom. Saures Aufstoßen und Erbrechen. Brennendes Aufstoßen von Magensäure und übermäßiger Speichelfluß. Hyperazidität und Gastralgie. **Heftig brennender Schmerz in Magen und Brust, gefolgt von Kälte der Haut und kaltem Schweiß auf der Stirn**. Magen fühlt sich an, als hätte sie eine Menge Essig zu sich genommen.

Abdomen. – Gefühl, als sänke der Bauch ein. Häufige wäßrige Stühle, ‹ am Morgen. **Tympanie**. Aszites. Blutung aus den Eingeweiden.

Harnwege. – Große Mengen an hellem Urin. Diabetes, mit großem Durst und Schwäche. **[Ph-ac.]**

Weiblich. – Exzessive Menstruation. **Hämorrhagien nach Wehen**. Schwangerschaftsübelkeit. Die Brüste sind schmerzhaft vergrößert, angeschwollen durch Milch. Die Milch ist ausgelaugt, bläulich, transparent und sauer. Anämie bei stillenden Müttern.

Atemwege. – Heisere, zischelnde Atmung; **Atemnot; Husten beim Einatmen**. Membranöser Krupp. Reizung der Trachea und Bronchien. Pseudomembranen im Rachen. Reichliche Absonderung der Bronchien. Gangränöse Pharyngitis (Gurgellösung).

Rücken. – Rückenschmerz, **nur › Liegen auf dem Bauch**.

Extremitäten. – Abmagerung. Ödeme an Füßen und Beinen.

Fieber. – **Hektisches Fieber*, mit durchnässenden Nachtschweißen.**

Roter Fleck auf der linken Wange. Durstlos im Fieber. Wallungen. **Reichliche, kalte Schweiße.**

Haut. – Bleich, wachsartig, ödematös. Brennende, trockene, heiße Haut oder in reichlichem Schweiß gebadet. Verminderte Oberflächensensibilität des Körpers. Nützlich nach Stichen, Bissen etc. Variköse Schwellungen. Skorbut; **Anasarka**. Prellungen; Verstauchungen.

Beziehungen. – Acet-ac. wirkt antidotierend auf alle Inhalationsanästhetika. Wirkt bei Wurstvergiftung.

Vergleiche: **Ars., Chin., Dig.**

Ammonium aceticum – Essigsaures Ammonium: Reichlicher, zuckerhaltiger Harn, der Patient ist schweißgebadet.

Benzoin oderiferum – Lindera benzoin – eine Fieberstrauchart: **Nachtschweiße.**

Liatris spicata: Generalisierte Anasarka, bei Herz- und Nierenerkrankung, **Ödem**, und chronische Diarrhoe.

Dosierung. – Dritte bis 30. Potenz. Nicht zu oft wiederholen, außer bei Krupp.

Aconitum napellus

Eisenhut, Sturmhut

Ranunculaceae; Europa und Asien

Ein Zustand von Furcht, Angst; seelische und körperliche Qual. **Physische und psychische Ruhelosigkeit**, Schrecken sind die höchst charakteristischen Symptome von Aconitum. **Akuter, plötzlicher und heftiger Krankheitsbeginn, mit Fieber,** indiziert dieses Mittel. Möchte nicht berührt werden. Plötzlicher und starker Kräfteverfall. **Beschwerden und Spannung** verursacht durch Einwirkung von **trockenem, kaltem Wetter**, kalter Zugluft, unterdrücktem Schweiß, aber auch Beschwerden von **sehr heißem Wetter**, besonders gastro-intestinale Störungen etc. Erstes Mittel bei Entzündungen, entzündlichen Fiebern. Seröse Membranen und Muskelgewebe sind deutlich betroffen. Brennen in den inneren Organen; **Kribbeln, Kälte und Taubheit.** Grippe. Arterieller **Bluthochdruck**; emotionale und physische Anspannung erklären viele Symptome. Man erinnere sich beim Verschreiben von Aconitum, daß es nur funktionelle Störungen verursacht; es gibt keinen Nachweis, daß es Gewebeveränderungen hervorruft – seine Wirkung ist kurz und **zeigt keine Periodizität.** Sein Wirkungskreis liegt zu Beginn einer akuten Erkrankung, und es soll nicht weitergegeben werden, wenn pathologische Veränderungen auftreten. Bei Hyperämie, Blutandrang, nicht geben, nachdem Exsudation eingesetzt hat. **Influenza. [Influ.]**

Gemüt. – **Große Furcht, Angst** und Besorgnis begleiten alle Beschwerden, mögen sie noch so unbedeutend sein. Delirium wird charakterisiert durch Unzufriedenheit, Sorge, Furcht, Phantasieren, selten durch Bewußtlosigkeit. **Vorahnungen und Befürchtungen. Fürchtet den Tod**, glaubt indessen daran, bald zu sterben; sagt den Tag voraus. **Fürchtet die Zukunft**, eine Menschenmenge, die Straße zu überqueren. **Ruhelosigkeit**, wirft sich hin und her. Tendenz aufzuschrecken. Lebhafte Einbildungskraft,[16] Hellsichtigkeit. Schmerzen sind unerträglich, treiben ihn in den Wahnsinn. Musik ist ihr unerträglich; (es geht ihr durch alle Glieder), sie wird ganz wehmütig.[16] **[Ambr.]** Glaubt, seine Gedanken kämen aus dem Magen – daß Teile seines Körpers unnormal dick sind. (Mangel an Gedächtnis;) es ist ihm wie ein Traum, was er nur eben erst getan hat (und er kann sich dessen kaum entsinnen).[16] Nächtliches wildes Delirium.

Kopf. – Vollheitsgefühl; **schwere**, pulsierende, **heiße, berstende**, brennende, wogende Empfindung. Hirndruck. **[Hed.]** Brennender Kopfschmerz, als wenn das Gehirn von siedendem Wasser bewegt würde.[16] **[Indig.]** Schwindel; < **beim Aufstehen [Nux-v., Op.]** und Kopfschütteln. Gefühl am Scheitel, als würde der Kopf bei den Haaren gezogen,[17] oder die Haare zu Berge stehen.

Augen. – Rot, entzündet. Fühlen sich **trocken und heiß** an, als wäre Sand in ihnen. **Die Lider sind geschwollen, hart und rot.** Lichtscheu. Reichlicher Tränenfluß nach Einwirkung von trockenem, kaltem Wind, **Lichtreflektion von Schnee, nach Entfernung von Asche** und anderen Fremdkörpern.

Ohren. – Äußerste **Lärmempfindlichkeit**; Musik ist unerträglich. Das äußere Ohr ist heiß, rot, schmerzhaft, geschwollen. Ohrenschmerzen. **[Cham.]** Empfindung, wie von einem Tropfen Wasser im linken Ohr.

Nase. – **Der Geruchssinn ist äußerst empfindlich** (, besonders für unangenehme Gerüche).[34] **Schmerz an der Nasenwurzel**. Schnupfen; viel Nießen; Pulsieren in den Nasenlöchern. Hämorrhagie von hellrotem Blut. **Die Schleimhäute sind trocken, die Nase verstopft; trocken oder mit nur wenig wäßrigem Schnupfen.**

Gesicht. – Rot, heiß, gerötet, gedunsen. Eine Wange rot, die andere blaß. **[Cham., Ip.] Beim Aufstehen wird das rote Gesicht totenbleich,**

oder ihm wird schwindelig. Prickeln in den Wangen und Taubheit. **Neuralgie, besonders linksseitig, mit Ruhelosigkeit, Kribbeln und Taubheit.** Schmerzen im Kiefer.

Mund. – Taub, **trocken** und kribbelnd. Geschwollene Zunge; **die Spitze kribbelt.** Die Zähne sind kälteempfindlich. Bewegt dauernd den Unterkiefer, wie beim Kauen (bei Meningitis).[34] **Zahnfleisch heiß und entzündet. Zunge weiß belegt. [Ant-c.]**

Hals. – **Rot, trocken, zugeschnürt,** taub, prickelnd, brennend, stechend. Geschwollene und trockene Tonsillen.

Magen. – **Erbrechen, mit Furcht, Hitze, reichlichem Schweiß und gesteigerter Miktion.** Durst auf kaltes Wasser. Alles **schmeckt bitter** außer Wasser. **Starker Durst.** Trinkt, erbricht und erklärt, daß er sterben wird. Erbrochenes ist gallig, schleimig und blutig, grünlich. Magendruck mit Atemnot. Hämatemesis. Brennen vom Magen zum Ösophagus.

Abdomen. – Heiß, gespannt, tympanitisch. **Empfindlich gegen Berührung. Kolik**, keine Lage bessert. Bauchsymptome 〉 nach warmer Suppe. Brennen in Nabelregion.

Rektum. – Schmerz mit nächtlichem Jucken und Stechen im Anus. Häufige, kleine Stühle mit Tenesmen; **grün, wie gehackte Kräuter**. Weiße Stühle und roter Harn. Choleraartige Absonderung mit Kollaps, Angst und Ruhelosigkeit. Blutende Hämorrhoiden. **[Ham.]** Wäßriger Durchfall bei Kindern. Sie schreien und klagen viel, sind schlaflos und unruhig.

Harnwege. – **Spärlicher, roter, heißer Urin, schmerzhaftes Wasserlassen.** Tenesmus und Brennen am Blasenhals. Brennen in der Urethra. Unterdrückter, blutiger Harn. Angst, immer beim Beginn des Wasserlassens. **Anurie, mit Schreien und Unruhe**, und Anfassen der Genitalien. Die Nierengegend ist empfindlich. Reichliches Wasserlassen, mit starkem Schwitzen und Durchfall.

Männlich. – Krabbeln und Stechen in der Eichel. Schmerz im Hoden, wie nach Quetschung[16], geschwollen, hart. Häufige Erektionen und Ergüsse. Schmerzhafte Erektionen.

Weiblich. – Die Vagina ist trocken, heiß und empfindlich. Menses zu reichlich, mit Nasenbluten, zu lang andauernd, verspätet. Wut[16] beim Beginn der Menses. **Unterdrückt durch Schreck, Kälte**, bei plethorischen Patientinnen. In den Ovarien Blutandrang und Schmerzen. Heftige, schießende Schmerzen in der Gebärmutter. **Nachwehen, mit Furcht und Rastlosigkeit.**

Atemwege. – Dauernder Druck in der linken Brust; **Atembeklem-**

mung bei geringster Bewegung. **Heiserer, trockener, kruppartiger Husten**; lautes, angestrengtes Atmen. Das Kind greift nach dem Hals, jedesmal wenn es hustet. Sehr empfindlich gegenüber der eingeatmeten Luft. **Kurzatmigkeit.** Der Kehlkopf ist empfindlich. Stiche durch die Brust. Trockener, kurzer Reizhusten; < **nachts und nach Mitternacht.** Heißes Gefühl in den Lungen. Beim Räuspern kommt Blut hoch. Kribbeln in der Brust nach Husten.

Herz. – **Tachykardie.** Herzbeschwerden mit Schmerzen **in der linken Schulter**. Stechender Schmerz in der Brust. **Herzklopfen, mit Angst**, Ohnmacht und **Kribbeln** in den Fingern. **Der Puls ist voll, hart; straff und lebhaft**; manchmal aussetzend. Im Sitzen werden die Temporalarterien und Karotiden gespürt.

Rücken. – Taub, steif und schmerzhaft. Krabbeln und Kribbeln, wie geprellt. Steifheit im Nacken. Prellungsschmerz zwischen den Schulterblättern.

Extremitäten. – **Taubheit und Kribbeln**; schießende Schmerzen; eisige Kälte und Gefühllosigkeit der Hände und Füße. Die Arme fühlen sich lahm, zerschlagen, schwer und taub an. Schmerzen den linken Arm hinunter. **[Cact., Crot-h., Kalm., Tab.] Heiße Hände und kalte Füße.** Rheumatische Entzündung der Gelenke; < nachts; rot glänzende Schwellung, sehr empfindlich. Hüftgelenk und Oberschenkel fühlen sich lahm an, besonders nach dem Hinlegen. Die Knie sind unsicher;[4] der Fuß neigt zum Umknicken. **[Aesc.]** Schwache und lockere Bänder aller Gelenke. Schmerzloses Knacken aller Gelenke. **Hellrote Kleinfingerballen an beiden Händen.** Gefühl, als würden Wassertropfen den Oberschenkel hinunterrinnen.

Schlaf. – Alpträume. Nächtliches Delirieren. **Ängstliche Träume.** Schlaflosigkeit, mit Rastlosigkeit und sich Hin- und Herwerfen (die 30. Potenz verwenden). Schreckt auf im Schlaf. Lange Träume, mit Beängstigung auf der Brust (, die ihm das Atmen hemmte, so daß er darüber erwachte).[16] Schlaflosigkeit bei Alten.

Fieber. – Das Froststadium ist am auffälligsten. Kalter Schweiß und eisige Kälte des Gesichts. Kälte und Hitze wechseln ab. Abends Frösteln, bald nach dem Zubettgehen. **Kältewellen durchziehen ihn. Durst und Ruhelosigkeit** ständig anwesend. Frösteln bei Aufdecken oder Berührung. Trockene Hitze, rotes Gesicht. Äußerst wertvolles Fiebermittel, bei Seelen-

---

4 Vgl. [16]: „Unfestigkeit und Unstätigkeit in den Knieen; die Kniee wanken beim Stehen und Gehen."

qual, Unrast etc. Durchnässende Schweiße, an den Körperteilen, auf denen man liegt; erleichtert alle Symptome.

Haut. – Rot, heiß, geschwollen, trocken, brennend. **Purpura miliaris.** Ausschlag wie bei Masern. Gänsehaut. Ameisenlaufen und Taubheit. Frösteln und Ameisenlaufen den Rücken hinunter. Pruritus > durch Stimulantien.

Modalitäten. – < im warmen Zimmer, abends und **nachts;** Liegen auf der betroffenen Seite, Musik, Tabakrauch, trockene, kalte Winde.
> im Freien;

Beziehungen. – Essig in großen Mengen antidotiert die Giftwirkung. Säuren, Wein und Kaffee, Limonade und saures Obst modifizieren seine Wirkung.

Nicht indiziert bei Malaria und schleichenden[5] Fiebern oder hektischen* und septischen Zuständen und bei Entzündungen, wenn sie sich lokalisieren. **Sulphur** ist oft das Folgemittel.

Vergleiche: **Bell., Cham., Coff., Ferr-p.** Vergleiche **Cham.** und **Coff.** bei **intensiven Schmerzen** und Schlaflosigkeit.

Komplementärmittel: **Coff., Sulph. Sulphur** könnte man als chronisches Aconitum ansehen. Beendet oft eine Heilung, die mit Acon. begonnen wurde.

Achyranthes calea – eine mexikanische Droge: Ähnelt Acon. stark bei fieberhaften Erkrankungen, aber mit größerem Wirkungskreis, da es auch bei typhösen Zuständen und intermittierenden Fiebern paßt. Muskelrheumatismus. Ein großes Diaphoretikum. D6 benutzen.

Aconitinum – Hauptalkaloid von Aconitum napellus: Schweregefühl, **wie aus Blei**; Schmerzen im Nervus supraorbitalis; Empfindung von Eiseskälte, die nach oben kriecht; Tollwutsymptome; Ohrenklingen, D3. **Kribbelndes** Gefühl.

Aconitum cammarum – blauer Sturmhut: Kopfschmerz mit Schwindel und Ohrenklingen. Kataleptische Symptome. Ameisenlaufen auf Zunge, Lippe und im Gesicht.

Aconitum ferox – wilder Sturmhut: Sehr viel heftiger in seiner Wirkung als Aconitum napellus. Es wirkt stärker harntreibend und weniger fiebersenkend. Es hat sich bei **herzbedingter Dyspnoe**, Neuralgie und akuter Gicht als wertvoll erwiesen. **Dyspnoe. Muß aufrecht sitzen. Schnelle**

5 In diesem Zusammenhang ist „low fevers“ weniger nach der Definition im Glossar zu verstehen, als eher wörtlich im Sinne von: langwierig, chronisch, Continua.

Atmung. Angst, bei Erstickung aufgrund von Lähmungsgefühl der Atemmuskulatur. Cheyne-Stokes-Atmung.

Aconitum lycoctonum – Wolfseisenhut: Lymhknotenschwellungen; Morbus Hodgkin. Durchfall nach Schweinefleisch. Jucken von Nase, Augen, Anus und Vulva. Haut an der Nase rissig; Geschmack von Blut (im Mund, bleibt nach einem Husten, der nach einem leichten Frost auftrat, zurück).[11]

Agrostis – eine Straußgras-Art: Wirkt wie Acon. bei Fieber und Entzündung, auch **Spiranthes**.

Eranthis hyemalis – Winterling: Wirkt auf den Plexus solaris und aufwärts, wobei es Atemnot verursacht. Schmerz im Hinterkopf und Nacken.

Quebracho: Kardiale Atemnot.

Dosierung. – Die sechste Potenz für Empfindungsstörungen; erste bis dritte bei kongestiven Zuständen. Muß bei akuten Erkrankungen häufig wiederholt werden. Acon. wirkt sehr schnell. Bei Neuralgien ist die Tinktur aus der Wurzel oft vorzuziehen, in Ein-Tropfen-Dosierungen (giftig), oder auch, je nach der Empfänglichkeit des Patienten, die 30. Potenz.

Actaea spicata

Christophskraut, Berufskraut

Ranunculaceae; Nordeuropa und Nordasien, Schweiz

Ist ein Rheumamittel, besonders für die **kleinen Gelenke**; reißende, kribbelnde Schmerzen charakterisieren es. **Handgelenksrheumatismus**. Pulsieren über den ganzen Körper, besonders in der Leber- und Nierenregion. Kardiovaskuläre Spasmen. Schmerzen < Berührung und Bewegung.

Kopf. – Furchtsam, erschreckt leicht; verwirrt. Wallungen des Blutes zum Kopfe hin, durch Kaffeetrinken hervorgerufen. Schwindel, reißende Kopfschmerzen, > im Freien, Pochen im Gehirn, Schmerz vom Scheitel bis zwischen die Augenbrauen; Hitze in Stirn, Schmerz im linken Stirnbeinhöcker, als ob der Knochen zertrümmert wäre. Jucken der Kopfhaut abwechselnd mit Hitze; Nasenspitze rot, Fließschnupfen.

Gesicht. – Heftiger (reißender und ziehender)[34] Schmerz im Oberkiefer, der von den Zähnen durch die Backenknochen zu den Schläfen läuft (, < leichteste Berührung oder Bewegung der Muskeln)[34]. Schwitzen im Gesicht und am Kopf.

Magen. – Reißende, stechende Schmerzen in der Oberbauchregion, mit Erbrechen (bei Krebs).[34] Krampfartige Schmerzen in Magen und Oberbauch, mit Atembeschwerden; Erstickungsgefühl. Plötzliche Mattigkeit nach dem Essen.

Abdomen. – Krampfhaftes Zusammenziehen.[6] Stechende Schmerzen und Auftreibung des Unterbauches.

Atemwege. – Kurze, unregelmäßige Atmung nachts, beim Liegen. **Starke Beklemmung. Kurzatmigkeit bei Einwirkung kalter Luft.**

Extremitäten. – Reißende Schmerzen in den Lenden. **Rheumatische Schmerzen in den kleinen Gelenken**, Handgelenk, **[Ulm.]** Finger, **Sprunggelenken**, Zehen. **Schwellung der Gelenke aufgrund leichter Erschöpfung. Das Handgelenk ist geschwollen** und rot, 〈 jede Bewegung. Paralytische Schwäche in den Händen. Lahmes Gefühl in den Armen. Schmerz im Knie. Plötzliche Mattigkeit nach Reden oder Essen.

Beziehungen. – Vergleiche: **Cimic., Caul., Led.**

Dosierung. – Dritte Potenz.

Adonis vernalis

Frühlingsteufelsauge

Ranunculaceae; Südeuropa bis Sibirien

Ein Herzmittel, das nach Rheumatismus oder Influenza oder nach Brightscher Krankheit*, im Zustand der Herzmuskelverfettung, den Puls reguliert und die Kraft der Herzkontraktion verstärkt, mit verstärkter Harnproduktion. Äußerst wertvoll bei Herzwassersucht. Geringe Lebenskraft, mit schwachem Herz und langsamem, schwachem Puls. Hydrothorax, Aszites. Anasarka.

Kopf. – Fühlt sich leicht an; Schmerzen durch die Stirn, **vom Hinterkopf um die Schläfe herum zu den Augen**. Schwindel beim Aufstehen, bei schneller Drehung des Kopfes oder beim Hinlegen. Ohrenklingen. Die Kopfhaut fühlt sich eng an. Die Augen sind erweitert.

Mund. – Schleimig. Die Zunge ist schmutzig-gelb, wund und fühlt sich wie verbrüht an.

Magen. – Schweres Gewicht. Nagender Hunger. Schwächegefühl im Oberbauch. 〉 im Freien.

---

6 Vgl. [11]: „Krampfartige Kontraktionen der Eingeweide".

Harnwege. – Ölhäutchen auf dem Urin. Spärlich, eiweißhaltig.

Atemwege. – Häufiges Verlangen, tief Luft zu holen. Gefühl eines Gewichtes auf der Brust.

Herz. – Mitral- und Aortenklappeninsuffizienz. Chronische Aortitis. Perikarditis bei Herzverfettung. Rheumatische Endokarditis. **[Kalm.] Präkordialschmerz, Herzklopfen und Atemnot**. Ausgeprägte Venenstauung. Asthma cardiale. **[Queb.]** Herzverfettung. Myokarditis, unregelmäßige Herzaktion, Zusammenschnürung und Schwindel. Schneller und unregelmäßiger Puls.

Extremitäten. – Schmerzen im Nacken. Steife und schmerzhafte Wirbelsäule. Ödeme.

Schlaf. – Unruhig, mit schrecklichen Träumen.

Beziehungen. – **Adonidinum** ist ein Herztonikum und Diuretikum. $^1/_4$ Gran (16 mg) täglich oder 2–5 Gran (130–325 mg) der D1 Trituration steigern den arteriellen Druck und verlängern die Diastole, was die Leerung der gestauten Venen begünstigt. Es ist ein hervorragender Ersatz für **Digitalis** und wirkt nicht kumulativ.

Vergleiche: **Dig., Crat., Conv., Stroph-h.**

Dosierung. – 5–10 Tropfen der Tinktur.

Adrenalin

Ein Inkret der Nebenniere

Adrenalin oder Epinephrin, das aktive Prinzip des Nebennierenmarks (das Sekret der Nebennierenrinde ist bis jetzt noch nicht isoliert worden), hat die Aufgabe eines chemischen Botenstoffes bei der Steuerung der Körperaktivitäten; in der Tat ist seine Anwesenheit essentiell für die Aktivität der sympathischen Nerven. Adrenalin wirkt auf jeden Teil wie die **Stimulation der entsprechenden sympathischen Nervenendigungen**. Lokale Anwendung (Lösung 1 : 1000) an Schleimhäuten verursacht sofort eine vorübergehende Ischämie, was man am **Abblassen** erkennen kann, welches nach dem Einträufeln in die Konjunktiven mehrere Stunden anhält. Seine Wirkung ist sehr schnell, effizient, **vorübergehend** dank der raschen Oxydation und deswegen praktisch harmlos, **außer** wenn es zu häufig wiederholt wird: bei Tieren wurde von Atheromen und Schäden am Myokard berichtet. Arterien, Herz, Nebennieren und das Vasomotorensystem sind besonders betroffen.

Die Hauptwirkung von Adrenalin liegt in der Stimulation der **sympathischen Nervenendigungen**, besonders im Gebiet des Splanchnicus, wobei es infolge der **Kontraktion der peripheren Arteriolen Blutdrucksteigerung** hervorruft. Dies wird insbesondere im Magen und den Eingeweiden beobachtet; weniger im Uterus und der Haut; gar nicht in Gehirn und Lungen. Weiterhin wurde **Verlangsamung des Pulses** (medulläre Vagus-Stimulierung) und **Stärkung des Herzschlages** (vermehrte myokardiale Kontraktilität) festgestellt, ähnlich dem Digitalis; vermehrte Drüsenaktivität, Glukosurie; Depression des Atemzentrums; Kontraktion des Muskelgewebes von Auge, Uterus und Vagina. Erschlaffung des Muskelgewebes von Magen, Darm und Blase.

Anwendungen. – Seine Hauptanwendung in der Therapie beruht auf seiner **vasokonstriktiven** Wirkung; deswegen ist es ein außerordentlich starkes und rasches **Adstringens** und **Hämostatikum** und unschätzbar zur **Beherrschung** von Kapillarblutungen an **allen** Stellen, wo **lokale** oder direkte Anwendung möglich ist: Nase, Ohr, Mund, Rachen, Kehlkopf, Magen, Rektum, Uterus und Blase. Hämorrhagischer Zustand, der nicht auf mangelhafte Koagulation des Blutes zurückzuführen ist. Völlige **Blutleere,** Ischämie, kann damit ungestraft herbeigeführt werden. Lösungen (1 : 10000–1 : 1000) aufgesprüht oder mit Watte aufgebracht, wurden lokal sehr wirkungsvoll angewandt für unblutige Operationen an Auge, Nase, Rachen und Kehlkopf.

Kongestion der Siebbeinzellen und Keilbeinhöhle, auch Heufieber, sind durch ein warmes Spray mit Adrenalinchlorid, 1 : 5000, bedeutend erleichtert worden. Vergleiche hier **Hepar** D1, welches die Sekretion einleitet und so den Abfluß erleichtert. Bei Morbus Werlhoff subkutan 1 : 1000. Äußerlich wurde es angewandt bei Neuritis, Neuralgie, Reflexschmerzen*, Gicht, Rheumatismus, als Salbe, 1–2 Minim (0,062–0,124 ml) der (1 : 1000) Lösung, entlang dem Hauptnervenstamm, an dem der Nervenaustrittsstelle nächstmöglichen Hautareal (H. G. Carlton).

Therapeutisch ist Adrenalin bei akuter Lungenstauung, **Asthma,** bei Morbus Basedow und Addison, Arteriosklerose, chronischer Aortitis, Angina pectoris, Hämophilie, Chlorose*, Heufieber, Serumausschlag, akuter Urtikaria etc. empfohlen worden. Dr. P. Jousset berichtet von Erfolgen in der homöopathischen Behandlung von Fällen von Angina und von subakuter und chronischer Aortitis, wobei Adrenalin **oral** und in Infinitesimaldosis verschrieben wurde.

Das Leitsymptom ist: **Einschnürungsgefühl der Brust unter Qualen**.

Dieses, mit Schwindel, Übelkeit und Erbrechen, hat das Mittel hervorgebracht. **Bauchschmerzen. Schock** oder Herzversagen während der Anästhesie, weil es durch die Wirkung auf Nervenendigungen in den Gefäßwänden einen raschen Blutdruckanstieg verursacht.

Dosierung. – Subkutan, 1–5 Minim (0,062–0,31 ml) (1 : 1000 Lösung, als Chlorid) verdünnt in Wasser. Innerlich 5–30 Minim (0,31–1,85 ml) einer 1 : 1000 Lösung.

Vorsicht. – Wegen seiner Affinität zu Sauerstoff zersetzt sich das Medikament leicht in wäßrigen oder schwach sauren Lösungen. Die Lösung muß vor Luft und Licht geschützt werden. Es darf wegen Herz- und Arterienschäden nicht zu häufig wiederholt werden. Für den homöopathischen Gebrauch D2 – D6.

Aesculus hippocastanum

Gemeine Roßkastanie, Weiße Roßkastanie
Hippocastanaceae; Vorderasien

Diese Arznei wirkt besonders ausgeprägt auf den unteren Darmabschnitt, wo sie Stauung der Hämorrhoidalvenen verursacht, mit charakteristischen Rückenschmerzen, ohne wirkliche Verstopfung. Viel Schmerz, aber wenig Blutung. Allgemeine venöse Stauung, purpurne Varizen; alles ist verlangsamt, Verdauung, Herz, Darmbewegung etc. Trägheit und Kongestion der Leber und des Pfortadersystems, mit Verstopfung. Der Rücken schmerzt und versagt und macht den Patienten arbeitsunfähig. Flüchtige Schmerzen überall. **Blutfülle in verschiedenen Teilen**; trockene, geschwollene Schleimhäute. Varizen[1] im Rachen.[7]

Kopf. – Niedergeschlagen und **reizbar.** Der Kopf ist benommen und verwirrt, Schmerzen wie von einer Erkältung. Druck in der Stirn, mit Übelkeit, gefolgt von Stechen im rechten Hypochondrium. Schmerzen vom Hinterkopf bis zur Stirnregion, mit Quetschungsgefühl der Kopfhaut; ⟨ am Morgen. Neuralgisches Stechen von rechts nach links durch die Stirn, gefolgt von flüchtigen Schmerzen im Oberbauch. Schwindel beim Sitzen und Gehen.

---

7 Boericke wörtlich: „Rachen mit hämorrhoidalen Zuständen“, vgl. hierzu auch [11]: „Völle im oberen Teil des Halses.“ Sowie: „Starke Kongestion der Tonsillen und des weichen Gaumens…“

Augen. – Schweres und heißes Gefühl in den Augen,[34] mit Tränenfluß und **mit erweiterten Gefäßen**. Die Augäpfel schmerzen.

Nase. – Trocken; die eingeatmete Luft fühlt sich kalt an, **worauf die Nasengänge empfindlich sind. Schnupfen**, Niesen. Druck an der Nasenwurzel. Membran über den Conchae geschwollen und aufgedunsen, bedingt durch Leberstörungen.

Mund. – Verbrühtes Gefühl. Metallischer Geschmack. Speichelfluß. Zunge dick belegt, fühlt sich wie verbrüht an.

Hals. – Heiß, **trocken**, wund, stechender Schmerz in die Ohren hinein beim Schlucken. Granuläre Pharyngitis, verbunden mit Stauungsleber. **Venen im Pharynx erweitert** und gewunden. Hals empfindlich gegen eingeatmete Luft; fühlt sich wund und zugeschnürt an, brennt wie Feuer beim Schlucken, am Nachmittag. Frühstadien der atrophierenden Pharyngitis bei ausgetrockneten, biliösen[8] Patienten. Hochräuspern von zähem Schleim mit süßem Geschmack.

Magen. – Gewicht eines Steines, mit nagendem, anhaltendem Schmerz; am deutlichsten etwa drei Stunden nach dem Essen. Empfindlichkeit und Völlegefühl in der Leberregion.

Abdomen. – Dumpfer Schmerz in Leber und Oberbauch. Schmerz am Nabel. Gelbsucht; Pochen in Unterbauch und Becken.

Rektum. – Trockenes, unangenehmes **Gefühl im Rektum, als ob kleine Stückchen Holz darin wären**.[73] Der Anus ist wund und schmerzend. Starker Schmerz nach Stuhlgang, mit Prolaps. Heftige schießende Schmerzen durch die Hämorrhoidalknoten (bis in das Os sacrum) und längs des Rückens;[73] blind und blutend; ⟨ im Klimakterium. Große, harte, trockene Stühle. Es scheint, als sei die Schleimhaut (des Rektums) geschwollen und behindere die Stuhlentleerung.[11] Bei Reizung durch Oxyuren* und hilft bei ihrer Austreibung. **Brennen im Anus mit Frösteln den Rücken hinauf und hinunter**.

Harnwege. – Häufiger, spärlicher, dunkler, schmutziger, heißer Urin. Schmerzen in den Nieren, besonders links und im Ureter.

Männlich. – Prostatorrhoe bei Stuhlgang.

---

8 Boericke englisch: „Bilious subjects", kann nach [34] sowohl Patienten mit „reizbarem Gemüt" als auch „Gallenleiden" betreffen.

Weiblich. – **Dauerndes Pochen hinter der Symphyse.**[9] Leukorrhoe, mit **Lahmheit des Rückens quer durch das Iliosakralgelenk** (und großer Ermüdung durch Gehen)[34]; dunkelgelb, klebrig, wundmachend; ⟨ nach den Menses .

Brust. – Zusammenschnürungsgefühl. Volle und schwere Herztätigkeit, kann das Pulsieren überall spüren. Laryngitis; Husten, **bedingt durch Leberstörungen**; heiße Empfindung in der Brust; Schmerzen um das Herz herum bei Patienten mit Hämorrhoiden.

Rücken. – Lahmheit im Nacken; Schmerzen zwischen den Schulterblättern; **Schwächegefühl in der Wirbelsäulengegend**; Rücken und Beine versagen. **Rückenschmerz befällt Kreuzbein und Hüften; ⟨ Gehen und Vornüberbeugen.**

Extremitäten. – Schmerzen und Wundheit in den Gliedern, im linken Akromion mit Schießen die Arme hinunter; Fingerspitzen taub. Beim Gehen knicken die Füße um. Die Sohlen fühlen sich wund und müde an und sind geschwollen. Hände und Füße schwellen an und werden rot nach dem Waschen, Völlegefühl.

Fieber. – Frost um 16 Uhr. Frösteln den Rücken hinauf und hinunter. Fieber von 19–24 Uhr. Abends Fieber, die Haut ist heiß und trocken. Reichlicher und heißer Schweiß bei Fieber.

Modalitäten. – ⟨ am Morgen beim Aufwachen, jegliche Bewegung, **Gehen**; Stuhlgang; nach dem Essen, nachmittags, Stehen.

⟩ kühle Luft, im Freien.

Beziehungen. – Vergleiche: **Aloe., Coll., Nux-v., Sulph.**

Aesculus glabra – Kahle Kastanie: Proktitis. Sehr schmerzhafte, dunkelpurpurne, äußerliche Hämorrhoiden, mit Verstopfung, Schwindel und Pfortaderstauung. Belegte Stimme, Kitzeln im Hals, Sehstörung, Paresen.

Negundium americanum – Eschenblättriger Ahorn: Hyperämie des Rektums und Hämorrhoiden mit starken Schmerzen, zehn Tropfen der Tinktur alle zwei Stunden.

Phytolacca decandra: Trockener Hals, öfter bei akuten Fällen.

Dosierung. – Tinktur bis dritte Potenz.

---

9 Vgl. [34]: „Entzündeter Gebärmutterhals, begleitet von Retroversion, Prolaps, Ulzeration, Vergrößerung und Verhärtung, wenn es durch große Schmerzhaftigkeit, Hitze und Pulsieren gekennzeichnet ist." Und: „Schmerzhaftigkeit des Uterus, mit Pulsieren im Unterbauch (Bei Hämorrhoiden)."

Aethiops mineralis

Hydrargyrum sulphuratum nigrum, Schwarzes Quecksilbersulfid, Quecksilbermohr, HgS

Dieses Präparat ist von Nutzen bei **skrofulösen*** Leiden, Ophtalmie, Otorrhoe, schmerzhaften, reizenden, schorfigen Ausschlägen, erblicher Syphilis.

Haut. – Favusartige, skrofulöse*, herpetische und ekzematöse Ausschläge.

Beziehungen. – Vergleiche: **Calc., Sil., Psor.**

Aethiops antimonialis – Hydrargyrum stibiato-sulfuratum – Spießglanzmohr: Oft noch wirksamer als das Obengenannte bei skrofulösen* Hautausschlägen, Drüsenschwellungen, Otorrhoe, und **skrofulösen* Augenleiden**, Hornhautulzerationen. Dritte Verreibung.

Dosierung. – Die niederen Triturationen, besonders die zweite Dezimalpotenz.

Aethusa cynapium

Hundspetersilie, Gartenschierling
Umbelliferae; Europa

Die charakteristischen Symptome beziehen sich hauptsächlich auf das Gehirn und das Nervensystem, verbunden mit gastrointestinalen Störungen. Qual, Schreien und Ausdruck von Unbehagen und Unzufriedenheit führen sehr häufig bei Kinderkrankheiten zu diesem Mittel, während der Zahnung, Sommerdiarrhoe bei kleinen Kindern, wenn beim Durchfall **eine ausgeprägte Unfähigkeit, Milch zu verdauen**, und Kreislaufschwäche besteht. Die Symptome setzten mit **Heftigkeit** ein.

Gemüt. – Ruhelos, **ängstlich, schreiend**. Sieht Ratten, Katzen, Hunde etc. Bewußtlos, delirant. **Unfähigkeit zu denken, die Aufmerksamkeit auf etwas zu richten**. Geistige Erschöpfung. Idiotie kann mit Raserei und Reizbarkeit abwechseln.

Kopf. – Fühlt sich zusammengebunden oder wie in einem Schraubstock an. **Hinterkopfschmerz** zieht die Wirbelsäule hinunter; 〉 Hinlegen und durch Druck. Kopfsymptome 〉 durch Blähungsabgang **[Sang.]** und durch Stuhlgang. **Gefühl, als würde** (ihr ständig) **an den Haaren gezogen.**[34] **Schwindel mit Schläfrigkeit, mit Herzklopfen; nachdem der Schwindel nachläßt, ist der Kopf heiß.**

Augen. – Photophobie; **Schwellung der Meibomschen Drüsen**. Augenrollen beim Einschlafen. **Augen** (konvulsivisch)[17] **nach unten gewendet**; Pupillen erweitert.

Ohren. – Fühlen sich verstopft an. Empfindung von Hitze, die aus dem Ohr entweicht.[11] Zischendes Geräusch.

Nase. – Verstopft mit viel dickem Schleim. **Herpetische Ausschläge** an der Nasenspitze. Häufiger erfolgloser Drang zum Niesen.

Gesicht. – **Geschwollen,** rot gefleckt, eingefallen. Ängstlicher Ausdruck, voller Schmerz; ausgeprägte **Nasolabialfalte**.

Mund. – Trocken. Aphthen. Die Zunge scheint zu lang. Brennen und Pusteln im Rachen, mit Schwierigkeit zu schlucken.

Magen. – **Unverträglichkeit von Milch**; Erbrechen, sobald sie geschluckt ist, oder in geronnenen Stücken. Hungrig nach dem Erbrechen. **Wiederhochkommen der Nahrung ungefähr eine Stunde nach dem Essen.** Heftiges Erbrechen einer schaumigen, (milch-)weissen Masse.[17] Übelkeit beim Anblick von Nahrung. Schmerzhafte Kontraktion des Magens. Erbrechen, **mit Schweiß und großer Schwäche,** begleitet von Qual und großen Schmerzen, gefolgt von Schläfrigkeit. Der Magen fühlt sich an, wie auf den Kopf gestellt, mit brennendem Gefühl zur Brust hinauf. Reißende Schmerzen in der Herzgrube bis in die Speiseröhre hinauf.[17]

Abdomen. – Kalt, innerlich und äußerlich, mit anhaltendem Schmerz in den Eingeweiden. Kolik, gefolgt von Erbrechen, Schwindel und Schwäche. Gespannt, gebläht und empfindlich. Brodelnde Empfindung um den Nabel herum.

Stuhl. – **Unverdaut, dünn, grünlich,** vorangehende Kolik; mit Tenesmus, gefolgt von Erschöpfung und Schläfrigkeit. Cholera infantum; Kind ist kalt, klamm und benommen, mit stierenden Augen und erweiterten Pupillen. Hartnäckige Verstopfung.; Gefühl als ob alle Darmtätigkeit eingestellt sei. Choleraartige Beschwerden im Alter.

Harnwege. – Schneidende Schmerzen in der Blase, mit häufigem Harndrang. Schmerz in den Nieren.

Weiblich. – Lanzinierende Schmerzen in den Genitalien. Pickel; Jucken bei Wärme. Menses wäßrig. Schwellung der Brustdrüsen, mit lanzinierenden Schmerzen.

Atemwege. – Erschwerte, beklommene, ängstliche Atmung; krampfartige Zusammenschnürung. Das Leiden macht den Patienten sprachlos.

Herz. – Heftiges Herzklopfen, mit Schwindel, Kopfweh und Ruhelosigkeit. Schneller, harter und kleiner Puls.

Rücken. – Mangel an Kraft, um aufzustehen oder den Kopf hochzuhalten. Der Rücken fühlt sich (im Bereich des Kreuzbeines) an, als wäre er zusammengeschraubt.[17] Schmerz im Kreuz.

Extremitäten. – Schwäche der unteren Extremitäten. Finger und Daumen fest zusammengepreßt.[10] Taubheit der Hände und Füße. Heftige Spasmen. Augen nach unten verdreht.

Schlaf. – Gestört durch **heftiges Auffahren**; kalter Schweiß. Dösen nach Erbrechen oder Stuhlgang. **Das Kind ist so erschöpft, daß es sofort einschläft.**

Fieber. – **Große Hitze; kein Durst**. Reichlicher, kalter Schweiß. **Muß beim Schwitzen bedeckt sein.**

Haut. – Wundreiben der Oberschenkel beim Gehen. Schwitzt leicht. **Oberfläche des Körpers kalt und mit kaltem Schweiß bedeckt. Lymphknoten geschwollen.** Juckender **Ausschlag um die Gelenke herum.** Haut an den Händen trocken und runzelig. Ekchymose. Anasarka.

Modalitäten. – 〈 3–4 Uhr morgens und abends; Wärme, Sommer. 〉 im Freien und in Gesellschaft.

Beziehungen. – Vergleiche: **Ant-c., Calc., Ars., Cic.**

Athamantha oreoselinum – Augentrost: Benommener Kopf, Schwindel 〉 Hinlegen, **bitterer** Geschmack und Speichel. Hände und Füße eisig kalt.

Komplementärmittel: **Calc.**

Dosierung. – Dritte bis 30. Potenz.

Agaricus muscarius

Amanita muscaria, Fliegenpilz
Amanitaceae; nördliche Halbkugel

Dieser Pilz enthält einige toxische Verbindungen, von denen die bestbekannte **Muskarin** ist. Die Vergiftungssymptome entwickeln sich nicht sofort, gewöhnlich vergehen 12–14 Stunden vor dem ersten Anfall. Es gibt kein Antidot, die Behandlung ist gänzlich symptomatisch (Schneider). Agaricus wirkt wie ein Rauschgift auf das Gehirn, verursacht mehr Schwindel und Delirium als Alkohol, gefolgt von einem tiefem Sopor mit abgeschwächten Reflexen.

---

10 Vgl. [17]: „Einschlagen der Daumen bei epileptischen Convulsionen."

Rucken, Zucken, Zittern und Jucken sind starke Indikationen. Beginnende Phthisis; hat Bezug zur tuberkulösen Diathese, Anämie, **Chorea,** Zukken läßt während dem Schlaf nach. Verschiedenartige neuralgische und spasmodische Beschwerden, und nervenbedingte Hautleiden sind in der Symptomatologie dieses Mittels dargestellt. Es entspricht eher verschiedenen Formen von zerebralen Erregungszuständen als einer Hirnkongestion; also bei Fieberdelirien, Alkoholismus etc. Generalisierte Paralyse. **Empfindung, als würde der Körper von Eisnadeln durchbohrt.** Empfindlich gegen Druck und kalte Luft. **Heftig nach-unten-drängende Schmerzen.** Symptome erscheinen diagonal wie z. B. **rechter Arm und linkes Bein.** Schmerzen werden begleitet von Empfindungen wie Kälte, Taubheit und Kribbeln.

Gemüt. – Singt, redet, aber antwortet nicht. **Geschwätzigkeit**. Abneigung gegen Arbeit. Gleichgültigkeit. **Furchtlosigkeit. Delirium**, charakterisiert durch Singen, Schreien und Gemurmel; macht Reime und prophezeit. Es fängt an mit anfallsweisem Gähnen.

Die Prüfungen bringen vier Phasen der zerebralen Erregung hervor:

1. **Leichte Stimulation** – sichtbar in gesteigerter Fröhlichkeit, Mut, Geschwätzigkeit, Exaltiertheit.

2. **Deutlichere Intoxikation** – Große Gemütserregung und unzusammenhängendes Reden, unbändiger Frohsinn wechselt mit Melancholie. Wahrnehmung der relativen Größe von Gegenständen ist verloren, macht große Schritte und springt über kleine Gegenstände, als wären es Baumstämme – ein kleines Loch erscheint wie ein schrecklicher Abgrund, ein Löffel voll Wasser wie ein immenser See. Die physische Kraft ist verstärkt, kann schwere Lasten heben. Dabei viel Zucken.

3. **Das dritte Stadium** verursacht einen Zustand wütenden oder rasenden Deliriums, Schreien, Toben, möchte sich selbst verletzen etc.

4. **Das vierte Stadium** – Depression, Mattigkeit, Gleichgültigkeit, Verwirrung, Abneigung zu arbeiten etc. Hier liegt nicht die aktive zerebrale Kongestion von **Belladonna** vor, sondern eine allgemeine nervöse Erregung, wie man sie bei Delirium tremens, Fieberdelirien etc. findet.

Kopf. – **Schwindel durch Sonnenlicht** und beim Gehen. Kopf in ständiger Bewegung (, bei Chorea).[34] Fällt zurück, als wäre ein Gewicht im Hinterkopf. Lateraler Kopfschmerz, wie von einem Nagel. **[Coff., Ign.]** Dumpfer Kopfschmerz von ausgedehnter Schreibtischarbeit. Eisige Kälte, **wie Eisnadeln**, oder Splitter. Neuralgie mit eiskaltem Kopf. Verlangen, den Kopf warm einzuwickeln. **[Sil.]** Kopfschmerz mit **Nasenbluten** oder dicker Schleimabsonderung.

Augen. – **Schwieriges Lesen, weil die Buchstaben sich zu bewegen und zu schwimmen scheinen**. Vibrierende Erscheinungen. **Doppelbilder [Gels.]**, verschwommen und flackernd. Sehschwäche von zu langer Anstrengung, **Akkomodationskrampf. Zucken der Lider und der Augäpfel. [Cod.]** Lidränder rot; jucken, brennen und verkleben. Mediale Augenwinkel sehr rot.

Ohren. – Jucken und Brennen, wie erfroren. Zucken der Muskeln um das Ohr herum und **Ohrgeräusche.**

Nase. – **Nervenbedingte** Störungen der Nase. **Jucken** innerlich und äußerlich. Spasmodisches Niesen nach Husten; Empfindlichkeit; wäßrige, nicht entzündliche Absonderung. Stinkende, dunkle, blutige Absonderung. **Nasenbluten bei alten Leuten**. Empfindung von Wundheit in Nase und Mund.

Gesicht. – **Gesichtsmuskeln** fühlen sich steif an; **zucken**; Gesicht juckt und brennt. Lanzinierende, reißende Schmerzen in Wangen wie von Splittern. Neuralgien, als ob kalte Nadeln durch die Nerven liefen oder von scharfem Eis berührt würden.

Mund. – Brennen und Schmerzen auf den Lippen. Herpes auf den Lippen. Zucken. Süßer Geschmack. Aphthen am Gaumen. Splitterartige Schmerzen in der Zunge. Ständiger Durst. Die Zunge zittert. **[Lach.]** Die Zunge ist weiß.

Hals. – Stiche entlang der Eustachischen Röhre zum Ohr hin. Fühlt sich zugeschnürt an. Kleine feste Schleimklumpen werden ausgeworfen. Trockenheit des Rachens, schwieriges Schlucken. Kratzen im Hals; kann keinen Ton singen. [11]

Magen. – Leeres Aufstoßen, schmeckt nach Äpfeln. Nervöse Störungen, mit spasmodischen Kontraktionen, Schluckauf. Unnatürlicher Hunger. Geblähte Auftreibung von Magen und Abdomen. Reichliche, geruchlose Winde. Brennen im Magen ungefähr drei Stunden nach einer Mahlzeit, wandelt sich in einen dumpfen Druck. **Magenstörung mit scharfen Schmerzen in der Leberregion.**

Abdomen. – Stechende Schmerzen in der Leber, **Milz [Cean.]**, und Abdomen. Stechen unter den falschen Rippen, linksseitig. Durchfall mit viel stinkenden Blähungen. Stinkende Stühle.

---

11 Vgl. [34]: „Beim Singen ein Kratzen im Hals; nach Grippe."

Harnwege. – Stiche in der Harnröhre (, als ob ein glühender Stahl hindurchgestoßen würde)[16]. Plötzlicher und heftiger Harndrang. Häufiges Wasserlassen.

Weiblich. – Menses verstärkt, verfrüht. Jucken und Reißen, drückende Schmerzen in Genitalien und Rücken. Spasmodische Dysmenorrhoe. Schwere **nach-unten-drängende Schmerzen, besonders nach der Menopause.** Sexuelle Erregung. Brustwarzen jucken, brennen (, sehen rot aus).[34] Beschwerden nach Entbindung und Koitus. Leukorrhoe, mit viel Jucken.

Atemwege. – Heftige Hustenattacken, die durch Willensanstrengung unterdrückt werden können. < Essen, Kopfschmerz, solange der Husten andauert. Spasmodischer Husten nachts nach dem Einschlafen, **mit Auswurf kleiner Schleimbällchen**. Angestrengte, beklemmte Atmung. **Husten endet mit einem Niesen.**

Herz. – **Unregelmäßiges, tumultuöses Herzklopfen,** nach Tabak. Puls aussetzend und unregelmäßig. Die Herzgegend ist beklommen, als ob der Thorax verengt wäre. Herzklopfen mit Gesichtsröte.

Rücken. – Schmerz, **mit Berührungsempfindlichkeit der Wirbelsäule**; < in der Dorsalregion. Lumbago; < im Freien. Muskelkrampf im Rücken. **Zucken der Halsmuskeln.**

Extremitäten. – Überall steif. Schmerz über den Hüften. Rheumatismus > Bewegung. Schwäche in den Lenden. Unsicherer Gang. Zittern. **Jucken der Zehen und Füße, wie erfroren**. Krämpfe in den Fußsohlen. Schmerz im Schienbein. Neuralgie bei motorischer Ataxie. Paralyse der unteren Gliedmaßen, mit spasmodischen Zuständen der Arme. Taubheit beim Übereinanderschlagen der Beine. Paralytischer Schmerz im linken Arm gefolgt von Herzklopfen. Reißende, schmerzhafte Kontraktionen der Waden.

Schlaf. – **Anfallsweises Gähnen**. Ruhelos durch heftiges Jucken und Brennen. Beim Einschlafen **fährt er auf, zuckt und erwacht oft**. Lebhafte Träume. Tagsüber schläfrig. Gähnen, gefolgt von unfreiwilligem Gelächter.

Fieber. – Sehr empfindlich gegen kalte Luft. Heftige Hitzeattacken am Abend. Reichlicher Schweiß. Brennende Stellen.

Haut. – **Brennen, Jucken, Röte und Schwellung wie von Erfrierung.** Harte Pickel wie Flohstiche. Frieselähnliche Ausschläge, mit unerträglichem Jucken und Brennen. Frostbeulen. Angioneurotisches Ödem; Rosacea. Venenschwellung mit kalter Haut. Umschriebene erythematöse, papuläre, pustulöse und ödematöse Läsionen.

Modalitäten. – ‹ in kalter, freier Luft, nach Essen, nach Koitus, bei kaltem Wetter, vor einem Gewitter, Druck auf die Wirbelsäule, was unwillkürliches Lachen hervorruft.

› langsames Umherbewegen.

Beziehungen. – Vergleiche: **Cimic., Cann-i., Hyos., Tarent.**

Agaricus emeticus – Speitäubling: Heftiger Schwindel; alle Symptome › **kaltes Wasser**; **Verlangen nach Eiswasser;** Gastritis; kalter Schweiß; bei Erbrechen[11] Empfindung, als ob der Magen an einer Schnur hinge.

Amanita phalloides – grünlicher Knollenblätterpilz: Das Gift ist ein Toxoprotein, das dem Gift der Klapperschlange und dem Gift, welches die Cholera- und Diphtherieerreger ausscheiden, ähnelt. Es wirkt auf die roten Blutkörperchen, löst sie auf, so daß Blut in den Verdauungskanal übertritt und der ganze Organismus ausgetrocknet wird. Die Wirkmenge dieses Giftes ist so klein, daß schon das Hantieren mit einem Exemplar oder das Einatmen der Sporen bei manchen Menschen unangenehme Wirkung zeigt. Das Gift wirkt sehr langsam. Sogar 12–20 Stunden nach der Einnahme fühlt sich der Patient noch wohl, doch dann treten Schwindel und heftige choleraartige Symptome mit schnellem Kräfteverlust auf, die unter vorangehendem Stupor und Spasmen am zweiten oder dritten Tag zum Tode führen. Fettige Degeneration von Leber, Herz und Nieren, Hämorrhagien in Lunge, Pleura und Haut (Dr. J. Schier). Erbrechen und Durchfall. Ständiger Stuhldrang, aber **keine** gastrischen, abdominellen oder rektalen **Schmerzen.** Intensiver Durst nach kaltem Wasser, trockene Haut. Lethargisch, aber geistig klar. **Abrupter Wechsel** von schneller zu langsamer und von langsamer zu schneller Atmung, extremer Kollapszustand, Anurie, aber **keine** kalten Extremitäten oder Krämpfe.

Amanita verna – Frühlingsknollenblätterpilz: Eine Variante des **Agaricus phalloides** – Knollenblätterpilz – aktives Prinzip ist das **Phallin,** wirkt wie Muskarin.

Muscarinum – das Alkaloid von Agaricus: Hat großen Einfluß auf die Absonderungen, vermehrt die Tränen-, Speichel-, Lebersekretion etc., aber vermindert die Nierenausscheidung; wahrscheinlich nervalen Ursprungs, stimuliert es die Endfasern der sekretorischen Nerven all dieser Strukturen, daher kommt es zu **Speichelfluß, Tränenfluß und exzessivem Schwitzen. Atropin** wirkt dem **Muskarin** genau entgegengesetzt. Muskarin ähnelt **Pilocarpin** in der Wirkung.

Tamus – Schwarze Bryonie: Frostbeulen und Sommersprossen.

Antidote: **Absin., Coff., Camph.**

Dosierung. – Dritte bis 30. und 200. Potenz. Bei Hautleiden und bei geistiger Erschöpfung gebe man die niederen Potenzen.

Agave americana

Hundertjährige Aloe, Maguei-Pflanze
Amaryllidaceae; Südamerika

Angezeigt bei Stomatitis ulcerosa, schmerzhaften Erektionen bei Gonorrhoe und Strangurie. Tollwut. Skorbut; blasses Gesicht, Zahnfleisch geschwollen und blutend, Beine übersät mit dunkelpurpurnen Flecken, geschwollen, schmerzhaft und hart. Schlechter Appetit; Verstopfung.

Beziehungen. – Vergleiche: **Anh., Lyss., Lach.**

Dosierung. – Tinktur.

Agnus castus

Vitex agnus castus, Keuschlamm, Mönchspfeffer
Verbenaceae; Mittelmeerraum

Der wichtigste Angriffspunkt von Agnus am Organismus sind die Sexualorgane. Es dämpft die sexuelle Vitalität, mit entsprechender Niedergeschlagenheit und Verlust der Nervenkräfte. Es zeigt diesen deutlichen Einfluß bei beiden Geschlechtern, ist aber bei Männern ausgeprägter. Vorzeitiges Altern durch Mißbrauch der Sexualkraft. Anamnese mit wiederholter Gonorrhoe. Ein hervorragendes Mittel bei Verstauchungen und Zerrungen. **Fressendes Jucken an verschiedenen Teilen des Körpers**[17]**, besonders der Augen.** Tachykardie durch Tabak bei nervenkranken jungen Männern.

Gemüt. – Sexuelle Melancholie. Furcht vor dem Tod. **Traurigkeit mit dem Eindruck, bald zu sterben**. Geistige Abwesenheit, vergeßlich, Mutlosigkeit. Geruchsillusionen von Heringen und Moschus. Nervenschwäche und Vorahnungen.

Augen. – **Pupillen erweitert. [Bell.]** Jucken über den Augen; Lichtscheu.

Nase. – Geruch von Hering oder Moschus. Harter Druck an der Nasenwurzel, durch Aufdrücken vergehend[17].

Abdomen. – Geschwollene, schmerzhafte Milz. Stuhl weich, schlüpft zurück, schwieriger Abgang[17]. Tiefe Fissuren im Anus. Übelkeit mit der

Empfindung, als würden die Eingeweide nach unten gedrückt; möchte die Gedärme (mit der Hand)[34] stützen (, bei Uterusleiden)[34].

Männlich. – Gelbe Absonderung aus der Urethra. Keine Erektionen. **Impotenz. Geschlechtsteile kalt und erschlafft. Fehlendes Verlangen. [Sel., Con., Sabal.]** Spärliche Samenabsonderung ohne Ejakulation. Abgang von Prostatasekret beim Pressen zum Stuhl[17]. Chronische postgonorrhoische Schleimabsonderung aus der Harnröhre. Hoden kalt, geschwollen, hart und schmerzhaft.

Weiblich. – Spärliche Menses. Abscheu vor Geschlechtsverkehr. Erschlaffung der Genitalien, mit Leukorrhoe. **Ausbleiben der Milch nach der Geburt**; mit Traurigkeit. Sterilität. Transparente Leukorrhoe; macht gelbe Flecken. Hysterisches Herzklopfen mit Nasenbluten.

Beziehungen. – Vergleiche: **Sel., Ph-ac., Camph., Lyc.**

Dosierung. – Erste bis sechste Potenz.

Agraphis nutans

Scilla-non-scripta, Hasenglöckchen, Sternhyazinthe
Lilliaceae; Europa, Afrika, Süd-Ost-Asien

Ein Zustand von allgemeiner Erschlaffung des Organismus und eine Anfälligkeit, sich bei Einwirkung kalter Winde zu erkälten.

Katarrhalische Zustände; verstopfte Nasenlöcher. **Nasenpolypen**[12], **Taubheit im Zusammenhang mit Halsbeschwerden. Vergrößerte Tonsillen.** Schleimiger Durchfall nach (unterdrückter)[12] Erkältung. Frösteln von kaltem Wind. Hals- und Ohrenbeschwerden **mit Neigung zu reichlichen Absonderungen der Schleimhäute**. Stummheit in der Kindheit, ohne Zusammenhang mit Taubheit.

Beziehungen. – Vergleiche: **Hydr., All-c., Calc-p., Sul-i., Calc-i.**

Dosierung. – Dritte Potenz. Vereinzelte Gaben der Tinktur. (Dr. Cooper).

Ailanthus glandulosa

Ailanthus altissima, Chinesischer Sumach, Götterbaum
Simarubaceae; Indien, China, Japan, Afrika

Dieses Mittel zeigt durch seine auffällige Hautsymptomatik, seine ausgesprochene Fähigkeit zur Blutzersetzung Zustände, wie sie bei schleichenden[12] Fiebern, langsam erscheinenden Hautausschlägen[12], Diphtherie, **follikulärer Tonsillitis**, Streptokokkeninfektionen, hämorrhagischer Diathese etc. hervorgerufen werden. **Die Haut erscheint livide oder purpurn**; Gesicht dunkel wie Mahagoni, heiß; schmutzige Beläge*; Rachen geschwollen, purpurn, livide; halb bewußtlos, delirant; schwacher Puls, allgemeine Trägheit und tiefgreifende Erschöpfung. Die Symptome ähneln bemerkenswerterweise dem malignen Scharlach. Durchfall, Dysenterie und **große Schwäche** sind sehr ausgeprägt. **Adynamie** charakterisiert alle Zustände. Livide Erscheinung, Stupor und Malignität. Schleimhäute hämorrhagisch und ulzeriert. **[Lach., Ars.]**

Kopf. – Allgemeiner Stupor, mit Seufzen. Geistig verwirrt, Niedergeschlagenheit. **Kopfschmerz, in der Stirn,** mit Schläfrigkeit. Passive Kongestionskopfschmerzen. **Blutunterlaufene Augen mit erweiterten Pupillen;**[11] Photophobie. Gesicht dunkel angelaufen. Dünne, **reichliche, jauchige**, blutige Absonderung aus der Nase.

Hals. – Entzündet, ödematös, dunkelrot. **Starke Schwellung, innerlich und äußerlich.** Trockenes, rauhes, kratzendes, würgendes Gefühl. **Der Hals ist empfindlich und geschwollen.** Heisere, kruppartige Stimme. **Zunge ist trocken und braun. Zähne sind mit schmutzigen Belägen* bedeckt. Schmerz beim Schlucken** erstreckt sich bis zu den Ohren.

Atemwege. – Atmung beschleunigt; unregelmäßig. Trockener Reizhusten. Lungen wund und erschöpft.

Schlaf. – Somnolent, unruhig. Bleiern, unterbrochen, unerfrischend.

Haut. – Hirsekornartiger, livider Hautausschlag, der jährlich wiederkehrt. Große Blasen, mit dunklem Serum gefüllt. **Unregelmäßiger, fleckiger, livider Ausschlag,** verschwindet auf Druck. Kälte. Morbus Raynaud.

Beziehungen. – Antidote: **Rhus-t., Nux-v.**

Vergleiche: **Am-c., Bapt., Arn., Mur-ac., Lach., Rhus-t.**

Dosierung. – Erste bis sechste Potenz.

Aletris farinosa

Stern- und Runzelwurzel
Liliaceae; Nordamerika

Dieses Mittel stellt einen anämischen, erschlafften Zustand, besonders des weiblichen Organismus, dar. Die Patientin **ist immer müde**, und leidet an Prolaps, Leukorrhoe, rektalen Beschwerden etc. Ausgeprägte Anämie. Bei chlorotischen* Mädchen und schwangeren Frauen.

Gemüt. – Kraft und Energie geschwächt. Verwirrte Gefühle. Kann sich nicht konzentrieren. Ohnmacht, mit Schwindel.

Mund. – Viel schaumiger Speichel.

Magen. – Ekel vor Nahrung. Die geringste Nahrung verursacht Beschwerden. Ohnmachtsanfälle, mit Schwindel. Schwangerschaftserbrechen. Nervöse Dyspepsie. Blähungskolik.

Rektum. – Angefüllt mit Fäces – ein paretischer Zustand. Große, harte, schwierige Stühle, äußerst schmerzhaft.

Weiblich. – **Vorzeitige und überreichliche Menses, mit wehenartigen Schmerzen. [Bell., Cham., Kali-c., Plat.]** Verspäteter und spärlicher Fluß. **[Senec.]** Uterus erscheint schwer. Prolaps, mit Schmerzen in der rechten Leistenregion. Leukorrhoe aufgrund von Schwäche und Anämie. Habituelle Neigung zum Abort. Muskelschmerzen in der Schwangerschaft (, die „falsche Wehen" vortäuschen).[34]

Beziehungen. – Vergleiche: **Helon., Hydr., Tanac., Chin.**

Dosierung. – Tinktur bis dritte Potenz.

Alfalfa

Medicago sativo, Echte Luzerne
Fabaceae; Europa

Durch seine Wirkung auf den Sympathikus beeinflußt Alfalfa vorzugsweise die Ernährung, was die Anregung des Appetits und der Verdauung mit Gewichtszunahme beweist, wodurch die geistige und körperliche Spannkraft erhöht wird. Störungen, charakterisiert durch mangelhafte Assimilation, gehören hauptsächlich in seinen therapeutischen Bereich wie z. B. Neurasthenie, vegetative Dystonie[12], Nervosität, Schlaflosigkeit, nervöse

12 Boericke englisch: „splanchnic blues", wörtlich in etwa: Verstimmung oder Untätigkeit der Eingeweide.

Verdauungsstörungen etc. Fördert Fettaufbau und korrigiert Gewebeabbau. Mangelhafte Milchbildung. Verbessert Qualität und Quantität der Milch bei stillenden Müttern. Seine ausgesprochene Wirkung auf den Harnapparat empfiehlt es klinisch bei Diabetes insipidus und Phosphaturie; und es soll Blasenreizung bei Prostatahypertrophie lindern. Die rheumatische Diathese scheint seiner Wirkung besonders zugänglich zu sein.

Gemüt. – Es führt zu seelischem Hochgefühl und Enthusiasmus d.h. zu einem allgemeinem Wohlgefühl; klar und hell, so daß sich aller Trübsinn auflöst. Benommen, dösig, dumpf **[Gels]**; düster und reizbar, < am Abend.

Kopf. – Dumpfes, schweres Gefühl im Hinterkopf, in und über den Augen, < gegen Abend. Schmerz in der linken Seite des Kopfes. Heftiger Kopfschmerz.

Ohren. – Verstopftes Gefühl in der Eustachischen Röhre **[Kali-m.]** bei Nacht; offenstehend am Morgen.

Magen. – Gesteigerter Durst. Appetit vermindert, hauptsächlich aber verstärkt bis hin zur Bulimie. Er muß häufig **essen**, so daß er nicht auf die regelmäßigen Mahlzeiten warten kann; hungrig am Vormittag. **[Sulph.]** Viel Knabbern nebenher und starkes Verlangen nach Süßem.

Abdomen. – Blähung mit Auftreibung. Blähungschmerz, der sich entlang des Kolons bewegt, einige Stunden nach dem Essen. Häufige, lockere, gelbe, schmerzhafte Stühle, mit Brennen durch Blähungen. Chronische Appendizitis.

Harnwege. – Nieren inaktiv; häufiger Harndrang. Polyurie. **[Ph-ac.]** Vermehrte Ausscheidung von Harnstoff, Indikan und Phosphaten.

Schlaf. – Schläft besser als gewöhnlich, besonders am frühen Morgen; es führt einen ruhigen, ausruhenden und erfrischenden Schlaf herbei.

Beziehungen. – Vergleiche: **Aven., Dip., Gels., Hydr., Kali-p., Ph-ac., Zinc.**

Dosierung. – Die besten Ergebnisse erzielt man mit materiellen Dosen, 5–10 Tropfen der Tinktur, einige Male täglich. Den Gebrauch fortsetzen bis die tonisierende Wirkung erfolgt.

Allium cepa

Rote Zwiebel, Küchenzwiebel
Liliaceae; Naher Osten, Europa, Mexiko

Dieses Mittel präsentiert ein Schnupfenbild: mit **scharfer Nasenabsonderung** und Kehlkopfsymptomen, **milder** Augensekretion; Erkältung von Sängern, ‹ **im warmen Raum** und gegen Abend; › im Freien. Paßt besonders für phlegmatische Patienten; Erkältungen **bei naßkaltem Wetter.** Neuralgische Schmerzen, **wie ein feiner Faden,** nach Amputationen oder Nervenverletzungen. Traumatische chronische Neuritis. Brennen in Nase, Mund, Hals, Blase und Haut. Empfindung von glühender Hitze an verschiedenen Teilen des Körpers.

Kopf. – Katarrhalischer Kopfschmerz, vor allem im Stirnbereich; ‹ **im warmen Zimmer,**[12] gegen Abend. Fadenartiger Schmerz im Gesicht. Kopfschmerz läßt während den Menses nach; kehrt wieder, wenn der Regelfluß aufhört.

Augen. – Rot. Viel **Brennen** und schmerzender Tränenfluß. **Empfindlich gegen Licht.** Augen blutunterlaufen und tränend; reichlicher, **milder** Tränenfluß, › im Freien. Brennen in den Augenlidern.

Ohren. – Ohrenweh, zuckt in die Eustachische Röhre.

Nase. – Niesen, besonders beim Betreten eines warmen Zimmers. **Reichliche, wäßrige und extrem scharfe Absonderung.** Gefühl eines Klumpens an der Nasenwurzel. Heufieber. **[Sabad., Sil., Psor.]** Fließschnupfen mit Kopfschmerz, Husten und Heiserkeit. Polypen.

Magen. – Heißhunger. Schmerz in der Pylorusregion. Durst. Aufstoßen. Übelkeit.

Abdomen. – Kollernde, stinkende Flatulenz. Schmerzen im linken Unterbauch. Kolik (, ‹)[34] beim Sitzen und (›)[34] Umherbewegen.

Rektum. – Durchfall mit widerlich stinkenden Winden. Stiche im Rektum; Jucken und Rhagaden im Anus. Glühende Hitze im Rektum.

Harnwege. – Empfindung von Schwäche (und Wärme)[34] in Blase und Urethra. Vermehrte Harnabsonderung bei Schnupfen. Roter Harn mit viel Druck und Brennen in der Urethra.

Atemwege. – **Heiserkeit. Reizhusten beim Einatmen kalter Luft. Kitzeln im Kehlkopf. Empfindung, als wäre der Kehlkopf gespalten oder zerrissen.** Druck auf der Brust, (oben) in der Mitte, **das Atmen erschwerend.**[34a] Zugeschnürtes Gefühl im Bereich des Kehlkopfdeckels. Schmerz strahlt aus zum Ohr.

Extremitäten. – Lähmige Gelenke. Ulzera an der Ferse. Schmerzhafte Leiden der Finger an den Nägeln.[13] Stumpfneuralgie. Üble Folgen vom Naßwerden der Füße. Die Glieder, besonders die Arme, fühlen sich schmerzhaft und müde an.

Schlaf. – Gähnen mit Kopfschmerz und Schläfrigkeit. Weit offener Mund im Tiefschlaf. Träume. Erwacht um 2 Uhr in der Frühe.

Modalitäten. – ‹ am Abend, im warmen Zimmer.
‹ im Freien, und im kaltem Zimmer.

Beziehungen. – Vergleiche: **Gels., Euphr., Kali-i., Acon., Ip.**
Komplementärmittel: **Phos., Thuj., Puls.**
Antidote: **Arn., Cham., Verat.**

Dosierung. – Dritte Potenz.

Allium sativum

Knoblauch

Liliaceae; Nordafrika, Südeuropa und Südasien

Wirkt direkt auf die intestinalen Schleimhäute, indem es die Peristaltik verstärkt. Kolitis, mit einer pathologischen Darmflora. Es hat gefäßerweiternde Eigenschaften. Ungefähr 30 bis 45 Minuten nach der Gabe von 20 bis 40 Tropfen der Tinktur stellt sich arterielle Hypotonie ein.

Paßt bei feisten Patienten mit Dyspepsie und katarrhalischen Beschwerden. Lebemenschen[14]. Patienten, die eine ganze Menge mehr essen, **vor allem Fleisch,** als sie trinken. **Schmerz in der Hüfte, Schmerz in der Iliopsoasmuskulatur. Lungentuberkulose.**

Husten und Auswurf werden vermindert, die Temperatur normalisiert sich, das Gewicht nimmt zu und der Schlaf wird regelmäßig. **Hämoptysis.**

Kopf. – Schwer; Pulsieren in den Schläfen; katarrhalische Taubheit.

Mund. – Viel süßer Speichel nach den Mahlzeiten und nachts. Gefühl eines Haares auf der Zunge oder im Hals.

Magen. – Unersättlicher Appetit. Brennendes Aufstoßen. Geringste Änderung der Diät verursacht Beschwerden. Verstopfung, mit dauerndem dumpfen Schmerz in den Eingeweiden. **Zunge blaß, rote Papillen.**

---

13 Vgl. [34]: „Panaritium."

14 Boericke englisch: „High livers" – Menschen, die in großem Stil leben.

Atemwege. – Dauerndes Schleimrasseln in den Bronchien. Husten am Morgen nach Verlassen des Schlafzimmers, mit schleimigem Auswurf, der zäh und schwierig hochzuräuspern ist. Empfindlich gegen kalte Luft. Erweiterte Bronchien, mit stinkendem Auswurf. Stechender Schmerz in der Brust.

Weiblich. – Schmerz in Schwellung der Brüste. Ausschläge in Vagina, an den Brüsten und der Vulva während der Menses.

Beziehungen. – Allium sativum gehört, nach Dr. Teste, zur Bryonia-Gruppe, welche **Lyc.**, **Nux-v.**, **Coloc.**, **Dig.** und **Ign.** beinhaltet und alle fleischfressenden Tiere stark beeinflußt, jedoch kaum Vegetarier. Daher die besondere Anwendbarkeit eher bei Fleischessern als bei ausschließlichen Vegetariern.

Vergleiche: **Caps.**, **Ars.**, **Seneg.**, **Kali-n.**

Komplementärmittel: **Ars.**

Antidot: **Lyc.**

Dosierung. – Dritte bis sechste Potenz. Bei Tuberkulose ist die tägliche Dosis 4–6 Gramm, mäßig getrocknet, in unterteilten Gaben.

Alnus rubra

Alnus serrulata sive rubra, Haselerle, Roterle
Betulaceae; Nordamerika

Hat einiges Ansehen als Mittel bei Hautleiden, Drüsenvergrößerungen und Verdauungsstörung bei mangelnder Sekretion des Magensaftes. Es stimuliert den Stoffwechsel und wirkt deswegen günstig bei Strumaleiden, vergrößerten Drüsen etc. Schleimhautulzera in Mund und Rachen. Finger sind mit Krusten die von Pusteln herrühren bedeckt, unangenehmer Geruch.

Weiblich. – Leukorrhoe mit Portioerosion, leicht blutend. Amenorrhoe mit brennenden Schmerzen vom Rücken zum Schambein.

Haut. – Chronischer Herpes. Vergrößerte Unterkieferdrüsen. Ekzem, Prurigo. Purpura haemorrhagica. Sumach*. Lokal anwenden.

Dosierung. – Tinktur bis dritte Potenz.

Aloe socotrina

Aloe socotrina, Aloe ferox und Aloe africana[15]
Liliaceae; Arika, Indien

Ein exzellentes Mittel zur Wiederherstellung des physiologischen Gleichgewichts nach vielen Arzneigaben, wo Arzneimittel- und Krankheitssymptome sehr vermischt sind. Es gibt kein Mittel, das reichhaltiger ist an Symptomen der Pfortaderstauung, und keines, das bessere klinische Resultate geliefert hat sowohl für die primären pathologischen Zustände als auch für die sekundären Erscheinungen. Üble Folgen von sitzender Lebensweise. Besonders passend für lymphatische Patienten und Hypochonder. Gewöhnlich bestimmen die Rektalsymptome die Wahl. Passend für erschöpfte Leute, für alte und phlegmatische Menschen, alte Biertrinker. Unzufrieden und ärgerlich über sich selbst, abwechselnd mit Lumbago. Hitze innerlich und äußerlich. Wurde erfolgreich in der Behandlung der Schwindsucht angewendet, wobei der pure Saft gegeben wurde.

Kopf. – Kopfweh wechselt mit Lumbago, mit Darm- und Uterusleiden. Abneigung gegen geistige Arbeit. **Schmerzen über der Stirn, mit Schwere in den Augen, muß sie teilweise schließen.** Kopfschmerz nach Stuhlgang. Dumpfer, drückender Schmerz; ‹ durch Hitze.

Augen. – Muß Augen klein machen, während der Schmerzen in der Stirn. Flimmern[34a] vor den Augen. Rötung der Augen mit **Gelbsehen. Schmerzen tief in den Augenhöhlen.**

Ohren. – Knacken beim Kauen. Plötzlicher Knall und Klirren[11] im linken Ohr. Klirren wie von irgendeiner dünnen, zersplitterten, metallischen Kugel im Kopf.

Nase. – Kälte der Spitze. Bluten am Morgen beim Aufwachen. Voller Krusten.

Gesicht. – Ausgeprägte Röte der Lippen.

Mund. – Bitterer und saurer Geschmack. Geschmackloses Aufstoßen. Lippen rissig und trocken.

Hals. – Dicke Klumpen zähen Schleims. Variköser Zustand der Rachenvenen. Trockenes, kratziges[34a] Gefühl.

Magen. – Abneigung gegen Fleisch. Verlangen nach saftigen Speisen (und nach Obst).[34a] Nach dem Essen Blähungen, **Pulsieren im Rektum**

---

15 Vgl. [34]; [34a]: Die von Boericke & Tafel verwendete Aloe stammt von der Insel Suqutra (Socotra) im arabischen Meer.

und sexuelle Reizung. Übelkeit, mit Kopfschmerz. Schmerz in der Magengrube bei einem Fehltritt.

Abdomen. – Schmerz um der Nabel herum, ⟨ Druck. Völle in der Leberregion, Schmerz unter den rechten Rippen. **Bauch fühlt sich voll, schwer, heiß und gebläht an.** Pulsierender Schmerz um den Nabel. Schwächegefühl, als ob Durchfall kommen würde. Große Ansammlung von Winden, drückt nach unten, verursacht Beschwerden in den unteren Darmabschnitten. **Gefühl eines** (eingekeilten)[34a] **Pflockes zwischen Symphyse und Steißbein,** mit Stuhldrang. Kolik vor und während des Stuhlgangs. Brennende, reichliche Winde.

Rektum. – Dauerndes Abwärtsdrängen im Rektum; blutend, wund und heiß. ⟩ kaltes Wasser. Schwächegefühl und Kräfteverlust des Analsphinkters. **Unsicherheitsgefühl im Rektum,** beim Abgang von Winden. Unsicher, ob Gas oder Stuhl abgeht. Stuhl entweicht ohne Anstrengung, fast unbemerkt. Klumpiger, wäßriger Stuhl. Gallertartiger Stuhl, mit Wundheit im Rektum nach Stuhlgang. **Viel Schleim, mit Schmerz im Rektum nach Stuhlgang.** Hämorrhoiden treten hervor wie Weintrauben; sehr schmerzend und empfindlich; ⟩ Anwendung von kaltem Wasser. **Brennen in Anus** und Rektum. Verstopfung, mit schwerem Drängen im unteren Teil des Abdomens. Durchfall von Bier.

Harnwege. – Inkontinenz im Alter, abwärtsdrängendes Gefühl und vergrößerte Prostata. Spärlicher und stark gefärbter Urin.

Weiblich. – Abwärtsdrängen im Rektum, ⟩ im Stehen und während Menses. Uterus fühlt sich schwer an, kann deswegen nicht viel gehen. Wehenartige Schmerzen in den Lenden; zieht hinunter in die Beine. Klimakterische Blutung. Menses zu früh und zu reichlich.

Atemwege. – Winterhusten, mit Jucken. Atembeschwerden, mit Stichen von der Leber zur Brust.

Rücken. – Schmerz im Kreuz; ⟨ Bewegung. Stiche durchs Kreuzbein. **Lumbago wechselt ab mit Kopfschmerz und Hämorrhoiden**.

Extremitäten. – Lahmheit in allen Gliedern. **Ziehende Schmerzen in den Gelenken**. Schmerzen in den Sohlen beim Gehen.

Modalitäten. – ⟨ früher Morgen; Sommer; Hitze; bei heißem, trockenem Wetter; nach Essen oder Trinken.

⟩ im Freien, bei kalter Luft.

Beziehungen. – Komplementärmittel: **Sulph.**

Vergleiche: **Kali-bi., Lyc., All-s.**

Antidote: **Op., Sulph.**

Dosierung. – Sechste Potenz und höher. Bei rektalen Beschwerden ein paar Gaben der dritten Potenz, dann abwarten.

Alstonia scholaris

Ditarinde

Apocynaceae; Süd-Ostasien

Malariaartige Erkrankungen, mit Durchfall, Dysenterie, Anämie, Verdauungsschwäche sind die allgemeinen Zustände, die dieses Mittel nahelegen. Charakteristisch ist das Schwächegefühl im Magen und Senkung im Abdomen, mit Erschöpfung. **Ein Tonikum nach erschöpfenden Fiebern.**

Abdomen. – Heftige Entleerungen und Krämpfe im Darm. Hitze und Reizung des unteren Darmabschnitts. Lagerdurchfall, blutige Stühle, **Dysenterie**; Diarrhoe von schlechtem Wasser und Malaria. **Schmerzlose wäßrige Stühle. [Ph-ac.]** Durchfall sofort nach dem Essen.

Beziehungen. – Vergleiche: **Hydr., Ferr-c-chin.**

Ähnlich in der Wirkung ist **Alstonia constricta**, die Australische Bitterrinde oder das einheimische Chinin Australiens.

Ditainum – das aktive Prinzip von Alstonia scholaris: Wirkt gegen Wechselfieber, wie Chinin, aber ohne die unerwünschten Wirkungen.

China: Ähnlich bei Durchfall, chronischer Dyspepsie und Hinfälligkeit.

Dosierung. – Tinktur bis dritte Potenz. Lokal für Ulzera und rheumatische Schmerzen.

Alumen

Alaun, Aluminiumkaliumsulfat, $AlK(SO_4)_2 \cdot 12H_2O$

Die klinische Anwendung dieses Mittels deutet hin auf seine Darmsymptome, sowohl bei hartnäckiger Verstopfung, als auch bei Darmblutung im Verlauf von Typhus – eine Phase von **paralytischer Muskelschwäche** in allen Teilen des Körpers. Auch eine Tendenz zur **Verhärtung** ist ausgeprägt, eine langsame Form von Gewebsbildung wird begünstigt. Gewebsverhärtung in Zunge, Rektum, Uterus etc. Ulzera mit verhärtetem Grund. Geeignet für alte Leute, besonders mit Bronchialkatarrh. **Gefühl von Trockenheit und Einengung.** Geistige Schwäche; Schluckstörung, besonders für **Flüssigkeiten**. Tendenz zur Verhärtung, Szirrhus der Zunge.

Kopf. – Brennender Schmerz wie von einem Gewicht auf dem Scheitel, 〉 durch Druck der Hand. Schwindel, mit Schwäche in der Magengrube. Haarausfall.

Hals. – Rachen erschlafft. Schleimhäute rot und geschwollen. Husten. Kitzeln im Hals. Neigung zu Erkältungen im Hals. **Vergrößerte und verhärtete Mandeln.** Brennender Schmerz den Ösophagus hinunter. Völlige Aphonie. Jede Erkältung setzt sich im Hals fest. Zusammenschnürung des Ösophagus.

Rektum. – Verstopfung der schlimmsten Kategorie. Tagelang kein Stuhldrang. Heftiger, erfolgloser Stuhldrang. Unfähigkeit, den Stuhl hinauszupressen. **Murmelartige Substanz wird entleert, aber das Rektum fühlt sich immer noch voll an.** Jucken nach Stuhlgang. Jucken am Anus. Lang andauernder Schmerz und Brennen im Rektum nach Stuhlgang; auch Hämorrhoiden. Gelber Stuhl wie der eines Kleinkindes. Darmblutung.

Weiblich. – Tendenz zur Verhärtung der Zervix und der Brustdrüsen. **[Carb-an., Con.]** Chronischer, gelber Scheidenausfluß. Chronische Gonorrhoe, gelb, mit kleinen Schwellungen entlang der Harnröhre. Aphthöse Flecken in der Vagina. **[Caul.]** Wäßrige Menses.

Atemwege. – Hämoptyse, große Schwäche der Brust; schwieriges Auswerfen des Schleimes. Reichlicher, zäher Auswurf morgens bei alten Leuten. Asthma.

Herz. – Herzklopfen, **vom Liegen auf der rechten Seite**.

Haut. – Ulzera, mit verhärtetem Grund. Man sollte bei Drüsenverhärtungen, Epitheliomen etc. daran denken; Venen werden varikös und bluten. Verhärtung als Folge von langanhaltenden, entzündlichen Reizungen. Drüsen entzünden und verhärten sich. Haarausfall. Ekzem an Skrotum und Penisrücken.

Extremitäten. – Schwäche aller Muskeln, besonders der Arme und Beine. Gefühl von Zusammenschnürung um die Glieder herum.

Modalitäten. – 〈 Kälte, außer bei Kopfschmerzen, die 〉 durch Kälte.

Dosierung. – Erste bis 30. Potenz. Die allerhöchsten Potenzen haben ihre Wirksamkeit bewiesen. Pulverisiertes Alaun, 10 Gran (647 mg) auf die Zunge, soll eine Asthmaattacke kupieren.

Alumina

Aluminium oxydatum, Aluminiumoxyd, ausgeglühte Tonerde, Al_2O_3

Ein ganz allgemeiner Zustand, der diesem Mittel entspricht, ist **Trockenheit** der Schleimhäute und Haut und **Neigung zu paretischen Zuständen der Muskeln.** Alte Leute, mit Mangel an Lebenswärme oder vorzeitig gealterte Menschen, mit Schwäche. Trägheit der Funktionen, Schwere, Taubheit, Schwanken und die charakteristische Verstopfung finden in Alumina ein exzellentes Heilmittel. Veranlagung zu Schnupfen und zu Aufstoßen bei hageren, trockenen, dünnen Patienten. Zarte Kinder, infolge künstlicher Babynahrung.

Gemüt. – Niedergeschlagen; fürchtet, den Verstand zu verlieren. Verwirrt, was seine persönliche Identität angeht. **Hastig, eilig.** Die Zeit vergeht langsam. **Veränderliche Stimmung.** 〉 mit fortschreitender Tageszeit. Selbstmordneigung bei Anblick eines Messers oder Blutes.

Kopf. – Stechender, brennender Schmerz im Kopf, mit Schwindel, 〈 morgens, aber 〉 durch Nahrung. Drücken (äußerlich am Hinterkopf und) an der Stirn, wie von einem engen Hut.[16] Ist unfähig zu gehen, außer wenn die Augen geöffnet sind.[16] Pochender Kopfschmerz, mit Verstopfung. Schwindel, mit Übelkeit; 〉 nach dem Frühstück. Haarausfall; die Kopfhaut juckt und ist taub.

Augen. – Gegenstände sehen gelb aus. Die Augen fühlen sich kalt an. Trockene, brennende, schmerzende, verdickte Lider, 〈 morgens; chronische Konjunktivitis. Ptose. Strabismus.

Ohren. – Sausen[16]; Tosen. Die Eustachische Röhre fühlt sich verstopft an.

Nase. – Schmerz an der Nasenwurzel. Verminderter Geruchsinn. Fließschnupfen. **Rissige** Nasenspitze, wunde, rote Nasenlöcher; 〈 Berührung. **Schorf mit dickem, gelblichem Schleim**. Durch Flechten gerötet. **Ozaena atrophica sicca**. Nasenschleimhaut geschwollen und gedunsen.

Gesicht. – Die Gesichtshaut ist (gespannt), als wenn Eiweiß darauf trocknete.[16] Furunkel und Pickel. Zucken des Unterkiefers. Blutandrang zum Gesicht nach dem Essen.

Mund. – Wund. Daher schlechter Mundgeruch. Zähne sind mit schmutzigen Belägen* bedeckt. Das Zahnfleisch ist wund und blutet. Spannungsschmerz im Kiefergelenk beim Öffnen des Mundes oder beim Kauen.

16 Vgl. [34]: „Wenn seine Augen geschlossen sind, wankt der ganze Körper."

Hals. – **Trocken**, entzündet; die Nahrung kann nicht passieren, der Ösophagus ist zusammengezogen. Gefühl eines Splitters oder eines Stöpsels im Hals. Reizbarer und erschlaffter Rachen. Sieht spröde und glasig aus. Aphonia clericorum* bei dünnen Patienten. Dicker, zäher Schleim tropft von den Choanen. Dauernder Drang, sich zu räuspern.

Magen. – Abnorme Begierden – Kreide, Holzkohle, trockene Nahrung, Teesatz. Sodbrennen; Einschnürungsgefühl. Abneigung gegen Fleisch. **[Graph., Arn., Puls.] Kartoffelunverträglichkeit.** Kein Verlangen zu essen. **Kann nur kleine Bissen auf einmal schlucken.** Zusammenschnürung des Ösophagus.

Abdomen. – Kolik, ähnlich der Malerkolik*. Drängen[16] in beiden Leisten in Richtung der Genitalien. **Linksseitige Bauchbeschwerden.**

Rektum. – **Harte**, trockene, knotige Stühle; **kein Drang.** Das Rektum ist wund, trocken, entzündet und blutet. Jucken und Brennen am Anus. **Sogar ein weicher Stuhl wird mit Schwierigkeit entleert. Starkes Pressen.** Verstopfung bei Kleinkindern **[Coll., Psor., Paraf.]** und alten Leuten durch Inaktivität des Rektums, und bei Frauen mit vorwiegend sitzender Lebensweise. Durchfall beim Wasserlassen. **Schmerzhaftes Drängen lange vor dem Stuhlgang, und dann erfolgt der Stuhl** (langsam und nur) **durch Anstrengung** (der Bauchmuskeln).[16]

Harnwege. – Blasenmuskeln paretisch, **muß zum Stuhl drücken, um zu urinieren.** Schmerzen in den Nieren, mit geistiger Verwirrung. Häufiger Harndrang bei alten Leuten. Schwieriges Beginnen beim Urinieren.

Männlich. – Exzessives Verlangen. Unwillkürliche Ergüsse beim Stuhlpressen. Absonderung der Prostata.

Weiblich. – Menses zu früh, kurz, **spärlich, blaß, gefolgt von großer Erschöpfung. [Carb-an., Cocc.] Scharfe, reichliche**, transparente, **zähe** Leukorrhoe, mit Brennen; ‹ tagsüber und nach den Menses. › Waschen mit kaltem Wasser.

Atemwege. – Husten bald nach dem Erwachen am Morgen. Heiser, Aphonie, Kitzeln im Kehlkopf; giemende, rasselnde Atmung. Husten beim Reden oder Singen, **am Morgen.** Die Brust fühlt sich zusammengeschnürt an. Gewürze verursachen Husten. Wundheit der Brust, ‹ Sprechen.

Rücken. – Stiche. Nagender Schmerz, wie von einem heißen Eisen.[17] Schmerz entlang dem Rückenmark, mit paralytischer Schwäche.

17 Vgl. dagegen [16]: „Nagender Schmerz im Steißbeine, im Gehen unverändert, durch Ausstrecken aber erleichtert." „Nagen und Stechen in den Schulterblättern." „Rückenschmerz, als wenn ein heißes Eisen durch die untersten Wirbel gestoßen würde."

Extremitäten. – Schmerz in Armen und Fingern, wie von einem heißen Eisen durchbohrt.[18] Die Arme fühlen sich gelähmt an. Die Beine fühlen sich eingeschlafen an, **besonders beim Sitzen mit übereinandergeschlagenen Beinen. Schwankt beim Gehen. Fersen fühlen sich taub an.** Schmerz in der Fußsohle, beim Auftreten, als wäre sie (zu) weich und geschwollen.[16] Schmerz in Schulter und Oberarm. Nagen unter den Fingernägeln (, mit Kribbeln den Arm hinauf, bis in das Schlüsselbein).[16] **Spröde Fingernägel**. Unfähig zu Gehen, außer mit offenen Augen oder bei Tage. Rückenmarksdegeneration und Paralyse der unteren Extremitäten.

Schlaf. – Ruhelos; ängstliche und verwirrte Träume. Schläfrig am Morgen.

Haut. – Rissige Haut und schuppiges Ekzem. Brüchige Nägel. **Unerträgliches Jucken beim Warmwerden im Bett.** Muß kratzen, bis es blutet: dann wird es schmerzhaft. Spröde Haut an den Fingern.

Modalitäten. – ⟨ periodisch; nachmittags; Kartoffeln; morgens beim Erwachen; im warmen Zimmer.

⟩ im Freien; durch kaltes Waschen; abends und an jedem zweiten Tag; feuchtes Wetter.

Beziehungen. – Vergleiche: **Sec., Lath., Plb.**

Aluminium aceticum Lösung: Äußerlich eine Lotio für eiternde Wunden und Hautinfektionen. Stillt Blutungen die von einer Trägheit des Uterus herrühren. Inertia uteri. Parenchymatöse Blutung von verschiedenen Organen, 2–3%ige Lösungen. Blutungen nach Tonsillektomie werden durch Spülung des Nasenrachenraums mit einer 10%igen Lösung gestillt.

Aluminium muriaticum: Schmerzen von motorischer Ataxie. Niedrigere Triturationen in Wasser.

Slag – Schlacke aus den Hochöfen, in denen Eisen geschmolzen wird D3: Analjucken, Hämorrhoiden, Verstopfung, geblähte Auftreibung.

Komplementärmittel: **Bry.**

Antidote: **Ip., Cham.**

Dosierung. – Sechste bis 30. und höher. Die Wirkung entwickelt sich langsam.

Alumina silicata „Andalusite Rock"

siehe Andalusit

18 Vgl. [16]: „Brennen (mit Spannen) an den Armen (Oberarmen) und den Fingern, und im linken Ellbogen, wie von einem glühendem Eisen."

Alumina silicata

Kaolinum, Porzellanerde, Aluminiumsilikat, $Al_2K_2(Si_3O_8)_2$

Ein Heilmittel für Krupp und Bronchitis.

Nase. – Jucken und Brennen. **Gelbe** Absonderung. **Wund, schorfig,** verstopft.

Atemwege. – **Schmerzhaftigkeit der Brust** entlang der Trachea; kann die Perkussion nicht ertragen. Graue Sputa. Bronchopneumonie. Kehlkopf und Brust sind wund. Echter Krupp – verbreitet sich abwärts in der Trachea.

Dosierung. – Niedrigere Triturationen.

Ambra grisea

Ambergris, Walfischdreck, ein pathologisches Sekret des Pottwals oder Spermwals, Physeter macrodex sive catodon

Entspricht erregbaren, nervösen Kindern und dünnen, nervösen Patienten. Extreme **nervöse Überempfindlichkeit.** Äußere Taubheit des ganzen Körpers am Morgen und Schwäche. Nervöses, gereiztes Temperament. Dünne, dürre Frauen. Geeignet für hysterische Patienten oder solche, die an spinaler Reizung leiden, mit konvulsivem Husten, Aufstoßen etc. Auch für Patienten, die **durch das Alter** oder Überarbeitung **geschwächt**, die anämisch und schlaflos sind. Ein großartiges Mittel für alte Menschen, mit Beeinträchtigung aller Funktionen, Schwäche, Kälte und **Taubheit** gewöhnlich einzelner Körperteile, Finger, Arme etc. Einseitige Beschwerden verlangen Ambra. **Symptome 〈 Musik.** Wallung und Pulsieren nach Gehen im Freien. Beschwerden einer Körperseite.

Gemüt. – Menschenscheu und Verlangen, alleine zu sein. Kann in Gegenwart anderer nichts tun. Äußerst schüchtern, errötet leicht. **Weinen verursacht durch Musikhören**. Verzweiflung, Lebensüberdruß. Phantastische Illusionen. Verlegenheit. Verlust der Lebensfreude. Ruhelos, erregt, sehr redselig. Die Zeit vergeht langsam. Denken ist morgens schwierig bei alten Leuten. Verweilt bei unangenehmen Dingen.

Kopf. – Langsames Verstehen. Schwindel, mit Schwäche in Kopf und Magen. Druck in der Stirn mit Niedergeschlagenheit. **Reißender Schmerz in der oberen Hälfte des Gehirns. Altersschwindel**. Musik treibt ihm das

Blut zum Kopf.[16] **Hörstörung.** Nasenbluten, besonders morgens. Reichliches Bluten der Zähne. Haarausfall.

Magen. – Aufstoßen, mit heftigem, konvulsivem Husten. Saures Aufstoßen, wie Sodbrennen. **Auftreibung des Magens und Abdomens** nach Mitternacht. Empfindung von Kälte im Bauch.

Harnwege. – Schmerz in Blase und Rektum zugleich. Brennen in der Mündung von Urethra und Anus. **Empfindung, als kämen einige Tropfen aus der Urethra.**[16] Brennen und Jucken in der Urethra beim Wasserlassen. **Harn ist schon beim Lassen trübe**, (gelbbraun) und bildete einen braunen Satz.[16]

Männlich. – Wollüstiges Jucken am Skrotum. Die äußeren Teile sind taub; brennen innerlich. Heftige Erektionen ohne wollüstige Empfindungen.

Weiblich. – Nymphomanie, **Jucken der Scham, mit Wundheit und Schwellung.** Menses zu früh. Reichliche, bläuliche Leukorrhoe; ‹ nachts. **Absonderung von Blut zwischen den Perioden, bei jedem kleinem Anlaß** (vom Drücken zum Stuhlgang; sogar von einem zu langen Spaziergang oder einer zu großen Anstrengung).[1a]

Atemwege. – Asthmatische Atmung mit Luftaufstoßen. **Nervöser, spasmodischer Husten**, mit Heiserkeit und **Aufstoßen**, beim Erwachen morgens; ‹ in Anwesenheit von Leuten. Kitzeln in Hals, Larynx und Trachea, Drücken auf der Brust,[16] kommt beim Husten außer Atem. **Hohler, krampfhafter, bellender Husten, kommt tief aus der Brust.** Erstickungsgefühl (und Erbrechen)[34] beim Schleimhochräuspern.

Herz. – **Bei starkem Herzklopfen, Pressen in der Brust, als wenn da ein Klumpen läge oder die Brust da verstopft wäre.**[16] Bewußtheit des Pulses. Herzpochen, (beim Gehen) im Freien, mit Gesichtsblässe.[16]

Extremitäten. – **Krämpfe in Händen** und Fingern, ‹ Greifen von irgendetwas. Krämpfe in den Beinen.

Schlaf. – **Kann vor Sorgen nicht schlafen; muß aufstehen.** Ängstliche Träume. Kälte des Körpers und Zucken der Glieder im Schlaf.

Haut. – Jucken und Wundheit, besonders um die Genitalien herum. Taubheit der Haut. Die Arme schlafen ein.

Modalitäten. – ‹ Musik; Anwesenheit von Fremden; **von irgendetwas Ungewöhnlichem**; morgens, warmes Zimmer.

› langsame Bewegung im Freiem; Liegen auf dem schmerzhaften Körperteil; kalte Getränke.

Beziehungen. – Nicht zu verwechseln mit **Succinum** – Bernstein, Amber siehe dort.

Moschus folgt häufig vorteilhaft.

Vergleiche: **Sumb., Cast., Asaf., Croc., Lil-t.**

Oleum succinum: Schluckauf.

Dosierung. – Zweite und dritte Potenz; Wiederholung kann von Vorteil sein.

Ambrosia artemisiaefolia

Beifußblättrige Ambrosie
Compositae; Kanada bis Brasilien

Ein Mittel für Heufieber, **Tränenfluß** und **unerträgliches Jucken der Augenlider**. Einige Formen von Keuchhusten. Die Atemwege sind in voller Länge verstopft. **Mannigfaltige Formen von Durchfall**, besonders in den Sommermonaten, auch Dysenterie.

Augen. – Schmerzen und Brennen. Tränenfluß.

Nase. – Wäßriger Schnupfen; Niesen; wäßrige Absonderung. **Nasenbluten.** Verstopftes Gefühl von Nase und Kopf. Reizung der Trachea und der Bronchien, mit Asthmaanfällen. **[Aral., Eucal.]** Keuchender Husten.

Beziehungen. – Vergleiche bei Heufieber: **Sabad., Wye., Succ-ac., Ars-i., Arund.**

Dosierung. – Tinktur bis dritte Potenz; 10 Tropfen in Wasser während und nach Anfällen von Nasenbluten. Bei Heufieber hohe Potenzen.

Ammoniacum gummi

Gummiharz von Dorema ammoniacum, Ammoniakgummi
Umbelliferae; Persien und Wüsten um den Aralsee

Ein Mittel für alte und schwache Menschen, besonders bei chronischer Bronchitis. Schlechte Laune. Kälteempfindlich. Empfindung von Brennen und Kratzen in Hals und Ösophagus.

Kopf. – Katharralischer Kopfschmerz aufgrund von Verschluß der Stirnhöhlen.

Augen. – Trübe Sicht. Sterne und feurige Punkte schweben vor den Augen. Leicht erschöpft vom Lesen.

Hals. – Trockener Rachen; ‹ Einatmen frischer Luft. Völlegefühl, brennende und kratzende Empfindung. Sofort nach dem Essen Empfindung, als wäre etwas im Ösophagus steckengeblieben, veranlaßt zu Schlucken.

Atemwege. – **Schwierige Atmung.** Chronischer Bronchialkatarrh. Große Ansammlung eitriger Substanz und kraftloses Auswerfen; < kaltes Wetter. Der Schleim ist zäh und hart. Die Herzschläge sind stärker, erstrecken sich bis in die Magengrube. Grobblasiges Rasselgeräusch in der Brust bei alten Leuten.

Beziehungen. – Antidote: **Bry., Arn.**

Vergleiche: **Seneg., Ant-t., Bals-p.**

Dosierung. – Dritte Verreibung.

Ammonium benzoicum

Ammoniumbenzoat, $C_6H_5COONH_4$

Eines der Mittel bei Albuminurie, besonders bei Gichtpatienten. Gicht, mit Ablagerungen in den Gelenken. Harninkontinenz bei alten Menschen.

Kopf. – Schwer, benommen.

Gesicht. – Gedunsenes Gesicht, geschwollene Augenlider.[34] Schwellung unter der Zunge wie Ranula.

Harnwege. – Wolkig, spärlich. Albuminurie, dicke Ablagerungen.

Rücken. – Schmerz quer durch das Kreuzbein, mit Stuhldrang. Empfindlichkeit der rechten Nierengegend.

Beziehungen. – Vergleiche: **Ter., Benz-ac., Ammoniumsalze, Caust.** Bei Albuminurie vergleiche: **Kalm., Helon., Merc-c., Berb., Canth.**

Dosierung. – Zweite Trituration.

Ammonium bromatum

Kristallisiertes Ammoniumbromid, NH_4Br

Indiziert bei chronischem Kehlkopf- und Rachenkatarrh, neuralgischen Kopfschmerzen, und Adipositas. Einschnürende Schmerzen an Kopf, Brust, Beinen etc. Gereizte Empfindung unter den Fingernägeln; > nur durch Nägelkauen.

Kopf. – Hirnkongestion. Gefühl eines Bandes über den Ohren. Niesen; dicke Nasenabsonderung.

Augen. – Die Lidränder sind rot und geschwollen, auch die Meibomschen Drüsen. Die Augäpfel fühlen sich groß an. Schmerzen um die Augen herum und in den Kopf hinein.[34]

Hals. – Schmerzen im Mund. Kitzeln im Hals, **mit Neigung zu trockenem, krampfhaftem Husten, besonders nachts**. Brennen im Schlund. Weißer, klebriger Schleim. Chronischer Katarrh bei Rednern.

Atemwege. – Plötzlicher, kurzer Husten, der einen stranguliert.[19] Kitzeln in Trachea und Bronchien. Erwacht um 3 Uhr früh mit Husten. Erstickungsgefühl; dauernder Husten beim Hinlegen nachts; heftiger Schmerz in den Lungen. Keuchhusten. – Trockener, spasmodischer Husten beim Hinlegen.

Beziehungen. – **Hyos., Con., Arg-n., Kali-bi.**

Dosierung. – Erste Potenz.

Ammonium carbonicum

Hirschhornsalz, Flüchtiges Laugensalz; Ammoniumcarbaminat, NH_4OCONH_26, Ammoniumcarbonat, $(NH_4)_2CO_3$ und Ammoniumbicarbonat, NH_4HCO_3 in wechselnder Zusammensetzung

Die Erkrankungen, wie sie diesem Mittel entsprechen, finden wir oft bei etwas korpulenteren Frauen, die immer müde und erschöpft sind, sich leicht erkälten, an choleraartigen Symptomen vor den Menses leiden, eine sitzende Lebensweise haben, überhaupt langsam reagieren und zu häufigem Gebrauch des Riechfläschchens (Hirschornsalz)[1a] geneigt sind. Zu häufige und reichliche Menses. Die Schleimhäute der Atmungsorgane sind besonders betroffen. Fettleibige Patienten mit schwachem Herzen, Giemen und Erstickungsgefühl. Sehr empfindlich gegen kalte Luft. Starke Abneigung gegen Wasser; Berührung ist unerträglich. Bösartiger Scharlach, mit Somnolenz, geschwollenen Drüsen, dunkelroter Halsentzündung, schwach ausgebildetem Exanthem. Urämie. **Schwere in allen Organen.** Unreinlichkeit in der Körperpflege. Schwellung der Körperteile, Drüsen etc. Saure Absonderungen. Erschöpft von Kleinigkeiten.

Gemüt. – Vergeßlich, verdrießliche Laune,[16] trübsinnig bei **stürmischem Wetter. Unreinlichkeit**. Große Angegriffenheit, nach vielem Sprechen und sprechen Hören.[16] Traurig, weinerlich, unvernünftig.

---

19 Vgl. [34]: „Plötzlicher Drang zu Husten, der so plötzlich kommt, daß es einen erstickt (Bei Keuchhusten.)“

Kopf. – Klopfen in der Stirne; 〉 Druck und im warmen Raum. Ziehen und Reißen[20] im ganzen Kopf.[16]

Augen. – Brennen der Augen mit Lichtscheu. Überanstrengung der Augen. [Nat-m.] Asthenopie. Entzündete Augenwinkel.

Ohren. – Schwerhörigkeit. Ziehen und Reißen durch Augen, Ohren und Nase beim Zähneknirschen.

Nase. – Absonderung von beißendem, brennendem Wasser. **Verstopfung bei Nacht, mit langanhaltendem Schnupfen. Kann nicht durch die Nase atmen. Chronischer Schnupfen*** bei Kleinkindern. **Nasenbluten nach Waschen und nach Essen**. Ozäna. Ausschneuzen von blutigem Schleim. Gefühl in der Nasenspitze (beim Bücken), als wenn sich Blut darin anhäuft.[16]

Gesicht. – Flechtenartiger Ausschlag um den Mund.[16] Furunkel und Pickel während den Menses. Die Mundwinkel sind wund, eingerissen und brennen.

Mund. – Große Trockenheit in Mund und Hals. Zahnweh. **Reißen[16] duch Kopf, Augen und Ohren, beim Zusammenbeißen der Zähne**. Bläschen auf der Zunge. Geschmack der Speisen säuerlich und metallartig.[16] Knacken im Kiefer beim Kauen.

Hals. – Vergrößerte Tonsillen und Halslymphknoten. Brennen (im Hals), die Speiseröhre hinunter (, wie von Weingeist).[16] Neigung zu gangränöser Ulzeration der Tonsillen. Diphtherie **bei verstopfter Nase**.

Magen. – Schmerz in der Magengrube, mit Sodbrennen, Übelkeit, Aufstoßen von Magensäure und Frösteln. Großer Appetit, aber leicht gesättigt. Verdauungsstörung mit Blähungen.

Abdomen. – Rumoren und Schmerz im Abdomen. Aufgeblähte Hernie. Die Stühle sind schwierig, hart und knotig. **Blutende Hämorrhoiden; 〈 während der Menses**. Jucken am Anus. Hervortretende Hämorrhoiden, 〈 nach Stuhlgang, 〉 Hinlegen.

Harnwege. – Häufiger Harndrang; unwillkürliches Wasserlassen nachts. Blasentenesmus. Harn weiß, sandig, blutig, überreichlich, trübe und stinkend.

Männlich. – Jucken und Schmerzen von Skrotum[21] und Samenstrang. Erektion ohne Verlangen. Samenergüsse.

---

20 Bei diesem Mittel wurde „Ziehen und Reißen" ins Englische als „shocks" übertragen, vgl. [16] und [17].

21 Vgl. [16]: „Würgender Schmerz in den Hoden und Samensträngen, mit Empfindlichkeit der Hoden beim Berühren; meist durch unveranlaßte Erektionen erregt."

Weiblich. – Jucken, Schwellung und Brennen der weiblichen Scham. Brennende, scharfe und wäßrige Leukorrhoe. Abneigung gegen das andere Geschlecht. Die Menses sind zu **häufig, stark**, früh, reichlich, geronnen, schwarz; kolikartiger Schmerz und harte schwierige Stühle, mit **Ermüdung**, besonders der Oberschenkel; Gähnen (, Zahnschmerz und Kreuzschmerz)[34] und Frösteln.

Atemwege. – Heiserkeit. Husten jeden Morgen gegen 3 Uhr, mit Atemnot, Herzklopfen, Brennen in der Brust; 〈 Steigen. Gefühl von Ermattung[17] in der Brust. Emphysem. **Große Beklemmung beim Atmen**; 〈 nach jeglicher Anstrengung, Betreten eines **warmen Zimmers** oder Steigen sogar von wenigen Stufen. Asthenische **Pneumonie**. Langsame, angestrengte, röchelnde Atmung; blasiges Geräusch. Winterkatarrh, mit schleimigem Sputum und Bluttröpfchen. Lungenödem.

Herz. – Hörbares Herzklopfen mit Furcht, kaltem Schweiß, Tränenfluß, Unfähigkeit zu sprechen, lauter Atmung und Zittern der Hände. **Schwaches Herz**, erwacht mit schwieriger Atmung und Herzklopfen.

Extremitäten. – Reißen in den Gelenken 〉 Bettwärme; Neigung, die Arme und Füße auszustrecken.[16] Die Hände sind kalt und blau; erweiterte Venen. Die Finger schwellen an, wenn der Arm herunterhängt. Panaritium, tief sitzender Periostschmerz. Krämpfe in Waden und Sohlen. Der große Zeh ist schmerzhaft und geschwollen. Beginnende Nagelbetteiterung (: ein roter Streifen hinauf bis zur Achsel).[34] Die Fersen sind schmerzhaft beim Stehen. Reißen im Sprunggelenk und den Fußknochen, 〉 Bettwärme.

Schlaf. – **Schläfrigkeit** am Tage. Schreckt erstickend aus dem Schlaf auf.

Haut. – Heftig juckende und brennende Blasen. Scharlachrotes Exanthem. Miliaria. Maligner Scharlach. Schwach entwickelter Ausschlag aufgrund mangelhafter Vitalkraft. Erysipele bei Alten, mit Hirnsymptomen. Ekzeme in den Beugen der Extremitäten, zwischen den Beinen, an Anus und Genitalien.

Modalitäten. – 〈 abends, kaltes, nasses Wetter, feuchte Anwendungen, Waschen, zwischen 3 und 4 Uhr früh, während Menses.

〉 Liegen auf der schmerzhaften Seite und auf dem Bauch; bei trockenem Wetter.

Beziehungen. – Feindlich zu **Lach.** Ähnlich in der Wirkung.

Antidote: **Arn., Camph.**

Vergleiche: **Rhus-t., Mur-ac., Ant-t.**

Nützlich bei Vergiftung durch Kohlenrauch.

Dosierung. – Niedere Potenzen verderben mit dem Alter. Die sechste Potenz ist am besten für den allgemeinen Gebrauch.

Ammonium causticum

Liquor Ammonii caustici, Ammoniumhydrat, Salmiakgeist, 10%ige wäßrige Lösung von Ammoniak, NH_3

Dies ist ein stark wirkendes Herzstimulans. Als solches kann es bei **Synkopen**, Thrombosen, Hämorrhagien, Schlangenbissen und Chloroformnarkose, zur Inhalation angewandt werden.

Die Ödeme und Ulzerationen der Schleimhäute, die dieses kräftig wirkende Mittel produziert, wurden als Leitsymptome für seine Anwendung genutzt; daher bei membranösem Krupp mit Brennen im Ösophagus. Aphonie. Siehe **Causticum.**

Atemwege. – Schwierige Atmung. Ansammlung von Schleim mit unablässigem Husten. **Stimmverlust. Brennende Wundheit im Hals.** Glottisspasmus mit (Tod durch) Erstickung;[11] der Patient ringt um Atem. Schmerz im Ösophagus beim tiefen Einatmen. Kratzen und Brennen in Hals und Ösophagus. Die Uvula ist mit weißem Schleim bedeckt. Nasendiphtherie, mit brennender, wundmachender Absonderung.

Extremitäten. – **Exzessive Erschöpfung** und Muskelschwäche. Rheumatismus der Schultern. Die Haut ist heiß und trocken.

Dosierung. – Erste bis dritte Potenz; auch 5–10 Minim (0,3–0,6 ml), gut verdünnt mit Wasser.

Ammonium jodatum

Ammoniumjodid, NH_4J

Es ist indiziert, wo Jod die Fälle von Laryngitis, Bronchitis, katharralischer Pneumonie und Lungenödemen nur teilweise gebessert hat.

Kopf. – Dumpfer Kopfschmerz, besonders bei jungen Leuten, stupider, schwerfälliger Gesichtsausdruck; Schwindel, Morbus Menière.

Beziehung. – Vergleiche: **Ammonium tartaricum**: Trockener Reizhusten nach jeder Erkältung.

Dosierung. – Zweite und dritte Trituration.

Ammonium muriaticum

Ammoniumchlorid, Salzsaures Ammonium, Salmiak, NH_4Cl

Dieses Mittel ruft einen Zustand von Erschöpfung hervor, der an typhoide Zustände grenzt. Alle Schleimabsonderungen sind vermehrt und werden zurückgehalten. Es ist besonders für fettleibige und träge Patienten geeignet, die Probleme mit der Atmung haben. Husten verbunden mit Katarrh und Leberbeschwerden. Eine Veranlagung zu Kreislaufdysregulation, das Blut scheint in ständigem Aufruhr zu sein, Pulsationen etc. Viele Symptomengruppen werden begleitet von Husten, **überreichlicher und eiweißartiger Sekretion.** Seine Verschlimmerungsperioden sind eigentümlicherweise hinsichtlich der betroffenen Körperregion verschieden; so sind die Kopf- und Brustsymptome ‹ morgens, die Bauchsymptome ‹ nachmittags, die Schmerzen in den Gliedern sowie die Haut- und Fiebersymptome ‹ abends. „Kochende" Empfindung.

Gemüt. – Melancholie, Bangigkeit[16]; wie von einem inneren Kummer. **Möchte gerne weinen**, kann aber nicht. Folgen von Kummer.

Kopf. – Haarausfall, mit Jucken und Schuppen. Völlegefühl; wie eingeschraubt (im Hinterhaupt);[16] ‹ morgens.

Augen. – Nebel vor den Augen, optische Täuschungen bei beginnendem Katarakt; Cataracta capsularis.

Nase. – Reichliche, **scharfe, heiße und wäßrige Absonderung** macht die Lippe wund. Niesen. Geschwürschmerz tief in der Nase mit Empfindlichkeit gegen äußere Berührung;[17] **Verlust des Geruchssinns. Blockiertes, verstopftes Gefühl**; dauernde und erfolglose Bemühung, sie freizuschneuzen. Jucken.

Gesicht. – Entzündlicher Gesichtsschmerz. Mund und Lippen schmerzen und sind wund.

Hals. – Pochen in den Tonsillen und Schwellung derselben,[22] kann kaum schlucken. Schmerzhafte Stelle hinter der Uvula, › Essen. Innere und äußere Schwellung des Halses **mit klebrig-zähem Schleim**. So zäh, daß er nicht hochgeräuspert werden kann. Tonsillitis. Ösophagusstriktur.

---

22 Vgl. dagegen [16]: „In den Mandeln des Halses, die nicht geschwollen sind, ein Pochen, wie von einer schlagenden Ader, mit Unruhe und Beängstigung" sowie: „Starkes Pochen in den Drüsen des Halses, ohne Entzündung und Geschwulst derselben, mit Luft-Mangel im Halse und fliegender Hitze."

Magen. – Durst auf Limonade, Wiederhochkommen des Essens, bittersaures[17] Aufstoßen von Magensäure. Übelkeit. Nagen (oder Graben) im Magen.[16] Oberbauchschmerz sofort nach dem Essen. Magenkrebs.

Abdomen. – Stiche in der Milz, besonders morgens, mit schwierigem Atmen. Kneifen (im Bauch,) um den Nabel herum.[16] Während der Schwangerschaft treten Bauchsymptome auf. Chronische Leberstauung. Exzessiver Fettansatz um das Abdomen herum. Viele Winde. Gefühl von Verrenkung in der Leiste.

Rektum. – Jucken und Hämorrhoiden, Wundheitsschmerz[16] mit Pusteln. Harter, **bröckeliger** Stuhl[23] oder bedeckt mit glasigem[17] Schleim. Stechen im Damm. Grüne, schleimige Stühle wechseln mit Verstopfung. Brennen und Schmerzen im Rektum, während und nach Stuhlgang. Hämorrhoiden nach unterdrückter Leukorrhoe.

Weiblich. – Menses zu früh, zu reichlich, dunkel, geronnen; **stärkerer Fluß nachts**. Verstauchungsschmerz in der linken Seite des Abdomens während der Schwangerschaft. Durchfall, grünlich schleimiger Stuhl und Schmerz um den Nabel **während den Menses**. Weißfluß, wie Eiweiß **[Alum., Bor., Calc-p.]**, (nach vorherigem) Kneifen um den Nabel.[16] Braunschleimiger, (unschmerzhafter) Scheidefluß, **nach jedem Harnen**.[16]

Atemwege. – **Heiserkeit und Brennen im Kehlkopf**. Trockener, kratzender Reizhusten; 〈 Liegen auf dem Rücken oder der rechten Seite. Stiche in der Brust. Lockerer Husten am Nachmittag, mit reichlichem Auswurf und Schleimrasseln. Brustbeklemmung. Brennen an kleiner Stelle in der Brust. Spärliche Sekretion. Husten mit reichlichem Speichelfluß.

Rücken. – **Eisige Kälte zwischen den Schultern**; durch warmes Zudecken nicht erleichtert, gefolgt von Jucken. Prellungsschmerz im Steißbein beim Sitzen. Spannen im Rücken und, wie eingeschraubt, im Sitzen (; durch Bewegung vergehend).[16]

Extremitäten. – Schmerz wie von Ulzeration in den Fingerspitzen. Schießen und Reißen in **Fingerspitzen** und Zehen. (Heftiges Reißen mit) Geschwürschmerz in der Ferse (, zuweilen durch Reiben vergehend).[16] **Kontraktur der Kniesehnen**.[24] Ischialgie, **〈 Sitzen, 〉 Liegen**. Neural-

23 Vgl. [16]: „Harter (bröcklicher, geringer, mit Drücken abgehender) Stuhl, dem später jedesmal weicher folgt."

24 Vgl. [16]: „Die Flechsen in beiden Kniekehlen schmerzen beim Gehen … wie zu kurz, in der Ruhe nicht."

gische Schmerzen in amputiertem Gliedern. Stinkender Fußschweiß. Schmerz in den Füßen während der Menses.

Haut. – Jucken, gewöhnlich abends. Blasen an verschiedenen Körperteilen. Intensives Brennen 〉 kalte Anwendungen.

Fieber. – **Frösteln abends nach dem Hinlegen** und beim Erwachen, ohne Durst. Hitze in Handflächen und Fußsohlen. Subakute, schleichende Fieber* aufgrund ungesunden Klimas. Niedrigste Potenzen.

Modalitäten. – 〉 im Freien.

〈 Kopf- und Brustsymptome am Morgen; abdominelle Symptome am Nachmittag.

Beziehungen. – Antidote: **Coff., Nux-v., Caust.**

Vergleiche: **Calc., Seneg., Caust.**

Dosierung. – Dritte bis sechste Potenz.

Ammonium phosphoricum

Ammoniumphosphat, $(NH_4)_2HPO_4$

Ein Mittel für chronische Gichtpatienten und harnsaure Diathese, indiziert bei Bronchitis und **Knoten der Fingergelenke** und des Handrückens. Gesichtsparalyse. Schmerz im Schultergelenk. Enge um die Brust herum. Schwere der Glieder, unsicherer, schwankender Gang. Kälte vom geringsten Luftzug.

Kopf. – Niesen mit exzessivem Laufen der Nase und Augen, **nur am Morgen.**

Atemwege. – Tiefer rauher Husten mit grünlichem Auswurf.

Harnwege. – Rosarotes Sediment.

Dosierung. – D3 Trituration.

Ammonium picricum

Ammoniumpikrat, $NH_4OC_6H_2(NO_2)_3$

Ein Mittel für Malaria und Neuralgien und sogenannte biliöse Kopfschmerzen*. Schmerz in Hinterkopf und Mastoidregion. Keuchhusten.

Kopf. – Periodische Neuralgie **in der rechten Seite des Hinterkopfes**; bohrender Schmerz strahlt aus zu Ohr, Augenhöhle und Kiefer. Schwindel beim Aufstehen. Periodische biliöse Kopfschmerzen*. **[Sang.]**

Dosierung. – Dritte Trituration.

Ammonium valerianicum

Ammoniumvalerianat, Baldriansaures Ammonium

Ein Mittel für nervöse, hysterische Leute, die an neuralgischen Kopfschmerzen und Schlaflosigkeit leiden. Starke nervöse Erregbarkeit ist immer vorhanden.

Herz. – Schmerzen in der Herzregion. Funktionelle Störungen, Tachykardie.

Dosierung. – Niedrigere Triturationen.

Ampelopsis quinquefoliata

„Virginia creeper", Wilder Wein
Vitaceae; Mexiko, Nordamerika

Nierenwassersucht, Hydrozele, und chronische Heiserkeit bei skrofulösen* Patienten sind durch dieses Mittel günstig beinflußt worden. Cholerasymptome.*

Im allgemeinen ‹ gegen 18 Uhr. Erweiterte Pupillen. Die linke Rippenregion ist schmerzhaft und empfindlich. Die Ellenbogengelenke schmerzen, der Rücken ist schmerzhaft. Empfindlichkeit aller Glieder. Erbrechen, Durchfall mit Tenesmus. Kollern im Bauch.

Dosierung. – Zweite bis dritte Potenz.

Amygdalus persica

Prunus persica, Rinde des Pfirsichbaums
Rosaceae; Nordchina

Ein äußerst wertvolles Mittel bei den verschiedensten Arten von Erbrechen; **Morgenübelkeit und Erbrechen in der Schwangerschaft**. Augenreizung. Harnverhaltung und Hämaturie. Blasenblutung.

Magenreizung bei Kindern; keinerlei Nahrung wird vertragen. Verlust des Geruch- und Geschmacksinnes. Reizung des Magens und der Eingeweide bei verlängerter und spitzer Zunge, roter Spitze und Rändern. Dauernde Übelkeit und Erbrechen.

---

* Im englischen Boericke ein Druckfehler. "Choleric Symptoms" – Cholerische Symptomatik; muß nach [11] sinngemäß "Cholerasymptome" lauten.

Beziehungen. – Vergleiche: **Amygdalae amarae aqua** – Bittermandelwasser: (Heftige, lanzinierende) Schmerzen in den (geschwollenen) Tonsillen, Rachen (und Gaumen) sind dunkel(-rot).[85] Schwieriges Schlucken, Erbrechen, Husten mit schmerzender Brust.

Dosierung. – Frischer Aufguß oder Urtinktur.

Amylenum nitrosum

Amylnitrit, Salpetrigsäureamylester, $C_5H_{11}NO_2$

Bei Inhalation dieser Arznei werden die Arteriolen und Kapillaren rasch erweitert, was zu Erröten des Gesichtes, Hitze und Pochen im Kopf führt. – Oberflächliche arterielle Hyperämie. Herzklopfen und ähnliche Zustände heilt es prompt, besonders die Wallungen und anderen Beschwerden des Klimakteriums. **Schluckauf und Gähnen.** Epileptische Konvulsionen werden häufig vorübergehend erleichtert. Seekrankheit.

Kopf. – **Befürchtungen,** es könne etwas passieren; **braucht frische Luft. Das Blut schießt zum Kopf und ins Gesicht**; Empfindung, als würde das Blut plötzlich durch die Haut treten, mit Hitze und Röte. **Wallungen, gefolgt von Schweiß im Klimakterium**. Hyperämische Ohren. Pochen.

Hals. – Einschnürung; der Kragen erscheint zu eng.

Brust. – Atemnot und asthmatische Empfindungen. Große Beklemmung und Völlegefühl der Brust; spasmodischer, erstickender Husten. Präkordialangst. **Tumultuöse Herzaktion.** Schmerz und Einschnürung um das Herz herum. Herzflattern von leichtester Erregung.[34]

Weiblich. – Nachwehen; Hämorrhagien in Verbindung mit Gesichtsrötung. **Klimakterischer Kopfschmerz und Hitzewallungen, mit Angst und Herzklopfen.**

Fieber. – Viele Hitzewallungen; manchmal gefolgt von kalter und klammer Haut und übermäßigem Schweiß. Pochen im ganzen Körper. **Abnorme Schweiße nach Influenza.**

Extremitäten. – **Dauerndes Strecken, stundenlang.** Die Venen der Hand sind erweitert; Pulsieren wird in den Fingerspitzen gespürt.

Beziehungen. – Vergleiche: **Glon., Lach.**

Antidote: **Cact., Stry., Ergot.**

Dosierung. – Dritte Potenz.

Zur **palliativen Behandlung**. Bei allen Zuständen, wo Blutgefäße **spasmodisch kontrahiert** sind, wie Angina pectoris, epileptischen Anfällen,

Migräne, begleitet von Kälte, Blässe etc., auch bei Asthmaattacken, Chloroform-Asphyxie, wird die Inhalation von Amylenum nitrosum sofortige Erleichterung bringen. Für diese nicht-homöopathische Anwendung dürften 2–5 Minim (0,12–0,31 ml) (in Ampullen[25] angeboten), zur Inhalation auf ein Taschentuch getropft, benötigt werden.

Anacardium orientale

Semecarpus anacardium, Ostindische Elefantenlaus, Anakardien-Herznuß, Malakkanuß

Terebintaceae; Ostindien

Den Anacardium-Patienten findet man meist unter den Neurasthenikern; er hat eine Art nervöser Dyspepsie, 〉 Essen; **beeinträchtigtes Gedächtnis**, Depression und Reizbarkeit; Nachlassen der Sinneswahrnehmungen (Riechen, Sehen, Hören). Syphilitische Patienten haben oft unter diesen Zuständen zu leiden. Intermittierende Symptomatik. Prüfungsangst bei Studenten. Schwächung aller Sinne, wie Sehen, Hören etc. Abneigung gegen Arbeit; Mangel an Selbstvertrauen, unwiderstehlicher Drang zu schimpfen und zu fluchen. **Empfindung wie von einem Pfropfen** in verschiedenen Körperteilen – Augen, Rektum, Blase etc.; auch **wie von einem Band**. Leeregefühl im Magen; **Essen erleichtert zeitweise alle Beschwerden.** Dies ist eine sichere, oft verifizierte Indikation. Seine Hautsymptome ähneln **Rhus-t.**, und es hat sich als wertvolles Antidot zum Sumach* erwiesen.

Gemüt. – Fixe Ideen. Halluzinationen; **er glaubt, von zwei Personen oder zwei Willen besessen zu sein.**[26] Beim Spazierengehen, (im Stehen,) Ängstlichkeit, als wenn jemand hinter ihm käme (; Alles um ihn her kam ihm verdächtig vor).[16] Tiefgründige Melancholie und Hypochondrie, mit **der Neigung, eine vulgäre Sprache zu verwenden. Geistige Erschöpfung. Nachlassendes Gedächtnis. Geistige Abwesenheit. Sehr leicht beleidigt.** Gehässig; er scheint von Boshaftigkeit besessen zu sein. Mangel an Vertrauen in sich selbst und andere. Mißtrauisch. **[Hyos.]** Hellhörig, hört

---

25 Boericke engl.: „Pearls" = Kleine Glaskügelchen, die Amylnitrit o.ä. enthalten und zum Inhalieren in einem Taschentuch zerdrückt werden.

26 Vgl. [16]: „Zustand, als habe er zwei Willen, von denen der eine das rückgängig macht, wozu ihn der andere treibt."

Stimmen von weit her oder von den Toten. Senile Demenz. Abwesenheit jeglicher moralischer Hemmschwelle.

Kopf. – Schwindel. Drückender Schmerz **wie von einem Pfropfen**; ⟨ nach geistiger Anstrengung – in Stirn, Hinterkopf, Schläfen, Scheitel; ⟩ **während einer Mahlzeit.** Jucken. (Viele) linsengroße Beulchen auf dem Haarkopfe (, mit Wundschmerz beim Befühlen und Kratzen).[16]

Augen. – (Stumpfer) Druck **wie von einem Pflock** auf dem oberen Augenhöhlenrande.[17] Undeutliche Sicht. **Gegenstände erscheinen zu weit entfernt**.

Ohren. – Drücken in den Ohren wie von einem Pfropfen. Schwerhörigkeit.

Nase. – Häufiges Niesen. **Der Geruchssinn ist pervertiert.**[27] Schnupfen mit Herzklopfen, besonders bei alten Menschen.

Gesicht. – Blaue Ringe unter den Augen. Blasses Gesicht.

Mund. – Schmerzhafte Bläschen. Widerlicher Geruch. Die Zunge fühlt sich geschwollen an, hindert am Sprechen und Bewegen, mit Speichel im Mund. Brennen um die Lippen herum wie von Pfeffer.

Magen. – Schwache Verdauung, mit Völle und Auftreibung. **Leeregefühl im Magen**. Aufstoßen, Übelkeit, Erbrechen. **Die Anacardium-Dyspepsie wird ⟩ durch Essen**. Verschluckt sich leicht beim Essen oder Trinken.[34] Schluckt Essen und Trinken hastig herunter.

Abdomen. – (Um den Nabel)**, Schmerz, als würde ein stumpfer Pflock in die Eingeweide eingedrückt**.[16] Knurren[16], Zwicken und Kneifen[16].

Rektum. – Die Eingeweide sind untätig. **Erfolgloser Drang; das Rektum scheint kraftlos, wie zugestöpselt**; spasmodische Konstriktion des Sphincter ani. Schwieriger Abgang selbst des weichen Stuhls (, wegen Trägheit des Mastdarmes).[17] **Jucken am Anus**. (Blutiges) **Nässen aus dem Mastdarm**.[17] Hämorrhagien während dem Stuhlgang. Schmerzhafte Hämorrhoiden.

Männlich. – (Am Hodensack anhaltendes) wollüstiges Jucken (, das den Geschlechtstrieb erregt);[16] verstärktes Verlangen; Samenergüsse (nachts,) ohne (geile) Träume.[16] Prostatorrhoe beim Stuhlgang.

Weiblich. – Leukorrhoe mit Wundheit und Jucken. Menses spärlich.

Atemwege. – Druck in der Brust wie von einem stumpfen Pflock. Beklemmung der Brust, mit innerer Hitze und Angst, treibt ihn ins Freie.

---

27 Vgl. [16]: „Geruchs-Täuschung, als röche er angezündeten Schwamm, früh, beim Aufstehen." sowie: „Steter Geruch, wie vor der Nase, wie Tauben oder Hühner-Mist, vorzüglich wenn er seine Kleider oder seinen Körper anriecht."

Husten wird erregt durch Sprechen, bei Kindern, nach einem Wutanfall. Husten nach dem Essen mit Erbrechen der Speisen und (mit)[16] Schmerz im Hinterkopf.

Herz. – Herzklopfen, mit schwachem Gedächtnis, mit Schnupfen bei alten Menschen; Stechen in der Herzgegend. Rheumatische Perikarditis mit Stichen am Herzen, jedes Mal zwei, kurz aufeinander folgend.[16]

Rücken. – Dumpfer Druck in der Schulter wie von einem Gewicht. Steifheit im Nacken.

Extremitäten. – Neuralgie im Daumen. Paralytische Schwäche. Die Knie fühlen sich gelähmt oder bandagiert an. Krämpfe in den Waden. Druck wie von einem Pflock in der Gesäßmuskulatur. Warzen (über die ganze Hand, selbst) in den Handtellern.[16] Geschwollene Finger mit Bläschenausschlag.

Schlaf. – Einige Nächte andauernde Perioden von Schlaflosigkeit. Ängstliche Träume.

Haut. – **Intensiv juckendes** Ekzem, mit Reizbarkeit des Gemüts; bläschenförmiger Ausschlag; **Schwellung**, Urtikaria; Ausschlag wie der von Sumach*. **[Xero., Grin., Crot-t.]** Lichen planus; Ekzema neuriticum. Warzen an den Händen. Geschwürbildung am Unterarm.

Modalitäten. – ‹ Anwendung von heißem Wasser.

› Essen; Liegen auf der Seite, Reiben.

Beziehungen. – Antidote: **Grin., Coff., Jug-c., Jug-r., Rhus-t., Eucal.** Vergleiche: **Rhus-t., Cypr., Chel., Xero.**

Anacardium occidentale – Cashewnuß: Erysipel, Bläschenausschlag im Gesicht, schmerzlose Form der Lepra, Warzen, Hühneraugen, Ulzera, Hautrisse an den Fußsohlen.

Cereus serpentinus – Nyctocereus serpentinus: Fluchen.

Platina folgt gut.

Dosierung. – Sechste bis 200. Potenz.

Anagallis arvensis

Gauchheil

Primulaceae; Europa, Asien

Ausgeprägte Wirkung auf die Haut, charakterisiert durch starkes Jucken und Prickeln überall. Begünstigt die Entfernung von Splittern. Ein altes Mittel gegen Tollwut und Ödeme. Besitzt die Fähigkeit, Granulationen zu erweichen und Warzen zu zerstören.

Kopf. – Große Ausgelassenheit. Kopfschmerz (unmittelbar) über den Supraorbitalkanten, mit Kollern in den Gedärmen und Aufstoßen;[34] (Kopfweh) ⟩ Kaffee.[34] Migräne. Schmerz in Gesichtsmuskeln.

Harnwege. – Mehr oder weniger starke Reizung in der Harnröhre, treibt zum Geschlechtsverkehr.[28] Brennender Schmerz beim Wasserlassen, mit Verklebung der Mündung. Der Urin geht in mehreren Strahlen ab; muß drücken, bevor er kommt.

Extremitäten. – Rheumatische und gichtische Schmerzen. Schmerz in Schulter und Arm. Krämpfe in Daumen- und Fingerballen.

Haut. – **Jucken**; trockener, kleieartiger Ausschlag; besonders **an Händen und Fingern**. Die **Handflächen** sind besonders betroffen. Bläschen in Gruppen. Ulzera und Schwellungen an den Gelenken.

Beziehungen. – Anagallis enthält **Saponin**, siehe dort.

Vergleiche: **Cycl.**, **Prim-o.**

Dosierung. – Erste bis dritte Potenz.

Anantherum muricatum

Andropogon muricatus, Vetiveria zizanioides, Khuspflanze, Vetiverwurzel
Graminae; Indien

Ein hochrangiges Hautmittel.

Schmerzhafte Schwellung verschiedener Körperteile, die in Eiterung übergehen. Drüsenentzündung.

Kopf. – Schmerzen durchbohren das Gehirn wie spitze Pfeile; ⟨ nachmittags. Herpes, Ulzera und Tumoren an der Kopfhaut. Warzenartiges Gewächs an den Augenbrauen. Furunkel und Tumoren an der Nasenspitze. Die Zunge ist rissig, wie eingeschnitten an den Rändern; übermäßiger Speichelfluß.

Harnwege. – Der Harn ist trübe, dick, voller Schleim. **Dauernder Drang**. Die Blase kann nicht die geringste Menge halten. Unwillkürliches (Wasserlassen beim Gehen und im Schlaf).[34] Zystitis.

Genitalien. – Schankerartige Ulzera. Szirrhusartige Schwellung der Zervix. (Erysipelatöse) Schwellung (der Mammae).[34] (Ulzerierte,) verhärtete (Tumoren in der) Brust.[34] Die Brustwarzen sind wund.

---

28 Vgl. [34]: „Das Brennen in der Urethra vor und während der Erektion läßt beim Geschlechtsverkehr nach."

Haut. – Krankhafte und deformierte Nägel. Stinkender Fußschweiß. **Abszesse,** Furunkel, **Ulzera.** Erysipele. Juckreiz, Herpes.

Beziehungen. – Vergleiche: **Staph., Merc., Thuj.**

Dosierung. – Dritte Potenz.

Andalusit

63 Teile Alumina, 37 Teile Silica, Aluminiumsilikat

Ein tief wirkendes Mittel bei chronischen Beschwerden des Gehirns, der Wirbelsäule und der Nerven. Einschnürung ist ein auffallendes Allgemeinsymptom, auch Zusammenschnürung der Körperöffnungen. Erweiterung der Venen. Schwäche, besonders der Wirbelsäule. Schmerzen und Brennen in der Wirbelsäule. Ameisenlaufen, Taubheit, Schmerzen in allen Gliedern. Epileptiforme Konvulsionen. Kälte während der Schmerzen.

Kopf. – Hirnkongestion. Einschnürung der Kopfhaut. Kopfschmerz, 〉 Hitze, Schwitzen. Schmerz in den Augen, Flackern. Häufige Schnupfen. Schwellung und Ulzeration der Nase.

Atemwege. – Brustkatarrh, Schmerz, wundes Gefühl. Empfindung von großer Schwäche in der Brust. Stechende Schmerzen. Spasmodischer Husten, mit eitrigem, zähem Auswurf.

Extremitäten. – Schwere, Rucken, Taubheit, Schmerzhaftigkeit und Schmerzen.

Haut. – Ameisenlaufen entlang des Nervenverlaufs, die Venen fühlen sich gefüllt und erweitert an. Empfindlich gegen Berührung und Druck.

Modalitäten. – 〈 kalte Luft, nach dem Essen, Stehen.
〉 Wärme, Fasten, Ruhen im Bett.

Dosierung. – Höhere Potenzen.

Anemopsis californica

„Yerba mansa"

Saururaceae; Südwesten Nordamerikas

Ein Heilmittel für die Schleimhäute. Chronische Formen der Entzündung der Nasenschleimhaut mit beträchtlicher Erschlaffung und reichlicher Absonderung. Größten Wert hat es bei **katarrhalischen Zuständen**, mit Gefühl von Völle und Dumpfheit in Kopf und Hals. Nützlich bei

Schnitten, Prellungen und Verstauchungen; als Diuretikum und bei Malaria. Noch nicht geprüft, aber es wurde bei übermäßigen Absonderungen der Mucosa und Serosa für nützlich befunden; bei Nasen- und Rachenkatarrh, Durchfall und Urethritis. Es wurde empfohlen bei Herzerkrankungen, als ein Beruhigungsmittel bei übermäßiger Erregung. Flatulenz; fördert die Verdauung.

Beziehungen. – Vergleiche: **Pip-m.**

Dosierung. – Die Tinktur innerlich und als Spray zur lokalen Anwendung.

Angustura vera[29]

Rinde von Galipea cusparia – Bonplandia trifoliata aus Angustura
Rutaceae; Südamerika

Rheumatische und paralytische Beschwerden – hat große Schwierigkeiten beim Gehen. Knacken in allen Gelenken.

---

29 In den Quellenwerken herrscht einige Verwirrung, was Angustura vera und falsa angeht, und auch Boericke stimmt nicht mit Hahnemann überein, von dem die ursprüngliche Prüfung ausgeht. Dies mag an dem etwas schwer verständlichen Vorwort in der RA, 2. Aufl, Bd. 6, s.27ff., liegen, in dem von Vergiftungsymptomen mit Brucea ferruginea berichtet wird; eine Pflanze, deren Rinde irrtümlich als Angustura verkauft wurde (als damaliges Modemittel gegen Fieber und Durchfall, vgl. [34]) und aufgrund des Strychningehaltes zu etlichen Todesfällen führte. In der Reinen Arzneimittellehre, 1. Aufl., sah Hahnemann die Schuld hierfür in der Dosierung der alten Schule und nahm die Vergiftungsymptome zum Arzneimittelbild hinzu, was in der Reinen Arzneimittellehre, 2. Aufl., wieder getrennt wurde und durch die Anmerkung ersetzt wurde, daß auch Angustura vera bei solch unvernünftigen Gaben zum tödlichen Gift werden müsse, und verweist auf die Ähnlichkeit dieser Mittel, welche er noch in der 1. Aufl. für identisch hielt. Boenninghausen trennte später die Mittel nicht, wodurch nach Hering die Verwirrung ihren weiteren Lauf nahm.

Angustura falsa (= spuria) (bei Hahnemann: Brucea ferruginea) und Brucea antidysenterica (Nux vomica Rinde) sind laut [8], [12], [17] und [34] identisch, nicht jedoch nach [4] und [16], beide Arzneien enthalten aber übereinstimmend mit allen Autoren Strychnin.

Boericke hat nun – zur zusätzlichen Verwirrung – Symptome die Hahnemann bei Ang. falsa aufführt, zu Ang. vera gestellt, und umgekehrt. Zuverlässige, weil übereinstimmende Arzneimittelbilder von Angustura liefern demnach [16], [4], [17], und [34], während andere aufgrund des „fast hoffnungslosen Durcheinanders“ [11a] Angustura weglassen.

Nach neuesten Untersuchungen (D. Kaiser, Göttingen, unveröffentlicht) ist aber, aufgrund der botanischen Beschreibung der verwendeten Rindenstücke, auch in Frage gestellt, ob Hahnemann tatsächlich, wie er meinte, für die Prüfung nun die echte Angustura verwendete, oder ob nicht auch hier eine verfälschte Rinde zu Grunde lag. Eine abschließende Beurteilung des Problems steht also noch aus.

Die äußerst ausgeprägte Begierde nach Kaffee ist ein charakteristisches Symptom.[30] Karies* der Röhrenknochen. Paralyse. Tetanus. Steifheit der Muskeln und Gelenke. **Überempfindlich.**

Wirkt hauptsächlich auf die spinalen motorischen Nerven und die Schleimhäute.

Kopf. – Überempfindlich. Kopfschmerz mit Gesichtshitze. Heftiger Schmerz in den Wangen. Ziehen in den Gesichtsmuskeln. (Taubheitsgefühl) in den Schläfenmuskeln; Spannen darin beim Öffnen der Kiefer.[4] Schmerz im Kiefergelenk, im Musculus masseter, wie erschöpft vom zuvielen Kauen. Krampfartiger Schmerz im Jochbeinbogen.

Magen. – Bitterer Geschmack. **Unwiderstehliches Verlangen nach Kaffee.**[31] Schmerz vom Nabel bis zum Sternum. Atonische Dyspepsie. Lautes Aufstoßen, mit Husten. **[Ambr.]**

Abdomen. – Durchfall und Kolik. Tenesmus bei weichem Stuhl; chronischer Durchfall mit Entkräftung und Abmagerung. Brennen im Anus.

Rücken. – Jucken entlang des Rückens. Schmerz in den Halswirbeln. Ziehen im Nacken. Schmerz in Wirbelsäule, Nacken und Kreuzbein, < Druck. (Der Rumpf wurde von Zeit zu Zeit durch ein heftiges) Zucken längs des Rückens, wie durch elektrische Schläge, erschüttert (und etwas in die Höhe gehoben)[16] Angustura falsa. Das Rückgrat wurde (mit dem Kopf gewaltig) rückwärts gezogen[16], [4] Angustura falsa.

Extremitäten. – Steifheit und Spannung der Muskel und Gelenke. Schmerz in den Gliedern beim Gehen. Müde und schwere Arme. Karies* der Röhrenknochen. Kälte der Finger. **Schmerz in den Knien.** Knacken in den Gelenken.

Haut. – Karies*, sehr schmerzhafte Ulzera, die die Knochen angreifen.

Beziehungen. – Vergleiche: **Nux-v., Ruta., Merc.**

Brucea antidysenterica – die Rinde von Nux vomica oder Angustura falsa: Starrkrampf, mit Bewußtsein, < Lärm, (schon das Verschlucken von lauem)[16] Wasser (verursachte tetanische Krämpfe)[16]. Lähmung der unteren Extremitäten, < leichteste Berührung, **er schrie immer, man solle ihn nicht anrühren.**[16] Schmerzhaftes Rucken der Beine; krampfartige

30 Bei Hahnemann als Vergiftungssymptom für Angustura falsa = Brucea ferruginea aufgeführt (siehe folgende Fußnote), allerdings dreiwertig in [1] und zweiwertig in [3a] für die echte Angustura.

31 Vgl. [16], Vergiftung eines „sechstehalbjährigen Knaben“ mit „(angeblich unächter) Angustura-Rinde“ : „Großes, öfteres Verlangen nach Kaffee.“

Schmerzen in den Knien; starre und lahme Glieder bei gelähmten Menschen. Bei Schmerzen durch Steinabgang.

Dosierung. – Sechste Potenz.

Anhalonium lewinii

Lophophora williamsii, Peyote, Peyotl-Kaktus
Cactaceae; Mexiko, Südtexas und Nordafrika

Meskalin[32] ist das aktive Prinzip eines Kaktus, der in den Tälern des Rio Grande wächst und bei einigen Indianerstämmen bei religiösen Zeremonien Verwendung findet.[12] Die Indianer nennen ihn Peyote. Es schwächt das Herz und ruft eine Psychose hervor. Seine eindrücklichste Wirkung erscheint in den **Gehörnerven,** denn es macht „aus jedem Ton des Klaviers ein Melodiezentrum, welches von einem farbigen Hof, der im Rhythmus der Musik pulsiert, umgeben zu sein scheint." (Hom. World) Es verursacht eine Art Rausch, begleitet von wunderbaren Visionen, bemerkenswert hübschen und vielfältig kaleidoskopartigen Veränderungen und einem Gefühl von erweiterter körperlicher Fähigkeit. Auch Visionen von Ungeheuern und mannigfaltigen, grausigen Gestalten. Es ist ein Herztonikum und Atemstimulans. Hysterie und Schlaflosigkeit. Ein Heilmittel bei geistiger Erschöpfung, Delirium, Migräne, Halluzinationen mit farbig glänzenden Erscheinungen. Motorische Inkoordination. Extreme Muskelschwäche; verstärkter Patellarsehnenreflex. Paraplegie.

Gemüt. – Verlust der Zeitwahrnehmung. Schwierige Artikulation. Mißtrauen und Groll (; denkt, daß seine Gefährten über ihn lachen; möchte ihnen Gewalt antun).[12] Faule Zufriedenheit.

Kopf. – Kopfweh mit verschwommener Sicht. Phantastische, glänzende, sich bewegende, farbige Gegenstände; werden durch Taktschlagen beeinflußt.[12] Die Pupillen sind erweitert, Schwindel, geistig erschöpft. **Vielfarbige Erscheinungen**. Übertriebener Widerhall gewöhnlicher Geräusche.

Beziehungen. – Vergleiche: **Agave americana** – **Mescal** ist eine stark berauschende Spirituose, die aus **Pulque fuerte** destilliert wird. Pulque

---

32 Hier hat Boericke die mexikanische Spirituose „Mescal" mit dem aktiven Prinzip des Peyotl-Kaktus, Mescalin, verwechselt. Die ersten zwei Sätze sind sinngemäß vom Übersetzer nach Clarke ersetzt worden und finden sich jetzt unter Beziehungen bei Agave.

wird aus (dem vergorenen Saft von)[12] Agave americana aus Mexiko gemacht, örtlich bekannt als Maguey und ist das Nationalgetränk in Mexiko.[33]

Der Rauschzustand von Anhalonium ähnelt dem von **Cannabis indica** und **Oenante crocata.**

Dosierung. – Tinktur.

Anilinum

Phenylamin, Aminobenzol, Anilin, ein Kohlenteerprodukt, $C_6H_5NH_2$

Ausgesprochene Schwindeligkeit und Schmerz im Kopf; **das Gesicht hat eine purpurne[34] Färbung**. Schmerz in Penis und Skrotum mit Schwellung. **Tumoren der Harnwege**. Schwere Anämie mit Verfärbung der Haut, blauen Lippen, Appetitlosigkeit, gastrischen Störungen. Schwellung der Haut.

Beziehungen. – Vergleiche: **Ars., Antip.**

Anisum stellatum

Illicium verum aut stellatum, Sternanis
Illiciaceae; Südchina, Tongking

Bei der Behandlung von Blähungszuständen sollte man an dieses Mittel denken. Sogenannte Dreimonatskolik, vor allem wenn sie zu regelmäßigen Zeiten wiederkehrt; viel Kollern im Bauch. Ein Symptom verdient besondere Beachtung: **Schmerz in der Gegend der dritten Rippe**, ungefähr ein oder zwei Inch (2,5–5 cm) vom Brustbein entfernt, im allgemeinen auf der rechten Seite, aber gelegentlich auf der linken Seite. Häufiger Husten bei diesem Schmerz. Eitriger Tracheal- und Magenkatarrh bei alten Säufern. Alte Asthmatiker. Erbrechen, epileptiforme Krämpfe mit Zungenbiß.

---

33 Die Spirituose Mescal (vergleichbar mit Tequila) hat außer der Ähnlichkeit des Rauschzustandes und der ethymologischen Beziehung nichts mit Meskalin (Mescal-Button, Scheibchen des getrockneten Peyote-Kaktus, die als Rauschmittel verwendet werden) zu tun. Vgl. hierzu [12].

34 Vgl. [11]: 4 Vergiftungsfälle mit blauem Gesicht wegen akuter Zyanose.

Nase. – Heftige Stiche in der Lippe.[35] Akuter Katarrh. Brennen und Taubheit der Unterlippeninnenseite.

Atemwege. – Atemnot. Schmerz an der Verbindungsstelle der dritten Rippe mit ihrem Knorpel.[34] Husten, mit eiterartigem Schleim. Herzklopfen, mit Aphthen (und Schwäche).[34] Bluthusten.

Dosierung. – Dritte Potenz.

Anthemis nobilis

Chamomilla romana, Römische Kamille
Compositae; Süd-Westeuropa

Dieses Mittel ist verwandt mit der gewöhnlichen Kamille. Magenstörungen mit Kälte. Empfindlich gegen kalte Luft und kalte Dinge.

Atemwege. – Schnupfen mit viel Tränenfluß, Niesen, und Absonderung klaren Wassers aus der Nase. Symptome < drinnen. Einschnürung und Wundheit des Halses. Kitzelnder Husten; < (direkt beim Eintreten in ein)[11] warmes Zimmer.

Abdomen. – Schmerzen in der Lebergegend; Kneifen und **Frösteln im Abdomen**, zieht in die Beine hinein. Jucken des Anus. Stühle (erst) weiß, (dann) wie Kitt.[11]

Harnwege. – Die Blase fühlt sich ausgedehnt an. Schmerz entlang des Samenstranges, der sich voll anfühlt, wie varikös.[36] Häufiges Wasserlassen.

Haut. – Jucken der Sohlen wie von Frostbeulen. Gänsehaut.

Dosierung. – Man nehme die dritte Potenz.

Anthracinum

Milzbrandnosode, Bacillus anthracis aus der Milz eines befallenen Schafes

Diese Nosode hat sich als großes Mittel bei epidemischen Milzerkrankungen bei Haustieren, septischen Entzündungen, **Karbunkeln** und **malignen Ulzera** erwiesen. **Bei Furunkeln** und furunkelartigen Ausschlägen,

35 Vgl. [11]: „Empfindung in der Oberlippe, als ob Blut herausdrücken wollte, ein Stechen; dieses Gefühl verschwindet, sobald er die Lippe berührt, um das vermeintliche Blut wegzuwischen."

36 Vgl. [11]: „Heftiger Schmerz in und über der Blase, wie von Ausdehnung, erstreckt sich entlang beider Samenstränge, (soweit sie im Leistenkanal verlaufen), die sich varikös anfühlen."

Akne. Schreckliches Brennen. Verhärtung von Zellgewebe, Abszeß, Lymphknotenverhärtung in der Leiste und alle Entzündungen des Bindegewebes, in denen ein Eiterherd sitzt.

Gewebe. – Hämorrhagien, schwarz, dick, wie Teer, sich schnell zersetzend, aus allen Körperöffnungen. Die Drüsen sind geschwollen, **die Zellgewebe sind ödematös und verhärtet**. Septikämie. Ulzeration, Schorfbildung und **unerträgliches Brennen**. Erysipele. Schwarze und blaue Blasen. Sektionswunden. Insektenstiche. Üble Folgen vom Inhalieren fauliger Gerüche. Gangränöse Parotitis (nach Scharlach).[34] **Ein Furunkel folgt dem andern**. Gangrän. Faulige Absonderungen.

Beziehungen. – Ähnelt **Ars.**, welchem es oft gut folgt.

Vergleiche: **Pyrog., Lach., Crot-h., Crot-c., Hippoz., Echi., Tarent-c., Sil.** folgt gut. Bei der Behandlung von Karbunkeln erinnere man sich der Verschreibung des Propheten Jesaja für König Hiskias Karbunkel – d. h. Feigenmark auf einen Umschlag und auflegen.[37]

Dosierung. – 30. Potenz.

Anthrakokali

Fünfkirchener[38] *Anthrazitkohle, gelöst in kochendem Ätzkali*

Nützlich bei Hautleiden, Skabies, Prurigo, chronischem Herpes, Rissen und Geschwüren. Papulöse Ausschläge mit Tendenz zu Bläschenbildung, besonders am Skrotum, auch an Händen, Tibia, Schultern und Fußrücken. Intensiver Durst. Chronischer Rheumatismus. Gallenkolik, Erbrechen von Galle, tympanitische Auftreibung des Abdomens.

Dosierung. – Niedrige Verreibungen.

Antimonium arsenicosum

Antimonarsenat, Antimonpentoxid und Arsentrioxid zu gleichen Teilen

Für nützlich befunden bei **Emphysem mit exzessiver Atemnot** und Husten, viel Schleimsekretion. < beim Essen und Hinlegen. Katarrhalische Pneumonie in Verbindung mit Grippe. Myokarditis und Herzschwäche.

---

37 Vgl. Jes. 38,21: „Und Jesaja sprach, man solle ein Pflaster von Feigen nehmen, und auf sein Geschwür legen, daß er gesund würde."

38 Steinkohle aus Fünfkirchen, einer Stadt im Baranyaer Komitat in Ungarn.

Pleuritis, besonders linksseitig, **mit Exsudation,** und Perikarditis, mit Herzbeutelerguß. Gefühl von Schwäche. Entzündung der Augen und Gesichtsödeme.

Dosierung. – Dritte Trituration.

Antimonium crudum

Stibium sulfuratum nigrum, Schwefel-Spießglanz, Schwarzes Antimontrisulfid, Sb_2S_3

Für den homöopathischen Gebrauch bestimmen die Symptome des Gemütes und des Magenbereiches die Wahl. **Exzessive Reizbarkeit und Unruhe**[16], zusammen mit einer **dickbelegten weißen Zunge**, sind echte Leitsymptome für mannigfaltige Krankheiten, die dieses Mittel brauchen. Alle Zustände sind ‹ **durch Hitze und kaltes Baden**. Kann Sonnenhitze nicht ertragen. Neigung zum Fettansatz. Das Fehlen von Schmerz, wo man ihn erwarten würde, ist bemerkenswert. Gicht mit Magensymptomen.

Gemüt. – Ängstliche Betrachtungen, (am Tage,) über (sich selbst,) sein (jetziges und künftiges) Schicksal.[16] Übellaunig und Neigung zu widersprechen. Was auch immer getan wird, gibt ihm keine Befriedigung. Beleidigt; möchte nicht reden. Verdrießlich; ärgerlich ohne Ursache.[16] **Das Kind kann es nicht ertragen, angefaßt oder angesehen zu werden**. Verärgert über jede kleine Aufmerksamkeit, die ihm zuteil wird. Sentimentale Stimmung.

Kopf. – (Leiser, dumpfer) Kopfschmerz im (Vorderhaupte und) Scheitel, durch Treppensteigen verstärkt.[16] (Heftiger Kopfschmerz) **nach Baden.**[16] Kopfweh aufgrund von **verdorbenem Magen**, besonders durch Essen von Süßigkeiten oder Trinken sauren Weines. Unterdrückte Hautausschläge. Schwere in der Stirn mit Schwindel; Übelkeit und Nasenbluten. Kopfschmerz mit viel Haarausfall.

Augen. – Trübe, eingesunken, rot, juckend, entzündet, verklebt. **Die Augenwinkel sind wund und eingerissen**. Chronische **Blepharitis**. Pusteln an Cornea und Lidern.

Ohren. – Röte; Schwellung; Schmerz in der Eustachischen Röhre. Klingeln und Taubheit. Feuchter Ausschlag um das Ohr herum.

Nase. – **Aufgesprungenheit** beider Nasenlöcher, **mit Krusten.**[16] **Ekzem der Nasenlöcher, wund, rissig und schuppig.**

Gesicht. – Pickel, Pustel und Furunkel im Gesicht. **Gelb-krustiger Ausschlag an Wangen** und Kinn. Fahl und verhärmt.

Mund. – **Risse in den Mundwinkeln**. Trockene Lippen. Salziger Speichel. Viel zäher Schleim. **Die Zunge ist dick weiß belegt, wie getüncht**. Das Zahnfleisch klafft von den Zähnen ab und blutet leicht.[16] Zahnschmerz in hohlen Zähnen. Rauheit am Gaumen, mit vielem Schleimauswurf.[39] **Aphthen**. Schaler Geschmack.[1] Subakutes Ekzem um den Mund.

Hals. – Viel dicker gelblicher Schleim von den Choanen. Räuspern im Freien. Laryngitis. Rauhe Stimme von Überanstrengung.

Magen. – **Appetitverlust. Verlangen nach Saurem, in Essig Eingelegtem**. Durst abends und nachts. **Aufschwulken** (von Flüßigkeit) **mit Geschmack der genossenen Speise.**[16] Sodbrennen, Übelkeit, Erbrechen. Nach dem Stillen erbricht das Kind die geronnene Milch, verweigert dann die Brust und ist sehr quengelig. Magen- und Darmstörungen von Brot und Gebäck, Säuren, saurem Wein, kaltem Baden, Überhitzung, heißem Wetter. **Dauerndes Aufstoßen**. Gichtische Metastasierung* in Magen und Darm.[40] Süßliches Aufstoßen von Magensäure. **Aufblähung nach dem Essen.**

Rektum. – Jucken am Anus. **[Slag] Durchfall wechselt mit Verstopfung**, besonders bei alten Leuten. Durchfall nach Säuren, saurem Wein, Baden, Überessen; Schleimfluß aus dem After bei Abgang von Blähungen.[17] Blinde Hämorrhoiden, **dauerndes Sickern von Schleim. Harte Klumpen gemischt mit wäßriger Absonderung. Katarrhalische Proktitis.** Die Stühle bestehen ganz und gar aus Schleim.

Harnwege. – Häufiges Wasserlassen, mit Brennen und Rückenschmerz; trübe und von fauligem Geruch.

Männlich. – Ausschlag am Skrotum und um die Genitalien herum. Impotenz. Zusammenschrumpfen und Schwinden des Penis und der Hoden.[17]

Weiblich. – Erregt; die Geschlechtsteile jucken. Zahnschmerzen vor den Menses; die Menses sind zu früh und reichlich. Die Menses sind unter-

39 Vgl. [16]: „Am Gaumen, die ganze Nacht ein feines Kneipen, besonders empfindlich beim Schlucken, und früh erst nach Ausräuspern von Schleim, der sich, die Nacht über, am Gaumen gesammelt hatte, bis auf ein nachbleibendes Gefühl von Rauheit vergehend." Sowie: „Kratzen am Gaumen mit vielem Schleim-Auswurfe, durch Räuspern."

40 Vgl. [1a]: „Nach saurem Wein oder einem kalten Bad, werden die Gichtknoten an den Fingergelenken schmerzlos und Magen und Darm werden aufgetrieben und schmerzhaft."

drückt durch kaltes Baden, mit Druckgefühl im Becken und Empfindlichkeit im Gebiet der Eierstöcke. Wäßrige Leukorrhoe; scharf und klumpig.

Atemwege. – Husten < **Betreten eines warmen Zimmers**, mit brennendem Gefühl in der Brust, **Jucken der Brust**, Beklemmung. Verlust der Stimme nach Erhitzung.[17] **Rauhe Stimme und unsicher in der Tonlage**.

Rücken. – Jucken und Schmerz in Hals und Rücken.

Extremitäten. – Zucken der Muskeln. Rucken in den Armen. **Arthritische Schmerzen in den Fingern**. Die Nägel sind brüchig; wachsen deformiert. Verhornte Warzen an Händen und Sohlen. Schwäche und Schütteln der Hände beim Schreiben, gefolgt von stinkenden Winden. **Die Füße sind sehr empfindlich**; bedeckt mit großen Schwielen. Entzündete Hühneraugen. Schmerz in den Fersen.

Schlaf. – **Ständige Schläfrigkeit bei alten Leuten.**

Fieber. – Frostig, selbst in der warmen Stube. Intermittierendes Fieber mit Ekel, Übelkeit, Erbrechen, Aufstoßen, belegter Zunge und Durchfall. Heißer Schweiß.

Haut. – Ekzem mit Magenstörungen. Pickel, Bläschen und Pusteln. Empfindlich gegen kaltes Baden. Dicke, harte, honigfarbene Krusten. **Urtikaria**; masernartiger Ausschlag. Jucken bei Bettwärme. Trockene Haut. **Warzen. [Thuj., Sab., Caust.]** Trockene Gangrän. Schuppender, pusteliger Ausschlag mit Brennen und Jucken, < nachts.

Modalitäten. – < am Abend, Hitze, Säure, Wein, Wasser und Waschen. Feuchte Umschläge.

> im Freien, in Ruhe. Feuchte Wärme.

Beziehungen. – Vergleiche: **Antimonium chloridum** – Spießglanzbutter: Ein Krebsmittel. Zerstörte Schleimhäute. (Unzählige) Hautdefekte (der Schleimhaut von Mund und Rachen).[11] Die Haut ist kalt und klamm. Äußerste Erschöpfung der Kräfte. Dosierung: dritte Trituration.

Antimonium iodatum: Uterushyperplasie; feuchtes Asthma. Pneumonie und Bronchitis; Kräfte – und Appetitverlust, gelbliche Haut, schwitzend, dumpf und schläfrig. Bei subakuten und chronischen Erkältungen der Brust, die sich vom Kopf nach unten ausgebreitet und sich in Form eines harten, kruppösen Husten in den Bronchien festgesetzt haben mit einem deutlichen Giemen und der Unfähigkeit, das Sputum hinauszubefördern, besonders bei alten und schwachen Patienten (Bacmeister). Das Stadium der Lösung der Pneumonie ist langsam und verzögert.

Vergleiche: **Puls., Ip., Sulph.**

Kermes mineral – Stibium sulphuratum rubrum: Bronchitis.
Komplementärmittel: **Sulph.**
Antidot: **Hep.**
Dosierung. – Dritte bis sechste Potenz.

Antimonium sulphuratum auratum

Stibii pentasulfidum, Antimonpentasulfid, Goldschwefelspießglanz, Sb_2S_5

Ein bemerkenswertes Mittel für vielerlei chronische Nasen- und Bronchialkatarrhe. Akne. Blindheit.

Nase und Hals. – **Nasenbluten beim Waschen.** Verstärkte Sekretion in Nase und Hals. Rauhes und kratziges Gefühl. Verlust des Geruchsinns. Metallisch-alaunartiger[41] Geschmack.

Atemwege. – Kitzeln im Kehlkopf. **Verstärkte Schleimabsonderung**[11] mit Völle in den Bronchien. Die Atmung ist erschwert, Druck in den Bronchien, mit Zusammenschnürung. Zäher Schleim in Bronchien und Kehlkopf. Trockener und harter Husten. Kongestion des oberen linken Lungenlappens. Winterhusten, dem Patienten tut alles weh. Bei Pneumonie, wenn Hepatisation stattgefunden hat und die Lösung nicht eintritt.

Haut. – Akne (pustulöse Variante). Jucken an Händen und Füßen.

Dosierung. – Zweite oder dritte Verreibung.

Antimonium tartaricum

Brechweinstein, Tartarus emeticus, Antimon-Kaliumtartrat,
$2(C_4H_4KO_7Sb)\cdot H_2O$

Hat viele Symptome mit **Antimonium crudum** gemeinsam, aber auch selbst viele eigentümliche. Klinisch war seine therapeutische Anwendung weitgehend auf die Behandlung der Atemwegserkrankungen beschränkt, **Schleimrasseln mit wenig Auswurf** war ein Leitsymptom. Für dieses Medikament ist starke **Schläfrigkeit, Schwäche und Schweiß** charakteristisch, was auch immer mehr oder weniger vorhanden sein sollte, wenn dieses Mittel verschrieben wird. Magenbeschwerden bei Trinkern und Gicht-

---

41 Alaun (Alumen) wurde zum Blutstillen (Stypticum) nach dem Rasieren verwendet und hat einen adstringierenden Geschmack.

patienten. **Cholera**. Empfindung von Kälte in den Blutgefäßen. **Bilharziose**. Ant-t. ist homöopathisch zu Dysurie, Strangurie, Hämaturie, Albuminurie, Katarrh der Blase und der Urethra, Brennen im Rektum, blutig schleimigen Stühlen etc. Ant-t. wirkt indirekt auf die Parasiten, indem es die oxidierende Wirkung der protektiven Substanz stimuliert. Nebenwirkung der Injektion gegen Bilharziose. **Frost und Kontrakturen** und Schmerzen im Muskel.

Zittern des ganzen Körpers, große Erschöpfung und Schwäche. Lumbago. Warzen an der Glans penis.

Gemüt und Kopf. – Schwindel wechselt mit Schläfrigkeit. Große Niedergeschlagenheit. Furcht vor dem Alleinesein. Murmeln, Delirium und Stupor. Schwindel mit Benommenheit und Verwirrung. Bandartige Empfindung über der Stirn. Das Gesicht ist fahl und eingesunken. Das Kind läßt sich nicht berühren, ohne zu jammern (und zu schreien, wobei Zehen und Finger nach innen gezogen sind).[11] Kopfweh, wie von einem zusammendrückenden Band. **[Nit-ac.]**

Zunge. – **Klebrig, dick weiß belegt,** mit roten Rändern. Rot und trocken, besonders in der Mitte. Braun.

Gesicht. – Kalt, blau, **blaß; bedeckt mit kaltem Schweiß. Unaufhörliches Beben des Kinns und des Unterkiefers. [Gels.]**

Magen. – Schwieriges Schlucken von Flüssigkeiten. Erbrechen in jeder Position, außer beim Liegen auf der rechten Seite. **Übelkeit, Würgen und Erbrechen**, besonders nach Essen, mit tödlichem Schwächegefühl und großer Erschöpfung. **Durst auf kaltes Wasser, öfters und in kleinen Mengen, und Verlangen nach Äpfeln, Früchten, überhaupt nach Saurem.** Übelkeit ruft Angst hervor; mit Druck im Präkordialgebiet, gefolgt von Kopfweh, mit Tränenfluß, Gähnen und Erbrechen.

Abdomen. – Krampfhafte Kolik, viele Winde. Druck im Abdomen, besonders beim Nach-vorne-Beugen. Cholera. Durchfall bei Hautkrankheiten.

Harnwege. – Brennen in der Urethra während und nach dem Wasserlassen. Die letzten Tropfen sind blutig, unter Schmerz in der Blase (abgehend).[17] Verstärkter Harndrang. Katarrh der Blase und der Urethra. Striktur. Orchitis.

Atemwege. – Heiserkeit. **Starkes Schleimrasseln, aber sehr wenig Auswurf**. Samtiges Gefühl in[42] der Brust (; Bei Herzerkrankung).[34]

---

42 Vgl. [17]: „Gefühl von Sammet auf der Brust."

Brennende Empfindung in der Brust, steigt zum Hals auf. Rasche, kurze, schwierige Atmung; es scheint, er würde ersticken; muß aufrecht sitzen. Altersemphysem. **Gähnen nach Husten.** [1] Die Bronchien sind überladen mit Schleim. Husten, provoziert durch Essen, mit Schmerz in Brust und Kehlkopf. **Ödeme und drohende Lungenlähmung.** Häufiges Herzklopfen, mit unangenehm heißem Gefühl. Rascher, schwacher, schwirrender Puls. Schwindel, mit Husten. Dyspnoe 〉 Aufstoßen. Husten und Dyspnoe 〉 Liegen auf der rechten Seite – [**Bad.** entgegengesetzt].

Rücken. – Heftiger Schmerz in der Lumbosakralgegend; geringste Anstrengung sich zu bewegen kann Würgen und kalten, klebrigen Schweiß verursachen. **Empfindung eines schweren Gewichtes am Steißbein, das die ganze Zeit nach unten zerrt.** Muskelzucken; die Glieder zittern.

Schlaf. – Große Schläfrigkeit. Beim Einschlafen Empfindung wie von elektrischen Schlägen. [43] Unwiderstehlicher Hang zu schlafen begleitet fast alle Beschwerden.

Fieber. – Kälte, Zittern und Frösteln. Intensive Hitze. Reichlicher Schweiß. Kalter, klebriger Schweiß, mit großer Schwäche. Intermittierendes Fieber mit lethargischem Zustand.

Haut. – Pustelausschlag, hinterläßt eine bläulich-rote Zeichnung. Pocken. Warzen.

Modalitäten. – 〈 abends; Hinlegen zur Nacht; Wärme; feucht-kaltes Wetter; alle sauren Sachen und Milch.

〉 aufrechtes Sitzen; Aufstoßen und Auswurf.

Beziehungen. – Antidote: **Puls., Sep.**

Vergleiche: **Kali-s., Ip.**

Dosierung. – Zweite und sechste Trituration. Die niederen Potenzen rufen manchmal Verschlimmerungen hervor.

Antipyrinum

Phenazon, ein Kohlenteerderivat, $C_{11}H_{12}N_2O$

Antipyrin ist eine der Arzneien, die eine Leukozytose induzieren, ähnlich wie Ergotin, Salizylate und das Tuberkulin. Es wirkt besonders auf die vasomotorischen Zentren, wobei es Weitstellung der Hautkapillaren und

---

43 Vgl. [17]: „Im Schlafe plötzliche Rucke und Stösse, vom Unterleib ausgehend, bald diesen, bald jenen Arm vom Körper abschnellend, bald den einen Fuss, bald den ganzen Körper in die Höhe werfend."

darauffolgende umschriebene hyperämische Stellen und Schwellungen verursacht. In großen Dosen bewirkt es profuse Schweiße, Schwindel, Zyanose und Schläfrigkeit, Eiweiß und Blut im Urin. Akutes Erythema multiforme.

Gemüt. – Fürchtet, verrückt zu werden; nervöse Angst; **visuelle und akustische Halluzinationen.**

Nerven. – Epileptiforme Anfälle. Kontrakturen. Zittern und Krämpfe. Kribbeln und Taubheit. **Allgemeine Prostration.**

Kopf. – Pochender Kopfschmerz; **Einschnürungsgefühl.** Hitzewallungen. **Schmerz hinter beiden Ohren** (von reißendem Charakter),[12] **mit Ohrenschmerzen.**

Augen. – Gedunsenheit der Lider. Konjunktiven rot und ödematös, **mit Tränenfluß.** Rote Flecken. **[Apis]**

Ohren. – Schmerzen und Summen. **Tinnitus.**

Gesicht. – Ödeme und Gedunsenheit. Rot und geschwollen.

Mund. – Schwellung der Lippen. Brennen von Mund und Zahnfleisch. Ulzeration der Lippe und der Zunge; Bläschen und Blasen. Kleiner Knoten in der Wange. Die Zunge ist geschwollen. Blutiger Speichel. Zahnschmerzen entlang dem Unterkiefer.

Hals. – Schmerz beim Schlucken. Auswurf stinkenden Eiters. Abszeß, mit weißem Belag. Brennende Empfindung.

Magen. – Übelkeit und Erbrechen; Brennen und Schmerzen.

Harnwege. – Verminderter Harn. Der Penis ist schwarz.

Weiblich. – Jucken und Brennen in der Vagina. Unterdrückte Menses. Wäßrige Leukorrhoe.

Atemwege. – Fließschnupfen. Die Nasenschleimhaut ist geschwollen. Dumpfer Schmerz im Sinus frontalis. Stimmlosigkeit. Beklemmung und Atemnot. Cheyne-Stokes-Atmung.

Herz. – Schwäche, mit der Empfindung, das Herz bliebe stehen. Pochen durch den ganzen Körper. Rascher, schwacher, unregelmäßiger Puls.

Haut. – **Erythem**, Ekzem, Pemphigus. **Intensiver Juckreiz. Urtikaria,** erscheint und verschwindet plötzlich, mit innerer Kälte. Angioneurotisches Ödem. Dunkle Flecken auf der Penishaut, manchmal mit Ödem.

Dosierung. – Zweite Dezimalpotenz.

Aphis chenopodii glauci

Chenopodii glauci aphis, Blattläuse von Chenopodium

Es teilt einen Großteil der Eigenschaften mit der Pflanze, auf der die Insekten leben.

Kopf. – Traurig; Schmerzen < Bewegung. Das Gehirn scheint hin und her zu schwappen. Schnupfen, mit Brennen oder Beißen in den Nasenlöchern. Geräusche in den Ohren wie von Kanonen. Gelbe Gesichtsfarbe. Rechtsseitige Orbitalneuralgie, mit reichlichem Tränenfluß. **Zahnschmerz, > durch allgemeine warme Schweiße. [Cham.]** Der Zahnschmerz zieht zu Ohr, Schläfe und Jochbein. **[Plan.]**

Magen. – Hat kein Appetit auf Fleisch und Brot. Bläschen an der Zungenspitze. Viel Schleim. Kolik mit häufigem Magenknurren und ergebnislosem Stuhldrang.

Rektum. – Harte und knotige Stühle. Morgens Durchfall, mit schmerzhaftem Stuhldrang und Brennen im Anus, Druck in Rektum und Blase.

Harnwege. – Wollüstiges Gefühl in der Eichel. Brennen in der Harnröhre. Häufiges, reichliches und schäumendes Urinieren.

Rücken. – Heftige Schmerzen in der Gegend des **unteren inneren linken Schulterblattwinkels,**[44] in die Brust ziehend.

Fieber. – Schaudern überall; Brennen in den Handflächen; heiße Schweiße im Bett.

Beziehungen. – Vergleiche: **Nat-s., Nux-v.**

Dosierung. – Sechste bis 30. Potenz.

Apis mellifica

Honigbiene, Bienengift[45]

Hymenopterae; Europa, Asien, Nord- und Mittelamerika

Wirkt auf die Zellgewebe, indem es Ödeme der Haut und Schleimhäute verursacht.

Die sehr charakteristischen Auswirkungen des Bienenstiches liefern unfehlbare Indikationen für die Anwendung der Biene bei Erkrankungen.

44 Vgl. [34]: „Schmerz unter dem linken Schulterblatt."

45 Vgl. [34]: „Unter all unseren Arzneien ist dies diejenige von der wir die unterschiedlichsten Präparate haben. Es gibt nur ein richtiges. Es ist dies das reine Gift, welches man erhält, indem man die Biene mit einer Pinzette greift und den kleinen Tropfen Gift, der an der Spitze des Stachels herunterhängt, in einer Phiole oder einem Uhrglas auffängt …"

Schwellung oder Gedunsenheit verschiedener Körperteile, **Ödeme**, rosarote Tönung, stechende Schmerzen, Wundheit, Unverträglichkeit von Hitze und leichtester Berührung und ⟨ am Nachmittag sind einige von den allgemeinen Leitsymptomen. Erysipelatöse Entzündungen, ödematöse Ergüsse, Anasarka, akute Nierenentzündung und Entzündung anderer parenchymatöser Gewebe sind charakteristische, pathologische Zustände die Apis entsprechen. Apis wirkt besonders auf äußere Körperteile, Haut, Viszeralhäute und seröse Häute. Es ruft seröse Entzündungen mit Exsudation hervor, exsudative Meningitis, Perikarderguß, Pleuraerguß etc. Ausgeprägt sind extreme Empfindlichkeit gegen Berührung und allgemeine Wundheit. **Einschnürungsgefühl**. Gefühl von Steifheit und als wäre etwas im Inneren losgerissen. Große Erschöpfung.

Gemüt. – Apathie, Gleichgültigkeit und Bewußtlosigkeit. (Lachen über ihre) **Ungeschicklichkeit;**[34a] **läßt Dinge einfach fallen.** Stupor mit plötzlichem schrillen Schreien und Auffahren. Stupor abwechselnd mit Erotomanie. Vorgefühl des Todes.[34a] Teilnahmslosigkeit, unfähig zu Geistesarbeiten[34a]. Eifersüchtig, zappelig, schwierig zufrieden zu stellen. Plötzliche, schrille, durchdringende Schreie. **Jammernd. Tränenreich**. (Die Ursachen sind) Eifersucht, Schrecken, Wut, Verdruß, Kummer.[12] Kann sich beim Versuch zu lesen oder zu lernen nicht konzentrieren.

Kopf. – Das ganze Gehirn ist ihr wie **müde,** (eingeschlafen und kribbelnd).[34a] Schwindel mit Niesen, ⟨ Hinlegen oder Augenschließen. Hitze, pochende Schmerzen, wie von Blutandrang,[34a] ⟩ Zusammenpressen (des Kopfes mit den Händen),[34a] ⟨ Bewegung. Plötzliche stechende Schmerzen. Dumpfes, schweres Gefühl im Hinterkopf, wie von einem Schlag, zieht in den Nacken (⟨ Druck), begleitet von sexueller Erregung. Bohrt den Kopf in das Kissen und schreit auf.

Augen. – Die Lider sind **geschwollen**, rot, **ödematös**, herausgestülpt[34a] und entzündet; Brennen und Stechen. Die Konjunktiven sind hellrot, gedunsen. **Heiße Tränen** (stürzen aus den Augen, bei) Lichtscheu (und Entzündung).[34a] **Plötzliche stechende Schmerzen**. Schmerzen um die Augenhöhlen herum. **Seröse Exsudation, Ödeme und heftige Schmerzen. Eiternde Augenentzündungen**. Keratitis mit **starkem Ödem der Bulbusbindehaut mit blasenartiger Abhebung von der Lederhaut**. Staphylom der Cornea nach eitriger Entzündung. **Gerstenkörner**, verhindert auch Rezidive.

Ohren. – Das äußere Ohr ist rot, entzündet und wund; stechende Schmerzen.

Nase. – Kälte der Nasenspitze. **Rot, geschwollen**, entzündet mit heftigen Schmerzen.

Gesicht. – Geschwollen, rot, mit bohrenden Schmerzen. Wachsfarben, bleich und ödematös. Erysipele mit stechenden, brennenden Ödemen. Erstreckt sich von rechts nach links.

Mund. – Die Zunge ist feuerrot, geschwollen, wund und roh, mit Bläschen. Gefühl, wie verbrüht im Mund und Hals.[34a] Die Zunge fühlt sich verbrüht an, rot, heiß, zitternd.[46] Das Zahnfleisch ist geschwollen. Die Lippen, besonders die Oberlippen, sind geschwollen. Die Mund- und Rachenschleimhaut glänzt, wie lackiert. **Rot, glänzend und gedunsen**, wie Erysipele. Zungenkrebs.

Hals. – Eingeschnürt, stechende Schmerzen. **Die Uvula ist geschwollen**, sackartig. Der Hals ist innen und außen geschwollen; die Tonsillen sind geschwollen, **gedunsen** und **feuerrot**. Geschwüre an den Tonsillen. **Feuerroter Rand** um lederartige Membran herum. Gefühl einer Gräte im Hals.

Magen. – Wundes Gefühl. **Durstlos**. Erbrechen der Speisen. **Begierde nach Milch. [Rhus-t.]**

Abdomen. – **Wundheit** der Eingeweide, gefühlt bei Niesen und bei Druck darauf.[34a] **Äußerst empfindlich**. Bauchwassersucht. Peritonitis. Schwellung in der rechten Leiste.

Rektum. – Unwillkürlicher Stuhlgang bei jeder Bewegung; **der Anus scheint offen zu sein**. Blutender, schmerzloser Stuhl. Roheitsgefühl im After (beim Durchfall).[34a] Hämorrhoiden, mit stechendem Schmerz, nach der Entbindung. Gelber, wäßriger Durchfall; **wie Cholera infantum**. Kann kein Wasser lassen ohne Stuhlgang. Dunkler, stinkender Stuhl, ⟨ nach dem Essen. Verstopfung; Gefühl, als würde etwas zerbrechen beim Drücken.

Harnwege. – Brennen und Wundheit beim Wasserlassen. Anurie, Harn voller Zylinder; häufiges und unwillkürliches Wasserlassen; stechender Schmerz und Strangurie; **spärlicher Urin, stark gefärbt**. Harninkontinenz. Die **letzten Tropfen** brennen und schmerzen.

Weiblich. – Ödeme der Labien; ⟩ kaltes Wasser. Wundheit und stechende Schmerzen; Oophoritis; schlimmer im **rechten** Ovar. Unterdrückte Menses mit zerebralen und Kopf-Symptomen, besonders bei jungen Mäd-

---

46 Vgl. [34]: „Rote, heiße, brennende Zunge. (Bei Scharlach)."

chen. Dysmenorrhoe, mit heftigen Schmerzen an den Eierstöcken. Profuse Metrorrhagien, mit schwerem Bauch, Schwäche, stechendem Schmerz. Gefühl von Gespanntheit. Hinunter-Drängen (und Gefühl), als wollte das Monatliche kommen.[34a] Ovarialtumoren, Metritis mit stechenden Schmerzen. Große Schmerzhaftigkeit über dem Abdomen und der Uterusregion.

Atemwege. – Heiserkeit; **Atemnot.** Beschleunigtes und schwieriges Atmen (, mit Hitze und Kopfweh).[34a] Larynxödem. Empfindung, **als würde er nicht mehr atmen können.**[34a] Erstickungsgefühl.[11] Heftige Hustenstöße von einem kribbelndem Reiz unten in der Luftröhre beim Halsgrübchen.[11],[34a] Hydrothorax.

Extremitäten. – Ödematös. Synovitis. Beginnendes Panaritium. Das Knie ist geschwollen, glänzend, empfindlich und schmerzhaft, mit stechendem Schmerz. In den ganzen Füßen (und Zehen) ein Gefühl, als wären dieselben zu groß, geschwollen und steif.[34a] Rheumatische Schmerzen in Rücken und Gliedern. Müdes, geprelltes Gefühl. Taubheit der Hände und Fingerspitzen. Nesselausschlag mit unerträglichem Jucken. Ödematöse Schwellungen.

Schlaf. – Sehr **schläfrig.** Träume (plagender, geschäftiger Art,) voller Sorgen und Mühe.[34a] Schreien und **plötzliches Auffahren während dem Schlaf.**

Fieber. – **Nachmittags Frost, mit Durst**; ⟨ **Bewegung und Hitze.** Äußere Hitze, mit Erstickungsgefühl. Geringfügiges (oder abwesendes) Schweißstadium,[12] mit Schläfrigkeit. Abwechselndes Schwitzen und trockene Haut.[34a] Schläft **nach** dem Fieberanfall. Schweiß nach Zittern (und Ohnmachten), dann ein Nesselausschlag.[34a]

Haut. – Schwellungen nach Stichen; **schmerzend, empfindlich.** Stechen. Erysipele, mit Empfindlichkeit und Schwellung, rosarote Tönung. Karbunkel, mit brennendem, stechendem Schmerz. **[Ars., Anthrac.]** Plötzliche Aufgedunsenheit des ganzen Körpers.

Modalitäten. – ⟨ Hitze in jeder Form; **Berührung**; Druck; am späten Nachmittag; nach Schlafen; in geschlossenen und geheizten Räumen; rechte Seite.

⟩ im Freien; Abdecken und kaltes Baden.

Beziehungen. – Komplementärmittel: **Nat-m.** – das „chronische" Apis; auch **Bar-c.**, wenn das Lymphsystem betroffen ist.

Feindlich: **Rhus-t.**

Vergleiche: **Zinc., Canth., Vespa, Lach.**

Apisinum – Apium Virus[47]: Eitrige Septikämie.

Dosierung. – Tinktur bis 30. Potenz. Bei ödematösen Zuständen die **niedrigeren** Potenzen. Manchmal ist die Wirkung langsam, so daß einige Tage vergehen, bevor man die Wirkung sieht, und dann wird vermehrt Harn ausgeschieden. **Apisinum**, sechste Trituration.

Apium graveolens

Gemeiner Eppich, Sellerie
Umbelliferae; ubiquitär

Es enthält einen einschläfernden Wirkstoff. Hartnäckige Harnverhaltung, pochende Kopfschmerzen und Sodbrennen wurden durch Sellerie hervorgerufen. Schwellung von Hals, Gesicht und Händen. Rheumatische Schmerzen in den Nackenmuskeln, auch im Kreuz. Wachstumsschmerzen. Hunger nach Äpfeln. Dysmenorrhoe, mit heftigen, kurzen Schmerzen, 〉 Anziehen der Beine.

Kopf. – Deprimiert; energisch; Gefühl von Unruhe; kann wegen Gedankenandrang nicht schlafen. Kopfschmerz; 〉 Essen. Augäpfel fühlen sich eingesunken an. Jucken in den Augen. Jucken und Brennen im inneren Augenwinkel des linken Auges.

Abdomen. – Bauchweh; heftig stechender Schmerz, als würde Stuhlgang kommen; Durchfall, heftiger Schmerz im Gebiet der linken Darmbeinschaufel zur rechten übergehend. Übelkeit verstärkt sich mit den Schmerzen.

Weiblich. – Heftig stechende Schmerzen in beiden Ovarialregionen, links 〉 Vornüberbeugen, Liegen auf der linken Seite, **mit angezogenen Beinen**; die Brustwarzen sind empfindlich.

Atemwege. – Kitzelnder, trockener Husten. **Intensive Einschnürung über dem Sternum,** mit ziehendem Gefühl zum Rücken hindurch beim Hinlegen. Der Hals ist geschwollen, Atemnot.

Schlaf. – Unerfrischt; schlaflos. Erwacht von 1 bis 3 Uhr nachts. Essen verbessert den Schlaf nicht. Nicht übermüdet durch Schlafmangel.

---

47 Die Unterscheidung zwischen Apisinum, dem Bienengift, und Apis mellifica, der Tinktur der ganzen Biene, wird in den meisten Quellen [11],[34],[34 a],[12],[19] vernachlässigt, auch bei Boericke handelt es sich um eine Kombination der Symptome, wobei nach Hering die meisten Symptome vom Bienengift herrühren dürfte.

Haut. – Juckende Flecken; brennendes, kribbelndes Gefühl. Übermäßige Absonderung von granulierenden Geschwüren. Urtikaria mit Schaudern.

Dosierung. – Erste bis 30. Potenz.

Apocynum androsaemifolium

Fliegenfänger
Apocynaceae; Nordamerika

Die rheumatischen Symptome dieses Mittels versprechen außerordentliche Heilerfolge. Die Schmerzen sind wandernder Art, mit viel Steifheit und Ziehen. Alles riecht und schmeckt nach Honig. Würmer. Zittern und Erschöpfung. Geschwollenes Gefühl.

Extremitäten. – Schmerzen in allen Gelenken. Schmerzen in Zehen und Sohlen. Schwellung der Hände und Füße. Reichlicher Schweiß, mit großer Hitze in den Sohlen. Prickelnder Schmerz in den Zehen. Krämpfe in den Fußsohlen. Heftige Hitze in den Sohlen. **[Sulph.]**

Dosierung. – Tinktur und erste Potenz.

Apocynum cannabinum

Hanfartiger Hundswürger
Apocynaceae; Nordamerika

Verstärkt die Absonderung der Schleimhäute und der serösen Häute und wirkt auf die Zellgewebe, indem es Ödeme und Wassersucht hervorruft, und auf der Haut verursacht es Schweiße. Akuter Hydrozephalus. Eine verminderte Pulsfrequenz ist eine Hauptindikation. Dies ist eines unserer wirkungsvollsten Mittel bei **Wassersucht**, Aszites, Anasarka, Hydrothorax und Harnwegsbeschwerden, besonders Anurie und Strangurie. Für die Verdauungsprobleme bei der Brightschen Krankheit*, mit der Übelkeit, dem Erbrechen, der Schläfrigkeit und der schwierigen Atmung, wird es häufig von Nutzen sein. Die Wassersucht ist charakterisiert durch großen Durst und einen reizbaren Magen. Arrhythmie. **Rückstrom des Blutes bei Mitral- und Trikuspidalinsuffizienz. Akuter Alkoholismus**. Erschlaffung der Sphinkteren.

Gemüt. – Verwirrt. Niedergeschlagen (und nervös).[34]

Nase. – Langanhaltendes Niesen. Chronischer Schnupfen* bei Kleinkindern. **[Samb.]** Chronischer Nasenkatarrh mit der Neigung zu akuter Verstopfung, mit dumpfem, trägem Erinnerungsvermögen. Dumpfer Kopfschmerz. Erkältet sich leicht, die Nasenlöcher werden kongestioniert und verstopfen leicht.

Magen. – Übelkeit, mit Schläfrigkeit. Durst beim Erwachen.[48] **Exzessives Erbrechen.** Nahrung oder Wasser wird sofort ausgeworfen. Dumpfes, schweres, übles Gefühl. Beklemmung in Oberbauch und Brust, behinderte Atmung. **[Lob.]** Leeregefühl im Magen. Blähbauch. Aszites.

Rektum. – **Wäßriger,** geblähter Stuhl, mit Wundheit im Anus; 〈 nach dem Essen. Gefühl, als ob der Sphinkter offen wäre und der Stuhl einfach so herausliefe.

Harnwege. – Die Blase ist sehr gedehnt. Trüber, heißer Urin mit dickem Schleim und Brennen in der Urethra nach dem Wasserlassen. Geringe harnaustreibende Kraft. Tröpfeln. Strangurie. **Nierenwassersucht.**

Weiblich. – Amenorrhoe (bei jungen Mädchen), mit Anschwellung des Bauches (und der Glieder);[11] Metrorrhagie mit großer Reizbarkeit des Magens und Erbrechen; Synkope und mangelnder Puls.[73] Hämorrhagien im Klimakterium. Das Blut geht in großen geronnenen Stücken ab (zuweilen hochrot).[73]

Atemwege. – Kurzer, trockener Husten. **Atmung kurz und unzureichend.** Seufzen. Beklemmung an Oberbauch und Brust.

Herz. – Trikuspidalinsuffizienz; schnelle und schwache, unregelmäßige Herztätigkeit, arterieller Hypotonus, pulsierende Jugularvenen, allgemeine Zyanose und allgemeine Wassersucht.

Schlaf. – Große Ruhelosigkeit und wenig Schlaf.

Modalitäten. – 〈 kaltes Wetter; kalte Getränke; Aufdecken.

Beziehungen. – **Cymarin** ist das aktive Prinzip von Apocynum, senkt die Pulsfrequenz und steigert den Blutdruck.

Vergleiche: **Apis., Ars., Dig., Hell.**

Aralia hispida – „Wild Elder": Ein wertvolles Diuretikum. Nützlich bei Hydrops der Körperhöhlen aufgrund von Leber- oder Nierenerkrankung mit Verstopfung. Harnwegsleiden, besonders mit Wassersucht. Scudder empfiehlt Dosen von 5–30 Tropfen in gesüßtem Boraxweinstein gelöst.

---

48 Druckfehler: Im englischen Boericke steht „Thirst on walking", bei [11], [12] und [34]: „Thirst on waking."

Strophantus hispidus: Extreme Herzschwäche mit intensiver Magenstörung; Wassersucht.

Dosierung. – Tinktur (10 Tropfen drei Mal täglich) und bei akutem Alkoholismus eine Drachme (3,9 g) als Abkochung in vier Unzen (120 ml) Wasser.

Apomorphinum hydrochloricum

Apomorphinhydrochlorid, Alkaloid aus dem Spaltungsprozeß des Morphins mit Salzsäure, $C_{17}H_{17}O_2N \cdot HCl$

Die Hauptwirkung dieser Droge liegt in dem schnellen und wirkungsvollen Erbrechen, das sie hervorruft; dies ist ein starkes Leitsymptom für den homöopathischen Gebrauch. Dem Erbrechen geht (keine)[11] Übelkeit, (aber)[11] Mattigkeit und verstärkte Schweiß-, Speichel-, Schleim- und Tränensekretion voran. Pneumonie mit Erbrechen. (Erfolg bei einem hoffnungslosen Fall von) **Alkoholismus kombiniert** mit (Morphinismus. Die Symptome waren) anhaltende Übelkeit, Verstopfung, Schlaflosigkeit (, delirante Kopfschmerzen, äußerste Abmagerung, ausgesprochene Hysterie).[12]

Kopf und Magen. – Schwindel. Erweiterte Pupillen. **Übelkeit und Erbrechen.** Heftiger Drang zu Erbrechen. Heißes Gefühl im ganzen Körper, besonders am Kopf. Leeres Würgen und Kopfweh; Sodbrennen; Schmerz zwischen den Schulterblättern. Reflexerbrechen* in der Schwangerschaft. **Seekrankheit.**

Nicht-homöopathischer Gebrauch. – Die Subkutan-Injektion von $^1/_{16}$ Gran (4 mg) wird innerhalb 5–15 Minuten vollständiges Erbrechen bei einem Erwachsenen hervorrufen, offensichtlich ohne irgendeine andere direkte Wirkung zu entwickeln. Nicht bei Opiumvergiftung anwenden. **Apomorphin** subkutan, $^1/_{30}$ Gran (2 mg) oder weniger, wirkt als ein zuverlässiges und sicheres Schlafmittel. Es wirkt sogar im Delirium gut. Der Schlaf kommt innerhalb einer halben Stunde.

Dosierung. – Dritte bis sechste Potenz.

Aquilegia vulgaris

Gemeine Akelei, Harlekinsblume
Ranunculaceae; temperierte nördliche Halbkugel

Ein Mittel für Hysterie. Globus und Clavus hystericus. Frauen im Klimakterium, mit Erbrechen einer grünlichen Substanz, besonders morgens. **Schlaflosigkeit**. Nervöses Zittern des Körpers; empfindlich gegen Licht und Lärm. Dysmenorrhoe bei jungen Mädchen.

Weiblich. – Die Menses sind spärlich, mit dumpfem, schmerzhaftem, nachts stärker werdendem Druck in der rechten Lendengegend.

Dosierung. – Erste Potenz.

Aragallus lamberti

„White Loco-Weed", „Rattle Weed"[49]
Leguminosae; westliche Prärien Nordamerikas

Wirkt hauptsächlich auf das Nervensystem, indem es einen verwirrten, konfusen Zustand hervorruft. Symptome von Inkoordination und Lähmung. Motorische Ataxie. Müde am Morgen.

Gemüt. – Große Niedergeschlagenheit; ‹ morgens oder abends. Kann nicht lernen. Übellaunig, reizbar und ruhelos. **Verwirrt**. Geistige Verwirrung und Teilnahmslosigkeit. Verlangen, alleine zu sein. Schwierigkeiten, sich zu konzentrieren, geistesabwesend. Mangel an Ehrgeiz. Mangelhafte Ausdrucksweise beim Schreiben. Rastlosigkeit und zielloses Umherziehen. Muß sich auf das Gehen konzentrieren.

Kopf. – Diplopie. Brennen in den Augen. Die Unterlippe ist aufgesprungen.

Hals. – Halsweh. Völlegefühl. Wund mit Übelkeit. Der Rachen ist dunkel, geschwollen und glasig.

---

49 "Loco-Weed disease" bezeichnet eine Krankheit die das Vieh in den Prärien der westlichen U.S.A. befällt, verursacht durch den Genuß des „Loco-Weed"; sie ist charakterisiert durch Parese, Diskoordination, Dumpfheit und durch die Tendenz Einzelgänger zu werden. Zu „Loco-Plant" oder „Loco-weed" gehören eine Vielzahl der Leguminosen, aber insbesondere Astragallus mollissimus – „Purple, Woolly or Stemmed Loco-weed" und Aragallus lamberti – „White or Stemmless Loco-weed" (Stedman's, siehe Vorwort). Vgl. [12], Oxytropis lamberti, Clarke weist auf die Schwierigkeiten der botanischen Differenzierung hin.

Atemwege. – Gewicht auf der Brust in der Gegend des Processus xiphoideus. Zuschnürung wie von einem breiten Band. Wundheit der Brust unter dem Sternum. Beklemmung.

Extremitäten. – Schwäche der Glieder. Schmerz im linken Nervus ischiadicus. Muskelkrämpfe an der Vorderseite des Beines beim Gehen.

Beziehungen. – Vergleiche: **Astragallus menzieslii** und **Oxytropis lamberti**, zwei Varianten des „Loco-Weed"; auch **Bar-c.**

Dosierung. – Sechste und 200. Potenz.

Aralia racemosa

Amerikanische Narde,
Araliacea; Nordamerika und Kanada

Dies ist ein Mittel für asthmatische Zustände, mit **Verschlimmerung des Hustens beim Hinlegen.** In Schweiß gebadet während dem Schlaf. Extrem zugluftempfindlich. Durchfall, Prolapsus recti. Schmerzen im Rektum strahlen nach oben aus; ‹ auf der Seite, auf der man liegt.

Weiblich. – Unterdrückte Menses; übel riechende, scharfe Leukorrhoe, mit herabdrängendem Schmerz. Unterdrückter Wochenfluß, mit Tympanie.

Atemwege. – **Trockener Husten kommt nach dem ersten Schlaf auf**, gegen Mitternacht. **Asthma beim Hinlegen nachts,** mit krampfhaftem Husten, ‹ nach dem ersten Schlaf, mit Kitzeln im Hals. Zuschnürung der Brust; **Gefühl, als säße ein Fremdkörper im Hals.** Die Behinderung ist ‹ im Frühjahr. Heufieber; **häufiges Niesen.** (Beim forcierten Ausatmen Gefühl von) Brennen, Roheit (und Wundheit die ganze Länge der Brust am schlimmsten) hinter dem Sternum.[11] Der geringste Luftzug verursacht Niesen, mit **reichlicher, wäßriger, wundmachender Nasenabsonderung, von salzigem, scharfem Geschmack.**

Modalitäten. – ‹ gegen 23.00 Uhr (Husten).

Beziehungen. – Vergleiche: **Ars-i., Naphtin., All-c., Ros-d., Sabad., Sin-a.**

Pecten jacobaeus – Jakobsmuschel: Feuchtes Asthma. Rasche, angestrengte Atmung. Zuschnürung der Brust, besonders rechtsseitig. Asthma nach Schnupfen und Brennen in Hals und Brust. Anfälle enden mit reichlichem Auswurf eines zähen, schaumigen Schleimes. ‹ nachts.

Dosierung. – Tinktur, bis dritte Potenz.

Aranea diadema

Kreuzspinne

Araneae; Europa, Nordafrika, Asien und Amerika

Alle Spinnengifte üben einen starken Einfluß auf das Nervensystem aus (siehe Tarentula, Mygale etc.).

Die Symptome von Aranea sind alle durch **Periodizität und Kälte** und großer Empfindlichkeit gegen Feuchtigkeit charakterisiert. Es ist das Mittel für malariaanfällige Konstitutionen, bei denen jeder feuchte Tag oder feuchte Ort das Frösteln begünstigt. Der Patient friert bis auf die Knochen. Diese Kälte ist durch nichts zu erleichtern. **Gefühl, als wären die Körperteile vergrößert und schwerer.** Erwacht nachts mit dem Gefühl, als hätten die Hände die doppelte Größe. Die Milz ist geschwollen. **Hydrogenoide** Konstitution, d. h. abnorme Empfindlichkeit gegen Feuchtigkeit und Kälte, Unfähigkeit an Süßwasser, Seen, Flüssen etc. oder an feuchten, kalten Orten zu leben. **[Nat-s., Thuj.]**

Kopf. – Schmerz am rechten Nervus trigeminus von der Peripherie einwärts. Verwirrung; 〉 **Rauchen an der frischen Luft.** Hitze und Flackern in den Augen; 〈 feuchtes Wetter. Plötzliche, heftige Zahnschmerzen nachts sofort nach dem Hinlegen.

Magen. – Krämpfe nach einer kleinen Menge Essen; der Oberbauch ist schmerzhaft bei Druck.

Abdomen. – Vergrößerte Milz. Kolik kehrt zu denselben Stunden wieder. Schwere im Unterbauch, wie von einem Stein. Durchfall. Arme und Beine fühlen sich wie eingeschlafen an. Ausdehnung des Abdomens. Lumbo-abdominelle Neuralgien.

Weiblich. – **Menses zu früh, zu reichlich.**

Brust. – Schmerzen in Interkostalnerven von der Nervenendigung bis zur Wirbelsäule. Hellrote Lungenblutung. **[Mill., Ferr-p.]**

Extremitäten. – Knochenschmerzen in den Extremitäten. Schmerz im **Fersenbein. Gefühl von Schwellung** und Einschlafen der Glieder.

Schlaf. – Ruheloser Schlaf, (mit häufigem) Erwachen (und dem Gefühl) als wären Hände und Unterarme geschwollen und schwer.[11]

Fieber. – **Kälte, mit Schmerz in den Röhrenknochen** und dem Gefühl eines Steines im Abdomen, täglich zur selben Stunde. **Frösteln Tag und Nacht**; immer 〈 während Regen.

Modalitäten. – 〈 feuchtes Wetter; am späten Nachmittag und Mitternacht.

〉 Tabak rauchen.

Beziehungen. – Vergleiche: **Helo., Cedr., Ars.**

Aranea scinencia – „Grey Spider“ : Dauerndes Zucken der Unterlider. Schläfrigkeit. 〈 im warmen Zimmer.

Tela araneae – Spinnennetz: Herzbedingte Schlaflosigkeit, verstärkte Muskelkraft. Erregung und nervöse Aufregung in Fieberstadien. Trockenes Asthma. Quälender Husten; periodische Kopfschmerzen mit **extremer nervöser Erregbarkeit. Hartnäckige intermittierende Symptomatik.** Wirkt sofort auf das arterielle System, voller, starker und wegdrückbarer Puls. Senkt die Pulsfrequenz. Verschleierte, periodische Erkrankungen, ausgezehrte, heruntergekommene Patienten. Die Symptome beginnen **plötzlich** mit kalter, **klammer** Haut. Taubheit der Hände und Beine in Ruhe. **Anhaltendes Frösteln.**

Dosierung. – Tinktur bis 30. Potenz.

Arbutus andrachne

Arbutus unedo, Erdbeerbaum
Ericaceae; Mittelmeergebiet

Ein Mittel bei Ekzemen in Verbindung mit Gicht- und Rheumasymptomen. Arthritis; besonders der größeren Gelenke. Der Harn wird klarer. Lumbago. Die Symptomatik verlagert sich von der Haut auf die Gelenke. Blasensymptome.

Beziehungen. – **Arbin., Led., Bry., Kalm.**

Dosierung. – Tinktur bis dritte Potenz.

Areca catechu

Betelnuß
Arecaceae; Sundainseln, Süd-Ost-Asien

Von Nutzen bei Wurmkrankheiten. Das Alkaloid, **Arecolin hydrobromat**, kontrahiert die Pupillen, wirkt schneller und stärker, aber kürzer als **Eserin**. Nützlich bei Glaukom. Wirkt auch speichelflußfördernd wie **Pilocarpin**. Verstärkt die Pulsamplitude des Herzens und steigert die Kontraktibilität der Eingeweide.

Argemone mexicana

Stachelmohn

Papaveraceae; tropisches Asien, Afrika und Amerika

Kolikartige Krämpfe und Spasmen der Eingeweide. Schmerzhafte neuromuskuläre Zustände, die den Schlaf verhindern. Rheumatische Erkrankung in Verbindung mit Brightscher Krankheit*. (D. MacFarlan)

Kopf. – Klopfender Kopfschmerz in Augen und Schläfen. Heißer Kopf. Der Hals ist sehr trocken, schmerzt beim Schlucken.

Magen. – Übelkeit, wie zum Erbrechen. Kneifen in der Magengrube. Kein Appetit. Aufstoßen und Luftabgang.

Harnwege. – Läßt weniger Wasser. Wechselnde Farbe.

Weiblich. – Unterdrückte Menses. Vermindertes sexuelles Verlangen mit Schwäche.

Extremitäten. – Das linke Knie ist steif und schmerzhaft. Geschwollene Füße.

Modalitäten. – < nachmittags (Schwäche).

Dosierung. – Sechste Potenz. Der frische Saft wird auf Geschwüre und Warzen aufgetragen.

Argentum metallicum

Silber, Ag

Abmagerung, ein allmähliches Austrocknen, Verlangen nach frischer Luft, Atemnot, Empfindung von Ausdehnung und linksseitige Schmerzen sind charakteristisch. Die Hauptwirkung ist auf die Gelenke und deren Komponenten, Knochen, Knorpel und Bänder zentriert. Hier verschließen sich oder schrumpfen die kleinen Gefäße, und es resultiert kariöser* Befall. Es beginnt schleichend, langsam, aber es schreitet voran. Der Kehlkopf steht auch im Mittelpunkt dieser Arznei.

Gemüt. – Gefühl, in Eile zu sein; die Zeit vergeht langsam; Melancholie.

Kopf. – Dumpfe, anfallsweise Neuralgien über der linken Seite, langsam zunehmend und plötzlich verschwindend. Die Kopfhaut ist sehr empfindlich gegen Berührung. Schwindel, mit berauschtem Gefühl, beim Anblick fließenden Wassers. **Der Kopf fühlt sich leer und hohl an.** Die Augenlider sind rot und dick. Anstrengender Schnupfen, mit Niesen.

Schmerz in den Gesichtsknochen. Schmerz zwischen linkem Auge und Stirnbeinhöcker.

Hals. – Rauh, räuspert (zähen,)[16] grauen, **gallertartigen Schleim**, und der Hals schmerzt beim Husten. **Reichlicher und leichter** Morgenauswurf.

Harnwege. – Forcierte Diurese.[11] **Überreichlicher, trüber** Urin, mit süßem Geruch. Häufiges Wasserlassen. Polyurie.

Männlich. – Ein Schmerz im (linken) Hoden, wie nach einer Quetschung.[16] Samenergüße ohne sexuelle Erregung.[50] Häufige Miktion mit Brennen.

Weiblich. – Die Eierstöcke fühlen sich zu groß an. Herabdrängender Schmerz. Uterusprolaps. **Erodierte, schwammige Zervix.** Sinkende, wundmachende **Leukorrhoe.** Ein Palliativum bei szirrhösem Uteruskarzinom. Schmerz im linken Eierstock. **Klimakterische Hämorrhagien.** Wundes Gefühl im ganzen Abdomen; ‹ Erschütterung. Uteruserkrankung mit Gelenk- und Gliederschmerzen.

Atemwege. – **Heiserkeit.** Aphonie. Rohes, wundes Gefühl beim Husten. Totaler Stimmverlust bei Berufssängern. Der Kehlkopf fühlt sich wund und roh an. **Leichter Auswurf, der wie gekochte Stärke aussieht.**[51] **Gefühl einer wunden Stelle über der Bifurcatio, ‹ Gebrauch der Stimme**, (Reden oder Singen).[34] **Husten vom Lachen.** Hektisches Fieber* gegen Mittag. Bei lautem Lesen muß er die Kehle freimachen und sich räuspern. **Große Schwäche der Brust**; ‹ linke Seite. Veränderung im Klang der Stimme. Schmerz in den linken unteren Rippen.

Rücken. – Heftige Rückenschmerzen; muß gebeugt gehen, mit Beklemmung der Brust.

Extremitäten. – Rheumatische Beschwerden der Gelenke, besonders von Ellbogen und Knie. Die Beine sind schwach und zittern, ‹ Trepp-ab-Gehen. Unwillkürliche Kontraktion der Finger, partielle Lähmung des Unterarms; Schreibkrampf. **Schwellung an den Knöcheln.**

Modalitäten. – ‹ Berührung, gegen Mittag.

› im Freien; Husten nachts beim Hinlegen [entgegengesetzt: **Hyos.**]

Beziehungen. – Antidot: **Merc., Puls.**

Vergleiche: **Sel., Alum., Plat., Stann.**

---

50 Vgl. [16]: „Nachts, Pollutionen, ohne geile Träume."

51 Vgl. [16]: „Am Tage (nicht die Nacht und nicht in freier Luft) mehre Anfälle von kurzem, röchelndem Husten (Kölstern) mit weißem, dicklichem, leicht abgehendem Auswurfe, wie gekochte Stärke, aber undurchsichtig, ohne Geschmack und Geruch."

Ampelopsis quinquefolia: Chronische Heiserkeit bei skrofulösen* Patienten.

Dosierung. – Sechste Verreibung und höher. Nicht zu häufige Wiederholungen.

Argentum nitricum

Silbernitrat, Höllenstein, Lapis infernalis, $AgNO_3$

Bei diesem Mittel sind die Wirkungen auf das Nervensystem sehr ausgeprägt, es zeigen sich viele Gehirn- und Rückenmarkssymptome, welche sichere Indikationen für seine homöopathische Anwendung geben. Symptome von Inkoordination, Kontrollverlust und mangelndem Gleichgewicht überall, psychisch wie physisch; **Zittern** an den betroffenen Körperteilen. Reizt die Schleimhäute, wo es eine heftige Halsentzündung und ausgeprägte Gastroenteritis hervorruft. Sehr charakteristisch ist das große **Verlangen nach Süßem**, die splitterartigen Schmerzen und reichliche schleimig-eitrige Absonderungen der entzündeten und ulzerierten Schleimhäute. Gefühl, als würde sich ein Körperteil ausdehnen, und andere Wahrnehmungsfehler sind charakteristisch. Welke und ausgetrocknete Konstitutionen bieten ein günstiges Terrain für seine Wirkung, besonders in Verbindung mit ungewöhnlicher oder lang andauernder geistiger Anstrengung. Die Kopfsymptome bestimmen oft die Wahl dieses Mittels. Die Schmerzen nehmen allmählich zu und ab. Ein Zustand von Geblähtheit und vorzeitig gealtertes Aussehen. Explosives Rülpsen, besonders bei Neurasthenikern. Die Oberbauchbeschwerden sind durch übermäßige geistige Anstrengung entstanden. Paraplegie, Myelitis und multiple Sklerose des Gehirns und des Rückenmarks. **Unverträglichkeit von Hitze**. Empfindung von einem plötzlichen Kneifen (Dudgeon). Zerstört die roten Blutkörperchen, wodurch es Anämie verursacht.

Gemüt. – Meint, sein Verstand wird und muß versagen.[52] Ängstlich und **nervös**; Impuls, aus dem Fenster zu springen. Matt und zittrig. **Melancholisch**; befürchtet eine schlimme Erkrankung. **Die Zeit vergeht langsam. [Cann-i.]** Das Gedächtnis ist schwach. Wahrnehmungsfehler. **Impulsiv; möchte die Dinge in Eile verrichten. [Lil-t.] Eigenartige geistige Impulse**. Befürchtungen und Ängste und versteckte irrationale Motive für sein Tun.

---

52 Vgl. [34]: „Besessen von der quälenden Vorstellung, daß alle seine Unternehmungen fehlschlagen werden und müßen. (Melancholie.)“

Kopf. – **Kopfschmerz mit Kälte und Zittern.** Emotionale Störungen verursachen das Auftreten von Migräneanfällen. Gefühl von **Vergrößerung.** Geistige Erschöpfung mit allgemeiner Schwäche und Zittern. Kopfschmerzen von geistiger Anstrengung und vom Tanzen. **Schwindel** mit Summen in den Ohren und mit Nervenleiden. Schmerzen im Stirnbeinhöcker, mit **Vergrößerungsgefühl im gleichseitigen Auge.** Bohrender Schmerz; ⟩ **festes Bandagieren und Druck.** Jucken der Kopfhaut. Migräne; die Schädelknochen fühlen sich wie voneinander getrennt an.

Augen. – Die inneren Augenwinkel sind **geschwollen und rot.** Flecken im Gesichtsfeld. Verschwommenes Sehen. Lichtscheu im warmen Zimmer. **Eitrige Ophthalmie.** Starke Schwellung der Konjunktiven; **übermäßige und eitrige Absonderung.** Chronische Ulzeration der Lidränder; (die Lider sind)[34] wund, dick und geschwollen. Unfähig, die Augen ruhig fixiert zu halten. Augenüberanstrengung vom Nähen; ⟨ im warmen Zimmer. Schmerzen, müdes Gefühl in den Augen, ⟩ Schließen oder Drücken auf die Augen. Nützlich, um die Kraft in den geschwächten Ziliarmuskeln wiederherzustellen. Paretische Zustände des Ziliarmuskels. Akute trachomatöse Konjunktivitis. Hornhauttrübung. Ulzera der Hornhaut.

Nase. – Verlust des Geruchssinns. Jucken. Geschwüre des Nasenseptums. Schnupfen, mit Frösteln, Tränenfluß und Kopfschmerz.

Gesicht. – Eingesunken, alt, fahl und bläulich. Das Aussehen eines alten Mannes; die Haut ist straff über die Knochen gespannt.

Mund. – Das Zahnfleisch ist empfindlich und blutet leicht. Die Zungenspitze ist rot und schmerzhaft, (aufgerichtete,) hervorstehende Papillen.[34] Schmerz in gesunden Zähnen. Kupferartiger Geschmack, wie Tinte. Aphthen.

Hals. – Viel **dicker Schleim** in Hals und Mund verursacht Räuspern. Roh, rauh und wund. **Gefühl eines** (steckengebliebenen) **Splitters im Hals,** beim Schlucken (, Aufstoßen, Atmen, Strecken oder Bewegen des Halses).[34] Dunkle Rötung des Rachens (und der Uvula).[34] Raucherkatarrh, mit Kitzeln, wie von einem Haar im Hals. **Stranguliertes** Gefühl.

Magen. – Lautes **Aufstoßen** begleitet die meisten Magenbeschwerden. Übelkeit, Würgen und Erbrechen eiweißartigen Schleims. Flatulenz; **schmerzhafte Auftreibung der Magengrube** (mit großer Angst).[34] Schmerzhafter Punkt über dem Magen, der zu allen Stellen des Bauches ausstrahlt. Nagender Ulzerationsschmerz; Brennen und Einschnüren. Erfolglose Anstrengung aufzustoßen. **Große Gier nach Süßem.** Gastritis bei Trinkern. Ulzerierender Schmerz auf der linken Seite unter den Rippen.

Zittern und Pochen im Magen. Enorme Auftreibung. Magenulkus, **mit ausstrahlendem Schmerz**. Verlangen nach Käse und Salz. Stechender Ulkusschmerz auf der linken Seite des Magens, unter den kurzen Rippen.

Abdomen. – Kolik, **mit großer geblähter Auftreibung**.

Rektum. – Wäßriger, geräuschvoller Stuhl mit Blähungen; **grün, wie gehackter Spinat**, mit Schleimfetzen und gewaltiger Auftreibung des Abdomens; widerwärtig stinkend. Diarrhoe sofort nach dem Essen oder Trinken. **Die Flüssigkeiten gehen gerade durch ihn durch**; nach Süßigkeiten. Stühle mit Blähungen nach jeder Gemütsbewegung. Jucken des Anus.

Harnwege. – Unbewußter Urinabgang, Tag und Nacht. Die Urethra ist entzündet, mit Schmerzen, Brennen und Jucken; Schmerz wie von einem Splitter. Der Urin ist spärlich und dunkel. Absonderung einiger Tropfen nach Beendigung. Geteilter Strahl. Frühes Stadium der Gonorrhoe; reichliche Absonderung und schreckliche schneidende Schmerzen; blutiger Urin.

Männlich. – Impotenz; Erektionen, die aber beim Koitusversuch nachlassen.[34] Schankerartige[53] Geschwüre (an der Vorhaut).[12] Mangelndes Verlangen. Die Genitalien schrumpfen. Geschlechtsverkehr ist schmerzhaft.

Weiblich. – Magenschmerz zu Beginn der Menses. Blutwallungen[34] bei Nacht. Nervöse Erregbarkeit im Klimakterium. Reichlicher Weißfluß, mit Erosion der Zervix; blutet leicht. Uterusblutung, zwei Wochen nach den Menses; schmerzhafte Erkrankung des linken Ovars.

Atemwege. – **Hohe Töne verursachen Husten**. Chronische Heiserkeit. Erstickender Husten, wie von einem Haar im Hals. Dyspnoe. (Sie) hat das Gefühl einer (Eisen-)stange um ihre Brust herum.[34] Herzklopfen, unregelmäßiger und aussetzender Puls; ⟨ Liegen auf der **rechten Seite. [Alum.]** Schmerzende Stellen in der Brust. Angina pectoris, ⟨ nachts. Viele Leute in einem Zimmer scheinen ihm den Atem zu nehmen. Heftige Krämpfe der Brustmuskulatur.

Rücken. – Viel Schmerzen. Die Wirbelsäule ist empfindlich mit nächtlichen Schmerzen, **[Ox-ac.]** Paraplegie; Tabes dorsalis.

Extremitäten. – Kann nicht mit geschlossenen Augen gehen. Zittern, mit allgemeiner Schwäche. Paralyse, mit Gemüts- und Bauchsymptomatik. Steifheit der **Waden**. Schwäche besonders in den Waden. Geht und steht

53 Boericke schreibt „cancer-like“, es müßte aber „chancre-like“ [11], [12], [34] heißen, also nicht krebsartige Geschwüre, sondern schankerartige.

unsicher, besonders wenn unbeobachtet. Taubheit der Arme. Postdiphtherische Lähmung* (nach **Gels.**).

Schlaf. – Schlaflos, von Phantasiegebilden in seiner Vorstellung; schreckliche Träume von Schlangen und Träume von sexueller Befriedigung. Schläfriger Stupor.

Fieber. – Frost mit Übelkeit. Er fröstelt beim Aufdecken, aber fühlt sich erstickt, wenn er eingewickelt ist.

Haut. – Braun, gespannt und hart. Ziehen auf der Haut, wie von einem Spinnengewebe, oder getrockneter eiweißartiger Substanz, runzelig und vertrocknet. Unregelmäßige Flecken.

Modalitäten. – ‹ Wärme in jeder Form; nachts; von kaltem Essen; **Süßigkeiten**; nach dem Essen; während Menstruation; Gemütsbewegungen; **linke Seite**;

› Aufstoßen; frische Luft; **Kälte**; Druck.

Beziehungen. – Antidot: **Nat-m.**

Vergleiche: **Ars., Merc., Phos., Puls.**

Argentum cyanatum – Silbercyanid: Angina pectoris, Asthma, Ösophagusspasmus.

Argentum iodatum – Silberjodid: Halsbeschwerden, Heiserkeit, Drüsenleiden.

Argentum oxydatum – Silberoxid: Chlorose* mit Menorrhagie und Diarrhoe.

Argentum phosphoricum: Ein ausgezeichnetes Diuretikum bei Wassersucht.

Argentum proteinicum – Protargol: Gonorrhoe nach akutem Stadium 2%ige Lösung; syphilitische Plaques muqueuses, Schanker und Ulcus molle, 10%ige Lösung zweimal täglich auftragen; Ophthalmia neonatorum, 2 Tropfen einer 10%igen Lösung.

Dosierung. – Dritte bis 30. Potenz.

Am besten ist eine wäßrige Lösung 1 : 9, je 2 oder 3 Tropfen. Diese wäßrige Lösung ist den niederen Potenzen vorzuziehen; außer wenn sie frisch sind, zersetzen sich diese leicht in das Oxyd.

Aristolochia milhomens

Aristolochia cymbifera, „Brasilian Snake Root“, Jarinhawurzel
Aristolochiaceae; Brasilien, Paraguay

Stechende Schmerzen in verschieden Körperteilen. Schmerz in den Fersen, Brennen im Anus und häufiges Urinieren[54]. Blähung in Magen und Abdomen. Schmerz in Rücken und Extremitäten. Steifheit der Beine. Schmerz in der Achillessehne. Jucken und Schwellung um die Malleoli herum.

Beziehungen. – Vergleiche: **Serpentaria aristolochia** – Virginische Schlangenwurzel: Symptome des Verdauungskanals, erschöpfender Durchfall, Meteorismus. Verdauungsstörung mit Blähungen. Hirnkongestion. Auftreibung und schneidende Schmerzen im Abdomen. Symptome wie die von Sumach*.

Dosierung. – Niedere Potenzen.

Arnica montana

Bergwohlverleih, Arnika
Compositae; Mittel-, Süd- und Osteuropa und Mittelasien

Es ruft im Organismus Zustände hervor, die denen nach Verletzungen, Stürzen, Schlägen und Quetschungen ziemlich ähnlich sind. Ohrenklingen. **Zeichen von Zersetzung**. Septische Zustände; als Prophylaktikum bei eitrigen Infektionen. Apoplexie, rotes und volles Gesicht.

Es ist besonders für Fälle geeignet, wenn Unfälle, wie weit sie auch zurückliegen mögen, die gegenwärtigen Probleme verursacht zu haben scheinen. **Nach traumatischen Verletzungen**, Überanstrengung irgendeines Organes, Zerrungen. Arnika neigt zu zerebraler Kongestion. Es wirkt am Besten bei Plethorikern, (aber nur)[12] schwach bei Entkräfteten, mit Blutarmut und Herzwassersucht mit Atemnot. Ein Muskeltonikum. Traumatisierung durch Kummer, Reue oder plötzliche Erkenntnis von finanziellem Verlust. Die Glieder und der Körper schmerzen wie geschlagen; die Gelenke wie verstaucht. Das Bett fühlt sich zu hart an. Ausgeprägte Wirkung auf das Blut. Es beeinflußt das venöse System, indem es Stase hervorruft. Ek-

54 Wahrscheinlich ein Druckfehler im englischen Boericke: Es müßte nach [11] und [12] „frequent urination“ anstatt „frequent irritation“ heißen.

chymosen und Hämorrhagien. Erschlaffte Blutgefäße, schwarze und blaue Flecken. Neigung zu Blutungen und Zuständen schleichenden Fiebers. Tendenz zu Gewebsdegeneration, septischen Zuständen und nicht reifenden Abszessen. **Wundes, lahmes und zerschlagenes Gefühl**. Neuralgien, die von einer Störung des Nervus vagus herrühren. Rheumatismus des Muskel- und Sehnengewebes, besonders des Rückens und der Schulter. Abneigung gegen (das gewohnte) Tabak(-rauchen).[16] **Grippe**. Thrombose. Hämatozele.

Gemüt. – Fürchtet Berührung oder Annäherung, von wem auch immer. Bewußtlos; wenn er angesprochen wird, antwortet er richtig, wird aber sofort wieder bewußtlos. Gleichgültigkeit; Unfähigkeit, anhaltend und streng zu arbeiten;[17] verdrießlich, delirant. Nervös; kann keine Schmerzen ertragen; der ganze Körper ist überempfindlich. Sagt, es fehle ihm nichts. Möchte alleine gelassen werden. Agoraphobie (Platzangst). Nach geistiger Anstrengung oder Schock.

Kopf. – **Heiß, mit kaltem Körper**; verwirrt; Empfindlichkeit des Gehirnes, mit heftigen, zwickenden Schmerzen. Die Kopfhaut fühlt sich zusammengezogen an. Kalte Stelle an der Stirn. Chronischer Schwindel; die Gegenstände wirbeln umher, besonders beim Gehen.

Augen. – Diplopie nach Augenverletzung,[34] Augenmuskellähmung, retinale Blutung. Gequetschtes, wundes Gefühl in den Augen nach Arbeit in Augennähe. Muß die Augen offenhalten. Schwindel beim Schließen derselben. Müdes und mattes Gefühl, nach Besichtigungen, Kino etc.

Ohren. – Durch Blutandrang zum Kopf verursachte Ohrgeräusche. Stechen in den Ohren und um die Ohren herum. Blut aus den Ohren. Dumpfheit des Gehörs nach Gehirnerschütterung. Schmerz im Ohrmuschelknorpel wie geprellt.

Nase. – Bluten nach jedem Hustenanfall, dunkles flüssiges Blut. Die Nase fühlt sich wund an; **kalte Nase**.[12]

Mund. – **Stinkender Atem**. Trocken und durstig. Bitterer Geschmack. **[Coloc.] Geschmack wie von faulen Eiern**. Schmerzhaftigkeit des Zahnfleischs nach Zahnextraktion. **[Sep.]** Empyem des Sinus maxillaris.

Gesicht. – **Eingefallen**; sehr rot. Hitze in den Lippen. Herpes im Gesicht.

Magen. – Verlangen nach Essig. Widerwille gegen Milch und Fleisch. Heißhunger. Bluterbrechen. Schmerz im Magen während dem Essen. Der Magen ist wie voll, eine mit Ekel verbundene Sattheit.[16] Drücken von Blähungen mit Atembeklemmung,[4] geht rauf und runter. Druck wie von einem Stein. **Gefühl im Magen, als würde er an die Rückenwirbel angedrückt**[17]. **Stinkendes** Erbrechen.

Abdomen. – Stiche unter den falschen Rippen. Aufgetrieben; stinkender Flatus. Scharfe Stöße durch den (Unter-)Bauch (von einer Seite zur anderen).[16]

Rektum. – **Überanstrengung durch Tenesmen bei Durchfall. Stinkender**, brauner, **blutiger**, fauliger und unwillkürlicher Stuhl. Sieht aus wie braune Hefe. Muß sich nach jedem Stuhlgang hinlegen. Durchfall von Schwindsucht; ‹ Liegen auf der linken Seite. Dysenterische Stühle mit Muskelschmerzen.

Harnwege. – Harnverhaltung von Überanstrengung. Dunkles ziegelrotes Sediment. Blasentenesmus mit sehr schmerzhafter Miktion.

Weiblich. – Quetschung der Geschlechtsteile nach der Geburt. Heftige Nachwehen. Uterusblutung von mechanischer Verletzung nach Koitus.[55] Wunde Brustwarzen. Mastitis durch Verletzung. Gefühl, als läge der Foetus quer.

Atemwege. – Husten bedingt duch Herzschaden, anfallsweise, nachts, während dem Schlaf, ‹ körperliche Betätigung. Akute Tonsillitis, Schwellung des weichen Gaumens und der Uvula. Pneumonie; bevorstehende Lähmung. Heiserkeit von Überanstrengung der Stimme. Wundes, schmerzhaftes Gefühl am Morgen. Husten wird durch Weinen und Jammern verursacht. Trockener Husten, von Kitzeln tief unten in der Trachea. Blutiger Auswurf. Atemnot mit Bluthusten. Alle Knochen und Knorpel der Brust sind schmerzhaft. **Heftiger spasmodischer Husten, mit Herpes im Gesicht**. Keuchhusten, das Kind schreit vor dem Husten. **Seitenstechen**[16]. **[Ran-b., Cimic.]**

Herz. – **Angina pectoris**; Schmerz besonders schlimm im Ellbogen des linken Arms. Herzstechen. Der Puls ist schwach und unregelmäßig. Herzwassersucht mit quälender Dyspnoe. Die Extremitäten sind angeschwollen, fühlen sich zerschlagen und schmerzhaft an. Herzverfettung und Hypertrophie.

Extremitäten. – Gicht. Große Furcht vor Berührung oder Annäherung. Schmerz in Rücken und Gliedern, wie gequetscht oder zerschlagen. Gefühl von Verstauchung und Dislozierung. Schmerzhaftigkeit nach Überanstrengung. Alles, worauf er liegt, erscheint zu hart. Totenkälte des Unter-

---

55 Vgl. [34]: „Metrorrhagie nach Koitus. (Uterusprolaps.)“ Sowie „Metrorrhagie nach Koitus. (Während der Schwangerschaft.)“

arms. Kann nicht aufrecht gehen, aufgrund des Quetschungsschmerzes in der Beckenregion. Der Rheumatismus beginnt unten und arbeitet sich nach oben. **[Led.]**

Schlaf. – Schlaflosigkeit und Rastlosigkeit bei Übermüdung. Komatöse Schläfrigkeit; erwacht mit heißem Kopf; Träume von Tod, verstümmelten Körpern, ängstliche und schreckliche Träume. Schrecken in der Nacht. Unwillkürlicher Stuhlgang im Schlaf.

Fieber. – Die Fiebersymptomatik ist eng verwandt mit Typhus. Schaudern über den ganzen Körper. Hitze und Röte des Kopfes mit Kälte des übrigen Körpers. Innere Hitze, die Füße und Hände sind kalt. Saure Nachtschweiße.

Haut. – **Schwarz und blau.** Jucken, Brennen, Ausschlag von kleinen Pickeln. **Eine Menge kleiner Furunkel. [Ichth., Sil.]** Ekchymosen. Dekubitus. **[Bovinin lokal]** Acne indurata*, charakterisiert durch **symmetrische Verteilung.**

Modalitäten. – ‹ geringste Berührung; Bewegung; Ruhe; Wein; feuchte Kälte.

› **Hinlegen, oder mit Kopftieflage.**

Beziehungen. – Antidot: **Camph.**

Komplementärmittel: **Acon., Ip.**

Vergleiche: **Acon., Bapt., Bell-p., Ham., Rhus-t., Hyper.**

Vitex trifolia – „Indian Arnica": Verstauchungen und Schmerzen, Kopfweh in den Schläfen, Schmerz in den Gelenken; Schmerz im Abdomen; Schmerz in den Hoden.

Dosierung. – Dritte bis 30. Potenz. Lokal die Tinktur, sollte aber nie **heiß** aufgetragen werden oder überhaupt nicht, wenn Abschürfungen oder Schnitte vorhanden sind.

Arsenicum album

Weißes Arsenik, Arsentrioxid, As_4O_3

Ein auf alle Organe und Gewebe tief wirkendes Mittel. Seine scharf umrissenen charakteristischen Symptome und die Übereinstimmung bei vielen ernsten Krankheiten machen seinen Einsatz in der Homöopathie beständig und sicher. Seine Allgemeinsymptome führen oft schon allein zu seiner erfolgreichen Anwendung. Unter diesen sind die alles beherrschende Schwäche, Erschöpfung und **Rastlosigkeit** mit **nächtlicher Verschlimme-**

rung die allerwichtigsten. **Große Erschöpfung nach der geringsten Anstrengung**. Diese, mit der eigentümlichen Reizbarkeit der Faser, ergibt die charakteristische **reizbare Schwäche. Brennende Schmerzen.** Unstillbarer Durst. Brennen > Hitze. **Beschwerden an der See. [Nat-m., Aq-mar.]** Schädliche Folgen von Früchten, besonders von eher wäßrigen. Bringt in den letzten Augenblicken des Lebens Ruhe und Erleichterung, wenn es in Hochpotenz gegeben wird. **Furcht, Schrecken und Sorgen**. Grüne Absonderungen. Kala-Azar bei Kindern (Dr. Neatby).

An Arsen sollte man denken bei Beschwerden von Alkoholismus, **Vergiftung durch Leichengift**, Stichen, Sektionswunden, Kautabak; üble Folgen von verdorbenem Essen oder tierischer Substanz; der Geruch der Absonderungen ist **faulig**. Bei Beschwerden, die jährlich wiederkehren. Anämie und Chlorose*. Degenerative Veränderungen. Allmählicher Gewichtsverlust durch mangelhafte Ernährung. Reduziert den Brechungsindex des Blutserums (auch Chin. und Ferr-p.). Erhält den Organismus unter Belastung durch bösartige Prozesse aufrecht, ungeachtet der Lokalisation. Malariakachexie. **Septische Infektionen und geringe Lebenskraft.**

Gemüt. – **Große Qual und Ruhelosigkeit. Wechselt ständig den Ort. Furcht**, vor dem Tod und alleine gelassen zu werden. Große Furcht, mit kaltem Schweiß. Glaubt, es sei sinnlos, Medizin einzunehmen. Selbstmordneigung. Visuelle und olfaktorische Halluzinationen. Verzweiflung treibt ihn von einem Ort zum anderen. Kleinlich, boshaft, selbstsüchtig, mutlos. Verstärkte allgemeine Empfindlichkeit. **[Hep.]** Empfindlich gegen Unordnung und Verwirrung. Delirium tremens; Fluchen und Phantasieren; gehässig.

Kopf. – Kopfweh > Kälte, die anderen Symptome < Kälte. Periodisch brennende Schmerzen, mit **Rastlosigkeit**; mit kalter Haut. Migräne, mit eisigem Gefühl der Kopfhaut und großer Schwäche. Empfindlicher Kopf im Freien. Der Kopf ist in ständiger Bewegung. Die Kopfhaut **juckt** unerträglich; kreisrunde Flecken von nackten Stellen; rauh, dreckig, empfindlich und mit trockenen Schuppen bedeckt; nächtliches Brennen und Jucken; Schuppen. Die Kopfhaut ist sehr empfindlich, kann sich nicht die Haare bürsten.

Augen. – **Brennen in den Augen, mit scharfem Tränenfluß**. Trachom; die Lider sind rot, ulzeriert, schorfig und schuppig. Ödeme **um** die Augen **herum**. Äußerliche Entzündung, mit extremer Schmerzhaftigkeit; **brennender, heißer** und wundmachender Tränenfluß. Ulzeration der Cornea. **Intensive Lichtscheu**; > äußere Wärme. Ziliarneuralgie, mit fein brennendem Schmerz.

Ohren. – Die Haut innen ist wund und brennt. **Dünne, wundmachende und stinkende** Otorrhoe. Ohrenbrausen, (besonders) bei (jedem) Schmerzanfall.[17]

Nase. – **Dünne, wäßrige, wundmachende** Absonderung. Die Nase fühlt sich **verstopft** an. Niesen **ohne** Erleichterung. Heufieber und Schnupfen; ‹ im Freien; › Drinnen. **Brennen** und Bluten. Akne an der Nase. Tuberculosis cutis luposa.

Gesicht. – Gedunsen, blaß, gelb, **kachektisch**, eingefallen, kalt und mit Schweiß bedeckt. **[Acet-ac.]** Ausdruck von Todesangst. Reißende, **nadelartige** Schmerzen; Brennen. Die Lippen sind schwarz, livide. Entzündete[11], umschriebene Rötung der Wangen.

Mund. – Ungesundes, leicht blutendes Zahnfleisch. Ulzeration des Mundes mit Trockenheit und brennender Hitze. Epitheliom der Lippen. Die Zunge ist trocken, sauber und rot; stechender und brennender Schmerz in der Zunge, ulzeriert mit blauer Verfärbung. Blutiger Speichel. Neuralgie der Zähne; fühlen sich lang und sehr schmerzhaft an; ‹ nach Mitternacht; › Wärme. Metallischer Geschmack. **Schluckweises Aufstoßen von brennendem Wasser.**

Hals. – Geschwollen, ödematös, zugeschnürt, **brennend**, kann nicht schlucken. Diphtherische Membran, schaut trocken und runzelig aus.

Magen. – **Kann den Anblick oder den Geruch von Speisen nicht ertragen. Großer Durst; trinkt viel, aber wenig auf einmal**. Übelkeit, Würgen und Erbrechen, nach Essen oder Trinken. Angst in der Magengrube. **Brennender Schmerz.** Heftiges Verlangen nach Säuren und Kaffee. Sodbrennen; Aufschwulken von sauren und bitteren Substanzen, die den Hals wund zu machen scheinen. Langanhaltendes Aufstoßen. Erbrechen von Blut, Galle, grünem Schleim oder braun-schwarzem Schleim gemischt mit Blut. Der Magen ist äußerst reizbar; scheint wund zu sein, wie zerrissen. Magenschmerzen von der kleinsten Menge Essen oder Trinken. Dyspepsie von Essig, Säuren, Eiskrem, Eiswasser, (Kau-)Tabak[34]. Schreckliche Furcht und Atemnot, mit Magenschmerzen; auch Schwäche, eisige Kälte, große Erschöpfung. Maligne Symptomatik. Alles Geschluckte scheint im Ösophagus steckenzubleiben, der wie verschlossen erscheint, und als könne nichts hindurch. **Üble Folgen von pflanzlicher Kost, Melonen und wäßrigen Früchten überhaupt.** Heftiges Verlangen nach Milch.

Abdomen. – Nagende, brennende Schmerzen wie von feurigen Kohlen; › Hitze. **Leber und Milz sind vergrößert und schmerzhaft.** Aszites und Anasarka. Das Abdomen ist geschwollen und schmerzhaft. Schmerz wie von einer Wunde im Bauch beim Husten.

Rektum. – Schmerzhafter, spasmodischer Rektalprolaps.[56] Tenesmus. **Brennender** Schmerz und Druck in Rektum und Anus.

Stuhl. – Klein, stinkend, dunkel, mit großer Erschöpfung. < nachts und nach Essen und Trinken; durch Magenverkühlung, Alkoholmißbrauch, verdorbenes Fleisch. Dunkle, blutige und widerlich stinkende Dysenterie. Cholera, mit großer Todesangst, Prostration und brennendem Durst. Der Körper ist eiskalt. **[Verat.]** Die Hämorrhoiden brennen wie Feuer; < Hitze. Die Haut um den Anus ist aufgescheuert.

Harnwege. – Spärlicher, brennender, unwillkürlicher Harn. Die Blase ist wie gelähmt. **Proteinurie**. Epithelien; zylindrische Fibrinklümpchen und Kügelchen aus Eiter und Blut im Harn. Nach dem Wasserlassen Schwächegefühl im Abdomen. Brightsche Krankheit*. Diabetes.

Weiblich. – Die Menses sind zu reichlich und zu früh. Brennen im Gebiet der Eierstöcke. Weißfluß ist scharf, brennend, stinkend und dünn. Schmerz wie von glühend-heißen Drähten, < geringste Anstrengung; verursacht große Müdigkeit; > warmes Zimmer. **Menorrhagie**. Stechender Schmerz im Becken, erstreckt sich den Oberschenkel hinunter.

Atemwege. – Unfähig sich hinzulegen; fürchtet Erstickung. Die Atemwege sind zugeschnürt. Asthma < Mitternacht; Brennen in der Brust. Erstickender Katarrh. Husten < nach Mitternacht. < Liegen auf dem Rücken. Der Auswurf ist spärlich, **schaumig. Stechender Schmerz durch das obere Drittel der rechten Lunge**. Giemende Atmung. Bluthusten mit Schmerz zwischen den Schultern; brennende Hitze überall. Trockener Husten, wie von Schwefeldämpfen; **nach dem Trinken**.

Herz. – Herzklopfen, Schmerz, Atemnot und Schwäche. Reizbares Herz bei Rauchern und Tabakkauern. **Das Herz schlägt morgens schneller. [Sulph.]** Dilatation. Zyanose. Herzverfettung. Angina pectoris mit Schmerz im Hals und Hinterkopf.

Rücken. – Schwäche im Kreuz. Ziehschmerz zwischen den Schultern.[16] Schmerz und Brennen im Rücken. **[Ox-ac.]**

Extremitäten. – Zittern, Zucken, Krämpfe, Schwäche, Schwere und Unbehagen. Wadenkrämpfe. Schwellung der Füße. Ischialgie. Brennende Schmerzen. Neuritis der peripheren Nerven. Diabetische Gangrän. Ge-

---

56 Vgl. [16]: „Der Mastdarm wird mit großen Schmerzen krampfhaft herausgedrängt und gepresst."

schwüre an der Ferse. **[All-c., Lam.]** Paralyse der unteren Extremitäten mit Atrophie.

Schlaf. – Gestört, ängstlich, ruhelos.[57] Muß den Kopf durch Kissen erhöht haben. Erstickungsanfälle während des Schlafes. Schläft mit den Händen über dem Kopf. Die Träume sind voller Ängste und Sorgen. Schläfrig, Schlafkrankheit.

Fieber. – Hohe Temperatur. **Ausgeprägte Periodizität mit Adynamie.** Septische Fieber. **Wechselfieber. Unvollständige Anfälle, mit ausgeprägter Erschöpfung. Heufieber.** Kalte Schweiße. Typhus, nicht im zu frühen Stadium; oft nach **Rhus-t.** Totale Erschöpfung. Delirium; ⟨ nach Mitternacht. Große Ruhelosigkeit. Große Hitze gegen 3 Uhr nachts. Schmutziger Belag*.

Haut. – Jucken, Brennen, Schwellungen, Ödeme; papulöse, **trockene, rauhe, schuppige** Ausschläge; ⟨ **Kälte** und Kratzen. Milzbrandpusteln. Geschwüre mit stinkender Absonderung. Milzbrand (, der wie Feuer brennt).[34] Stiche und Bisse von Tieren.[58] Nesselsucht, mit Brennen und Ruhelosigkeit. **Psoriasis.** Szirrhus. Eisige Kälte des Körpers. Epitheliome der Haut. Gangränöse Entzündungen.

Modalitäten. – ⟨ nasses Wetter, nach Mitternacht; Kälte, kalte Getränke oder Essen. Meeresküste. Rechte Seite.

⟩ Hitze; Hochlagern des Kopfes; warme Getränke.

Beziehungen. – Komplementärmittel: **Rhus-t., Carb-v., Phos., Thuj., Sec.**

Antidote: **Op., Carb-v., Chin., Hep., Nux-v.**

Chemische Antidote: Tierkohle[12], Hydratisiertes Eisenperoxid, Kalkwasser.

Arsenicum album antidotiert Bleivergiftung.[1]

Vergleiche: **Cench., Iod., Phos., Chin., Verat., Carb-v., Kali-p., Strych-g.**

Arsenicum stibiatum – Antimonarsenat: Brustentzündung bei Kindern, Ruhelosigkeit mit Durst und starker Erschöpfung, lockerer Schleimhusten, Beklemmung, beschleunigte Atmung, knisterndes Rasseln. D3.

---

57 Vgl. [34]: „Unruhiger Schlaf, gestört durch schreckliche Träume. (Wechselfieber.)“ Sowie: „Schläfrigkeit, gestört durch unangenehme Träume und große Ängstlichkeit.“

58 Boericke englisch: „poisoned wounds“, vgl. C. Hering, The Homeopathic Domestic Physician, 13. amerikanische Aufl. Repr. Delhi 1986: „Wenn faulige tierische Substanzen in eine Wunde geraten sind, oder Eiter aus Geschwüren von Mensch oder Tier, gebe man Arsenicum.“

Epilobium palustre – Sumpf-Weidenröschen: Hartnäckiger typhöser Durchfall.

Levico aqua – Mineralwasser aus Südtirol, enthält Arsen, Eisen und Kupfer: Chronische und dyskratische Hauterkrankung, Chorea minor und Spasmen bei skrofulösen* und anämischen Kindern. Wirkt vorteilhaft auf den Stoffwechsel und fördert die Ernährung. Schwäche und Hauterkrankungen, besonders nach dem Gebrauch von höheren Potenzen, wenn der Fortschritt auszusetzen scheint. Dosierung: 10 Tropfen in ein Glas warmes Wasser dreimal täglich nach den Mahlzeiten (Burnett).

Natrum arsanilicum – Atoxyl: Schlafkrankheit; beginnende Optikus-Atrophie. D3.

Sarcolacticum acidum: Grippe mit heftigem Erbrechen.

Dosierung. – Dritte bis 30. Potenz. Die allerhöchsten Potenzen bringen oft glänzende Ergebnisse.

Niedrige Potenzen bei Magen-, Darm- und Nierenerkrankungen; höhere bei Neuralgien, Nerven- und Hauterkrankungen. Wenn es aber bei nur oberflächlichen Zuständen indiziert ist, gebe man die niedrigsten Potenzen, D2 bis D3 Trituration. Wiederholte Gaben sind empfehlenswert.

Arsenicum bromatum

Arsenbromid, $AsBr_3$

Es hat sich als großes Anti-Psorikum und Anti-Syphilitikum erwiesen. Herpetische Ausschläge, syphilitische Wucherungen, Drüsentumoren und Verhärtungen, Krebs, motorische Ataxie, hartnäckige Wechselfieber und **Diabetes** werden alle von diesem Präparat stark beeinflußt.

Gesicht. – **Rosacea,** mit violetten Papeln auf der Nase; ‹ Frühling. **Akne** bei jungen Leuten.

Dosierung. – Tinktur, 2–4 Tropfen in Wasser, täglich. Bei Diabetes, dreimal am Tag 3 Tropfen in ein Glas Wasser.

Arsenicum hydrogenisatum

Arsenwasserstoff, AsH_3

Die allgemeine Wirkung von Arsenik, aber akzentuierter. Anämie. Angst; Verzweiflung. **Hämaturie,** mit allgemeiner Blutzersetzung. Blutungen von den Schleimhäuten. Anurie, gefolgt von Erbrechen. Eiterhaltige

Bläschen an der Eichel und der Vorhaut, (nach dem Platzen kleine,) runde, flache Geschwüre hinterlassend.[17] Kollaps. Kälte; Erschöpfung. Plötzliche Schwäche und Übelkeit. Die Haut wird dunkelbraun.

Kopf. – Heftiger Schwindel beim Treppensteigen. (Gelbgefärbte,) eingefallene, (tief in ihren Höhlen liegende) Augen, mit breiten, blauen Ringen um dieselben.[17] Heftiges Niesen. Die Nase ist kalt. Muß in warme Kleidung eingepackt sein.

Mund. – Die Zunge ist vergrößert; tiefe, unregelmäßige Geschwüre; knotige Schwellung. Der Mund ist heiß und trocken; wenig Durst.

Dosierung. – Dritte Potenz.

Arsenicum iodatum

Arsentrijodid, AsJ_3

Es ist bei ständig reizenden, wundmachenden Absonderungen zu bevorzugen. Die Absonderung reizt die Membran, **von** der sie kommt und **über** die sie läuft. Die Absonderung kann stinkend, wäßrig sein und die Schleimhaut ist immer rot, entzündet und geschwollen; juckt und brennt. Grippe, **Heufieber**, alte Nasenkatarrhe und Mittelohrkatarrhe. Schwellung des Gewebes in der Nase. Hypertrophierter Zustand der Eustachischen Röhre und Taubheit. Altersherz, Myokarditis und Herzverfettung. Schnellender Puls. Chronische Aortitis. Epitheliom der Lippe. Brustkrebs, nachdem die Geschwürbildung eingesetzt hat.

Es ist wohl anzunehmen, daß wir mit Arsenicum iodatum eine Arznei haben, die äußerst eng mit den Erscheinungsformen der Tuberkulose verwandt ist. In den frühen Tuberkulosestadien ist Ars-i. sehr effektiv, auch wenn Temperaturanstieg am Nachmittag vorliegt. Es wird durch tiefgehende Erschöpfung, raschen, reizbaren Puls, rezidivierende Fieber und Schweiße und Abmagerung indiziert sein. Neigung zu Diarrhoe. Chronische Pneumonie, mit Lungenabszeß. Hektisch*; Schwäche; Nachtschweiße.

Man sollte sich dieses Mittels auch bei Schwindsucht mit heiserem, quälendem Husten und reichlichem, eitrigem Auswurf, begleitet von Herzschwäche, Abmagerung und allgemeiner Hinfälligkeit erinnern; bei chronischem, wäßrigem Durchfall von Schwindsüchtigen; bei Fällen von Abmagerung bei gutem Appetit; bei Amenorrhoe mit anämischem Herzklopfen und Atemnot. Bei chronischer Pneumonie, wenn sich gerade ein Abszeß bildet. Große Abmagerung. Arteriosklerose, Degeneration des Myokards, und Altersherz. Drohende Pyämie. **[Pyrog., Methyl.]**

Kopf. – **Schwindel,** mit zittrigem Gefühl, besonders bei alten Menschen.

Augen. – Phlyktänenkonjunktivitis.

Ohren. – Otitis mit stinkender, wundmachender Absonderung. Verdickung des Trommelfells.

Nase. – **Dünne, wäßrige, reizende, wundmachende Absonderung von den Nasenlöchern und den Choanen; Niesen**. Heufieber. Reizung und Kitzeln der Nase, dauernder Drang zu Niesen. **[Pollanin.]**[59] **Chronischer Nasenkatarrh**. Geschwollene Nase; üppige, dicke, gelbe Absonderung; Ulzera; **die Membran ist schmerzhaft und wund.** ‹ Niesen. **Brennender**, scharfer Schnupfen.

Hals. – Brennen im Rachen. Die Mandeln sind geschwollen. Dicke Membran vom Rachen bis zu den Lippen. Stinkender Atem, mit Beteiligung der Drüsen. Diphtherie. Chronische granuläre Pharyngitis.

Magen. – Schmerz und Sodbrennen. Erbrechen eine Stunde nach dem Essen. Quälende Übelkeit. Schmerz im Oberbauch. Intensiver Durst; Wasser wird sofort erbrochen.

Atemwege. – Leichter Reizhusten mit trockener und verstopfter Nase. Pleuritis exsudativa. Chronische Bronchitis. Lungentuberkulose. Lungenentzündung, die sich nicht löst. Bronchopneumonie nach Grippe. Trockener Husten mit wenigem, schwierigem Auswurf. Aphonie.

Fieber. – Rezidivierende Fieber und Schweiße. **Durchnässende Nachtschweiße**. Rascher, kraftloser, schwacher und unregelmäßiger Puls. Frostig, kann keine Kälte aushalten.

Haut. – Trocken, schuppig, juckend. **Auffällige Abschilferung der Haut in großen Schuppen**, darunter eine rauhe, nässende Oberfläche zurücklassend. **Ichthyosis. Vergrößerte, skrofulöse* Lymphknoten. Lymphknotenschwellung in der Leiste bei Geschlechtskrankheiten**. Entkräftende Nachtschweiße. Ekzem des Bartes; wäßrig, nässend, juckend; ‹ Waschen. Abzehrung. Psoriasis. Harte, knotige Akne, mit verhärteter Basis und Pusteln an der Spitze.

Beziehungen. – Vergleiche: **Tub., Ant-i.**

Bei Heuschnupfen vergleiche: **Aral., Naphtin., Ros-d., Sang-n.**

---

59 Die Bedeutung dieser Abkürzung war durch die uns zugänglichen Quellen nicht zu erschließen.

Dosierung. – Zweite und dritte Trituration. Sollte frisch hergestellt sein und vor Sonnenlicht geschützt werden. Einige Zeit lang geben. Es hat sich als klinisch empfehlenswert erwiesen, bei Tuberkulose etwa mit der D4 anzufangen und allmählich zur D2 Trituration hinunterzugehen, 5 Gran (320 mg) dreimal täglich.

Arsenicum metallicum

Arsenum metallicum, Scherbenkobalt, Arsen, As

Weckt latent vorhandene Syphilis. Die Periodizität ist sehr ausgeprägt; Symptome kehren alle zwei oder drei Wochen wieder. Schwäche. Schwellungsgefühl der Körperteile.

Gemüt. – Niedergeschlagen. Schwaches Gedächtnis (, besonders zu behalten, was er gelesen hat).[34] **Verlangen, alleine zu sein.** Belästigt durch Visionen, die sie veranlassen zu weinen.[60]

Kopf. – Der Kopf fühlt sich zu groß an. Linksseitiger Kopfschmerz zu den Augen und in die Ohren hinein. Kopfweh ‹ Bücken und Hinlegen. Ödematöse Schwellung der Stirn.

Gesicht. – Rot, juckend, brennend und gedunsen. Die Augen sind geschwollen und wäßrig, brennen bei Schnupfen. Die Augen sind schwach, Tageslicht und das Licht von Gaslampen ist unangenehm.

Mund. – Die Zunge ist weiß belegt und zeigt Zahnabdrücke. Der Mund ist entzündet und geschwürig.

Abdomen. – Schmerzhaftigkeit in der Leber geht hindurch zu Schultern und Rückgrat. Schmerz in der Milz zieht zur Leiste. Schmerz in der Brust zieht zur Hüfte und zur Milz. Durchfall, brennende, wäßrige Stühle erleichtern den Schmerz.

Dosierung. – Sechste Potenz.

---

60 Vgl. [34]: „Furchtbare Visionen von Gespenstern bei hellem Tageslicht; sie sieht drohende Menschen hinter sich und schreit schrecklich; sie ist in größten Qualen sogar, wenn ihre Mutter bei ihr ist; (12 Jähriges Mädchen, während Genesung von Typhus)."

Arsenicum sulphuratum flavum

Arsentrisulfid, Gelbes Schwefelarsen, As_2S_3

Nadelstiche in der Brust von innen nach außen; auch an der (rechten Seite der) Stirn.[11] Stechen hinter dem Ohr.[61] Mühsame Atmung. Die Haut um die Genitalien ist aufgesprungen. Leukoderma und schuppenartige Syphilide. Ischialgie und Schmerz um die Knie herum.

Beziehungen. – **Arsenicum sulphuratum rubrum** – Rotes Schwefelarsen, As_2S_2: Grippe mit schweren katarrhalischen Symptomen, ganz starker Erschöpfung und hoher Temperatur, eitrigen Absonderungen, Psoriasis, Akne und **Ischialgie**. Fröstelt selbst vor einem Feuer. Jucken in verschiedenen Körperteilen. Pellagra.

Dosierung. – Dritte Trituration.

Artemisia vulgaris

Beifuß

Compositae; Europa, Asien, Nord- und Südamerika

Hat einiges Ansehen als Mittel für epileptische Leiden und konvulsive Erkrankungen der Kindheit und bei Mädchen in der Pubertät. Es ist lokal und innerlich angewandt für die Augen schädlich. **Petit mal.** Epilepsie ohne Aura; nach Schreck und anderen heftigen Gemütsbewegungen und nach Masturbation. Mehrere Konvulsionen folgen dicht aufeinander. Somnambulismus. Steht nachts auf und arbeitet, erinnert sich am Morgen an nichts. **[Kali-p.]**

Kopf. – Zurückgezogen durch spasmodische Zuckungen. Der Mund ist nach links gezogen. Blutandrang zum Gehirn.

Augen. – **Farbiges Licht** (, wenn Licht durch bemalte Glasscheiben fällt,) **ruft Schwindel hervor.**[34] Schmerz und verschwommenes Sehen; 〉 Reiben; 〈 Gebrauch der Augen.

Weiblich. – Reichliche Menses. Heftige Kontraktionen des Uterus. Spasmen während der Menses.

Fieber. – Reichlicher, **nach Knoblauch riechender Schweiß.**

Beziehungen. – Vergleiche: **Absin., Cina., Cic.**

---

61 Vgl. [11]: „Beim Bürsten der Haare am Hinterkopf ein Spannungsgefühl hinter dem rechten Ohr, als stecke etwas hinter dem Ohr und drücke es nach vorne."

Dosierung. – Erste bis dritte Potenz. Es soll besser wirken, wenn es mit Wein eingenommen wird.

Arum dracontium

Arisaema dracontium, Grüner Drachen, Drachenwurzel
Araceae; Nordamerika

Ein Mittel für Pharyngitis mit schmerzhaftem, wundem und empfindlichem Hals.

Kopf. – Schwer; schießender Schmerz in den Ohren, anhaltender Schmerz hinter dem rechten Ohr.

Hals. – Trocken, entzündet, < Schlucken. Wund und empfindlich. Ständige Neigung, sich zu räuspern. Kruppartiger, heiserer Husten mit entzündetem Hals.

Harnwege. – Unwiderstehliches Verlangen zu urinieren, brennt und schmerzt.

Atemwege. – Heiserkeit; es ist zuviel Schleim im Kehlkopf. Asthmatische Atmung nachts. Dicker, schwerer Auswurf.

Beziehungen. – **Arum italicum** – Italienischer Aronstab: Geistige Erschöpfung, mit Hinterkopfschmerz.

Arum maculatum – Gefleckter Aronstab: Entzündung und Ulzeration der Schleimhäute. Nasenreizung mit Polypen.

Dosierung. – Erste Potenz.

Arum triphyllum

Arisaema triphyllum, Zehrwurzel
Araceae; Nordamerika

Arum maculatum, italicum und **dracontium** haben dieselbe Wirkung wie Arum triphyllum. Sie enthalten alle ein Reizgift, das Entzündungen der Schleimhautoberflächen und Gewebszerstörung verursacht. **Schärfe** ist das Leitsymptom für die für Arum charakteristische Wirkungsweise.

Kopf. – Bohrt den Kopf in das Kissen. Kopfweh durch zu warme Kleidung, von heißem Kaffee.

Augen. – Zucken der oberen Augenlider, besonders links.

Nase. – Wundheit der Nasenlöcher. **Scharfe, ätzende Absonderung,** macht (die Nase innen, die Nasenflügel und die Oberlippe)[34] wund. **Die Nase ist verstopft; kann nur durch den Mund atmen. Bohrt in der Nase.** Schnupfen; blutgestreifte, wäßrige Absonderung. Die Nase ist vollständig verstopft, bei flüssiger, scharfer Absonderung. Heuschnupfen, mit Schmerz über der Nasenwurzel. Große Borken in der Nase weit oben auf der rechten Seite. (Nase, Lippen und) Gesicht fühlen sich aufgesprungen an, als ob er in kaltem Wind (gegangen) wäre;[11] Hitze im Gesicht. **Ständiges Bohren in der Nase, bis sie blutet.**

Mund. – **Wundheitsgefühl am harten und weichen Gaumen.** Die Lippen und der weiche Gaumen sind wund und brennen. Die Lippen sind aufgesprungen und brennen. **Die Mundwinkel sind wund und rissig.** Die Zunge ist rot, schmerzhaft; der ganze Mund ist wund. Zupft an den Lippen, bis sie bluten. Reichlicher, scharfer und wundmachender Speichel.

Hals. – Schwellung der Unterkieferdrüsen. **Der Hals ist zusammengezogen und geschwollen; brennt**; wund. Ständiges Räuspern. **Heiserkeit.** Auswurf von viel Schleim. Die Lungen fühlen sich schmerzhaft an. Aphonia clericorum*. Unsichere und unkontrollierbare Stimme.[62] ‹ Sprechen, Singen.

Haut. – Scharlachexanthem; überall **rohe, blutende Oberflächen.** Impetigo contagiosa.

Modalitäten. – ‹ **Nordwest-Wind**; Hinlegen.

Beziehungen. – Vergleiche: **Am-c., Ail., All-c.**

Antidote: **Buttermilch, Acet-ac., Puls.**

Dosierung. – Dritte bis 30. Potenz.

Arundo mauritanica

Wasserrohr

Gramineae; Mittelmeerraum

Ein Mittel für katarrhalische Zustände. Heuschnupfen.

Kopf. – Jucken; Haarausfall; die Haarwurzeln sind schmerzhaft. Pusteln. Hinterkopfschmerz, strahlt in die rechte Ziliargegend aus. Tief sitzender Schmerz in den Seiten des Kopfes.

---

62 Vgl. [34]: „Die Stimme ist unsicher, unkontrollierbar, beständig sich verändernd; bald tief und hohl, bald kaum vernehmbar, dann wiederum hoch und kreischend."

Ohren. – Brennen und Jucken in den Gehörgängen. Ekzem hinter den Ohren.

Nase. – Heuschnupfen beginnt mit Brennen und **Jucken des Gaumens** und der Konjunktiva. **Lästiges Jucken in den Nasenlöchern und am Gaumen. [Wye.]** Schnupfen; Geruchsverlust. **[Nat-m.]** Niesen, **Jucken der Nasenlöcher.**

Mund. – Brennen und Jucken; Zahnfleischbluten. Ulzera und Abschälen der Haut an den Mundwinkeln. Risse in der Zunge.

Magen. – Kälte im Magen. Verlangen nach Saurem.

Abdomen. – Bewegung wie von etwas Lebendigem (; wie von einem Wurm, der in der rechten Bauchseite kriecht).[34] Blähungsschmerz in der Schamgegend.

Rektum. – Grünlicher Stuhl. Brennen am Anus. Durchfall bei Kindern, die gestillt werden. **[Cham., Calc-p.]**

Harnwege. – Brennen(-des Jucken in der Harnröhre nach dem Wasserlassen).[11] Rotes Sediment. **[Lyc.]**

Männlich. – Schmerz im Samenstrang nach Koitus.

Weiblich. – Die Menses sind zu früh und reichlich. Neuralgische Schmerzen vom Gesicht zu Schultern und Schambein.[63] (Heftiges sexuelles)[11] Verlangen mit vaginalem Juckreiz. Brennen und Schmerz in den Brustwarzen.

Atemwege. – Atemnot; Husten; bläulicher Auswurf.

Extremitäten. – Jucken, Brennen; Ödeme der Hände und Füße. Brennen und Schwellung der Fußsohlen. Reichlicher und stinkender Fußschweiß.

Haut. – Ekzem; Jucken und Krabbeln, besonders von Brust und oberen Extremitäten. Risse in Fingern und Fersen.

Beziehungen. – Vergleiche: **Lol., All-c., Sabad., Sil.**

Anthoxanthum odoratum – Ruchgras: Ein Hausmittel für Heuschnupfen und Schnupfen.

Dosierung. – Dritte bis sechste Potenz.

---

63 Vgl. [34]: „Der Schmerz beginnt an der linken Seite des Kiefers, zieht entlang der Augenbraue, strahlt dann zu Schultern und Lenden aus und setzt sich schließlich am Schambein fest, wo es wie Feuer brennt."

Asa foetida

Ferula assa-foetida, Stinkasant, Teufelsdreck
Umbelliferae; Iran, Afghanistan

Die Blähsucht und spasmodische Kontraktion des Magens und Ösophagus mit der rückwärts gerichteten Peristaltik sind die auffallendsten Symptome. Bei der Auswahl muß seine Beziehung zu hysterischen und hypochondrischen Patienten berücksichtigt werden. Neben diesen mehr äußerlichen Symptomen, hat es sich als wirksam erwiesen bei tiefen Ulzerationen, Knochenkaries*, besonders bei syphilitischen Patienten; hier weisen die **extreme Empfindlichkeit**, das schreckliche Pochen und nächtliche Schmerzen auf seine Anwendung hin.

Kopf. – Reizbar; klagt über ihre Beschwerden; empfindlich. Bohrender Schmerz über den Augenbrauen. **Drückender Schmerz von innen nach außen.** Stiche unter dem linken Stirnhöcker.

Augen. – Orbitalneuralgie; > Druck und Ruhe. Iritis und intraokuläre Entzündungen, mit bohrenden, klopfenden Schmerzen nachts. Bohrende Schmerzen in und um die Augen. Syphilitische Iritis. Oberflächliches Hornhautgeschwür mit grabenden Schmerzen; < nachts.

Ohren. – Stinkende Otorrhoe, mit bohrenden Schmerzen im Mastoid. Erkrankung des Mastoids mit Schmerz in der Schläfengegend und mit **nach außen drängendem Gefühl**. Stinkende, eitrige Absonderung.

Nase. – Syphilitische Ozäna, mit äußerst widerlicher eitriger Absonderung. **Karies* der Nasenknochen. [Aur.]**

Hals. – **Globus hystericus.** Gefühl eines aufsteigenden Balles im Hals. Gefühl, als sei die peristaltische Bewegung umgekehrt und als wirke die Speiseröhre vom Magen aus nach der Mundhöhle herauf.

Magen. – Hat große Schwierigkeit, Luft hochzubringen. **Blähsucht und Aufschwulken von Flüssigkeit.** Hysterische Blähsucht. Starke Auftreibung. Schwäche- und Leeregefühl, mit Auftreibung und Klopfen in Magen und Abdomen. Gewaltsames Aufstoßen von Luft. **Pulsieren in der Magengrube.** Schwere Gastralgie; Schneiden und Brennen in Magen und Zwerchfellgegend. Gurgeln und Kollern von Winden, die später unter lautem und mühsamem Aufstoßen abgehen. Aufgetrieben, Kolik, mit Hunger.

Rektum. – Hartnäckige Verstopfung. Schmerz im Damm, als ob etwas Stumpfes da herauspreßte. **Durchfall, äußerst stinkend, mit Meteorismus** und Aufschwulken der Speisen.

Weiblich. – Die Brüste sind bei Nichtschwangeren von Milch geschwollen (, wie im neunten Monat).[34] **Milchmangel,** mit Überempfindlichkeit.

Brust. – **Krampfhafte Engbrüstigkeit**, als könnten sich die Lungen nicht gehörig ausdehnen. Herzklopfen mehr wie ein Zittern.

Knochen. – Stechender Schmerz und Karies* in den Knochen. Das Periost ist schmerzhaft, geschwollen und verdickt. Knochen angreifende Ulzera; dünner, jauchiger Eiter.

Haut. – Jucken 〉 Kratzen; schmerzhafte Geschwürränder. Unterdrückte Hautausschläge rufen Nervenstörungen hervor.

Modalitäten. – 〈 nachts; Berührung; linke Seite, Ruhe, warme Anwendungen.

〉 im Freien; Bewegung, Druck.

Beziehungen. – Antidote: **Chin., Merc.**

Vergleiche: **Mosch., Chin., Merc., Aur.**

Dosierung. – Zweite bis sechste Potenz.

Asarum europaeum

Haselwurz, Hasenöhrlein
Aristolochiaceae; Europa

Ein Mittel für nervöse Leiden und Energieverlust, mit äußerster **Erregbarkeit. Kratzen auf Seide, Leinwand oder Papier ist unerträglich**.[64] Schmerzen und spasmodische Muskelbewegungen. Nervöse Taubheit und Schwachsichtigkeit. Kälteschauer von jeder Gemütsbewegung. Gefühl, als würden Körperteile zusammengepreßt. Spannung und Kontraktionsgefühl. **Fühlt sich immer kalt.**

Gemüt. – Schwinden der Gedanken,[65] mit ziehendem Druck in der Stirn. **Gesteigertes Empfindungsvermögen, selbst von bloßer Einbildung.**

---

64 Vgl. [16]: „Ueberempfindlichkeit aller Nerven: wenn er nur daran denkt (und dieß muß er unaufhörlich), daß Jemand mit der Fingerspitze oder dem Fingernagel auf Leinwand oder dergleichen leise kratzen könne, so durchschaudert ihn ein höchst widriges Gefühl, das auch alle seine Gedanken und Verrichtungen auf Augenblicke hemmt."

65 Vgl. [16]: „Gedankenzustand, wie wenn man eben einschläft; ein allmähliges Verschwinden der Gedanken." Und: „Wenn er mit dem Kopfe arbeiten und nachdenken will, so ist sogleich der Gedankenmangel wieder da und der ziehende Druck in der Stirne, so daß er gleich aufhören muß."

Kopf. – Zusammendrückender Schmerz. Gespannte Kopfhaut; schmerzhafte Haare. **[Chin.]** Schnupfen, mit Niesen.

Augen. – Gefühl, als seien die Augen steif, kalt; Brennen. ⟩ in kalter Luft oder Wasser; ⟨ Sonnenlicht und Wind. Stechende Schmerzen in den Augen nach Operationen. Asthenopie.

Ohren. – Verstopfungsgefühl. Katarrh mit Taubheit. Hitze des äußeren Ohres. Ohrgeräusche.

Mund. – Saubere Zunge. Ansammlung von kühlem[16], wäßrigem Speichel.

Magen. – Appetitverlust, Blähungen, Aufstoßen und Erbrechen. **Verlangen nach alkoholischen Getränken.** Der Tabak schmeckt beim Rauchen bitter. Übelkeit; ⟨ nach dem Essen. Große Schwäche.

Rektum. – **Fäden** von geruchlosem, gelbem Schleim gehen ab. Durchfall von zähem Schleim. **Unverdaute Stühle.** Prolaps.

Weiblich. – Die Menses sind zu früh, langandauernd und schwarz. Heftiger Kreuzschmerz. Klebrige, gelbe Leukorrhoe.

Atemwege. – Nervöser Reizhusten. Kurzes (, ruckweises) Atmen.[17]

Rücken. – Lähmiger Schmerz in den Nackenmuskeln. Schwäche, mit Taumeln.

Fieber. – Frostigkeit, einzelne Körperteile werden eiskalt. Schwitzt leicht.

Modalitäten. – ⟨ kaltes trockenes Wetter; durchdringende Geräusche. ⟩ Waschen; feuchtes und nasses Wetter.

Beziehungen. – Vergleiche: **Sil., Nux-v., Chin.**

Ipecacuanha besonders bei Durchfall.

Asarum canadense – Kanadische Haselwurz: Erkältungen, gefolgt von Amenorrhoe und Gastroenteritis. Unterdrückte Erkältungen.

Dosierung. – Dritte bis sechste Potenz.

Asclepias cornuti

Asclepias syriaca, Syrische Seidenpflanze
Asclepiadaceae; Nordamerika, Europa

Scheint besonders auf das Nervensystem und die Harnorgane zu wirken. Ein Mittel für Leber-, Nieren- oder Herzwassersucht und Wassersucht nach Scharlach; ist schweißtreibend und erhöht die Harnausscheidung. Akute rheumatische Entzündung der großen Gelenke. Intermittierende, herabdrängende Uterusschmerzen.

Kopf. – Gefühl, als ob **ein scharfes Instrument durch den Kopf von einer Schläfe zur anderen gestoßen würde.** (Gefühl von)[34] Zusammenschnürung quer über der Stirn. Nervöser Kopfschmerz, nach unterdrückter Schweißabsonderung, gefolgt von **vermehrtem Urin, mit Anstieg des spezifischen Gewichtes.** Kopfweh durch Retention von Schlacken im Körper.

Beziehungen. – Vergleiche: **Vincetoxicum officinale** – Schwalbenwurz, Hundswürger: Ein Magen-Darm-Reizmittel, der Erbrechen und Stuhlentleerung bewirkt. Nützlich bei Wassersucht, Diabetes, großem Durst und reichlichem Urinieren.

Dosierung. – Tinktur.

Asclepias tuberosa

Knollige Schwalbenwurzel
Asclepiadaceae; USA

Seine Wirkung auf die Brustmuskeln ist besonders ausgeprägt und verifiziert worden. Migräne, mit Blähungen in Magen und Darm. Dyspepsie. Bronchitis und Pleuritis liegen in seinem Wirkungskreis. Katarrhalische Zustände durch kaltes und feuchtes Wetter. Reizung des Kehlkopfes mit Heiserkeit; Grippe, mit pleuritischem Schmerz. Ein allgemeines Ausscheidungsmittel, wirkt besonders auf die Schweißdrüsen.

Magen. – Völle, Druck und Gewicht. Blähungen nach den Mahlzeiten. Empfindlich auf Tabak.

Rektum. – Katarrhalische Dysenterie, mit rheumatischen Schmerzen überall. Die Stühle riechen wie verfaulte Eier.

Atemwege. – Das Atmen ist schmerzhaft, besonders an der Basis der linken Lunge. Trockener Husten; zusammengeschnürter Hals; ruft Schmerz in Kopf und Bauch hervor. Brustschmerz; schießende Schmerzen von der linken Brustwarze nach unten. Brustschmerzen 〉 nach vorne Beugen. Die Interkostalräume nahe dem Sternum sind empfindlich. Katarrh, mit Stirnkopfschmerz und klebriger, gelber Absonderung.

Extremitäten. – Lanzinierender Schmerz zwischen den Schultern. Die rheumatischen Gelenke vermitteln ein Gefühl, als ob Verwachsungen beim Beugen abreißen würden.

Beziehungen. – Vergleiche: **Bry., Dulc.**

Asclepias incarnata – Fleischfarbene Schwalbenwurzel: Chronischer Magenkatarrh und Leukorrhoe. Wassersucht mit Atemnot.

Periploca graeca – Griechische Schlinge, eine der Asclepiadaceae: Herztonikum, wirkt auf das Kreislauf- und Atemzentrum, beschleunigt im Vergleich zum Puls die Atmung unverhältnismäßig stark.

Dosierung. – Tinktur und erste Potenz.

Asimina triloba

Papau

Annonaceae; Nordamerika

Ruft eine Reihe, dem Scharlach sehr ähnlicher Symptome hervor; Halsentzündung, Fieber, Erbrechen und Scharlachexanthem; vergrößerte Mandeln und Unterkieferdrüsen, mit Durchfall. Der Schlund ist rot und geschwollen, geschwollenes Gesicht. Verlangen nach Eiskaltem. **Heiserkeit**. Träge, schläfrig, reizbar. Akne. Jucken abends beim Entkleiden.

Beziehungen. – Vergleiche: **Caps., Bell.**

Asparagus officinalis

Spargel

Liliaceae; Europa, Nordafrika, Vorderasien, Nordamerika

Seine deutliche und unmittelbare Wirkung auf die Harnabsonderung ist wohlbekannt. Es verursacht Schwäche und Einschränkung der Herzfunktion mit Wassersucht. Rheumatische Schmerzen; besonders in linker Schulter und Herz.

Kopf. – Verwirrt. Schnupfen, mit reichlicher, dünner Absonderung. Schmerzen in Stirn und Nasenwurzel. Migräneartiger Morgenkopfschmerz mit Skotom. Der Hals fühlt sich rauh an, mit Hochräuspern von reichlichem, zähem Schleim.

Harnwege. – Häufiges Urinieren, mit feinen Stichen an der Harnröhrenöffnung; Brennen (der Urethra)[34]; Urin von eigentümlichem Geruch. Zystitis, mit Eiter, Schleim und Tenesmus. Steinleiden.

Herz. – **Herzklopfen, mit Brustbeklemmung**. Intermittierender, schwacher Puls, Schmerz an linker Schulter und Herz, verbunden mit Blasenbeschwerden. Starke Beklemmung beim Atmen. Hydrothorax.

Extremitäten. – Rheumatischer Schmerz im Rücken, besonders nahe der Schulter und der Glieder. Schmerz unter dem Schlüsselbein am Akromion des linken Schulterblattes und die Arme hinab, mit schwachem Puls.

Beziehungen. – Antidote: **Acon., Apis.**

Vergleiche: **Physal., Dig., Sars., Spig.**

Althaea officinalis – Eibisch, Samtpappel: Enthält Asparagin; Reizblase, reizbarer Hals und Bronchien.

Dosierung. – Sechste Potenz.

Aspidosperma

Siehe Quebracho

Astacus fluviatilis

Cancer astacus, Flußkrebs, Edelkrebs
Crustaceae; Europa

Die Hautsymptome sind am wichtigsten. **Urtikaria.**

Fieber. – Innerliches Frösteln; sehr empfindlich gegenüber Luft, ‹ aufgedeckt; heftiges Fieber, mit Kopfweh.

Haut. – Nesselausschlag über den ganzen Körper. Jucken. Milchschorf, mit vergrößerten Lymphknoten. Erysipele und **Leberbeschwerden mit Nesselauschlag**. Schwellung der Halsdrüsen. Gelbsucht.

Beziehungen. – Vergleiche: **Apis., Rhus-t., Nat-m., Hom.**

Bombyx chrysorrhea – Bombyx mori, die Raupen des Echten Seidenspinners: Jucken des ganzen Körpers. Urtikaria.

Dosierung. – Dritte bis 30. Potenz.

Asterias rubens

Roter Seestern
Asteroidea; Ostatlantik

Ein Mittel für die sykotische Diathese; bei schlaffer, lymphatischer Konstitution; schlaff, mit **rotem** Gesicht. Lanzinierende Schmerzen. Nervale Störungen, Neuralgien, Chorea und Hysterie liegen im Wirkungsspektrum dieses Mittels. Wurde bei Brustkrebs angewandt und hat einen unbestrittenen Einfluß auf Krebserkrankungen. (Sexuelle)[11] Erregung in beiden Geschlechtern.

Kopf. – Verträgt keinen Widerspruch. Schläge im Gehirn;[66] Klopfen; **Kopfhitze, als ob die umgebende Luft heiß wäre.**

Gesicht. – Rot. Pickel an der Nasenseite, an Kinn und Mund. **Disposition zu Pickeln während der Adoleszenz.**

Rektum. – Verstopfung. Erfolgloser Drang. Stuhl wie Oliven. Durchfall, wäßrig, braun, ergießt sich in einem Strahl.

Weiblich. – Kolik und andere Leiden hören bei Einsetzen der Menses auf. Geschwollene und schmerzhafte Brüste;[67] besonders links. Ulzeration mit heftigen, bis zum Schulterblatt hindurchstechenden Schmerzen. Schmerzen den linken Arm hinunter bis in die Finger, ‹ Bewegung. Gesteigerte Geschlechtslust mit nervöser Agitiertheit. Knoten und Verhärtungen der Brustdrüse, dumpf anhaltender, neuralgischer Schmerz in dieser Region. **[Con.]**

Brust. – Geschwollene, verhärtete Brüste. Neuralgie der linken Brust und des linken Armes. **[Brom.]** Schmerz unter dem Sternum und in den Muskeln der Präkordialgegend. **Empfindung, als würde die linke Brust nach innen gezogen**; der Schmerz erstreckt sich über die ganze Arminnenseite bis in den kleinen Finger.[68] Taubheit von Hand und Fingern der linken Seite. **Brustkrebs, selbst im ulzerativen Stadium. Stechender, lanzinierender Schmerz. Die Achsellymphknoten sind geschwollen, hart und knotig.**

Haut. – Mangel an Geschmeidigkeit und Elastizität. Juckende Flecken. Ulzeral, mit stinkendem, jauchigem Sekret. Akne. Psoriasis und Herpes zoster, besonders am linken Arm und der Brust. Vergrößerte Achsellymphknoten, ‹ in der Nacht und bei feuchtem Wetter.

Nervensystem. – Unsicherer Gang; die Muskeln gehorchen dem Willen nicht mehr. Epilepsie; (vier oder fünf Tage) vorher Rucken am ganzen Körper.[34]

Modalitäten. – ‹ Kaffee, in der Nacht; feucht-kaltes Wetter, linke Seite.

Beziehungen. – Antidote: **Plb., Zinc.**
Vergleiche: **Con., Carb-an., Ars., Cund.**
Unverträglich: **Nux-v., Coff.**

Dosierung. – Sechste Potenz.

---

66 Vgl. [11]: „Nachts wacht er mit starken Schmerzen auf; es schien, als erhielte das Gehirn Schläge von einer elektrischen Batterie … “

67 Vgl. [11]: „Die Brüste sind geschwollen, vergrößert, wie vor der Menstruation.“

68 Vgl. [34]: „Ziehender Schmerz in der Brust nach innen, von vorne nach hinten, strahlt unterhalb der linken Brustwarze in die ganze Innenfläche des Armes bis zur Spitze des kleinen Fingers.“

Astragalus mollissimus

„Purple or Woolly Loco-Weed[69]*"*
Leguminosae

Wirkt auf Tiere, wie Alkohol, Tabak und Morphium auf den Menschen wirkt. Erstes Stadium: Periode von Halluzination oder Manie mit gestörtem Sehen, in der das Tier alle Arten von tollen Possen vollführt. Nachdem es Gefallen an dem Geschmack der Pflanze gefunden hat, verweigert es jede andere Nahrung. Zweites Stadium: Abmagerung, eingefallene Augen, glanzloses Haar und schwache Bewegungen – nach ein paar Monaten stirbt es wie durch Verhungern (U.S. Landwirtschaftsministerium). Unregelmäßigkeiten im Gang, paralytische Beschwerden. Verlust der Muskelkoordination.

Kopf. – Völle in der rechten Schläfe und im Oberkiefer. Schmerz über der linken Augenbraue. Die Gesichtsknochen schmerzen. Schwindel. Drückender Schmerz in den Schläfen. Schmerz und Druck im Kiefer.

Magen. – Schwäche und Leere. Brennen in Ösophagus und Magen.

Extremitäten. – Ein schnurrendes Gefühl an der Außenseite des rechten Fußes von der Ferse bis zum Zeh. Eisige Kälte der linken Wade.

Beziehungen. – Vergleiche: **Aragallus lamberti** – „White Locoweed", **Bar-c., Oxyt.**

Dosierung. – Sechste Potenz.

Aurum foliatum

Blattgold, Au

Wenn Aurum seine Wirkung im Organismus frei entfalten kann, dann ruft es, indem es Blut, Drüsen und Knochen angreift, Zustände hervor, die denen von Quecksilbervergiftungen und syphilitischen Infektionen auffallend ähneln; und gerade für solche schädlichen Veränderungen der Körperflüssigkeiten und Gewebe besitzt Aurum große Bedeutung als Heilmittel. Wie bei dem Opfer der Syphilis, ruft es einen geistigen Zustand von großer Depression hervor. Ist hoffnungslos, niedergeschlagen und hat ein **großes**

69 „Loco" heißt im Spanischen „verrückt".

Verlangen, Selbstmord zu begehen.[70] Jede Möglichkeit zur Selbstzerstörung wird gesucht. Exostose, Karies*, nächtliche Knochenschmerzen, besonders der Schädel- und Nasenknochen und des knöchernen Gaumens. Geschwollene Drüsen bei skrofulösen* Patienten. Herzklopfen und Blutandrang. Aszites oft in Verbindung mit Herzleiden. Häufig angezeigt bei sekundärer Syphilis und den Auswirkungen von Quecksilber. Dieser Gebrauch von Gold als Gegenmittel für Geschlechtskrankheiten und Skrofulose* ist sehr alt, war aber von der alten Schule so gut wie vergessen, bis er durch die Homöopathie wiederentdeckt und auf eine wissenschaftliche Basis gestellt wurde, und nun kann er nie mehr verloren gehen. Wenn Syphilis sich bei einer skrofulösen* Konstitution eingenistet hat, haben wir einen der hartnäckigsten Krankheitszustände, und Gold scheint für diese scheußliche Kombination besonders geeignet zu sein. **Langeweile.** Ozäna; sexuelle Überempfindlichkeit. **Arteriosklerose**, Bluthochdruck; nächtlicher anfallsartiger Schmerz hinter dem Sternum. Sklerose der Leber, des arteriellen Systems und des Gehirns. Sich verzehrende Jungen; die niedergeschlagen und leblos sind und ein schlechtes Gedächtnis haben.

Gemüt. – Gefühl der Selbstverurteilung und äußersten Wertlosigkeit. Tiefe Mutlosigkeit, bei erhöhtem Blutdruck, mit tiefer **Abscheu vor dem Leben** und Selbstmordgedanken. **Spricht davon, Selbstmord zu begehen**. Große Furcht vor dem Tod. Gereizt und heftig beim geringsten Widerspruch. Menschenscheu. Geistesstörung. Ständiges schnelles Fragen, ohne auf die Antworten zu warten. Kann Dinge nicht schnell genug tun. **Überempfindlichkeit; [Staph.] für Geräusche**, Aufregung, Verwirrung.

Kopf. – **Heftiger Kopfschmerz; ⟨ nachts**, äußerliches[16] Drücken. Dröhnen im Kopf. Schwindel. Reißen durch das Gehirn zur Stirn hin. Schmerzen in den Schädelknochen strahlen zum Gesicht aus. Blutandrang zum Kopf. Furunkel auf der Kopfhaut.

Augen. – **Äußerste Lichtscheu**. Starke Schmerzhaftigkeit um die Augen herum und (drückender Schmerz von außen)[16] in die Augäpfel hinein. Doppeltsehen; **die obere Hälfte der Gegenstände ist nicht sichtbar**. Spannungsgefühl. Feuerfunken vor den Augen.[16] Heftige Schmerzen in den Knochen um das Auge herum. **[Asaf.]** Interstitielle Keratitis. **Vaskularisation der Cornea**. Schmerzen von außen nach innen. **Stechende Schmerzen innen**. Trachom mit Pannus.

---

70 Vgl. [34]: „Schaut auf die dunkle Seite der Dinge, weint, betet, glaubt, sie passe nicht in diese Welt, sehnt sich nach dem Tod, starke Selbstmordneigung; ist niedergeschlagen, will von einem hohen Ort herabspringen."

Ohren. – Karies* der Gehörknöchelchen und des Mastoids. **Hartnäckige, stinkende Otorrhoe** nach Scharlach. Der äußere Gehörgang ist in Eiter gebadet. Chronische nerval bedingte Taubheit; Erkrankung des Labyrinths durch Syphilis.

Nase. – **Ulzeriert, schmerzhaft**, geschwollen und verstopft. Entzündung der Nase; Karies*; stinkende, eitrige, blutige Absonderung. Bohrende Schmerzen in der Nase ‹ nachts. **Fauliger Geruch** aus der Nase. Geruchsempfindlich. **[Carb-ac.]** Schrecklicher Geruch aus Nase und Mund. Knollige Nasenspitze.

Gesicht. – Reißen im Jochbein. Mastoid und andere Gesichtsknochen sind entzündet.

Mund. – Widerwärtiger Atem bei Mädchen während der Pubertät. Fauliger oder bitterer Geschmack. Ulzeration des Zahnfleisches.

Hals. – Stiche beim Schlucken; Schmerz in den Drüsen. Karies* des Gaumens.

Magen. – Gesteigerter Appetit und Durst, mit Übelkeit. Schwellung des Oberbauchs. Brennen im Magen und heißes Aufstoßen.

Abdomen. – Rechtes Hypochondrium heiß und schmerzhaft. Eingeklemmte Blähungen. Schwellung und Eiterung der Leistenlymphknoten.

Rektum. – Verstopfung, Stühle hart und knotig. Nächtlicher Durchfall mit Brennen im Rektum.

Harnwege. – Der Urin ist trübe, wie Buttermilch, mit dickem Sediment. Schmerzhafte Harnverhaltung.

Männlich. – Schmerz und **Schwellung der Hoden**. Chronische Hodenverhärtung. Heftige Erektionen. **Hodenatrophie bei Jungen**. Hydrozele.

Weiblich. – Große Empfindlichkeit der Vagina. Der Uterus ist vergrößert und prolabiert. Sterilität; Vaginismus.

Atemwege. – Atemnot nachts. Häufiges, tiefes Atmen; Stiche im Sternum.

Herz. – **Empfindung, als würde das Herz** für zwei oder drei Sekunden **aufhören zu schlagen**, sofort gefolgt von einem tumultuösen Wiedereinsetzen, mit Schwächegefühl im Oberbauch. Herzklopfen. Der Puls ist **schnell, schwach und unregelmäßig**. Hypertrophie. **Bluthochdruck** – arteriosklerotische Klappenschäden (30. Potenz).

Extremitäten. – Das ganze Blut scheint vom Kopf in die unteren Glieder zu strömen. Ödeme der unteren Glieder. Wallung, als koche das Blut in allen Adern. Paralytische, reißende Schmerzen in den Gelenken. Schwäche der Knie.

Schlaf. – Schlaflos. Wimmert[16] laut im Schlaf. Furchterregende Träume.

Knochen. – Zerstörung der Knochen wie bei sekundärer Syphilis. Schmerz in den Knochen des Kopfes, Beulen[16] unter der Kopfhaut, Exostose mit nächtlichen Knochenschmerzen. Karies* des Nasenknochens, des knöchernen Gaumens und des Mastoids. Schmerzhaftigkeit der befallenen Knochen, > im Freien, < nachts.

Modalitäten. – < Kaltwerden bei kaltem Wetter. Viele Beschwerden treten nur im Winter auf; von Sonnenuntergang bis Sonnenaufgang.

Beziehungen. – Vergleiche: **Syph., Kali-i., Hep., Merc., Mez., Nit-ac., Phos.**

Asa foetida: Bei Karies der Ohren- und Nasenknochen.

Aurum arseniccum – Goldarsenid: Chronische Aortitis; Tuberculosis cutis luposa, Phthisis bei syphilitischem Kopfschmerz; auch bei Anämie und Chlorose*. Es bewirkt eine schnelle Zunahme des Appetits.

Aurum bromatum – Goldbromid: Bei Kopfschmerzen mit Neurasthenie, Migräne, Pavor nocturnus und Herzklappenerkrankungen.

Aurum iodatum – Goldiodid: Chronische Perikarditis, Herzklappenerkrankungen, Arteriosklerose, Ozäna, Tuberculosis cutis luposa, Knochenentzündung, Ovarialzysten und Uterusmyome sind pathologische Veränderungen, die günstige Bedingungen für den Einsatz dieses kräftig wirkenden Mittels bieten. **Senile Parese.**

Aurum muriaticum – Goldchlorid: Brennende, gelbe, scharfe Leukorrhoe; Herzsymptome, Drüsenleiden; Warzen auf Zunge und Genitalien; sklerotische und exsudative Degeneration des Nervensystems. Multiple Sklerose. Morvan Syndrom. Zweite Verreibung. Aur-m. ist ein sykotisches Mittel, das unterdrückte Absonderungen wieder zum Vorschein bringt. Wertvoll bei klimakterischen Uterusblutungen. Erkrankungen der Stirnhöhle. Stechender Schmerz in der linken Seite der Stirn. Überdruß, Abneigung gegen jede Arbeit. (Schmerzhaftes) Ziehen in der Magengrube (zur Mitte des Brustbeins hin).[34] Krebs, die Zunge ist so hart wie Leder (kann kaum bewegt werden);[34] Verhärtung nach Zungenentzündung.

Aurum muriaticum kalinatum – Dichlorid von Kalium und Gold: Bei Uterusverhärtung und Hämorrhagie.

Aurum sulphuratum – Goldsulfid: Paralysis agitans; ständiges Nicken mit dem Kopf; Erkrankungen der Mammae; Schwellung, Schmerz, rissige Brustwarzen mit lanzinierenden Schmerzen.

Antidote: **Bell., Chin., Cupr., Merc.**

Dosierung. – Dritte bis 30. Potenz. Letztere besonders bei Bluthochdruck.

Aurum muriaticum natronatum

Goldchlorid-Chlornatrium, $NaAuCl_4 \cdot 2H_2O$

Dieses Mittel hat eine ganz ausgeprägte Wirkung auf die weiblichen Geschlechtsorgane und der Großteil seiner klinischen Anwendung gründet sich auf dieser Tatsache. Hat mehr Einfluß auf Uterustumore als jedes andere Mittel (Burnett). Psoriasis syphilitica. Periostschwellung am Unterkiefer. Schwellung der Hoden. Bluthochdruck aufgrund gestörter Funktionen des Nervensystems. Arteriosklerose. Syphilitische Ataxie. Alte Fälle von Rheumatismus und gichtischen Schmerzen. Leberzirrhose. Interstitielle Nephritis.

Zunge. – Brennen; Stechen und Verhärtung der Zunge.

Weiblich. – Verhärteter Gebärmutterhals. Herzklopfen bei jungen Mädchen. Kälte im Bauch. Chronische Metritis und Prolaps. Der Uterus füllt das ganze Becken aus. Ulzeration des Gebärmutterhalses und der Vagina. Leukorrhoe, mit krampfhaftem Zusammenziehen der Vagina. Die Ovarien sind verhärtet. Hydrovarien. Subinvolutio uteri. Kalkeinlagerungen im Uterus.

Dosierung. – Zweite und dritte Verreibung.

Avena sativa

Hafer

Gramineae; Kulturpflanze seit der Bronzezeit

Besitzt eine besondere Wirkung auf Gehirn und Nervensystem, indem es deren Ernährung günstig beeinflußt.

Nervöse Erschöpfung, sexuelle Schwäche und Morphiumsucht erfordern dieses Mittel in ziemlich materieller Dosierung. Ist das beste Tonikum für Entkräftung nach erschöpfenden Krankheiten. Nervöser Tremor bei alten Menschen; Chorea, Paralysis agitans, Epilepsie. Postdiphtherische Lähmung*. Rheumatismus des Herzens. **Erkältungen.** Akuter Schnupfen (20 Tropfen stündlich in heißes Wasser ein paar Mal). Alkoholismus. Schlaflosigkeit, besonders bei Alkoholikern. Böse Folgen von **Morphiumsucht**. Nervöse Zustände bei vielen Frauenbeschwerden.

Gemüt. – Unfähigkeit, sich auf irgend etwas zu konzentrieren.

Kopf. – Nervöser Kopfschmerz während den Menses, mit Brennen am Scheitel. Hinterkopfschmerz, mit phosphathaltigem Urin.

Männlich. – Spermatorrhoe; Impotenz; nach sexueller Ausschweifung.

Weiblich. – Amenorrhoe und Dysmenorrhoe, mit Kreislaufschwäche.

Extremitäten. – Taubheit der Glieder, wie gelähmt. Die Kraft der Hand ist vermindert.

Beziehungen. – Vergleiche: **Alfalfa**: Allgemeines Tonikum ähnlich wie Avena; auch bei spärlichem Urin und Anurie.

Dosierung. – Gaben von 10–20 Tropfen der Tinktur, vorzugsweise in heißes Wasser.

Azadirachta indica

Melia azadirachta, Zedrachbaum, Xoan
Meliaceae; Südwestasien

Nachmittagsfieber und rheumatische Schmerzen in verschiedenen Körperteilen werden von diesem Mittel hervorgerufen. Schmerz in Sternum und Rippen, in Rücken, Schultern und Extremitäten; Hitze, Prickeln und Schmerzen der Hände, besonders der Handflächen, Finger und auch Zehen.

Kopf. – Ist vergeßlich; schwindlig beim Aufstehen; Kopfschmerzen, die Kopfhaut ist empfindlich; die Augen brennen, Schmerz im rechten Augapfel.

Fieber. – Leichtes Frösteln, Nachmittagsfieber, glühende Hitze in Gesicht, Händen und Füßen, reichlicher Schweiß am Oberkörper (, der an der Stirn beginnt und sich langsam über den Rumpf ausbreitet; kein Schweiß am Unterkörper).[12]

Beziehungen. – Vergleiche: **Cedr., Nat-m., Ars.**

Bacillinum Burnett

Mazeration aus einer typischen tuberkulösen Lunge.
Eingeführt durch Dr. Burnett.

Wurde erfolgreich bei der Behandlung von Tuberkulose eingesetzt; seine positiven Wirkungen zeigen sich in der Veränderung des Sputums, das weniger wird, schaumiger und weniger eitrig ist. Viele Formen von chronischen nicht-tuberkulösen Erkrankungen werden durch Bacillinum günstig beeinflußt, besonders wenn starker Auswurf bei Bronchialkatarrh und Atemnot vorhanden sind. Eitriger Auswurf der Atemwege. **Der Patient hat weniger Auswurf.**

Bacillinum ist besonders angezeigt für die Lungen älterer Menschen, mit chronischen katarrhalischen Zuständen und geschwächtem Lungenkreislauf, nächtlichen Erstickungsanfällen mit schwierigem Husten. Erstickender Katarrh. Tuberkulöse Meningitis. Begünstigt Ablösung von Zahnstein. Ständige Neigung, sich zu erkälten. Vergrößerte und empfindliche Halslymphknoten.

Kopf. – Reizbar, niedergeschlagen. Heftiger, tief innen sitzender Kopfschmerz, auch wie von einem engen Reifen. Tinea capitis. Ekzem der Augenlider.

Abdomen. – Bauchschmerzen, vergrößerte Leistenlymphknoten, Tabes mesenterica*. Plötzlicher Durchfall vor dem Frühstück. Hartnäckige Verstopfung, mit stinkenden Blähungen.

Atemwege. – **Beklemmung. Katarrhalische Atemnot. Feuchtes Asthma. Großblasiges Rasseln und schleimig-eitriger Auswurf**. Beachte: Der schleimig-eitrige Auswurf von Bronchitis-Patienten ist ebenso ein Bazillengemisch; es ist eine Mischung aus verschiedenen Stämmen und daher ist Bacillinum wirklich angezeigt (Cartier). Oft vermindert es die Lungenanschoppung und bahnt dadurch den Weg für andere Mittel bei Tuberkulose.

Haut. – **Tinea**; Pityriasis. Ekzem der Augenlider.

Modalitäten. – < nachts und früh morgens; kalte Luft.

Beziehungen. – Vergleiche: **Ant-i., Lach., Ars-i., Myos-s.**

Levico aqua – arsenhaltiges Mineralwasser aus Südtirol: Folgt als Zwischenmittel, wenn große Hinfälligkeit vorhanden ist, 5–10 Tropfen (Burnett).

Komplementärmittel: **Calc-p., Kali-c.**

Vergleiche: Seine Wirkung scheint mit der von Koch's Tuberkulinum identisch zu sein. Beide sind nützlich bei tuberkulöser Diathese, bevor sich Phthisis entwickelt hat. In den **frühen Stadien** einer Tuberkuloseerkrankung von Lymphknoten, Gelenken, Haut und Knochen.

Psorinum scheint sein chronisches Äquivalent zu sein.

Bacillinum testium – Nosode von tuberkulösem Hodengewebe: Wirkt besonders auf die untere Körperhälfte.

Dosierung. – Die Dosierung ist wichtig. Sollte nicht unter der 30. Potenz gegeben, und nicht zu häufig wiederholt werden. Eine Gabe pro Woche ist meist ausreichend, um eine Reaktion hervorzubringen. **Seine Wirkung ist rasch** und gute Ergebnisse sollten bald sichtbar sein, andernfalls braucht es nicht wiederholt werden.

Badiaga

Spongia fluviatilis, Süßwasserschwamm, Flußschwamm
Demospongia; Europa, Nordasien

Schmerzhaftigkeit der Muskeln und aller Häute; 〈 Bewegung und Reiben der Kleider, mit Empfindlichkeit gegenüber Kälte. Die Drüsen sind geschwollen. Allgemeine Parese. Morbus Basedow. Lues, Bubo, Roseole.

Kopf. – Empfindung von Vergrößerung und Fülle. Schmerz in Stirn und Schläfe, **strahlt zu den Augäpfeln aus,** 〈 nachmittags. Ist blau unter den Augen. **Schuppen**; die Kopfhaut ist empfindlich, trocken, flechtenartig. Dumpfes, schwindliges Gefühl im Kopf. **Schnupfen**, Niesen, wäßrige Absonderung, mit asthmatischer Atmung und erstickendem Husten. Grippe. Leise Geräusche werden sehr deutlich wahrgenommen.

Augen. – Zucken des **linken** oberen Lides; die Augäpfel sind empfindlich, schmerzhaft. Intermittierender wunder Schmerz des (hinteren Teils des rechten)[11] Augapfels, tritt um 15 Uhr auf.

Magen. – Heißer Mund. Großer Durst. Lanzinierender Schmerz in der Magengrube, strahlt zu Wirbelsäule und Schulterblatt aus.

Weiblich. – Metrorrhagie; 〈 nachts, mit Vergrößerungsgefühl des Kopfes. **[Arg-n.]** Brustkrebs. **[Aster., Con., Carb-an., Plb-i.]**

Atemwege. – Husten; 〈 nachmittags, 〉 im warmen Zimmer. **Schleim fliegt aus Mund- und Nasenöffnung** (bei jedem Hustenanfall).[34] Keuchhusten, mit dickem, gelbem Auswurf; fliegt heraus. Heufieber, mit asthmatischer Atmung. Pleuritische Stiche in Brust, Hals und Rücken.

Herz. – Unbeschreiblich unangenehmes[71] Gefühl in der Herzgegend mit Wundheit und Schmerz, überall flüchtige Stiche.

Rücken. – Stiche in Nacken und Schulterblatt. Schmerz in Kreuz, Hüfte und den unteren Gliedern. Äußerst steifer Nacken. **Muskeln und Haut sind wund**, wie geschlagen.

Haut. – Empfindlich gegen Berührung. **Sommersprossen. Rhagaden.**

Modalitäten. – ⟨ Kälte.
⟩ Hitze.

Beziehungen. – Vergleiche: **Spong., Kali-i., Phyt., Con.**

Mercurius ist ähnlich, hat aber entgegengesetzte Modalitäten.

Komplementärmittel: **Sulph., Merc., Iod.**

Dosierung. – Erste bis sechste Potenz.

Balsamum peruvianum

Myroxylon pereirae, Perubalsambaum
Leguminosae; Südamerika

Nützlich bei Bronchialkatarrh, mit reichlichem, eitrigem Auswurf. **Hinfälligkeit; auszehrendes Fieber***.

Nase. – Überreichliche, dicke Absonderung. Ekzem, mit Ulzeration. Chronischer, stinkender Nasenkatarrh.

Magen. – Erbrechen von Nahrung und Schleim. Magenkatarrh.

Harnwege. – Spärlicher Urin; viel schleimiger Bodensatz. Blasenkatarrh. [Chim.]

Brust. – Bronchitis und Phthisis, **mit schleimig-eitrigem, dickem, kremigem Auswurf**. Lautes Rasseln in der Brust. **[Kali-s., Ant-t.]** Sehr lockerer Husten. Auszehrendes Fieber* und Nachtschweiße, mit kurzem Reizhusten und spärlichem Auswurf.

Beziehungen. – **Balsamum tolutanum** – Der Balsam von Myroxylon toluifera: Chronische Bronchitis mit reichlichem Auswurf.

Oleum caryophyllum – Nelkenöl: Bei **reichlich** septischem Auswurf, 3–5 Minim (0,18–0,3 ml) in Milch oder als Kapseln.

Dosierung. – Erste Potenz; bei auszehrenden Fiebern D6.

---

71 Nach den Quellen zu urteilen, ist damit vermutlich folgendes gemeint, [11], [34]: „Heftiges, vibrierendes, zitterndes Herzklopfen, selbst beim ruhigen Sitzen oder Liegen, durch die leichteste freudige Erregung oder andere Gemütsbewegungen verursacht."

Bei nicht-homöopathischem Gebrauch lokal anwenden: Als Stimulans für wunde Oberflächen bei indolenten Ulzera, Scabies, rissigen Brustwarzen, Rhagaden und Jucken. Fördert die Granulation, beseitigt Foetor. Eine 1%ige Lösung in Alkohol oder Äther kann bei Atemwegserkrankungen mit einem Zerstäuber gegeben werden. Innerlich, als Expektorans bei chronischer Bronchitis. Dosierung 5–15 Minim (0,3–0,9 ml), in eine Emulsion gebracht mit Mucilago oder Eigelb.

Baptisia tinctoria

Wilder Indigo, Färberhülse

·Leguminosae; Nordamerika

Die Symptome dieses Mittels sind asthenischer Natur. Sie nehmen die Gestalt von schleichenden Fiebern*, **septischen Zuständen**, von Malaria und äußerster Entkräftung an. Unbeschreiblich elendes Gefühl. **Große Schmerzhaftigkeit der Muskeln und faulige Erscheinungen sind immer vorhanden**. Alle Sekrete sind widerwärtig stinkend – Atem, Stuhlgang, Urin, Schweiß etc. Epidemische Grippe. Chronische intestinale Toxikämie bei Kindern mit stinkenden Stühlen und Aufstoßen.

In niedrigen Potenzen produziert Baptisia eine Art von Antikörper zum Typhuserreger, nämlich Agglutinine **[Mellon.]**. Dadurch steigert es die natürliche Widerstandskraft des Körpers gegen das Eindringen der Bakterien, die das Typhus-Syndrom hervorrufen. Typhoide Bazillenträger. Nach Impfung mit Antityphus-Serum. Intermittierender Puls, besonders bei älteren Menschen.

Gemüt. – (Kann seinen Geist nicht im Zaum halten; eine Art) wildes, abschweifendes Gefühl.[11] Unfähigkeit zu denken. Geistige Verwirrung. Verworrene Ideen. Einbildung einer geteilten Persönlichkeit.[72] **Denkt, er sei zerbrochen oder doppelt, wirft sich im Bett umher und versucht, die Stücke wieder zusammenzufügen. [Caj.]** Delirium, unzusammenhängendes Reden, Gemurmel. Völlige Gleichgültigkeit. Schläft ein, während zu ihm gesprochen wird. Melancholie, mit Stupor.

Kopf. – Verwirrtes, schwimmendes Gefühl. Schwindel; Druck an der Nasenwurzel. Die Stirnhaut fühlt sich gespannt an; scheint zum Hinterkopf gezogen zu werden. Fühlt sich zu groß, **schwer und taub an**. Wund-

---

72 Vgl. [34]: „Empfindung, als sei ein zweites Selbst außerhalb des Patienten vorhanden." Und: „Er glaubt, daß seine Beine miteinander eine Unterhaltung führen.

heit der Augäpfel. Das Gehirn fühlt sich wund an. Stupor; schläft ein, während zu ihm gesprochen wird. Frühe Taubheit bei typhoiden Zuständen. Schwere Augenlider.

Gesicht. – **Berauschter Ausdruck**. Dunkelrote Gesichtsfarbe. Schmerz an der Nasenwurzel. Die Kiefermuskeln sind starr.

Mund. – Fader, bitterer Geschmack. Zähne und Zahnfleisch sind schmerzhaft, ulzeriert. **Stinkender Atem. Die Zunge fühlt sich verbrannt an**; gelblich-braun; rote und glänzende Ränder. Trocken und braun in der Mitte, mit trockenen und glänzenden Rändern; die Oberfläche ist rissig und wund. **Kann nur Flüssigkeiten schlucken**; die geringste Menge fester Nahrung ruft Würgen hervor.

Hals. – Mandeln und weicher Gaumen sind dunkelrot. **Einschnürung und Kontraktion des Ösophagus. [Caj.]** Hat große Schwierigkeiten beim Schlucken von fester Nahrung. **Schmerzlose** Halsentzündung, mit stinkender Absonderung. **Zusammenziehung am Mageneingang.**

Magen. – Kann nur Flüssigkeiten schlucken, Erbrechen aufgrund von Ösophagusspasmen. Katarrhalische Gastritis. Appetitlos. Ständiges Verlangen nach Wasser. **Schwächegefühl im Magen**. Schmerz im Oberbauch. Empfindung von einer harten Substanz. **[Abies-n.]** Alle Symptome < durch Bier. **[Kali-bi.]** Der Mageneingang ist krampfartig zusammengeschnürt; ulzerative Entzündung des Magens und der Eingeweide.

Abdomen. – Die rechte Seite ist bevorzugt befallen. Auftreibung und Kollern. Schmerzhaftigkeit über der Gallenblasenregion, mit Durchfall. Äußerst **stinkende, dünne, dunkle und blutige** Stühle. Schmerzhaftigkeit des Bauches, der Leberregion. Dysenterie bei alten Menschen.

Weiblich. – Drohende Fehlgeburt durch Depression, Schock, Wachen und schleichendem Fieber*. Menses zu früh, zu reichlich. Scharfe, stinkende Lochien. Kindbettfieber.

Atemwege. – Die Lungen fühlen sich komprimiert an, schwieriges Atmen; verlangt offenes Fenster. Fürchtet das Einschlafen wegen Alpträumen und **dem Gefühl zu ersticken**. Zusammenschnürung der Brust.

Rücken und Extremitäten. – Müder Nacken. Steifheit und Schmerz, Schmerzhaftigkeit und Ziehen in Armen und Beinen. (Dumpfer) Schmerz im Kreuz, um die Hüften herum und das (rechte) Bein hinunter ausstrahlend.[11] **Wund und zerschlagen**. Dekubitus.

Schlaf. – Schlaf- und ruhelos. Alpträume und schreckliche Träume. Kann ihre Körperteile nicht zusammenbekommen, sie fühlen sich über das Bett zerstreut an. Schläft beim Beantworten einer Frage ein.

Fieber. – Frösteln, mit rheumatischen Schmerzen und Schmerzhaftigkeit des ganzen Körpers. Hitze überall, mit gelegentlichem Frösteln. Frösteln gegen 11 Uhr vormittags. **Adynamische Fieber**. Fleckfieber.[73]

Haut. – Livide Flecken überall am Körper und den Gliedern. Brennen und Hitze in der Haut. **[Ars.]** Stinkende Ulzera mit Stupor, Delirium mit leichter Erregung und starker Erschöpfung.

Modalitäten. – 〈 feuchte Hitze; Nebel; drinnen.

Beziehungen. – Vergleiche: **Rhus-t., Mur-ac., Ars., Bry., Arn., Echi., Pyrog.**

Bryonia und **Arsenicum album** können nötig sein, um die günstige Reaktion zu vervollständigen.

Ailanthus glandulosa unterscheidet sich durch seine größere Schmerzhaftigkeit. Baptisia ist eher schmerzlos.

Baptisia confusa: Schmerz im rechten Kiefer und Beklemmung im linken Hypochondrium erzeugen Atemnot und die Notwendigkeit, eine aufrechte Position einzunehmen.

Dosierung. – Tinktur bis zur zwölften Potenz. Hat eine ziemlich kurze Wirkung.

Barosma crenulata

Bucco

Rutaceae; Südafrika

Hat eine deutlich spezifische Wirkung auf das Urogenitalsystem; **schleimig-eitrige Absonderungen**. Reizblase, bei Blasenkatarrh; Prostatastörungen. Harngrieß. Leukorrhoe.

Beziehungen. – Vergleiche: **Cop., Thuj., Pop., Chim., Diosm.**

Dosierung. – Tinktur oder Tee von den Blättern.

Baryta acetica

Bariumazetat, $Ba(CH_3COO)_2 \cdot H_2O$

Verursacht eine Lähmung, die in den Extremitäten beginnt und sich aufwärts ausbreitet. Pruritus bei alten Menschen.

73 Im Englischen ist noch „shipboard fever" angegeben, aber es dürfte wohl „ship fever" = Fleckfieber gemeint sein. Ist aus Gründen der Wiederholung nicht ein zweites Mal aufgeführt.

Gemüt. – Ist vergeßlich; schwankt lange zwischen entgegengesetzten Entschlüssen. Mangel an Selbstvertrauen.

Gesicht. – Spinnwebgefühl.

Extremitäten. – Ziehender Schmerz das ganze linke Bein hinunter. (Plötzliche, empfindliche, feine Stiche hier und dort in der Haut, mitunter) Kribbeln und brennende (Nadel-) Stiche.[17] **Lähmung**. Lumbago und rheumatische Schmerzen in Muskeln und Gelenken.

Dosierung. – Zweite und dritte Trituration in wiederholten Gaben.

Baryta carbonica

Schwererde, Bariumcarbonat, $BaCO_3$

Besonders angezeigt **im Kleinkindalter und im Alter**. Dieses Mittel hilft skrofulösen* Kindern, besonders wenn sie geistig und körperlich zurückgeblieben oder wenn sie zwergenhaft sind, nicht wachsen und sich nicht entwickeln, mit Phlyktänen-Konjunktivitis, geschwollenem Bauch, wenn sie sich leicht erkälten und dann **immer geschwollene Mandeln haben**. Personen, welche an Mandelentzündungen leiden, die zum Eitern neigen; leichtes Zahnfleischbluten. Bei Erkrankungen alter Männer zu Beginn der degenerativen Veränderungen an Herz, Gefäßen und Gehirn; mit Prostatahypertrophie oder verhärteten Hoden, mit widerwärtig stinkenden Fußschweißen; Männer, die sehr kälteempfindlich, äußerst schwach und müde sind und sitzen, sich hinlegen oder sich auf etwas lehnen müssen. Große Abneigung, fremde Menschen zu treffen. Katarrh der Choanen, mit häufigem Nasenbluten. Häufig nützlich bei Verdauungsbeschwerden von jungen Menschen, die masturbiert haben und unter Samenergüssen, zusammen mit Reizbarkeit des Herzens und Herzklopfen, leiden. Beeinflußt Drüsen und ist nützlich bei allgemeinen degenerativen Veränderungen, besonders der Arterienwände, **Aneurysmen** und Senilität. Baryta ist ein kardio-vaskuläres Gift, das auf die Muskeln des Herzens und der Gefäße wirkt. Fibrose der Arterien. Die Blutgefäße erweichen und degenerieren, werden erweitert, daraus resultieren Aneurysmen, Rupturen und apoplektische Insulte.

Gemüt. – Gedächtnisverlust, geistige Schwäche. Unentschlossen. Alles Selbstvertrauen ist verschwunden. Senile Demenz. Verwirrung. **Schüchtern**. Abneigung gegen Fremde. Kindisch; Kummer über jede Kleinigkeit.

Kopf. – Schwindel. (Drückendes) Stechen (auf dem Scheitel), das sich durch den (ganzen) Kopf verbreitet, so oft (sie) in der Sonne steht.[16]

Gefühl von Lockerheit des Gehirns. Haarausfall. Verwirrung. **Grützbeutel.**

Augen. – Abwechselnde Eng- und Weitstellung der Pupillen. Photophobie. Schleier vor den Augen. Katarakte. **[Calc., Phos., Sil.]**

Ohren. – Schwerhörigkeit. **Knackendes Geräusch. Die Drüsen um den Ohren sind schmerzhaft und geschwollen.** Widerhall beim Naseputzen.

Nase. – Trocken; Niesen; **Schnupfen, mit Schwellung der Oberlippe und der Nase.** Empfindung von (Kiefern-) Rauch[34] in der Nase. Absonderung von dickem, gelbem Schleim. Häufiges Nasenbluten. Borken um die Nasenflügel herum.

Gesicht. – Bleich, aufgedunsen; Spinnwebgefühl. **[Alum.]** Geschwollene Oberlippe.

Mund. – Wacht mit trockenem Mund auf. Das Zahnfleisch blutet und ist zurückgezogen. Zahnschmerz (in kariösen Zähnen) vor den Menses.[34] Der Mund ist voller entzündeter Bläschen (, besonders am Gaumen und der Innenseite der Backe),[16] verdorbener Geschmack. Lähmung der Zunge. Brennender Schmerz an der Zungenspitze. Speicheltröpfeln bei Tagesanbruch. Krampf des Ösophagus beim Eintritt der Speise.

Hals. – Die Unterkieferdrüsen und Mandeln sind geschwollen. **Erkältet sich leicht, mit Stechen und brennendem Schmerz. Akute eitrige Peritonsillitis. Eiternde Mandeln bei jeder Erkältung.** Mandeln entzündet, mit geschwollenen Venen. Brennendes Halsweh beim Schlucken, besonders beim Leer-Schlucken. Gefühl eines Pfropfens im Hals. Kann nur Flüssigkeiten schlucken. Ösophagusspasmen, sobald ein Bissen in den Ösophagus hineingelangt, verursacht Würgen und Erstickungsgefühl. **[Merc-c., Graph.]** Halsbeschwerden von übermäßigem Gebrauch der Stimme. Stechender Schmerz in Mandeln, Rachen oder Kehlkopf.

Magen. – Aufstoßen von Magensäure, Schluckauf. Drücken im Magen wie von einem Stein, 〉 durch Aufstoßen. Ist hungrig, aber verweigert Nahrung. Schmerz und Schweregefühl sofort nach dem Essen, mit Empfindlichkeit des Oberbauchs. **[Kali-c.]** Nach warmem Essen 〈 . Magenschwäche bei alten Menschen mit Verdacht auf Bösartigkeit.

Abdomen. – **Hart und gespannt, aufgetrieben.** Kolikartig. Vergrößerte Mesenteriallymphknoten. Schmerz im Bauch beim Schlucken von Nahrung. Habituelle Kolik, mit Hunger, aber verweigert Nahrung.

Rektum. – Verstopfung, mit harten, knotigen Stühlen. Hämorrhoiden treten beim Wasserlassen hervor. Kribbeln im Rektum. Nässen aus dem Anus.

Harnwege. – Die Hämorrhoiden treten immer beim Harnlassen heraus. Harndrang. Brennen in der Urethra beim Wasserlassen.

Männlich. – Vermindertes Verlangen und vorzeitige Impotenz. Vergrößerte Prostata. Verhärtete Hoden.

Weiblich. – Magen- und Kreuzschmerz vor den Menses. Spärliche Menses.

Atemwege. – Trockener, erstickender Husten, besonders bei alten Menschen, voller Schleim, aber mit mangelnder Kraft zum Auswerfen, < jeder Wetterwechsel. **[Seneg.]** Gefühl in der Kehle, als werde Rauch eingeatmet. Chronischer Stimmverlust. Stiche in der Brust; < Einatmen. Die Lungen fühlen sich an, als seien sie voller Rauch.

Herz. – Herzklopfen und Beklemmung in der Herzgegend. Aneurysma. **[Lyc.]** Beschleunigt zuerst die Herztätigkeit, dann steigert es stark den Blutdruck durch Kontraktion der Blutgefäße. Herzklopfen beim Liegen auf der linken Seite, besonders beim Daran-Denken; voller und harter Puls. Herzsymptome nach unterdrücktem Fußschweiß.

Rücken. – **Geschwollene Lymphknoten im Nacken am Hinterkopf.** Fettgeschwulst am Nacken. Zerschlagenheitsschmerz zwischen den Schultern.[16] Steifheit im Kreuz. Schwäche der Wirbelsäule.

Extremitäten. – Schmerz in den Achsellymphknoten. Kalte, klamme Füße. **[Calc.]** **Stinkende Fußschweiße.** Taubheit der Glieder. Taubes Gefühl von den Knien zum Skrotum; verschwindet beim Hinsetzen. Zehen und Fußsohlen sind wund; die Fußsohlen schmerzen beim Gehen. Schmerz in den Gelenken; brennende Schmerzen in den unteren Gliedern.

Schlaf. – Spricht während dem Schlaf; erwacht häufig; fühlt sich zu heiß. Zucken während dem Schlaf.

Modalitäten. – < beim Denken an die Symptome; vom Waschen; Liegen auf der schmerzhaften Seite.

> Gehen im Freien.

Beziehungen. – Vergleiche: **Dig., Rad-br., Arag., Oxyt., Astra-m.**

Komplementärmittel: **Dulc., Sil., Psor.**

Unverträglich: **Calc.**

Antidot gegen giftige Dosen: **Bittersalz.**

Dosierung. – Dritte bis 30. Potenz, die letztere, um die Anfälligkeit für Mandelentzündungen zu beseitigen. Baryta ist langsam in seiner Wirkung, verträgt Wiederholungen.

Baryta iodata

Bariumjodid, $BaJ_2 \cdot 2H_2O$

Wirkt auf das lymphatische System, **gesteigerte Leukozytose. Akute eitrige Peritonsillitis. Verhärtete Drüsen, besonders Mandeln und Brüste.** Phlyktänenkeratitis, mit Schwellung der Halslymphknoten und gehemmtem Wachstum. Tumore.

Beziehungen. – Vergleiche: **Lap-a., Con., Merc-i., Carb-an.**

Aconitum lycoctonum – Wolfseisenhut: Schwellung der Hals- und Achsellymphknoten und der Brustdrüsen.

Dosierung.- Zweite und dritte Trituration.

Baryta muriatica

Bariumchlorid, $BaCl_2 \cdot 2H_2O$

Organische Schäden bei alten Menschen und solchen, die sowohl geistig als auch körperlich zurückgeblieben sind, verlangen die verschiedenen Baryta-Salze. Arteriosklerose und zerebrale Leiden aufgrund dieses Zustandes. Kopfschmerzen, aber ohne akute Krise, bei alten Menschen auftretend; mehr Schwere als Schmerz. Schwindel, aufgrund von zerebraler Ischämie und Ohrgeräusche. Wirkt auf den unteren Teil des Verdauungskanals, besonders das Rektum; auf Muskeln und Gelenke, ruft Steifheit und Schwäche, wie von zu vielem Gehen hervor. Leukozytose. Bluthochdruck und Degeneration der Blutgefäße. Verstärkte Härte des Pulses. Arteriosklerose [**Aur., Sec.**], wenn bei Hirn- und Herzsymptomen ein hoher systolischer mit einem vergleichsweise niedrigen diastolischen Druck vorhanden ist.

Dieses Mittel hat Verhärtung und **Verengung des Mageneingangs mit Schmerz**, sofort nach dem Essen und Empfindlichkeit des Oberbauches, was wiederholt bestätigt worden ist, ebenso wie seine Anwendung bei **Aneurysmen** und chronischer Hypertrophie der Mandeln. Nymphomanie und Satyriasis. Konvulsionen. Bei jeder Form von Manie mit gesteigertem sexuellem Verlangen. **Eisige Kälte des Körpers, bei Lähmung**. Multiple Sklerose des Gehirns und des Rückenmarks. **Fehlende Kraft der willkürlichen Muskulatur, aber mit intakter Sensibilität**. Parese nach Grippe und Diphtherie. Allgemeines Gefühl der Mattigkeit morgens, besonders Schwäche der Beine, mit Steifheit der Muskeln. Kinder, die mit offenem Mund umhergehen und durch die Nase sprechen. Dumm-aussehend, schwerhörig.

Ohren. – Zischen und Summen. Geräusche beim Kauen und Schlucken oder Niesen. Ohrenschmerzen; 〉 schlückchenweise Trinken von kaltem Wasser. Geschwollene Ohrspeicheldrüsen. Widerwärtig stinkende Otorrhoe. Mittelohr ist mit Luft aufgebläht beim Naseputzen.

Hals. – Schwieriges Schlucken. **Vergrößerte Tonsillen.** Parese des Rachens und der Eustachischen Röhren, mit Niesen und Geräuschen. Die Tuben fühlen sich zu weit offen an.

Magen. – Bei chronischen Beschwerden ist das **Schwächegefühl im Magen** ein gutes Leitsymptom. Würgen und Erbrechen. Empfindung von Wärme, die (zur Brust und) zum Kopf aufsteigt.[17]

Abdomen. – Pulsieren **[Sel.]; Verhärtung** des Pankreas; abdominelles Aneurysma. Geschwollene Leistenlymphknoten. Krampfartiger Schmerz im Rektum.

Harnwege. – **Starke Zunahme der Harnsäure**, Verminderung der Chloride.

Atemwege. – **Bronchialleiden bei alten Menschen** mit Herzdilatation. **Erleichtert den Auswurf.** Starke Schleimansammlung und Schleimrasseln mit schwierigem Auswurf. Arteriosklerose der Lungen, so wird bei senilem Asthma der arterielle Druck vermindert.

Beziehungen. – Vergleiche bei sklerotischen Degenerationen, besonders des Rückenmarks, der Leber und des Herzens: **Plb., Plb-i.**

Auch **Aurum muriaticum**: Es wird bei sklerotischen und exsudativen Degenerationen oft mehr erreichen, als andere Mittel. Multiple Sklerose, blitzartige Schmerzen, Tremor, Morvan Syndrom, Hypertrophie der Finger.

Dosierung. – Dritte Trituration. Verträgt wiederholte Gaben gut.

Belladonna

Atropa bella-donna, Tollkirsche, Irrbeere, Wutbeere
Solanaceae; Europa, Kleinasien, Nordafrika

Belladonna wirkt auf jeden Teil des Nervensystems und ruft aktive Kongestion, wilde Erregung, Täuschungen bestimmter Sinne, Zuckungen, Konvulsionen und Schmerz hervor. Es hat eine ausgeprägte Wirkung auf das Gefäßsystem, die Haut und Drüsen. Belladonna ist immer verbunden mit heißer, roter Haut, gerötetem Gesicht, glänzenden Augen, pochenden Halsschlagadern, erregtem Geisteszustand, Überempfindlichkeit aller Sinne,

Delirium, ruhelosem Schlaf, konvulsiven Bewegungen, Trockenheit des Mundes und des Rachens mit Abneigung gegen Wasser, **neuralgischen Schmerzen**, die plötzlich kommen und gehen. **[Oxyt.] Hitze, Rötung, Pulsieren und Brennen. Ist ein großartiges Kindermittel**. Epileptische Spasmen, gefolgt von Übelkeit und Erbrechen. **Scharlach**, und auch als Prophylaktikum. Hier die 30. Potenz verwenden. **Morbus Basedow**. Paßt für die Symptome von „Luftkrankheit" bei Fluggästen. Vorbeugend geben. **Ohne Durst; Angst oder Furcht. Heftigkeit** der Anfälle und **Plötzlichkeit** des Beginns sind kennzeichnend für Belladonna. Bei extremer Schilddrüsentoxikämie. Verwende D1 (Beebe).

Gemüt. – Der Patient lebt in seiner eigenen Welt, gefesselt durch Erscheinungen und Visionen, vergißt er die ihn umgebenden Realitäten. Während die Netzhaut unempfindlich für wirkliche Gegenstände ist, drängen sich ihm eine Unmenge von visuellen Halluzinationen auf, die von innen kommen. Er ist äußerst lebhaft und wird durch eine Flut von **subjektiven** Gesichtseindrücken und phantastischen Illusionen verrückt gemacht. Halluzinationen; sieht Ungeheuer, scheußliche Gesichter. Delirium; schreckliche Bilder; **ist wütend**; tobt, beißt, schlägt; **will entfliehen**. Bewußtseinsverlust. Abgeneigt zu sprechen. Irrige Wahrnehmungen, mit Tränen. **Alle Sinne sind geschärft**. Wechselhaftigkeit.

Kopf. – Schwindel, fällt auf die linke Seite oder rückwärts. Empfindlich gegen die geringste Berührung. Starkes Pulsieren und Hitze. Herzklopfen hallt bei angestrengter Atmung im Kopf wider. Schmerz; Völle, **besonders in der Stirn**, auch in Hinterkopf und Schläfen. Kopfschmerz von unterdrückter katarrhalischer Absonderung. Plötzliche Aufschreie. **Schmerz ‹ Licht, Lärm, Erschütterung, Hinlegen und nachmittags**; › durch Druck und halb-aufgerichtete Stellung. Bohrt den Kopf in das Kissen; der Kopf ist nach hinten gezogen und rollt von einer Seite zur anderen. Ständiges Stöhnen. Das Haar spaltet sich, ist trocken und fällt aus. Kopfschmerz ‹ auf der rechten Seite und beim Hinlegen; üble Folgen, Erkältungen etc. vom Haareschneiden.

Augen. – Pulsieren tief in den Augen beim Hinlegen. **Erweiterte Pupillen. [Agn.]** Die Augen fühlen sich geschwollen an, treten hervor, **starren und sind glänzend**; rote Konjunktiva; **trocken** und brennend; Photophobie; Stechen in den Augen (nach innen zu).[16] Exophthalmus. Visuelle Sinnestäuschungen; feurige Erscheinungen. **Doppeltsehen**, Schielen, Lidkrämpfe. Empfindung, als ob die Augen halb geschlossen wären. Geschwollene Augenlider. Blutfülle im Augenhintergrund.

Ohren. – Reißen im inneren und äußeren Ohr (nach unten hin).[16] Summende Geräusche. Das Trommelfell ist vorgewölbt und injiziert. Geschwollene Parotis. Empfindlich gegen laute Töne. Äußerst scharfes Hören. **Otitis media. Schmerz verursacht Delirium. Das Kind schreit im Schlaf auf**; pulsierender, klopfender Schmerz tief im Ohr, synchron mit dem Herzschlag. Hämatom des Ohrs. Akute und subakute Beschwerden der Eustachischen Röhre. Autophonie – hört seine eigene Stimme im Ohr.

Nase. – Eingebildete Gerüche.[74] Kitzeln in der Nasenspitze. Rot und geschwollen. **Nasenbluten,** mit rotem Gesicht. Schnupfen; der Schleim ist mit Blut vermischt.

Gesicht. – Rot, **bläulich-rot**, heiß, geschwollen, glänzend; krampfartige Bewegung der Gesichtsmuskeln. Schwellung der Oberlippe. Gesichtsneuralgie mit Muskelzucken und gerötetem Gesicht.

Mund. – Trocken. Pochender Schmerz in den Zähnen. Zahnfleischabszeß. Die Zunge ist an den Rändern rot. Erdbeerzunge. **Zähneknirschen.** Die Zunge ist geschwollen und schmerzhaft. Stammeln.

Hals. – Trocken, wie glasiert; eine, wie eine Entzündung aussehende Kongestion **[Gins.]; rot, ‹ auf der rechten Seite**. Vergrößerte Tonsillen; **der Hals fühlt sich zusammengeschnürt an; schwieriges Schlucken**; ‹ Flüssigkeiten. Kloßgefühl. Ösophagus trocken; fühlt sich zusammengeschnürt an. **Spasmen** im Schlund. Ständige Neigung zu schlucken. Kratzendes Gefühl. Die Schlundmuskeln sind sehr empfindlich. Hypertrophie der Schleimhäute.

Magen. – Appetitverlust. Abneigung gegen Fleisch und Milch. Krampfartiger Schmerz im Oberbauch. Zusammenschnürung; der Schmerz läuft zur Wirbelsäule. Übelkeit und Erbrechen. **Großer Durst auf kaltes Wasser**. Magenkrämpfe. Leeres Würgen. Abscheu vor Flüssigkeiten. Spasmodischer Schluckauf. **Furcht vor dem Trinken**. Unkontrollierbares Erbrechen.

Abdomen. – Aufgetrieben, heiß. Das Kolon transversum tritt wie ein Wulst hervor. Empfindlich, geschwollen. Schmerz, wie wenn sich eine Hand festkrallen[16] würde; ‹ Erschütterung und Druck. Schneidender Schmerz quer durch den Bauch; Stiche in der linken Bauchseite, beim Husten, Niesen oder bei Berührung. Extreme Empfindlichkeit gegen Berührung, Bettzeug etc. **[Lach.]**

74 Vgl. [16]: „Geruch vor der Nase wie faule Eier, … " Und [34]: „Geruch in der Nase wie von Fischlake oder saurem Bier."

Rektum. – Dünne, grüne, dysenterische Stühle; in kreideartigen Klumpen. Schaudern während dem Stuhlgang. Stechender Schmerz im Rektum; spastische Striktur. Die Hämorrhoiden sind empfindlicher bei Rückenschmerz. Prolapsus ani. **[Ign., Podo.]**

Harnwege. – **Harnverhaltung.** Akute Harnwegsentzündung. Empfindung (von Winden und Drehen) in der Blase, wie von einem (großen) Wurm.[16] Spärlicher Urin, mit Tenesmus; **dunkel und trübe**, phosphathaltig. Die Blasengegend ist empfindlich. Inkontinenz, ständiges Tröpfeln. **Häufiges und reichliches** Wasserlassen. Hämaturie ohne pathologischen Befund. Prostatahypertrophie.

Männlich. – Hoden hart, hochgezogen und entzündet. Nächtlicher Schweiß an den Genitalien. Fließen von Prostatasekret. Vermindertes Verlangen.

Weiblich. – Empfindliches Nach-unten-Drängen, **als ob alle Eingeweide unten zu den Genitalien herauskommen würden.** Trockenheit und Hitze der Vagina. Ziehen um die Lenden herum. Schmerz im Kreuzbein. Vermehrte Menses; **hellrot, zu früh und zu reichlich. Heiße Blutung.** Schneidender Schmerz von Hüfte zu Hüfte. **Menses und Lochien sind widerwärtig stinkend und heiß.** Wehen kommen und gehen plötzlich. **Mastitis**, pochender Schmerz, Rötung, Streifen strahlen von der Brustwarze aus. Die Brüste fühlen sich schwer an; sind hart und rot. Brusttumoren, Schmerz < Hinlegen. Übelriechende Blutungen, heißes Ergießen von Blut. Verminderte Lochien.

Atemwege. – Trockenheit in Nase, Schlund, Kehlkopf und Luftröhre. **Kitzelnder, kurzer, trockener Husten; < nachts.** Der Kehlkopf fühlt sich wund an. Beklemmte, schnelle und ungleichmäßige Atmung. Cheyne-Stokes-Atmung. **[Cocain., Op.] Heiser**; Stimmverlust. Schmerzlose Heiserkeit. Husten mit Schmerz in der linken Hüfte. Bellender Husten, Keuchhusten, mit Schmerz im Magen vor den Anfällen, mit Auswurf von Blut. Stiche in der Brust beim Husten. **Äußerst schmerzhafter Kehlkopf.** Beim Husten Gefühl, als sei ein Fremdkörper in der Luftröhre. **Hohe, piepsende Stimme. Stöhnen bei jedem Atemzug.**

Herz. – Heftiges Herzklopfen, hallt im Kopf wider, mit beschwerlicher Atmung. Herzklopfen von der geringsten Anstrengung. Pulsieren durch den ganzen Körper. Dikrotie. Das Herz erscheint zu groß. Rascher, aber geschwächter Puls.

Rücken. – Steifer Nacken. **Schwellung der Halslymphknoten.** Schmerz im Nacken, als ob er brechen würde. Äußerst schmerzhafter

Druck in der Dorsalregion. Lumbago, mit Schmerz in Hüften und Oberschenkeln.

Extremitäten. – Blitzartige Schmerzen entlang den Gliedern. Die Gelenke sind geschwollen, rot und glänzend, mit roten ausstrahlenden Streifen. Wankender Gang. Wandernde rheumatische Schmerzen. Phlegmasia alba dolens. Gliederzucken. Krämpfe. Unwillkürliches Hinken. **Kalte Extremitäten.**

Schlaf. – Ruhelos, mit Aufschreien und Zähneknirschen. Wird durch Pochen der Blutgefäße wachgehalten. Schreit auf im Schlaf. Schlaflosigkeit, mit Schläfrigkeit. **Aufschrecken beim Schließen der Augen oder während des Schlafes.** Schläft mit den Händen unter dem Kopf. **[Ars., Plat.]**

Fieber. – Ein hochfiebriger Zustand mit vergleichsweise geringer Toxikämie. **Brennende, beißende, dampfende Hitze.** Eiskalte Füße. Die oberflächlichen Venen sind erweitert. (Allgemeines) Schwitzen, außer am Kopf.[34] **Durstlos bei Fieber.**

Haut. – Trocken und **heiß;** geschwollen, empfindlich; Verbrennungen sind scharlachrot und glatt. Scharlachartiger Ausschlag, breitet sich plötzlich aus. Erythem; Pusteln auf dem Gesicht. Rote, **geschwollene und empfindliche Drüsen. Furunkel.** Rosacea. Eiternde Wunden. **Abwechselnde Rötung und Blässe der Haut.** Verhärtungen nach Entzündungen. Erysipel.

Modalitäten. – ⟨ Berührung, Erschütterung, Lärm, Luftzug, Nachmittag[11], Hinlegen.

⟩ halb aufgerichtet.

Beziehungen. – Vergleiche: **Atropinum** – Alkaloid von Belladonna, erfaßt mehr den nervalen Bereich der Belladonna-Wirkung: Große **Trockenheit des Halses,** Schlucken ist fast unmöglich. Chronische Magenbeschwerden, mit starkem Schmerz und Erbrechen aller Nahrung. Peritonitis. Alle Arten von optischen Sinnestäuschungen. Alles erscheint groß. [entgegengesetzt zu **Plat.]** **Subazidität des Magensaftes;** Sodbrennen. (Beim Sehen sind) Staubkörner vor allem.[12] Beim Lesen **laufen die Wörter zusammen;** Diplopie, **alle Gegenstände scheinen verlängert zu sein.** Kongestion der Eustachischen Röhre und des Trommelfells. Hat eine Affinität zum Pankreas. Hyperazidität des Magens. Anfallsartiger Magenschmerz; Neuralgie der Ovarien.

Hoitzia coccinea – eine mexikanische Droge, ähnlich in der Wirkung wie Belladonna: Nützlich bei Fieber, scharlachartigem Ausschlag, Masern, Urtikaria etc. Hohe Temperatur bei Fleckfieber. Trockener Mund und Rachen, rotes Gesicht, injizierte Augen, Delirium.

Hyoscyamus niger: Weniger Fieber, mehr Erregung.

Mandragora officinarum – Alraune, ein Betäubungsmittel aus alter Zeit: Rastlose Erregbarkeit und körperliche Schwäche. Verlangen nach Schlaf. Ist wie **China officinalis** und **Aranea diadema** gegen periodische Fieberanfälle wirksam. Nützlich bei Epilepsie und Tollwut, auch **Cetonia aurata** (A.E. Lavine).

Sanguisorba officinalis – Großer Wiesenknopf: **Überreichliche, langandauernde** Menses, besonders bei nervösen Patienten mit kongestiven Symptomen zu Kopf und Gliedern. Passive Hämorrhagien während des Klimakteriums. Chronische Metritis. Lungenblutung. Varizen und Geschwüre; D2 – D6.

Stramonium: Stärkere Erregung der Sinne, Raserei.

Antidote: **Camph., Coff., Op., Acon.**

Komplementärmittel: **Calcarea carbonica** (Bell. enthält Kalk). Besonders bei halb-chronischen und konstitutionellen Erkrankungen. Wird häufig nach Bell. benötigt.

Unverträglich: **Acet-ac.**

Nicht-homöophatische Anwendung: Atropin und seine Salze werden in der Augenheilkunde verwendet, um die Pupillen zu erweitern und die Akkomodation zu lähmen.

Innerlich oder subkutan gegeben, wirkt es antagonistisch zu Opium und Morphium; Physostigma und Blausäure; Narkotika- und Pilzvergiftungen.

Bei Nierenkolik $1/_{200}$ Gran (0,32 mg) subkutan.

Bei lebensbedrohlichem Darmverschluß subkutan in Dosierungen von 1 mg aufwärts.

Für Nachtschweiße bei Phthisis subkutan $1/_{80}$ Gran (0,8 mg).

$1/_{20}$ Gran (3,24 mg) Atropin ist Gegenmittel für 1 Gran (64 mg) Morphium.

Auch als Lokalanästhetikum, Antispasmodikum und zum Austrocknen von Sekreten, Milch etc.

Dosierung. – **Atropinum sulphuricum**, $1/_{120}$ Gran – $1/_{60}$ Gran (0,54–1,08 mg).

Dosierung. – Belladonna: Erste bis dritte Potenz und höher. Muß bei akuten Erkrankungen oft wiederholt werden.

Bellis perennis

Gänseblümchen, Tausendschön
Compositae; Europa, Kleinasien

Wirkt auf die Muskelfasern der Blutgefäße. Starker Muskelkater. Lahmheit, wie verstaucht. Venöse Kongestion aufgrund mechanischer Ursachen. Ist das erste Mittel bei Verletzungen der tieferen Gewebe, nach größeren chirurgischen Operationen. Folgen von Nervenverletzungen mit intensiver Schmerzhaftigkeit und Unverträglichkeit gegenüber kaltem Baden. Kraftlosigkeit der Glieder nach Gicht.

Trauma der Beckenorgane, Auto-Traumatismus zeigen den Zustand, der nach diesem Mittel verlangt; üble Folgen von Masturbation. Ein ausgezeichnetes Mittel für Verstauchungen und Quetschungen. Beschwerden aufgrund von kaltem Essen oder kalter Getränke, wenn der Körper erhitzt ist, und bei Beschwerden durch kalten Wind. Bei Naevi, äußerlich anwenden. Akne. **Überall Furunkel. Wundes, gequetschtes Gefühl im Becken**. Exsudation, Stauung und Schwellung liegen im Anwendungsbereich dieses Mittels. Rheumatische Symptome. Unterdrückt die Sekretionen nicht. „Ist ein hervorragendes Mittel für alte Arbeiter, besonders Gärtner." (Burnett).

Kopf. – Schwindel bei älteren Menschen. Kopfschmerz vom Hinterkopf zum Scheitel. (Das Gehirn) fühlt sich in der Stirngegend zusammengezogen an.[11] **Prellungsschmerz**. Jucken an Kopfhaut und Rücken, < heißes Baden und Bettwärme.

Abdomen. – Wundheit der Bauchwände und des Uterus. Stiche in der Milz, schmerzhaft und vergrößert. Gelber, schmerzloser Durchfall, mit üblem Geruch, < nachts. Aufgebläht; Darmkollern.

Weiblich. – Brüste und Uterus sind blutgefüllt. Schwangerschaftsvarizen. **Unfähigkeit, während der Schwangerschaft zu gehen.** Lahmheit der Bauchmuskeln. **Der Uterus fühlt sich schmerzhaft, wie gequetscht an.**

Extremitäten. – Schmerzhafte Gelenke, Muskelkater. Jucken am Rücken und der Rückseite der Oberschenkel. Schmerz die Vorderseite des Oberschenkels hinunter. Das Handgelenk fühlt sich zusammengeschnürt an, wie von einem elastischen Band um das Gelenk herum. Verstauchungen mit großer Schmerzhaftigkeit. **„Eisenbahnrücken"**.[75]

Schlaf. – Wacht früh morgens auf und kann nicht wieder einschlafen.

---

75 Hiermit ist ein Rücken gemeint, dessen Wirbelkörper nach ventral gedrückt sind.

Haut. – **Furunkel**. Ekchymose, Schwellung, äußerst berührungsempfindlich. Venöse Kongestion aufgrund mechanischer Ursachen. Varizen mit wundem, gequetschtem Gefühl. Exsudationen und Schwellungen. Akne.

Modalitäten. – < **linke Seite**; heißes Bad und Bettwärme; vor einem Sturm; kaltes Baden; kalter Wind.

Beziehungen. – Vergleiche: **Arn., Ars., Staph., Ham., Bry.**

Vanadium metallicum: Degenerative Zustände.

Dosierung. – Tinktur bis dritte Potenz.

Benzinum

Benzol, C_6H_6

Die auffallendste Tatsache bei der Prüfung von Benzol, scheint sein Einfluß auf den Kreislauf zu sein. Es verursachte eine Verlangsamung der Strömungsgeschwindigkeit, was bei Meerschweinchen zur Entstehung von Infarkten führte. Bei den menschlichen Prüfern führte es zur **Abnahme der roten und zur Zunahme der weißen Blutkörperchen**. (Dr. R. F. Rabe).

Es sollte bei Leukämie von Nutzen sein. Auffallende Augensymptome.[76]

Halluzinationen, epileptiforme Anfälle, Koma und Schmerzunempfindlichkeit.

Kopf. – Gefühl, durch das Bett und den Fußboden zu fallen. (Heftig stechende) Schmerzen (im Hinterkopf) von unten nach oben.[11] Müde und nervös. Stirnkopfschmerz bis zur Nasenwurzel. Schwindel. Drückendes Gefühl im Kopf. Rechtsseitiges Kopfweh.

Augen. – Optische Täuschungen bei weit geöffneten Augen. Liderzucken. Lichtscheu, Gegenstände verschwimmen. Schmerzhaftigkeit[77] in Augen und Lidern. Ausgeprägte Pupillenerweiterung. Ausbleibende Lichtreaktion, besonders bei Tageslicht.

Nase. – Überreichlicher Fließschnupfen, besonders nachmittags. Heftiges Niesen.

---

76 Vgl. [11]: „Eine große, weiße Hand schien sich ihm in der Dunkelheit zu zeigen und ausgestreckt auf sein Gesicht zuzukommen, das veranlaßte ihn voller Entsetzen nach dem Krankenwärter zu rufen."

77 Vgl. [11]: „Kann ohne heftiges Schmerzen und Pochen nicht nach oben oder zu einer Seite blicken."

Männlich. – Schwellung des rechten Hodens. Heftiger Schmerz in den Hoden. Jucken des Skrotums. Reichlicher Harnfluß.

Extremitäten. – Schwere Glieder, kalte Beine, übersteigerter Patellarsehnenreflex. Schmerzen von unten nach oben.

Haut. – Maserartiger Ausschlag. Schwitzen auf der Seite, auf der man nicht liegt. Jucken am ganzen Rücken.

Modalitäten. – ‹ nachts; rechte Seite.

Beziehungen. – Vergleiche: **Benzine** – Erdöläther: Ist von nicht so reiner Zusammensetzung wie Benzol. Es ist dasselbe, aber mit einem Zusatz von Hydrokarbonaten. Es scheint einen besonderen Einfluß auf Nervensystem und Blut auszuüben. Oxyhämoglobinämie. Körperliche Schwäche, Krämpfe, übersteigerter Patellarsehnenreflex, Übelkeit, Erbrechen, Schwindel, **Schwere** und Kälte der Glieder. Zittern der Augenlider und Zunge.

Benzinum dinitricum – Dinitrobenzol: Die auffälligsten Wirkungen bei Vergiftung durch Absorption der Haut sind Veränderungen der roten Blutkörperchen und Degeneration der Leber bei Amblyopie, Farbenblindheit[78] und Netzhautentzündung. Das Gesichtsfeld ist eingeengt. Schwarzer Urin.

Benzinum nitricum – Künstliches Öl der Bittermandel: Dunkles, schwarzes Blut, schwer koagulierend; venöse Hyperämie des Gehirns und allgemeine Blutfülle der Venen. Brennender Geschmack im Mund. Blaue Lippen, Zunge, Haut, Nägel und Bindehäute. Kalte Haut, der Puls ist klein und schwach, die Atmung langsam und unregelmäßig, Bewußlosigkeit, Symptome des apoplektischen Komas. **Rollen der Augäpfel in der vertikalen Achse; erweiterte Pupillen**. Nystagmus. Die Atmung ist sehr langsam, schwierig, ziehend.

Trinitrotoluenum – Trinitrotoluol (T.N.T.): Wird durch Nitrieren von Toluol hochexplosiv und ist ein Produkt der Destillation von Steinkohlenteer. Wenn Haut oder Haare dem Kontakt von T.N.T. ausgesetzt werden, wird ein charakteristischer gelber oder ocker-oranger Fleck hervorgerufen, der einige Wochen bleibt. Angezeigt bei schwerwiegenderen Formen von Anämie (perniziöse) und Gelbsucht. Erzeugt lebensgefährliche toxische Gelbsucht.

Dosierung. – Sechste Potenz.

---

78 Nach [12] handelt es sich um ein Zentralskotom für Rot und Grün.

Benzoicum acidum

Benzoesäure, C_6H_5COOH

Das auffallendste Charakteristikum betrifft Geruch und Farbe des Urins. Hat eine deutliche Wirkung auf den Stoffwechsel. Es verursacht Symptome und heilt Symptome von harnsaurer Diathese, mit dunklem und widerwärtig stinkendem Urin und Gichtsymptomen. Niereninsuffizienz. Das Kind möchte in den Armen gehätschelt und nicht hingelegt werden. Schmerzen wechseln plötzlich ihren Ort. Antisykotikum. Gicht und Asthma.

Gemüt. – Neigt dazu, bei vergangenen unangenehmen Dingen zu verweilen. Läßt Wörter beim Schreiben aus. Niedergeschlagenheit.

Kopf. – Schwindel mit der Neigung, zur Seite zu fallen. Kalter Schweiß auf der Stirn. Pulsieren in den Schläfenarterien, ruft Aufgedunsenheit um den Ohren herum hervor. Grützbeutel.

Ohren. – Geräusche beim Schlucken.[79] Schwellung hinter den Ohren. [Caps.]

Nase. – Jucken des Septums. Schmerz in den Nasenknochen.

Gesicht. – Kupferfarbene Flecken. Rot, mit kleinen Blasen. Umschriebene Wangenröte.

Mund. – Stechende, die Lippen spitzende Zusammenschnürung des Mundes, bläuliches, blutendes Zahnfleisch. Ulzeration der Zunge.

Magen. – Schwitzt während des Essens; Druck im Magen, Empfindung von einem Klumpen.

Abdomen. – Schneiden um den Nabel herum (> Stuhlgang).[34a] Stiche in der Lebergegend.

Rektum. – Stiche und **Einschnürungsgefühl**. Tabaksbeutelartig gefältete Einschnürung des Rektums. Jucken und warzenartige[80] Hauterhabenheiten um den Anus herum.

Stuhl. – Schaumig, **stinkend, flüssig,** hell, wie Seifenlauge; Stuhlgang meistens mit Blähungsabgang.

Harnwege. – Urin mit **abstoßendem Geruch**;[81] veränderlicher Farbe, braun, sauer. **Enuresis**; tröpfelnder, **stinkender Urin bei alten Männern**. Übermaß an Harnsäure. Blasenkatarrh durch unterdrückte Gonorrhoe. Blasenentzündung.

---

79 Vgl. [34a]: „Empfindung eines Geräusches, wie von verwirrten Stimmen, vorzüglich beim Schlucken, oder beim Gehen im Freien."

80 Vermutlich Druckfehler: Muß „warty" statt „watery" heißen. Siehe [12], [34].

81 Vgl. [34a]: „Stinkender Harn, bei Muttervorfällen."

Atemwege. – Morgens heiser. Asthmatischer Husten; < nachts; Liegen auf der rechten Seite. Die Brust ist sehr empfindlich. Schmerz in der Herzgegend. Auswurf von grünem Schleim.

Rücken. – Druck auf der Wirbelsäule. Kälte im Kreuz[34a]. Dumpfer Schmerz in der Nierengegend; < Wein.

Extremitäten. – Die Gelenke knacken bei Bewegung. Reißen mit Stechen. **Schmerz in der Achillessehne.** Rheumatische Gicht; die Gichtknoten sind sehr schmerzhaft. Gichtische Ablagerungen. Überbein; Schwellung des Handgelenks. Schmerz und Schwellung in den Knien. Entzündeter Großzehfußballen. Reißender Schmerz im großen Zeh.

Fieber. – Kalte Hände, Füße, Rücken, Knie. Frösteln; kalter Schweiß. Innerliche Hitze beim Aufwachen.

Haut. – Rote Flecken. Jucken an kleinen Stellen.

Modalitäten. – < im Freien; Entblößen.

Beziehungen. – Vergleiche: **Nit-ac., Am-be., Sabin.**

Nützlich, nachdem **Colchicum** bei Gicht versagt hat; nach **Copaiva** bei Gonorrhoe.

Tropaeolum majus – Kapuzinerkresse: **Stinkender Urin.**

Antidot: **Cop.**

Unverträglich: **Wein.**

Dosierung. – Dritte bis sechste Potenz.

Berberis aquifolium

Mahonia aquifolium, Stechdornblättrige Mahonie
Berberidaceae; Nordamerika

Ein Mittel für die Haut, chronischen Katarrh, sekundäre Syphilis. Leberträgheit, Mattigkeit und andere Hinweise auf einen unvollständigen Stoffwechsel; stimuliert alle Drüsen und verbessert die Ernährung.

Kopf. – Empfindung von einem (eisernen) Band (das den Kopf vollständig) oberhalb der Ohren (umfaßt, mit allmählich zunehmender Kompression).[12] Migräne. Grindkopf. Schuppiges Ekzem.

Gesicht. – Akne. Hautflecken und Pickel. Reinigt die Gesichtshaut.

Zunge. – Dick belegt, gelblich-braun. Gefühl, als sei sie mit Blasen besetzt (oder ist es tatsächlich).[12]

Magen. – Brennen im Magen. Übelkeit und Hunger nach dem Essen.

Harnwege. – Stechende, krampfartige Schmerzen; Urin mit dickem Schleim und hellrotem, mehligem Sediment.

Haut. – **Ist voller Pickel, trocken, rauh und schuppig.** Ein Ausschlag auf der **Kopfhaut breitet sich auf Gesicht** und Hals aus. Brusttumor, mit Schmerz. Psoriasis. Akne. Trockenes Ekzem. Pruritus. Verhärtung der Drüsen.

Beziehungen. – **Carb-ac., Euon., Euon-a., Berb., Hydr.**

Dosierung. – Tinktur in eher materiellen Dosierungen.

Berberis vulgaris

Berberitze, Sauerdorn

Berberidaceae; Europa, Kleinasien, Nordamerika

Schneller Wechsel der Symptome – Schmerzen wechseln bezüglich des Ortes und des Charakters – Durst wechselt mit Durstlosigkeit, Hunger mit Appetitlosigkeit etc. Wirkt kräftig auf das venöse System, ruft Blutfülle im Becken und Hämorrhoiden hervor.

Hepatische und rheumatische Leiden, besonders mit Harnwegs-, Hämorrhoidal- und Menstruationsbeschwerden.

Alte gichtische Konstitutionen. Schmerz in der Nierengegend ist besonders ausgeprägt; daher seine Anwendung bei Nieren- und Blasenleiden, Gallensteinen und Blasenkatarrh. Es verursacht Nierenentzündung mit Hämaturie. Schmerzen können im ganzen Körper gespürt werden, vom Kreuz ausgehend. Es hat auch eine deutliche Wirkung auf die Leber und fördert den Gallenabfluß. Häufig angezeigt bei arthritischen Leiden mit Harnwegsbeschwerden. Wandernde, **ausstrahlende** Schmerzen. Wirkt gut bei feisten Personen, Schlemmern, die aber nur wenig Ausdauer haben. Reizung des Rückenmarks. Alle Berberis Schmerzen strahlen aus, sind nicht < durch Druck, aber < in verschiedenen Haltungen, besonders Stehen und körperliche Bewegung.

Kopf. – Teilnahmslos, apathisch, gleichgültig. Empfindung, als sei der Kopf aufgedunsen, als wäre er größer geworden. Schwindel mit Ohnmachtsanfällen. Stirnkopfschmerz. Frösteln im Rücken und Hinterkopf. Reißender Schmerz in der Ohrmuschel und Gichtknoten. **Empfindung von einer engen Kappe, die auf die ganze Kopfhaut drückt.**

Nase. – Trocken; hartnäckiger Katarrh des linken Nasenlochs. Kribbeln in den Nasenlöchern.

Gesicht. – Bleich, kränklich. Eingefallene Wangen und tiefliegende, mit bläulichen Höfen umgebene Augen.

Mund. – Klebrigkeitsgefühl. Verminderter Speichel. Klebriger, schaumiger Speichel, wie Watte. **[Nux-m.]** Die Zunge fühlt sich verbrüht an; Bläschen auf der Zunge.

Magen. – **Übelkeit vor dem Frühstück**. Sodbrennen.

Abdomen. – Stiche in der Gallenblasenregion; < Druck, strahlt zum Magen aus. Gallenblasenkatarrh mit Verstopfung und gelber Hautfarbe. Stechender Schmerz vor den Nieren[82], strahlt zu Leber, Magen, Leisten und Leistenband aus. Stiche tief im Darmbein.

Rektum. – Ständiger Stuhldrang. Durchfall schmerzlos und lehmfarben, Brennen und Schmerzhaftigkeit in Anus und Perineum. Reißen um den After herum. **Analfisteln.**

Harnwege. – Brennende Schmerzen. Empfindung, als würde etwas Urin nach dem Wasserlassen zurückbleiben. Urin mit dickem **Schleim und hellrotem**, mehligem Sediment. Glucksendes[17], wundes Gefühl in der Niere (-ngegend)[17]. Schmerz in der Blasengegend. **Schmerz in den Oberschenkeln und Lenden beim Wasserlassen**. Häufiges Wasserlassen; die Urethra brennt, wenn nicht uriniert wird.

Männlich. – Neuralgie des Samenstrangs und der Hoden. Schmerzen, Brennen und Stechen in Hoden, Vorhaut und Skrotum.

Weiblich. – Kneifende Einschnürung im Mons veneris, Vaginismus, Kontraktion und Empfindlichkeit der Vagina. Brennen und Wundheit der Vagina. Vermindertes Verlangen, schneidender Schmerz während Koitus. Menses spärlich, grauer Schleim, mit Nierenschmerz und Frösteln, Schmerz die Oberschenkel hinunter. Leukorrhoe, grauer Schleim, mit schmerzhaften Harnwegssymptomen. Neuralgie der Ovarien und der Vagina.

Atemwege. – Heiserkeit; Kehlkopfpolypen. Reißendes Stechen in Brust und Herzgegend.

Rücken. – Stiche in Hals und Rücken; < Atmen. Stechender Schmerz in der Nierengegend, von da um den Bauch, zu den Hüften und Leisten ausstrahlend. Taubes, zerschlagenes Gefühl. Stiche von der Niere zur Blase. Reißen, Stechen mit Steifheit, macht das Aufstehen schwierig, Hüften, Gesäß und Glieder sind mitbetroffen, mit Taubheit. Lumbago. **[Rhus-t., Ant-t.]** Metatarsus und Metakarpus fühlen sich verstaucht an. Postopera-

82 Vgl. [17]: „ … seitwärts vom Nabel … “

tiver Schmerz in der Lendengegend; Schmerzhaftigkeit mit scharfem Schmerz, der dem Verlauf des Nervus iliohypogastricus zur Blase folgt, mit häufigem Wasserlassen.

Extremitäten. – Rheumatischer paralytischer Schmerz in Schultern, Armen, Händen und Fingern, Beinen und Füßen. **Neuralgie unter den Fingernägeln**, mit Schwellung der Fingergelenke. Empfindung von Kälte an der Außenseite der Oberschenkel.[83] Fersenschmerz, wie ulzeriert. Beim Stehen Stiche zwischen den Mittelfußknochen wie von einem Nagel. Schmerz in den Fußballen beim Auftreten. Heftige Müdigkeit und Lahmheit der Beine nach dem Gehen einer kurzen Strecke.

Fieber. – Kältegefühl in verschiedenen Teilen, wie mit kaltem Wasser bespritzt. Wärme im unteren Teil des Rückens, in Hüften und Oberschenkeln.

Haut. – Flache Warzen. **Jucken**, Brennen und Schmerzen; ‹ **Kratzen**; › kalte Anwendungen. Kleine Pusteln überall am Körper. Ekzem an **Anus** und **Händen. Umschriebene Pigmentierung** nach ekzematöser Entzündung.

Modalitäten. – ‹ Bewegung, **Stehen**. Es führt herbei oder verstärkt Harnwegsbeschwerden.

Beziehungen. – **Aloe, Lyc., Nux-v., Sars.**

Convolvulus duartinus – Ipomea, Mondwinde: Schmerz in den linken Lendenmuskeln beim Bücken. Nierenstörungen mit Rückenschmerz. Starke Blähsucht des Bauches. Schmerzhaftigkeit oben in der rechten Schulter, in Kreuz und Extremitäten; Nierenkolik.

Xanthorrhiza apifolia – „Shrub Yellow Root", enthält Berberin: Erweiterung des Magens und der Eingeweide, Atonie und vergrößerte Milz.

Xanthorrhoea arborea – Grasbaum: Heftiger Schmerz in den Nieren, Blasenentzündung und Harngrieß. Schmerz vom Ureter zu Blase und Hoden; Kreuzschmerz kehrt durch den geringsten Frost oder Feuchtigkeit wieder.

Antidote: **Camph., Bell.**

Dosierung. – Tinktur bis sechste Potenz.

---

83 Vgl. [17]: „Kältegefühl hier und da, meist an einer kleinen umschriebenen Stelle, wie von kaltem Metall, oder von kalten Thieren, oder von Eis, oder wie von kalten Wassertropfen an den Oberschenkeln (hier bisweilen wie laufendes Quecksilber … "

Beta vulgaris

Wild-Bete, Runkelrübe, Zuckerrübe
Chenopodiaceae; europäische Küsten, Mittelmeergebiet

Beeinflußt chronische katarrhalische Zustände und Tuberkulose. Das Salz **Betainum hydrochloricum**, das man aus der Wild-Bete erhält, scheint am besten für Patienten mit Phthisis geeignet zu sein. Kinder sprechen sehr schnell auf die Wirkung dieses Mittels an. In etwa die D2 Trituration verwenden.

Betonica aquatica

Stachys betonica, eine Ziestart
Labiatae

Ruft Schmerzen in verschiedenen Körperteilen hervor.

Kopf. – Stiche in der rechten Schläfe. Unfähigkeit, sich zu konzentrieren.

Abdomen. – Schmerzen in Abdomen, Lebergegend und Kolon transversum, auch in Gallenblasenregion, rechter Leistengegend und Samensträngen.

Extremitäten. – Blitzartiger Schmerz in beiden Handgelenksrücken. Die Hand hängt herab. Schmerz in der rechten Kniekehle zieht das Bein herab, das sich gelähmt anfühlt.

Bismuthum[84]

Bismuthum subnitricum – Basisches Wismutnitrat,
ungefähre Zusammensetzung $BiONO_3 \cdot H_2O$

Reizung und katarrhalische Entzündung des Verdauungskanals ist die Hauptwirkung dieses Mittels.

Gemüt. – Einsamkeit ist unerträglich. **Verlangen nach Gesellschaft.** Beklagt sich über seinen Zustand. **Große Bangigkeit und Beängstigung.**[17] Unzufriedenheit.

84 Hier handelt es sich um Symptome von Bismuthum subnitricum und Bismuthum oxydatum. Bei [11] sind beide Mittel getrennt aufgeführt.

Kopf. – Kopfweh wechselt mit Magenschmerz ab. Neuralgischer Schmerz, als würde mit einer Zange gezerrt; Gesicht und Zähne sind mitbetroffen; ⟨ Essen; ⟩ Kälte; abwechselnd mit Magenschmerz. Schneiden oder Druck über der rechten Orbita zum Hinterkopf ausstrahlend. Druck im Hinterkopf; ⟨ Bewegung; mit Schwere.

Mund. – **Geschwollenes Zahnfleisch**. Zahnschmerz; ⟩ kaltes Wasser im Mund. **[Coff.]** Die Zunge ist weiß; geschwollen. Schwarze, gangränös aussehende keilförmige Flecken auf der Oberfläche und den Seiten der Zunge. Reichlicher Speichelfluß, lockere Zähne. Durst auf kalte Getränke.

Magen. – Erbricht unter konvulsivischem Würgen und Schmerz. **Wasser wird, sobald es den Magen erreicht hat, erbrochen**. Aufstoßen nach Trinken. Erbricht alle Flüssigkeiten. **Brennen; Gefühl von einem Gewicht**. Ißt einige Tage normal und erbricht dann.[85] Langsame Verdauung, mit **stinkendem** Aufstoßen. Gastralgie; Schmerz vom Magen zur Wirbelsäule. Gastritis. ⟩ **kalte Getränke**, aber erbricht, wenn der Magen voll wird.

Die Zunge ist weiß belegt; süßlicher und metallischer Geschmack. Unaussprechlicher Schmerz im Magen; muß sich nach hinten biegen. Druck wie von einem Gewicht an einer Stelle, wechselt mit Brennen, krampfartigem Schmerz und Sodbrennen ab.

Stühle. – Schmerzloser Durchfall, mit großem Durst, häufigem Wasserlassen und Erbrechen. Kneifen im Unterbauch, mit Kollern.

Atemwege. – Klemmender Druckschmerz[16] in der Gegend des Zwerchfells, strahlt quer durch die Brust. Angina pectoris; Schmerz um das Herz, im linken Arm bis in die Finger.

Extremitäten. – Krämpfe in Händen und Füßen. Reißen im Handgelenk. Paralytische Schwäche, besonders im rechten Arm. Reißen in den Fingerspitzen unter den Nägeln. **[Berb.]** Juckendes Fressen neben dem Schienbein und an beiden Fußrücken nahe der Gelenke. Kalte Glieder.

Schlaf. – Ruhelos wegen wollüstiger Träume. Schläfrig morgens, einige Stunden nach dem Essen.

Beziehungen. – Antidote: **Nux-v., Caps., Calc.**

Vergleiche: **Ant-c., Ars., Bell., Kreos.**

Dosierung. – Erste bis sechste Potenz.

---

85 Vgl. [34]: „Erbrechen: Nur in Intervallen von Tagen, wenn der Magen von Essen gefüllt ist; erbricht dann gewaltige Mengen, was den ganzen Tag andauert; erbricht alle Flüssigkeiten. (Magenkrebs)."

Blatta americana

Große Amerikanische Schabe
Orthopterae

Aszites. Verschiedene Formen von Wassersucht. Gelbe Hautfarbe. Äußerste Abgeschlagenheit. Schmerz in der Urethra beim Wasserlassen. Müdigkeit beim Treppensteigen.

Dosierung. – Sechste Potenz.

Blatta orientalis

Orientalische Schabe
Orthopterae; Europa, Nordafrika

Ein Asthmamittel; besonders wenn mit Bronchitis verbunden. Angezeigt nach **Arsenicum album**, wenn dieses nicht ausreicht.

Husten mit **Atemnot** bei Bronchitis und Phthisis. Wirkt am besten bei stämmigen und korpulenten Patienten. Viel eiterartiger Schleim.

Dosierung. – Die tiefsten Potenzen während einem Anfall. Nach den Spasmen für den zurückbleibenden Husten die höheren verwenden. Bei Besserung aufhören, um das Wiederkehren einer Verschlimmerung zu vermeiden.

Boletus laricis

Polyporus officinale, Lärchenschwamm
Polyporaceae; Europa, Nordrußland, Sibirien

Tägliches Wechselfieber. Leichtes Schwitzen, ohne Erleichterung. Nachtschweiße bei Phthisis.

Kopf. – Fühlt sich leicht und hohl an, mit tiefem Stirnkopfschmerz. Dicker, gelber Belag der Zunge; Zahneindrücke. Ständige Übelkeit.

Fieber. – Frösteln entlang der Wirbelsäule, mit häufigen Hitzewallungen. Gähnt und streckt sich während dem Froststadium. Schlimme Schmerzen in Schultern, Gelenken und Kreuz. **Reichliches Schwitzen nachts**, mit auszehrendem* Frösteln und Fieber.

Haut. – Heiß und trocken, besonders die Handflächen. Jucken stärker zwischen den Schulterblättern und an den Unterarmen.

Beziehungen. – Vergleiche: **Agaricinum** – aktiver Bestandteil des Polyporus officinale: Nachtschweiß bei Phthisis und andere entkräftende Nachtschweiße. Dosierung $^1/_4 - ^1/_2$ Gran (16–32 mg); auch bei Chorea, Herzdilatation mit Lungenemphysem, fettiger Degeneration, reichlichem Schweiß und Erythem.

Boletus luridus – Hexenröhrling: Heftiger Schmerz im Oberbauch, angioneurotisches Ödem.

Boletus satanas – Satanspilz: Dysenterie, Erbrechen, große Schwäche, kalte Extremitäten, Spasmen der Extremitäten und des Gesichtes.

Dosierung. – Erste Potenz.

Borax veneta

Natrium boracicum, Natriumtetraborat, $Na_2B_4O_7 \cdot 10H_2O$

Gastro-intestinale Reizung. Vermehrter Speichelfluß, Übelkeit, Erbrechen, Kolik, Durchfall, Kollaps, Albuminurie, Harnzylinder und Blasenspasmen. Delirium, Sehstörungen, Hämaturie und Hautausschläge sind alle bei Überdosierung beobachtet worden.

Furcht vor Abwärtsbewegung ist bei fast allen Beschwerden vorhanden. Für homöophatische Zwecke sind die eigentümlichen nervösen Symptome sehr charakteristisch und häufig bestätigt worden, besonders in der Kinderheilkunde. Von großem Wert bei Epilepsie. Aphthöse Ulzeration der Schleimhäute.

Gemüt. – Äußerste Ängstlichkeit, besonders vor Bewegungen, die nach unten führen, wie Schaukeln, die Treppen hinunter getragen und hingelegt werden. Ängstlicher Gesichtsausdruck während abwärtsführender Bewegung, fährt auf und wirft die Hände hoch, wenn er hingelegt wird, als ob er zu fallen fürchte. Ist äußerst nervös; erschrickt leicht. **Empfindlich gegen plötzliche Geräusche**. Heftiger Schreck vom Knall eines Schusses, selbst in einiger Entfernung. Furcht vor Donner.

Kopf. – Schmerzen, mit Übelkeit und Zittern des ganzen Körpers. Wie bei einem Weichselzopf verwickeln sich die Haare (des Kindes) an den Spitzen (und kleben da zusammen, so) daß man sie nicht auseinanderbringen kann.[16] **[Vinc.]**

Augen. – Die Wimpern kehren sich in das Auge hinein (und entzünden es, besonders im äußeren Winkel).[16] (Flimmerndes) Sehen, wie helle

(, sich bewegende) Wellen.[16] Die Augenlider sind entzündet, die Lider schneiden gegen den Augapfel. Entropion.

Ohren. – **Äußerst empfindlich gegen das geringste Geräusch**; wird durch laute nicht so sehr gestört.

Nase. – Rote bei jungen Frauen. **[Nat-c.]** Rote und glänzende Schwellung, mit klopfender und spannender Empfindung. Die Spitze ist geschwollen und ulzeriert. Trockene Krusten.

Gesicht. – Blaß, erdfahl, mit leidendem Gesichtsausdruck. Geschwollen, mit Pickeln auf Nase und Lippen. Spinnwebgefühl.

Mund. – **Aphthen.**[86] Soormykose. **Heißer** und empfindlicher Mund; Ulzera blutet bei Berührung und beim Essen. Schmerzhafter Zahnfleischabszeß. (Der Gaumen des Säuglings ist wie in Runzeln zusammengezogen und er) schreit (öfters) beim Saugen.[16] Bitterer Geschmack. **[Bry., Puls., Cupr.]** Schimmliger[16] Geschmack.

Magen und Abdomen. – Auftreibung nach dem Essen; Erbrechen. Gastralgie, aufgrund von Uterusstörungen. Schmerz, als ob Durchfall kommen würde.

Stühle. – **Dünne, breiige und stinkende Stühle bei Kindern**. Stinkender Durchfall, davor Kolik; schleimige Stühle, Stomatitis aphthosa.

Harnwege. – Heißer, wunder Schmerz an der Harnröhrenöffnung. Scharfer[16] Geruch. Das Kind fürchtet zu urinieren, schreit vor dem Wasserlassen. **[Sars.]** Kleine rote Partikel auf der Windel.

Weiblich. – Wehen mit häufigem Aufstoßen. **Galaktorrhoe. [Calc., Con., Bell.]** Beim Stillen Schmerz **in der anderen Brust**. Weißfluß wie Eiweiß, mit der Empfindung, als fließe warmes Wasser (herab).[16] Menses **zu früh, reichlich**, mit Kneifen, Übelkeit und Magenschmerz, der ins Kreuz strahlt. **Membranöse Dysmenorrhoe**. Sterilität. Begünstigt leichte Empfängnis. An der Klitoris ein Auseinanderspannen[16] und Stechen. Pruritus vulvae und Ekzem.

Atemwege. – Heftiger Husten und Reizhusten; Auswurf, schimmliger[16] Geschmack und Geruch. **Stiche in der Brust**, bei Einatmung und Husten. Husten mit schimmligem[16] Geschmack – Atem riecht schimmlig[16]. Brustfellschmerz; ‹ oberer Teil der rechten Brust. Atem-Versetzung beim Liegen im Bett; (er) muß aufspringen und nach Luft schnappen, wobei es (ihn jedes Mal) in die rechte Brustseite sticht.[16] Ist außer Atem beim Treppesteigen.

---

86 Vgl. [34]: „Die Aphthen sind so empfindlich, daß sie den Säugling vom Stillen abhalten."

Extremitäten. – Spinnwebgefühl auf den Händen. Jucken auf den Fingergelenks- und Handrücken. Klopfender Schmerz in der Daumenspitze. **Stechen in der Fußsohle**. In der Ferse Schmerz (, wie wund getreten).[16] Brennender Schmerz im großen Zeh; Entzündung der Zehballen. Ekzem der Zehen und Finger mit Ablösen der Nägel.

Schlaf. – Wollüstige Träume. Kann wegen Hitze nicht schlafen, besonders im Kopf. Schreit aus dem Schlaf auf, wie (durch Träume)[16] erschreckt. **[Bell.]**

Haut. – **Psoriasis**. Erysipel im Gesicht. Jucken an den Fingergelenksrücken. Die Haut heilt schlecht; kleine Verletzungen eitern. Herpes. **[Rhus-t.]** Erysipelatöse Entzündung mit Schwellung und Spannung. Frostbeulen ⟩ im Freien. Berufsekzem an Fingern und Händen, juckt und sticht. Die Haarspitzen kleben zusammen.

Modalitäten. – ⟨ abwärtsführende Bewegung, Geräusche, Rauchen, warmes Wetter, nach den Menses.

⟩ Druck, abends, kaltes Wetter.

Beziehungen. – Unverträglich: **Acet-ac., Essig** und **Wein.**

Antidote: **Cham., Coff.**

Vergleiche: **Calc., Bry., Sanic., Sul-ac.**

Dosierung. – Erste bis dritte Trituration. Bei Hautkrankheiten seine Anwendung einige Wochen lang fortsetzen. Lokal bei Pruritus pudendi. Ein Stück Borax von der Größe einer Erbse im Mund aufgelöst, wirkt Wunder bei der Wiederherstellung der Stimme in Fällen von plötzlicher Heiserkeit, die durch Kälte hervorgerufen wurden, und macht häufig für ungefähr eine Stunde die Stimme wieder silberhell und klar.

Boricum acidum

Borsäure, H_3BO_3

Wird als antiseptisches Desinfektionsmittel verwendet, da es Gärung und Fäulnis hemmt.

Schmerz im Gebiet des Ureters, mit häufigem Harndrang. **Kälte. [Helo.] Diabetes**, die Zunge ist trocken, rot und rissig. Kalter Speichel.

Weiblich. – Klimakterische Wallungen. **[Lach., Amyl-n.]** Die Vagina ist kalt, als ob sie voller Eis sei. Häufiges Urinieren mit Brennen und Tenesmus.

Haut. – Erythema multiforme an Rumpf und oberen Extremitäten. Ödem um die Augen herum. Abschälender Hautausschlag.

Dosierung. – Dritte Trituration.

Nicht-homöopathische Anwendung. – Wenn der Diplokokkus Weichselbaum im Sputum bei Pharyngitis oder Bronchitis vorhanden ist, Pneumonie mit zähem Sputum, Reizhusten und Schmerz, 5 Gran (324 mg) Gaben sechs Mal täglich. Eine Lösung von Borsäure als Injektion bei chronischer Zystitis oder ein Teelöffel voll auf ein Glas Milch innerlich eingenommen. Borglyzeride in Lösung $^1/_{40}$ als ein kräftiges Antiseptikum. Bei **Gerstenkörnern**, 15 Gran (0,97 g) auf eine Unze (30 ml) Wasser äußerlich. Als Puder auf ulzerierte Oberflächen. Bei Zystitis als Spülungsmittel.

Bothrops lanceolatus

Lachesis lanceolatus, Lanzenotter
Crotalidae; im Südwesten von Nordamerika

Das Gift ist äußerst koagulierend (auch **Lach.**). Wir sollten erwarten, bei diesen Arzneimitteln die Symptomatologie von Thrombose zu finden, auch thrombotische Erscheinungen, wie Hemiplegie, Aphasie, die Unfähigkeit, sich zu artikulieren. (Linn J. Boyd).

Zusammmengebrochene, hämorrhagische Konstitutionen; septische Zustände. Große Mattigkeit und Trägheit; Blutungen aus jeder Körperöffnung; schwarze Flecken. Hemiplegie mit Aphasie. Unfähigkeit, sich zu artikulieren, ohne irgendwelche Zungenleiden. Nervöses Zittern. Schmerz in der rechten großen Zehe. Diagonaler Verlauf der Symptome. Kongestion der Lunge.

Augen. – Amaurose; Blindheit wegen Netzhautblutung. Nyktalopie. Tagblindheit, kann ihren Weg nach Sonnenaufgang kaum mehr sehen; Blutung der Konjunktiva.

Gesicht. – Geschwollen und aufgedunsen. Berauschter Gesichtsausdruck.

Hals. – Rot, trocken, zusammengeschnürt; schwieriges Schlucken, kann Flüssigkeiten nicht herunterbringen.

Magen. – Oberbauchbeschwerden. Schwarzes Erbrechen. Heftiges Blutbrechen. Tympanie und blutige Stühle.

Haut. – Geschwollen, livide, kalt mit hämorrhagischer Infiltration. Gangrän. Geschwollene Lymphknoten. Milzbrand. Malignes Erysipel.

Modalitäten. – 〈 rechte Seite.

Beziehungen. – Vergleiche: **Toxicophis pugnaz** – „Moccasin Snake": Nach einem Biß von dieser Schlange **kehren** Schmerz und Fieber jährlich **wieder** und wechseln manchmal ihre Lokalisation mit Verschwinden der Erstsymptome. Eine ungewöhnliche Trockenheit der Haut folgt dem Biß. Ödematöse Schwellungen und periodische Neuralgie. Der Schmerz wandert von einer Stelle zur anderen.

Andere Schlangengifte, besonders **Lach.**

Trachinus draco – Petermännchen: Unerträgliche Schmerzen. Schwellung, akute Blutvergiftung, Gangrän.

Dosierung. – Sechste bis 30. Potenz.

Botulinum

Toxin des Bacillus Clostridium botulinum

Speisevergiftungen von eingemachtem Spinat haben ein klinisches Bild hervorgerufen, das an Bulbärparese erinnert.

Augensymptome, Ptose, Doppelbilder, verschwommenes Sehen. Hat Schwierigkeiten beim Schlucken und Atmen, Erstickungsgefühl; Schwäche und Unsicherheit beim Gehen, „blindes Taumeln", Schwindel, kloßige Sprache. Krampfartiger Magenschmerz.

Maskenartiger Gesichtsausdruck durch Schwäche der Gesichtsmuskeln. Schwere Verstopfung.

Dosierung. – Höhere Potenzen.

Bovista lycoperdon

Bovist, Staubschwamm

Lycoperdaceae; Mitteleuropa

Hat eine ausgeprägte Wirkung auf die Haut, auf der es einen ekzemähnlichen Ausschlag hervorruft, auch auf den Kreislauf, indem es für Blutungen anfällig macht; auffallende Mattigkeit und Abgeschlagenheit. Geeignet für stotternde Kinder, alte Jungfern mit Herzklopfen und Patienten mit Neigung zu Ausschlägen. Stadium von Taubheit und Kribbeln bei Polyneuritis. Asphyxie durch Holzkohlengase.

Gemüt. – **Vergrößerungsgefühl. [Arg-n.]** Ungeschickt; **alles fällt ihm aus den Händen.** Empfindlich.

Kopf. – Empfindung, **als würde sich der Kopf vergrößern**, besonders im Hinterkopf. Auseinandertreibender[17] Kopfschmerz; < früh morgens, im Freien, Liegen. Dumpfer, zerschlagener Schmerz im Gehirn. Jucken der Kopfhaut; < Wärme; empfindlich; muß sich bis zum Wundsein kratzen. Absonderung aus der Nase zäh und **fadenziehend. Stottern. [Stram., Merc.]**

Gesicht. – Borken und Krusten an den Nasenlöchern und Mundwinkeln. Aufgesprungene Lippen. Nasen- und Zahnfleischbluten. Wangen und Lippen fühlen sich geschwollen an. **Akne** < im Sommer; durch Gebrauch von Kosmetika.

Magen. – Empfindung von einem Eisklumpen. Erträgt keine enge Kleidung um die Taille.

Abdomen. – **Kolik,** mit rotem Urin; > **Essen**. Muß sich zusammenkrümmen. Schmerz um den Nabel. Stiche durch das Perineum zu Rektum und Genitalien. Chronischer Durchfall bei alten Menschen; < nachts und früh morgens.

Weiblich. – **Durchfall vor und während Menses**. Menses zu früh und reichlich; < **nachts**. Wollüstige Empfindung. Leukorrhoe scharf, dick, zäh und grünlich, nach den Menses. **Kann keine enge Kleidung um die Taille ertragen. [Lach.] Schmierblutungen zwischen den Perioden**. Wundheit der Schamgegend während der Menses. Metrorrhagie; Parovarialzysten.

Extremitäten. – Große Schwäche aller Gelenke; Ungeschicklichkeit der Hände, läßt Dinge aus ihren Händen fallen. Mattigkeit der Hände und Füße. Achselschweiß; mit **Zwiebelgeruch. Das Steißbeinende juckt unerträglich**. Feuchtes Ekzem auf dem Handrücken. Jucken der Beine und Füße. Ödeme in den Gelenken nach einer Fraktur[87].

Haut. – Stumpfe Instrumente hinterlassen tiefe Eindrücke auf der Haut. **Urtikaria bei Aufregung,** mit rheumatischer Lahmheit, Herzklopfen und Durchfall. **[Dulc.]** Jucken beim Warmwerden. Feuchtes Ekzem; Bildung dicker Krusten. Pickel bedecken den ganzen Körper; Skorbut; Herpes. Pruritus ani. Urtikaria morgens beim Aufwachen, < Baden. Pellagra.

Beziehungen. – Bovista antidotiert Teeranwendungen; Erstickung durch Gas. Nach **Rhus-t.** bei chronischer Urtikaria.

Vergleiche: **Calc., Rhus-t., Sep., Cic.**

Dosierung. – Dritte bis sechste Potenz.

---

87 Vgl. [34]: „Ödematöse Schwellung des (rechten) Fußes sogar noch Jahre nach einer Verstauchung.

Brachyglottis repens

Brachyglottis repanda, Puka-Puka
Compositae

Flattergefühl. [Calad.] Nieren- und Blasensymptome herrschen vor. Ruft Symptome von Albuminurie hervor. Jucken in Ohren und Nasenlöchern. **Brightsche Krankheit***. Brustbeklemmung. Schreibkrampf.

Abdomen. – Gefühl, als ob etwas hin und her rollt. Flattern in der Gegend des Ovars.

Harnwege. – Druck im Blasenhals; Harndrang. Schwappendes Gefühl in der Blase. Wundheit der Urethra; Gefühl, als ob der Urin nicht zurückgehalten werden kann. Der Urin enthält Schleimkörperchen und Epithelien, Eiweiß und Harnzylinder.

Extremitäten. – Krampf in Fingern, Daumen und im Handgelenk beim Schreiben – die Schmerzen strahlen entlang dem Musculus flexor carpi ulnaris aus.

Beziehungen. – Vergleiche: **Apis., Helon., Merc-c., Plb.**

Dosierung. – Dritte Potenz.

Bromium

Brom, Br

Die ausgeprägtesten Wirkungen sind an den Atemwegssymptomen zu sehen, besonders an Kehlkopf und Luftröhre. Es scheint besonders bei skrofulösen* Kindern mit vergrößerten Drüsen zu wirken. **Blonder Typus.** Vergrößerte Parotis und Kropf. Neigung zu Krampfanfällen. **Linksseitiger Mumps.** Erstickungsgefühl; wundmachende Absonderungen, reichliche Schweiße und große Schwäche. Beschwerden durch Überhitzen. **Hat die Neigung, die Drüsen zu infiltrieren, sie werden hart, eitern aber selten.**

Gemüt. – Wahnidee, daß fremde Personen über die Schulter des Patienten blicken und daß er beim Umdrehen jemand sehen würde. Streitsüchtig.

Kopf. – Linksseitige Migräne; < Bücken, besonders nach Trinken von Milch. Kopfweh; < Sonnenhitze und bei schneller Bewegung. Stechender[11] Schmerz durch die Augen. Schwindel beim Überqueren eines fließenden Gewässers.

Nase. – Schnupfen, mit fressender Wundheit (unter) der Nase (und an den Nasenrändern).[34] Verstopfung des rechten Nasenloches. Druck an der Nasenwurzel. **Kitzelnde Schmerzhaftigkeit, wie von Spinnweben** (besonders beim Bewegen der Nase und unterhalb der Nase).[34] Fächerartige Bewegung der Nasenflügel. **[Lyc.]** Nasenbluten erleichtert Brustbeschwerden.

Hals. – Wundes Gefühl im Hals, abends, mit Heiserkeit. Die Tonsillen schmerzen beim Schlucken, sind tiefrot, mit einem Netzwerk erweiterter Blutgefäße. Kitzeln in der Luftröhre beim Einatmen. Heiserkeit durch Überhitzung hervorgerufen.

Magen und Abdomen. – Scharfes Brennen von der Zunge bis in den Magen. Druck wie von einem Stein. Magenschmerz; ⟩ Essen. Tympanitische Auftreibung des Bauches. Schmerzhafte Hämorrhoiden, mit schwarzem Stuhl.

Männlich. – Die Hoden sind geschwollen; verhärtet, mit Schmerzen ⟨ geringste Erschütterung.

Weiblich. – Schwellung der Ovarien. Menses zu früh; zu reichlich, mit membranösen Fetzen. Niedergeschlagen vor den Menses. Tumor in den Brüsten, mit stechenden Schmerzen; ⟨ links. Stechender Schmerz von der Brust zur Achsel. Heftig einschießender Schmerz in der linken Brust, ⟨ Druck.

Atemwege. – Keuchhusten. (Ungefähr zehn Tage lang Brom. beharrlich benutzen). **Trockener Husten, mit Heiserkeit** und brennendem Schmerz **hinter dem Sternum. Spasmodischer Husten, mit Schleimrasseln** im Kehlkopf; erstickend. **Heiserkeit. Krupp**, nachdem Fiebersymptome abgeklungen sind. Schwieriges und schmerzhaftes Atmen. Heftiges Zusammenkrampfen der Brust. Brustschmerzen ziehen nach oben. **Kalte Empfindung beim Einatmen**. Jede Einatmung provoziert Husten. **Diphtherie des Kehlkopfes**, die Membran beginnt im Kehlkopf und breitet sich nach oben aus. Krampfhafte Einschnürung. Asthma; hat Schwierigkeiten, Luft **in** die Lungen zu bekommen. **[Chlor., die Luft auszustoßen.]** ⟩ am Meer. Asthma von Seefahrern sobald sie an Land gehen.[34] Bronchitis plastica, starke Atemnot. Gefühl, als seien die Bronchien mit Rauch gefüllt. Hypertrophie des Herzens durch Gymnastik. **[Rhus-t.]**

Schlaf. – Voller Träume und Ängste; Zucken und Auffahren während des Schlafs, voller Phantasien und Einbildungen; schwieriges Einschlafen nachts, kann morgens nicht genug schlafen; ist zittrig und schwach beim Aufwachen.

Haut. – Akne, Pickel und Pusteln. Furunkel an Armen und Gesicht. **Die Drüsen sind steinhart, besonders am Unterkiefer** und Hals. Harter Kropf. **[Spong.]** Gangrän.

Modalitäten. – ⟨ vom Abend bis Mitternacht, Sitzen im warmen Raum; feucht-warmes Wetter, in Ruhe und Liegen auf der linken Seite.

⟩ jede Bewegung; körperliche Übung; am Meer.

Beziehungen. – Antidote: **Am-c., Camph.** Salz hemmt die Wirkung von Brom.

Vergleiche: **Con., Spong., Iod., Aster., Arg-n.**

Hydrobromicum acidum – Bromwasserstoffsäure, HBr: Trockener und sich in Falten ziehender Hals; Zusammenschnürung in Rachen und Brust; Hitzewellen über Gesicht und Hals; pulsierendes Ohrenklingen mit stark nervöser Reizbarkeit (Houghton); Schwindel, Herzklopfen; schwere Arme; die Körperteile scheinen nicht zu ihm zu gehören. Scheint eine spezifische Wirkung auf das Ganglion cervicale inf. auszuüben, steigert die Sympathikusaktivität und fördert dadurch Vasokonstriktion. Erleichtert Kopfweh, Ohrenklingen und Schwindel, besonders bei vasomotorischen Magenbeschwerden. Dosierung 20 Minim (1,2 ml).

Milch soll bei der Einnahme von Brom vermieden werden.

Dosierung. – Erste bis dritte Potenz. Muß frisch zubereitet werden, da es sich schnell zersetzt.

Bryonia alba† aut dioica

Weiße und Rote Zaunrübe, Teufelsrübe, Gichtrübe
Cucurbitaceae; Europa, Kleinasien

Wirkt auf alle serösen Membranen und die Eingeweide, die sie umkleiden. Schmerzen in jedem Muskel. Der allgemeine Charakter des hier hervorgerufenen **Schmerzes ist ein Stechen und Reißen; ⟨ Bewegung, ⟩ Ruhe.** Diese charakteristisch stechenden Schmerzen, die durch jede Bewegung stark verschlimmert werden, treten überall auf, aber besonders in der Brust; ⟩ [88] Druck. **Alle Schleimhäute sind trocken.** Der Bryonia-Patient ist reizbar; er hat Schwindel vom Heben des Kopfes, drückenden Kopfschmerz; trockene, ausgedörrte Lippen und Mund; exzessiven Durst, bitteren Geschmack, einen empfindlichen Oberbauch und das Gefühl eines Steines im Magen; große, trockene und harte Stühle; trockenen Husten; rheumatische

---

† Der größte Teil der Prüfungen beruht auf Bryonia alba. Eine genaue Differenzierung findet sich bei [11].

88 Vermutlich Druckfehler: Muß „stitching pains in chest ⟩ pressure" statt „stitching pains in chest ⟨ pressure" heißen; vgl. Modalitäten und bei [1].

Schmerzen und Schwellungen; ödematöse Ergüsse in Synovialräume und in mit serösen Membranen ausgekleideten Höhlen.

Bryonia wirkt besonders bei Konstitutionen mit robuster, fester Faser und dunkler Gesichtshaut und Tendenz zu Magerkeit und Reizbarkeit. Es wirkt bevorzugt auf die rechte Seite, am Abend, im Freien und bei Beschwerden[12] von warmem Wetter nach kalten Tagen.

Kinder mögen weder getragen noch hochgehoben werden. **Körperliche Schwäche**, eine alles durchdringende Apathie. Beschwerden neigen dazu, sich langsam zu entwickeln.

Gemüt. – Äußerst **reizbar**; alles verstimmt ihn. Delirium; will nach Hause gehen; **spricht von Geschäften.**

Kopf. – Schwindel, Übelkeit, Mattigkeit beim Aufstehen, Verwirrung. **Berstender, rasender Kopfschmerz**, als ob alles herausgepreßt würde; wie von innen her mit einem Hammer getroffen; < Bewegung, Bücken, Augenöffnen. Der Kopfschmerz setzt sich im Hinterkopf fest. Ziehen in den Knochen zum Jochbein hin. Kopfweh; < Bewegung, sogar der Augäpfel. Stirnkopfschmerz, Stirnhöhlen sind mitbetroffen.

Augen. – Drückender, zusammenquetschender, anhaltender Schmerz. Glaukom. Schmerzhaft bei Berührung und Bewegung.

Ohren. – Innenohrschwindel. **[Aur., Nat-sal., Sil., Chin.]** Sausen und Brummen.

Nase. – **Häufig Nasenbluten, wenn die Menses einsetzen sollten**; auch morgens, den Kopfschmerz erleichternd. Schnupfen mit stechendem Schmerz und Schmerzhaftigkeit in der Stirn. Schwellung (an) der Nasenspitze, (mit zuckendem Schmerz darin,) fühlt sich bei Berührung an, als ob sie eitern würde.[16]

Mund. – Trockene, rissige, aufgesprungene Lippen. Trockenheit von Mund, Zunge und Hals, mit übermäßigem Durst. Die Zunge ist gelblich, dunkelbraun belegt; dick weiß belegt bei Verdauungsstörungen. Bitterer Geschmack. **[Nux-v., Coloc.]** Brennen in der Unterlippe bei alten Rauchern. Geschwollene, trockene, schwarze und rissige Lippen.

Hals. – Trockenheit, Stiche beim Schlucken, kratzig und eingeschnürt. **[Bell.]** Zäher Schleim in Kehlkopf und Luftröhre, wird nur nach vielem Räuspern gelöst; < Betreten eines warmen Zimmers.

Magen. – **Übelkeit und Mattigkeit beim Aufstehen**. Abnormer Hunger, Geschmacksverlust. Durst auf große Züge. Erbrechen von Galle und Wasser sofort nach dem Essen. < warme Getränke, die erbrochen werden. **Der Magen ist berührungsempfindlich. Druck im Magen nach**

dem Essen wie von einem Stein. Schmerzhaftigkeit im Magen beim Husten. Verdauungsbeschwerden während der Sommerhitze. Berührungsempfindlichkeit des Oberbauches.

Abdomen. – Die Lebergegend ist geschwollen, schmerzhaft und gespannt. Brennender Schmerz, **Stiche; < Druck, Husten und Atmen.** Empfindlichkeit der Bauchwände.

Stühle. – Verstopfung; harte, trockene, wie verbrannte Stühle; scheinen zu groß zu sein. Braune, dicke, blutige Stühle; < **morgens, Bewegung,** heißes Wetter, nach Erhitzung, kalte Getränke und jede Periode heißen Wetters.

Harnwege. – Urin rot, braun, wie Bier; spärlich und heiß.

Weiblich. – Menses zu früh, zu reichlich; < Bewegung, mit reißenden Schmerzen in den Beinen; **unterdrückte Menses, mit vikariierenden Absonderungen oder rasendem Kopfschmerz.** Stechende Schmerzen in den Ovarien beim tiefen Einatmen; äußerst berührungsempfindlich. Schmerz im rechten Ovar, wie gezerrt, zum Oberschenkel ausstrahlend. **[Lil-t., Croc.]** Milchfieber*. Brustschmerzen während Menses. **Die Brüste sind heiß und schmerzhaft, hart.** Abszeß der Mammae. Hat häufig Nasenbluten beim Einsetzen der Menses. Unregelmäßige Menses, mit Magensymptomen. Eierstockentzündung. **Intermenstrueller Schmerz, mit starker Wundheit des Bauches und Beckens. [Ham.]**

Atemwege. – Wundheit in Kehlkopf und Luftröhre. Heiserkeit; < im Freien. Trockener Reizhusten durch Reizung des oberen Teils der Trachea. Trockener Husten, nachts; **muß sich aufsetzen; < nach Essen oder Trinken,** mit Erbrechen, **mit Stechen in der Brust** und Auswurf von rostfarbenem Sputum. Häufiges Verlangen, einen tiefen Atemzug zu nehmen; **muß** seine Lungen ausdehnen. Schwierige, schnelle Atmung; < jede Bewegung; bedingt durch Stiche in der Brust. Husten mit dem Gefühl, als ob die Brust in Stücke zerspringen würde; drückt seinen Kopf auf das Brustbein, muß seine Brust (mit den Händen) halten[1]. Kruppöse Pneumonie und Pleuropneumonie. Backsteinroter, zäher Auswurf, der wie Geleeklumpen herabfällt. Zäher Schleim in der Trachea, nur durch viel Räuspern gelöst. **Betreten eines warmen Zimmers erregt Husten. [Nat-c.]** Schwere unter dem Sternum, strahlt zur rechten Schulter aus. Husten < beim Betreten eines warmen **Zimmers.** Stiche in der Herzgegend. Angina pectoris (Tinktur verwenden).

Rücken. – Schmerzhafte Steifheit im Nacken. **Stiche und Steifheit im Kreuz.** Durch hartes Wasser und plötzliche Wetterwechsel.

Extremitäten. – Steife und schmerzhafte Knie. Heiße Schwellung der Füße. **Rote, geschwollene und heiße Gelenke**, mit Stechen und Reißen; ‹ leichteste Bewegung. Jede Stelle ist schmerzhaft bei Druck. Ständige Bewegung von linkem Arm und Bein.[89] **[Hell.]**

Schlaf. – Schläfrig; schreckt beim Einschlafen auf. Delirium; ist mit geschäftlichen Angelegenheiten und dem, was er gelesen hat, beschäftigt.

Fieber. – Voller, harter, gespannter und schneller Puls. Frösteln mit äußerer Kälte, trockenem Husten und Stechen. Innerliche Hitze. Saures Schwitzen nach geringer Anstrengung. Leichtes, reichliches Schwitzen. Rheumatisches Fieber und Typhus, gekennzeichnet durch Magen- und Leberkomplikationen.

Haut. – Gelb; blaß, geschwollen, ödematös; heiß und schmerzhaft. Seborrhoe. **Die Haare sind sehr fettig.**

Modalitäten. – ‹ Wärme, jede Bewegung, am Morgen, Essen, heißes Wetter, Anstrengung, Berührung. Kann sich nicht aufsetzen; dabei wird ihm übel, und er wird ohnmächtig.

› Liegen auf **der schmerzhaften Seite, Druck, Ruhe und kalte Dinge.**

Beziehungen. – Komplementärmittel: **Rhus-t., Alum.**

Upas tieuté, wenn Bryonia versagt.

Illecebrum verticillatum – eine mexikanische Droge: Fieber mit katarrhalischen, gastrischen und typhoiden Symptomen.

Antidote: **Acon., Cham., Nux-v.**

Vergleiche: **Asc-t., Kali-m., Ptel.**

Dosierung. – Erste bis zwölfte Potenz.

Bufo rana

Bufo rana, Kröte, Gift aus den Hautdrüsen
Amphibiae; Europa Nordasien

Wirkt auf Nervensystem und Haut. Ausgeprägte Uterussymptome. Lymphangitis septischen Ursprungs. Parkinson-Symptome. Auffallende rheumatische Symptome.

Erregt die niederen Instinkte. Verursacht ein Verlangen nach berauschenden Getränken und ruft Impotenz hervor.

89 Vgl. [34]: „Ständiges Schlagen mit linkem Arm und Bein. (Hydrozephalus)."

Von Nutzen bei geistesschwachen Kindern. Vorzeitige Senilität. Epileptische Symptome. Krampfanfall tritt nachts während des Schlafes auf. Ist mehr oder weniger stark mit Störungen im Sexualbereich verbunden, all das scheint in den Wirkungsbereich dieses Mittels zu fallen. Verletzungen der Finger; der Schmerz läuft in Streifen den Arm herauf.

Gemüt. – Angst um die Gesundheit. Traurig, ruhelos. Lust zum Beißen. Heulen, ungeduldig, nervös und schwachsinnig. **Verlangen nach Einsamkeit.**[90] **Geistige Schwäche.**

Kopf. – Empfindung, als ob heißer Dampf zum Scheitel aufsteige. Taubheit des Gehirns. Das Gesicht ist in Schweiß gebadet. Nasenbluten mit gerötetem Gesicht und Stirnkopfschmerz, 〉 Nasenbluten.

Augen. – Kann den Anblick glänzender Gegenstände nicht ertragen. Kleine Blasen bilden sich auf den Augen.

Ohren. – Musik ist unerträglich. **[Ambr.]** Jedes kleine Geräusch quält.

Männlich. – Unwillkürliche Ergüsse; **Impotenz**, vorzeitiger Samenerguß, Spasmen während des Koitus. **Bubo.** Hat die Neigung, die Genitalien anzufassen. **[Hyos., Zinc.]** Folgen von Onanie.

Weiblich. – Menses zu früh und reichlich, ein anderes Mal Blutgerinnsel und blutige Absonderung; wäßrige Leukorrhoe. Erregung, mit epileptischen Anfällen. Epilepsie zur Zeit der Menses. Verhärtung der Brustdrüsen. Ist ein Palliativum bei Brustkrebs. Brennen in Ovarien und Uterus. Ulzeration der Zervix. Stinkende, blutige Absonderung. Die Schmerzen ziehen in die Beine. Blutige Milch. Phlegmasia alba dolens. Geschwollene Venen. Uterustumore und -polypen.

Herz. – Fühlt sich zu groß an. Herzklopfen. Einschnürung in der Herzgegend. Empfindung, als ob das Herz in Wasser schwimme.[91]

Extremitäten. – Schmerzen in den Lenden, Taubheit der Glieder, Krämpfe, taumelnder Gang, Gefühl, als ob ein Pflock in die Gelenke getrieben würde; Knochenschwellung (von der Größe einer Faust; bei Karies* der Brustwirbel).[34].

Haut. – Panaritium; **der Schmerz läuft den Arm herauf.** Hautstellen verlieren die Sensibilität. Pusteln, Eiterung aus jeder kleinen Verletzung. Pemphigus. Blasen, die sich öffnen, eine wunde Oberfläche hinterlassen und eine jauchige Flüssigkeit absondern. (Große, gelbe) Blasen auf Handflächen und Fußsohlen.[34] Jucken und Brennen. Karbunkel.

---

90 Vgl. [34]: „Verlangen nach Einsamkeit, um masturbieren zu können." Und: „Verlangen nach Einsamkeit, aber fürchtet, alleine zu sein."

91 Vgl. [11]: „Gefühl ..., als sei das Herz in ein Gefäß mit Wasser eingetaucht."

Modalitäten. – 〈 im warmen Raum, beim Aufwachen. 〉 Baden oder kalte Luft; Füße in heißes Wasser stellen.

Beziehungen. – Vergleiche: **Bar-c., Aster.**

Salamandra maculata – Feuersalamander: Epilepsie und Gehirnerweichung.

Antidote: **Lach., Seneg.**

Komplementärmittel: **Salam.**

Dosierung. – Sechste Potenz und höher.

Butyricum acidum

Buttersäure, Butansäure, C_3H_7COOH, eine flüchtige Säure, die hauptsächlich aus Butter gewonnen wird.

Kopf. – Sorgt sich um Kleinigkeiten; impulsive Selbstmordgedanken; ein ständiger Zustand von Furcht und Nervosität. Das Kopfweh führt zu Sorgen wegen Kleinigkeiten; 〈 Treppensteigen oder schnelle Bewegung. Dumpfes, unklares Kopfweh.

Magen. – Schwacher Appetit. Viel Luft in Magen und Darm. Krämpfe in der Magengrube, 〈 nachts. Der Magen fühlt sich schwer und überladen an. Krampf im Bauch unterhalb des Nabels. Unregelmäßige Darmtätigkeit. Stühle begleitet von Schmerz und Anstrengung.

Rücken. – Müdes Gefühl und dumpfer Schmerz im Kreuz, 〈 Gehen. Schmerz in den Sprunggelenken und die Beugeseite des Beines hinauf. Schmerz tief unten in Rücken und Extremitäten.

Schlaf. – Ausgeprägte Schlaflosigkeit; Träume von ernsthafter Natur im Schlaf.

Haut. – Schwitzt bei geringer Anstrengung. **Reichlicher, stinkender Fußschweiß.** Abbröckeln der Fingernägel.

Modalitäten. – 〈 nachts, schnelles Gehen, Treppensteigen.

Dosierung. – Dritte Potenz.

Cactus grandiflorus

Selenicereus grandiflorus, Cereus grandiflorus, Königin der Nacht
Cactaceae; Mittelamerika

Wirkt auf die Fasern der Ringmuskulatur, und ruft daher Einschnürungen hervor. Besonders Herz und Arterien reagieren sofort auf den Einfluß von Cactus, indem es dort zu äußerst charakteristischen **Einschnürungsgefühlen**, wie von einem eisernen Band, kommt. Diese Empfindung tritt an verschiedenen Orten auf, wie Ösophagus, Blase etc. Die geistigen Symptome entsprechen denen, die bei Herzbeschwerden auftreten, wie Traurigkeit und Melancholie. **Hämorrhagie, Einschnürungen, Periodizität und krampfartige Schmerzen.** Der ganze Körper fühlt sich an, als sei er in einem Käfig eingesperrt, bei dem jeder Draht enger gezogen wird. Atherosklerose und schwaches Herz. Kongestionen, unregelmäßige Blutverteilung. **Begünstigt die rasche Bildung von Blutgerinnseln.** Deutliche Periodizität. Morbus Basedow mit (charakteristischen) Herzsymptomen[34]. Der Cactus-Patient ist pulslos, keuchend und erschöpft.

Gemüt. – Melancholisch, schweigsam, traurig und übellaunig. Todesfurcht. Schreit vor Schmerz. Angst.

Kopf. – Kopfweh bei Auslassen der Hauptmahlzeit zur gewohnten Stunde. **[Ars., Lach., Lyc.] Empfindung wie von einem Gewicht auf dem Scheitel.** Rechtsseitiger pochender Schmerz. **Kongestive Kopfschmerzen**, periodisch, drohender Apoplex. Die Blutgefäße zum Kopf sind erweitert. Gefühl, als ob der Kopf in einem Schraubstock eingespannt wäre. Pulsieren in den Ohren. Trübes Sehen. **Rechtsseitige Trigeminusneuralgie**, zusammenschnürende Schmerzen, kehren täglich zur selben Stunde wieder. **[Cedr.]**

Nase. – Reichliches Nasenbluten. Fließschnupfen.

Hals. – Einschnürung des Ösophagus. Trockenheit der Zunge, wie verbrannt; braucht viel Flüssigkeit, um das Essen herunterzubringen. Erstickende Einschnürung am Hals, mit vollen, pochenden Karotiden bei Angina pectoris.

Magen. – **Einschnürung**, Pulsieren oder Schwere im Magen. Erbrechen von Blut.

Rektum. – Harte, schwarze Stühle. Durchfall morgens. Geschwollene und schmerzhafte Hämorrhoiden. Empfindung eines schweren Gewichtes im Anus. Darmblutung bei malariaartigen Fiebern und mit Herzsymptomen.

Harnwege. – Einschnürung des Blasenhalses verursacht Harnverhaltung. Blutung aus der Blase. Blutgerinnsel in der Urethra. Ständiges Urinieren.

Weiblich. – Einschnürung in der Uterusgegend und den Ovarien. **Dysmenorrhoe**; pulsierender Schmerz in Uterus und Ovarien. Vaginismus. Menses früh, dunkel und pechartig **[Cocc., Mag-c.]**, hören beim Hinlegen auf, mit Herzsymptomen.

Brust. – Beklemmtes Atmen, wie von einem Gewicht auf der Brust. **Zusammenschnürung der Brust, wie festgebunden, behindert die Atmung.** Zwerchfellentzündung. **Zusammenschnürung des Herzens wie von einem eisernen Band.** Angina pectoris. Herzklopfen; der Schmerz schießt den linken Arm hinunter. Blutspucken, mit konvulsivem, krampfartigem Husten. Zwerchfellentzündung, mit schwerer Atemnot.

Herz. – **Endokarditis mit Mitralinsuffizienz, zusammen mit heftiger und schneller Herztätigkeit.** Wirkt am besten im Anfangsstadium von Herzinsuffizienz. Arteriosklerotische Herzschwäche. Tabakherz*. Heftiges Herzklopfen; ⟨ **Liegen auf der linken Seite, beim Nahen der Menses.** Angina pectoris, mit Erstickungsgefühl, kaltem Schweiß und dem immer gegenwärtigen Gefühl von einem eisernen Band. Schmerz in der Herzspitze, schießt den linken Arm hinab (bis in die Fingerspitzen).[34] Herzklopfen, mit Schwindel, Atemnot, Blähungen. **Einschnürung**[92]; sehr heftige Schmerzen und Stiche im Herz; der Puls ist schwach, unregelmäßig, schnell und kraftlos. Endokardialgeräusche, übermäßiger Herzspitzenstoß, verstärkte Herzdämpfung, vergrößerter Ventrikel. Niedriger Blutdruck.

Extremitäten. – Ödeme an Händen und Füßen. Weiche Hände; geschwollene Füße. Taubheit des linken Armes. Eiskalte Hände. Unruhige Beine.

Schlaf. – Schlaflos wegen Pulsieren in verschiedenen Körperteilen. Schreckliche Träume.

Fieber. – Fieber jeden Tag zur selben Stunde. Kälte im Rücken und eiskalte Hände. Intermittierend; die Anfälle gegen Mittag (11 Uhr) sind unvollständig in ihren Stadien und begleitet von Blutungen. Kälte ist vorherrschend; kalter Schweiß, mit qualvoller Angst. Anhaltende **Untertemperatur.**

Modalitäten. – ⟨ gegen Mittag, Liegen auf der linken Seite; Gehen, Treppensteigen, 11 Uhr und 23 Uhr.

⟩ im Freien.

Beziehungen. – Antidote: **Acon., Camph., Chin.**

Vergleiche: **Dig., Spig., Conv., Kalm., Naja., Magn-gr.**

Dosierung. – Tinktur (am besten aus den Blüten hergestellt), bis dritte Potenz. Höhere bei nervösem Herzklopfen.

92 Vgl. [34]: „Einschnürungsgefühl im Herz wie von einer eisernen Hand."

Cadmium sulphuratum

Kadmiumsulfat, CdS

Seine Pathogenese liefert Symptome, die Krankheiten mit starker Beeinträchtigung des Nervensystems und der Geistesfunktionen entsprechen, wie Cholera, **Gelbfieber**, bei denen zusammen mit Mattigkeit, Erbrechen und **äußerster Erschöpfung** die Krankheit auf den Tode zuläuft. Wichtige Magensymptome. Magenkarzinom; hartnäckiges Erbrechen.

Ganz besonders wird der Magen angegriffen. Die Patienten müssen Ruhe einhalten. **Frösteln und Kälte** selbst nahe am Feuer.

Kopf. – Bewußtlosigkeit. Schwindel; Raum und Bett scheinen sich im Kreis zu drehen. Hämmern im Kopf. Hitze im Kopf.

Augen. – **Hornhauttrübung.** Blaue Ringe unter den Augen. Eine Pupille erweitert. Nachtblindheit.

Nase. – **Ozäna.** Enge an der Nasenwurzel. Verstopfte Nase; **Polypen.** Karies* der Nasenknochen. Furunkel auf der Nase. Geschwürige Nasenlöcher.

Gesicht. – Verzerrter Mund. Zittern des Kiefers. **Gesichtslähmung**; mehr linksseitig.

Mund. – Schwieriges Schlucken. Der Ösophagus ist zusammengeschnürt. **[Bapt.]** Salziges Aufstoßen. Fadenziehende, stinkende Exsudation der Schleimhaut. Salziger Geschmack.

Hals. – Halsentzündung, ständiges Kitzeln; Würgen und Übelkeit, < tiefes Atmen; Frösteln und Schmerzen.

Magen. – Heftige Übelkeit, mit Schmerz und Kälte. Schmerzhaftigkeit in der Magengrube bei Druck. Heftige **Übelkeit**; Würgen. **Schwarzes Erbrechen.** Erbrechen von Schleim, grünem Schleim, Blut, mit ganz starker Erschöpfung und großer Empfindlichkeit über dem Magen. Brennende und schneidende Schmerzen im Magen. Bei Karzinom lindert es das ständige Erbrechen. Erbrechen einer kaffeesatzartigen Substanz.

Abdomen. – Schmerzhaft, empfindlich, tympanitisch. Die Leberregion ist schmerzhaft. Kälte. Schwarze, stinkende Blutgerinnsel aus dem Darm. Schmerz im Bauch, mit Erbrechen. Empfindlichkeit und Tympanie.

Stuhl. – Blutig, schwarz und stinkend. Gallertartig, gelblich-grün; halbflüssig, bei Anurie.

Harnwege. – Wundheit und Schmerzhaftigkeit in der Urethra, der Urin ist mit Blut und Eiter vermischt.

Herz. – Herzklopfen, mit Zusammenschnürung der Brust.

Schlaf. – Die Atmung hört beim Einschlafen auf; wacht mit Erstickungsgefühl auf; fürchtet sich, wieder einzuschlafen. Anhaltende Schlaflosigkeit.

Fieber. – Eisige Kälte. [Camph., Verat., Helo.] Gelbfieber. [Crot-h., Carb-v.]

Haut. – Blau, gelb, fahl, schuppig und rissig. Jucken; ⟩ Kratzen. Chloasma, gelbe Flecken auf Nase und Wangen; ⟨ Einfluß von Sonne und Wind. Frostbeulen.

Modalitäten. – ⟨ Gehen oder Tragen von Lasten; nach dem Schlaf; im Freien, Stimulantien.

⟩ Essen und Ruhe.

Beziehungen. – Vergleiche: **Zinc., Ars., Carb-v., Verat., Cadm-o.**

Cadmium bromatum – Kadmiumbromid, $CdBr_2 \cdot 4H_2O$: Schmerz und Brennen im Magen und Erbrechen.

Cadmium iodatum – Kadmiumjodid, CdJ_2: Jucken an Anus und Rektum wird nur tagsüber gespürt; Verstopfung, häufiger Stuhldrang, Tenesmus, aufgeblähter Bauch.

Dosierung. – Dritte bis 30. Potenz.

Cainca

Chiococca racemosa
Rubiaceae; Brasilien

Dieses Mittel hat sich bei Wassersucht als nützlich erwiesen. Seine Harnsymptome sind deutlich ausgeprägt. Albuminurie, mit Atemnot beim Liegen nachts. Aszites und Anasarka, mit trockener Haut.

Harnwege. – Ständiger Harndrang. Polyurie beim Reisen. Feurig brennender Urin. Brennender Schmerz in der Urethra, besonders in der Pars prostatica.

Männlich. – Ziehen in Hoden und Samenstrang.[11] Schmerz ⟨ während des Abgangs von stechend riechendem Urin.

Rücken. – Schmerz in der Nierengegend; ⟩ beim überstreckten Liegen. Allgemeine Müdigkeit.

Beziehungen. – Vergleiche: **Apoc., Ars.**

Coffea ist botanisch verwandt und erleichtert ebenfalls Ermüdungserscheinungen.

Dosierung. – Dritte Potenz oder niedrigere.

Cajuputum

Melaleuca leucadendra, Oleum wittnebianum, Öl vom Kajeputbaum
Myrtaceae; Hinterindien, Australien

Wirkt wie Nelkenöl. Ein Mittel für **Blähungen** und Erkrankungen der Zunge. **Vergrößerungsgefühl**. Ruft reichliche Schweißabsonderung hervor. Nach innen schlagende Gicht. Nicht entzündliche, neuralgische Leiden. Nervöse Atemnot.

Kopf. – Fühlt sich sehr vergrößert an. Gefühl, als ob er sich nicht sammeln kann.[93] **[Bapt.]**

Mund. – Ständiges Erstickungsgefühl. **Krampfartige Einschnürung des Ösophagus**. Einschnürungsgefühl beim Schlucken von fester Nahrung. **Die Zunge fühlt sich geschwollen an**, als ob sie den ganzen Mund ausfüllt.

Magen. – **Schluckauf** beim geringsten Anlaß.

Abdomen. – **Blähungskolik**; Tympanie. **[Ter.]** Nervöse Auftreibung des Darmes. Der Urin riecht wie Katzenharn. Spasmodische Cholera.

Modalitäten. – 〈 gegen 5 Uhr morgens; nachts.

Beziehungen. – Vergleiche: **Bov., Nux-m., Asaf., Ign., Bapt.**

Dosierung. – Erste bis dritte Potenz. (5 Tropfen des Öls).

Caladium seguinum

Dieffenbachia seguine, Schweigrohr, Giftiger Aron
Araceae; Westindien

Dieses Mittel hat eine ausgeprägte Wirkung auf die Sexualorgane und Pruritus in dieser Region. Kälte einzelner Körperteile und Neigung sich hinzulegen, mit 〈 Liegen auf der linken Seite. Das geringste Geräusch läßt ihn aus dem Schlaf aufschrecken. **Furcht vor Bewegung**. Mäßigt das Verlangen nach Tabak. Tabakherz*. Asthmatische Beschwerden.

Kopf. – Kopfschmerz und Gemütszustände bei Rauchern. Sehr vergeßlich, er kann sich nicht erinnern, ob das, was er (den Tag über) hätte gemacht (und geschrieben) haben sollen, wirklich erledigt ist (bis er sich selbst davon überzeugt).[11] Wirres Kopfweh mit Schulterschmerz, Druck

---

93 Vgl. [11]: „Gefühl, als ob ich mich selbst nicht sammeln kann, und ich konnte eine zeitlang meine Kleider nicht finden, obgleich sie ganz in der Nähe waren; 〉 im Freien."

in Augen und Stirn; ist äußerst geräuschempfindlich (besonders beim Einschlafen),[17] Pochen im Ohr.

Magen. – Nagen am Mageneingang, das tiefes Atmen und Aufstoßen verhindert. Aufstoßen. **Gefühl, als wäre der Magen voll trockener Nahrung; Flattergefühl.**[94] Scharfes Erbrechen, ist durstlos und verträgt nur warme Getränke. Seufzende Atmung.

Männlich. – **Pruritus.** Sehr rote Eichel. Die Geschlechtsorgane erscheinen größer, gedunsen, schlaff, kalt und schweißig; dicke Skrotalhaut. Erektionen im Halbschlaf; hören auf, wenn er ganz wach ist. **Impotenz**; Erschlaffung des Penis bei Erregung. Kein Samenerguß und kein Orgasmus während des Geschlechtsverkehrs.

Weiblich. – **Pruritus vulvae [Ambr., Kreos.]** et vaginae (veranlassen Masturbation), während der Schwangerschaft.[34] (Wasserstoffperoxid $^1/_{12}$ lokal). Wollust. Krampfhafte Uterusschmerzen nachts.

Atemwege. – Der Kehlkopf scheint zusammengezogen zu sein. Behinderte Atmung. Katarrhalisches Asthma; der Schleim wird nicht leicht hochgebracht. Der Patient fürchtet sich vor dem Einschlafen.

Haut. – Süßer Schweiß, der die Mücken anzieht. Insektenstiche brennen und jucken heftig. Juckender Ausschlag wechselt mit Asthma. **Brennende Empfindung** und erysipelatöse Entzündung.

Modalitäten. – ⟨ Bewegung.

⟩ nach Schwitzen, nach Schlafen tagsüber.

Beziehungen. – Unverträglich: **Arum-t.**

Komplementärmittel: **Nit-ac.**

Vergleiche: **Caps., Phos., Caust., Selen., Lyc.**

Tribulus terrestris, Ikshugandha – Gewöhnlicher Burzeldorn: Sexuelle Schwäche, Samenergüsse, Prostatahypertrophie.

Dosierung. – Dritte bis sechste Potenz.

Calcarea acetica

Essigsaurer Kalk, Kalziumazetat, $Ca(CH_3COO)_2$

Hat glänzende klinische Resultate bei Schleimhautentzündungen gezeigt, die durch **membranöse Exsudation** charakterisiert sind; ansonsten ist seine Wirkung und Anwendung ähnlich des Karbonats. Krebsschmerzen.

94 Vgl. [34]: „Ständiges Gefühl, als ob ein Vogel im Magen herumflattere und zu entkommen versuche, was Übelkeit im Magen hervorruft, aber ohne Würgen, … “

Kopf. – Schwindel (beim Gehen) im Freien.[16] **Benebelung des ganzen Kopfes während des Lesens.**[16] **Migräne,** mit großer Kälte im Kopf und saurem Geschmack.

Weiblich. – Membranöse Dysmenorrhoe. **[Bor.]**

Atemwege. – Rasselnde Ausatmung. **Lockerer Husten, mit Auswurf von großen Stücken**, die wie Abgüsse der Bronchien aussehen. Schwierige Atmung; 〉 Zurückbiegen der Schultern. Beengende, ängstliche Empfindung in der Brust.

Beziehungen. – Vergleiche: **Brom, Bor.**

Calcarea oxalica – Kalziumoxalat, $CaC_2O_4 \cdot H_2O$: Bei quälenden Schmerzen durch offenen Krebs.

Dosierung. – Dritte Trituration.

Calcarea arsenicosa

Kalziumarsenit, $2\,CaO \cdot As_2O_3$

Epilepsie mit Blutandrang zum Kopf vor dem Anfall; die Aura wird in der Herzgegend gespürt; fliegende Empfindung.[95] Beschwerden bei adipösen Frauen im Klimakterium. Chronische Malaria. Vergrößerte Leber und Milz bei Kindern. **Nephritis**, mit großer Empfindlichkeit der Nierengegend. Beschwerden von Trinkern bei Abstinenz. **[Carb-s.]** Feiste Frauen im Klimakterium, bei denen die **geringste Gemütsbewegung Herzklopfen verursacht**. Atemnot bei schwachem Herz. **Frösteln**. Albuminurie. Wassersucht. Beschwerden von Milz und Mesenteriallymphknoten. Hämoglobingehalt und Erythrozytenzahl sind erniedrigt.

Gemüt. – Zorn, Angst. Verlangen nach Gesellschaft. Verwirrung, Wahnideen, Sinnestäuschungen. Große Niedergeschlagenheit.

Kopf. – Heftiger Blutandrang zum Kopf mit Schwindel. Kopfschmerz 〉 **Liegen auf der schmerzhaften Seite**. Wöchentlicher Kopfschmerz. Betäubender Kopfschmerz meist um die Ohren herum.

Magen. – Die Magengegend ist aufgetrieben. Vergrößerte Leber und Milz bei Kindern. Pankreaserkrankung; erleichtert den brennenden Schmerz bei Pankreaskrebs. Lautes Aufstoßen mit Speichelfluß und Herzklopfen.

---

95 Vgl. [34]: „Bei plötzlichen Anfällen hat er das Gefühl, als ob er fliege oder in der Luft schwimme, als ob seine Füße den Boden nicht berühren würden, … “

Harnwege. – **Nierengegend druckempfindlich.** Albuminurie, uriniert jede Stunde.

Weiblich. – Stinkende, blutige Leukorrhoe. Uteruskrebs; brennender Schmerz in Uterus und Vagina.

Herz. – Einschnürung und Schmerz in der Herzgegend, Erstickungsgefühl, **Herzklopfen**, Beklemmung, Pochen und Rückenschmerz, der in die Arme ausstrahlt.

Rücken. – Schmerz und Steifheit nahe am Nacken. Heftiger Rückenschmerz; Pochen (in Rücken und Kopf) treibt ihn aus dem Bett.

Extremitäten. – Entfernt Entzündungsprodukte in den Venen der unteren Extremitäten. Müdigkeit und Lahmheit der unteren Glieder.

Modalitäten. – ⟨ leichte körperliche Anstrengung.

Dosierung. – Dritte Trituration.

Calcarea carbonica

Calcarea ostrearum, Austernschalenkalk, $CaCO_3$ und verschiedene Spurenelemente

Dieses große Antipsorikum Hahnemanns ist ein Konstitutionsmittel **par excellence**. Seine Hauptwirkung konzentriert sich auf den vegetativen Bereich, wobei die Störung der Ernährungsfunktionen das Leitsymptom seiner Wirkungsweise ist; die Drüsen, Haut und Knochen sind aktiv an der Veränderung beteiligt. Vermehrte lokale und allgemeine Schweiße, Drüsenschwellungen, skrofulöse* und rachitische Zustände bieten im allgemeinen zahlreiche Möglichkeiten für die Darstellung der Wirkungsweise von Calcarea. Beginnende Phthisis. **[Ars-i., Tub.]** Es paßt für kitzelnden Husten, flüchtige Brustschmerzen, Übelkeit, Hyperazidität und Fettabneigung. Gerät leicht außer Atem. **Ein Erschöpfungszustand, geistiger oder körperlicher Art, aufgrund von Überarbeitung. Abszesse in den tiefen Muskeln; Polypen und Exostosen.** Funktionsstörung von Hypophyse und Schilddrüse.

Verkürzte Blutgerinnungszeit. **[Stront.]** Ist ein deutliches Stimulans für das Periost. Ist ein Styptikum und wahrscheinlich für diese Eigenschaft in den Gelatineinjektionen verantwortlich.

Erleidet leicht einen Rückfall, unterbrochene Rekonvaleszenz. Personen vom skrofulösen* Typ, die sich leicht erkälten, mit vermehrter Schleimhautabsonderung, Kinder, die fett werden, dickbauchig sind, mit großem

Kopf, fahler Haut, kreidebleichem Aussehen, das sogenannte leukophlegmatische Temperament; Beschwerden, die durch Arbeiten im Wasser verursacht sind. Große Kälteempfindlichkeit; partielle Schweiße. Die Kinder haben ein heftiges Verlangen nach Eiern und essen Dreck und andere unverdauliche Dinge; sie neigen zu Durchfällen. Der Calcarea-Patient ist dick, blond, schlaff, schwitzend, kalt, feucht und sauer.

Gemüt. – **Ängstlich**; ‹ gegen Abend; **Furcht, den Verstand zu verlieren, vor Unglück** und ansteckenden Krankheiten. **Vergeßlich**, verwirrt, niedergeschlagen. Angst mit Herzklopfen. Eigensinnig; leichte geistige Anstrengung ruft einen heißen Kopf hervor. Abneigung gegen Arbeit oder Anstrengung.

Kopf. – Gefühl eines Gewichtes auf dem Scheitel. Kopfweh mit kalten Händen und Füßen. Schwindel beim Steigen[96] und beim Drehen des Kopfes. Kopfweh von zu schwerem Heben, von geistiger Anstrengung, mit Übelkeit. Der Kopf fühlt sich heiß und schwer an, mit bleichem Gesicht. **Eisige Kälte im und auf dem Kopf**, besonders auf der rechten Seite. Offene Fontanellen; vergrößerter Kopf; **schwitzt viel, durchnäßt das Kissen**. Jucken der Kopfhaut. Kratzt sich am Kopf beim Aufwachen.

Augen. – Lichtempfindlich. Tränenfluß im Freien und früh morgens. **Flecken und Ulzera auf der Hornhaut**. Verschlossene Tränengänge durch Kälteeinwirkung. Leichte Ermüdbarkeit der Augen. Weitsichtigkeit. Die Lider jucken, sind geschwollen und schuppig. **Chronische Pupillenerweiterung**. Katarakt. Trübes Sehen wie durch einen Nebel. Tränenfistel; Phlyktänen-Konjunktivitis.

Ohren. – Pulsieren; Knacken in den Ohren; Stechen; pochender Schmerz, als ob etwas nach außen drücken würde. Taubheit durch Arbeiten im Wasser. Leicht blutende Polypen. Skrofulöse* Entzündung **mit schleimig-eitriger Otorrhoe und vergrößerten Drüsen**. Anomalien des Gehörsinnes; Schwerhörigkeit. Knacken im Ohr. Ausschlag auf und hinter dem Ohr. **[Petr.]** Kälteempfindlich an Ohren und Hals.

Nase. – Trocken, **die Nasenlöcher sind wund und ulzeriert**. Verstopfung der Nase, auch mit stinkender, gelber Absonderung. Widerwärtiger Geruch in der Nase. **Polypen**; Schwellung an der Nasenwurzel. Nasenbluten. Schnupfen. **Erkältet sich bei jedem Wetterwechsel**. Katarrhalische Symptome mit Hunger; Schnupfen wechselt mit Kolik ab.

---

96 Vgl. [34]: „Schwindel: beim Hinaufsteigen zu hochgelegenen Orten; beim Treppauf-Gehen, oder einen Berg hinauf; … “

Gesicht. – Schwellung der Oberlippe. Bleich, mit tiefliegenden Augen, umgeben von dunklen Ringen. Milchschorf; juckt, brennt nach dem Waschen. Geschwollene Unterkieferdrüsen. Kropf. Juckende Pickel im Bart. Schmerz vom rechten Foramen mentalis den Unterkiefer entlang zum Ohr.

Mund. – Anhaltend **saurer Geschmack**. Der Mund füllt sich mit saurem Wasser. Die Zunge ist trocken nachts. Zahnfleischbluten. Schwierige und verzögerte Zahnung. Zahnschmerz; von Zugluft ausgelöst, von Heißem oder Kaltem. Widerwärtiger Geruch aus dem Mund. Brennschmerz auf der Zungenspitze (wie von Wundheit); kann (vor Schmerz) nichts Warmes in den Mund nehmen.[16]

Hals. – **Schwellung der Tonsillen** und Unterkieferdrüsen; Stechen beim Schlucken. Hochräuspern von Schleim. Schwieriges Schlucken. **Kropf**. Parotisfistel.

Magen. – Abneigung gegen Fleisch, gekochte Dinge; **heftiges Verlangen nach unverdaulichen Dingen – Kalk, Kohle und Bleistifte**; auch nach Eiern, Salz und Süßigkeiten. Milchunverträglichkeit. **Häufiges, saures Aufstoßen; saures Erbrechen. Abneigung gegen Fett. Appetitverlust bei Überarbeitung**. Sodbrennen und lautes Aufstoßen. Magenkrämpfe; < Druck, kaltes Wasser. Heißhunger. Schwellung über der Magengrube, wie eine umgedrehte Untertasse. Widerwille gegen heißes Essen. Schmerz im Oberbauch bei Berührung. Durst; Verlangen nach **kalten** Getränken. < während des Essens. Hyperazidität. **[Phos.]**

Abdomen. – Ist gegenüber dem geringsten Druck empfindlich. Beim (oder nach dem) Bücken Stechen in der Lebergegend.[16] Schneiden im Bauch; geschwollener Bauch. Eingeklemmte Blähungen. **Die Leisten- und Mesenteriallymphknoten sind geschwollen** und schmerzhaft. Kann keine enge Kleidung um die Taille ertragen. **Auftreibung** mit Härte. **Gallensteinkolik**. Vermehrter Fettansatz am Abdomen. Nabelhernie.

Rektum. – Krabbeln (wie von Maden)[16] und Einschnürung im Rektum. Der Stuhl ist groß und hart, **[Bry.]** weißlich, wäßrig und **sauer**. Prolapsus ani und brennende, stechende Hämorrhoiden. Durchfall von unverdauter Nahrung, stinkend, mit Heißhunger. **Durchfall bei Kindern**. Verstopfung; der Stuhl ist zuerst hart, dann weich und später flüssig.

Harnwege. – Der Urin ist dunkel, braun, sauer, stinkend, reichlich, mit weißem Sediment und blutig. Reizblase. Enuresis. (Die 30. Potenz verwenden; auch **Tub.** 1000. Potenz).

Männlich. – **Häufige Samenergüsse**. Gesteigertes Verlangen. Zu früher Samenabgang. Schwäche und Reizbarkeit nach Koitus.

Weiblich. – Vor den Menses Kopfschmerz, Kolik, Frösteln und Leukorrhoe. Schneidende Uterusschmerzen während den Menses. Menses **zu früh, zu reichlich, zu lang**, mit Schwindel, Zahnschmerz und **kalten, feuchten Füßen**; die geringste Aufregung führt zur Rückkehr der Blutung. Tendenz zu Uterusverlagerung. **Milchige** Leukorrhoe. **[Sep.]** Brennen und Jucken der Geschlechtsteile; vor und nach den Menses; bei kleinen Mädchen. Gesteigertes sexuelles Verlangen; leichte Konzeption. Heiß geschwollene Brüste. Die Brüste sind empfindlich und geschwollen vor den Menses. Die Milch ist überreichlich; unverträglich für den Säugling. Mangelhafte Laktation, mit gespannten Brüsten bei lymphatischen Frauen. Viel Schweiß an den äußeren Genitalien. Sterilität mit überreichlichen Menses. Uteruspolypen.

Atemwege. – Kitzelnder Husten ist nachts lästig, trockener und reichlicher Auswurf morgens. Husten wird durch Klavierspielen oder Essen erregt. Hartnäckiger Reizhusten durch arsenhaltige Tapeten (Clarke). Extreme Atemnot. **Schmerzlose Heiserkeit**; ⟨ morgens. Auswurf nur tagsüber; dicker, gelber, saurer Schleim. Blutiger Auswurf; mit Rauheits- und Wundheitsgefühl in der Brust.[16] **Erstickungsanfälle**; Beengung, Brennen und Wundheit in der Brust; ⟨ **Treppensteigen** oder die leichteste Steigung, muß sich hinsetzen. Stechende Schmerzen in der Brust von vorne nach hinten. **Die Brust ist äußerst empfindlich gegenüber Berührung, Perkussion oder Druck**. Verlangen nach frischer Luft. Spärlicher, salziger Auswurf. **[Lyc.]**

Herz. – Herzklopfen nachts und nach dem Essen. (Arges) Herzklopfen mit (ungeheurer Angst und) Unruhe, Beklemmung der Brust, mit Kälte (des Körpers und kaltem Schweiß);[16] nach unterdrücktem Hautausschlag.

Rücken. – Verrenkungsschmerz; kann sich kaum Erheben; durch zu schweres Heben. Schmerz zwischen den Schulterblättern, behindert die Atmung. Rheumatismus in der Lendengegend; Schwäche im Kreuz. Krümmung der Brustwirbelsäule. Der Nacken ist steif und starr. **Nierenkolik**.

Extremitäten. – Rheumatoide Schmerzen, wie nach Feuchtigkeitseinwirkung. Heftiges Stechen, als ob Teile verrenkt oder verstaucht seien. **Kalte, feuchte** Füße; Gefühl, als ob feuchte Strümpfe angezogen seien. Kalte Knie. Wadenkrämpfe. Saurer Fußschweiß. Schwäche der Extremitäten. Schwellung der Gelenke, besonders der Kniee. Brennen der Fußsohlen. Handschweiß. Arthritische Knoten. **Schmerzhafte Empfindlichkeit der Fußsohlen** (, wie erweicht von heißem Wasser).[16] Die Füße fühlen sich nachts kalt und abgestorben an. Alte Verrenkungen. Reißen in den Muskeln. Zittern; Schwäche, wie verstaucht. Die Kinder lernen spät laufen.

Schlaf. – Gedankenfülle verhindert den Schlaf. Schreckliche Visionen beim Schließen[97] der Augen. Schreckt bei jedem Geräusch auf; fürchtet, daß sie verrückt wird. Schläfrig am frühen Abend. Häufiges Erwachen nachts. **Derselbe unangenehme Gedanke erweckt immer aus leichtem Schlummer.** Pavor nocturnus. **[Kali-p.]** Träumt von Toten.

Fieber. – **Schüttelfrost gegen 14 Uhr, beginnt innerlich in der Magengegend. Fieber mit Schweißen.** Voller und schneller Puls. Frösteln und Hitze. Partielle Schweiße. **Nachtschweiße, besonders an Kopf,** Nacken und Brust. Auszehrendes Fieber*. Hitze in der Nacht während der Menses, mit unruhigem Schlaf. **Schweiß am ganzen Kopf bei Kindern, so daß das Kissen durchnäßt wird.**

Haut. – Ungesund; ulzeriert leicht; schlaff. Kleine Wunden heilen schwer. Geschwollene Drüsen. Nesselsucht; ⟩ in kalter Luft. Warzen auf Gesicht und Händen. **Petechiale Ausschläge.** Frostbeulen. Furunkel.

Modalitäten. – ⟨ geistige oder körperliche Anstrengung; Steigen; **Kälte** in jeder Form; Wasser, Waschen, feuchte Luft, nasses Wetter; während Vollmond; Stehen.

⟩ trockenes Klima und Wetter; Liegen auf der schmerzhaften Seite. Niesen (Kopf- und Nackenschmerz).

Beziehungen. – Antidote: **Camph., Ip., Nit-ac., Nux-v.**

Komplementärmittel: **Bell., Rhus-t., Lyc., Sil.**

Calc. ist nach **Sulph.** nützlich, wenn die Pupillen erweitert bleiben; wenn **Puls.** bei Schulmädchen versagt hat.

Unverträglich: **Bry.; Sulph.** sollte nicht **nach** Calc. gegeben werden.

Vergleiche: **Lyc., Sil., Puls., Cham.**

Aqua calcarea – Kalkwasser: Ein halber Teelöffel voll in Milch; als Klistier gegen Oxyuren.

Calcarea bromata – Kalziumbromid, $CaBr_2 \cdot 6H_2O$: Beseitigt entzündliche Produkte aus dem Uterus; Kinder mit schlaffem Bindegewebe, nervös und reizbar, mit Reizung des Magens und Gehirns. **Tendenz zu Gehirnerkrankungen.** Schlaflosigkeit und zerebrale Kongestion. D1 Trituration geben.

Calcarea calcinata – Kalzinierte Austernschale: Ein Warzenmittel. D3 Trituration verwenden.

---

97 Vermutlich Verwechslung bei Boericke, er schreibt „Visionen beim Öffnen der Augen"; statt wie bei [1], [11], [16], [34]: „Visionen beim Schließen der Augen".

Calcarea caustica – Gelöschter Kalk: Schmerz in Rücken, Fersen, Kiefer und Backenknochen; auch Grippesymptome.

Calcarea lactica – Kalziumlaktat: Anämie, Hämophilie, Urtikaria, mit verminderter Blutgerinnungsfähigkeit; nervöser Kopfschmerz mit Ödemen der Augenlider, Lippen oder Hände; 15 Gran (0.972 g) dreimal täglich, niedere Potenzen sind jedoch meist genauso wirksam.

Calcarea lacto-phosphorica: 5 Gran (0.324 g) dreimal täglich bei zyklischem Erbrechen und Migräne.

Calcarea muriatica, Calcarea chloratum, Rademachers Lösung, Kalziumchlorat $Ca(ClO_3)_2 \cdot 2H_2O$: Ein Teil davon auf zwei Teile destilliertes Wasser, davon sind 15 Tropfen in einer halben Tasse Wasser einzunehmen, fünfmal täglich. Furunkel. **Kopfgrind. Erbrechen allen Essens und Trinkens**, mit Magenschmerz. Impetigo, Drüsenschwellungen, angioneurotisches Ödem. Pleuritis mit Erguß. Ekzem bei Kleinkindern.

Calcarea ovi testae – Eierschalen[98]: **Rückenschmerz und Leukorrhoe**. Gefühl, als sei der Rücken entzweigebrochen; müdes Gefühl. Auch wirksam zur Erleichterung von Krebsschmerzen.

Calcarea picrica: Perifollikuläre Entzündung; ein Mittel von größter Wichtigkeit bei **rezidivierenden oder chronischen Furunkeln**, besonders an Stellen, die nur mit dünnem Muskelgewebe bedeckt sind, wie Schienbein, Steißbein, **Gehörgänge**; trockene, schuppige Ansammlungen und Abschilferung von Epithelschuppen etc. Gerstenkörner, Phlyktänen. Die D3 Trituration verwenden.

Sulphur: Unterscheidet sich durch seine Hitzeverschlimmerung, heiße Füße etc.

Dosierung. – Sechste Trituration. Die 30. Potenz und höhere. Sollte bei älteren Menschen nicht zu häufig wiederholt werden.

Calcarea fluorica

Fluor Spar, Kalziumfluorid, Flußspat, CaF_2

Ein wirkungsvolles Gewebemittel für harte, steinige Drüsen, variköse und erweiterte Venen und mangelhaft ernährte Knochen. Harte Knoten in der Mamma. Kropf. Kongenitale Syphilis. **Verhärtung mit drohender**

98 Nach [12] handelt es sich um „Eierschalen“, während Boericke „geröstete Eierschalen“ angibt.

Eiterung. Viele Fälle von Katarakt sind zweifellos günstig beeinflußt worden. Kongenitale Syphilis, die sich in Ulzeration des Mundes und Halses, Karies* und Nekrose mit bohrenden Schmerzen und Hitze in den Körperteilen äußert. Arteriosklerose; drohender Apoplex. Tuberkulose. Nach Operationen angewendet, vermindert es die Neigung zu Verwachsungen.

Gemüt. – Starke Niedergeschlagenheit; grundlose Furcht vor finanziellem Ruin.

Kopf . – (Eine Art von) Quietschen (, Zerren und Ziehen, wie das Geräusch einer Fiedel).[12] Hämatome[34] bei Neugeborenen. Harte Wucherungen auf der Kopfhaut. Geschwüre auf der Kopfhaut mit kallösen, harten Rändern.

Augen. – Flackern und Funken vor den Augen (, meistens links);[34] Flecken auf der Cornea; Konjunktivitis; Katarakt. **Skrofulöse* Phlyktänen-Keratitis. Subkutane Lidzysten.**

Ohren. – Kalkablagerungen auf dem Trommelfell; Sklerose der Gehörknöchelchen und der Pars petrosae des Temporalknochens, mit Taubheit, Klingen und Brausen. **Chronische Mittelohreiterung.**

Nase. – Rhinitis, Stockschnupfen; trockener Schnupfen; Ozäna. Reichlicher, widerwärtiger, dicker, grünlicher, klumpiger, gelber Nasenkatarrh. Rhinitis atrophicans, besonders bei ausgeprägter Krustenbildung.

Gesicht. – Harte Schwellung auf der Wange, mit Schmerz oder Zahnweh, harte Schwellung auf dem Kieferknochen.

Mund. – Zahnfleischabszeß, mit harter Schwellung auf dem Kiefer. Rissiges Aussehen der Zunge, mit oder ohne Schmerz. Verhärtung der Zunge, Verhärtung nach Entzündung. Unnatürliche Lockerheit der Zähne, mit oder ohne Schmerz; die Zähne lockern sich in den Alveolen. Zahnweh mit Schmerz, wenn irgendwelche Nahrung den Zahn berührt.

Hals. – Granuläre Pharyngitis; Schleimpropfen werden ständig in den Krypten der Tonsillen gebildet. Schmerz und Brennen im Rachen; 〉 warme Getränke; 〈 kalte Getränke. Hypertrophie der Rachenmandel. Erschlaffte Uvula, Kitzeln, das vom Kehlkopf herrührt.

Magen. – Erbrechen bei Kleinkindern. Erbrechen von unverdauter Nahrung. Schluckauf. **[Caj., Sul-ac.]** Blähungen. Schwacher und wählerischer Appetit, Übelkeit und Beschwerden nach dem Essen bei jungen Kindern, die durch Lernen überfordert sind. **Akute Verdauungsstörung durch Ermattung** und geistige Erschöpfung; starke Blähsucht.

Rektum. – Durchfall bei gichtischen Patienten. Jucken des Anus. Analfissur, heftig schmerzende Schrunde nahe dem unteren Ende des Darmes.

Blutende Hämorrhoiden. Jucken des Anus wie von Madenwürmern. Häufig innerliche oder blinde Hämorrhoiden, mit Rückenschmerz, gewöhnlich weit unten am Kreuzbein, und Verstopfung. Starke Gasansammlung im unteren Darmabschnitt. < Schwangerschaft.

Männlich. – Hydrozele; Verhärtung der Hoden.

Atemwege. – Heiserkeit. **Krupp**. Husten mit Auswurf von winzigen gelben Schleimklümpchen, mit Kitzeln und Reizung beim Hinlegen. Spasmodischer Husten.

Kreislauforgane. – Hauptmittel für Gefäßtumoren mit erweiterten Blutgefäßen und für **variköse oder erweiterte Venen**. Aneurysma. Klappenerkrankung. Wenn Tuberkulosetoxine Herz und Blutgefäße angreifen. Beseitigt fibroide Ablagerungen am Endokard und stellt eine normale Endokardstruktur wieder her. (Dr. Eli G. Jones).

Rücken. – Chronischer **Lumbago**; < zu Beginn der Bewegung, > bei fortgesetzter Bewegung. Knochenauswüchse. Schmerz im unteren Teil des Rückens, mit Brennen.

Extremitäten. – **Rachitische Verdickung des Femur bei Kleinkindern**. Ganglien oder abgekapselte Tumoren am Handgelenksrücken. Gichtige Schwellung der Fingergelenke. Exostosen an den Fingern. Chronische Synovitis des Kniegelenks.

Schlaf. – Lebhafte Träume, mit der Empfindung von drohender Gefahr. Unerfrischender Schlaf.

Haut. – Auffallend weiße Farbe der Haut. Narbengewebe; Verwachsungen nach Operationen. Risse und Schrunden. Fissuren oder Risse in Handflächen oder harter Haut. Analfissur. Eiterungen mit kallösen, harten Rändern. Panaritium. Indolente, fistelnde Geschwüre, mit dicker, gelber Eiterabsonderung. Harte, erhabene Tumorränder, die umliegende Haut ist purpurfarben und geschwollen. Knoten, Kerne, harte Drüsen in der weiblichen Brust. **Schwellungen oder verhärtete Vergrößerungen**, die ihren Sitz in den Faszien und Bändern der Gelenkkapseln haben oder in den Sehnen. **Steinharte Verhärtungen**.

Modalitäten. – < während Ruhe, Wetterwechsel.

> Hitze, warme Anwendungen.

Beziehungen. – Vergleiche: **Con., Lap-a., Bar-m., Hecla., Rhus-t.**

Calcarea stibiato-sulphurata: Wirkt als Hämostatikum und Absorbens bei Uterusmyomen.

Mangifera indica – Mangobaum: Varizen.

Natrum cacodylicum: Tumoren.

Dosierung. – Dritte bis zwölfte Trituration. Ein „chronisches" Mittel. Braucht einige Zeit, bis seine Wirkung in Erscheinung tritt. Sollte nicht zu häufig wiederholt werden.

Calcarea iodata

Kalziumjodid, $CaJ_2 \cdot 2H_2O$

Dieses Mittel hat bei der Behandlung von skrofulösen* Beschwerden, besonders vergrößerten Drüsen, Tonsillen etc., deutlich heilsame Resultate erzielt. Schilddrüsenvergrößerung während der Pubertät. Schlaffe Kinder, die erkältungsanfällig sind. Die Absonderungen neigen dazu, reichlich und gelb zu sein. Adenoide Wucherungen. Uterusmyome. **Krupp.**

Kopf. – Schmerz (über der Stirn und in den Schläfen) beim Reiten gegen den kalten Wind.[11] Schwindelig. Katarrh; besonders an der Nasenwurzel; Niesen; äußerst geringes Geruchsempfinden[1a]. Nasen- und Ohrenpolypen.

Hals. – Die vergrößerten Tonsillen sind voller kleiner Krypten.

Atemwege. – Chronischer Husten; Brustschmerz, schwieriges Atmen nach Syphilis und Quecksilberbehandlung (von Grauvogl). Auszehrendes Fieber*; grüner, eitriger Auswurf. Krupp. **Pneumonie.**

Haut. – **Indolente Geschwüre begleiten Krampfadern.** Leichtes Schwitzen. Kupferfarbene und papulöse Ausschläge, Tinea, Favus, Milchschorf, Drüsenschwellungen, rissige Haut, Haarausfall.

Beziehungen. – Vergleiche: **Calc-f., Sil., Merc-i.**

Aconitum lycoctonum – Wolfseisenhut: Lymphknotenschwellungen, Morbus Hodgkin.

Agraphis nutans – Hasenglöckchen: Adenoide Wucherungen mit vergrößerten Mandeln. Dabei folgt **Sulphur iodatum** sowohl auf **Agra.** als auch Calc-i.

Dosierung. – Zweite und dritte Trituration.

Calcarea phosphorica

Kalziumhydrogenphosphat, $CaHPO_4 \cdot 2H_2O$

Eines der wichtigsten Gewebemittel, auch wenn es viele Symptome mit **Calcarea carbonica** gemeinsam hat, gibt es einige Unterschiede und eigene charakteristische Merkmale. Es ist besonders angezeigt bei verspäteter Zahnung und Beschwerden, die zu dieser Zeit auftreten, Knochenerkrankungen, Nicht-Zusammenwachsen von gebrochenen Knochen, Anämie nach akuten Erkrankungen und chronisch auszehrenden Krankheiten. **Anämische Kinder, die übellaunig und schlaff sind, mit kalten Extremitäten und einer schwachen Verdauung.** Es besitzt eine besondere Affinität zu Knochensuturen oder Symphysen, und alle Symptome sind < durch jede Form von Wetterwechsel. **Taubheit und Krabbeln** sind charakteristische Empfindungen, und die Neigung zu Schweißen und Drüsenvergrößerungen sind Symptome, die es mit **Calcarea carbonica** teilt. Skrofulose*, Chlorose* und Phthisis.

Gemüt. – Verdrießlich, vergeßlich; (Beschwerden)[34] nach Kummer und Ärger. **[Ign., Ph-ac.]** Will immer irgendwohin gehen.

Kopf. – Kopfweh, **besonders in der Nähe der Suturen, durch Wetterwechsel**, bei Schülern während der Pubertät. Die Fontanellen bleiben zu lange offen. Die Schädelknochen sind weich und dünn. Kopfweh mit Blähungen. Der Kopf ist heiß, mit Schmerzen an den Haarwurzeln. Mangelhaftes Gehör.

Augen. – Diffuse Trübung in der Hornhaut nach Abszess.

Mund. – Geschwollene Tonsillen; kann den Mund nicht ohne Schmerz öffnen. Beschwerden während der Zahnung; die Zähne entwickeln sich langsam; rascher Zerfall der Zähne. **Adenoide Wucherungen.**

Magen. – Das Kind will die ganze Zeit gestillt werden und erbricht leicht. **Heftiges Verlangen nach Speck, Schinken, gesalzenem oder geräuchertem Fleisch. Starke Blähsucht.** Großer Hunger mit Durst, Blähungen zeitweise erleichtert durch saures Aufstoßen. Sodbrennen. Leichtes Erbrechen bei Kindern.

Abdomen. – **Bei jedem Versuch** zu essen kolikartige Schmerzen im Bauch. **Eingesunken und schlaff.** Kolik, Wundheit und Brennen um den Nabel herum.

Rektum. – Blutet nach hartem Stuhl. Durchfall durch saftige Früchte oder Apfelwein; während der Zahnung. Grüne, schleimige, **heiße**, herausspritzende, unverdaute Stühle, **mit stinkenden Winden.** Analfistel, abwechselnd mit Brustsymptomen.

Harnwege. – Vermehrter Urin, mit Schwächegefühl. Schmerz in der Nierengegend beim Heben oder Naseputzen.

Weiblich. – Menses zu früh, übermäßig und hell bei Mädchen. Wenn die Menses verspätet sind, ist das Blut dunkel; manchmal erst hellrot, dann dunkel, mit **heftigem Rückenschmerz.** Während der Laktation sexuelle

Erregung. Nymphomanie, mit Schmerzhaftigkeit, Drücken oder Schwäche in der Uterusgegend. **[Plat.]** Nach langem Stillen. Leukorrhoe wie **Eiweiß**; ⟨ morgens. Das Kind verweigert die Brust; die Milch schmeckt salzig. Prolaps bei geschwächten Personen.

Atemwege. – Unwillkürliches Seufzen. Wunde Brust. Erstickender Husten; ⟩ Hinlegen. Heiserkeit. Schmerz durch die untere linke Lunge.

Rücken. – Rheumatischer Schmerz und Steifheit (des Nackens) mit Dumpfheit des Kopfes, durch (leichten) Luftzug.[34] Schmerzhaftigkeit im Iliosakralgelenk, wie zerbrochen. **[Aesc.]**

Extremitäten. – Steifheit und Schmerz, **mit kaltem, taubem** Gefühl, ⟨ jeder Wetterwechsel. Krabbeln und Kälte. Gesäß, Rücken und Glieder sind eingeschlafen. Gelenk- und Knochenschmerzen. Erschöpft beim Treppensteigen.

Modalitäten. – ⟨ Einwirkung von feuchtem, kaltem Wetter, schmelzendem Schnee.

⟩ **im Sommer**; warme, trockene Atmosphäre.

Beziehungen. – Komplementärmittel: **Ruta., Hep.**

Vergleiche: **Sil., Psor., Sulph.**

Calcarea hypophosphorosa – Kalziumhypophosphit: Ist vorzuziehen, wenn es infolge einer durch ständige Abszesse geschwächten Vitalität notwendig erscheint, dem Organismus reichliche Gaben von Phosphor zuzuführen. D1 und D2 Triturationen geben. Appetitverlust, rascher Kräftezerfall, Nachtschweiße; Akne pustulosa. Blässe der Haut, hat gewöhnlich **kalte Extremitäten**. Phthisis, Durchfall und Husten; heftige Brustschmerzen. Tabes mesenterica*. Blutung aus den Lungen; Angina pectoris; Asthma; Erkrankungen der Arterien. Venen treten hervor wie Peitschenschnüre. Schmerzattacken treten zwei Stunden nach den Mahlzeiten auf; ⟩ durch eine Tasse Milch oder leichte Speisen.

Calcarea renalis – Nierensteine: Arthritische Knoten. Riggsche Krankheit; verringert die Neigung zur Zahnsteinbildung; Harngrieß und Nierensteine.

Cheiranthus cheiri – Goldlack: Folgen vom Durchbruch der Weisheitszähne.

Conchiolinum – Perlmutter: Osteitis. Hat einen weiten Wirkungskreis bei Knochenerkrankungen, besonders wenn die Wachstumsfugen betroffen sind. **Petechien.**

Dosierung. – Erste bis dritte Trituration. Höhere Potenzen sind meist wirkungsvoller.

Calcarea silicata

Kalziumsilikat, Quarze, 3 $CaOSiO_2$ (wasserfrei)

Ein tief und lange wirkendes Mittel für Beschwerden, die sich langsam entwickeln und ihre endgültige Ausformung erst nach langer Zeit erreichen. Hydrogenoide Konstitution. **[Nat-s.]** Ist sehr **kälteempfindlich. Der Patient ist schwach, abgemagert, kalt und frostig, aber < Überhitzung;** allgemein empfindsam. Marasmus bei Kindern.

Gemüt. – Geistesabwesend, reizbar, unentschlossen, Mangel an Selbstvertrauen. **Furchtsam.**

Kopf. – Schwindel, kalter Kopf, besonders am Scheitel; Katarrh der Nase und der Choanen, dicke, gelbe Absonderung, mit harten Krusten. Exsudat der Cornea.

Magen. – Kälteempfindung, besonders wenn er leer ist. Schwächegefühl in der Magengrube. Großer Durst. Blähungen und Auftreibung nach dem Essen. Erbrechen und Aufstoßen.

Weiblich. – Der Uterus ist schwer und prolabiert. Leukorrhoe, schmerzhafte und unregelmäßige Menses. Zwischenblutungen.

Atemwege. – Empfindlich gegenüber kalter Luft. Schwieriges Atmen. Chronische Atemwegsreizung. Reichlicher, gelb-grüner Schleim. Husten mit Kälte, Schwäche, Abmagerung, Empfindsamkeit und Gereiztheit, < kalte Luft. Schmerz in den Brustwänden.

Haut. – Juckt, brennt, ist kalt und blau, sehr empfindlich. Pickel, Mitesser, Grützbeutel. Psorische Hautausschläge.

Beziehungen. – Vergleiche: **Ars., Tub., Bar-c., Iod.**

Dosierung. – Alle Potenzen, von den tiefsten bis zu den hohen.

Calcarea sulphurica

Gefälltes Kalziumsulfat, Gips, $CaSO_4 \cdot 2H_2O$

Ekzeme und sich langsam entwickelnde Drüsenschwellungen. Zystische Geschwulste. Fibrome. Eiterungsprozesse, nachdem der Eiter ein Ventil gefunden hat, liegen im Wirkungskreis dieses Mittels. **Die Schleimabsonderungen sind gelb, dick und klumpig.** Tuberculosis cutis luposa.

Kopf. – Grindkopf bei Kindern, wenn eine eitrige Absonderung oder gelbe, eitrige Krusten vorhanden sind.

Augen. – **Entzündung der Augen, mit Absonderung dicken, gelben**

Eiters. Sieht nur die eine Hälfte der Objekte. Rauchfarbene Kornea. Ophthalmia neonatorum.

Ohren. – Taubheit, mit Eiterabsonderung aus dem Mittelohr, manchmal mit Blut vermischt. Pickel um das Ohr herum.[99]

Nase. – Rhinitis, mit dicker, **gelblicher, eitriger Absonderung,** häufig mit Blut vermischt. Einseitige Nasenabsonderung. **Gelbliche Absonderung** aus den Choanen. Die Ränder der Nasenlöcher sind wund.

Gesicht. – **Pickel und Pusteln auf dem Gesicht**. Herpes.

Mund. – Die Innenseite der Lippen ist wund. Die Zunge ist schlaff, gleicht einer getrockneten Lehmschicht. Saurer, seifiger und scharfer Geschmack. Gelb belegte Zungenbasis.

Hals. – Letztes Stadium einer geschwürigen Halsentzündung, mit Absonderung von gelbem Eiter. Eiterungsstadium bei Tonsillitis, wenn sich der Abszeß entleert.

Abdomen. – Schmerz in der Leberregion, in der rechten Seite des Beckens, gefolgt von Schwäche, Übelkeit und Magenschmerz.

Rektum. – Eitriger Durchfall mit Blut vermischt. Durchfall nach Ahornsirup und durch Wetterwechsel. Eiterartige, schleimige Darmabsonderung. **Schmerzhafte Abszesse am Anus** bei Patienten mit Fisteln.

Weiblich. – Die Menses erscheinen später und halten länger an, dabei (sind die üblichen Symptome, wie) Kopfweh, Zucken und große Schwäche (verschlimmert).[34]

Atemwege. – Husten, mit eitrigem und stinkendem Sputum und auszehrendem Fieber*. Empyem, es bildet sich Eiter in den Lungen oder Pleurahöhlen. Eitriger, stinkender Auswurf. Katarrh, mit dicker, klumpiger, weiß-gelber oder eiterartiger Absonderung.

Extremitäten. – **Brennen und Jucken der Fußsohlen.**

Fieber. – Auszehrendes Fieber*, durch Eiterbildung verursacht. Mit Husten und Brennen in den Fußsohlen.

Haut. – Schnitte, Wunden, Prellungen etc., ungesund, mit Eiterabsonderung; sie heilen schlecht. Gelbe, eitrige Krusten oder Absonderungen. Eitrige Exsudate in oder auf der Haut. Hauterkrankungen mit gelblichen Krusten. Viele kleine eiterlose Pickel sind unter (Bart und) Haaren, die beim Kratzen bluten.[11] Trockenes Ekzem bei Kindern.

---

99 Vgl. [34]: „Pickel oben auf dem rechten Ohr."

Beziehungen. – Vergleiche: **Hep., Sil.**

Dosierung. – Zweite und dritte Trituration. Die zwölfte Potenz hat sich bei Tuberculosis cutis luposa als wirksam erwiesen.

Calendula officinalis

Gartenringelblume, Goldblume, Sonnwendblume
Compositae; Europa, Mittelmeerraum

Ein höchst bemerkenswertes Heilmittel, das lokal angewandt wird. Es ist nützlich bei offenen Wunden, nicht heilenden Stellen, Ulzera etc. Fördert gesunde Granulation und rasche Primärheilung. Ist ein blutstillendes Mittel nach Zahnextraktion. Taubheit. Katarrhalische Zustände. Neurom. Konstitutionelle Neigung zu Erysipel. Der Schmerz ist außerordentlich stark und steht in keinem Verhältnis zu der Verletzung. **Starke Erkältungsneigung, besonders bei feuchtem Wetter**. Paralyse nach Apoplex. Bei Krebs als ein Zwischenmittel. Es besitzt eine beachtliche Fähigkeit, lokale Exsudationen zu erzeugen und hilft, scharfe Absonderungen gesund und reichlich werden zu lassen. Kalte Hände.

Kopf. – Äußerst nervös; leicht erschreckt; reißender Kopfschmerz; Gewicht auf dem Gehirn. Die Unterkieferdrüsen sind geschwollen und schmerzhaft bei Berührung. (Rheumatisch ziehender) Schmerz in der rechten Seite des Halses.[17] Rißwunden der **Kopfhaut**.

Augen. – Augenverletzungen mit Eiterungstendenz; nach Operationen; Blennorrhoe des Tränensackes.

Ohren. – Taubheit; < in **feuchter** Umgebung und mit ekzematösen Zuständen. Hört am besten in der Eisenbahn und entfernte Töne.

Nase. – Schnupfen in einem Nasenloch; mit viel grüner Absonderung.

Magen. – Hunger sofort nach dem Stillen. Freßsucht. **Sodbrennen mit Gänsehaut**. Übelkeit in der **Brust**. Erbrechen. Schwächegefühl. **Auftreibung** des Oberbauches.

Weiblich. – **Warzenartige Auswüchse am äußeren Muttermund**. Unterdrückte Menses, mit Husten. Chronische Entzündung des Muttermundes. Uterushypertrophie, Empfindung von einem Gewicht und Völlegefühl im Becken; Spannen und Ziehen in der Leiste; Schmerz bei plötzlichen Bewegungen. Der Muttermund steht tiefer als normal. Menorrhagie.

Atemwege. – Husten, mit grünem Auswurf, Heiserkeit; mit Erweiterung des Leistenringes.

Fieber. – **Kälte, große Empfindlichkeit gegen frische Luft**; Schaudern im Rücken, bei Berührung fühlt sich die Haut warm an. Hitze abends.

Haut. – **Gelb**; Gänsehaut. Fördert eine günstige Narbenbildung, mit ganz geringer Eiterung. Bei Schorf, wildem Fleisch und erhabenen Rändern. Oberflächliche Verbrennungen und Verbrühungen. Erysipele (äußerlich anwenden).

Modalitäten. – < bei feuchtem, **drückendem und bewölktem Wetter.**

Beziehungen. – Vergleiche: **Ham., Hyper., Symph., Arn.**

Vergleiche bei Taubheit: **Ferr-pic., Kali-i., Calc., Mag-c., Graph.**

Komplementärmittel: **Hep.**

Antidote: **Chel., Rheum.**

Dosierung. – Lokal. Wäßrige Calendulalösung ist für alle Wunden das großartigste Heilmittel. Auch als Scheidenspülung bei Leukorrhoe; innerlich, Tinktur bis dritte Potenz. Für Verbrennungen, wunde Stellen, Fissuren, Schürfwunden etc., Calendulasalbe verwenden.

Calotropis gigantea

Mudar

Asclepiadaceae; Südostasien

Wurde mit beachtlichem Erfolg bei der Behandlung von **Syphilis** angewandt, wenn Quecksilber nicht mehr länger gegeben werden konnte.[12] Auch bei Elephantiasis tropica, Lepra und akuter Dysenterie. Lungenschwindsucht. Tuberkulose.

Steigert die Hautdurchblutung; hat eine stark schweißtreibende Wirkung. Bei den Sekundärsymptomen von Syphilis, wo Quecksilber benutzt wurde und nicht mehr gefahrlos weitergegeben werden kann, stellt es die Konstitution rasch wieder her, heilt die Geschwüre und Flecken der Haut und vollendet die Heilung. **Primäre Anämie bei Syphilis. Hitze im Magen** ist ein gutes Leitsymptom. **Adipositas**, wobei das Fleisch abnimmt, die Muskeln härter und fester werden.

Beziehungen. – Vergleiche: **Merc., Kali-i., Berb-a., Sars., Ip.**

Dosierung. – Tinktur, 1–5 Tropfen dreimal täglich.

Caltha palustris

Sumpfdotterblume, Butterblume
Ranunculaceae; Europa, Asien, Nordamerika

Schmerz im Abdomen, Erbrechen, Kopfweh, Singen in den Ohren, Dysurie und Durchfall. Anasarka. **Uteruskrebs.**

Haut. – Pemphigus. Die Blasen sind von einem (roten) Ring umgeben.[11] Starkes Jucken. Stark geschwollenes Gesicht, besonders um den Augen. Juckender Hautausschlag auf den Oberschenkeln. Pusteln.

Dosierung. – Tinktur.

Camphora

Cinnamomum camphora, Kampfer, $C_{10}H_{16}O$, aus dem Holz des Kampferbaumes
Lauraceae; Ostasien

Hahnemann sagt: „Diese Substanz ist in ihrer Wirkung äußerst räthselhaft und schwierig, selbst am gesunden Körper, zu versuchen, weil seine **Erstwirkung** oft so schleunig mit den Rückwirkungen des Lebens (Nachwirkungen) abwechselt und untermischt wird, wie bei keiner andern Arznei, so daß es oft schwer zu unterscheiden bleibt, welches Gegenwirkung des Körpers, oder **welches Wechselwirkung des Kampfers in seiner Erstwirkung sey.**"

Zeigt das Bild eines Kollapszustandes. **Eisige Kälte** des ganzen Körpers; plötzlicher Kräfteverlust; kleiner und schwacher Puls. Wenn nach Operationen Unterkühlung und niedriger Blutdruck vorhanden sind, drei Gaben Camph. D1 in Intervallen von 15 Minuten. Dieser Zustand ist bei Cholera anzutreffen, und hier hat Kampfer seinen klassischen Ruhm erworben. **Erstes Stadium einer Erkältung mit Frösteln und Niesen.** Sehnenhüpfen[1] und äußerste Unruhe. Knacken der Gelenke. Epileptiforme Konvulsionen. Kampfer besitzt eine direkte Beziehung zu Muskeln und Faszien. Es wird benötigt bei lokalen rheumatischen Leiden in kaltem Klima. Erweiterung der Venen. Als Herzstimulans ist Kampfer das zufriedenstellendste Mittel in der Notfallmedizin. Tropfengaben auf Zucker alle fünf Minuten.

Für Kampfer ist charakteristisch, daß der Patient **nicht zugedeckt werden will**, ungeachtet der eisigen Kälte des Körpers. Eines der Hauptmittel bei Schock. **Der Schmerz ist 〉 Daran-Denken**. Ist sehr empfindlich gegenüber Kälte und Berührung. Folgekrankheiten nach Masern. **Heftige Konvulsionen**, mit unzusammenhängendem Denken und Sprechen und hysterischer Aufgeregtheit. Tetanische Spasmen. Skrofulöse* Kinder und reizbare, schwächliche Blonde sind besonders betroffen.

Kopf. – Schwindel, Neigung zu Bewußtlosigkeit, Gefühl, als würde er sterben. Grippe; Kopfweh mit katarrhalischen Symptomen, Niesen etc. Klopfender Schmerz im Kleinhirn. Kalter Schweiß. **Die Nase ist kalt und spitz**[34]. Die Zunge ist kalt, schlaff und zitternd. **Flüchtige Stiche in der Schläfengegend und der Orbita**. Der Kopf schmerzt. **Pochen (wie Schläge mit einem Hammer,) im Zerebellum, synchron mit dem Puls.**[34]

Augen. – Stiere, starrende Augen; erweiterte Pupillen. Empfindung, als ob alle Gegenstände zu hell und glänzend wären.

Nase. – Verstopft; Niesen. Fließschnupfen bei plötzlichem Wetterwechsel. Kalt und spitz. **Anhaltendes Nasenbluten**, besonders mit Gänsehaut.

Gesicht. – Bleich, abgezehrt, **ängstlich**, verzerrt; **bläulich**, kalt. Kalter Schweiß.

Magen. – Drückender Schmerz in der Magengrube. **Kälte**, gefolgt von Brennen.

Stühle. – Schwärzlich; unwillkürlich. **Asiatische Cholera**, mit Wadenkrämpfen, Kälte des Körpers, großer Schwäche, **Kollaps**, kalter Zunge und Mund, leidet Qualen.

Harnwege. – Brennen und **Strangurie**, mit Tenesmus des Blasenhalses. Harnverhaltung bei voller Blase.

Männlich. – Gesteigertes Verlangen. Schmerzhafte Krümmung des erigierten Penis bei Gonorrhoe. **Priapismus**. Nächtliche Samenergüsse.

Atemwege. – Präkordiale Beklemmung. Erstickende Atemnot. Asthma. Heftiger, trockener Reizhusten. Herzklopfen. **Kalter Atem**. (Fast gänzlich) ausbleibender Atem.[16]

Extremitäten. – Rheumatischer Schmerz zwischen den Schultern. Schwerbeweglichkeit der Glieder. Taubheit, Kribbeln und **Kälte**. Knacken in den Gelenken. Wadenkrämpfe. Eiskalte Füße. (Beim Auftreten und Gehen) Schmerz (im Fußgelenk) wie bei einer Verstauchung.[16]

Schlaf. – **Schlaflosigkeit**, mit kalten Gliedern. Sehnenhüpfen und äußerste Unruhe.

Fieber. – Kleiner, schwacher, langsamer Puls. **Eisige Kälte des ganzen Körpers**. Kalter Schweiß. **Kongestives Frösteln. Die Zunge ist kalt**, schlaff und zitternd.

Haut. – **Kalt**, bleich, blau und livide. Kann es nicht ertragen, zugedeckt zu werden. [**Sec.**]

Modalitäten. – 〈 Bewegung, nachts, Berührung und kalte Luft. 〉 Wärme.

Beziehungen. – Kampfer antidotiert oder modifiziert die Wirkung von beinahe allen pflanzlichen Arzneimitteln – Tabak, Opium, Anthelminthika etc.

Vergleiche: **Carb-v., Cupr., Ars., Verat.**

Camphoricum acidum – Kampfersäure: Ein Prophylaktikum gegen Katheterfieber; Zystitis, 15 Gran (0,96 g) dreimal täglich; auch zur Verhütung von Nachtschweißen.

Luffa actangula – Schwammkürbis: Der ganze Körper ist eiskalt, mit Ruhelosigkeit und Angst; brennender Durst.

Komplementärmittel: **Canth.**

Unverträglich: **Kali-n.**

Antidote: **Op., Nit-s-d., Phos.**

Dosierung. – Die Tinktur in Tropfengaben häufig wiederholt oder Riechen am Kampferspiritus. Die Potenzen sind gleichermaßen wirksam.

Camphora bromata

Monobromid von Kampfer, $C_{10}H_{15}BrO$

Nervöse Erregbarkeit ist das Leitsymptom. Unterdrückter Milchfluß. Nächtliche Samenergüsse. Schmerzhafte Erektionen. Paralysis agitans. Cholera infantum und Konvulsionen bei Kindern. Verstärkt die Wirkung von Chinin und macht sie dauerhafter.

Gemüt. – Die Richtungen scheinen umgekehrt zu sein, z.B. Norden scheint Süden, und Osten scheint Westen zu sein. Hysterie; Weinen und Lachen wechselt ab. Tranceartiger Zustand.

Dosierung. – Zweite Trituration.

Canchalagua

Centaurium erythraea, Tausendgüldenkraut

Gentianaceae; Europa, Vorderasien, Nordafrika, Nordamerika

Wurde ausgiebig als Fiebermittel und bitteres Tonikum [**Gentianaceae**], Malariamittel und Antiseptikum verwendet. Von Nutzen bei schwerwiegenden Formen von Wechselfieber in heißen Ländern; auch bei Grippe. Wund, wie überall zerschlagen. Empfindung von Tropfen, die von und auf verschiedene Stellen fallen.

Kopf. – (Gefühl von) Blutfülle.[11] Die Kopfhaut fühlt sich gespannt, der Kopf wie gebunden an; Brennen in den Augen; Summen in den Ohren.

Fieber. – (Wiederholtes) Frösteln (, die Wirbelsäule hinunter und) überall; < nachts im Bett. Ist empfindlich auf kalte Passatwinde an der Pazifikküste.[100] Allgemeines Wundheits- und Zerschlagenheitsgefühl; Übelkeit und Würgen.

Haut. – Runzelig wie bei einer Waschfrau. Die Kopfhaut fühlt sich gespannt an, als würde sie mit einem Gummi zusammengezogen werden.

Dosierung. – Die Tinktur in Tropfengaben. Muß aus der frischen Pflanze zubereitet werden. Seine medizinischen Eigenschaften sind in der getrockneten Pflanze verloren.

Cannabis indica *

Cannabis indica, Haschisch, Harz der weiblichen Blütenspitzen
Moraceae; Vorderasien, Indien

Hemmt die höheren Fähigkeiten und regt in einem bemerkenswerten Grade die Vorstellungskraft an ohne eine deutliche Anregung der niederen oder tierischen Instinkte. Ein Zustand von **starker Exaltation**, bei dem das Wahrnehmungs- und Auffassungsvermögen, alle Empfindungen und Emotionen bis zum äußersten überhöht sind.

Unterbewußter Zustand oder **Zustand zweier Naturen**. Ist scheinbar unter der Kontrolle des zweiten Selbst, aber das ursprüngliche Selbst verhindert die Ausführung von Handlungen, die unter der Herrschaft des zweiten Selbst stehen. Anscheinend können die beiden Naturen nicht unabhängig voneinander handeln, eines hemmt das andere. (Wirkungen von Gaben einer Drachme (3,89 g) bei Dr. Albert Schneider).

Der Prüfer meint immer wieder, daß er sich vom Subjekt der Haschischträume unterscheidet und rational denken kann.

---

* Die Varietät Cannabis indica ist nach Hager (s. Vorwort) nicht als spezifische Art anzusehen, eher als eine Züchtung im Hinblick auf seine narkotischen Eigenschaften. Cannabis sativa hingegen wird zur Faserproduktion kultiviert.

100 Vgl. [11]: „Ich kann nach der Prüfung den kalten Passatwind, der gewöhnlich in San Franzisko, nachmittags, einsetzt, besser als vorher ertragen."

Ruft höchst bemerkenswerte Halluzinationen und Vorstellungen hervor, **Übertreibung von Zeitdauer und Raummaß sind äußerst charakteristisch**. Kann Zeit, Raum und Ort nicht mehr begreifen. Ist außergewöhnlich glücklich und zufrieden, nichts stört. Gedanken stürmen auf ihn ein. Hat einen stark beruhigenden Einfluß auf viele Nervenleiden wie Epilepsie, Manie, Demenz, Delirium tremens und übersteigerte Reflexe. Morbus Basedow. Katalepsie.

Gemüt. – Übermäßige Geschwätzigkeit; **Überschwenglichkeit. Die Zeit erscheint zu lang; Sekunden erscheinen wie eine Ewigkeit; einige Meter wie eine riesige Entfernung**. Ständiges Theoretisieren. Ängstliche Niedergeschlagenheit; dauernde Furcht, verrückt zu werden. Manie, muß sich ständig bewegen. **Sehr vergeßlich; kann den Satz nicht beenden**. Ist in angenehmen Gedanken versunken. **Unkontrollierbares Gelächter**. Delirium tremens. Hellsichtigkeit. Emotionale Erregtheit; rasche Stimmungsschwankungen. Kann sich ihre Identität nicht vergegenwärtigen, chronischer Schwindel, als schwebe sie davon.

Kopf. – Empfindung, als ob **der Scheitel sich öffne und schließe und als ob die Schädeldecke hochgehoben würde**. Stöße gehen durch das Gehirn. **[Aloe., Coca.]** Urämischer Kopfschmerz. Pochen und Gewicht am Hinterkopf. Kopfweh mit Blähungen. **Unwillkürliches Kopfschütteln**. Migräneanfall nach ungewöhnlicher Erregung und Geschwätzigkeit.

Augen. – Starrend. Die Buchstaben laufen beim Lesen zusammen. Hellsichtigkeit. Subjektives Farbensehen ohne Entsetzen.

Ohren. – Pochen, Summen und Klingen. Ein Geräusch wie von kochendem Wasser. Äußerste Lärmempfindlichkeit.

Gesicht. – Schläfriger und stupider Gesichtsausdruck. Die Lippen kleben aneinander. **Zähneknirschen im Schlaf**. Lippen und Mund sind trocken. Der Speichel ist dick, schaumig und klebrig.

Magen. – Gesteigerter Appetit. Schmerz am Mageneingang; 〉 Druck. Auftreibung. Pylorusspasmen. Empfindung von extremer Spannung in den abdominellen Gefäßen – fühlen sich zum Platzen gespannt an.

Rektum. – Empfindung im Anus, als ob er auf einem Ball sitzen würde.

Harnwege. – Der Urin ist voll von glitschigem Schleim. Muß pressen; **Tröpfeln**; muß einige Zeit warten, bis der Urin fließt. Stiche und Brennen in der Urethra. Dumpfer Schmerz in der rechten Nierengegend.

Männlich. – **Rückenschmerz** nach Geschlechtsverkehr. Sickern von weißem, eiweißartigem Schleim aus der Eichel. Satyriasis. Anhaltende Erregung. Schmerzhafte Krümmung des erigierten Penis bei Gonorrhoe. Empfindung einer Schwellung im Damm oder nahe dem Anus, als ob er auf einem Ball sitze.

Weiblich. – Die Menses sind **reichlich**, dunkel, schmerzhaft und ohne Blutgerinnsel. Rückenschmerz während den Menses. Uteruskolik, mit stark nervöser Agitiertheit und Schlaflosigkeit. Sterilität. **[Bor.]** Dysmenorrhoe mit sexuellem Verlangen.

Atemwege. – Feuchtes Asthma. Brustbeklemmung mit tiefer, angestrengter Atmung.

Herz. – Herzklopfen weckt ihn auf. Stechender Schmerz, mit starker Beklemmung. **Der Puls ist sehr langsam. [Dig., Kalm., Apoc.]**

Extremitäten. – **Schmerz durch die Schultern und die Wirbelsäule; muß sich nach vorne beugen; kann nicht aufrecht gehen**. Schauer durch Arme und Hände und von den Knien hinunter. **Vollständige Lähmung der unteren Extremitäten**. Schmerz in Fußsohlen und Waden; heftige Schmerzen in den Knie und Sprunggelenken; **ist ganz erschöpft nach einem kurzen Spaziergang.**

Schlaf. – Sehr schläfrig, kann aber nicht schlafen. Anhaltende und hartnäckige Formen von Schlaflosigkeit. Katalepsie. Träume von toten Körpern; prophetische Träume. Alpträume.

Modalitäten. – < morgens; Kaffee, alkoholische Getränke und Tabak; Liegen auf der rechten Seite.

> frische Luft, kaltes Wasser, Ruhe.

Beziehungen. – **Bell., Hyos., Stram., Lach., Agar.**

Anhalonium lewinii: Gestörter Zeitsinn; Zeitperioden werden stark überschätzt, deshalb erscheinen Minuten wie Stunden etc.

Dosierung. – Tinktur und niedrige Potenzen.

Cannabis sativa

Hanf

Moraceae; Vorderasien, Indien

Scheint besonders die Urogenital- und Atemwegsorgane zu beeinflussen. Es hat charakteristische Empfindungen wie von tropfendem Wasser. Große Müdigkeit wie von Überanstrengung; müde nach dem Essen. Erstickungsgefühl beim Schlucken; das Geschluckte gerät in die Luftröhre. **Stottern**. Gedanken- und Sprachverwirrung. Zittrige Stimme, hastige und unzusammenhängende Sprache.

Kopf. – (Außerordentliche) Furcht vor dem Bett (, in welches er sich nachher dennoch legt).[16] Schwindel; Gefühl wie von tropfendem (kalten) Wasser (, äußerlich auf kleinen Stellen des Kopfes).[17] Druck an der Nasenwurzel.

Augen. – **Hornhauttrübung.** Katarakt durch nervale Störungen, Alkohol- und Tabakmißbrauch; der Patient fühlt deutlich eine nahende Erblindung. Nebelhaftes Sehen. Drücken hinten an den Augen nach außen. Augentripper. Schmerzende Augäpfel. Skrofulöse* Augenleiden. **[Sulph., Calc.]**

Harnwege. – Harnverhaltung, mit hartnäckiger Verstopfung. Schmerzhafter Drang. Der Strahl des Urins ist geteilt. Stiche in der Urethra. **Brennen beim Wasserlassen, strahlt zur Blase aus.** Heißer Urin, mit krampfhaftem Verschluß des Sphinkters. Akutes Stadium bei Gonorrhoe; die Urethra ist sehr empfindlich. Geht mit gespreizten Beinen. Zickzackschmerz entlang der Urethra. Sexuelle Übererregbarkeit. Harnröhrenkarunkel. **[Eucal.]** Verstopfung der Urethra durch Schleim und Eiter.

Männlich. – Die Harnröhre ist wie entzündet und beim Befühlen (in ihrer ganzen Länge) schmerzhaft (; bei Erektionen entsteht ein spannender Schmerz).[16] Ziehen in den Hoden. Phimose.

Weiblich. – Amenorrhoe, wenn die körperlichen Kräfte überanspruchtwurden, auch mit Verstopfung.

Atemwege. – Atembeklemmung und Herzklopfen; **muß aufstehen.** Gewicht auf der Brust; rasselnde und giemende Atmung. Husten, mit grünem, zähem, auch blutigem Auswurf.

Herz. – Empfindung, als würde es vom Herz heruntertropfen. Schmerzhafte Schläge (in der Herzgegend).[12] (Schmerzhaftes Eingezwängtsein und) Spannung im Herz, mit Herzklopfen (und Angst).[12] Perikarditis.

Extremitäten. – Kontraktur der Finger nach Verstauchung. Überschnappen der Kniescheibe beim Treppensteigen. Die Füße fühlen sich beim Treppensteigen schwer an. Paralytisch reißende Schmerzen. Beschwerden der Fußballen und der Unterseite der Zehen.

Schlaf. – Schreckliche Träume. Ist morgens (, nach dem Erwachen aus einem fast ununterbrochenen Schlaf) müder (, als den Abend vorher beim Niederlegen).[16] Schläfrig tagsüber.

Modalitäten. – ‹ Hinlegen; Treppensteigen.

Beziehungen. – Antidote: **Camph., Zitronensaft.**

Vergleiche: **Canth., Apis., Cop., Thuj., Kali-n.**

Hedysarum ildefonsianum – „Brasilianische Süßkleeart": Gonorrhoe und Entzündung des Penis.

Dosierung. – Tinktur bis dritte Potenz. Bei Stottern die 30. Potenz.

Cantharis vesicatoria

Lytta vesicatoria, Spanische Fliege
Meloidae; Mittel- und Südeuropa

Dieses kräftig wirkende Mittel ruft eine heftige Störung im Sexualbereich hervor, indem es besonders die Urogenitalorgane angreift, ihre Funktionen pervertiert und heftige Entzündungen sowie ein rasendes Delirium, das Tollwutsymptome simuliert, verursacht. **[Anag.]** Kindbettkonvulsionen. Erzeugt heftigste Entzündungen des ganzen Magen-Darm-Kanales, besonders des unteren Darmabschnittes. Überempfindlichkeit aller Körperteile. Reizung. **Roheit und Wundheitsschmerz und brennende Schmerzen.**[17] Blutungen. **Unerträglicher, ständiger Harndrang** ist höchst charakteristisch. Magen-, Leber- und Bauchbeschwerden < **durch Kaffeetrinken**. Magenstörungen während der Schwangerschaft. **Dysurie** mit anderen Beschwerden. Steigert die Schleimhautabsonderungen, zäher Schleim. Die von Cantharis hervorgerufenen (Blasen-, Nieren-, Ovarien-, Meningen-, Pleura- und Perikard-) Entzündungen sind gewöhnlich mit Blasenreizung verbunden.

Gemüt. – Rasendes Delirium. Ängstliche Ruhelosigkeit, die in Raserei endet. Schreien, Bellen; < Berührung der Kehle, (Druck auf die schmerzhaften Stellen des Unterleibs und) Anblick von Wasser (oder Fleischbrühe).[17] Versucht ständig, etwas zu machen, aber vollendet nichts. **Akute Manie**, gewöhnlich sexueller Art. Wütende Geilheit; unmäßige Geilheit (, mit unersättlicher Begierde zum Beischlaf).[17] Anfälle von Wut, Schreien, Bellen. **Plötzlicher** Bewußstseinsverlust mit rotem Gesicht.

Kopf. – Brennen im Gehirn. Empfindung von kochendem Wasser im Gehirn. Schwindel; < im Freien.

Augen. – Gelbsehen (der Gegenstände).[17] **[Santin.] Starrer Blick, mit funkelnden, feurigen Augen**. Brennen in den Augen.

Ohren. – Empfindung, als ob Wind oder heißer Dunst aus dem Ohr ströme. Die Knochen sind um den Ohren schmerzhaft. **[Caps.]**

Gesicht. – Blasses, elendes Aussehen, totenähnliches (während oder nach den Schmerzen).[17] Juckende Bläschen sind auf dem Gesicht, die bei Berührung brennen. Erysipel des Gesichts, mit Brennen, beißender Hitze und Harnwegssymptomen. Heiß und rot.

Hals. – Die Zunge ist mit Bläschen bedeckt; stark belegt; die Ränder sind rot. **Brennen in Mund, Rachen und Hals**; Bläschen im Mund. **Hat große Schwierigkeiten beim Schlucken von Flüssigkeiten**. Sehr **klebriger** Schleim. **[Kali-bi.]** Heftige Spasmen, wiederhervorgerufen bei Berührung des Kehlkopfes. Halsentzündung, Gefühl wie in Flammen zu sein. Einschnürung; aphthöse Ulzeration. **[Hydrin-m., Nit-ac.]** Gefühl von Verbrühung. Ist verbrannt nach zu heißem Essen.

Magen. – Brennende Empfindung von Speiseröhre und Magen. **[Carb-v.]** Ekel gegen alles – Trinken, Essen, Tabak. Brennender Durst, mit Abneigung gegen alles Flüssige. Sehr empfindlich, **heftiges Brennen**. Erbrechen von blutgestreiften Membranen und heftiges Würgen. < **Kaffeetrinken**; Trinken der geringsten Menge verstärkt den Schmerz in der Blase und wird wieder erbrochen. Unstillbarer Durst.

Rektum. – Schaudern mit Brennen. Dysenterie; schleimige Stühle **wie Eingeweide-Abgeschabsel**. Blutig, mit **Brennen, Tenesmus und Schaudern nach dem Stuhlgang.**

Harnwege. – **Unerträglicher Drang** und Tenesmus. Nephritis mit blutigem Urin. Heftige Paroxysmen von Schneiden und Brennen in der ganzen Nierengegend, mit schmerzhaftem Harndrang; blutiger Urin geht **tropfenweise** ab. Unerträglicher Tenesmus; Schneiden vor, während und nach dem Urinieren. **Der Harn verbrennt ihn und wird tropfenweise entleert. Ständiger Harndrang**. Membranöse Schuppen sehen wie Kleie in Wasser aus. Der Urin ist gallertartig, mit Schleimfäden.

Männlich. – **Starkes Verlangen**; schmerzhafte Erektionen. Schmerz in der Eichel. **[Prun., Pareir.]** Priapismus bei Gonorrhoe.

Weiblich. – Plazentaretention **[Sep.]**, mit schmerzhaftem Urinieren. Abtreibung von Molen, abgestorbenen Kindern und Nachgeburten etc.[17] **Nymphomanie. [Plat., Hyos., Lach., Stram.]** Puerperale Metritis, mit Blasenentzündung. Menses zu früh und zu reichlich; schwarze Schwellung der Vulva mit Reizung. Ständige Uterusabsonderung; < Fehltritt. Brennender Schmerz in den Ovarien; äußerst empfindlich.

Atemwege. – Die Sprachorgane sind schwach (, mit matter Sprache); schwache Stimme.[4] Stiche in der Brust. **[Bry., Kali-c., Squil.]** Pleuritis, **mit Erguß**.

Brust. – Pleuritis, sobald es zum Erguß gekommen ist. Heftige Atemnot; Herzklopfen; häufiger, trockener Husten. **Neigung zu Synkopen.** Kurzer Reizhusten, blutgestreifter **zäher** Schleim. Brennende Schmerzen.

Herz. – Herzklopfen; schwacher, unregelmäßiger Puls; Neigung zu Synkopen. **Perikarditis, mit Erguß.**

Rücken. – Schmerz in den Lenden, mit unaufhörlichem Harndrang. Stechender und reißender Schmerz im Steißbein.

Extremitäten. – Reißen in den Gliedern. Geschwüriger Schmerz in den Fußsohlen, kann nicht auftreten.

Fieber. – Kalte Hände und Füße; kalter Schweiß. Brennende Fußsohlen. Frösteln, als ob Wasser über ihn gegossen würde.

Haut. – Dermatitis venenata* mit Bläschenbildung. Sekundäres Ekzem an Skrotum und Genitalien, nach übermäßigem Schwitzen. Gangränneigung. Ausschlag mit mehligen Schuppen. **Bläschenausschlag**, mit Brennen und Jucken. Sonnenbrand. **Verbrennungen, Verbrühungen**, mit Roheit und Brennen, > kalte Anwendungen, gefolgt von unverhältnismäßiger Entzündung. **Erysipele** vom vesikulären Typ, mit großer Unruhe. Brennende Fußsohlen in der Nacht.

Modalitäten. – < Berührung, Annäherung, Wasserlassen, Trinken von kaltem Wasser oder Kaffee.

> Reiben.

Beziehungen. – Antidote: **Acon., Camph., Puls.**

Vergleiche: **Apis, Ars., Merc-c.**

Cantharidinum: Bei Glomerulonephritis. Die unmittelbare pharmakologische Wirkung von Cantharidinum ist eine Reizbarkeit der Kapillaren, wodurch die Nährflüssigkeiten leichter durch sie passieren können. Dies ist am ausgeprägtesten in den Nierenkapillaren. Der Anstieg des Blutzuckers zusammen mit der Glomerulonephritis scheint eine wertvolle Beobachtung zu sein.

Androsace lactea – Mannsgold: Harnbeschwerden, Diuretikum; Wassersucht.

Fuchsinum – ein Farbstoff, der beim Weinpanschen verwendet wird: Entzündung der Nierenrinden mit Albuminurie, sechste bis 30. Potenz. Rötung von Ohren, Mund, geschwollenes Zahnfleisch; tiefroter Urin; roter, reichlicher Durchfall, mit heftigen Bauchschmerzen.

Vesicaria communis: Ein Harnwegs- und Nierenmittel. Schmerzende, brennende Empfindung entlang der Urethra und in der Blase mit häufigem Harndrang, oft mit Strangurie. Zystitis, Reizblase. Tinktur, 5–10 Tropfengaben.

Komplementärmittel: **Camph.**

Dosierung. – Sechste bis 30. Potenz. Verträgt wiederholte Gaben gut. Lokal bei Verbrennungen und Ekzem, D1 und D2 in Wasser oder als Salbe.

Capsicum annuum

Cayennepfeffer, Spanischer Pfeffer, Paprika

Solanaceae; Mittel-, Südamerika, wird heute überall angebaut

Scheint besonders schwachen Personen mit schlaffer Faser und verminderter Lebenswärme zu entsprechen. Ein schlaffes, plethorisches, träges und kaltes Mittel. Reaktionsmangel.[1] Solche Personen sind adipös, indolent, abgeneigt gegen körperliche Anstrengung und dagegen, etwas außerhalb ihrer Routine zu machen, bekommen schnell Heimweh. **Allgemeine Unreinlichkeit des Körpers.** Abstinenzler nach Entwöhnung vom Alkohol. Es wirkt auf die Schleimhäute und ruft ein **Einschnürungsgefühl** hervor. Entzündung der Pars petrosae des Temporalknochens. Brennende Schmerzen und allgemeine Frostigkeit. Ältere Menschen, die ihre Lebenskraft, insbesondere infolge geistiger Arbeit und armseliger Lebensweise, erschöpft haben; mit triefäugigem Erscheinungsbild; die keine Reaktion zeigen. Fürchtet den kleinsten Luftzug. Ausgeprägte Eiterungsneigung bei allen Entzündungsprozessen. Starke Erschöpfung und schwache Verdauung bei Alkoholikern. Myalgie, Schmerzen und Zucken der Muskeln.

Gemüt. – Äußerste Verdrießlichkeit. **Heimweh**, mit Schlaflosigkeit und Selbstmordneigung.[101] Will alleine gelassen werden. „Feurige" Veranlagung. **Delirium tremens.**

Kopf. – Beim Husten Kopfweh, als wenn die Hirnschale zerspringen sollte.[16] Das Gesicht ist heiß, gerötete Wangen. Rotes Gesicht, obwohl es kalt ist. **[Asaf.]**

Ohren. – Brennen und Stechen in den Ohren. **Schwellung und Schmerz hinter den Ohren. Mastoiditis. Empfindlichkeit über dem Felsenbein**; ist äußerst schmerzhaft und berührungsempfindlich. **[Onos.]** Otorrhoe und Mastoiditis vor der Eiterung.

Mund. – Herpes labialis. (1 Tropfen der Urtinktur verwenden). **Stomatitis.** Unangenehmer Mundgeruch. **Stinkt aus dem Mund.** Brennen an der Zungenspitze.

---

101 Vgl. [34]: „Heimweh, mit roten Wangen und Schlaflosigkeit; mit Hitzegefühl im Rachen."

Hals. – Heißes Gefühl im Rachen. Subakute Entzündung der Eustachischen Röhre mit starkem Schmerz. **Schmerz und Trockenheit im Hals** strahlt zu den Ohren aus. **Halsentzündung bei Rauchern und Trinkern.** Wundheitsschmerz; Zusammenschnürung. Brennende Einschnürung < zwischen den Schluckakten. Uvula und Gaumen sind entzündet; geschwollen und schlaff.

Magen. – Atonische Dyspepsie. Starke Blähsucht, besonders bei geschwächten Personen. Heftige Begierde nach Stimulantien. Erbrechen, Schwächegefühl in der Magengrube. **Viel Durst; aber Trinken verursacht Schaudern.**

Rektum. – Blutiger Schleim, mit Brennen und Tenesmus; ziehender Rückenschmerz nach dem Stuhlgang. **Durstig nach dem Stuhlgang, mit Schaudern. Blutende Hämorrhoiden**, mit Wundsein des Anus. Stechender Schmerz während dem Stuhlgang.

Harnwege. – Strangurie; häufiger, fast vergeblicher Harndrang. **Brennen in der Harnröhrenöffnung.** Der Harn kommt zuerst in Tropfen, dann geht er schubweise ab. Krampfhafte Zusammenziehung am Blasenhals. Ektropion der Harnröhre.

Männlich. – Der Hodensack ist kalt, mit Impotenz, atrophierten und unempfindlichen Hoden, Erweichung und Schwinden der Hoden (bis zur Größe einer Bohne)[17]. Gonorrhoe, mit schmerzhafter Krümmung des erigierten Penis, übermäßigem Brennen und Schmerz in der Prostata.

Weiblich. – Klimakterische Störungen mit Brennen der Zungenspitze. **[Lath.]** Uterusblutung kurz vor der Menopause, mit Übelkeit. Stechende Empfindung in der linken Eierstockgegend.

Atemwege. – Einschnürung der Brust; nimmt den Atem. Heiserkeit. Schmerz an der Herzspitze oder in der Rippengegend, < Berührung. Trockener Reizhusten, der einen übelriechenden Atem aus der Lunge stößt. Atemnot. Gefühl, als ob Brust und Kopf zerspringen[16] würden. Explosiver Husten. Drohendes Lungengangrän. **Schmerz an entfernten Körperteilen beim Husten** – Blase, Beine, Ohren, etc.

Extremitäten. – (Stechend reißender) Schmerz vom Hüftgelenk zu den Füßen, **vorzüglich beim Husten.**[16] Ischialgie, < Zurückbiegen (des Rumpfes)[16]. Spannender Schmerz im Knie.

Fieber. – Kälte, mit schlechter Laune. **Nach** (jedem) **Trinken Schauder und Frostschütteln.**[16] Frösteln beginnt im Rücken; > Hitze. Muß am Rücken etwas Heißes haben. Durst vor dem Froststadium.

Modalitäten. – > während dem Essen, Hitze.

< im Freien, unbedeckt, Luftzug.

Beziehungen. – Antidote: **Cina., Calad.**

Vergleiche: **Puls., Lyc., Bell.**

Centaurea tagana – eine Flockenblumenart: Blutwallungen; Heimweh; Wechselfieber.

Dosierung. – Dritte bis sechste Potenz. Bei Delirium tremens Gaben von einer Drachme (3,89 g) der Tinktur in Milch oder Orangenschalentinktur.

Carbo animalis

Tierkohle, Fleischkohle

Scheint besonders geeignet für skrofulöse* und venöse Konstitutionen, alte Menschen und nach schwächenden Erkrankungen mit schwachem Kreislauf und verminderter Vitalkraft. **Die Drüsen sind verhärtet**, die Venen erweitert, und die Haut ist blau. **Ein Stechen bleibt nach einer Brustfellentzündung bestehen.** Ist leicht vom Heben überanstrengt. Schwäche bei stillenden Frauen. Ulzeration und Gewebszerfall. Alle Absonderungen sind stinkend. Bewirkt lokale Kongestion **ohne** Hitze.

Gemüt. – Hang zur Einsamkeit; traurig und in sich gekehrt, (wünscht sie nur, immer allein zu sein und) **vermeidet jedes Gespräch.**[16] Nachts Angst, mit Blutwallungen.

Kopf. – Kopfweh, als sei der Kopf in Stücke zersprungen.[102] Blutandrang mit Verwirrung. Gefühl (in der Stirn), als wenn etwas über den Augen läge, so daß sie nicht aufsehen kann.[16] Bläuliche Wangen und Lippen. Schwindel von Nasenbluten gefolgt. Die Nase ist geschwollen, an der bläulichen Spitze ist ein kleines Geschwulst. Verwirrtes Gehör; **kann nicht sagen, von welcher Seite die Töne kommen.**[103]

Magen. – Essen ermüdet den Patienten. Schwaches, leeres Gefühl im Magen. Brennen und Kolik. **Verdauungsschwäche. Blähungen.** Nahrungsmittelvergiftung. Widerwille gegen fette Speisen. Saures[104] Wasser aus dem Mund. Sodbrennen.

---

102 Vgl. [16]: „Schmerz im Scheitel, als wäre die Hirnschale dort zersprengt oder auseinander, dass sie den Kopf mit der Hand halten musste, aus Furcht, er möchte auseinander fallen; ...“

103 Vgl. [16]: „Schwaches, verwirrtes Gehör; die Töne kommen unter einander, er wusste nicht von welcher Seite sie kamen, und es war ihm, als kämen sie aus einer anderen Welt.“

104 Vgl. [34]: „Salziges Wasser steigt aus dem Magen auf und läuft aus dem Mund. (Magenkrebs).“

Weiblich. – Schwangerschaftsübelkeit; < nachts. Stinkende Lochien. **[Kreos., Rhus-t., Sec.]** Die Menses sind zu früh, häufig und lang andauernd, **gefolgt von großer Erschöpfung**, ist so schwach, daß sie kaum sprechen kann. **[Cocc.]**. Menstruationsfluß nur morgens. **[Bor., Sep.]** Brennen in Vagina und Schamlippen. Stechen in der Brust;[105] **schmerzhafte Verhärtungen** in der Brust, besonders rechts. Uteruskrebs, brennender Schmerz die Oberschenkel hinab.

Atemwege. – Pleuritis von typhoidem Charakter und mit zurückbleibendem Stechen. Ulzeration der Lunge, mit Kältegefühl der Brust. Husten mit Absonderung von grünlichem Eiter.

Extremitäten. – Schmerz im Steißbein; brennt bei Berührung. Die Sprunggelenke knicken leicht um. Anstrengung und Überheben ruft große Erschöpfung hervor. Kraftlosigkeit der Gelenke und leichtes Umknicken[106]. Schmerz in den Hüftgelenken nachts. Stinkende und reichliche **Nachtschweiße**. Handgelenksschmerz.

Haut. – Schwammige Geschwüre, kupferfarbene Ausschläge. Rosacea. Frostbeulen, < abends, im Bett und durch Kälte. Warzen an Händen und Gesicht bei alten Menschen, mit bläulicher Verfärbung der Extremitäten. **Die Drüsen sind verhärtet**, geschwollen, schmerzhaft, an Hals, Achseln, Leiste und Brust; lanzinierende, schneidende und brennende Schmerzen. **[Con., Merc-j-f.]** Brennen, Wundheit und Risse; nässend. **Bubo**.

Modalitäten. – < nach dem Rasieren; Verlust von Körperflüssigkeiten.

Beziehungen. – Die Mittel der Carbo-Gruppe haben alle faulige Absonderungen und Ausdünstungen. Alle wirken auf die Haut und verursachen Intertrigo und Aufscheuern. Drüsenvergrößerungen und katarrhalische Zustände, Blähungen und Asphyxie.

Carboneum tetrachloratum – Tetrachlorkohlenstoff: Soll Leberverfettung verursachen. **[Phos., Ars., Chlf.]** Lähmung der Musculi interossei von Füßen und Händen. Wunderbare klinische Ergebnisse bei der Behandlung von Hakenwurmerkrankung. [vergleiche unter Beziehungen bei: **Thymol.]**

Vergleiche: **Bad., Sep., Sulph., Plb-i.**

Komplementärmittel: **Calc-p.**

105 Vgl. [16]: „In der weiblichen Brust, im untern Theile, stechender Schmerz, der beim darauf Drücken sich verstärkt und den Athem versetzt."

106 Vermutlich Druckfehler: Muß „easy dislocation" statt „easy discoloration" heißen; vgl. [4],[12].

Antidote: **Ars., Nux-v.**

Dosierung. – Dritte bis 30. Potenz. Die dritte Trituration zur Applikation bei Ohrpolypen.

Carbo vegetabilis

Holzkohle, Kohle von Rotbuchen- oder Birkenholz

Zerfall und **mangelhafte Oxidation** ist die Leitidee dieses Mittels. Der typische Carbo-Patient ist träge, dick und faul und neigt zu Chronizität seiner Beschwerden. Das Blut scheint in den Kapillaren zu stagnieren und verursacht Blauverfärbung, Kälte und Ekchymosen. Der Körper wird blau und eiskalt. Bakterien finden in dem beinahe leblosen Blutstrom einen nährreichen Boden, und es folgen Sepsis und typhoide Zustände.

Verminderte Lebenskraft durch Verlust von Flüssigkeiten, nach Arzneimittelmißbrauch; nach anderen Erkrankungen; bei alten Leuten mit venöser Kongestion; Kollapszustände bei Cholera, Typhus; dies sind einige der Zustände, die einen besonderen Anwendungsbereich für die Wirkung von Carb-v. bieten. Der Patient mag so gut wie leblos sein, aber der Kopf ist heiß; Kälte, kalter Atem, unmerklicher Puls, beklemmte und beschleunigte Atmung, muß frische Luft haben, muß stark angefächelt werden und alle Fenster müssen geöffnet sein. Dies ist ein typischer Carbo vegetabilis Zustand. Der Patient wird leicht ohnmächtig, ist völlig ausgelaugt und muß frische Luft haben. Hämorrhagie von allen Schleimhäuten. Ist sehr hinfällig. Der Patient scheint zu schwach zu sein, um durchzuhalten. **Menschen, die sich nie ganz von den Folgen einer früheren Erkrankung erholt haben**. Empfindung von einem Gewicht in Kopf (Hinterkopf), Augen und Augenlidern, vor den Ohren, im Magen und andernorts im Körper; fauliger (septischer) Zustand aller Krankheitserscheinungen, gepaart mit einer brennenden Empfindung. Allgemeine venöse Stase, bläuliche Haut und kalte Glieder.

Gemüt. – Abneigung gegen Dunkelheit. Furcht vor Geistern. Plötzlicher Gedächtnisverlust.

Kopf. – **Schmerzen von jedem Überessen**. Schmerzhaftigkeit der Haare (bei Berührung),[16] **fallen leicht aus**; die Kopfhaut juckt beim Warmwerden im Bett. Der Hut drückt auf den Kopf wie eine schwere Last.[107]

107 Vgl. [16]: „Der Hut drückt auf dem Kopfe, wie eine schwere Last, und, wenn er ihn abnimmt, behält er doch das Gefühl, als sei der Kopf mit einem Tuche zusammen gebunden."

Der Kopf fühlt sich schwer und eingeschnürt an. Schwindel mit Übelkeit und Ohrenklingen. Pickel auf Stirn und Gesicht.

Augen. – Schwarze, fliegende Flecke vor den Augen. Asthenopie. Brennen in den Augen. Die Augenmuskel schmerzen (beim Schauen in die Höhe).[16]

Ohren. – Otorrhoe nach exanthematösen Erkrankungen. Trockene Ohren. Mangelhafte[4] Bildung des Ohrenschmalzes mit Abschilfern der Epithelschicht des Gehörganges.

Nase. – **Nasenbluten in täglichen Anfällen, mit bleichem Gesicht.** Blutet nach Anstrengung, mit bleichem Gesicht; die Nasenspitze ist rot und krustig, juckt um die Nasenlöcher herum. Varizen auf der Nase. Hautausschlag an den Winkeln der Nasenflügel. Schnupfen mit Husten, besonders bei feuchtem, warmen Wetter. Erfolglose Versuche zu niesen.

Gesicht. – Aufgedunsen, zyanotisch. Bleich, hippokratisch, kalt mit kaltem Schweiß; blau. **[Cupr., Op.]** Gefleckte Wangen und rote Nase.

Mund. – Die Zunge ist weiß oder gelbbraun belegt, **mit Aphthen bedeckt**. Die Zähne sind sehr empfindlich da, wo sie kauen; das Zahnfleisch ist zurückgezogen und blutet leicht. Blut sickert beim Zähneputzen aus dem Zahnfleisch. Zahnfleischvereiterung.

Magen. – **Aufstoßen, Schwere, Fülle und Schläfrigkeit**; gespannt durch Blähungen, mit Schmerz; ⟨ Hinlegen. Aufstoßen nach Essen und Trinken. Zeitweise ⟩ durch Aufstoßen. Ranziges, saures oder fauliges Aufstoßen. Aufstoßen von Magensäure, asthmatische Atmung durch Blähungen verursacht. Morgendliche Übelkeit. Brennen im Magen, strahlt zum Rücken und entlang der Wirbelsäule aus. **Zusammenziehender Magenkrampf bis zur Brust heraufsteigend, bei Leibauftreibung.** Schwächegefühl im Magen, nicht ⟩ Essen. Krampfhafte Schmerzen zwingen den Patienten, sich zusammenzukrümmen. Beschwerden treten eine halbe Stunde nach dem Essen auf. Große Empfindlichkeit der Oberbauchgegend. **Die Verdauung ist langsam; die Speisen verfaulen,** bevor sie verdaut werden. Gastralgie bei stillenden Müttern, mit exzessiven Blähungen, saurem und ranzigem, lautem Aufstoßen. Abneigung gegen Milch, Fleisch und **fette Speisen. Die einfachste Nahrung bereitet Beschwerden.**

Abdomen. – Schmerz wie vom Heben eines Gewichtes;[108] Kolik durch Fahren im Wagen; übermäßiger Abgang von stinkenden Winden.

---

108 Vgl. [16]: „Schmerz im Unterleibe, wie von Verheben, … " Und [17]: „Schweregefühl im Unterleibe, zum Gekrümmtgehen nöthigend, wie von Ueberladung mit Speisen, bei beständigem Aufstossen."

Kann keine enge Kleidung um Taille und Abdomen ertragen. Beschwerden in Verbindung mit Darmfisteln. **Das Abdomen ist hochgradig aufgetrieben**; ⟩ Abgang von Winden. **Blähungskolik**. Leberschmerz.

Rektum. – Heiße, feuchte und stinkende Winde. Jucken, Nagen und Brennen im Rektum. **Ausfluß einer scharfen, fressenden Feuchtigkeit aus dem Mastdarm**. Eine klebrige, dumpfriechende Feuchtigkeit dringt aus dem After. Wundheit mit Jucken und Feuchtigkeitsabsonderung am Perineum, nachts. Blutabsonderung aus dem Rektum. Brennen am Anus, brennende Hämorrhoiden. **[Mur-ac.]** Schmerzhafter Durchfall bei alten Menschen. Häufige, unwillkürliche, kadaverartig riechende Stühle, gefolgt von Brennen. Weiße Hämorrhoiden; Wundsein am Anus. **Bläuliche**, brennende Hämorrhoiden, **Schmerz** nach dem Stuhlgang.

Männlich. – Prostatorrhoe beim Stuhlgang. Jucken und Nässen am Oberschenkel nahe dem Skrotum.

Weiblich. – Die Menses sind vorzeitig und zu reichlich; blasses Blut; die Vulva ist geschwollen; Aphthen; Varizen an der Scham. Leukorrhoe vor den Menses, dick, grünlich, milchig und wundmachend. **[Kreos.]** Brennen in Händen und Fußsohlen während den Menses.

Atemwege. – Husten mit Jucken im Kehlkopf; spasmodischer Husten mit Würgen und Erbrechen von Schleim. Keuchhusten, besonders zu Beginn. Tiefe und rauhe Stimme, die bei leichter Anstrengung versagt. **Heiserkeit; ⟨ abends**, Sprechen; Atembeklemmung am Abend, wunde und rauhe Brust. Giemen und Schleimrasseln in der Brust. Gelegentliche Perioden von lang andauernden Hustenattacken. **Husten mit Brennen in der Brust**; ⟨ abends, im Freien, nach Essen und Sprechen. Krampfartiger Husten, bläuliches Gesicht, stinkender Auswurf, verschleppte Pneumonie. Kalter Atem; **ihm muß Luft zugefächelt werden**. Blutung aus den Lungen. **Asthma bei alten Leuten mit blauer Haut**.

Extremitäten. – Schwer, steif; fühlen sich gelähmt an; **die Glieder schlafen ein**; Mangel an Muskelkraft; schwache Gelenke. Schmerz in den Schienbeinen. Krämpfe in den Fußsohlen; die Füße sind taub und schweißig. **Kälte die Knie hinunter**. Die Zehen sind rot und geschwollen. Brennender Schmerz in Knochen und Gliedern.

Fieber. – Kälte, mit Durst. Frösteln beginnt im Unterarm. Brennen in verschiedenen Körperteilen. Schwitzt beim Essen. Auszehrendes Fieber*, erschöpfende Schweiße.

Haut. – Blau, kalt, mit Ekchymosen. Marmoriert; (mit einem Venennetz aus) dilatierten Kapillaren.[12] Jucken; ⟨ am Abend, Bettwärme.

Feuchte Haut; **heiße Schweiße**; Altersgangrän, in den Zehen beginnend; Dekubitus; blutet leicht. Haarausfall durch einen allgemeinen Schwächezustand. Indolente Ulzera, brennender Schmerz. Jauchige, stinkende Absonderung; Neigung zu Gangrän an den Rändern. Purpura. **Ulcus cruris varicosa**, Karbunkel. **[Ars., Anthr.]**

Modalitäten. – ⟨ abends, nachts und im Freien; Kälte[109]; fette Speisen, Butter, Kaffee, Milch; feucht-warmes Wetter; **Wein.**

⟩ Aufstoßen, **Luft zufächeln**, Kälte.

Beziehungen. – Antidote: **Nit-s-d., Camph., Ambr., Ars.**

Vergleiche: **Lyc., Ars., Chin.**

Carboneum – Lampenruß: Spasmen; begannen in der Zunge, gingen dann die Luftröhre hinunter zu (den Lungen, was ihn ungefähr zwei Minuten lang am Atmen hinderte; dann allmählich verschwanden sie und gingen zu Magen,) Armen, Händen und Füßen.[11] Kribbelgefühl.

Komplementärmittel: **Kali-c., Dros.**

Dosierung. – Erste bis dritte Trituration bei Magenbeschwerden. Die 30. Potenz und höhere bei chronischen Zuständen und Kollaps.

Carbolicum acidum

Karbolsäure, Phenol, C_6H_5OH

Ist ein kräftig wirkendes Reizmittel und Anästhetikum. Ein mattes, fauliges, schmerzloses und zerstörerisches Mittel. Stupor, Sensibilitätsausfall und motorische Lähmung, schwacher Puls und herabgesetzte Atemfunktion, Tod durch Lähmung des Atemzentrums. Wirkt vorrangig auf das Zentralnervensystem. **Gesteigerte Geruchsempfindlichkeit.**

Ruft geistige und körperliche Schlaffheit hervor, abgeneigt zu studieren, mit Kopfweh wie von einem Band. Eine sehr ausgeprägte **Empfindlichkeit des Geruchsinnes** ist ein starkes Leitsymptom. Die Magensymptome sind auch wichtig. Die Schmerzen sind schrecklich; sie kommen und gehen plötzlich. Körperliche Anstrengung ruft Abszesse irgendwo hervor. Faulige Absonderungen. **[Bapt.]** Scharlach, mit deutlicher Tendenz zu innerlicher Gewebszerstörung und stinkendem Geruch. Rasches Schwinden der Lebenskräfte. Spasmodischer Husten. Arthritis (siehe Dosierung).

---

109 Kälte ist bei Boericke sowohl bei ⟨ als auch ⟩ aufgeführt. Nach [34] ist kalte Luft ⟨ Kopf; ⟩ hartnäckige Asthmaanfälle.

Kopf. – Abgeneigt gegen geistige Arbeit. Engegefühl, wie durch ein Gummiband zusammengepreßt. **[Gels., Berb-a.]** Rechsseitige Supraorbital-Neuralgie. Kopfweh, 〉 grüner Tee; beim Rauchen.

Nase. – **Äußerst scharfer Geruchssinn**. Faulige Absonderung. Ozäna, mit Foetor und Ulzeration. Grippe mit nachfolgender Schwäche.

Gesicht. – Das Gesicht ist dunkelrot; weiß um Mund und Nase.

Hals. – Ulzerierte Flecken auf der Innenseite der Lippen und Wangen. **Brennen vom Mund bis** zum Magen. Der Schlund ist rot, mit Exsudat bedeckt. Weiße und geschrumpfte Uvula. **Faulige Absonderung**. Schlucken ist fast unmöglich. **Diphtherie, stinkender Atem, Wiederhochkommen** der Flüssigkeiten beim Schlucken,[110] aber wenig Schmerz. **[Bapt.]**

Magen. – Appetitverlust. **Verlangen nach Stimulantien und Tabak.** Ständiges lautes Aufstoßen, Übelkeit, **Erbrechen**, dunkel-olivgrün. Hitze steigt den Ösophagus herauf. Flatulente Auftreibung von Magen und Abdomen. Häufig treten schmerzhafte Blähungen in einem Abschnitt des Darmes deutlich zutage. **[Nat-s-c.] Gärungsdyspepsie** mit schlechtem Geschmack und Atem.

Rektum. – Verstopfung, mit **widerlich stinkendem Atem**. Blutige Stühle, wie Eingeweidegeschabsel. Starker Tenesmus. Durchfall; dünne, schwarze und faulige Stühle.

Harnwege. – Beinahe schwarzer Urin. Diabetes. Reizblase bei alten Männern mit häufigem Wasserlassen nachts, wahrscheinlich durch die Prostata bedingt. (D1 verwenden).

Weiblich. – Die Absonderungen sind immer stinkend. **[Nit-ac., Nux-v., Sep.]** Pusteln an der Vulva, die mit blutigem Eiter gefüllt sind. Quälender Rückenschmerz quer über den Lenden, mit Ziehen die Oberschenkel hinunter. Schmerz im linken Ovar; 〈 Gehen im Freien. Erosion der Portio; stinkende und scharfe Absonderung. Leukorrhoe bei Kindern. **[Cann-s., Merc., Puls., Sep.]** Kindbettfieber, mit stinkender Absonderung. Reizender Weißfluß, verursacht Jucken und Brennen. **[Kreos.]**

Extremitäten. – Krämpfe an der Vorderseite des Beines, nahe dem Schienbein **beim Gehen**. Nagende Schmerzen in den Schienbeinen. Arthritis.

Haut. – Juckende Bläschen, mit brennendem Schmerz. Verbrennungen, neigen zur Ulzeration.

Beziehungen. – Vergleiche: **Ars., Kreos., Carb-v.**

---

110 Vgl. [34]: „Die Flüssigkeiten kommen beim Schlucken aus der Nase. (Scharlach)."

Chrysarobinum: Lokal bei **Trichophytie der Kopfhaut**, 5–10 Prozent in Glyzerin und Alkohol zu gleichen Teilen.

Guano australis: Heftiger Kopfschmerz wie von einem Band um den Kopf. Jucken von Nasenlöchern, Rücken, Oberschenkeln und Genitalien. Symptome wie bei Heufieber.

Antidote: **Alkohol, Essig, Kreide, Iod. Glaubersalz** in Wasserlösung.

Unverträglich: **Glyc., pflanzliche Öle.**

Dosierung. – Dritte bis 30. Potenz. Carb-ac. bei Arthritis, gemäß Goodno. Muß völlig rein sein. Kristalle in Lösung (25%) in Wasser und Glyzerin zu gleichen Teilen, Dosierungen von 20 Minim (1,2 ml) gut gelöst dreimal täglich (Bartlett).

Carboneum hydrogenisatum

Ethen, C_2H_4

Die Symptome ähneln einem Schlaganfall. Krampf wie bei Kieferstarre. Trismus. Unwillkürlicher Stuhl- und Urinabgang.

Gemüt. – Betäubung. Außerordentlich zufriedenes Gefühl. Alle Gedanken erscheinen in einem Augenblick, als würden sie vor einem inneren Spiegel erscheinen.

Augen. – Die Lider sind halb geschlossen. Oszillieren der Augäpfel.[111] Die Pupillen sind unempfindlich gegenüber Licht.

Carboneum oxygenisatum

Kohlenmonoxid, CO

Herpes zoster, Pemphigus und Trismus werden durch dieses Mittel hervorgerufen. Kälte, **Schläfrigkeit** und Bewußtseinsverlust sind ausgeprägt. Schwindel; Neigung, sich im Kreis zu drehen.

Kopf. – Zerebrale Kongestion; optische, akustische und sensible Halluzinationen. **Die Kiefer sind fest zusammengebissen.** Trismus. Schwere des Kopfes. Stechender Schmerz in den Schläfen. Ohrenbrausen.

---

111 Vgl. [11]: „Die Augäpfel oszillieren von einer Seite zur anderen, mit einer lateralen oder vielleicht schräg lateralen Bewegung; dieses Rollen war so gut als möglich mit dem Atem synchron; es war beständig und simultan, beide Augen bewegten sich gleichzeitig in die selbe Richtung."

Augen. – Augenmuskellähmung, Hemianopsie, gestörte Pupillenreaktion, Entzündung und Atrophie des Sehnerven, subkonjunktivale und retinale Blutungen.

Haut. – Anästhesie; Bläschenbildung entlang dem Verlauf von Nerven; **Herpes zoster**; Pemphigus, mit großen und kleinen Bläschen. Die Hände sind eiskalt.

Schlaf. – Tief. **Verlängert**; Schläfrigkeit mehrere Tage lang.

Dosierung. – Erste Potenz.

Carboneum sulphuratum

Schwefelkohlenstoff, CS_2

Dieses Mittel hat eine tiefe und zersetzende Wirkung und, nach der Symptomatologie zu urteilen, einen immensen Wirkungsbereich. Sehr nützlich bei Patienten, deren Gesundheit durch Alkoholmißbrauch ruiniert ist. Empfindliche Patienten, die ‹ Kälte, an Muskelschwund und Gefühllosigkeit von Haut und Schleimhäuten leiden. Hat eine besondere Affinität zu den Augen. Chronischer Rheumatismus, ist empfindlich und kalt. Mangel an Lebenswärme. Durchfall alle vier bis sechs Wochen. Paralyse mit heftiger Kongestion der Nervenzentren. Tabes (dorsalis).[12] Empfindungsstörungen in den Gliedern.

Impotenz und Ischialgie fallen in den Anwendungsbereich dieses Mittels. Chronische Bleivergiftung. **Verminderte Sensibilität** von Armen, Händen und Füßen. Periphere Neuritis.

Gemüt. – Reizbar, ängstlich und intolerant; **Stupor**. Geistige Trägheit. Optische und akustische Halluzinationen. Veränderliche Stimmung. Demenz abwechselnd mit Erregung.

Kopf. – Kopfweh und Schwindel. Schmerzen wie von einer engen Kappe. **Geräusche im Kopf**. Ulzeration der Lippen, Anästhesie von Mund und Zunge.

Augen. – Myopie, Asthenopie (, Achromatopsie), Dyschromatopsie, getrübtes Sehen und Atrophie der Papille, Zentralskotom für Licht (und Farben).[12] Zentralskotom für Rot und Grün und nicht für Weiß. Neuritis des Nervus opticus schreitet bis zur Atrophie fort. Arterien und Venen sind blutgefüllt. Kongestion der Retina; Papillenabblassung. Alles erscheint wie in einem Nebel. Das Sehvermögen ist stark vermindert. Farbenblindheit.

Ohren. – Die Ohren fühlen sich verstopft an. Vermindertes Hörvermögen. Säuselnde und singende Geräusche wie bei einer Äolsharfe. **Ohrgeräusche. Morbus Menière.**

Abdomen. – Schmerz mit **wandernden Schwellungen**, wie von Blähungen. Auftreibung, mit Schmerzhaftigkeit und Kollern.

Männlich. – Fehlendes sexuelles Verlangen, die Geschlechtsteile sind atrophiert. Häufige, reichliche Samenergüsse.

Extremitäten. – Herpes auf dem Handrücken. Wunde, zerschlagene Glieder; Anästhesie der Arme und Hände. Gliederkrämpfe. Blitzartige Schmerzen, mit Krämpfen. Die Finger sind geschwollen, **unempfindlich**, starr und steif. Unsicherer, taumelnder Gang; ⟨ im Dunkeln. Unempfindliche Füße. **Ischialgie. Flüchtige Schmerzen, die regelmäßig wiederkehren** über eine lange Zeit. Schmerz in den unteren Extremitäten, mit Krämpfen und Ameisenlaufen. **Neuritis.**

Schlaf. – Tiefer Schlaf morgens, mit ängstlichen und lästigen Träumen.

Haut. – Anästhesie; Brennen; Jucken; Ulzera; kleine Wunden eitern. Nützlich, um Krebswachstum zu hemmen. Furunkulose. Chronische Hautkrankheiten mit starkem Jucken.

Modalitäten. – ⟩ im Freien.

⟨ nach dem Frühstück; Baden. Empfindlich auf feuchtes, warmes Wetter.

Beziehungen. – Vergleiche: **Tub., Rad-br., Carb-v., Sulph., Caust., Sal-ac., Chin.**

Kali xanthogenicum: Ähnlich in der Wirkung. Wirkt auf die Hirnrinde; Gedächtnisverlust, ausgeprägte Degeneration des Blutes; Impotenz und Senilität.

Bei Augensymptomen vergleiche: **Ben-d.**

Thyreoidinum: Fortschreitende Sehverminderung mit Zentralskotom.

Dosierung. – Erste Potenz. Lokal bei Gesichtsneuralgie und Ischialgie.

Carcinosinum Burnett

Krebs-Nosode

Es wird behauptet, daß Carcinosinum auf alle jene Fälle günstig und mildernd wirkt, bei denen entweder eine (familiäre)[12] Vorgeschichte von Krebs ans Licht gebracht werden konnte oder die Symptome dieser Krankheit selbst existieren. (Dr. J.H. Clarke).

Karzinom der Brustdrüsen mit starkem Schmerz und Verhärtung der Drüsen; bei Karzinom des Uterus werden die stinkenden Absonderungen, Blutungen und Schmerzen erheblich gemindert.

Verdauungsstörung, Gasansammlung in Magen und Darm; Rheumatismus. Krebskachexie.

Beziehungen. – Vergleiche: **Bufo., Con., Phyt., Aster.**

Dosierung. – 30. und 200. Potenz, eine Gabe zur Nacht oder weniger häufig.

Carduus marianus

Silybum marianum, Mariendistel, Magendistel
Compositae; Mittelmeerraum, Vorderasien

Die Wirkung dieses Mittels konzentriert sich auf die Leber und das Pfortadersystem, verursacht Wundheit, Schmerzen und Gelbsucht. Hat eine spezifische Beziehung zum Gefäßsystem. Bei Mißbrauch von alkoholischen Getränken, insbesondere Bier. **Varizen** und Ulcus cruris varicosum[34]. Erkrankungen von Grubenarbeitern, verbunden mit Asthma. Bei wassersüchtigen Zuständen durch Leberkrankheit und durch Blutrückstau ins Becken sowie Lebererkrankungen. Stört den Zuckerstoffwechsel. Grippe, wenn die Leber beteiligt ist. Schwäche. Blutungen, besonders mit Lebererkrankungen verbunden.

Gemüt. – Niedergeschlagen; vergeßlich, apathisch.

Kopf. – Gefühl von Zusammenziehung über den Augenbrauen. Dumpf, schwer und betäubt, mit belegter Zunge. Schwindel, mit der Neigung nach vorne zu fallen. Brennen und Druck in den Augen. Nasenbluten.

Magen. – Bitterer Geschmack. Abneigung gegen gepökeltes Fleisch. Geringer Appetit; belegte Zunge; **Übelkeit; Würgen; Erbrechen einer grünen, scharfen Flüssigkeit.** Stiche in der linken Magenseite, nahe der Milz. **[Cean.]** Gallensteinerkrankung mit vergrößerter Leber.

Abdomen. – Schmerz in der Lebergegend. Der linke Leberlappen ist sehr empfindlich. Völle und Schmerzhaftigkeit, mit feuchter Haut. Schwellung der Gallenblase mit schmerzhafter Empfindlichkeit. Hyperämie der Leber, mit Gelbsucht. Zirrhose, mit Wassersucht.

Rektum. – Verstopfung; **harte, schwierige und knotige Stühle**; abwechselnd mit Durchfall. Hellgelbe Stühle. Blutende Hämorrhoiden, Rektumvorfall, brennender Schmerz in Anus und Rektum, harte und knotige, lehmige Stühle. Reichlicher Durchfall aufgrund von Krebs des Rektums. 10 Tropfen-Gaben (Wapler).

Harnwege. – Leicht getrübt; goldfarben.

Brust. – Stechende Schmerzen in den rechten unteren Rippen und vorne; ⟨ Bewegen, Gehen etc. **Asthmatische Atmung.** Brustschmerz, zu Schultern, Rücken, Lenden und Abdomen ziehend, mit Harndrang.

Extremitäten. – Schmerz im Hüftgelenk, breitet sich durch das Gesäß und die Oberschenkel hinunter aus; ⟨ **Bücken.** Schwieriges Aufstehen. Schwäche wird in den Füßen empfunden, besonders nach Sitzen.

Haut. – Jucken beim Hinlegen nachts. **Ulcus cruris varicosum. [Clem-vit.]** Hautausschlag am unteren Teil des Sternums.

Beziehungen. – Vergleiche: **Chel., Chion., Merc., Podo., Bry., Aloe.**

Carduus benedictus – Benediktendistel: Wirkt stark auf die Augen und hat in vielen Körperteilen ein Gefühl von Kontraktion; die Magensymptome sind ähnlich.

Dosierung. – Tinktur und niedere Potenzen.

Carlsbad aqua

Karlsbader Quellen

Ist berühmt für seine Wirkung auf die Leber und in der Behandlung von Fettsucht, Diabetes und Gicht. In homöopathischen Potenzen ist es nützlich bei Schwächezuständen aller Organe, Verstopfung und großer Erkältungsanfälligkeit. Periodizität, wiederholtes Auftreten der Wirkungen nach zwei bis vier Wochen. **[Ox-ac., Sulph.] Hitzewallungen überall.** Jucken an verschiedenen Körperteilen.

Gemüt. – Mutlos, ängstlich in der Besorgung häuslicher Angelegenheiten.[19]

Kopf. – Kopfschmerz mit angeschwollenen Temporalvenen **[Sang.]**; ⟩ Bewegung, im Freien.

Gesicht. – Gelb; fahl; rot und heiß; Schmerz im Jochbein; Spinnwebgefühl.

Magen. – Die Zunge ist weiß belegt. Widerwärtiger Geruch aus dem Mund. Pelziges Gefühl im Munde.[112] Saurer oder salziger Geschmack.

---

112 Vgl. [19]: „Früh nach dem Erwachen oft die ganze Mundhöhle von Schleim überzogen, der oft wie Kleister selbst an den Zähnen klebt und ein pelziges Gefühl im Munde veranlaßt."

Schluckauf und (gleichzeitiges) Gähnen (, besonders nach dem Trinken und Frühstück).[19] Sodbrennen. **[Carb-v.]**

Harnwege. – Der Strom ist **schwach und langsam**; kann nur durch Anspannen der Bauchmuskeln entleert werden.

Rektum. – **Stuhlverstopfung.** Der Stuhl wird langsam und nur durch starke Bauchpresse entleert. Brennen in Rektum und Anus. Blutende Hämorrhoiden.

Beziehungen. – Vergleiche: **Nat-s., Nux-v.**

Dosierung. – Niedere Potenzen.

Cascara sagrada

Rhamnus purshianus, Amerikanischer Faulbaum
Rhamnaceae; Nordamerika

Eingeführt als Palliativum für Verstopfung (nicht homöopathisch), stellt es durch seine tonisierende Wirkung die normalen Funktionen wieder her, 15 Tropfen eines flüssigen Extraktes; aber es hat einen weiteren Wirkungskreis, wie sorgfältige Prüfungen zeigen werden. Chronische Verdauungsstörungen, Zirrhose und Gelbsucht. Hämorrhoiden und Verstopfung. Kopfschmerz aufgrund von Magenstörungen. Breite und schlaffe Zunge; übelriechender Atem.

Harnwege. – Muß eine Minute warten, bis der Urin anfängt zu fließen, dann zuerst tropfenweise.

Extremitäten. – **Rheumatismus der Muskeln und Gelenke, mit hartnäckiger Verstopfung.**

Beziehungen. – Vergleiche: **Hydr., Nux-v.**

Rhamnus californica: Tinktur für Verstopfung; Tympanie, Appendizitis und besonders **Rheumatismus.**

Dosierung. – Tinktur bis sechste Potenz.

Cascarilla

Croton cascarilla, Kaskarillabaum
Euphorbiaceae; Bahama-Inseln

Wirkt auf den Verdauungstrakt; Verstopfung. Abneigung gegen Tabakgeruch. Stark ausgeprägte **Neigung zu erbrechen.**

Magen. – Hunger nach dem Essen. (Fieberhitze mit Durst und) Verlangen nach heißen Getränken.[17] **Übelkeit und Erbrechen**. Erschütterungsschmerz[17] im Magen. Pressende Blähungskolik.[17]

Rektum. – Verstopfung; harte, mit Schleim bedeckte Stühle. **[Graph.]** Helles Blut beim Stuhl. Durchfall wechselt mit hartem, klumpigem Stuhl, mit Rückenschmerz und Mattigkeit, vorher Kneifen (im Unterbauch)[17]. Nagender Schmerz hoch oben im Rektum.

Dosierung. – Erste bis dritte Potenz.

Castanea vesca

Castanea sativa, Eßkastanienblätter

Fagaceae; Süd- und Mitteleuropa, Kleinasien

Ein nützliches Mittel bei **Keuchhusten**, besonders im Frühstadium mit trockenem, schallendem, heftigem und spasmodischem Husten. Verlangen nach warmen Getränken. Ist sehr durstig. Appetitverlust. Durchfall. Dicker Urin.

Lumbago, schwacher Rücken, kann sich kaum aufrichten.

Beziehungen. – Vergleiche: **Dros., Meph., Naphtin., Am-br.**

Pertussinum – Keuchhustennosode: Bei Rückkehr der Symptome nach vorheriger Linderung.

Dosierung. – Tinktur.

Castor equi

Schuppen des rudimentären Großzehnagels des Pferdes

Allgemeine Wirkung auf Haut- und Epithelverdickungen. **Psoriasis linguae**. Die klinische Erfahrung von Hering und seinen Mitprüfern hat gezeigt, daß dieses Mittel bei **rissigen und ulzerierten Brustwarzen** von großem Wert ist. Beeinflußt hauptsächlich die weiblichen Organe. Wirkt auf Nägel und Knochen; Schmerz in der rechten Tibia und im Steißbein. Warzen auf der Stirn; auf der Brust. Aufgesprungene Hände.

Brust. – Rissige, wunde Brustwarzen (bei stillenden Frauen), sind äußerst empfindlich (, kann die Berührung der Kleidung nicht ertragen).[34] Schwellung der Mammae. Heftiges Jucken in den Mammae; geröteter Warzenhof.

Beziehungen. – Vergleiche: **Graph., Hipp., Calc-ox.**
Dosierung. – Sechste und zwölfte Potenz.

Castoreum

Bibergeil, Sekret aus den Bauchdrüsen des Bibers

Ein großes Mittel für Hysterie. Ausgeprägte Erschöpfung. Hysterische Symptome. Tagblindheit; kann das Licht nicht ertragen. Nervöse Frauen, die sich nicht ganz erholen, sondern ständig reizbar sind und unter erschöpfenden Schweißen leiden. Spasmodische Beschwerden nach entkräftenden Erkrankungen. Ständiges Gähnen. Unruhiger Schlaf mit schrecklichen Träumen und Auffahren.

Zunge. – Geschwollen. Auf der Zungenmitte ist eine runde, erbsengroße Erhebung, mit der Empfindung, als würde die Zungenmitte zum Zungenbein gezogen.[113]

Weiblich. – Dysmenorrhoe; mit Tenesmus, das Blut wird tropfenweise abgesondert. Der (Müdigkeits-) Schmerz beginnt in der Mitte der Oberschenkel (, später über alle Glieder verbreitet).[17] Amenorrhoe, mit schmerzhafter Tympanie.

Fieber. – Überwiegend Frösteln. Frostattacken mit eisiger Kälte des Rückens.

Beziehungen. – Vergleiche: **Ambr., Mosch., Mur-ac., Valer.**
Antidot: **Colch.**
Dosierung. – Tinktur und niedere Potenzen.

Cataria nepeta

Siehe Nepeta cataria

113 Vgl. [34]: „Auf der Zungenmitte ist eine runde, erbsengroße Erhebung, die von einer entzündet und verdächtig aussehenden Basis umgeben ist, …, äußerst empfindlich gegen Berührung oder Essen, mit einer ziehenden Empfindung, als ob ein Band die Zungenmitte zum Zungenbein ziehen würde, mit Brennen in der Zunge."

Caulophyllum thalictroides

Frauenwurzel, Blauer Hahnenfuß
Berberidaceae; Nordamerika

Dies ist ein Frauenmittel. Tonusmangel des Uterus. Während der Wehen, wenn die Wehen ungenügend sind und die Patientin erschöpft und ärgerlich ist. Außerdem hat es eine besondere Affinität für die kleineren Gelenke. **Soor**, lokal und innerlich.

Magen. – **Kardialgie, Magenspasmen**. Dyspepsie mit spasmodischen Symptomen.

Weiblich. – Außerordentliche Starrheit des Muttermundes. **[Bell., Gels., Verat-v.]** Krampfartige und heftige Schmerzen, die in alle Richtungen fliegen; Zittern ohne Fortschritt der Wehen, falsche Wehen. Läßt die Wehenschmerzen wieder aufleben und fördert den Fortgang der Wehen. Nachwehen. Leukorrhoe, mit braunen Flecken[1] auf der Stirn. Habitueller Abort wegen Uterusschwäche. **[Helon., Puls., Sabin.]** Nadelartige Schmerzen im Gebärmutterhals. Dysmenorrhoe mit flüchtigen Schmerzen zu anderen Körperteilen. Anhaltende Lochien; starke Atonie. Menses und Leukorrhoe sind überreichlich.

Extremitäten. – Heftig ziehende, wandernde Schmerzen und Steifheit in den kleinen Gelenken, Fingern, Zehen und Knöcheln etc. Schmerzen in den Handgelenken. Schneidende Schmerzen (in den Fingergelenken)[11] beim Schließen der Hände. Wandernde Schmerzen, die ihren Ort alle paar Minuten ändern.

Haut. – Hautverfärbung bei Frauen mit Menstruations- und Uterusbeschwerden.

Beziehungen. – Unverträglich: **Coff.**

Vergleiche: **Cimic., Sep., Puls., Gels.**

Viola odorata: Rheumatismus der Karpal- und Metakarpalgelenke.

Dosierung. – Tinktur bis dritte Potenz.

Causticum Hahnemanni

Ätzstoff, Hahnemanns Tinctura sine Kali[114]

Zeigt seine Wirkung hauptsächlich bei chronisch rheumatischen, arthritischen und paralytischen Leiden, die durch reißende und ziehende Schmerzen in Muskel- und Fasergewebe gekennzeichnet sind, mit Gelenkdeformationen; fortschreitender Verlust der Muskelkraft, Sehnenkontrakturen. Greise mit zerrütteter Gesundheit. Atemwegskatarrhe. Scheint besonders für Personen mit dunkler Hautfarbe und straffem Gewebe geeignet zu sein. Ruhelosigkeit in der Nacht, mit reißenden Schmerzen in den Gelenken und Knochen. Ohnmachtsartiges Sinken der Kräfte. Diese Schwäche schreitet fort, bis allmählich eine Paralyse auftritt. Lokale Paralyse von Stimmbändern, Schluckmuskulatur, Zungenmuskulatur, Augenlidern, Gesicht, Blase und Extremitäten. Die Kinder lernen spät laufen. Die Haut eines Causticum-Menschen ist von einer **schmutzig weißen** Blässe, mit Warzen, besonders im Gesicht. Abmagerung durch Erkrankung, Sorgen etc. und von langer Dauer. **Brennen, Roheit und Wundheit** sind charakteristisch.

Gemüt. – Das Kind will nicht alleine ins Bett gehen. Das Kind weint bei jeder Kleinigkeit. Traurig, hoffnungslos. **Äußerst mitfühlend**. Beschwerden durch langanhaltenden Kummer, plötzliche Gemütsbewegungen. Denken an die Beschwerden ‹, besonders bei Hämorrhoiden.

Kopf. – Empfindung von einem leeren Raum zwischen Stirn und Gehirn. Schmerz im rechten Stirnhöcker.

Augen. – Katarakt mit motorischen Störungen. Entzündung der Augenlider; Ulzeration. Feuerfunken[16] und dunkle Flecken vor den Augen. **Ptose. [Gels.]** Verdunkelung der Augen, als wenn ein Flor davor gezogen wäre. Paralyse der Augenmuskeln nach Kälteeinwirkung.

Ohren. – Klingen, Sausen, Pulsieren, mit Taubheit. Widerhall in den Ohren von (ihren) Worten und Tritten.[16] Chronischer Mittelohrkatarrh; Ansammlung von Ohrenschmalz.

Nase. – **Schnupfen mit Heiserkeit**. Schuppige Nase. Ulzerierte Nasenlöcher. **Pickel und Warzen.**

114 Über die Zusammensetzung von Causticum bestehen unterschiedliche Auffassungen, siehe dazu den Artikel von A. Grimm in der „Zeitschrift für klassische Homöopathie" 2/89; demzufolge soll in der Tinktur Hahnemanns Kalium doch in Spuren vorhanden sein.

Gesicht. – Rechtsseitige Lähmung. Warzen. Schmerz in den Gesichtsknochen. Zahnfistel. (Gefühl von Spannung und) Schmerz in den Kinnbacken, erschwert das Öffnen des Mundes.[16]

Mund. – Schmieriger Geschmack. Beißt sich auf die Innenseite der Wange beim Kauen. Paralyse der Zunge, mit undeutlicher Sprache. Rheumatismus des Unterkiefergelenkes. Das Zahnfleisch blutet leicht.

Magen. – Empfindung eines aufsteigenden Balles im Hals. Abneigung gegen Süßigkeiten. Gefühl, als wenn Kalk im Magen gelöscht würde.[115] < nach Genuß von frischem Fleisch; geräuchertes Fleisch ist bekömmlich. **Saure** Dyspepsie.

Rektum. – Weicher und schmaler Stuhl, geformt wie ein Gänsekiel. **[Phos.]** Harter, fester Stuhl, bedeckt mit Schleim; wie Fett glänzend; schmal geformt; durch starkes Pressen oder nur im Stehen entleert. Pruritus. Teilweise Lähmung des Rektums. Das Rektum ist wund und brennt. Fisteln und große Hämorrhoiden.

Harnwege. – Unwillkürliches Harnen beim Husten, Niesen. **[Puls.]** Sehr langsame Urinentleerung, manchmal Harnverhaltung. Unwillkürlicher Urinabgang während dem ersten Schlaf nachts; auch von der geringsten Aufregung. **Harnverhaltung** nach chirurgischen Operationen. Spürt den Urin beim Wasserlassen nicht.[116]

Weiblich. – **Wehenschwäche.** Die Menses hören nachts auf; **fließen nur tagsüber. [Cycl., Puls.]** Leukorrhoe nachts, mit großer Schwäche. **[Nat-m.]** Die Menses sind verzögert und spät. **[Con., Graph., Puls.]**

Atemwege. – **Heiserkeit** mit Brustschmerz; **Aphonie**. Der Kehlkopf ist wund. **Beim Husten Wundschmerz der Brust**. Spärlicher Auswurf; **muß geschluckt werden**. Husten **mit Hüftschmerz**, besonders links, < abends, Bettwärme; > **Trinken von kaltem Wasser**. Wundheitsgefühl auf einem Streifen im Innern der Luftröhre.[16] Schleim ist unter dem Sternum, den er **nicht ganz erreichen** kann. Brustschmerz mit Herzklopfen. Kann sich nachts nicht hinlegen. Die Stimme hallt wider. Die eigene Stimme dröhnt in den Ohren und stört. Stimmbeschwerden von Sängern und öffentlichen Rednern (Royal).

Rücken. – Steifheit zwischen den Schultern. Dumpfer Schmerz im Nacken.

---

115 Vgl. [16]: „Gefühl beständigen Aufwallens, als wenn Kalk in seinem Magen gelöscht würde, mit rollendem Luft-Aufstossen."

116 Vgl. [16]: „So leichtes Harnen, dass er den Strahl fast gar nicht empfindet und im Finstern nicht weiss, dass er harnt."

Extremitäten. – Linksseitige Ischialgie, mit Taubheit. Lähmung einzelner Glieder. Dumpfer, reißender Schmerz in Händen und Armen. Schwere und Schwäche. Reißen in den Gelenken. Kraftlosigkeit **von Vorderarm** und Hand. Taubheit; Empfindungsverlust in den Händen. **Verkürzte Sehnen.** Schwache Knöchel. Kann nicht ohne Beschwerden gehen. **Rheumatisches Reißen in den Gliedern; 〉 Wärme, besonders Bettwärme.** Brennen in den Gelenken. Langsames Laufenlernen. Unsicheres Gehen und leichtes Hinfallen. **Unruhige Beine nachts.** Knacken und Spannung in den Knien; Steifheit in der Kniekehle. Jucken auf dem Fußrücken.

Schlaf. – Sehr schläfrig; kann sich kaum wachhalten. Nächtliche Schlaflosigkeit, mit trockener Hitze und Unruhe.

Haut. – Wundheit in den Hautfalten, hinter den Ohren, zwischen den Oberschenkeln. Große, gezackte, leicht blutende **Warzen**, auf den Fingerspitzen und der Nase. Alte Verbrennungen, die nicht gut heilen, und üble Folgen von Verbrennungen. Schmerz von Verbrennungen. Wiederaufbrechende Narben und alte Verletzungen.[117] Die Haut neigt zu Intertrigo während der Zahnung.

Modalitäten. – 〈 trockene, kalte Winde, bei **klarem, schönem** Wetter, **kalte** Luft; Fahren im Wagen.

〉 **feuchtes, nasses Wetter; Wärme.** Bettwärme.

Beziehungen. – Nach den sorgfältigen Untersuchungen von Dr. Wagner aus Basel, stimmt Causticum mit **Ammonium causticum** D4 überein. Causticum verträgt sich mit **Phosphorus** nicht; diese Mittel sollten nicht nacheinander verwendet werden. **Diphtherotoxinum** folgt Causticum bei chronischer Bronchitis.

Causticum ist ein Antidot bei Paralyse durch Bleivergiftung.[12]

Komplementärmittel: **Carbo-v., Petros.**

Vergleiche: **Rhus-t., Ars.**

Ammonium phosphoricum – Ammoniumphosphat: Gesichtslähmung.

Dosierung. – Dritte bis 30. Potenz. Bei chronischen Leiden und besonders bei paralytischen Zuständen, die höheren Potenzen ein- oder zweimal wöchentlich.

117 Vgl. [17]: „Neuer Aufbruch und Eiterfassen schon geheilter Hautverletzungen."

Ceanothus americanus

Seckelstrauch, Säckelblume, Jersey-Tee, Wilder Schneeball
Rhamnaceae; Nordamerika

Dieses Mittel, scheint eine spezifische Beziehung zur Milz zu haben. Hepatosplenomegalie durch Malaria verursacht. Ist allgemein ein linksseitiges Mittel. Anämische Patienten mit Leber- und Milzstörung. Chronische Bronchitis mit reichlicher Absonderung. Erhöhter Blutdruck, der die Kräfte verringert. Ist ein wirksames blutstillendes Mittel, das in materiellen Dosen die Blutgerinnung vermindert.

Abdomen. – Enorme Milzvergrößerung. **Splenitis; Schmerzen die ganze linke Seite hinauf**. Tiefsitzender Schmerz im linken Hypochondrium, Milzhypertrophie. Leukämie. Heftige Atemnot. Kann nicht auf der linken Seite liegen. Leber- und Rückenschmerz.

Rektum. – Durchfall; Abwärtsdrängen im Abdomen und Rektum.

Harnwege. – Ständiger Harndrang. Grüner, schaumiger Urin; enthält Galle und Zucker.

Weiblich. – Reichliche Menses, gelbe, schwächende Leukorrhoe.

Modalitäten. – ⟨ Bewegung, Liegen auf der linken Seite.

Beziehungen. – Vergleiche: **Berb., Myric., Cedr.**

Agaricus muscarius: Milz.

Ceanothus thrysiflorus – „California Lilac": Pharyngitis, Tonsillitis, Nasenkatarrh und Diphtherie. Die Tinktur innerlich und als Gurgellösung.

Polymnia uvedalia – „Bearsfoot": Akute Splenitis mit Empfindlichkeit über dem linken Hypochondrium; vergrößerte Milz, Hepatosplenomegalie durch Malaria verursacht. Atonie der Gefäße, das Gewebe ist aufgeschwemmt, schlaff und unelastisch. Vergrößerte Drüsen; beeinflußt alle endokrinen Drüsen.

Tinospora cordifolia: Eine Hindu-Arznei für chronische Fälle von Fiebern mit vergrößerter Milz.

Dosierung. – Erste Potenz. Lokal als Haartonikum.

Cedron

Simaruba ferroginea, Simaruba cedron, „Rattlesnake Bean“
Simarubaceae; Mittel- und Südamerika

Periodizität ist das ausgeprägteste Merkmal dieses Mittels. Ist besonders nützlich in tropischen oder in feuchten, warmen und sumpfigen Ländern. Es hat sich bei malariaartigen Beschwerden als heilsam erwiesen, besonders bei Neuralgie. Passend für Personen mit sinnlichem Wesen, erregbarem und nervösem Temperament. Hat die Fähigkeit, Schlangenbisse und Insektenstiche zu antidotieren. Tinktur oder[118] die reine Bohne auf die Wunde schaben. Manie.

Kopf. – Schmerz von Schläfe zu Schläfe quer durch die Augen. Schmerz über der ganzen rechten Gesichtsseite, tritt gegen 9 Uhr morgens auf. Schmerz quer über der Stirn verursacht ein verrücktes Gefühl; < Arbeiten auf schwarz[119]. Ohrensausen, durch Chinarinde hervorgerufen. Der ganze Körper erscheint taub bei Kopfweh.

Augen. – Schießende Schmerzen über dem linken Auge. Schlimmer **Schmerz im Augapfel, mit ausstrahlenden Schmerzen um das Auge herum**, in die Nase einschießend. (Wundmachender, scheinbar die Wangen) verbrühender Tränenfluß.[11] **Periodische Supraorbital-Neuralgie.** Iritis, Chorioiditis.

Extremitäten. – Lanzinierender Schmerz in den Gelenken; besonders der Füße und Hände. Plötzlicher Schmerz im rechten Daumenballen, strahlt den Arm aufwärts bis zur Schulter. Schmerz im rechten Fußballen, strahlt zum Knie aus. Gürtelrose, mit ausstrahlendem Schmerz. Ödem des Kniegelenkes.

Fieber. – Frösteln gegen Abend; dann Stirnkopfschmerz, der bis in die Scheitelbeingegend ausstrahlt. Rote Augen. Hitze, mit Jucken der Augen, reißenden Gliederschmerzen, **Taubheit der Glieder.**

Beziehungen. – Antidot: **Lach.**

Vergleiche: **Ars., China.**

Dosierung. – Tinktur bis dritte Potenz.

---

118 Vermutlich Druckfehler: Muß „or“ statt „of“ heißen; vgl. [12].

119 Im Englischen: „< working on black“.

Cenchris contortrix

Ankistrodon contortrix, Breitband-Kupferkopf
Crotalidae; im Südwesten von Nordamerika

Gleich den anderen Schlangengiften, wirkt es tiefgreifend auf den Organismus. Wie **Arsenicum album** hat es Atemnot, geistige und körperliche Ruhelosigkeit, Durst auf kleine Mengen Wasser und, wie **Lachesis muta,** das Bedürfnis, die Kleidung locker zu tragen. Deutliche Stimmungsschwankungen; lebhafte Träume. Ist ein wunderbar aufbauendes und tief wirkendes Mittel. Gesteigertes sexuelles Verlangen in beiden Geschlechtern. Erfolglose Bemühungen, sich auszuruhen.[120] Die rechte Eierstockgegend ist schmerzhaft.

Kopf. – Vergeßlich, geistesabwesend, wechselnde Stimmungen. Anhaltender Schmerz im linken Stirnhöcker und in den Zähnen der linken Seite. Schwellung um die Augen, Schmerzen und Jucken in den Augen.

Herz. – Fühlt sich erweitert (oder geschwollen) an, als ob es die ganze Brust ausfülle.[1a] Gefühl, als sei das Herz in den Bauch gefallen. Heftige Stiche, Flattern unter dem linken Schulterblatt.

Schlaf. – Die Träume sind schrecklich und lebhaft; lüstern.

Modalitäten. – ‹ Druck; Hinlegen; Nachmittag und Nacht.

Beziehungen. – Vergleiche: **Ars., Lach.**

Bitis arietans – Puffotter: Sollte bei vielen Leiden mit einer übermäßigen Schwellung als Leitsymptom von großem Nutzen sein. (Dr. John H. Clarke).

Dosierung. – Sechste Potenz.

Cereus bonplandii

Abart von Cactus grandiflorus, „Night-Blooming Cereus"
Cactaceae; Mittel- und Südamerika

Gemüt. – Großes Verlangen, zu arbeiten und etwas nützliches zu tun.

Kopf. – Hinterkopfschmerz und **Schmerz durch die Augäpfel** und Orbita. **[Cedr., Onos.]** Schmerz quer durch das Gehirn von links nachts rechts. Schmerz entlang dem rechten Backenknochen zur Schläfe ziehend.

---

120 Vgl. [1a]: „Erstickungsgefühl durch Hinlegen."

Brust. – Krampfhafte Schmerzen am Herz (beim Zubettgehen nachts).[12] Das Herz fühlt sich (wie von einem Bolzen) durchbohrt an.[12] Schmerz in der Brust durch das Herz, mit Schmerz zur Milz ziehend. Schmerz im linken Musculus pectoralis und den Knorpeln der linken unteren Rippen. Empfindung, als liege ein großer Stein[11] auf dem Herzen. Stechender Schmerz. Herzhypertrophie. Schwieriges und ziehendes Atmen wie von Brustbeklemmung.

Extremitäten. – Schmerz in Nacken, Rücken, Schultern, die Arme hinunter, in Händen und Fingern. Schmerz in den Knien und den Gelenken der unteren Extremitäten.

Haut. – Jucken der Haut. **[Dol., Sulph.]**

Beziehungen. – Vergleiche: **Cact., Spig., Kalm.**

Cereus serpentinus: Ist äußerst reizbar, mit der Neigung zu fluchen; rasende Wut und niedrige Moral. Sprachstörungen;[121] beim Schreiben vergißt er die letzte Silbe. Lähmungsgefühl. Herzschmerzen und Schrumpfen der Sexualorgane. Samenergüsse, gefolgt von Hodenschmerz.

Dosierung. – Dritte bis sechste Potenz.

Cerium oxalicum

Ceriumoxalat, $Ce_2(C_2O_4)_3 \cdot 9H_2O$

Spasmodisches Reflexerbrechen* und spasmodischer Husten liegen im Wirkungsfeld dieses Mittels. **Schwangerschaftserbrechen** und Erbrechen von halbverdauter Nahrung. Keuchhusten, mit Erbrechen und Hämorrhagie. Dysmenorrhoe bei feisten und robusten Frauen. 〉 bei Einsetzen des Menstruationsflusses.

Beziehungen. – Vergleiche: **Amyg., Lac-ac., Ip.**

Ingluvin – Zubereitet aus dem Muskelmagen eines Vogels: Schwangerschaftserbrechen; gastrische Neurasthenie. Erbrechen und Durchfall bei Kindern. D3 Trit.

Dosierung. – Erste Trituration.

---

121 Vgl. [11]: „Machte Fehler bei der Unterhaltung; benutzte [im Englischen] das Wort fat statt hat.“

Chamomilla

Chamomilla recutita, Echte Kamille, Mutterkraut
Compositae; Europa, Vorderasien

Die bedeutendsten Leitsymptome gehören in den geistigen und emotionalen Bereich und führen bei vielen Krankeitsformen zu diesem Mittel. Ist besonders bei Kinderkrankheiten häufig zu verwenden, wenn Übellaunigkeit, Unruhe und Kolik die nötigen Indikationen geben. Ein mildes, ruhiges und freundliches Wesen sowie träge und verstopfte Därme kontraindizieren Chamomilla.

Chamomilla ist **empfindlich, reizbar, durstig, heiß und mit Taubheitsgefühl**. Überempfindlichkeit durch Kaffee- und Narkotikamißbrauch. **Die Schmerzen sind unerträglich**, verbunden mit Taubheitsgefühl. Nachtschweiße.

Gemüt. – **Weinerliche Unruhe**; das Kind verlangt dies und jenes, und wenn man's ihm gibt, so will es dasselbe nicht. Jämmerliches Heulen des Kindes, weil man ihm das Verlangte abschlug. Das Kind kann nur durch Umhertragen und ständiges Liebkosen beruhigt werden. **Ungeduldig**. Er kann es nicht ausstehen, wenn man ihn anredet, ihn im Reden unterbricht (, vorzüglich nach dem Aufstehen vom Schlaf).[16] Extreme Empfindlichkeit für jeden Schmerz; jammert immer. Boshaft, **zum Zank aufgelegt**. Beschwerden durch **Ärger** und Verdruß. **Geistige Ruhe kontraindiziert Chamomilla.**

Kopf. – Klopfender Kopfschmerz in der einen Gehirnhälfte. Neigt dazu, den Kopf zurückzubeugen. Heißer, klebriger Schweiß auf Stirn und Kopfhaut.

Augen. – Brennen der Lider. Gelbe Sklera. Krampfhaftes Schließen der Augenlider.

Ohren. – Ohrenklingen. **Ohrenweh** mit Schmerzhaftigkeit; **Schwellung und Hitze machen den Patienten verrückt**. Stechender Schmerz. Verstopfungsgefühl in den Ohren.

Nase. – Empfindlich gegen alle Gerüche. Schnupfen, kann dabei nicht schlafen.

Gesicht. – **Eine Wange rot** und heiß; die andere blaß und kalt. Zucken von Zunge und Gesichtsmuskeln.

Mund. – **Zahnschmerzen < nach warmen Getränken**, Kaffee, in der Nacht. (Unerträgliche Schmerzen) treiben zur Verzweiflung.[4] Zahnungsbeschwerden von Kindern. **[Calc-p., Ter.]** Im Kiefer Stiche bis ins Ohr; (hat beim Öffnen der Kiefer einen krampfartigen Schmerz in den Kaumuskeln) bis in die Zähne (hinein).[4] Zahnweh, wenn irgendetwas Warmes eingenommen wird, nach Kaffee, während der Schwangerschaft. Nächtlicher Speichelfluß.

Hals. – Die Parotis und Unterkieferdrüsen sind geschwollen. Einschnürung und Schmerz wie von einem Pflock.

Magen. – Fauliges Aufstoßen. Übelkeit nach Kaffee. Schwitzt nach Essen oder Trinken. Abneigung gegen warme Getränke. Gelbe Zunge; bitterer Geschmack. Galliges Erbrechen. Saures Aufstoßen; die Speisen schwulken heraus. Bitteres, galliges Erbrechen. Magendrücken, als ob ein Stein herabdrücke. **[Bry., Abies-n.]**

Abdomen. – Aufgetrieben. Kolik in der Nabelgegend und Schmerz im Kreuz. Blähungskolik, nach Ärger, **mit roten Wangen und heißem Schweiß**. Gallenkolik. Akute Duodenitis. **[Kali-bi.** (chronisch).**]**

Rektum. – Heiße, **grüne**, wäßrige, stinkende und **schleimige** Stühle, mit Kolik. Gehackter weißer und gelber Schleim, wie gehackte Eier und Spinat. Wundheit des Anus. Duchfall während der Zahnung. Hämorrhoiden, mit schmerzhaften Fissuren.

Weiblich. – Uterusblutungen. Reichliche Absonderung von klumpigem, **dunklem Blut, mit wehenartigen Schmerzen**. Krampfartige Wehen; die nach oben drücken.[122] **[Gels.]** Die Patientin erträgt keinen Schmerz. **[Caul., Caust., Gels., Hyos., Puls.]** Die Brustwarzen sind entzündet; berührungsempfindlich. Bei Neugeborenen sind die Brüste empfindlich.[123] Gelbe, scharfe Leukorrhoe. **[Ars., Sep., Sulph.]**

Atemwege. – Heiserkeit, Räuspern, **Wundheit des Kehlkopfes. Trockener, kitzelnder Reizhusten**; erstickende Beklemmung der Brust, mit bitterem Auswurf tagsüber. Schleimrasseln in der Brust bei Kindern.

Rücken. – Unerträgliche Schmerzen in Lenden und Hüften. **Lumbago**. Steifigkeit der Halsmuskeln.

Extremitäten. – Heftige rheumatische Schmerzen treiben ihn nachts aus dem Bett; er ist gezwungen umherzugehen. Brennen der Sohlen nachts. **[Sulph.] Die Sprunggelenke geben nachmittags nach.** Nächtliche, lähmige Kraftlosigkeit der Füße; (sie haben keine Macht,) er kann nicht auftreten (und wenn er aufsteht, so sinkt er zu Boden).[16]

---

122 Vgl. [12]: „Wehen können auftreten, durch die der Fötus nach oben statt nach unten gedrängt wird."

123 Vgl. [34]: „Neugeborene: … ; Verhärtung der Brustdrüsen, berührungsempfindlich; erysipelatöse Entzündung und Schwellung der Brüste; … "

Schlaf. – Schläfrigkeit mit Stöhnen; Wimmern und Weinen im Schlaf; ängstliche und schreckliche Träume, mit halbgeöffneten Augen.

Modalitäten. – < **Hitze**, Ärger, im Freien, Wind und **nachts**.

> Getragenwerden, feucht-warmes Wetter.

Beziehungen. – Vergleiche: **Cypr., Anth., Acon., Puls., Coff., Staph., Ign.**

Belladonna: Chamomilla folgt Belladonna bei Kinderkrankheiten und Opiumabusus.

Rubus villosus – Brombeere: Durchfall bei Kindern; die Stühle sind wäßrig und lehmfarben.

Antidote: **Camph., Nux-v., Puls.**

Komplementärmittel: **Bell., Mag-c.**

Dosierung. – Dritte bis 30. Potenz.

Chaparro amargoso

Castella texana, „Goat-bush"

Simarubaceae; Nordmexiko, Südtexas

Chronischer Durchfall. Empfindlichkeit über der Leber. Die Stühle verursachen wenig Schmerz, sind aber mit viel Schleim. Dysenterie. Wirkt als Tonikum und gegen periodische Fieberanfälle.

Vergleiche: **Kali-c., Cupr-ar., Caps.**

Dosierung. – Dritte Potenz.

Chelidonium majus

Schöllkraut, Schellkraut

Papaveraceae; Europa, Nordwestafrika, Asien

Ein hervorragendes Lebermittel, es deckt viele direkte Reflexsymptome* von Krankheitszuständen dieses Organes ab. Die gelbsüchtige Haut und besonders der **ständige Schmerz unter dem unteren rechten Schulterblattwinkel** sind sichere Indikationen. Paralytisches Ziehen und Lahmheit in einzelnen Körperteilen. Die große allgemeine Lethargie und Abneigung gegen jede Anstrengung ist ebenfalls ausgeprägt. Beschwerden, die durch Wetterwechsel verursacht sind oder erneut auftreten. **Seröse Ergüsse. Hydrozele. Biliöse* Beschwerden während der Schwangerschaft.**

Kopf. – Kältegefühl am Hinterhaupt, vom Nacken heraufsteigend; **fühlt sich so schwer wie Blei an.** Schwer, lethargisch; Schläfrigkeit ist sehr ausgeprägt, mit allgemeinem Taubheitsgefühl; Schwindel, verbunden mit Leberstörungen. Tendenz, nach vorne zu fallen. Rechtsseitiges Kopfweh zieht abwärts hinter die Ohren und zum Schulterblatt. **Neuralgie über dem rechten Auge**, rechten Jochbein und rechten Ohr, mit exzessivem Tränenfluß, bei vorangegangenem Leberschmerz.

Augen. – Schmutzig gelbe Farbe des Augenweiß. Wundes Gefühl beim Aufwärtssehen. Die Tränen strömen regelrecht heraus. Orbitalneuralgie des rechten Auges, mit überreichlichem Tränenfluß; die Pupillen sind kontrahiert, 〉 Druck.

Nase. – Fächerartige Bewegung der Nasenflügel.[34] **[Lyc.]**

Gesicht. – Gelb; besonders Nase und Wangen. Welke Haut.

Magen. – Die Zunge ist gelb, mit Zahneindrücken; groß und schlaff. **[Merc., Hydr.]** Bitterer oder ekelig fader Geschmack (im Mund bei natürlichem Geschmack der Speisen und Getränke).[17] Schlechter Mundgeruch. **Bevorzugt warme Speisen und Getränke**. Übelkeit, Erbrechen; 〉 **sehr heißes Wasser**. Schmerz durch den Magen zu Rücken und rechtem Schulterblatt. Gastralgie. **Vorübergehend 〉 durch Essen**, besonders wenn mit Lebersymptomen vergesellschaftet.

Abdomen. – Gelbsucht aufgrund von Leber- und Gallenblasenverschluß. Gallenkolik. Auftreibung. Gärung und träge Darmtätigkeit. Einschnürung quer über dem Bauch wie von einem Band. Vergrößerte Leber. Gallensteine. **[Berb.]**

Rektum. – Verstopfung; harte, runde Bälle wie Schafskot, hellgelbe, teigige, lehmfarbene Stühle; der Stuhl schwimmt im Wasser; **abwechselnd Durchfall und Verstopfung**. Brennen und Jucken des Anus. **[Rat., Sulph.]**

Harnwege. – Reichlicher, schäumender und gelber Urin, wie Bier. [Chen-a.] Dunkler, trüber Urin.

Weiblich. – Die Menses sind zu spät und zu reichlich.

Atemwege. – Sehr rasches und kurzes Einatmen; Schmerz beim tiefen Einatmen. Atemnot. Kurzer, erschöpfender Husten; Empfindung von Staub nicht 〉 durch Husten. Keuchhusten; spasmodischer Husten; lockerer und rasselnder Husten; schwieriger Auswurf. Schmerz in der **rechten** Seite von Brust und Schulter, mit behinderter Atmung. Kleine Schleimklumpen fliegen beim Husten aus dem Mund. Heiser am Nachmittag. Zusammenschnürung der Brust.

Rücken. – Nackenschmerz. Der Hals ist steif, der Kopf nach links gezogen. **Ständiger Schmerz unter dem inneren und unteren rechten Schulterblattwinkel.** Schmerz am unteren linken Schulterblattwinkel.

Extremitäten. – Schmerz in Armen, Schultern, Händen und Fingerspitzen. **Eisige Kälte der Fingerspitzen**; schmerzhafte Handgelenke, Reißen in den Metakarpalknochen. Das ganze Gewebe ist bei Berührung schmerzhaft. Rheumatische Schmerzen in Hüften und Oberschenkeln; unerträgliche Schmerzen in den Fersen, wie durch zu enge Schuhe eingezwängt; besonders rechts. Fühlen sich gelähmt an. Parese der unteren Gliedmaßen mit Muskelstarrheit.

Haut. – Trockene Hitze der Haut; juckt, ist **gelb**. Schmerzhafte rote Pickel und Pusteln. Alte, sich ausbreitende, stinkende Ulzera. Welke Haut. Fahl, kalt und klamm.

Modalitäten. – 〈 rechte Seite, Bewegung, Berührung, Wetterwechsel, sehr früh morgens.

〉 nach der Hauptmahlzeit, Druck.

Beziehungen. – Vergleiche: **Nux-v., Sulph., Bry., Lyc., Op., Podo., Sang., Ars.**

Oft rundet **Sulphur** die Wirkung von Chelidonium ab.

Chelidoninum: Spasmen der glatten Muskulatur überall, Darm- und Uteruskolik, Bronchialspasmen, Tachykardie, etc.

Boldo – Peumus boldus: Blasenatonie; Gallenblasenentzündung und Gallensteine. Bitterer Geschmack, Appetitlosigkeit; Verstopfung, Hypochondrie, Mattigkeit, Leberkongestion; brennendes Gewicht in Leber und Magen. Schmerzhafte Lebererkrankungen. Leberstörungen nach Malaria.

Elemuy gauteria: Nieren- und Blasensteine; vom Pulver der Rinde 1 Gran (65 mg) Dosen in Wasser oder 5 Tropfen der Tinktur. Pellagra.

Komplementärmittel: **Lyc., Bry.**

Antidot: **Cham.**

Dosierung. – Tinktur und niedere Potenzen.

Chelone glabra

Glatte Chelone, Kahle Schildblume

Scrophulariaceae; Nordamerika

Ein Lebermittel mit Schmerz oder Schmerzhaftigkeit des linken Leberlappens, nach unten ausstrahlend. Malaria subacuta*. Wundheit der Körperoberfläche, als ob die Haut ab sei (, besonders am Ellenbogen)[12]; Hinfälligkeit. Unwohlsein nach Wechselfiebern. Dyspepsie mit Trägheit der Leber. Gelbsucht. **Rund- und Fadenwürmer.** Ist ein Gegenmittel zu jeglicher Wurmart, die den menschlichen Körper befällt.

Dosierung. – Tinktur in Gaben von 1–5 Tropfen.

Chenopodium anthelminticum

Wurmsamen, Amerikanisches Wurmkraut
Chenopodiaceae; Nord- und Mittelamerika

Der charakteristische Schmerz im Schulterblatt ist sehr ausgeprägt. Symptome von Apoplexie, rechtsseitiger Hemiplegie und Aphasie. Röchelndes Atmen. **[Op.]** Plötzlicher **Schwindel.** Menière-Schwindel. Störungen des Hörnerven. **[Nat-sal.]** Öl von Chenopodium für Haken- und Rundwürmer.

Ohren. – Torpor des Hörnerven. Hören ist 〉 für **hohe** Töne. Ist vergleichsweise taub für den Klang von Stimmen, aber **große Empfindlichkeit für Geräusche wie von einem vorüberfahrenden Wagen**, schreckt auch vor tiefen Tönen zurück. Summen in den Ohren. Vergrößerte Tonsillen. **Menière-Schwindel.**

Harnwege. – Reichlicher, gelber, schäumender Urin, mit beißendem Gefühl in der Urethra. Gelbliches Sediment. **[Chel.]**

Rücken. – **Heftiger Schmerz** (etwas) **unterhalb**[34] des rechten Schulterblattwinkels nahe der Wirbelsäule und durch die Brust.

Beziehungen. – Vergleiche: **Op., Chin., Chel.**

Dosierung. – Dritte Potenz. Öl von Chenopodium für Hakenwürmer, dreimal je 10 Minim (0,6 ml) alle zwei Stunden; auch **Tetrachlorkohlenstoff.**

Chenopodii glauci aphis

Siehe Aphis chenopodii glauci

Chimaphila umbellata

Winterlieb, Doldenblättriges Wintergrün
Pyrolaceae; Europa, Japan, Nordamerika

Wirkt vorrangig auf die Nieren und Urogenitalorgane; beeinflußt auch Lymphknoten, Mesenteriallymphknoten und die weibliche Brust. Plethorische junge Frauen mit Dysurie. Frauen mit großen Brüsten. Leber- und Nierenwassersucht; chronischer Alkoholismus. Beginnende und fortschreitende Katarakte.

Eines der Mittel, dessen Symptome auf die Anwendung bei Blasenleiden, besonders bei akutem und chronischem Blasenkatarrh hinweisen. **Spärlicher Urin, voll fadenziehendem, schleimig-eitrigem Sediment. Prostatavergrößerung.**

Kopf. – Schmerz im linken Stirnbeinhöcker. Hof um das Licht. Jucken der Augenlider. Stechender Schmerz im linken Auge mit Tränenfluß.

Mund. – Zahnweh, ⟨ nach Essen und körperliche Betätigung, ⟩ kaltes Wasser. Schmerz, als ob sanft am Zahn gezogen würde.

Harnwege. – Harndrang. Trüber, stinkender Urin, enthält fadenziehenden oder blutigen Schleim und setzt reichliches Sediment ab. Brennender, heißer Schmerz während des Wasserlassens, nachher Pressen. **Muß pressen,** bevor Harn fließt. Spärlicher Urin. Akute Prostatitis, Verhaltung. **Empfindung im Damm wie von einem Ball**.[124] **[Cann-i.]** Flattergefühl in der Nierengegend. **Glukosurie**. Kann ohne weit auseinandergespreizte Beine und vorgebeugten Oberkörper nicht urinieren.

Männlich. – Brennen in der Urethra vom Blasenhals bis zum Harnröhrenausgang. Chronische postgonorrhoische Schleimabsonderung aus der Urethra. Prostatorrhoe. Prostatavergrößerung und -reizung.

Weiblich. – Die Labien sind entzündet und geschwollen. Schmerz in der Vagina. Hitzewallungen. Schmerzhafter **Brusttumor** (bei jungen, unverheirateten Frauen),[34] nicht ulzeriert, mit unverhältnismäßig starker Milchsekretion. Rasche Atrophie der Brüste. Frauen mit **sehr großen Brüsten** und Brustdrüsentumor mit **heftigem** Schmerz durch den Tumor.

Extremitäten. – Gefühl von einem Band oberhalb des linken Knies.[125]

---

124 Vgl. [34]: „Empfindung von einer Schwellung im Damm beim Hinsetzen, als ob ein Ball dagegen drücken würde. (Harnwegsbeschwerden).“

125 Vgl. [34]: „Schmerz in den Flexoren des linken Knies, strahlt um den Oberschenkel herum unmittelbar über die Kniescheibe aus; … “

Haut. – Skrofulöse* Ulzera. Vergrößerte Drüsen.

Modalitäten. – ⟨ feuchtes Wetter; Sitzen auf kalten Steinen oder kaltem Fußboden; linke Seite.

Beziehungen. – Vergleiche: **Uva., Led., Epig.**

Chimaphila maculata – Geflecktes Wintergrün: Heftig nagender Hunger; hitziges Fieber[126]; Schwellungsgefühl in den Achselhöhlen.

Dosierung. – Tinktur bis dritte Potenz.

China officinalis

Cinchona officinalis, Chinarindenbaum
Rubiaceae; Südamerika

Schwäche durch erschöpfende Absonderungen und durch Verlust von Körperflüssigkeiten, zusammen mit **nervösem Erethismus**, verlangen dieses Mittel. Periodizität ist höchst ausgeprägt. Ist zugluftempfindlich. Selten in den Frühstadien von akuten Erkrankungen angezeigt. Chronische Gicht. Chronisch eitrige Pyelitis. Postoperative Blähungsschmerzen, nicht ⟩ durch Windabgang.

Gemüt. – Apathisch, gleichgültig, ungehorsam, schweigsam und niedergeschlagen. Ideenandrang; verhindert den Schlaf. Neigung, die Gefühle anderer Menschen zu verletzen. Plötzliches Aufschreien und Umherwerfen.[127]

Kopf. – Schwindlig beim Gehen. Gefühl, als würde der Schädel zerspringen. Schwanken und schmerzhaftes Anschlagen des Gehirns an den Schädel.[4] **[Sulph., Sul-ac.]** Heftiges **Pochen** von Kopf und Karotiden. Erst krampfhaftes Kopfweh im Scheitel, dann Schmerz auf den Seiten des Kopfs wie zerschlagen. ⟩ Druck und warmes Zimmer. Empfindliche Kopfhaut; ⟨ Haarekämmen. Schmerzen ⟨ im Freien, von einer Schläfe zur anderen. ⟨ Berührung, Luftzug und Auftreten.

Augen. – Blaue Schatten um den Augen. Eingefallene Augen. Gelbliche Sklera. Schwarze Punkte, hellglänzende Gesichtstäuschungen; Nachtblindheit bei anämischer Retina. Flecken vor den Augen. Lichtscheu. Ver-

126 Vgl. [12]: „Hitziges Fieber; das Blut fühlt sich erhitzt an." Und: [34]: „Fieber, mit Brennen, heißer Haut und Durst. Denkt, daß der Krankheitszustand des Blutes die Haut reizt, wie vor dem Ausbruch eines Erysipels, von Scharlach, oder Masern; juckt schrecklich."

127 Vgl. [16]: „Während heiterer Gemüthsstimmung jählinges, kurzdauerndes Aufschreien und Herumwerfen, ohne sichtliche oder merkbare Veranlassung."

drehung der Augäpfel. Intermittierende Ziliarneuralgie. **Drücken in den Augen**. Amaurosis; heißer Tränenfluß.

Ohren. – **Ohrenklingen**. Das äußere Ohr ist berührungsempfindlich. Geräuschempfindlich. Die Ohrläppchen sind rot und geschwollen.

Nase. – Unterdrückter Katarrh. Leichtes Nasenbluten, besonders beim morgendlichen Aufstehen. Schnupfen, Niesen, wäßrige Absonderung. Heuschnupfen, wäßriger Schnupfen, Schmerz in den Schläfen. Heftiges **trockenes** Niesen. Kalter Schweiß an der Nase.

Gesicht. – Das Gesicht ist gerötet nach Blutungen, sexuellen Exzessen oder Verlust von Körperflüssigkeiten. Fahle Gesichtshaut. Gedunsenes, rotes Gesicht.

Mund. – Zahnweh; > Zusammenbeißen der Zähne und durch Wärme. Dicker, schmutziger Zungenbelag; die Spitze brennt, gefolgt von übermäßigem Speichelfluß. Bitterer Geschmack. Das Essen schmeckt zu salzig. Fader Geschmack.

Magen. – Empfindlich, kalt. Erbrechen von unverdauter Nahrung. Langsame Verdaung. Gewicht nach dem Essen. Üble Folgen von Teegenuß. Hunger ohne Appetit. Milchunverträglichkeit. Hungriges Verlangen nach Speisen, die aber unverdaut bleiben. **Blähungen; lautes Aufstoßen** einer bitteren Flüssigkeit oder Aufschwulken von Essen **erleichtert nicht**; < Essen von Früchten. **Schluckauf**. Aufgetriebenheit > Bewegung. Flüchtige Stiche hier und da (im Magen) und Unterleib.[16]

Abdomen. – Starke Blähungskolik; > Zusammenkrümmen. **Tympanie**. Schmerz im rechten Hypochondrium. **Gallensteinkolik. [Triumf.]** Leber und Milz sind geschwollen und vergrößert. Gelbsucht. Innerliche Kälte von Magen und Bauch. Gastro-Duodenalkatarrh.

Stühle. – Unverdaute, schaumige, gelbe; **schmerzlose** Stühle; < nachts, nach Mahlzeiten, während heißen Wetters, durch **Früchte**, Milch und Bier. Äußerst entkräftend, mit vielen Blähungen. Schwieriges Entleeren von Stühlen, selbst wenn sie weich sind. **[Alum., Plat.]**

Männlich. – (Der Geschlechtstrieb ist) erregt; lüsterne Phantasiebilder.[4] Häufige Ergüsse, gefolgt von großer Schwäche. Orchitis.

Weiblich. – Die Menses sind zu früh. **Dunkle Blutgerinnsel und geblähter Leib**. Reichliche Menses mit Schmerz. Zu großes Verlangen. Blutiger Weißfluß; scheint an die Stelle der üblichen Menstruationsblutung zu treten. Schmerzhafte Schwere im Becken.

Atemwege. – Grippe mit Schwäche. Kann mit flach liegendem Kopf nicht atmen. Angestrengte, langsame Atmung; ständiges Erstickungsgefühl.

Erstickender Katarrh; Rasseln in der Brust; heftiger Reizhusten **nach jeder Mahlzeit**. Blutung aus den Lungen. Atemnot, heftiger Schmerz in der linken Lunge. Asthma; ⟨ feuchtes Wetter.

Herz. – Unregelmäßig, mit schwachen und schnellen Schlägen, gefolgt von starken und harten Schlägen. Erstickungsanfälle, Synkope; Anämie und Wassersucht.

Rücken. – Heftige Schmerzen quer durch die Nieren, ⟨ Bewegung und in der Nacht. Messerartige Schmerzen am Rücken. (D. MacFarlan).

Extremitäten. – **Glieder- und Gelenkschmerzen**, wie zerschlagen; ⟨ **leichte Berührung**; ⟩ harter Druck. Empfindung wie von einem Band um die Glieder. Die Gelenke sind geschwollen; sehr empfindlich, fürchtet sich vor frischer Luft. Große Hinfälligkeit, Zittern, mit taubem Gefühl. Abneigung gegen körperliche Betätigung; berührungsempfindlich. Schwäche der Gelenke; ⟨ morgens und beim Sitzen.

Schlaf. – Schläfrigkeit. Unerfrischender Schlaf oder ständiger Stupor. Wacht früh auf. Anhaltende Schlaflosigkeit. Schreckhafte, ängstliche Träume mit unbesinnlichem Erwachen ohne den Traum loszuwerden und fortdauernder Angst vor dem Traum. Schnarchen, besonders bei Kindern.

Fieber. – Intermittierend, die Paroxysmen kündigen sich an; kehren jede Woche wieder. Alle Stadien sind deutlich ausgeprägt. Frösteln gewöhnlich am Vormittag, in der Brust beginnend; Durst vor dem Froststadium, wenig und häufig. Schwächende Nachtschweiße. Jede kleine Anstrengung ruft reichliches Schwitzen hervor, besonders an einzelnen Körperteilen.

Haut. – **Äußerste Berührungsempfindlichkeit**, aber ⟩ durch harten Druck. **Kälte**; starkes Schwitzen. Eine Hand ist eiskalt, die andere warm. Anasarka. **[Ars., Apis.] Dermatitis**; Erysipele. Verhärtete Drüsen; skrofulöse* Geschwüre und Karies*.

Modalitäten. – ⟨ **leichteste Berührung**. Luftzug; jeden zweiten Tag; Verlust von Körperflüssigkeiten; nachts; **nach dem Essen**; sich Vornüberbeugen.

⟩ Zusammenkrümmen; harter Druck; im Freien; Wärme.

Beziehungen. – Antidote: **Arn., Ars., Nux-v., Ip.**

Vergleiche: **Ars., Cedr., Nat-s.**

Chinidinum: Anfallsartige Tachykardie und **Vorhofflimmern**. Die Herztätigkeit ist verlangsamt, und die atrio-ventrikuläre Überleitungszeit ist verlängert. Gaben von $^{1}/_{2}$ Gran (32,5 mg) dreimal täglich.

Cephalanthus occidentalis – Knopfbusch: Wechselfieber, Halsentzündung, rheumatische Symptome und lebhafte Träume.

Cydonia vulgaris – Quitte: Es wird angenommen, daß es zur Stärkung der Sexualorgane und des Magens nützlich ist.

Komplementärmittel: **Ferr., Calc-p.**

Dosierung. – Tinktur bis 30. Potenz.

Chininum arsenicosum

Chininarsenit, $3(C_{20}H_{24}N_2O_2)\ H_3AsO_3 \cdot 4H_2O$

Die durch diese Arznei hervorgerufenen Symptome von allgemeiner **Mattigkeit und starker Erschöpfung** wurden verwendet, um es homöopathisch als allgemeines Tonikum zu verschreiben, oft mit ganz deutlich günstiger und prompter Wirkung. Bei Diphtherie mit starker Prostration, besonders bei langandauernden Fällen und malariaartigen Leiden, Neuralgien etc. hat es sich als heilsam erwiesen. Periodisch wiederkehrende Asthmaanfälle, mit starker Erschöpfung. Eiskalte Haut. Druck im Solarplexus, mit Empfindlichkeit der Wirbelsäule dahinter.[128]

Kopf. – Müdes Gefühl. Der Kopf ist voll (als würde er platzen).[12] Pochen. Große Angst. Starke Reizbarkeit. Schwindel; ‹ Hochschauen. Dumpfes, schweres Kopfweh, an Stirn und Hinterkopf. (Heftige,) stechende (, quälende) Schmerzen ziehen in den Kopf (und verhindern den Schlaf).[34]

Augen. – Intensive Photophobie und Spasmen des Musculus orbicularis oculi; Hervorströmen heißer Tränen. Flackern (vor dem linken Auge) mit Schmerz und Tränenfluß.[34]

Mund. – Die Zunge ist dick belegt; gelber, schleimiger Belag. Bitterer Geschmack. Hat keinen Appetit.

Magen. – Abwechselnd Hyper- und Hypoazidität. Hyperchlorhydrie. **[Rob., Arg-n., Orex-t.]** Durst auf Wasser, aber es bekommt nicht. **Anorexie. Eier** (und Fisch) **rufen** (sofort einen schmerzlosen) **Durchfall hervor.**[34]

Herz. – Herzklopfen. Gefühl, als hätte das Herz aufgehört zu schlagen. Erstickungsanfälle, treten in periodischen Paroxysmen auf. Muß frische Luft haben. Kurzatmigkeit beim Steigen; kardiale Atemnot; Kreislaufschwäche nach akuten Infektionen; frühzeitige Herzmuskeldegeneration.

---

128 Vgl. [34]: „Druck im Solarplexus, als hätte er zähes Fleisch oder harte Nüsse gegessen, strahlt zum Rücken aus, wo es sich in eine kneifende Empfindung wandelt, die Wirbelsäule ist an dieser Stelle schmerzempfindlich bei Berührung."

Extremitäten. – Schwache Glieder. **Kälte der Hände und Füße, Knie und Glieder.** Reißende Schmerzen.

Schlaf. – Schlaflosigkeit aufgrund nervöser Ursachen. (Eine Einzelgabe der fünften oder sechsten Potenz).

Fieber. – Anhaltend, mit Schwäche. Der Organismus ist erschöpft durch Flüssigkeitsverlust.

Beziehungen. – Vergleiche: **Chin-s.**

Chininum muriaticum – Chininhydrochlorid: Bei heftigen neuralgischen Schmerzen um die Augen, mit Frösteln; übersteigerte Empfindlichkeit gegenüber Alkohol und Tabak; starker Erschöpfung und Ruhelosigkeit.

Ferrum citricum: Bei Nephritis mit starker Anämie; saure Dyspepsie bei Chlorose*. Morbus Werlhoff.

Macrozamia spiralis: Äußerste Schwäche nach Erkrankungen; Kollaps.

Oenothera biennis – Nachtkerze: Müheloser Durchfall mit nervöser Erschöpfung; beginnendes Hydrozephaloid.

Dosierung. – Zweite und dritte Trituration.

Chininum sulphuricum

Neutrales Chininsulfat, $(C_{20}H_{24}N_2O_2)_2\ H_2SO_4 \cdot 8H_2O$

Eine Gabe von Chininum sulphuricum in hoher Potenz weckt manchmal eine unterdrückte Malaria und bringt die Schübe wieder zum Vorschein. Neben seinem unbezweifelbaren Einfluß auf Malaria ist es homöopathisch immer dann angezeigt, wenn eine deutliche Periodizität und Empfindlichkeit der Wirbelsäule vorhanden ist. **Akuter Gelenkrheumatismus.** Polyartikuläre Gicht. Juckreiz und Blutfülle des Rektums. Symptome von **chronischer interstitieller Nephritis**. Retrobulbäre Neuritis mit plötzlicher Blindheit. Fadenförmige Blutgefäße. Schluckauf.

Sofortige und rasche Abnahme der Erythrozytenzahl und des Hämoglobingehalts mit gesteigerter Chloridausscheidung. Neigung zu polynukleärer Leukozytose.

Kopf. – Schmerz in Stirn und Schläfen, kommt allmählich gegen Mittag auf, aufgrund von Malaria, mit Schwindel und Pulsieren. ‹ linke Seite. Fällt auf der Straße hin; unfähig, stehen zu bleiben. Blindheit.

Ohren. – Heftiges Klingen, Summen und **Sausen in den Ohren, mit Taubheit.**

Gesicht. – Die Neuralgie beginnt unter dem Auge; strahlt in und um das Auge herum aus. Die Schmerzen kehren mit großer Regelmäßigkeit wieder; 〉 Druck.

Urin. – Blutig. Trübe, mit schleimigen (Flocken) und lehmfarbigem, fettem Niederschlag.[4] Geringe Mengen von Harnstoff und Phosphorsäure mit einem Übermaß an Harnsäure und Chloriden, begleitet von Untertemperatur. Übermäßiger Harnfluß. Albuminurie.

Rücken. – Große Empfindlichkeit der Brustwirbel; Schmerzen bei Druck. Empfindlichkeit des letzten Halswirbels (und des ersten Brustwirbels bei Druck).[17] Die Schmerzen strahlen zu Kopf und Nacken aus.

Fieber. – Frost täglich gegen 15 Uhr. Schmerzhafte Schwellung verschiedener Venen während des Froststadiums. Zittern selbst in einem warmen Zimmer. Leidet Qualen. Untertemperatur.

Haut. – Jucken; Erythem, Urtikaria, Ikterus, Bläschen, Pusteln und Purpura. Große Empfindlichkeit. Die Haut ist schlaff (; hängt lose um die Knochen).[4]

Beziehungen. – Vergleiche: **Ars., Eup-per., Methylenblau.**

Chininum salicylicum: Taubheit, Ohrenklingen und Menière-Schwindel.

Baja – eine indische Arznei: Soll beinahe unfehlbar bei Wechselfiebern sein, Quartana – Typ; pochender Kopfschmerz, injizierte Augen und gerötetes Gesicht. Leber und Milz sind vergrößert. Ödeme.

Calliandra houstoni – Pambotano, eine mexikanische Arznei: Wechsel- und Tropenfieber.

Camphora bromata: Soll die Wirkung von Chinin verstärken und verlängern.

Antidote: **Parth., Nat-m., Lach., Arn., Puls.**

Dosierung. – Erste bis dritte Verreibung; auch 30. Potenz und höher.

Chionanthus virginica

Schneeflockenbaum, Giftesche
Oleaceae; USA

Dieses Mittel ist oft bei verschiedenartigen Formen von Kopfweh nützlich, wie neurasthenischem Kopfschmerz, **periodischer Migräne**, menstruellem und biliösem Kopfschmerz*. In Tropfendosierungen einige Wochen eingenommen, wird es die habituelle Migräne häufig beseitigen. Der

Schmerz sitzt in der Stirn, hauptsächlich über den Augen. Die Augäpfel sind sehr schmerzhaft, mit Druck über der Nasenwurzel. Leberstörungen. **Gelbsucht**. Vergrößerte Milz. **[Cean.]** Gelbsucht mit unterbrochenem Menstruationsfluß. Ist ein hervorragendes Lebermittel. **Gallensteine. [Berb., Chol., Calc.] Diabetes mellitus**. Anfallsartige Bauchschmerzen.

Kopf. – Lustlos, apathisch. Dumpfer Stirnkopfschmerz, über der Nasenwurzel, über den Augen, durch die Schläfen, 〈 Bücken, Bewegung und Erschütterung. **Gelbe Konjunktiven**.

Mund. – Trockenheitsgefühl nicht 〉 durch Wasser, auch reichlicher Speichelfluß. Die Zunge ist breit, mit dick gelbem Belag.

Abdomen. – Schmerzen in der Nabelgegend, kolikartige Schmerzen. Gefühl, als ob ein Band zu einer Schlinge um die Eingeweide geknüpft sei, die plötzlich zusammengezogen und dann allmählich gelockert wird. Die Leber ist schmerzhaft; **vergrößert, bei Gelbsucht** und Verstopfung. Lehmfarbener Stuhl, auch weich, gelb und teigig. Die Zunge ist dick belegt. Appetitlos. Gallenkolik. Die Leberregion ist empfindlich. Pankreaserkrankung und andere Drüsenstörungen.

Urin. – Große Menge von hohem spezifischem Gewicht; häufiges Urinieren; Galle und Zucker im Harn. Der Urin ist sehr dunkel.

Haut. – Gelb; ausgeprägte Feuchtigkeit der Haut. Fahl, grünlich, juckend.

Beziehungen. – Vergleiche: **Chin., Cean., Chel., Card-m., Podo., Lept.**

Dosierung. – Tinktur und erste Potenz.

Chloralum hydratum

Chloralhydrat, $CCl_3CH(OH)_2$

In physiologischen Dosierungen ist diese Arznei ein kräftig wirkendes Schlafmittel und Herzdepressivum. Es hat eine ausgeprägte Wirkung auf die Haut, wo es Erytheme, Ekchymosen etc. hervorruft; diese Symptome wurden homöopathisch mit viel Erfolg verwendet, besonders bei der Behandlung von Nesselsucht. Emotionale Erregbarkeit, Halluzinationen. Pavor nocturnus bei Kindern (, besonders bei der Zahnung).[34] Große Muskelschwäche.

Kopf. – Morgendliches Kopfweh; besonders in der Stirn, auch im Hinterkopf; 〈 Bewegung; 〉 im Freien. Passive zerebrale Hyperämie (30. Potenz verwenden). Gefühl, als sei ein heißes Band von Schläfe zu Schläfe gezogen (, mit dem Gefühl eines brennenden Ringes um jedes Auge).[11] Hört Stimmen.

Augen. – Die Augen sind (injiziert und) blutunterlaufen, ständig wässernd.[34] Lichtkreise, schwarze Flecken. Gesichtstäuschungen bei geschlossenen Augen oder in der Nacht. Trübes Sehen. Konjunktivitis, Brennen in Augen und Lidern; die Augäpfel fühlen sich zu groß an; alles sieht **weiß** aus.

Atemwege. – Äußerste Atemnot, mit dem Gefühl eines Gewichtes (auf der Brust, in der Gegend des Brustbeins, nachts)[11]. Zusammenschnürungsgefühl der (unteren) Brust (mit Atemnot, bei organischen Herzleiden.)[34] Asthma, mit Schlaflosigkeit.

Schlaf. – Schlaflosigkeit, Halluzinationen und schreckliche Träume. Somnolenz.

Haut. – Rote Flecke, wie bei Masern. **Urtikaria, ‹ alkoholische Getränke** und heiße Getränke. Erythem ‹ alkoholische Getränke, mit Herzklopfen; verursacht Schmerz in Sehnen und Extensoren. Heftiges Jucken. Die Körperoberfläche ist **völlig kalt**. Die Quaddeln treten durch Frösteln auf; › Wärme. Purpura. **[Phos., Crot-h.]**

Modalitäten. – ‹ nach heißen Getränken, Stimulantien, Essen und in der Nacht.

Beziehungen. – Antidote: **Ammc., Atro., Dig., Mosch.**

Vergleiche: **Bell., Op., Apis.**

Veronal – Barbital, $C_8H_{12}N_2O_3$: Eine gefährliche Arznei, die durch die Wirkung von Alkohol auf Harnstoff entsteht, enthält chemisch dasselbe Radikal wie Alkohol. Macht einen Mann so betrunken wie reiner Alkohol. Taumelt, kann nicht aufstehen. (Dr. Varney). Konfluierende, rötliche Flecken; Dermatitis, Jucken von Eichel und Vorhaut; umschriebener Hautausschlag auf dem ersten Fingergrundgelenk.

Luminal – Phenobarbital, $C_{12}H_{12}N_2O_3$: Schlaflosigkeit mit Hautsymptomen bei Migräne; Lethargie wie bei epidemischer Enzephalitis. (Dr. Royal).

Dosierung. – Erste Verreibung bei Nesselausschlag, andernfalls höhere Potenzen. Lokal bei stinkendem Fußschweiß, ein Bad mit einer 1%igen Lösung. Für physiologische Wirkungen 5–20 Gran (0,325–1,3 g). Vorsichtig verwenden.

Chloroformium

Chloroform, Trichlormethan, $CHCl_3$

Ein allgemeines Anästhetikum und Antispasmodikum. Völlige Muskelerschlaffung. Schwacher und schneller Puls, flache oder röchelnde Atmung. Konvulsionen, Nieren- oder Gallenkolik, Gastralgie.

Die Symptome stammen aus einer Prüfung der sechsten Potenz durch Dr. D. Macfarlan: Große Schwäche, besonders rechtsseitig. Die Glieder sind knieabwärts sehr müde. Schwitzt an Gesicht und Brust überall stark; ist dösig und schwindelig; Lippen und Rachen sind trocken; trockener, kitzelnder Husten nachts. Blähungen; Aufschwulken des Essens; wundes und zerschlagenes Gefühl im Magen; Schmerz in der Herzgegend, wie von Zugreifen. Heftiger Schmerz in der rechten Brust, wenn er einen langen Atemzug macht; Kurzatmigkeit bei körperlicher Betätigung. Delirium, bei dem Erregung und Heftigkeit vorherrschen.

Kopf. – (Arachnoiditis:) Der Kopf ist zu den Schultern hinabgezogen, die Augen öffnen und schließen sich (unglaublich) schnell, (Augäpfel sind nach unten gerollt,) Pupillen kontrahiert; (Schaum vor dem Mund, die Kiefer sind verschlossen, die Lippen fest zusammengepreßt; stertoröse Atmung; blaue Verfärbung unter den Nägeln) schnelle krampfartige Bewegungen des Gesichtes, der Muskeln und der Extremitäten.[34]

Beziehungen. – **Aether**: Postoperative Bronchitis (Prof. Bier).

Spiritus aetheris compositus – Hoffmannstropfen: Blähungen; Angina pectoris. Dosierung 5 Minim bis zu einer Drachme (0,3–3,7 ml) in Wasser.

Phosphorus ist das Mittel bei Chloroformnarkose.

Dosierung. – Höhere Potenzen oder die sechste.

Chlorum

Chlor, Cl

Die ausgeprägte Wirkung auf die Atmungsorgane, wo es Stimmritzenkrampf verursacht, ist das Hauptsymptom dieses Mittels. Bei Asthma, um den Stimmritzenkrampf zu lösen. Ist äußerlich und innerlich bei Gangrän nützlich.

Gemüt. – Furcht, verrückt zu werden. Auffallender Gedächtnisverlust, **besonders für Namen.**[129]

Atemwege. – Rußige und rauchige Nasenlöcher. Schnupfen mit plötzlichem Herausfließen einer scharfen, ätzenden Flüssigkeit, was die Nase innen und an den Flügeln wundmacht. **Einschnürung, mit Erstickungsgefühl. Stimmritzenkrampf**. Reizung von Epiglottis, Larynx und Bronchien. Stimmverlust durch feuchte Luft. **Plötzliche Atemnot durch Stimmritzenkrampf**, mit starr hervortretenden Augen, blauem Gesicht, kaltem Schweiß und kleinem Puls. **Freie Einatmung bei behinderter Ausatmung. [Meph.]** Livide Gesichtsfarbe. Anhaltendes, lautes und pfeifendes Rasseln. Extreme Trockenheit der Zunge.

Dosierung. – Die Chlorlösung muß frisch zubereitet werden, wenn sie maximal wirken soll. Vierte bis sechste Potenz.

Cholesterinum

Cholesterin, $C_{27}H_{45}OH$ – das Wirkprinzip wird von dem Epithel gebildet, das Gallenblase und -gänge auskleidet.

Leberkrebs. **Hartnäckige Lebervergrößerung**. Brennender Schmerz in der Seite; weil es ihn so schmerzt, hält er beim Gehen die Hände auf die Seite. Glaskörpertrübungen. Gelbsucht; Gallensteine.[130] Cholesterin ist der physiologische Antagonist von Lezithin. Beide scheinen eine unbekannte Rolle im Wachstum von Tumoren zu spielen. Gallensteine und Schlaflosigkeit.

Beziehungen. – Vergleiche: **Natrum taurocholicum** in der Homöopathie. – Dr. I.P. Tessier analysierte in einer interessanten Studie über Galle und ihre Salze bei Leberbeschwerden eine Reihe von Experimenten führender Autoritäten mit dem Ziel, deren Wirkung zu ermitteln, und kam zu dem Schluß, daß die Homöopathie mit Natrum taurocholicum ein nützliches Mittel gegen gewisse Formen von hypoglobärer Anämie besitze. Er behauptet, daß die Pathogenese und Toxikologie deutlich auf den Wert von Natrum taurocholicum hinweise und daß es uns auch als Mittel bei

---

129 Vgl. [34]: „Kann sich der Namen nicht erinnern, wenn er Menschen sieht, und wenn er die Namen sieht, erinnert er sich nicht der Personen."

130 Vgl. [32]: „Ist beinahe ein Spezifikum für Gallensteinkolik; lindert die Qualen unmittelbar."

Fällen von Milzhypertrophie und Ganglien nützlich sein sollte. Er lenkt unsere Aufmerksamkeit auf die Tatsache, daß es Atemnot, Cheyne-Stokes-Atmung, akute Lungenödeme und eine intensive Steigerung des Herzschlages hervorruft, und damit ein weites Feld für klinische Studien und hochinteressante Experimente bietet, die zu fruchtbaren und wichtigen Ergebnissen führen könnten.

Dosierung. – Dritte Trituration.

Chromicum acidum

Acidum chromicum, Chromsäureanhydrid, CrO_3

Bei Diphtherie, retronasalen Tumoren und Epitheliom der Zunge wurde dieses Mittel mit Vorteil angewandt. Blutige, faulig riechende Lochien. Die Symptome kommen und gehen **plötzlich** und kehren periodisch wieder; stinkende Absonderungen.

Nase. – Geschwüre und Schorf in der Nase. Widerwärtiger Geruch. Fressender Schmerz. Ozäna. **[Aur.]**

Hals. – Diphtherie; Halsentzündung. Zäher Schleim, mit Neigung, ihn zu verschlucken; < wenn er sich räuspern muß.[131] Retronasale Tumoren.

Rektum. – Wäßrige, häufige, reichliche Stühle mit Übelkeit und Schwindel. Innerliche und blutende Hämorrhoiden. Schwäche im Kreuz.

Extremitäten. – Unbehagen in den Gliedern. Schmerz in den Schulterblättern und im Nacken. Schmerz in den Knien und den Fußballen. Ziehender Schmerz in den Sohlen beim Gehen,

Beziehungen. – Vergleiche: **Kali-bi., Rhus-t.**

Chromium sulphuricum: Bei motorischer Ataxie, Kropf, **Prostatahypertrophie**. Herpes praeputialis. Torticollis. Es hat auch Bezug zu Exophthalmus, hemmt den Vagus, bessert Tachykardie. Es wirkt wie ein Nervenstärkungsmittel, wo ein Mangel an Nerventonus vorhanden ist. Fibrome. Kinderlähmung. Dosierung für Erwachsene 3–5 Gran (195–325 mg) nach den Mahlzeiten und vor dem Zu-Bett-Gehen.

Dosierung. – Homöopathisch, dritte bis sechste Trituration.

---

131 Vgl. [34]: „Ansammlung von zähem Schleim im Hals, mit der ständigen Neigung ihn zu schlucken, weil er nur schwer hochgeräuspert werden kann."

Chrysarobinum

Goa- oder Bahia-Pulver, Reinsubstanz aus Andira araroba
Fabaceae; Brasilien

Wirkt wie ein kräftiges Reizmittel auf die Haut und wird erfolgreich bei Hautkrankheiten, besonders **Tinea, Psoriasis,** Herpes tonsurans, Rosacea angewendet. Bläschenartige oder schuppige Hautläsionen in Verbindung mit übelriechenden Absonderungen und Krustenbildung, die zum Konfluieren neigen und so erscheinen, als wäre die ganze Stelle von einer einzigen Kruste bedeckt (Bernstein). **Heftiges Jucken**, an Oberschenkel, Beinen und **Ohren**. Trockener, schuppiger Ausschlag, besonders um Augen und Ohren herum, Krusten mit Eiter darunter. **[Mez.]**

Augen. – Blepharitis, Konjunktivitis, Keratitis. Intensive Lichtscheu. Optische Überempfindlichkeit.

Ohren. – Ekzem hinter den Ohren. Eine schmutzige, schorfige Affektion mit der Neigung, dicke Krusten zu bilden. Das ganze Ohr und das umliegende Gewebe erscheint wie eine einzige Kruste.

Beziehungen. – Chrysarobinum enthält **Chrysophan**, welches rasch zu **Chrysophansäure** oxidiert wird. Diese ist auch in Rhabarber und Sennesblättern enthalten.

Dosierung. – Lokal als Wachssalbe, 4–8 Gran (260–520 mg) auf eine Unze (31 g) Vaseline. Innerlich dritte bis sechste Potenz. Bei äußerlicher Anwendung sollte es, wegen seiner Fähigkeit, Entzündungen hervorzurufen, mit Vorsicht verwendet werden.

Cicuta virosa

Wasserschierling, Wüterich
Apiaceae; Nord- und Mitteleuropa

Die Wirkung auf das Nervensystem, an dem Cicuta spasmodische Beschwerden wie Schluckauf, Kinnbackenkrampf, Tetanus und Konvulsionen hervorruft, ergibt das pathologische Bild, das besonders nach diesem Mittel verlangt, sofern es durch die individuelleren Symptome der Arznei weitergehend charakterisiert ist. Unter diesen findet sich das **Nach-hinten-Biegen von Kopf, Hals und Rückgrat,** und das allgemeine Verhalten[41] des Patienten ist **heftig**, mit schrecklichen Verrenkungen. Heftige, seltsame Begierden. Empfindung innerlichen Frostes. Stöhnen und Heulen. Führt absurde Handlungen aus. Ausgeprägte Wirkung auf die Haut.

Gemüt. – Delirium, mit Singen, Tanzen und komischer Gestik. Alles erscheint fremd und schrecklich. Verwechselt die Gegenwart mit der Vergangenheit; fühlt sich wie ein Kind.[132] Benommenes Gefühl. Melancholie mit Teilnahmslosigkeit. Mißtrauisch. Epilepsie; Stöhnen und Jammern.[133] Lebhafte Träume.

Kopf. – **Der Kopf ist zu einer Seite gedreht oder gezogen. Zerebrospinale Meningitis. Die Halsmuskeln sind kontrahiert.** Schwindel mit Magenschmerz und Muskelspasmen. Plötzliche heftige Stöße durch den Kopf. Start ununterbrochen auf Gegenstände.[134] **Konvulsionen** von einer Gehirnerschütterung. Dicker, gelber Schorf am Kopf. Die Kopfsymptome werden 〉 durch Blähungsabgang.

Augen. – Beim Lesen verschwinden die Buchstaben. **Die Pupillen sind erweitert, apathischer Strabismus.** Die Gegenstände entfernen sich, kommen heran und erscheinen doppelt. Die Augen starren. Die Pupillen verschwinden hinter dem Oberlid, wenn der Kopf sich neigt. Folgen von Aufenthalt im Schnee. Spasmodische Leiden der Augen und des Augenapparates. Strabismus; periodisch, spasmodisch nach einem Sturz oder einem Schlag.

Ohren. – Schwieriges Hören. Plötzliches Platzen[16], besonders beim Schlucken. **Blutung aus den Ohren.**

Gesicht. – Konfluierende Pusteln, wobei sie dicke, gelbe Krusten an Gesicht, Kopf, Mundwinkeln und Kinn bilden, mit brennendem Schmerz. **Rotes Gesicht.** Kinnbackenkrampf; Neigung, mit den Zähnen zu knirschen.

Hals. – Trocken. Der Hals scheint (innerlich) wie zugewachsen zu sein.[16] Ösophagusspasmus; kann nicht schlucken. Auswirkungen auf die Speiseröhre vom Verschlucken eines scharfen Knochenstückchens.

Magen. – Durst; brennender Druck; **Schluckauf.** Klopfen in der Magengrube, welche fausthoch aufgetrieben war. Verlangen nach unnatür-

---

132 Vgl. [16]: „Er deuchtete sich wie ein Kind von 7, 8 Jahren, als wären ihm die Gegenstände sehr lieb und anziehend wie einem Kinde das Spielzeug."

133 Vgl. [16]: „Wimmern, Winseln und Heulen."

134 Vgl. [16]: „Starrsehen: sie sieht unverwandten Blicks auf eine und dieselbe Stelle hin und kann nicht anders, so gern sie auch wollte …; zwingt sie sich mit Gewalt, durch Wegdrehen des Kopfs, den Gegenstand mit den Augen zu verlassen, so verliert sie ihre Besinnung, und es wird ihr Alles finster vor den Augen."

lichen Dingen **wie Kohle. [Alum., Calc.]** Verdauungsstörung mit Unempfindlichkeit, Schaum vor dem Mund.

Abdomen. – Blähungen mit Angst und Verdrießlichkeit. Kollern im Bauch. Aufgetrieben und schmerzhaft. Kolik, mit Konvulsionen.

Rektum. – Durchfall morgens, mit unwiderstehlichem Harndrang. Jucken im Rektum.

Atemwege. – Die Brust fühlt sich eng an, kann kaum atmen. Tonischer Krampf im Brustmuskulatur. Hitze in der Brust.

Rücken und Extremitäten. – Spasmen und Krämpfe in der Nackenmuskulatur und spasmodisches Rückwärts-Ziehen des Kopfes. Weder können die gebeugten Glieder gestreckt, noch die gestreckten gebeugt werden. **Der Rücken ist nach hinten wie ein Bogen gekrümmt**. Rucken, Reißen im Steißbein, besonders während der Menses.

Haut. – Ekzem; kein Jucken, das Exsudat wird zu einer **harten, zitronenfarbigen Kruste**. Unterdrückte Ausschläge verursachen Hirnerkrankungen. Erhabene Ausschläge, so groß wie Erbsen. Chronische Impetigo.

Modalitäten. – 〈 Berührung, Zugluft, Erschütterung, Tabakrauch.

Beziehungen. – Vergleiche: **Hydr-ac., Con., Oena., Stry., Bell.**

Cicuta maculata – Gefleckter Wasserschierling: Die Wirkung ist sehr ähnlich; dabei sind die herausragendsten Symptome: Fällt in Ohnmacht, tetanische oder klonische Konvulsionen. Der Körper ist schweißbedeckt. Bei Tetanus und Epilepsie in Betracht zu ziehen. Tinktur und niedere Potenzen.

Antidote: **Op., Arn.**

Dosierung. – Sechste bis 200. Potenz.

Cimex lectularius

Acanthia lectularia, Bettwanze, Schnabelkerve
Hemipteroidea; ubiquitär

Von Nutzen bei Wechselfieber; Müdigkeit und Neigung, sich zu strecken. Die Kniesehnen fühlen sich zu kurz an. **[Am-m.]** Die Flexoren sind am meisten betroffen. Gefühl von Verkürzung der Armsehnen. Strecken.

Kopf. – Heftiges Kopfweh, vom Trinken verursacht. Große Wut; heftig zu Beginn des Froststadiums. Würde gerne alles in Stücke reißen. Schmerz unter dem rechten Stirnknochen.

Rektum. – Verstopfung, die Fäzes sind trocken und in kleinen Kugeln **[Op., Plb., Thuj.]** und hart. Ulkus des Rektums.

Weiblich. – Blitzartiger Schmerz von der Vagina nach oben zum linken Ovar hin.

Fieber. – Frostigkeit des ganzen Körpers. (Häufiges Gähnen, als hätte sie nicht gut geschlafen, mit Kälte-)gefühl (auf der Haut oder), als wenn ihr der Wind an die Knie bliese.[17] **Schmerzen in allen Gelenken, als wären die Sehnen zu kurz**, besonders in den Kniegelenken. Frost; ‹ beim Hinlegen. Durst während der fieberlosen Periode, wenig im Froststadium, noch weniger während des Hitzestadiums und gar keinen während des Schwitzens. Muffiger, widerlicher Schweiß.

Dosierung. – Sechste bis 200. Potenz.

Cimicifuga racemosa

Actaea racemosa, Amerikanisches Wanzenkraut, Schwarze Schlangenwurzel
Ranunculaceae; Nordamerika

Hat eine breite Wirkung auf das Zentralnervensystem und das Muskelsystem sowie auf den Uterus und die Ovarien. Besonders nützlich bei rheumatischen, nervösen Patienten mit Reizzustand der Ovarien, Uteruskrämpfen und schweren Gliedern. Charakteristisch sind die muskulären und krampfartigen Schmerzen, in erster Linie nervlichen Ursprungs, die in fast jedem Körperteil auftauchen. **Agitiertheit und Schmerz** indizieren es. Schmerzen wie elektrische Schläge hier und da. Migräne. Symptome mit Bezug zu den Beckenorganen stechen hervor. „Es vermindert die Pulsfrequenz und -kraft, mildert Schmerzen und besänftigt Reizbarkeit."

Gemüt. – Gefühl, sie würde von einer Wolke eingehüllt.[135] Große Niedergeschlagenheit, mit **Träumen von drohendem Unheil**. Fürchtet sich, in einem geschlossenen Wagen zu fahren, davor, gezwungen zu sein, hinaus zu springen. Unaufhörliches Reden. Sieht Ratten, Mäuse etc. Delirium tremens; versucht, sich selbst zu verletzen. Manie folgt dem Verschwinden der Neuralgie.[136]

---

135 Vgl. [34]: „Gefühl, als hätte sich eine schwere, schwarze Wolke über ihr festgesetzt, und ihren ganzen Kopf eingehüllt, so daß alles Dunkelheit und Verwirrung war (bei Geistesstörung)."

136 Bei [34] ist nicht nur Manie, sondern auch Depression, mit suizidaler Stimmung nach unterdrückter Neuralgie zu finden.

Kopf. – Wildes Gefühl im Gehirn. Blitzartige und pochende Schmerzen im Kopf nach Sorgen, übermäßigem Studieren oder als Reaktion auf Erkrankung des Uterus. Wogendes Gefühl oder **Gefühl von Öffnen und Schließen im Gehirn.**[137] Das Gehirn fühlt sich zu groß an. **Nach außen** drückender Schmerz. Ohrenklingen. Die Ohren sind empfindlich gegen das geringste Geräusch.

Augen. – Asthenopie in Verbindung mit Beckenbeschwerden. Tiefsitzendes Pochen und **blitzartige Schmerzen** in den Augen, mit Photophobie von künstlichem Licht. **Intensives Wehtun der Augäpfel. Schmerz von den Augen zum Scheitel.**

Magen. – Übelkeit und Erbrechen verursacht durch Druck auf Rückgrat und Nackenregion. Schwächegefühl im Oberbauch. **[Sep., Sulph.] Nagender Schmerz.** Die Zunge ist spitz[138] und zittert.

Weiblich. – Amenorrhoe (vorzugsweise **Macro.** verwenden). Schmerz in der Eierstockregion; schießt nach oben und die Vorderfläche der Schenkel hinunter. Schmerz unmittelbar vor den Menses. Die Menses sind reichlich, dunkel, **koaguliert**, stinkend mit Rückenschmerzen und Nervosität; immer unregelmäßig. Ovarielle Neuralgie. **Schmerz quer über das Becken, von Hüfte zu Hüfte.** Nachwehen, mit großer Empfindlichkeit und **Schmerzintoleranz.** Schmerzen unterhalb der Mammae, ‹ links. Verunziertes Gesicht bei jungen Frauen.

Atemwege. – Kitzeln im Hals. Trockener, kurzer Husten, ‹ **durch Reden** und bei Nacht. Husten, wenn die Sekretion spärlich ist – spamodisch, trocken mit Schmerzhaftigkeit der Muskeln und Nervenreizung.

Herz. – Unregelmäßiger, langsamer, zittriger Puls. Zittrige Herztätigkeit. Angina pectoris. Taubheit des linken Armes; Gefühl, als wäre er an die Seite gebunden. Die Herztätigkeit hört plötzlich auf, drohendes Ersticken. Linksseitiger Schmerz unterhalb der Mamma.

Rücken. – Das Rückgrat ist sehr empfindlich, besonders der obere Teil. (Gefühl von)[34] **Steifheit und Kontraktur in Nacken und Rücken.** Interkostalrheumatismus. Rheumatische Schmerzen in Rücken und Nackenmuskeln. Schmerzen im Lumbal- und Sakralbereich, die Oberschenkel hinunter und durch die Hüften. Hexenschuß im Rücken.

Extremitäten. – Unbehagliches, ruheloses Gefühl in den Gliedern. Schmerzen der Glieder und **Muskelkater.** Rheumatismus befällt die Mus-

137 Vgl. [12]: „… wie vom Aufgeklapptwerden des Schädels, … "
138 Vgl. [11]: „Schwellung des hinteren Teils der Zunge."

kelbäuche, besonders der großen Muskeln. Choreatiforme Bewegungen, begleitet von Rheumatismus. Rucken der Glieder. Steifheit in der Achillessehne. Schwere in den unteren Extremitäten. Schwerer, anhaltender, spannender Schmerz.

Schlaf. – Schlaflosigkeit. Hirnreizung bei Kindern während der Zahnung.

Haut. – Lokal und innerlich bei Sumachvergiftung*.

Modalitäten. – 〈 am Morgen, Kälte (außer bei Kopfweh), während der Menses; je reichlicher der Fluß, desto stärker das Leiden.

〉 Wärme, Essen.

Beziehungen. – Vergleiche: **Caul., Puls., Lil-t., Agar.**

Aristolochia milhomens: Schmerz in der Achillessehne; Diabetes.

Derris pinnata: Neuralgische Kopfschmerzen rheumatischen Ursprungs.

Macrotinum – Resina cimicifugae: Besonders bei Lumbago.

Rhamnus californica: Muskelschmerzen, Lumbago, Pleuralgie, akuter Rheumatismus.

Dosierung. – Erste bis 30. Potenz, die dritte wird am häufigsten verwendet.

Cina maritima

Wurmsamen, Blütenköpfchen der Artemisia maritima
Asteracaeae; Persien, Turkestan

Dies ist ein Mittel für Kinder – große, dicke, rosige, skrofulöse*; es paßt zu vielen Zuständen, die man auf Eingeweidereizung wie z.B. durch Würmer und begleitende Beschwerden, zurückführen kann. Reizbarkeit des Gemüts, unterschiedlicher Appetit, Zähneknirschen und sogar Konvulsionen, mit Schreien und heftigem Rucken der Hände und Füße gehören zu seinem Wirkungsspektrum. Der Cina-Patient ist hungrig, unleidlich, garstig und möchte gewiegt werden. **Schmerz in Stößen**. Die Haut ist empfindlich gegen Berührung.

Gemüt. – Übellaunig. Das Kind ist **sehr verdrießlich**; möchte nicht berührt[139] oder verärgert oder getragen werden. Verlangt viele Sachen,

139 Vgl. [34]: „Berührung: kann nicht die geringste Berührung ertragen; … Anfälle von Chorea werden dadurch wieder hervorgerufen."

lehnt aber alles, was angeboten wird, ab. Abnormes Gewissen, als habe man eine schlimme Tat begangen.[140]

Kopf. – Kopfweh, wechselnd mit Schmerzen im Bauch. 〉 durch Bücken. **[Mez.]** Schmerz im Kopf bei Gebrauch der Augen.

Augen. – Erweiterte Pupillen; gelbe Sicht. Schwaches Sehen durch Masturbation. Schielen von abdomineller Reizung. Überanstrengung der Augen, besonders beim Einsetzen der altersbedingten Weitsichtigkeit. **Zucken der Augenbrauenmuskeln.**

Ohren. – Bohrt und kratzt in den Ohren.

Nase. – Die Nase juckt die ganze Zeit. **Möchte sie reiben** und daran zupfen. (Das Kind) **bohrt** (oft) **solange in der Nase**, bis Blut heraus kommt.[16]

Gesicht. – Intensive, umschriebene Röte der Wangen. **Blaß**, heiß, **mit dunklen Ringen um die Augen**. Kalter Schweiß. **Weiß und bläulich um den Mund herum**. Knirscht mit den Zähnen im Schlaf. **Choreatiforme Bewegungen des Gesichts** und der Hände.

Magen. – Wird bald nach einer Mahlzeit hungrig. **Hungriges**, wühlendes,[141] nagendes Gefühl. Oberbauchschmerz; 〈 beim ersten Erwachen morgens und vor den Mahlzeiten. Erbrechen und Durchfall sofort nach dem Essen oder Trinken. Erbrechen bei sauberer Zunge. Verlangt viele und verschiedene Sachen. Heftiges Verlangen nach Süßigkeiten.

Abdomen. – **Schmerzhaftes Winden um den Nabel.**[17] **[Spig.]** Geblähtes und hartes Abdomen.

Rektum. – Weißer Schleim wie kleine Stückchen Popcorn, vorher kneifende Kolik. **Jucken des Anus. [Teucr.]** Würmer. **[Sabad., Naphtin., Nat-p.]**

Harnwege. – Trüber, weißer Harn; wird milchig beim Stehen. Unwillkürliches Wasserlassen bei Nacht.

Weiblich. – Uterusblutung vor der Pubertät.

Atemwege. – Würgender Husten morgens. Keuchhusten. Heftige wiederkehrende Anfälle wie tief unten aus dem Hals. Husten endet mit einem Krampf. Der Husten ist so heftig, daß Tränen kommen und Schmerzen im Brustbein auftreten; Gefühl, als sei etwas losgerissen worden. Periodisch; kehrt zurück im Frühling und Herbst. Schluckt nach dem Husten. **Herab-**

---

140 Vgl. [16]: „Beim Gehen im Freien große Angst und Bangigkeit um's Herz, als hätte er etwas Böses begangen."

141 Vgl. [34]: „Aufwärts wühlender Schmerz im Epigastrium, mit einem Gefühl vom Krabbeln zahlloser Würmer."

glucksendes Geräusch **vom Hals zum Magen nach dem Husten.** Das Kind hat Angst zu reden oder sich zu bewegen, aus Furcht einen Anfall auszulösen. Nach dem Husten wimmert es, ist ängstlich, schnappt nach Luft und wird bleich.

Extremitäten. – **Zuckende** und ruckende Verdrehung[16] der Glieder, Zittern. Lähmiges Zucken;[16] der Patient springt plötzlich wie in Schmerzen auf. Das Kind wirft die Arme von Seite zu Seite. Nächtliche Konvulsionen. **Plötzliches, nach innen gerichtetes Zucken der Finger der rechten Hand. Das Kind streckt die Füße krampfhaft von sich.** Der linke Fuß ist in beständiger, krampfhafter Bewegung.

Schlaf. – Das Kind stützt sich im Schlaf auf Hände und Füße; schläft auf dem Bauch. Pavor nocturnus bei Kindern; sie schreien auf, kreischen und erwachen verängstigt. **Beschwerden**[142] **beim Gähnen.** Schreit und redet im Schlaf. Knirscht mit den Zähnen.

Fieber. – Leichter Frost. Starkes Fieber, bei sauberer Zunge. Großer Hunger; kolikartige Schmerzen; Frösteln mit Durst. Kalter Schweiß an Stirn, Nase und Händen. Beim Cina-Fieber ist das Gesicht kalt und die Hände warm.

Modalitäten. – ⟨ starres Schauen auf einen Gegenstand, Würmer, nachts, in der Sonne, Sommer.

Beziehungen. – Vergleiche: **Teucr., Ign., Cham., Spig.**

Helminthochortos – Wurmtang: Wirkt sehr stark auf Eingeweidewürmer, besonders die Askariden*.

Santoninum – der wirksame Inhaltsstoff von Cina maritima: Oft bei Wurmleiden vorzuziehen; die gleichen Symptome wie Cina; entspricht den „Schmerzen in Stößen", die von Cina hervorgerufen werden. Optische Illusionen, **gelbe** Sicht; violettes Licht wird nicht wahrgenommen, Farben können nicht unterschieden werden. Der Harn ist dunkel safranfarben. Spasmen und Zuckungen, chronische Magen-Darmstörungen werden manchmal von einer einzigen (physiologischen) Dosis Santonin beseitigt (Dahlke). **Santoninum** in der ersten (mit Vorsicht) und der dritten Verreibung.

Antidote: **Camph., Caps.**

Dosierung. – Dritte Potenz. Bei nervösen, reizbaren Kindern vorzugsweise die 30. und 200.

---

142 Vgl. [16]: „Beim Gähnen, Zittern des Körpers mit Schauder-Empfindung."

Cinchona officinalis

Siehe China officinalis

Cineraria maritima

Senecio cineraria, Aschenpflanze
Asteraceae; Europa, Asien, Nordamerika

Hat einen gewissen Ruf bei der Behandlung von Katarakten und Hornhauttrübungen. Es wird äußerlich durch Einträufeln in das Auge angewendet, ein Tropfen vier- bis fünfmal täglich. Dies muß über einige Monate fortgesetzt werden. Äußerst wirksam in traumatischen Fällen. Vergleiche bei Katarakten: **Phos., Platan., Cann-s., Caust., Naphtin., Led., Nat-m., Sil.**

Cinnabaris

Mercurius sulphuratus ruber, Zinnober, Rotes Quecksilbersulfid, HgS

Für bestimmte Arten von Ziliarneuralgie und Ulzeration auf syphilitischer Basis ist dieses Mittel sehr wirksam. Schlaflos während der Nacht.

Kopf. – Blutandrang zum Kopf; das Gesicht ist purpurrot.

Augen. – **Schmerzen vom Tränenkanal um das Auge herum zur Schläfe, vom inneren Augenwinkel über die Brauen zum Ohr. Heftiger blitzartiger Schmerz in den Knochen der Augenhöhle, besonders vom inneren zum äußeren Augenwinkel im Knochen verlaufend. Röte des ganzen Auges**. Trachom; die Augenwinkel und Lider sind rot.

Nase. – Drückendes Gefühl wie von einer schweren Brille. Schmerz über der Nasenwurzel zieht in die Knochen auf beiden Seiten. **[Aur., Kali-i.]**

Hals. – Fädiger Schleim wird von den Choanen in den Hals abgesondert. Trockenheit von Mund und Rachen; muß den Mund ausspülen. Feurig-rot aussehende Ulzera in Mund und Rachen.

Männlich. – Die Vorhaut ist geschwollen; **Warzen**, welche bei Berührung[16] bluten; vergrößerte Hoden; Bubonen; entzündet aussehende Schanker. Schuppiges und vesikuläres Syphilid.

Weiblich. – Weißfluß, (welcher beim Abgang) ein Pressen in der Vagina (erregt).[16]

Extremitäten. – Schmerz im Unterarm, von den Ellbogen herab, einschließlich der Hände. Schmerz in den Röhrenknochen bei fallendem Barometer; Kälte der Gelenke.

Haut. – **Stark feurig-rot** aussehende Ulzera. Knoten an den Schienbeinen. Bubonen. Leicht blutende Condylomata.

Modalitäten. – ‹ Liegen auf der rechten Seite (Gefühl, als würde der Körperinhalt auf diese Seite hinübergezerrt).

Beziehungen. – Vergleiche: **Hep., Nit-ac., Thuj., Sep.**

Antidote: **Hep., Sulph.**

Dosierung. – Erste bis dritte Verreibung.

Cinnamomum ceylanicum

Ceylon-Zimt

Lauraceae; Sri Lanka, Süd-Ost-Asien

Krebs, wenn Foetor und Schmerzen vorhanden sind. Am besten, wenn die Haut intakt ist. Sein Nutzen bei Hämorrhagien wurde klinisch zur Genüge verifiziert. Nasenbluten. Darmblutungen, Hämoptoe etc. Eine Zerrung in den Lenden oder ein Fehltritt verursacht eine reichliche, hellrote Blutung. **Postpartale Hämorrhagien.** Flatulenz und Durchfall. Schwächliche Patienten mit trägem Kreislauf.

Weiblich. – Herab-drängendes Gefühl. Die Menses sind **früh, reichlich, verlängert, hellrot.** Schläfrig. Kein Verlangen nach irgendetwas. Die Finger scheinen geschwollen. Uterusblutung, ausgelöst durch zu schweres Heben, während des Wochenbettes; Menorrhagie.

Beziehungen. – Vergleiche: **Ip., Sil., Trill.**

Antidot: **Acon.**

Dosierung. – Tinktur bis dritte Potenz. Bei Krebs eine starke Abkochung, $^1/_{16}$ Gallone (0,23 l) am Tag. **Zimtöl** in wäßriger Lösung ist das beste lokale Desinfektionsmittel. 3–4 Tropfen auf $^1/_2$ Gallone (1,9 l) Wasser als eine Spülung, wann immer eine keimtötende oder desinfizierende Wirkung vonnöten ist. Drei Tropfen auf Zucker bei Schluckauf.

Cistus canadensis

Helianthemum canadense, Kanadische Zistrose, Sonnenröschen
Cistacaeae; Nordamerika

Ein tief wirkendes Antipsorikum mit markanter Wirkung bei Drüsenbeschwerden, herpetischen Ausschlägen, chronischen Schwellungen, wenn der Patient **extrem empfindlich gegen Kälte ist. Empfindung von Kälte in verschiedenen Körperteilen**. Phlyktänenkonjunktivitis. Infizierte Wunden, Bisse, fressende Geschwüre. **Maligne Erkrankung der Halsdrüsen**. Cistus hat eine Affinität zum Nasen-Rachenraum; unterbricht Erkältungen, die sich im hinteren Nasenraum konzentrieren. Schniefen. Migräne.

Ohren. – Wäßrige Absonderung; auch stinkender Eiter. Flechten am und um das Ohr herum, erstrecken sich bis zum äußeren Gehörgang.

Gesicht. – Jucken, Brennen und Krusten am rechten Jochbein. Tuberculosis cutis luposa, Karies[143]*; offener, blutender Krebs (an der Unterlippe).[34] Die Nasenspitze ist schmerzhaft.

Mund. – Skorbutartig geschwollenes Zahnfleisch. **Der Mund fühlt sich kalt an**; fauliger, unreiner Atem. **Zahnfleischeiterung. [Merc-c., Caust., Staph., Kreos.] Es tut weh, die Zunge herauszustrecken.**

Hals. – Schwammiges Gefühl; **sehr trockene** und **kalte Luft verursacht Schmerzen der Luftwege beim Darüberstreichen**. Der Atem, die Zunge und der Hals fühlen sich kalt an. Uvula und Tonsillen sind geschwollen. Eine kleine trockene Stelle im Hals; muß oft ein Schlückchen Wasser trinken. Räuspern von Schleim. Schwellung und Eiterung der Halsdrüsen. Der Kopf wird durch (skrofulöse* Drüsen-)[73] Schwellungen am Hals auf eine Seite gezogen. Halsentzündung vom Einatmen der geringsten Menge **kalter Luft** (, nicht von warmer).[34] Hitze und Jucken im Hals. Der Hals ist von Tumoren besetzt.

Magen. – **Kühles Gefühl** im Magen vor und nach dem Essen. **Kühles Gefühl** im ganzen Abdomen. Verlangen nach Käse.

Stuhl. – Durchfall von Kaffee und Früchten, dünn, gelb, dringend; < morgens.

Weiblich. – Verhärtung und Entzündung der Mammae. Empfindlich gegen kalte Luft. Schlecht riechende Leukorrhoe.

---

143 Vgl. [17]: „Hering: Knochenfraß der unteren Kinnlade."

Atemwege. – Asthmatische Atmung nach dem Hinlegen (die Luftröhre fühlt sich eng an), vorher Ameisenlaufen.

Brust. – Kälte in der Brust. Verhärtung der Mammae. Lungenblutung.

Extremitäten. – Verrenkungsschmerz im Handgelenk. Die Fingerspitzen sind empfindlich gegen Kälte. Flechten an den Händen. Kalte Füße. Syphilitische Ulzera an den unteren Extremitäten, mit harter Schwellung drumherum. Schwellung bei Gelenktuberkulose.

Schlaf. – Kann nicht schlafen aufgrund der Kälte im Hals.

Haut. – Jucken überall. Kleine, schmerzhafte Pickel; Tuberculosis cutis luposa. **Die Drüsen sind entzündet und verhärtet.** Merkurialisch-syphilitische Ulzera. Die Haut an den Händen ist hart, dick, trocken, aufgesprungen; tiefe Risse. Jucken der geschwollenen Hände und Arme; allgemeines Jucken, das den Schlaf verhindert.

Modalitäten. – ‹ geringste Einwirkung kalter Luft; geistige Anstrengung, Aufregung.

› nach dem Essen.

Beziehungen. – Antidote: **Rhus-t., Sep.**

Vergleiche: **Con., Carb-v., Calc., Arg-n.**

Dosierung. – Erste bis 30. Potenz. Lokal als Spülung, um stinkende Absonderungen zu unterbinden.

Citrus vulgaris

Bitterorange, Pomeranzenschale
Lauraceae; Nord-Ost-Indien, Südchina

Kopfschmerz mit Übelkeit, Erbrechen und Schwindel. Meist rechtsseitige Gesichtsneuralgien. Beklemmung des Thorax. Häufiges und unwiderstehliches Gähnen. Gestörter Schlaf.

Beziehungen. Vergleiche: **Aurantii cortex** – Orangenschale: Neuralgie und Hautsymptome. Jucken, Röte und Schwellung der Hände. Erkrankungen alter Menschen mit Kälte und Frösteln. Gekochte getrocknete Orangenschale regt die Eingeweide in ähnlicher Weise wie Zellulose oder Agar an. Ein gesteigerter Gallefluß, der mehrere Stunden anhält. In diesem Mittel ist die gallenflußfördernde Wirkung mit dem mechanischen Stimulus auf die Peristaltik vereint.

Citricum acidum – Zitronensäure: Nützlich bei **Skorbut** und chronischem Rheumatismus und Hämorrhagien. Zitronensäure und Zitronensaft sind bei allen Formen von **Wassersucht** zuträglich, ein Eßlöffel alle 3–4 Stunden. Schmerz bei Zungenkrebs. Zur lokalen Anwendung oder als Mundspülung verwendet, eine Drachme (3,9 g) auf 8 Unzen (240 ml) Wasser. Bei Krebsschmerzen im allgemeinen oft wirksam.

Vergleiche: **Citrus decumana** – Pampelmuse: Tinnitus, **Kopfgeräusche** und Klingen in den Ohren. Druckgefühl in der Schläfenregion.

Citrus limonum – Zitrone: Skorbut, Halsentzündung und Krebsschmerzen; bringt übermäßige Menstruation unter Kontrolle.

Clematis erecta

Steife Waldrebe

Ranunculaceae; Mittel- und Südeuropa, Nordasien

Skrofulöse*, rheumatische, gonorrhoische und syphilitische Patienten. Wirkt besonders auf Haut, **Drüsen** und die Urogenitalorgane, besonders die Hoden. Ein Mittel von großer Wichtigkeit bei Schlafstörungen und neuralgischen **Schmerzen** in verschiedenen Körperteilen. Viele dieser Schmerzen sind 〉 durch Schwitzen. Die Muskeln sind erschlafft oder zukken. Starke Abmagerung. **Große Schläfrigkeit**. Ein genau wahrnehmbares Pulsieren[144] im ganzen Körper.

Kopf. – Bohrender Schmerz in der (linken)[16] Schläfe. **Verwirrtes Gefühl, 〉 im Freien**. Ausschlag am Hinterkopf an den Haarwurzeln, feucht, pustulös, empfindlich, juckend.

Augen. – Hitze in den Augen und **Empfindlichkeit gegen Luft**; muß sie schließen. Chronische Blepharitis, mit schmerzhaften und geschwollenen Meibom-Drüsen. Iritis, große **Empfindlichkeit gegen Kälte**. Flackern vor den Augen. Pustulöse Konjunktivitis, mit Tinea capitis; die Augen sind entzündet und treten hervor.

Gesicht. – Weiße Blasen auf Gesicht und Nase, wie bei einem Sonnenbrand. Die Unterkieferdrüsen sind geschwollen, mit harten Knötchen, welche klopfen (und spannen, als würden sie eitern,) und bei Berührung schmerzen (und Zahnschmerz erregen).[16] Schmerz in der rechten Seite des Gesichts zu Augen, Ohren und Schläfen; 〉 kaltes Wasser im Mund behalten.

144 Vermutlich Druckfehler: Bei Boericke „Distant pulsation" statt wie bei 34 „Distinctly perceptible pulsation". Vgl. [16]: „Lebhaft fühlbarer Aderschlag durch den ganzen Körper, besonders im Herzen."

Zähne. – **Zahnweh; ‹ nachts und von Tabak.** (Kariöse)[34] Zähne fühlen sich zu lang an.

Magen. – Nach dem Essen, Schwäche in allen Gliedern und Pulsieren in den Arterien.

Harnwege. – Kribbeln in der Urethra dauert einige Zeit nach dem Wasserlassen an. Häufige, spärliche Miktion; Brennen an der Mündung. **Unterbrochener Fluß.** Die Urethra fühlt sich zugeschnürt an. Der Harn wird tropfenweise entleert. Unfähigkeit, vollständig Wasser zu lassen; Tröpfeln nach dem Harnen. Schmerz ‹ nachts, Schmerz entlang des Samenstranges. Beginnende Striktur.

Männlich. – Ilioskrotal-Neuralgie. **Die Hoden sind verhärtet mit Zerschlagenheitsschmerz. Orchitis.** Schwellung des Skrotums. Nur die rechte Seite. Beschwerden von unterdrückter Gonorrhoe. Gewaltige (mehrstündige) Erektionen mit Stichen in der Harnröhre.[17] Die Hoden hängen schwer oder sind zurückgezogen, mit Schmerz entlang des Samenstrangs; ‹ rechte Seite.

Haut. – Rot, brennend, vesikulär, schuppig, krustig. Juckt furchtbar; ‹ durch Waschen in kaltem Wasser; ‹ an Gesicht und Händen und **an der Kopfhaut am Hinterkopf.** Die **Drüsen** sind heiß, schmerzhaft und **geschwollen**; besonders die Leistenlymphknoten. Drüsenverhärtungen und Tumoren der Brust. Ulcus cruris varicosum.

Modalitäten. – › im Freien.

‹ nachts und in Bettwärme, Waschen mit kaltem Wasser; Neumond (monatliche ‹).

Beziehungen. – Vergleiche: **Sil., Staph., Petr., Olnd., Sars., Canth., Ph-ac., Puls.**

Clematis vitalba: Ulcus cruris varicosum und andere Geschwüre.

Antidote: **Bry., Camph.**

Dosierung. – Dritte bis 30. Potenz.

Cobaltum

Kobalt, Co

Für neurasthenische Zustände des Rückenmarks. Sexuelle Störungen. Ermüdung, Agitiertheit und Knochenschmerzen, ‹ morgens.

Gemüt. – Jede Aufregung des Gemüts verstärkt das Leiden. Dauernder Wechsel der Launen.

Kopf. – Kopfweh; (Stirnkopfschmerz)[11] ⟨ nach **vorne** Beugen des Kopfs. Jucken der behaarten Kopfhaut und des Bartes.

Zähne. – Schmerz in den (hohlen) Zähnen, sie fühlen sich zu lang an.[34] Risse quer über die Zunge. Weiß belegt. **[Ant-c.]**

Abdomen. – Schießender Schmerz in der Leber. Schmerz in der Milz.

Rektum. – Ständiges tropfenweise Bluten aus dem Anus, der Stuhl ist nicht blutig.[34]

Männlich. – Schmerz im rechten Hoden; ⟩ (nach dem)[34] Wasserlassen. **Samenergüsse** ohne Erektionen. Impotenz. Rückenschmerz in der Lendenregion und schwache Beine. Laszive Träume. Schmerz am Ende der Urethra; grünliche Absonderung; (gelb-)braune[34] Flecken an Genitalien und Bauch.

Rücken. – **Schmerz im Rücken und Kreuzbein; ⟨ beim Sitzen**; ⟩ beim Gehen oder Liegen. Schwäche in den Beinen und Rückenschmerz nach Samenergüssen.

Extremitäten. – Schmerzen in den Handgelenken. Schießen (und Stechen) von der Leberregion in die Schenkel (hinunter).[34] **Schwache Knie**. Zittern in den Gliedern. Kribbeln in den Füßen. Fußschweiß, vor allem zwischen den Zehen.

Schlaf. – Unerfrischend; **gestört durch laszive Träume.**

Haut. – Trocken und pickelig. Pickel an den Pobacken, am Kinn und der behaarten Kopfhaut.

Beziehungen. – Vergleiche: **Cann-i., Sep., Zinc., Agn., Sel.**

Dosierung. – Sechste bis 30.Potenz.

Coca

Erythroxylon coca, Blätter des Kokastrauches
Erythroxylaceae; Peru, Bolivien, Ecuador

Die göttliche Pflanze der Inkas – aber die spanischen Priester prangerten es an, als „un delusio del demonio“[145].

Das Mittel der Bergsteiger. Nützlich bei den verschiedensten Beschwerden, die mit dem Bergsteigen verbunden sind, wie Herzklopfen, Atemnot, Angst und Schlaflosigkeit. Strapaziertes Nervensystem durch körperliche und geistige Anstrengung. Zahnkaries. **Verlust der Stimme**; man gebe

145 Zu deutsch etwa: „Ein Trugbild des Teufels.“

zwei Stunden vor der erwarteten Beanspruchung der Stimme 5–6 Tropfen, alle halbe Stunde. Enuresis nocturna. Emphysem. **[Queb.]**

Gemüt. – Melancholie; schüchtern, unbehaglich in Gesellschaft, reizbar, findet Freude an Einsamkeit und Dunkelheit. Der Sinn für das, was richtig und falsch ist, ist abhanden gekommen.

Kopf. – Ohnmachtsanfall durch Bergsteigen. Stöße kommen vom Hinterkopf mit Schwindel. **Geräusche im Ohr.** Kopfweh mit Schwindel, vorher Lichtblitze. Gefühl von einem Band über der Stirn. Diplopie. Die Zunge ist belegt. **Kopfschmerz in großen Höhen.** Tinnitus.

Magen. – Pfefferiges Gefühl im Mund. Verlangen nach Spirituosen und Tabak. Starke Sättigung für lange Zeit. Eingeklemmte Magenblähung; steigt geräuschvoll und gewaltsam auf, als wollte sie den Ösophagus zerreißen. Tympanitische Auftreibung des Abdomens. Kein Appetit, außer auf Süßigkeiten.

Männlich. – Diabetes, mit Impotenz. **[Ph-ac.]**

Atemwege. – Hochräuspern von kleinen, durchsichtigen Schleimstückchen. Schwache Stimmbänder. **Heiserkeit**; < nach Reden. **Atemnot, Kurzatmigkeit**, besonders bei gealterten Athleten und Alkoholikern. Hämoptysis. **Asthma**, die spasmodische Variante.

Herz. – **Herzklopfen**, mit schwachem Herz und Dyspnoe.

Schlaf. – Kann nirgends Ruhe finden, ist aber schläfrig. Nervosität und nächtliche Ruhelosigkeit während des Zahnens.

Modalitäten. – > von Wein; Fahren, schnelle Bewegung im Freien. < Aufsteigen, große Höhen[146].

Beziehungen. – Vergleiche: **Ars., Guar., Cypr., Cham.** Antidot: **Gels.**

Dosierung. – Tinktur bis dritte Potenz.

Cocainum hydrochloricum

Ein Alkaloid aus Erythroxylon coca, $C_{17}H_{21}NO_4$ *HCl*

Neben dem großen Wert von Cocain als ein Lokalanaesthetikum gibt es spezifisch homöopathische Verwendungen, jedoch sind die Symptome in erster Linie nur klinisch.

146 Vgl. [34]: „Üble Folgen von Bergsteigerei und Luftfahrt."

Empfindung, **als wären kleine Fremdkörper oder Würmer unter der Haut**.

Gemüt. – Gesprächig. Dauernder Wunsch, etwas Großartiges zu tun, **gewaltige Kraftleistungen zu vollführen**. Geistige Aktivität. Schreckliche Verfolgungshalluzinationen; **sieht und spürt Käfer und Würmer. Die moralische Empfindung ist abgestumpft**. Die persönliche Erscheinung ist vernachlässigt. Glaubt, er höre unerfreuliche Bemerkungen über sich selbst. Gehörhalluzinationen. Irrationale **Eifersucht**. Schlaflosigkeit.

Nervensystem. – Chorea; Morbus Parkinson; Alkoholtremor und Alterszittrigkeit. Lokale sensorische Ausfälle. Ameisenlaufen und Taubheit in Händen und Unterarmen.

Kopf. – Pochende und berstende Empfindung. **Die Pupillen sind erweitert**. Das Gehör ist außerordentlich verstärkt. Brausen und Geräusche im Kopf.

Augen. – Glaukom, erhöhter Augeninnendruck, verminderte Empfindlichkeit der Hornhaut. Die Augen stieren ohne Ausdruck.

Hals. – Trocken, brennend, kitzelnd, zugeschnürt, Lähmung der Schlundmuskulatur. Sprechen ist schwierig.

Magen. – Kein Appetit auf feste Nahrung. **Mag Süßigkeiten. Blutungen** aus Darm und Magen.

Schlaf. – Ruhelos, kann stundenlang nach dem Zu-Bett-Gehen nicht schlafen.

Fieber. – Kälte mit ausgeprägter Blässe.

Beziehungen. – Vergleiche: **Amylocainum hydrochloricum** - Stovaine: Ein Analgetikum und Vasodilatator.

Antidot für unerwünschte Wirkungen, die gelegentlich aus einer Injektion von Cocain in die Haut und das Zahnfleisch resultieren, Tropfengaben einer 1%igen Nitroglyzerin-Lösung.

Dosierung. – Niedrigere Potenzen. Zur lokalen Anwendung an den Schleimhäuten, 2–4%ig.

Coccinella septempunctata

Siebenpunktmarienkäfer, Sonnenkäfer
Coleoptera; Europa

An diese Arznei sollte man sich erinnern bei Neuralgien, Zahn-, Zahnfleisch- und Mundbeschwerden etc. Erwachen durch reichliche Ansammlung von Speichel. Die Uvula fühlt sich zu lang an. Symptome von Tollwut; ⟨ von jedem glänzendem Gegenstand.

Kopf. – Schmerz in der Stirn über dem rechtem Auge, empfindlich gegen Berührung; von den oberen Molaren zur Stirn. Schmerzen in Schläfen und Hinterkopf. Blutandrang zum Gesicht. **Klopfender Zahnschmerz. Kältegefühl in Zähnen** und Mund. **[Cist.]** Periodische Anfälle von Stirnneuralgie. Kann während des Anfalls die Augen nicht öffnen. Der Schmerz ist ⟨ durch irgendeinen glänzenden Gegenstand; ⟩ Schlaf.

Magen. – Schluckauf und Brennen im Magen.

Rücken. – **Schmerz in der Nieren- und Lendenregion**. Eisig kalte Glieder.

Beziehungen. – Vergleiche: **Canth., Mag-c.**

Dosierung. – Dritte Potenz.

Cocculus indicus

Menispermum cocculus, Kockelsamen
Mensispermaceae; Indien, Japan

Im Wirkungskreis von Cocculus gibt es viele spasmodische und paretische Leiden, bemerkenswerterweise solche, die eine Körperhälfte befallen. Es betrifft das Gehirn, es wird konvulsive Anfälle, die vom Rückenmark herrühren, nicht heilen (A.E. Hinsdale). **Schmerzhafte Kontraktur** der Glieder und des Rumpfes; Tetanus. Viele der schlimmen **Folgen von Nachtwachen** werden davon gebessert. Es zeigt eine besondere Affinität zu **hellhaarigen Frauen**, besonders während der Schwangerschaft, indem es viel Übelkeit und Rückenschmerz verursacht. Unverheiratete und kinderlose Frauen, sensible und romantische Mädchen etc. Alle seine Symptome sind ⟨ beim Wagenfahren oder an Bord eines Schiffs; daher seine Anwendung bei Seekrankheit. Gefühl von **Hohlheit** oder Leere, als ob die Körperteile eingeschlafen wären. Fühlt sich zu schwach, um laut zu reden.

Gemüt. – Launisch. Schwer und dumm (in Kopf)[16]. **Die Zeit vergeht zu schnell**; ist in (traurige)[34] Träumereien versunken. Unwiderstehliche Neigung zu singen. Langsam von Begriff. Betäubter Verstand. **Tiefe Traurigkeit**. Kann keinen Widerspruch ertragen. Spricht hastig. Sehr besorgt um die Gesundheit anderer.

Kopf. – Schwindel, Übelkeit, **besonders beim Fahren** oder aufrechten Sitzen. Gefühl von Leere im Kopf. Schmerz **im Hinterkopf** und Nacken;

< Liegen auf der Hinterseite des Kopfes. Migräne vom Fahren im Wagen, kann nicht auf der Hinterseite des Kopfes liegen. Die Pupillen sind kontrahiert. (Kopfweh) im Hinterkopf (und Nacken), Gefühl wie vom Öffnen und Schließen (einer Tür).[34] (Konvulsives) Zittern des Kopfes.[16] Schmerz in den Augen, als würden sie aus dem Kopf gerissen.[147]

Gesicht. – Paralyse des Nervus facialis. Krampfartiger Schmerz im Musculus masseter; < **Öffnen des Mundes**. Trigeminusneuralgie nachmittags mit weiter Schmerzausstrahlung.

Magen. – Übelkeit vom Fahren im Wagen, Schiff etc. oder bei Ansicht eines sich bewegenden Bootes; < Kaltwerden oder Erkälten. Übelkeit mit Schwäche und Erbrechen. **Abneigung gegen Essen**, Trinken, Tabak. **Metallischer Geschmack**. Lähmung der Muskeln verhindert das Schlucken. Trockenheit des Ösophagus. Seekrankheit. **[Res.** D1] Krampf im Magen während oder nach dem Essen. Schluckauf und krampfhaftes Gähnen. Appetitverlust. Verlangen nach kalten Getränken, besonders Bier. Empfindung im Magen, als ob man lange nichts gegessen und den Hunger übergangen hätte.[16] Der Geruch von Essen ekelt. **[Colch.]**

Abdomen. – Aufgetrieben, mit Winden. Gefühl, als würden **scharfe Steine bei** (jeder) **Bewegung** (aneinanderreiben);[34] > Liegen auf der einen oder der anderen Seite. **Schmerz im Leistenring**, als ob etwas hindurchgepreßt würde. **Die Bauchmuskeln sind schwach**; es scheint, als würde eine Hernie entstehen.

Weiblich. – Dysmenorrhoe, mit reichlichen, dunklen Menses. Zu frühe Menses, geronnen, mit spasmodischer Kolik. Schmerzhaftes Pressen in der Uterusregion, gefolgt von Hämorrhoiden. Eitrige, sich ergießende Leukorrhoe, zwischen den Menses; (die Menses sind)[34] **sehr schwächend**, so daß sie kaum sprechen kann. So schwach während der Menstruation, daß sie kaum stehen kann.

Atemwege. – Leeregefühl und Krampf in der Brust. Atemnot wie von Zuschnürung der Trachea, wie von Reizung durch Rauch. Erwürgende Zuschnürung im oberen Teil der Luftröhre, beklemmt den Atem und verursacht Husten.

Rücken. – Knacken der Halswirbel beim Bewegen des Kopfes. **Lähmiger Schmerz im Kreuz**. Schmerz **in Schulter und Armen, wie zerschlagen**. Druck im Schulterblatt und Nacken. Steifheit beim Bewegen der Schultern.

147 Vgl. [16]: „Kopfweh, als wenn die Augen herausgerissen würden."

Extremitäten. – Lähmigkeit; < beim Beugen. **Zittern** und Schmerz in den Gliedern. Die Arme schlafen ein. Einseitige Paralyse; < nach Schlaf. Die Hände sind abwechselnd heiß und kalt; Taubheit und kalter Schweiß der einen, bald der anderen Hand. Taub und unsicher. **Die Knie knacken bei Bewegung.** Die Unterglieder sind sehr schwach. Entzündliche Schwellung des Knies. Ausgeprägt schmerzhaftes, paralytisches Ziehen. Die Glieder sind ausgestreckt, schmerzhaft, wenn sie gebeugt sind.

Schlaf. – Krampfhaftes Gähnen. Coma vigile.[148] Dauernde Dösigkeit. Nach Schlafmangel, Nachtwachen, Stillen.

Fieber. – Frost, mit Blähungskolik, Übelkeit, Schwindel, Kälte der unteren Extremitäten und Hitze des Kopfes. Allgemeine Schweiße. Nervöse Form von schleichendem Fieber*. **Frösteln, mit Schwitzen und Hitze der Haut.**

Modalitäten. – < Essen, nach Schlafmangel, im Freien, Rauchen, Fahren, Schwimmen, Berührung, Geräusch, Erschütterung; nachmittags. Menstruationsperiode. Nach emotionalen Störungen.

Beziehungen. – Antidote: **Coff., Nux-v.**

Vergleiche: **Petr., Puls., Ign.**

Picrotoxinum – das Alkaloid von Cocculus: Epilepsie, morgens beim Verlassen der horizontalen Lage, Hernie, motorische Ataxie, Nachtschweiße.

Symphoricarpus racemosus: Morgendliche Übelkeit und Erbrechen in der Schwangerschaft.

Dosierung. – Dritte bis 30. Potenz.

Coccus cacti

Cochenille; Schildlaus, die auf Nopal-Kakteen in Mexiko lebt und den roten Farbstoff liefert

Die klinische Anwendung der Symptome dieses Mittels reiht es ein unter die Arzneien für krampfhaften Husten, Keuchhusten und katarrhalische Zustände der Blase; kramphafte Schmerzen in den Nieren, mit Eingeweidetenesmus. Anurie, Anasarka, Aszites.

Gemüt. – Traurigkeit am frühen Morgen oder am Nachmittag.

---

148 Vgl. [16]: „Unüberwindliche, wachende Schläfrigkeitsbetäubung (Comavigil)."

Kopf. – Schmerzhaftigkeit subokzipital; < nach Schlaf und Anstrengung. Kopfschmerz, < vom Liegen auf dem Rücken, > mit erhöhtem Kopf. Dumpfer Schmerz über dem rechten Auge am Morgen. **Gefühl eines Fremdkörpers zwischen Oberlid und Augapfel.** Qualen durch Asche, die ins Auge geraten ist.

Harnwege. – Harndrang; **ziegelrotes Sediment. Blasensteine, Hämaturie, Urate** und Harnsäure; lanzinierende Schmerzen von der Niere zur Blase. Dunkelfarbiger, dicker Urin. Dysurie.

Weiblich. – Die Menses sind zu früh, reichlich, **schwarz** und dick; **dunkle Blutgerinnsel**, mit Dysurie. Intermittierende Menstruation; fließt nur abends und nachts. **Große Koagel** entweichen beim Wasserlassen. Die **Schamlippen** sind entzündet.

Atemwege. – Dauerndes Räuspern wegen vergrößerter Uvula; Schnupfen, mit entzündetem Rachen. **Ansammlung dicken, zähen Schleimes**, welcher mit großer Mühe ausgeworfen wird. **Kitzeln im Kehlkopf.** Gefühl von einem Krümmel hinter dem Kehlkopf, muß ständig schlucken; Zähneputzen verursacht Husten. Der Rachen ist sehr empfindlich. Erstickender Husten; < beim ersten Erwachen, mit klebrigem, weißem, erstickendem Schleim. Krampfhafter Morgenhusten. **Keuchhustenanfälle enden mit Erbrechen dieses klebrigen Schleims.** Chronische Bronchitis in Verbindung mit Harngrieß; große Mengen eiweißartigen, zähen Schleims werden ausgeworfen. Das Gehen gegen den Wind verschlägt den Atem.

Herz. – Empfindung, als würde alles zum Herz gedrängt.

Modalitäten. – < linke Seite, nach Schlaf, Berührung, Druck der Kleidung, Zähneputzen, leichteste Anstrengung.

> Gehen.

Beziehungen. – Vergleiche: **Canth., Cact., Sars.**

Dosierung. – Niedere Triturationen.

Cochlearia armoracia

Armoracia lapathifolia, Meerrettich

Brassicaea; Europa

Stirnbein und Stirnhöhlen, Kieferhöhlen und Speicheldrüsen werden spezifisch von diesem Mittel betroffen. Geblähtes Gefühl. Es hebt die Lebenskraft. Als Gurgellösung bei skorbutischem Zahnfleisch und Halsentzündung verwendet. Bei Heiserkeit und Erschlaffung des Rachens. Innerlich bei Gonnorrhoe. Nützlich als Würzmittel bei Schwächezuständen des Magens. Ein Aufguß der Wurzel in Apfelwein bei Wassersucht bewirkt eine reichliche Diurese. Örtlich angewendet heilt es Schuppen.

Kopf. – Denken ist schwierig (am Abend)[11]. Angst, Schmerzen treiben zur Verzweiflung. Drückender, bohrender Schmerz, als würde das Stirnbein herausfallen. Heftiger Kopfschmerz mit Erbrechen. Beeinträchtigtes Gehör.

Augen. – **Schmerzhaft und skrofulös***; traumatische Entzündung der Augen, Trübheit und Katarakt. Reichliche Absonderung von den Augen.

Magen. – Schmerz zum Rücken hin; < Druck auf den (letzten)[34] Rückenwirbel. Rülpsen und Krämpfe. Kolik mit Rückenschmerz. **Heftige Krämpfe vom Magen durch beide Seiten herum zum Rücken hin.** Kneifen um den Nabel herum.

Harnwege. – Brennen und Schneiden an der Glans penis vor, während und nach dem Wasserlassen. Häufige Miktion.

Atemwege. – Trockener, hackender Kehlkopfhusten, auch Husten nach Grippe, trocken oder locker, < Hinlegen. Die Brust ist schmerzhaft bei Berührung: Schnupfen, mit Heiserkeit. Asthma mit Schleimabsonderung. Lungenödem. Der Hals fühlt sich rauh und heiser an.

Rücken. – Schmerz im Rücken wie von eingeklemmter Blähung **vom Abdomen hindurch zum Rücken und zum Kreuzbein hinab.**

Modalitäten. – < abends und nachts.

Beziehungen. – Vergleiche: **Cann-s., Sin-n., Caps.**

Dosierung. – Erste bis dritte Potenz.

Codeinum

Ein Opiumalkaloid, $C_{18}H_{21}NO_3$

Zittern des ganzen Körpers. Unwillkürliches Muskelzucken der Arme und Unterglieder. **Jucken**, mit Gefühl von Wärme, Taubheit und Prickeln. Diabetes.

Kopf. – Schmerz vom Hinterkopf zum Nacken. Gesichts- und Kopfhaut ist empfindlich nach Neuralgie.

Augen. – Unwillkürliches Zucken der Lider. **[Agar.]**

Magen. – Krampfhafter Schmerz in der Magengrube. Aufstoßen. Großer Durst, mit Verlangen nach bitteren Substanzen.

Atemwege. – Kurzer und reizender Husten; < nachts. Reichlicher, eitriger Auswurf. Nachthusten bei Schwindsucht.

Beziehungen. – Vergleiche: **Op., Agar., Hyos., Am-br.**

Dosierung. – $^{1}/_{4}$ Gran-Dosen (16 mg) bis zur dritten Verreibung.

Coffea cruda

Coffea arabica, ungeröstete Kaffeebohnen
Rubiaceae; tropisches Afrika

Stimuliert die funktionelle Aktivität aller Organe, verstärkt die Aktivität von Nerven und Gefäßen. Das Kaffeetrinken scheint bei alten Menschen die Produktion von Harnsäure zu steigern, was Reizung der Nieren verursacht; Muskel- und Gelenkschmerzen. Bei der gesteigerten Empfänglichkeit alter Menschen für die stimulierende Wirkung von Kaffee und Tee, sollte der Gebrauch eingeschränkt oder sorgsam beobachtet werden. Große nervöse Agitiertheit und Rastlosigkeit. Äußerste Empfindlichkeit charakterisiert diese Arznei. Neuralgie in verschiedenen Körperteilen; immer mit großer nervöser Erregbarkeit und **Überempfindlichkeit gegen Schmerzen**, die zur Verzweiflung treiben. **Ungewöhnliche Aktivität des Geistes und des Körpers.** Böse Folgen von plötzlicher Gemütsbewegung, Überraschung, Freude etc. Nervöses Herzklopfen. Coffea paßt besonders zu großen, mageren, gebeugten Personen mit dunkler Hautfarbe, cholerischem und sanguinischem Temperament. Die Haut ist überempfindlich.

Gemüt. – Fröhlichkeit, leichte Auffassungsgabe, Reizbarkeit, aufgeregt; scharfe Sinne. Beeindruckbar, besonders durch angenehme Eindrücke. Voller Ideen, schnell bei der Tat. Wirft sich hin und her unter Qualen. [Acon.]

Kopf. – Gespannter Schmerz, < von Lärm, Gerüchen, Narkotika. Es scheint, als ob das Gehirn in Stücke gerissen sei, **als ob ein Nagel in den Kopf geschlagen sei.** < im Freien. **Empfindliches Gehör.**

Gesicht. – Trockene Hitze, mit roten Wangen. Trigeminusneuralgie strahlt aus zu Backenzähnen, Ohren, Stirn und Kopfhaut.

Mund. – Zahnschmerz, zeitweise > durch Im-Mund-Halten von Eiswasser. [**Mang.** entgegengesetzt] Hastiges Essen und Trinken. Delikater Geschmackssinn.

Magen. – Exzessiver Hunger. Unverträglichkeit von enger Kleidung. (Üble Folgen) von Wein und Spirituosen.[34]

Weiblich. – Menses zu früh und lang andauernd. Dysmenorrhoe, große schwarze Blutgerinnsel. **Übersensible Vulva und Vagina.** Wollüstiges Jucken.

Atemwege. – Kurzer, trockener Masern-Husten bei nervösen, empfindlichen Kindern.

Herz. – Heftiges, unregelmäßiges Herzklopfen besonders nach übermäßiger Freude oder Überraschung. Schneller Puls mit Bluthochdruck und unterdrückter Harnproduktion.

Extremitäten. – Neuralgie des Nervus femoralis; < Bewegung, nachmittags und nachts; > Druck.

Schlaf. – Schlaflos; in dauernder Bewegung. Schläft bis 3 Uhr, danach nur noch Dösen. Erwacht mit einem Zusammenfahren, von Träumen gestörter Schlaf. **Schlaflos, aufgrund geistiger Aktivität**; Ideenfluß, mit nervöser Erregbarkeit. Gestörter Schlaf durch Jucken am Anus.

Modalitäten. – < exzessive Gemütsbewegungen (Freude), Narkotika, starke Gerüche, Geräusche, im Freien, Kälte, nachts.

> Wärme, vom Hinlegen; Eis-im-Mund-Halten.

Beziehungen. – Unverträglich: **Camph., Cocc.**

Komplementärmittel: **Acon.**

Vergleiche: **Acon., Cham., Nux-v., Cypr., Coffin.** und die Pflanzen, die es enthalten, wie **Kola, Thea.** etc.

Coffea tosta: Rösten entwickelt bestimmte vitaminartige Substanzen (P. T. Mattei). Tauben, die auf eine Diät von poliertem Reis „Mangel"-Neuritiden und -Paralysen entwickelt haben, verloren ihre Behinderungen nach Zusatz von 8 ml eines 5%igen Kaffeeaufgußes zu ihrer Nahrung. Ungerösteter Kaffee war nutzlos.

Coffeinum – ein kristallines Alkaloid, Trimethylxanthin: Es ist ein direktes Herzstimulans und Diuretikum. Wassersucht aufgrund von Herzinsuffizienz. Myokard-Degeneration. Herzinsuffizienz bei Pneumonie und anderen infektiösen Erkrankungen. Hebt den Blutdruck an, erhöht die Pulsfrequenz und stimuliert den Herzmuskel; daher zur Unterstützung bei extremer Schwäche oder drohendem Herzversagen. Es stimuliert Atemzentrum, Nervenzentren und **verstärkt die Diurese**. Eines der besten Stimulantien der vasomotorischen Zentren. Akutes Lungenödem. Brachialgie und andere Neuralgien, charakterisiert durch **nächtliche Verschlimmerung**. Jousset verwendet Coffein und Milchzucker zu gleichen Teilen gemischt, 3 Gran (195 mg) in getrennten Dosen jeden zweiten Tag. Subkutan 1/4 Gran (16 mg). Quälende Gesichtsneuralgie durch kariöse Zähne.

Starker schwarzer Kaffee, so heiß wie möglich getrunken, ist unentbehrlich als Antidot gegen eine große Anzahl von Giften, besonders Narkotika. Heißer Kaffee rektal bei extremen Kollapszuständen.

Antidote: **Nux-v., Tab.**

Dosierung. – Dritte bis 200. Potenz.

Colchicum autumnale

Herbstzeitlose

Liliaceae; Mittel- und Südeuropa

Besitzt eine ausgeprägte Wirkung auf die Muskelgewebe, das Periost und die Synovialis der Gelenke. Es hat die spezifische Fähigkeit, Gichtanfälle zu lindern. Es scheint besser bei chronischen Leiden dieser Körperteile zu helfen. Die Körperteile sind rot, heiß und geschwollen. Reißende Schmerzen; < abends und nachts und von Berührung; das Anstoßen der Zehen ist äußerst schmerzhaft. **Es ist immer starke Prostration,** innere **Kälte** und Kollapsneigung vorhanden. Folgen von Nachtwachen und intensivem Studieren. Schläge wie von Elektrizität durch eine Hälfte des Körpers. Böse Folgen unterdrückten Schweißes. Träume von Mäusen.

Kopf. – Kopfschmerz hauptsächlich in Stirn und Schläfe, aber auch im Hinterkopf und im Nacken, < nachmittags und abends.

Augen. – Die Pupillen sind ungleich; die linke Pupille ist kontrahiert. Schwankungen der Sehschärfe. Tränenfluß < im Freien; heftig reißender Schmerz in den Augen. Trübe Sicht nach Lesen. Flecken vor den Augen.

Ohren. – Jucken in den Ohren; heftige, blitzartige Schmerzen unterhalb des rechten Tragus.

Gesicht. – Schmerz in Gesichtsmuskeln, der umherwandert. Kribbeln und ödematöse Schwellung; die Wangen sind rot, heiß und schweißig. Sehr reizbar bei Schmerzen. **[Cham.]** Schmerz hinter dem rechten unteren Kieferwinkel.

Magen. – Trockener Mund, die Zunge brennt, Zahnfleisch- und Zahnschmerzen. **Durst**; Magenschmerz und Blähung. Der **Geruch von Speisen verursacht Übelkeit, sogar bis zur Ohnmacht**, besonders Fisch. Reichliche Speichelsekretion. Erbrechen von (wäßrigem) Schleim, Speisen und (grüner oder dicker gelber) Galle;[17] < jede Bewegung; **große Kälte im Magen. Heftiges Verlangen nach verschiedenen Sachen**, (aber sobald er sie sieht oder noch schlimmer,) wenn er sie riecht, (schaudert er vor) Übelkeit (und kann nichts mehr essen).[34] Gichtischer Magenschmerz. Brennen oder **eisige Kälte im Magen** und Abdomen. Durst auf kohlensäurehaltige, alkoholische Getränke. Schmerz im Colon transversum.

Abdomen. – **Auftreibung** des Bauches mit Luft, unfähig die Beine auszustrecken. Borborygmen. Schmerz über der Leber. Caecum und Colon ascendens sind stark aufgetrieben. Völle und dauerndes Kollern. Aszites.

Rektum. – Schmerzhafter, spärlicher, durchsichtiger, gallertartiger Schleim[149]; Schmerz, als würde der Anus aufgerissen, mit Prolaps. Dysenterie im Herbst; der Stuhl enthält **weiße, fetzenartige Partikel** in großen Mengen. Erfolgloses Pressen; spürt die Fäzes im Rektum, kann sie aber nicht hinausbefördern.

Harnwege. – Dunkler, spärlicher Harn oder Anurie; blutig, braun, schwarz, wie Tinte; enthält Gerinnsel fauligen, zersetzten Blutes, Albumin und Zucker.

Weiblich. – Pruritus der Genitalien. Kaltes Gefühl im Oberschenkel nach der Periode. Schwellungsgefühl in Vulva und Klitoris.

Herz. – Angst in der Herzgegend. Der Herzschlag wird nicht gespürt. Perikarditis, mit schlimmen Schmerzen, Beklemmung und Atemnot, fadenförmiger Puls. Die Herztöne werden schwächer, Puls von niedriger Spannung.

Rücken. – Schmerzen in Lumbal- und Lumbosakralregion. Dumpfer Schmerz über den Lenden. Rückenschmerz, 〉 Ruhe und Druck.

Extremitäten. – Heftiger Schmerz den linken Arm hinunter. Reißen in den Gliedern bei warmem Wetter, Stechen bei kaltem. Kribbeln wie von Nadeln in Händen und Handgelenken, die Fingerspitzen sind taub. Schmerz in der Vorderseite des Schenkels. Der rechte Plantarreflex fehlt. Die Glieder sind lahm, schwach und kribbeln. Schmerz 〈 abends und bei warmem Wetter. Die Gelenke sind steif und heiß; den Ort wechselnder Rheumatismus; Schmerzen 〈 bei Nacht. Entzündung des großen Zehs, Gicht in der Ferse, **kann weder Berührung noch Bewegung ertragen**. Prickeln unter[1] den Fingernägeln.[150] Die Knie schlagen aneinander, kann kaum gehen. Ödematöse Schwellung und Kälte der Beine und Füße.

---

149 Vgl. [17]: „Sehr schmerzhafter Stuhlzwang, mit Abgang anfangs harten Kothes, dann durchsichtigen, gallertartigen, häufigen Schleimes."

150 Boericke englisch: „Tingling in the finger nails.", so findet sich dieses Symptom bei [12] nach T. F. Allen zitiert. Dort (Encyclopedia und Handbook) steht jedoch: „Reißen unter dem linken Zeigefinger." Bei [1] schließlich ist Colch. unter „Tingling under Finger nail" aufgeführt.

Haut. – Fleckiger, papulöser Ausschlag im Gesicht. Rosafarbene Flecken auf Rücken, Brust und Abdomen. Urtikaria.

Modalitäten. – < Sonnenuntergang bis Sonnenaufgang; Bewegung, Schlafmangel, Essensgeruch, am Abend, geistige Anstrengung.

> Nach-vorne-Beugen.

Beziehungen. – Antidote: **Thuj., Camph., Cocc., Nux-v., Puls.** Vergleiche: **Carb-v., Arn., Lil-t., Ars., Verat.**

Colchicinum: Darmkatarrh mit Membranfetzen; konvulsives Rucken der rechten Hand; rheumatisches Fieber, Gicht, Endo- und Perikarditis, Pleuritis, Arthrose in Frühstadien; **starke Rheumatismusschmerzen** D3 Trituration.

Dosierung. – Dritte bis 30. Potenz.

Collinsonia canadensis

Grießwurzel

Labiatae; Nordamerika

Beckenkongestion und Stauung des Pfortaderkreislaufs, was Hämorrhoiden und Verstopfung zur Folge hat, besonders bei Frauen. Verminderter arterieller Blutdruck, allgemeine Atonie der Muskelfasern. **Chronischer Katarrh der Nase, des Magens und des Rachens** aufgrund von Pfortaderstauung. Wassersucht durch Herzerkrankung. Juckreiz in der Schwangerschaft, mit Hämorrhoiden. **Verstopfung bei Kindern aufgrund von Darmatonie.** Soll von besonderem Wert sein, wenn es vor Operationen wegen rektalen Erkrankungen gegeben wird. Empfindung von einem Gewicht und Zuschnürung. Venöse Stauung.

Kopf. – Dumpfer Stirnkopfschmerz; von unterdrückten Hämorrhoiden.[151] Chronischer Katarrh. Gelb belegte Zunge. Bitterer Geschmack. **[Coloc., Bry.]**

Rektum. – **Gefühl von spitzen Stöckchen im Rektum. Gefühl von Einschnürung.** Gefäßstauung des Rektums. Trockene Fäzes. **Äußerst hartnäckige Verstopfung**, mit hervortretenden Hämorrhoiden. Schmerzen in Anus und Unterbauch. Verstopfung während der Schwangerschaft; Dysmenorrhoea membranacea, nach Geburt. **[Nux-v.]** Schmerzhafte, blutende Hämorrhoiden. Dysenterie mit Tenesmus. **Abwechselnd Ver-**

151 Vgl. [34]: „Kopfschmerz durch unterdrückte Hämorrhoidalabsonderung."

stopfung und Durchfall und starke Flatulenz. **Jucken am Anus. [Teucr., Rat.]**

Weiblich. – Dysmenorrhoe; **Pruritus vulvae**; Uterusprolaps; Schwellung und dunkle Röte der Genitalien; Schmerzen beim Hinsetzen. Dysmenorrhoe membranacea, mit Verstopfung. Juckreiz. Kältegefühl in den Oberschenkeln nach der Menstruation. Gefühl von Schwellung der Labien und der Klitoris.

Atemwege. – **Husten von übermäßigem Gebrauch der Stimme**; Halsentzündung vom Reden-Halten[152]; heftiger Schmerz im Larynx. Heiserkeit. Quälender, trockener Husten.

Herz. – Herzklopfen; schnell, aber schwach. Wassersucht. Nachdem Herzsymptome gebessert sind, treten Hämorrhoiden oder Menses wieder auf. Brustschmerzen wechseln ab mit Hämorrhoiden. Beklemmung, Schwäche und Dyspnoe. **[Acon-f.]**

Modalitäten. – ⟨ von der geringsten Gemütsbewegung oder Aufregung; Kälte;

⟩ Hitze.

Beziehungen. – Antidot: **Nux-v.**

Vergleiche: **Aesc., Aloe., Ham., Lycops., Neg., Sulph., Nux-v.**

Dosierung. – Tinktur bis dritte Potenz. Höhere Potenzen, wenn ein organisches Herzleiden vorhanden ist.

Colocynthis

Citrullus colocynthis, Koloquinte

Cucurbitaceae; Nordafrika, Südarabien, und Vorderasien

Oft in der Übergangszeit indiziert, wenn die Luft kalt ist, aber die Sonne immer noch stark genug, um das Blut zu erhitzen.

Entwickelt seine meisten Symptome im Abdomen und im Kopf, wo es intensive Neuralgien verursacht. Es ist besonders passend für reizbare Personen, die sich leicht ärgern, mit bösen Folgen davon. Frauen mit reichlicher Menstruation und sitzender Lebensweise. Leute mit Neigung zu Korpulenz. Die neuralgischen Schmerzen sind fast immer ⟩ durch Druck. Krämpfe, Zuckungen und Muskelverkürzungen. Einschnürungen und Kontrakturen. Blasenkrampf nach Operationen an den Körperöffnungen.

152 Boericke, englisch: „Minister's sore throat".

[Hyper.] Urinartiger Geruch des Schweißes. **[Berb., Nit-ac.] Qualvoller Schmerz im Abdomen**, der den Patienten sich krümmen läßt, ist höchst charakteristisch. Empfindungen: Schneiden, Sich-Winden, Einklemmen[16], Zusammenziehen und Zerschlagenheit; **wie von Eisenbändern eingespannt.**

Gemüt. – Äußerst reizbar. Wird zornig, wenn gefragt. Kränkung, verursacht durch Beleidigung. Zorn, mit Entrüstung. **[Cham., Bry., Nux-v.]**

Kopf. – Schwindel beim Drehen des Kopfes **nach links**. Seitlicher, schneidender Kopfschmerz, mit Übelkeit und Erbrechen. Schmerzen (〉 Druck und Hitze), mit Schmerzempfindlichkeit der **Kopfhaut**. Brennender Schmerz, Wühlen[4], Reißen und Zerreißen. Stirnkopfschmerz; 〈 Bücken, Auf-dem-Rücken-Liegen und Bewegen der Augenlider.

Augen. – Heftige, bohrende Schmerzen, 〉 **Druck**. Hat beim Bücken das Gefühl, als fiele das Auge heraus. Gichtische Leiden der Augen. Heftiger Schmerz in den Augäpfeln, der der Entwicklung eines Glaukoms vorangeht.

Gesicht. – Reißen und Schießen, Schwellung des Gesichts; große Empfindlichkeit linksseitig. Starke 〉 Druck. **[Chin.]** Neuralgie, **mit Frösteln**; Zähne scheinen zu lang zu sein. **Geräusche hallen in den Ohren wider**. Magenschmerz, immer mit Zahn- oder Kopfschmerz.

Magen. – Sehr **bitterer** Geschmack. Die Zunge ist rauh wie von Sand und fühlt sich verbrüht an. Heißhunger. Gefühl im Magen, als würde etwas nicht nachgeben; ziehender Schmerz.

Abdomen. – Qualvoller, schneidender Schmerz im Abdomen **bringt den Patienten dazu, sich zu krümmen** und auf den Bauch zu drücken. Gefühl, als würden Steine im Bauch gegeneinander gedrückt werden und bersten.[153] Eingeweide fühlen sich gequetscht an. Kolik mit Krämpfen in den Waden. Schneiden im Bauch, besonders nach Ärger. Jeder Anfall wird von allgemeiner Unruhe und einem Schauder über den Wangen, der vom Unterbauch aufsteigt, begleitet. (Krampfartiger)[34] Schmerz an kleiner Stelle unter dem Nabel. **Dysenterische Stühle treten jedesmal erneut von dem geringsten Essen oder Trinken auf. Gallertartige** Stühle. Moderiger Geruch. Auftreibung.

Harnwege. – Starkes Brennen entlang der Urethra beim Stuhlgang. Blasenkatarrh, Absonderung wie frisches[154] Eiweiß. **Klebrige Absonde-**

153 Vgl. [16]: „Empfindung im ganzen Unterleibe, als würden die Därme zwischen Steinen eingeklemmt und drohten heraus zu stürzen, … "

154 Vgl. [16]: „Urin, sogleich von unausstehlichem Geruch; er ward im Stehen alsbald dick, gallerartartig, klebrig, wie geronnenes Eiweiß."

rung. [Ph-ac.] Stinkender Harn; kleine Mengen, mit häufigem Drang. Jucken an der Mündung. Rote, harte Kristalle, die fest am Gefäß anhaften. Blasentenesmus. Schmerz beim Wasserlassen **über dem ganzen Bauch**.

Weiblich. – (Stark) **bohrender** (oder ziehender) **Schmerz im Ovar**, (so daß sie) **sich krümmen muß, mit großer Ruhelosigkeit**.[34] Runde, kleine zystische Tumoren in den Ovarien oder den Ligamenta lata uteri. Möchte den Bauch mit Druck unterstützt haben. Herabdrängende Krämpfe veranlassen sie, sich zu krümmen. **[Op.]**

Extremitäten. – **Muskelkontrakturen**. Alle Gliedmaßen werden zusammengezogen (, so daß er einem Igel ähnelt).[16] Schmerz im rechten Musculus deltoideus. **[Gua.] Krampfartiger Schmerz in der Hüfte**; liegt auf der betroffenen Seite; Schmerz von der Hüfte zum Knie. Spontanluxation der Hüftgelenke. Steifheit der Gelenke und Verkürzung der Sehnen. Linksseitiger Ischiasschmerz, Ziehen, Reißen; ⟩ **Druck und Hitze**; ⟨ sanfte Berührung. Schmerz den rechten Oberschenkel hinunter; die Muskeln und Sehnen fühlen sich zu kurz an; Taubheit mit Schmerzen. **[Gnaph.]** Schmerz im linken Kniegelenk.

Modalitäten. – ⟨ Ärger und Entrüstung.

⟩ Sich-Krümmen, harter Druck, Wärme, Liegen mit nach vorne gebeugtem Kopf.

Beziehungen. – Antidote: **Coff., Staph., Cham.**

Colocynthis ist das beste Antidot bei Bleivergiftung (Royal).

Vergleiche: **Dios., Cham., Cocc., Merc., Plb., Mag-p.**

Dipodium punctatum: **Krümmt sich**. Windet sich wie eine sterbende Schlange. Hartnäckige Schlaflosigkeit.

Lobelia erinus: Heftige korkenzieherartige Schmerzen im Abdomen.

Dosierung. – Sechste bis 30. Potenz.

Comocladia dentata

Guao

Anacardiaceae; westindische Inseln und Südamerika

Wichtige Augen- und Hautsymptome. Beschwerden der Kiefernhöhle. Iliosakrale und abdominelle Schmerzen. **Pochende Schmerzen ⟨ durch Hitze**. Schmerz in Gelenken und Sprunggelenken.

Augen. – Ziliarneuralgie, wobei sich die Augen groß und hervorgetreten anfühlen, besonders **das rechte**. **⟨ in der Nähe eines warmen Ofens**;

fühlt sich, wie nach außen gedrückt an. Sieht mit dem linken Auge nur einen Lichtschimmer. Glaukom, Empfindung von Völle; **der Augapfel fühlt sich zu groß an.** 〈 Bewegung der Augen.

Gesicht. – Geschwollen, mit hervorstehenden Augen.

Brust. – Heftiger Schmerz in der linken Brustdrüse. Schmerz von der rechten Seite der Brust den Arm hinunter zu den Fingern. Husten mit Schmerz unter der linken Brust(-warze)[34], der zum linken Schulterblatt hindurchgeht.

Haut. – Die Haut juckt, ist rot und hat Pickel. **Röte am ganzen Körper**, wie Scharlach. Erysipel. Tiefe Ulzera mit harten Rändern. Lepra. Rote Streifen auf der Haut. **[Euph.]** Ekzem (papulös) des Stammes und der Extremitäten; auch pustulöse Form.

Modalitäten. – 〉 im Freien, Kratzen; Bewegung.
〈 Berührung, Wärme, Ruhe; Nachts.

Beziehungen. – Vergleiche: **Rhus-t., Rhus-r., Rhus-v., Anac., Euph.**

Dosierung. – Erste bis 30. Potenz.

Condurango

Siehe Cundurango

Conium maculatum

Gefleckter Schierling, Würgling

Umbelliferae; Mitteleuropa, Mittelasien, Nordafrika, Amerika

Ein altes Medikament, das durch Platons bildhafte Beschreibung seiner Wirkung beim Tod des Sokrates klassisch geworden ist. Die von ihm hervorgerufene **aufsteigende Lähmung**, die aufgrund der versagenden Atmung mit dem Tod endet, zeigt die finale Tendenz vieler der in den Arzneimittelprüfungen hervorgerufenen Symptome wie z.B. schwieriger Gang, Zittern, plötzlicher Kräfteverlust beim Gehen, schmerzhafte Steifigkeit der Beine etc., für die Conium ein ausgezeichnetes Mittel ist. Ein derartiger Zustand findet sich oft im hohen Alter, einem Lebensabschnitt der von Schwäche, Mattigkeit, lokalen Kongestionen und Trägheit gekennzeichnet ist. Dies ist das besondere Terrain, auf dem Conium seine Wirkung entfaltet. Es entspricht der Schwäche, der Hypochondrie, den Harnwegsbeschwerden, dem geschwächten Gedächtnis und der sexuellen Kraftlosigkeit, die in diesem Alter häufig angetroffen werden. Beschwerden in den Wechseljahren, alte Jungfern und Junggesellen. Auch bei tumorösem Wachstum kann es indiziert sein. Allgemeines Prellungssgefühl wie von Schlägen. Große Schwäche morgens im Bett. **Schwäche von Körper und Geist, Zittern** und Herzklopfen. Kanzeröse Diathese. Arteriosklerose. Karies* des Sternums. Vergrößerte Drüsen. Es bewirkt Schwellung und Verhärtung der Drüsen, dabei verändert es deren Struktur im Sinne skrofulöser* und krebsartiger Zustände. Ein Kräftigungsmittel nach Grippe. Schlaflosigkeit bei Polyneuritis.

Gemüt. – Aufregung bewirkt Niedergeschlagenheit. Niedergeschlagen, furchtsam, menschenscheu und (dennoch) Scheu vor dem Alleinesein.[16] Unaufgelegt zu Arbeit und Studieren; nichts interessiert ihn. Schlechtes Gedächtnis, unfähig, irgendeine geistige Anstrengung aufrecht zu erhalten.

Kopf. – **Schwindel, beim Hinlegen und beim Herumdrehen im Bett**, bei **seitlichen** Kopfbewegungen[155] oder bei Augenbewegungen; 〈 beim Kopfschütteln, bei geringen Geräuschen oder Gesprächen anderer, vor allem zur linken Seite. Betäubender Kopfschmerz, mit Übelkeit und Erbrechen von Schleim, und Gefühl eines Fremdkörpers unter der Schädeldecke. Versengtes Gefühl auf dem Scheitel. Spannen, als ob beide Schläfen zusammengedrückt würden; 〈 **nach dem Essen. [Gels., Atro.]** Halbseitige Zerschlagenheitsschmerzen. Dumpfer Hinterhauptschmerz morgens, beim Aufstehen.

Augen. – **Lichtscheu und exzessiver Tränenfluß.** Pusteln auf der Cornea. Verschwommenes Sehen; 〈 bei künstlichem Licht. Beim Schließen der Augen schwitzt er. Lähmung der Augenmuskeln. **[Caust.]** Bei oberflächlichen Entzündungen, wie bei der phlyktänulären Konjunktivitis und Keratitis. **Die leichteste Ulzerierung oder Abschürfung verursacht heftigste Photophobie.**

Ohren. – Schlechtes Hörvermögen; blutfarbenes Ohrenschmalz[34].

Nase. – Blutet leicht, wird wund. Polypen.

Magen. – Wundheit im Bereich der Zungenwurzel. Schreckliche Übelkeit, scharfes **Sodbrennen** und saures Aufstoßen; 〈 **beim Zu-Bett-Gehen.** Schmerzhafte Magenkrämpfe. 〉 Essen und 〈 einige Stunden nach den Mahlzeiten; Übersäuerung und Brennen; schmerzhafter Punkt auf der Höhe des Brustbeins.

---

155 Vgl. [34]: „Schwindel: Jedesmal beim Umwenden des Kopfes; … “

Abdomen. – Starker Schmerz in und um Leber. Chronische Gelbsucht und Schmerzen im rechten Hypochondrium. Empfindlich, wie zerschlagen, geschwollen, Schmerzen wie von Messern. Schmerzhafte Anspannung.

Rektum. – Häufiger Stuhldrang; hart, mit Tenesmus. **Nach jedem Stuhlgang zittrige Schwäche. [Verat., Ars., Arg-n.]** Hitze und Brennen im Rektum während des Stuhlgangs.

Urin. – Sehr schwieriges Entleeren der Blase. **Der Urin fließt und hört dann wieder auf. [Led.] Unterbrochene Entleerung. [Clem.]** Harntröpfeln bei alten Männern. **[Cop.]**

Männlich. – Vermehrtes Verlangen; verminderte sexuelle Kraft. Sexuelle Nervosität, mit schwacher Erektion. **Folgen unterdrückten sexuellen Verlangens.** Hoden hart und vergrößert.

Weiblich. – Dysmenorrhoe, mit Nach-unten-Ziehen in den Oberschenkeln. Schlaffe und eingeschrumpfte Brüste, **hart**, berührungsempfindlich. **Stiche in den Brustwarzen.** Möchte die Brust fest mit ihrer Hand drücken. Verspätete und spärliche Menses; die Geschlechtsteile sind empfindlich. Während und vor den Menses **werden die Brüste vergrößert und schmerzhaft. [Calc., Lac-c.]** Hautausschlag vor den Menses. Jucken um die Scham. Mangelnde Empfängnisbereitschaft. Verhärtung von Muttermund und Gebärmutterhals. Eierstockentzündung; das Ovar ist vergrößert und verhärtet; stechender Schmerz. Üble Folgen **unterdrückten sexuellen** Verlangens, unterdrückter Menses oder exzessiver Zügellosigkeit. Leukorrhoe nach Miktion.

Atemwege. – Trockener Husten, fast ständig, Reizhusten; ‹ abends und nachts; **von einem trockenen Fleckchen im Kehlkopf** mit **Jucken** in Brust und Hals, **beim Hinlegen**, Lachen oder Sprechen und während der Schwangerschaft. Auswurf erst nach langem Husten. Atemnot bei der geringsten körperlichen Betätigung; beklemmte Atmung, Zusammenschnürung der Brust; Schmerzen in der Brust.

Rücken. – (Stumpf-stechende) Schmerzen zwischen den Schulterblättern.[16] Üble Folgen von Prellungen und Stößen auf die Wirbelsäule. Steißbeinschmerz. Dumpfe Schmerzen in Lenden- und Sakralbereich.

Extremitäten. – Schwer, müde, gelähmt; zitternd; die Hände sind unsicher; Finger und Zehen sind taub. **Muskelschwäche,** vor allem der unteren Extremitäten. **Schwitzen der Hände. Werden die Füße auf einen Stuhl gelegt, so wird der Schmerz gelindert.**

Haut. – **Schmerzen der Achsellymphknoten, mit taubem Gefühl den Arm hinunterziehend.** Verhärtung nach Prellungen. Gelbe Haut, mit papulösem Ausschlag; gelbe Fingernägel. **Drüsen vergrößert und verhärtet**, auch die Mesenteriallymphknoten. Fliegende Stiche durch die Drüsen. Tumoren; durchdringende Schmerzen; < nachts. Chronische Geschwüre mit übelriechender Absonderung. **Schwitzen, sobald man schläft** oder auch nur die Augen schließt.[156] Nacht- und Morgenschweiß, von stinkendem Geruch, auf der Haut beißend[16].

Modalitäten. – < Hinlegen, **Umdrehen** oder Aufsetzen im Bett; **Zölibat**; vor und während der Menses, Verkühlung, körperliche oder geistige Anstrengung.

> während des Fastens, Dunkelheit, Herunterhängen-Lassen der Glieder, Bewegung und Druck.

Beziehungen. – Vergleiche: **Bar-c., Hydr., Iod., Kali-p., Hyos., Cur.**

Scirrhinum – eine Krebsnosode: Krebsdiathese; vergrößerte Drüsen; Brustkrebs; Würmer.

Dosierung. – Am besten in hohen Potenzen und seltenen Gaben, vor allem bei Geschwülsten, Lähmungszuständen etc. Sonst sechste bis 30. Potenz.

Convallaria majalis

Maiglöckchen
Liliaceae; Europa, Asien, Nordamerika

Hier handelt es sich um ein Herzmittel. Es verstärkt die Kraft der Herzaktion, macht sie regelmäßiger. Es ist von Nutzen, wenn die Ventrikel überdehnt sind und Herzerweiterung beginnt, wenn die kompensatorische Hypertrophie ausbleibt und venöse Stase ausgeprägt ist. Atemnot, Ödeme, Neigung zu Nervenschwäche. **Hautwassersucht**.

Kopf. – Stumpfer Intellekt. Grämt sich leicht. Dumpfer Kopfschmerz; < Steigen, Räuspern. Empfindliche Kopfhaut. Reizbarkeit. Hysterische Erscheinungen.

Gesicht. – Bläschenausschlag auf Nase und Lippen; wund und schmerzhaft. Nasenbluten. Sieht imaginäre graue Flecken von ca. 3 Inch (7,6 cm) im Quadrat (, an mehreren Stellen im Zimmer, beim Hereinkommen vom Spaziergang).[12]

---

156 Vgl. [16]: „Bloß beim Anfange des Schlafes sobald sie die Augen zutut einiger Schweiß; selbst am Tage, beim Schlummer im Sitzen."

Mund. – Zähneknirschen am Morgen. Kupferartiger Geschmack. Wundes und verbrühtes Gefühl der Zunge; sie ist breit und dick mit schwerem, schmutzigem Belag.

Hals. – Wundes Gefühl hinten im Hals, beim Einatmen.

Abdomen. – Empfindlich. Kleider werden als zu eng empfunden. Glucksen und Schmerz beim tiefen Einatmen. Bewegungen im Bauch wie von einer Kinderfaust. Kolikartige Schmerzen.

Harnorgane. – Weher Schmerz in der Blase; Gefühl von Auftreibung. Häufiges Wasserlassen; stinkender; spärlicher Urin.

Weiblich. – Starkes **Wundheitsgefühl in der Gegend des Uterus, mit begleitendem Herzklopfen.** (Wehenartiger) Schmerz in den Iliosakralgelenken, zieht die Beine hinab.[12] Jucken an der Harnröhrenmündung und am Scheideneingang.

Atemwege. – Blutandrang zu den Lungen. Orthopnoe. **Atemnot** beim Gehen. Heißes Gefühl im Hals.

Herz. – Gefühl, als schlüge das Herz überall in der Brust. Endokarditis, mit extremer Orthopnoe. **Empfindung, als ob das Herz zu schlagen aufhöre, dann ganz plötzlich wieder einsetze.** Herzklopfen von der geringsten Anstrengung. Tabakherz*, vor allem wenn es von Zigaretten herrührt. Angina pectoris. Extrem schneller und unregelmäßiger Puls.

Extremitäten. – Schmerz und wehes Gefühl in der Lendenregion; Schmerzhaftigkeit der Beine; in der Großzehe. Zittern der Hände. Schmerzhaftigkeit von Hand- und Sprunggelenken.

Fieber. – Frösteln am Rücken und die Wirbelsäule hinunter, von Fieber gefolgt, mit wenig Schweiß. Durst und Kopfschmerzen während des Frostgefühls. Atemnot während des Fiebers.

Beziehungen. – Vergleiche: **Dig., Crat., Lil-t.**

Adonis vernalis: Schwache Herzaktion aufgrund lediglich funktioneller Störungen.

Modalitäten. – ‹ im warmen Raum.

› im Freien.

Dosierung. – Dritte Potenz und bei Symptomen von Herzversagen 1–15 Tropfen von der Tinktur.

Copaiva

Balsamum copaivae siccum von Copaifera officinalis
Leguminosae; Westindische Inseln, Südamerika

Wirkt kraftvoll auf die Schleimhäute, vor allem auf die des Harntraktes, der Atmungsorgane und auf die Haut, an der es eine ausgeprägte Urtikaria hervorruft. Erkältungen und Katarrhe.

Kopf. – Äußerste Empfindlichkeit; Schmerz im Hinterkopf. Dumpfer Stirnkopfschmerz, geht zum Hinterkopf und wieder zurück, mit Pulsieren, < rechte Seite, Bewegung. Die Kopfhaut ist empfindlich. Empfindlich auf schrille Töne.

Nase. – Wundsein und Schmerzhaftigkeit der Nasenlöcher mit verstopftem Gefühl; Trockenheit der Choanen. Reichliche, dicke und stinkende Absonderung aus den Nasengängen, die nachts den Rachen hinunterläuft. **Brennen und Trockenheit**, Krusten auf den Nasenmuscheln. Ausgeprägter katarrhalischer Zustand in den oberen Luftwegen.

Magen. – Die Nahrung erscheint zu salzig. Magenbeschwerden während der Menstruation oder nach Nesselsucht. Winde und intestinale Flatulenz, Stuhldrang und schwierige Entleerung der Fäzes mit Schmerz[157].

Harnorgane. – Brennen (in Blasenhals und Urethra), Druck (auf der Blase);[11] schmerzhaftes, tröpfelndes Wasserlassen. Harnverhaltung, mit Schmerz in Blase, Anus und Rektum. **Blasenkatarrh**; Dysurie. Schwellung der Harnröhrenöffnung. Andauernder Harndrang. Der Urin riecht nach Veilchen. Grünlich-trübe Farbe des Urins und eigentümlich durchdringender (Balsam-) Geruch.[17]

Rektum. – **Colitis mucosa**. Die Stühle sind mit Schleim bedeckt, mit Kolik und Frösteln. Brennen und Jucken des Anus, durch Hämorrhoiden verursacht.

Männlich. – Hoden empfindlich und geschwollen.

Weiblich. – Jucken von Vulva und Anus, mit blutigem eitrigem Ausfluß. Reichlicher, stark riechender Monatsfluß, mit Schmerzen, die in die Hüftknochen ausstrahlen, mit Übelkeit.

Atemwege. – Husten, mit reichlichem, grauem, eitrigem Auswurf. Kitzeln in Kehlkopf, Trachea und Bronchien. Bronchialkatarrh, mit reichlichem, grünlichem, ekelhaft riechendem (Schleim-) Auswurf[17].

---

157 Vgl. [17]: „Kolik und wässeriger Durchfall; kolikartiges Reissen im Bauche, nach vorgängigem Ziehen in den Oberschenkeln."

Haut. – **Nesselsucht,** mit Fieber und Verstopfung. Roseolen. Erysipelatöse Entzündung, besonders am Bauch. Umschriebene, linsengroße Flecken, mit Jucken; fleckiges Aussehen. Chronische Nesselsucht bei Kindern. Blasige Hautausschläge.

Beziehungen. – Antidote: **Bell., Merc.**

Vergleiche: **Cann-s., Canth., Baros., Cub., Apis, Vesp., Erig., Senec., Sep.**

Santalum album – Sandelholzbaum: Nierenschmerzen.

Dosierung. – Erste bis dritte Potenz.

Corallium rubrum

Edelkoralle, Blutkoralle
Coralliidae

Bei den Prüfungen der Edelkoralle entwickelt sich viel Schnupfen und Nasenbluten, ja sogar Ulzeration innerhalb der Nasenlöcher. Man sollte an dieses Mittel bei Keuchhusten und krampfartigem Husten denken, besonders wenn der Anfall mit einer **sehr schnellen Folge** von Hustenstößen beginnt und die Anfälle derart dicht aufeinander folgen, daß sie fast ineinander übergehen. Oft geht dem ein Erstickungsgefühl voraus, danach folgt Erschöpfung. Blutandrang zum Gesicht nach dem Essen. Der Patient wird purpurrot im Gesicht. **Heftigkeit des Anfalls**, sogar mit **Auswurf von Blut**. Gefühl, als ob kalte Luft durch die Schädelhöhle[17] und Luftwege streife. Dem Patient ist es zu kalt, wenn er unbedeckt, ist und zu heiß, wenn er bedeckt ist; künstliche Wärme tut ihm gut.

Kopf. – Gefühl, als sei der Kopf (um das Dreifache) vergrößert;[17] heftiger Schmerz, als würden die Schläfenbeine auseinander getrieben; ‹ Bücken. Die Augen sind heiß und schmerzhaft. Tiefsitzendes Stirnkopfweh mit schwerem Schmerz des hinteren Teils der Augäpfel. Schmerz ‹ durch Atmen kalter Luft durch die Nase.

Nase. – Geruchsempfindung von Rauch, Zwiebeln etc. Schmerzhaftes Geschwür an der Innenseite des Nasenflügels. **Retronasaler Katarrh. Reichliche Schleimabsonderung tropft durch die Choanen**; die Luft wird als kalt empfunden. Trockener Schnupfen; die Nase ist verstopft und ulzeriert. Nasenbluten.

Mund. – Die Nahrung schmeckt wie Sägemehl. Brot schmeckt wie Stroh. Bier schmeckt süß. Schmerz im linken Unterkiefergelenk. Heftiges Verlangen nach Salz.

Männlich. – Geschwüre auf Eichel und Innenseite der Vorhaut, mit gelbem, jauchigem Eiter. Pollutionen und geschwächte sexuelle Kraft. Starkes Schwitzen der Geschlechtsteile.

Atemwege. – Heraufräuspern reichlichen Schleims. Der Hals ist sehr empfindlich, **besonders gegen Luft**. Reichlicher Nasenkatarrh. Die eingeatmete Luft wird als kalt empfunden. **[Cist.] Reichliche Schleimabsonderung tropft durch die Choanen**. Trockener, **krampfartiger**, erstickender Husten; sehr schneller Husten, kurz, bellend. Husten mit großer Empfindlichkeit der Atemwege; **beim tiefen Einatmen** (eisiges) **Kältegefühl** (von durch die Luftwege streifender Luft).[17] Fortwährender, hysterischer Husten. Erstickungsgefühl und große Erschöpfung nach Keuchhusten.

Haut. – Rote, flache Geschwüre. Erst korallenrote, dann dunkelrote Flecken, die zu kupferfarbenen Flecken werden. Psoriasis von Handflächen und Fußsohlen.

Modalitäten. – 〈 im Freien, Wechsel von einem warmen zu einem kalten Zimmer.

Beziehungen. – Komplementärmittel: **Sulph.**

Vergleiche: **Bell., Dros., Meph., Caust.**

Dosierung. – Dritte bis 30. Potenz.

Corallorhiza odontorhiza

Korallenwurz
Orchideae

Auszehrendes Fieber*, beginnt gegen 9 bis 10 vormittags, dauert bis Mitternacht. Ist hochgradig nervös und ruhelos, Brennen von Handflächen und Fußsohlen; kein Durst, Frost oder Schweiß. Kann lediglich eine ganz leichte Bedeckung ertragen.

Cornus circinata

Rundblättriger Hartriegel
Cornaceae; Nordamerika

Chronische Malaria, Hepatitis, Gelbsucht. Schwäche am Morgen. Schmerz in der Magengrube, mit aufgetriebenem Bauch. Bläschenartiger Hautausschlag mit chronischer Lebererkrankung oder Stomatitis aphthosa.

Mund. – Ulzeration von Zunge, Zahnfleisch und Mund; Aphthen. Brennen in Mund, Hals und Magen.

Stuhl. – Dünner, dunkler Stuhl, mit Blähungsabgang, sofort nach der Mahlzeit. Brennen des Anus. Dunkler, galliger, stinkender Durchfall bei bleicher Gesichtsfarbe.

Haut. – Bläschenartiges Gesichtsekzem bei Kleinkindern, mit wundem Mund vom Trinken an der Brust.

Beziehungen. – Vergleiche: **Cornus alternifolia:** Schwach und müde; gestörter Schlaf, Fieber, Ruhelosigkeit, Ekzem; **rissige Haut**; die Brust wird als kalt empfunden, als wäre sie voller Eis.

Cornus florida – Blumenhartriegel: chronische Malaria; Verdauungsstörung und quälendes saures Sodbrennen; allgemeine Schwäche von Flüssigkeitsverlust und Nachtschweißen; neuralgische Schmerzen in Armen, Brust und Rumpf und ein Gefühl, als wäre sie (an der Taille)[12] auseinandergebrochen; intermittierendes Fieber, **mit Schläfrigkeit**; friert, ist aber warm anzufassen; große Erschöpfung in Intervallen; allgemeiner kalter Schweiß. Dem Frostgefühl geht Schläfrigkeit voraus, Hitze wird von Schläfrigkeit begleitet. Kopfschmerz nach Chinin.

Dosierung. – Tinktur bis sechste Potenz.

Corydalis formosa

Dicentra canadensis

Papaveraceae; Nordamerika

Syphilitische Leiden. Geschwüre in Mund und Rachen. Ausgeprägte Kachexie bei Krebs. Gummen und nächtliche Schmerzen. Chronische Erkrankungen, mit Atonie. Die Zunge ist sauber, breit und voll. Das Gewebe ist schlaff, teigig und kalt. Magenkatarrh. **[Hydr.]**

Haut. – Trockene, schuppige Krusten im Gesicht alter Menschen. Geschwollene Lymphknoten.

Beziehungen. – **Nit-ac., Kali-i., Fl-ac.**

Dosierung. – Urtinktur, 20 Tropfen dreimal täglich.

Cotyledon umbilicus

Nabelkraut
Crassulaceae; Südeuropa, England

Dieses Mittel hat eine ausgeprägte Wirkung auf das Herz; Beklemmung der Brust; (Gefühl von)[11] Vollheit im Hals. Epilepsie. Dumpfer Schmerz in Muskel- und Fasergewebe. Ischialgie. Sehr auffallende Schmerzen durch die Mamma, zum Schulterblatt hin. Kehlkopf- und Trachealkatarrh. Hysterische Gelenkbeschwerden*.[158]

Gemüt. – Verlorenes, verwirrtes Gefühl. Konnte nach dem Aufwachen einige Zeit nicht sprechen. Drückender Scheitelkopfschmerz. Beschwerden von unterdrückter Gemütsbewegung. **Gefühl, als würde ein Körperteil fehlen.**[159]

Brust. – Schmerz unter der linken Brustwarze und Schmerz in der rechten Brust. Schmerz von der Gegend der linken Brust zum Schulterblatt. Schmerz an den Schulterblattwinkeln. Vollheitsgefühl und Gefühl des Berstens; wie von einem Hindernis in der Herzgegend. Erstickendes Völlegefühl im Hals. Atembeklemmung.

Extremitäten. – Schmerzen in Rücken und Schenkeln. Schmerzen in allen Gelenken. Die Haut ist empfindlich, das Reiben der Hosen verursacht heftiges Stechen. Gefühl, als wären Beine und Arme schwer und wund.

Beziehungen. – Vergleiche: **Ambr., Asaf., Hepat., Ign., Lach.**

Dosierung. – Tinktur bis dritte Potenz.

Crataegus oxyacantha

Crataegus laevigata, Weißdorn, Hagedorn
Rosaceae; Europa

Dieses Medikament bewirkt Schwindel, einen langsameren Puls, Lufthunger und Senkung des Blutdrucks. Wirkt auf den Herzmuskel und ist ein **Kräftigungsmittel für das Herz**. Es hat keinen Einfluß auf das Endokard.

Myokarditis. Dekompensation. **Unregelmäßiger Herzschlag**. Schlaflosigkeit bei Patienten mit Aortenklappenvitium. Anämie; Ödeme; Kälte der

---

158 Vgl. [73]: „Schmerzen in allen großen Gelenken … und verschwinden den nächsten Tag."

159 Vgl. [11]: „Nach einem leichten Schlaf wachte sie mitten in der Nacht in einem erregten, halb bewußtlosen Zustand auf, mit einer unangenehmen Empfindung, die an der Hinterseite von Ober- und Unterschenkel hinabläuft, und dem Gefühl, als wäre kein Fuß da."

Haut. Arterieller Hochdruck. Es wirkt als Sedativum bei ärgerlichen, reizbaren Patienten mit Herzsymptomen.

Chronische Herzkrankheit, mit extremer Schwäche. Sehr schwache und unregelmäßige Herzaktion. Allgemeine Hautwassersucht. Sehr nervös, mit Schmerzen im Hinterkopf und Hals. Kollaps bei typhusartigen Zuständen. Blutungen aus dem Darm. Kalte Extremitäten, Blässe; Puls und Atmung sind unregelmäßig. Schmerzhafte Druckempfindung in der linken Brustseite unterhalb des Schlüsselbeins. Dyspepsie und nervöse Entkräftung, mit Herzinsuffizienz. Nach Rheumatismus zu Beginn der Herzschädigung. **Arteriosklerose. Soll krustige und kalkartige Ablagerungen in den Arterien auflösen können.**

Kopf. – Besorgt, verzagt. Sehr nervös und reizbar, mit Schmerzen im Hinterkopf und Hals. Geistige Stumpfheit; Reizung der Bindehaut; Absonderungen aus der Nase.

Harnwege. – **Diabetes**, besonders bei Kindern.

Herz. – **Herzwassersucht**. Fettige Degeneration. Aortenklappenvitium. **Extreme Atemnot bei der geringsten Anstrengung**, ohne starke Erhöhung der Pulsfrequenz. Schmerz in der Herzgegend und **unter dem linken Schlüsselbein**. Die Herzmuskeln erscheinen schlaff, verbraucht. Husten. **Herz dilatiert; der erste Herzton ist leise**. Der Puls ist beschleunigt, **unregelmäßig, schwach und aussetzend**. Klappengeräusche, Angina pectoris. Kälte der Haut, blaue Verfärbung der Finger und Zehen; alles 〈 durch Anstrengung oder Aufregung. Stützt das Herz bei Infektionskrankheiten.

Schlaf. – Schlaflosigkeit bei Patienten mit Aortenklappenvitium.

Haut. – Exzessives Schwitzen. Hautausschläge.

Modalitäten. – 〈 warmes Zimmer.

〉 frische Luft, Ruhe und Ausruhen.

Beziehungen. – **Stroph-h., Dig., Iber., Naja, Cact.**

Dosierung. – Flüssiger Extrakt oder Tinktur, 1–15 Tropfen. Muß einige Zeit lang gegeben werden, um gute Ergebnisse zu erzielen.

Crocus sativus

Safran

Iridaceae; Kulturpflanze

Bei schwarzen und fädigen Blutungen ist dies oft ein nützliches Mittel. Kribbeln in verschiedenen Körperteilen. Chorea und hysterische Leiden.

Häufige und extreme Wechsel der Gefühle und Geisteszustände. Zorn mit Heftigkeit, gefolgt von Reue. **Lachende** Manie. Schläfrigkeit und **Mattigkeit**; ⟩ literarische Arbeit.

Gemüt. – **Wechselnde Zustände**; vergnügte Manie; singt und lacht. Glücklich und herzlich; dann zornig. Plötzliche Wechsel von Heiterkeit zu Melancholie. Lebhaftes Erinnern von (früher)[17] gehörter Musik. **[Lyc.]**

Kopf. – Pocht, pulsiert, im Klimakterium; ⟨ während der Menses.

Augen. – Erscheinung, wie von elektrischen Funken. Muß die Augen wischen, als ob Schleim oder Wasser darin wären. (Reiz-)[17] **Gefühl in den Augen, wie nach heftigem Weinen**. Empfindung, als hätte sie durch eine zu scharfe Brille geblickt. **Gefühl, als ob die Augen Rauch ausgesetzt wären**. Die Pupillen sind vergrößert und zeigen eine langsame Reaktion. Schwere Lider. Ziliarneuralgie, der Schmerz zieht von den Augen zum Scheitel. **Empfindung, als ob kalte Luft durch das Auge ströme. [Fl-ac., Syph.]** Asthenopie mit extremer Lichtscheu. Drohendes Glaukom; Embolie der Zentralarterie der Retina.

Nase. – Nasenbluten. **Dunkel, fädig, geronnen. Fäden dunklen Blutes** hängen von der Nase herab.

Bauch. – **Hartnäckige Verstopfung** aufgrund von Pfortaderstauung. Verstopfung bei Kleinkindern. Kribbeln und Stechen im Anus. **Gefühl von etwas Lebendigem im Bauch, Magen etc.**, besonders auf der linken Seite. **[Calen.]** Der Bauch ist geschwollen, Gefühl von etwas Schwerem.

Weiblich. – Bei drohendem Abort, vor allem wenn die Blutung **schwarz und fädig** ist. Blutandrang zu den Geschlechtsorganen. Die Menses sind dunkel, zähflüssig, zu häufig und reichlich, **schwarz und schleimig**. Blutung vom Uterus; **Blutkoagel mit langen Fäden**; ⟨ geringste Bewegung. Zuckender Schmerz innerlich in der linken Brust, als würde sie mittels eines Fadens nach dem Rücken hin gezogen. **[Crot-t.]** Hüpfendes Gefühl, wie von etwas Lebendigem in der rechten Brusthälfte.

Atemwege. – Pfeifender Husten, mit schaumigem Auswurf, der Fäden wie dünnes Zwirn enthält; ⟨ Sich-Hinlegen. Widerlich krankhafter Geruch des Atems. Gefühl, als wäre die Uvula verlängert, bei hysterischen Patienten.

Rücken. – Plötzliches Kältegefühl im Rücken, wie von Übergießung mit kaltem Wasser.

Extremitäten. – Eiskalte Extremitäten. Krampfartige Zusammenziehungen und Zucken einzelner Muskelgruppen. Chorea und Hysterie, mit starken Gefühlsschwankungen. Die ganze obere Extremität schläft ein.

Knacken im Hüftgelenk und in den **Knien**. Schwäche in Knien und Beinen. Schmerz in den Sprunggelenken und den Fußsohlen.

Modalitäten. – ⟨ Sich-Hinlegen, heißes Wetter, warmes Zimmer, morgens, Fasten, vor dem Frühstück, Starren auf einen Gegenstand.
⟩ im Freien.

Beziehungen. – Antidote: **Op., Bell.**
Vergleiche: **Ip., Tril., Plat., Chin., Sabin.**

Dosierung. – Tinktur bis 30. Potenz.

Crotalus horridus

Nordamerikanische Klapperschlange, Gift der Schlange
Crotalidae; Nordamerika

Schlangengifte sollen chemisch gesehen **Cyanohydrate** von Natrium und anderen Salzen sein. Alkohol ist das natürliche Lösungsmittel dieser Salze und ist ein Antidot. Hat eine tiefe Wirkung auf trophische Prozesse. Ernährungsstörungen bei alten Menschen.

Septische Zustände mit Beeinträchtigung des Nervensystems und der geistigen Funktionen. Allgemeine Desorganisation des Blutes, Blutungen und Gelbsucht. Eine Injektion von Crotalin vermindert die Gerinnungsfähigkeit des Blutes. Bei Epilepsie liegt der Durchschnittswert für die Gerinnungszeit weit höher als unter normalen Bedingungen. Zersetzung des Blutes, **Blutungen**, (dunkles, flüssiges Blut, das nicht gerinnt) Neigung zu Karbunkeln, bösartigem Scharlach, **Gelbfieber**, Pest, Cholera geben Gelegenheit, dieses Mittel anzuwenden. **Hämorrhagische Diathese**. Wirkt als Beruhigungsmittel. Schläft sich in seine Symptome hinein. Es ist eher rechtsseitig in seiner Wirkung.

Gemüt. – Weinerliche Stimmung; Wahrnehmung und Gedächtnis sind getrübt; ungeduldig. Geschwätzig, mit Verlangen (aus dem Bett)[34] zu entfliehen. Traurigkeit. Wahnideen infolge zerebralen Verfalls.[160]

Kopf. – Schwindel, mit Schwäche und Zittern. Dumpfer, schwerer Hinterkopfschmerz; Schmerz der rechten Kopfseite und des rechten Auges. Kopfweh mit Herzschmerzen beim Liegen auf der linken Seite. Kopfschmerz; muß auf den Zehenspitzen gehen, um Erschütterungen zu vermeiden.

---

160 Vgl. [34]: „Anfangsstadium der senilen Demenz.“

Augen. – Gelbe Farbe der Augen. Illusionen; blaue Farben. **Ziliarneuralgie**; reißender und bohrender Schmerz, als wäre ein Schnitt um die Augen herum gemacht worden, sehr lichtempfindlich, besonders gegen **Lampenlicht.**[34] **Zur Resorption intraokulärer Einblutungen** in den Glaskörper, aber insbesondere für nicht-entzündliche Retinablutungen. Doppeltsehen.

Ohren. – Innenohrschwindel. Blut sickert aus den Ohren. Gefühl, als wäre das rechte Ohr verstopft.

Nase. – Nasenbluten, **das Blut ist schwarz und fädig**, Ozäna, nach Exanthemata oder Syphilis.

Gesicht. – Akne. Lippen sind geschwollen und taub. Bleifarbenes und gelbes Gesicht. Kiefersperre.

Mund. – Zunge ist rot und klein, fühlt sich aber geschwollen an. Die Zunge ist feuerrot, in der Mitte trocken, glatt und poliert. Moderig riechender Atem. Füllt sich mit Speichel. Beim Herausstrecken der Zunge weicht diese zur rechten Seite ab. Krampfartiges Zähneknirschen nachts. Zungenkrebs mit Blutung.

Hals. – Trocken, geschwollen, dunkelrot. Ösophagusspasmen; kann nichts Festes schlucken. Feste Zusammenschnürung. Gangränös, mit starker Schwellung.

Magen. – Kann keine Kleidung an der Magengegend ertragen. Kann nichts bei sich behalten; heftiges Erbrechen von Nahrung; galliges Erbrechen, Erbrechen von Blut. Ständige Übelkeit und andauerndes Erbrechen jeden Monat, nach der Menstruation. Kann nicht auf der rechten Seite liegen ohne dunkelgrüne Substanz zu erbrechen. Schwarzes oder kaffeesatzartiges Erbrechen. Magenkrebs mit Erbrechen blutigen, schmierigen Schleims. Zitterndes, flatterndes Gefühl unterhalb des Epigastriums. Unverträglichkeit von Kleidung im Bereich des Oberbauchs. Schwäche- und Leeregefühl in der Magengegend. Magengeschwür. Atonische Dyspepsie. Gastritis bei chronischem Alkoholismus. Hungrig, heftiges Verlangen nach Stimulantien, Zucker; Abneigung gegen Fleisch.

Bauch. – Aufgetrieben, heiß und empfindlich. Schmerz in der Lebergegend.

Stuhl. – Schwarz, dünn, stinkend, wie Kaffeesatz. Intestinale Blutung; dunkles, flüssiges, nicht gerinnbares Blut. Blut sickert aus dem Rektum beim Stehen oder Gehen.

Harnwege. – Dunkler, blutiger Urin. Harnzylinder. Entzündete Niere. Eiweißhaltiger, dunkler, spärlicher Urin. **[Merc-c.]**

Weiblich. – Verlängerte Menses. Dysmenorrhoe; Schmerz erstreckt sich die Schenkel hinunter, mit Schmerz in der Herzgegend. Uterusblutung mit Schwächegefühl in der Magengegend. Wochenbettfieber; stinkende Lochien. Phlegmasia alba dolens. Empfindung, als ob die Gebärmutter herausfallen würde. Schmerzhaftes Ziehen in den Gebärmutterbändern. Kann die Beine nicht ruhig halten.

Atemwege. – Husten, mit blutigem Auswurf. Kitzeln von einer trockenen Stelle im Kehlkopf.

Herz. – Schwache Herzaktion, zitternder Puls. Herzklopfen, besonders während der Menstruation. Zitterndes Gefühl im Herz.

Extremitäten. – Die Hände zittern und sind geschwollen. Die unteren Extremitäten schlafen leicht ein. **Rechtsseitige Lähmung.**

Fieber. – Bösartige Fieber **hämorrhagischen oder fauligen Charakters.** Remittierende, schleichende*, biliöse Fieber*. Gelbfieber. Blutiger Schweiß. Zerebrospinale Meningitis. **[Cic., Cupr-a.]** Kalte Schweiße.

Haut. – Schwellung und Verfärbung, die Haut ist gespannt und zeigt jede Farbschattierung, mit quälendem Schmerz. Blasenbildung. **Fahl.** Gelbe Farbe des ganzen Körpers. Die Haut der **rechten Körperhälfte** ist sehr schmerzempfindlich. **Purpura haemorrhagica.** Blutung aus jedem Körperteil. Blutiger Schweiß. Frostbeulen, Panaritia. Sektionswunden. Pustulöse Hautausschläge. Insektenstiche. Nach Impfung auftretende Hautausschläge. Üble Folgen von Impfung. Lymphangitis und Septikämie. Furunkel, Karbunkel und Ausschläge sind von purpurner, fleckiger Haut und Ödem umgeben. Milzbrand. Wundes Gefühl, › durch Druck.

Schlaf. – Träumt von den Toten. Auffahren im Schlaf. Gähnen. Erstickungsempfindung beim Aufwachen.

Modalitäten. – ‹ rechte Seite; im Freien; abends und morgens; im Frühling, wenn das warme Wetter beginnt; jährlich; beim Aufwachen; Feuchtigkeit und Nässe, **Erschütterung.**

Beziehungen. – Vergleiche: **Both.**

Bungarus fasciatus – Gebänderter Krait: Poliomyelitis.

Crotalus cascavella – Klapperschlange: Gedanken und Träume vom Tod. Sprachlähmung, stertoröse Atemstörung, ist halb bei Bewußtsein. Ein Zustand wie in Trance wird hervorgerufen; Schneidendes Gefühl um den Augapfel (, als würde er mit einem kleinen Taschenmesser herausgeschnitten).[34]

Elaps corallinus: Vorzuziehen bei Otorrhoe und Leiden der rechten Lunge.

Lachesis muta: Die Beschwerden sind auf der linken Seite deutlich schlechter.

Naja tripudians: Hat mehr nervöse Erscheinungen.

Antidote: **Lach., Alkohol, Camph., Strahlungswärme.**

Dosierung. – Dritte bis sechste Potenz.

Croton tiglium

Purgierkörner vom Krotonölbaum
Euphorbiaceae; Ostindien, China

Croton tiglium ist ein wertvolles Mittel für Durchfall, **Hautleiden** und im Sommer auftretenden Durchfall bei Kleinkindern. Diese können einander abwechseln. Allgemeines Beengungsgefühl. Es ist eines der Antidote bei der **Sumachvergiftung***, was wegen seiner breiten und intensiven Wirkung auf die Haut und Schleimhautoberflächen, wo es sowohl Reizung als auch Entzündung, mit Bläschenbildung und schleimigen Absonderungen bewirkt, offensichtlich ist. Es hat eine besondere Affinität zur Haut des Gesichts und der äußeren Geschlechtsteile. **Brennen in der Speiseröhre.**

Kopf. – Drückender Stirnkopfschmerz, vor allem in den Augenhöhlen.

Augen. – Trachom; Pusteln auf der Cornea. Rotes und wundes Aussehen. Gefühl, als würden sie nach hinten gezogen. Hautausschläge um die Augen herum. **Spannender Schmerz über der rechten Augenhöhle.**

Stuhl. – Reichliche, wäßrige Stühle, mit viel Stuhldrang; **immer kräftig herausschießend**, mit Gurgeln in den Eingeweiden; ‹ Trinken der geringsten Menge oder sogar beim Essen. Ständiger Stuhldrang, gefolgt von plötzlicher Entleerung. Schwappende[17] Empfindung in den Eingeweiden.

Urin. – Schäumender Nachturin; von dunkeloranger Farbe, wird beim Stehen trübe; fettige Bestandteile[19] schwimmen obenauf. Der Tagesurin ist blaß, mit weißem Sediment.

Brust. – **Ziehender Schmerz durch die linke Brust in den Rücken. Asthma**, mit Husten; kann die Brust[161] nicht dehnen. Bei stillenden Frauen: jeder Zug des Kindes verursacht **einen Schmerz, der von der Brustwarze nach hinten zieht.** Entzündete Mammae. Husten; sobald

161 Vgl. [17]: „Gefühl … als dehne sich die Lunge nicht gehörig aus."

er das Kissen berührt, muß er aufstehen.[162] Empfindlich gegen tiefes Atmen.

Haut. – **Fühlt sich beengt in seiner Haut. Intensives Jucken; aber Kratzen ist schmerzhaft.** Pustulöser Hautausschlag, besonders im Gesicht und am **Genitale**, mit fürchterlichem Jucken, danach schmerzhaftes Brennen. Konfluierende und Flüssigkeit sezernierende Bläschen. Vesikuläres Erysipel, das außerordentlich juckt. Herpes zoster; stechende, brennende Schmerzen von dem Hautausschlag herrührend.

Modalitäten. – < das geringste Essen oder Getränk; während des Sommers; **Berührung**, nachts und morgens, Waschen.

Beziehungen. – Vergleiche: **Rhus-t., Anag., Anac., Sep.**

Momordica charantia – Balsambirne: Hat ausgeprägte und drastische Eigenschaften, indem sie Koliken, Übelkeit, Erbrechen, der Cholera gleichende Symptome hervorruft, der Bauch scheint voller Flüssigkeit zu sein, die explosionsartig entleert wird und dünn, wäßrig und gelb ist. Großer Durst.

Antidot: **Ant-t.**

Dosierung. – Sechste bis 30. Potenz.

Cubeba officinalis

Kubeben

Piperacaea; Indien

Von diesem Mittel werden Schleimhäute im allgemeinen, aber im besonderen die des Harntrakts betroffen. Häufiges Urinieren nervösen Ursprungs. Leukorrhoe bei kleinen Mädchen.

Harnwege. – Urethritis, mit viel Schleimabsonderung, besonders **bei Frauen.** Schneiden nach dem Urinieren, mit Zusammenschnürung. Hämaturie. Zystitis.

Männlich. – Prostatitis, mit dicker gelber Absonderung.

Atemwege. – Katarrh der Nase und des Halses, mit stinkendem Geruch und Auswurf. Schleim tropft von den Choanen. Wundheit des Halses und Heiserkeit.

Beziehung. – **Cuc-c., Cop., Menth., Santa.**[34]

Dosierung. – Zweite bis dritte Potenz.

---

162 Vgl. [34]: „Hartnäckiger Husten, < nachts, beim Liegen im Bett, sie muß aufgrund des Erstickungsgefühls aus dem Bett springen und umhergehen; muß in einer fast sitzenden Position im Bett liegen, aus Angst vor dem Ersticken."

Cucurbita citrullus

Citrullus lanatus, Wassermelone
Cucurbitaceae; tropisches Afrika, westindische Inseln

Ein Aufguß bei schmerzhaftem Wasserlassen mit dem Gefühl von Zusammenschnürung und Rückenschmerzen.

Cucurbita pepo

Gartenkürbis
Cucurbitaceae; Nordamerika

Starke Übelkeit sofort nach dem Essen. Schwangerschaftserbrechen. Seekrankheit. Eines der wirksamsten und ungefährlichsten Mittel gegen Bandwürmer.

Beziehungen. – Vergleiche: **Fil., Cupr-o.**

Dosierung. – Tinktur. Die Samen sind ein wertvolles Mittel gegen Bandwürmer. Man brühe die Samen und schäle die äußeren Häute ab, wenn sie eingeweicht sind; verwendet wird der grüne Kern. Dosierung: 2 Unzen (62,2 g), die geschält 1 Unze (31,1 g) an Kernen ergeben. Kann mit Sahne vermischt und wie Haferbrei gegessen werden. Einzunehmen am Morgen, nach zwölf Stunden des Fastens, zwei Stunden danach Rizinusöl.

Cundurango

Marsdenia condurango, Geierpflanze
Asclepidiaceae; Westhänge der Kordilleren

Stimuliert die Verdauungsfunktionen und verbessert so die allgemeine Gesundheit. Lindert den Schmerz bei der Gastralgie, die den Magenkrebs begleitet. Modifiziert die Sekretionen der Verdauungsdrüsen. Ulcus cruris varicosum. Tuberculosis cutis luposa.

Schmerzhafte Risse im Mundwinkel ist ein Leitsymptom dieser Arznei. Chronischer Magenkatarrh, Syphilis und Krebs. Tumoren; Striktur des Ösophagus. Das aktive Prinzip (**Condurangin**) verursacht motorische Ataxie.

Magen. – Schmerzhafte Magenleiden; Ulzeration. Erbrechen der Speisen und Verhärtungen, dauernder brennender Schmerz. Striktur des Ösophagus, mit brennenden Schmerzen hinter dem Sternum, wo das Essen stecken zu bleiben scheint. Erbrechen der Speisen und Verhärtungen[163] im linken Hypochondrium mit dauernd brennendem Schmerz.

Haut. – Fissuren bilden sich an den Haut und Schleimhautübergängen der Körperöffnungen. Epitheliome der Lippe oder des Anus. Geschwüriges Stadium des Hautkrebses, wenn sich Fissuren bilden.

Beziehungen. – Vergleiche: **Aster., Con., Hydr., Ars.**

Dosierung. – Tinktur oder Rinde, 5 Gran-Gaben (325 mg) vor den Mahlzeiten in Wasser. Auch die 30. Potenz bei Tumoren.

Cuphea viscosissima

Weiderichgewächsart

Lathyraceae; Mittel- und Südamerika

Erbrechen von unverdauter Nahrung. **Cholera infantum**, viel Säure; häufige grüne, wäßrige, saure Stühle. Tenesmus und starker Schmerz. Hohes Fieber; Ruhelosigkeit und Schlaflosigkeit. Hartnäckige Verstopfung.

Beziehungen. – Vergleiche: **Aeth.**

Coto: Darmkatarrh, chronische, reichliche, erschöpfende Diarrhoe und Dysenterie; erschöpfende Schweiße bei Schwindsucht und chronischem Durchfall.

Thypha latifolia – eine Rohrkolbenart: Durchfall, Dysenterie, Sommerdurchfall bei Kindern. Tinktur und erste Potenz.

Dosierung. – Tinktur.

Cuprum aceticum

Kupfer(II)-azetat, $C_4H_6CuO_4 \cdot H_2O$

Heuschnupfen, mit brennender Wundheit der Haut, Krampfhusten; klebriger, zäher Schleim und Furcht vor dem Ersticken. **Sich hinziehende Wehentätigkeit**. Chronische Psoriasis und Lepra.

Kopf. – Heftiges Klopfen (der Temporalarterien)[17] und stechende Schmerzen in der Stirn. Linksseitiger Stirnschmerz. Das Gehirn scheint

163 Vgl. [34]: „Harte Klumpen im linken Hypochondrium und Oberbauch."

leer zu sein. Neigung zum Gähnen und Weinen. Verliert das Bewußtsein; **schwindelig in einem hohen Raum**. Ständiges Herausstrecken und Zurückziehen der Zunge. **[Lach.]** Neuralgie mit Schwere des Kopfes, Brennen, Schmerzen und Stechen in Schläfen und Stirn.

Gesicht. – Eingefallen, hippokratisch. Gesichtsneuralgie in Wangenknochen, Oberkiefer und hinter dem rechten Ohr. ⟩ durch Kauen, Druck und äußere Wärme.

Magen. – Heftige krampfartige Schmerzen in Magen und Bauch. Erbrechen. Schleimiger, brauner Durchfall. Heftiger Tenesmus. Cholera.

Herz. – Anfälle von Angina pectoris treten bei Aufregung auf.

Atemwege. – Heftiger, krampfartiger Husten. Kurzatmig, schwierige Atmung. Krampfartiges Zusammenziehen der Brust. Atemnot.

Haut. – Lepraähnlicher Hautausschlag, ohne Jucken, über den ganzen Körper, in Flecken von unterschiedlicher Größe.

Modalitäten. – ⟨ Gefühlsbewegungen, Berührung.
⟩ Kauen, Druck, nachts, Liegen auf der betroffenen Seite, Wärme[164].

Beziehungen. – Wirkt ähnlich wie **Cuprum metallicum**, ist aber heftiger in seiner Wirkung.

Dosierung. – Dritte bis sechste Trituration.

Cuprum arsenicosum

Kupferarsenit; Scheeles Grün; $CuHAsO_3$

Dies ist ein Mittel für Symptome, die auf unzureichender Nierenfunktion beruhen, für verschiedene Darmerkrankungen, choleraartige Erkrankung und Cholera infantum; Enterokolitis, Durchfall und Dysenterie. Magen-Darm-Störungen bei Influenza oder Typhus. **Urämische Konvulsionen**, Kopfschmerz, Schwindel und Zustände von Bewußtlosigkeit aufgrund von Hirnödem. Schwangerschaftsnephritis. Konvulsionen, denen gastrointestinale Symptome vorausgehen. Chlorose*. Bronchialasthma mit Emphysem. Eitrige Endokarditis. (Royal). Neuralgische Bauchschmerzen[34], Enteroptose. Delirium und Herzzittern.

Mund. – Die Zunge ist dick belegt, schmutzig-braun, weiß; metallischer Geschmack; Durst. Trockener Mund.

---

164 Laut [12]: ⟨ Hitze, hingegen bei [34]: Gesichtneuralgie ⟩ Wärme.

Bauch. – Gastroenteritis. Heftiger Bauchschmerz. Diarrhoe bei Schwindsucht. Cholera. **[Ars., Verat., Camph.]** Kollern und heftiger, schneidender Schmerz. Dunkle, flüssige Stühle.

Harnwege. – Ungenügende Nierenfunktion und Urämie. **Knoblauchartiger Geruch** des Urins. Urin von hohem spezifischem Gewicht; vermehrt Azeton und Azetylessigsäure.

Männlich. – Schwitzen des Hodensackes; ist andauernd feucht und naß. Furunkel am Skrotum. **Weiße**, eitrige Absonderung aus der Harnröhre; Kribbeln und Brennen in der Harnröhre; Schmerzen in der Prostata; Schmerzen im Penis.

Herz. – Herzrhythmus und Herzkraft sind aufgrund der ungenügenden Ausscheidung verändert.

Rücken. – Andauernde Lahmheit. Schmerz in der Lendengegend und links unter[34] dem unteren Schulterblatt(-winkel)[34]; die Brust wird als eng empfunden.

Extremitäten. – **Krämpfe in den Waden**, ‹ nach Mitternacht, nur › durch Aufstehen vom Bett und Stehen. Geschwüre; Gangrän.

Haut. – Eisig kalter Schweiß und kalte Haut, sogar, wenn sie trocken ist. Intermittierend kalte, klebrige Schweiße. Akne, Pusteln im Gesicht und in der Schenkel-Genitalregion; Geschwüre sehen wie Schanker aus. Gangrän, Karbunkel.

Dosierung. – Dritte Trituration.

Cuprum metallicum

Kupfer, Cu

Krampfartige Leiden, Krämpfe, Konvulsionen, die in den Fingern und den Zehen beginnen, heftiger, zusammenziehender und intermittierender Schmerz sind einige der ausgeprägteren Äußerungen der Wirkung von Kupfer; daher umfaßt der Bereich der durch dieses Medikament heilbaren Erkrankungen klonische und tonische Spasmen, Konvulsionen und epileptische Anfälle. Durch Schreck ausgelöste Chorea. Übelkeit stärker als bei jedem anderen Medikament. Bei Epilepsie beginnt die Aura an den Knien und steigt zum Unterbauch auf; dann kommt Bewußtlosigkeit, Schaum vor dem Mund und Hinfallen. Die Symptome neigen dazu, periodisch und in Gruppen aufzutreten. Die Beschwerden beginnen auf der linken Körperseite. **[Lach.]** Bandwurm (kolloidales Cuprum D3).

Wo Hautausschläge nach innen schlagen, wie bei Scharlach, können Beschwerden wie exzessives Erbrechen, Stupor, Konvulsionen auftreten, die in den Wirkungsbereich dieses Medikaments fallen. Die Schmerzen werden durch Berührung und Bewegung verstärkt.

Gemüt. – Fixe Ideen, tückisch[16] und verdrießlich. Gebraucht Worte unbeabsichtigt. Furchtsam. Leeres Gefühl.

Kopf. – Purpurne, rote Schwellung des Kopfes, mit Konvulsionen. Zerschlagenheitsschmerz des Gehirns, wie auch der Augen(-höhlen) beim Wenden der Augen.[16] Meningitis. Empfindung, als ob Wasser über den Kopf gegossen würde. Schwindel begleitet viele Beschwerden, der Kopf fällt nach vorn auf die Brust.[165]

Augen. – Schmerzen über den Augen. Starre, stiere, eingefallene, glänzende, nach oben gedrehte Augen. Schielen. Schnelles Rollen der Augäpfel, bei geschlossenen Augen.

Gesicht. – Verzerrt, blaß, **bläulich**, mit blauen Lippen. (Krampfhafte) **Zusammengezogenheit der Kinnbacken,**[17] mit Schaum vor dem Mund.

Nase. – Gefühl starken Blutandranges nach der Nase. **[Meli.]**

Mund. – **Starker metallischer, schleimiger Geschmack**, mit Speichelfluß. Ständiges Herausstrecken und Zurückziehen der Zunge wie eine Schlange. **[Lach.]** Zungenlähmung. Stotternde Sprache.

Magen. – Schluckauf geht den Krämpfen voraus. **Übelkeit**. Erbrechen, 〉 durch Trinken kalten Wassers; mit Kolik, Durchfall und Krämpfen. Starker metallischer Geschmack. **[Rhus-t.] Das Getränk gluckert beim Trinken hörbar im Schlund herab.**[16] **[Laur.]** Hat heftiges Verlangen nach kalten Getränken.

Abdomen. – Gespannt, heiß und berührungsempfindlich; **zusammengezogen**. Neuralgie der Baucheingeweide. Heftige und intermittierende **Kolik**. Darminvagination.

Stuhl. – Schwarz, schmerzhaft, blutig, mit Tenesmus und Schwäche. Cholera mit Krämpfen in Bauch und Waden.

Weiblich. – Menses zu spät, verlängert. Krämpfe, die in die Brust ausstrahlen, vor, während oder nach unterdrückten Menses. Auch durch unterdrückten Fußschweiß. **[Sil.]** Blutwallung; Herzklopfen. Chlorose*. **Nachwehen.**

---

165 Vgl. [16]: „Schwindel mit Mattigkeit, der Kopf will vorwärts sinken, heftiger beim Bewegen, minder bei Liegen".

Atemwege. – Der Husten hat einen gurgelnden Klang, > Trinken kalten Wassers. Erstickungsanfälle, < 3 Uhr nachts. **[Am-c.] Spasmen und Zusammenziehung** der Brust; krampfartiges Asthma wechselt mit krampfartigem Erbrechen. Keuchhusten, > Schlucken von Wasser, mit Erbrechen, Spasmen und purpurnem Gesicht. Glottisspasmen. Atemnot mit Ängstlichkeit[16] in der Oberbauchgegend. Krampfartige Atemnot vor den Menses. Angina pectoris mit asthmatischen Symptomen und Krämpfen. (Clarke).

Herz. – Angina pectoris. Langsamer Puls oder harter, voller und schneller Puls. Herzklopfen, Präkordialangst und Schmerz. Fettige Degeneration. **[Phyt.]**

Extremitäten. – Rucken und Zucken der Muskeln. Kälte der Hände. Krämpfe in den Handflächen. Große Müdigkeit der Glieder. **Krämpfe in Waden und Sohlen.** Epilepsie, die Aura beginnt in den Knien. Eingeschlagene Daumen. Klonische Krämpfe, die in Fingern und Zehen beginnen.

Schlaf. – Tief, mit Rucken[1] im Körper. Während des Schlafes ständiges Kollern im Bauch.

Haut. – **Bläulich**, marmoriert. Geschwüre, juckende Stellen und Pickel in den Gelenkfalten. Chronische Psoriasis und Lepra. (Hughes).

Modalitäten. – < vor den Menses; Erbrechen, Berührung.
> beim Schwitzen, Trinken kalten Wassers.

Beziehungen. – Antidote: **Bell., Hep., Camph.**
Kupfer ist noch in **Dulc., Staph., Con.** und einigen anderen Pflanzen enthalten. Auch in **Limulus cyclops** kommt es vor.

Komplementärmittel: **Calc.**

Vergleiche: **Plb., Nux-v., Verat.**

Cholas terrapina: Krämpfe in den Waden und Füßen; Rheumatismus, mit krampfartigen Schmerzen.

Cuprum oxydatum nigrum – Kupfer(II)-oxid: Alle Arten von Würmern, einschließlich Bandwürmern und Trichinose laut der 60-jährigen Erfahrung von Zopfy; D1.

Cuprum sulphuricum – Kupfersulfat: **Brennen auf dem Scheitel**; unaufhörlicher, krampfartiger Husten; < nachts; Zunge und Lippen sind bläulich; bei inoperablem Sarkom **Kupfersulfat** lokal in 1–3%iger Lösung anwenden.

Dosierung. – Sechste bis 30. Potenz.

Curare

Pfeilgift aus der Rinde verschiedener Strychnosarten.

Bewirkt eine muskuläre Lähmung, ohne die Sinneswahrnehmung oder das Bewußtsein einzuschränken. Lähmung der Atmungsmuskulatur. **Die Reflexaktivität ist abgeschwächt.** Schwäche bei alten Menschen **[Bar-c.]** und von Flüssigkeitsverlust. Katalepsie. Neurasthenie. Kinnbackenkrampf. Glukosurie mit motorischer Lähmung. Curare vermindert die Adrenalinausschüttung. Erbrechen von Galle bei Leberzirrhose. Bei Diabetes mellitus die vierte Dilution. (Dr. Barkhard).

Gemüt. – Unentschlossenheit; sie möchte nicht länger für sich selbst denken oder handeln.

Kopf. – Stechende Schmerzen im ganzen Kopf. Der Kopf wird nach hinten gezogen. Haarausfall. Das Gehirn fühlt sich an, als wäre es voller Flüssigkeit.

Augen. – Scharfe, stechende Schmerzen über dem rechten Auge. Sieht schwarze Flecken vor den Augen. Ptose der rechten Seite.

Ohren. – Geräusche; unerträglicher Ohrenschmerz. Lanzinierende Schmerzen gehen von den Ohren aus; erstrecken sich zu den Füßen hinunter. Schwellung der Ohrläppchen.

Nase. – Ozäna. Knötchen auf der Nase; stinkende Eiterklumpen.

Gesicht. – Gesichts- und Backenlähmung. Zunge und Mund verzogen. Rotes Gesicht. Zunge und Mund zur rechten Seite hin verzogen.

Weiblich. – Dysmenorrhoe. Menses zu früh, während der Menses Kolik, Kopfschmerz, Nierenschmerz. Dicke, eitrige und stinkende Leukorrhoe.

Atemwege. – **Drohende Atemlähmung** beim Einschlafen. Kurzatmigkeit. Kurzer trockener Husten; reizt zum Erbrechen, anschließend Ohnmacht. **Brust ist schmerzempfindlich auf Druck. Äußerst quälende Atemnot.**

Rücken. – Müdigkeitsschmerz den Rücken hinauf und hinunter.

Extremitäten. – **Die Arme sind schwach und schwer.** Kann die Finger nicht heben. Schwäche der Hände und Finger bei Pianisten. Die Beine zittern; sie geben beim Gehen nach. Schwäche; Lähmung. Katalepsie. Begünstigt die Entwicklung von Hühneraugen. Abgeschwächte oder fehlende Reflexe.

Haut. – Lepra. Schmutzig aussehende Haut. Furunkel. Knötchen auf der Nase. Leberflecken. Blut sickert durch die Haut. Jucken.

Modalitäten. – ⟨ Feuchtigkeit, kaltes Wetter, kalter Wind; 2 Uhr nachts; rechte Seite.

Beziehungen. – Vergleiche: **Con., Caust., Crot-h., Nux-v.**

Cytisinum: Motorische Lähmung.

Curare antidotiert **Strychnin.**

Dosierung. – Sechste bis 30. Potenz.

Cyclamen europaeum

Cyclamen purpurascens, Alpenveilchen
Primulaceae; Europa

Große Dosen bewirken heftige Stuhlentleerung und Erbrechen; Verdauungsstörung mit sehr salzigem Speichel. Anämische und chlorotische* Zustände. Uterusleiden. Der Gastrointestinal- und Urogenitaltrakt ist betroffen, dadurch kommt es zu einer sekundären Anämie und verschiedenartigen Folgebeschwerden. **Schläfrigkeit, Verdrießlichkeit und Mattigkeit.** Husten nachts während des Schlafes ohne aufzuwachen, vor allem bei Kindern. **[Cham., Nit-ac.]**

Gemüt. – Gewissensangst. Grämt sich über Pflichtvernachlässigung. Niedergeschlagenheit, mit Weinen und dem Wunsch, alleine zu sein.

Kopf. – Kopfschmerzen am Morgen, mit **Flimmern vor den Augen**; Niesen mit Jucken im Ohr. Schwindel; die Gegenstände drehen sich im Kreis; ⟩ im Zimmer; ⟨ im Freien. Einseitiger Kopfschmerz. Häufiges Niesen mit Jucken in den Ohren.

Augen. – Verdunkelung des Gesichtsfeldes, ⟨ beim Aufwachen, mit Flecken vor den Augen. **Flimmern in unterschiedlichen Farben.** Strabismus convergens. **Sieht zahllose Sterne.** Sehstörung, in Verbindung mit Magenstörungen.

Magen. – **Salziger Geschmack**; schluckaufartiges Aufstoßen, ⟨ fettes Essen. Durchfall nach jeder Tasse Kaffee; **Schluckauf.** Ist nach wenigen Bissen satt. Ekel vor Fleisch, vor allem vom Schwein. Verlangen nach Limonade. Den ganzen Tag keinen Durst.

Rektum. – **Schmerz im Bereich des Anus und des Dammes**, als ob eine kleine Stelle eitern würde, beim Gehen oder Sitzen.

Weiblich. – Menses **reichlich, schwarz**, membranös, **geronnen, zu früh, mit wehenartigen Schmerzen** vom Rücken zur Schamgegend. Der Regelfluß ist weniger beim Umhergehen. Unregelmäßigkeiten der Menstruation mit Migräne und Blindheit oder feurigen Flecken vor den Augen. **Schluckauf während der Schwangerschaft.** Post-partale Blutung, mit kolikartigen, nach unten drängenden Schmerzen, mit 〉 nach gußartigem Abgang von Blut. Nach der Menses Schwellung der Brüste mit milchiger Absonderung.

Extremitäten. – Schmerz in den Abschnitten, wo die Knochen nahe der Oberfläche gelegen sind. Brennender; **Wundheitsschmerz in den Fersen.** Krampfartige (, langsame) Krümmung des Daumens und Zeigefingers gegeneinander (, so daß sie mit Gewalt wieder ausgestreckt werden müssen).[19] Schmerzen im Periost. Frostbeulen.

Haut. – Akne bei jungen Frauen, der Juckreiz ist 〉 Kratzen und bei Erscheinen der Menstruationsblutung.

Modalitäten. – 〈 im Freien, abends, im Sitzen, Stehen und kaltes Wasser. 〉 Fließen der Menses, Umhergehen, Reiben der Körperteile, warmes Zimmer, Limonade.

Beziehungen. – Vergleiche: **Ambr., Puls., Ferrum citricum et Chininum.**

Dosierung. – Dritte Potenz.

Cypripedium pubescens

Frauenschuh, Nervenwurzel
Cypripediaceae; Nordamerika

Die Hautsymptome entsprechen denen einer Sumachvergiftung*, zu dem sich dieses Mittel als ein wirksames Antidot erwiesen hat. Nervosität bei Kindern; vom Zahnen und von Darmstörungen. Schwäche nach Gicht. **Hydrozephaloide** Symptome, als Folge von langandauerndem, erschöpfendem Durchfall. **Schlaflosigkeit.** Zerebrale Hyperästhesie bei Kindern, oft als Folge von Überreizung des Gehirns.

Gemüt. – Das Kind schreit auf in der Nacht; es ist schlaflos und fängt zu spielen und lachen an.

Kopf. – Kopfschmerzen bei älteren Leuten und während des Klimakteriums.

Beziehungen. – Vergleiche: **Ambr., Kali-br., Scut., Valer., Ign.** Ähnlich in bezug auf die Haut: **Grin., Anac.**

Dosierung. – Tinktur bis sechste Potenz. Bei Vergiftung mit Sumach* 5 Tropfen pro Gabe, ist auch lokal anwendbar.

Cytisus laburnum

Laburnum anagyroides, Goldregen
Fabaceae; Südeuropa

Alle Teile dieses Strauches sind giftig, rufen Entzündung des Magens und der Eingeweide hervor, mit Erbrechen, Durchfall, Kopfweh, Blässe des Gesichts und kalter Haut. Ausgedehnte Anästhesie und Konvulsionen sind einige der Hauptwirkungen dieser Arznei. Zerebrospinale Meningitis. Große Erschöpfung, Gefühl von Zusammenschnürung im Hals, Steifheit des Nackens, Reißen vom Nacken in den Hinterkopf, glanzlose Augen.

Kopf. – Benommenheit; Gleichgültigkeit. **[Ph-ac.]** Ungleichmäßig erweiterte Pupillen; **Schwindel**; Zucken der Gesichtsmuskeln. **[Agar.]** Hydrozephalus. Dauernder Schwindel, intensive Schläfrigkeit.

Magen. – Exzessiver Durst. Dauernde Übelkeit, Erbrechen, brennender Schmerz im Epigastrium.

Harnwege. – Tenesmus und Erektionen. Grasgrüner Urin.

Extremitäten. – Taubheit und Schmerz in den Händen. Schwierigkeiten, sie zu bewegen.

Beziehungen. – Vergleiche: **Nux-v., Gels.**

Cytisinum – ein Inhaltsstoff: Verursacht motorische Paralyse, ähnlich der von **Curare,** und Tod durch Atemlähmung.

Dosierung. – Dritte Potenz.

Damiana

Turnera aphrodisiaca
Turneraceae; Mittel- und Südamerika

Soll bei sexueller Neurasthenie von Nutzen sein; Impotenz. Sexuelle Schwäche aufgrund nervöser Prostration. Inkontinenz bei alten Menschen. Chronische Prostatorrhoe. Nieren- und Blasenkatarrh; **Frigidität bei Frauen**. Hilft, einen normalen Menstruationsfluß bei jungen Mädchen herzustellen.

Dosierung. – Tinktur und flüssiger Auszug, Gaben von 10–40 Tropfen.

Daphne indica

Daphne odora
Thymelaceae; China

Wirkt auf tiefere Gewebe, Muskeln, Knochen und Haut. Plötzliches, blitzartiges Rucken in verschiedenen Körperteilen. **Verlangen nach Tabak.** Brennen im Magen. Gefühl, als wären Körperteile abgetrennt. **[Bapt.] Stinkender** Atem, Urin, Schweiß.

Kopf. – Gefühl, als wollte der Schädel zerspringen; **als ob der Kopf vom Körper getrennt wäre.** Hitze im Kopf, besonders am Scheitel. **Die Zunge ist nur auf einer Seite belegt. [Rhus-t.]** Übelriechender, heißer, übermäßiger Speichelfluß.

Urin. – Dick, trübe, gelblich, wie verfaulte Eier.

Extremitäten. – Rechter Großzehenballen[34] geschwollen, schmerzhaft. Der Schmerz schießt nach oben zu Bauch und Herz. Rheumatische Schmerzen in Oberschenkeln und Knien. Kaltes Gefühl am Gesäß. Blitzartige Schmerzen, die rasch den Ort wechseln, < kalte Luft.

Schlaf. – Völlige Unfähigkeit zu schlafen; manchmal durch Schmerzen in den Knochen verursacht. Träume, mit Alpträumen. Träume von Katzen, schwarzen Katzen. Auffahren beim Einschlafen mit Schauder und klebrigem Schweiß[34].

Beziehungen. – Antidote: **Bry., Rhus-t.**

Vergleiche: **Fl-ac., Aur., Mez., Staph.**

Dosierung. – Erste bis sechste Potenz.

Digitalis purpurea

Roter Fingerhut, Schwulstkraut
Scrophulariaceae; Europa, Nordafrika

Dieses Mittel kommt bei allen Erkrankungen ins Spiel, an denen primär das Herz beteiligt ist, sofern der Puls **schwach, unregelmäßig, aussetzend, abnormal langsam** ist und Wassersucht innerer und äußerer Körperteile besteht. **Schwäche und Dilatation des Herzmuskels.** Die bekannteste Indikation des Fingerhuts ist bei unzureichender Auswurfleistung des Herzens und vor allem, wenn **Vorhofflimmern eingesetzt hat.** Langsamer Puls im Liegen, aber unregelmäßig und doppelschlägig beim Aufsetzen. Vorhofflattern und Vorhofflimmern, besonders wenn es in der Folge rheumatischen Fiebers auftritt. Herzblock, sehr langsamer Puls. Andere Symptome organischer Herzerkrankung wie z.B. große Schwäche, Kräfteverfall, Hinfälligkeit, Kälte der Haut und unregelmäßige Atmung; Reizbarkeit des Herzens und Augenbeschwerden nach Genuß von Tabak; Gelbsucht von Verhärtung und **Vergrößerung der Leber** verlangt häufig nach Digitalis. Gelbsucht mit Herzkrankheit. Schwach, wie sterbend. Bläuliches Aussehen des Gesichts. **Herzmuskelversagen**, wenn Asystolie besteht. Stimuliert den Herzmuskel, verstärkt die Kraft der Systole und verlängert deren Dauer. Starke Entkräftung durch geringe Anstrengung. Kollaps.

Gemüt. – Verzagtheit; furchtsam; **ängstlich** hinsichtlich der Zukunft. Stumpfheit der Sinne. Jede seelische Erschütterung schlägt sich auf den Oberbauch. Melancholie, stumpf und lethargisch mit **langsamem** Puls.

Kopf. – Schwindel, beim Gehen oder Aufstehen, bei Herz- und Leberleiden. Scharfer, schießender Stirnkopfschmerz, der sich in die Nase erstreckt, nach Trinken kalten Wassers oder Essen von Eiscreme. Schwere des Kopfes, mit dem Gefühl, als ob er nach hinten fallen würde.[166] Bläuliches Gesicht. Verwirrung, Völle und Geräusch im Kopf. Knackende Geräusche während des Mittagsschlafes.[167] Blaue Zunge und Lippen.

Augen. – Blaue Farbe der Augenlider. Dunkle Körper, wie Fliegen, schweben vor den Augen. **Veränderung in der Wahrnehmungsschärfe von Grüntönen**. Gegenstände erscheinen grün oder gelb. Mydriasis; Lidränder rot, geschwollen, morgens verklebt. Netzhautablösung. Getrübtes Sehvermögen, ungleichmäßige Pupillen, Doppeltsehen.

Magen. – Süßer Geschmack mit ständigem Speichelfluß. **Außerordentliche Übelkeit**, durch Erbrechen nicht 〉. Hinsinken, **große Schwäche im Magen** (, als ob das Leben verlöschen sollte).[16] Brennen im Magen, das sich zur Speiseröhre erstreckt. Nach kaltem Wasser oder Eiscreme stechender[34] Schmerz in der Stirn, der zur Nase ausstrahlt. **Schwäche** und Erbrechen durch Bewegung. Unwohlsein, sogar nach einer kleinen Nahrungsmenge oder vom bloßen Anblick oder Geruch. **Empfindlichkeit des Oberbauchs**. Reichlicher Speichelfluß. **Neuralgischer Schmerz im Magen**, steht in keinem Zusammenhang mit der Nahrungsaufnahme.

Abomen. – Schmerz auf der linken Seite, offensichtlich im absteigenden Kolon und unter den falschen Rippen. Schlimme Bauchschmerzen,

166 Vgl. [16]: „Der Kopf fällt immer nach hinten, im Sitzen und Gehen, als wenn die vorderen Halsmuskeln (wie gelähmt) keinen Halt hätten."

167 Vgl. [16]: „Ein plötzlicher knackender Krach im Kopfe, während des Mittagsschlafes, mit schreckhaftem Zusammenfahren."

Pulsieren in der Bauchaorta und Zusammenschnürung in der Magengegend. **Vergrößerte, empfindliche, schmerzhafte Leber.**

Stuhl. – **Weiße, kalkartige, aschenfarbene**[16]**, teigige Stühle**. Diarrhoe bei Gelbsucht.

Urin. – Ununterbrochener Harndrang, Urin wird (jedesmal nur) tropfenweise entleert, dunkel(-braun), heiß und (beim Abgang) brennend;[16] mit scharfem Schneiden oder **pulsierendem** Schmerz am Blasenhals, **als ob mit einem Strohhalm hin und her gestochert würde**; ‹ nachts. Anurie. Ammoniakalischer und trüber Urin. **Urethritis**, Phimose, Strangurie. Völlegefühl nach dem Urinieren. Zusammenziehung[168] und Brennen, als ob die Harnröhre zu eng wäre. Ziegelmehlsediment.

Männlich. – Nächtliche Samenergüsse **[Digin.]**, mit großer Schwäche der Geschlechtsteile nach dem Koitus. Hydrozele; der Hodensack ist vergrößert wie eine (mit Wasser gefüllte)[34] Blase. Gonorrhoe, Balanitis **[Merc.]**, mit Ödem der Vorhaut. Ödematöse Schwellung der Genitalien. **[Sulph.]** Vergrößerte Prostata.

Weiblich. – Wehenartige Schmerzen im Bauch und Rücken vor der Regelblutung. Uterusblutung.

Atemwege. – Verlangen, tief zu atmen. Unregelmäßige, schwere Atmung; tiefes Seufzen. Husten, mit Gefühl von Roheit und Wundheit im Brustkorb. Süßlicher Auswurf. Pneumonie bei alten Menschen. Große Schwäche in der Brust. **Atemnot**, ständiges Verlangen, tief zu atmen, die Lungen fühlen sich wie zusammengedrückt an. Chronische Bronchitis; Blutstau in den Lungen, wobei es infolge von Herzmuskelinsuffizienz zu blutigem Sputum kommt. **Kann es nicht ertragen zu sprechen**. Bluthusten bei schwachem Herz.

Herz. – Die geringste Bewegung verursacht heftiges Herzklopfen, und das Gefühl, als ob es zu schlagen aufhören wolle, wenn er sich bewegt. [entgegengesetzt: **Gels.**] Häufige Stiche im Herzen. **Unregelmäßiger Herzschlag vor allem bei Vitium der Mitralklappe. Sehr langsamer Puls. Setzt aus; schwach**. Zyanose. Ungleicher Puls; er variiert. **Plötzliche Empfindung, als ob das Herz stillstünde. Puls ist schwach und wird durch die geringste Bewegung beschleunigt**. Perikarditis, reichlich seröses Exsudat. Dilatiertes Herz, müde, unregelmäßig, mit langsamem und

168 Vgl. [16]: „Während des Harnens, Zusammenzieh-Schmerz in der Harnblase mit erschwertem Abgange des Harns."

schwachem Puls. Hypertrophie mit Dilatation. Herzinsuffizienz nach fieberhaften Erkrankungen. Herzwassersucht.

Extremitäten. – Schwellung der Füße. Die Finger schlafen leicht ein. Kälte von Händen und Füßen. Rheumatische Schmerzen in den Gelenken. Glänzende Schwellung bei Gelenktuberkulose. Muskuläre Schwäche. Nächtliche Schwellung der Finger. Gefühl in den Beinen, als **ob ein rotglühender Draht** plötzlich durch sie durchschießt. (Dugeon).

Schlaf. – (Öfteres) **schreckhaftes Erwachen** (nachts, durch einen Traum), als fiele er von einer Höhe herab (oder ins Wasser).[16] Beständige Schläfrigkeit.

Fieber. – Plötzliche Hitzewallungen, gefolgt von großer nervöser Schwäche.[169]

Haut. – Erythem, tief rot, besonders auf dem Rücken, wie Masern. Blaue, erweiterte Venen auf den Augenlidern, Ohren, Lippen und Zunge. **Ödematös.** Juckend und ikterisch.

Modalitäten. – ‹ aufrechtes Sitzen; nach dem Essen; Musik.
› leerer Magen; im Freien.

Beziehungen. – Antidote: **Camph., Serp.**

Nitri spiritus dulcis verstärkt die Wirkung von Digitalis.

Unverträglich: **Chin.**

Vergleiche: **Adon., Kalm., Spig., Liat.**

Chinidinum – eine isomere Methoxylverbindung: Stellt bei Vorhofflimmern den normalen Rhythmus wieder her, ergänzt häufig die Wirkung des Digitalis. Zwei Dosen, je 3 Gran (194 mg), in dreistündigem Abstand eingenommen – wenn sich keine Symptome von Chinavergiftung entwickeln, vier Dosen täglich, zu je 6 Gran (389 mg) einnehmen. (C. Harlan Wells). Anfallsartiges Herzrasen. Stellt zumindest zeitweise, einen normalen Herzrhythmus wieder her, weniger bei Klappenvitien.

Convallaria majalis: Herzkrankheit mit Schwindel und Verdauungsstörungen.

Crataegus oxyacantha: Ist ein wahres Herzkräftigungsmittel.

Nerium indicum – Wohlriechender Oleander: Ähnelt dem Digitalis in der Wirkung auf das Herz, besitzt aber auch eine Wirkung wie **Strychnin** auf das Rückenmark. Spasmen treten mehr in der oberen Körperhälfte auf.

---

169 Vgl. [16]: „Plötzliche Wärme über den ganzen Körper, die schnell wieder verschwand, und eine Schwäche aller Theile hinterliess."

Herzklopfen; ein schwaches Herz wird durch dieses Mittel gekräftigt. Kinnbackenkrampf.

Serum anguillae – Aalserum: Experimente zeigen eine große Analogie zwischen dem Aalserum und dem Gift von Vipern. Es ist angezeigt, wenn die Systole des Herzens unzureichend ist, bei dekompensierter Herzklappenerkrankung, unregelmäßigem Puls aufgrund von Vorhofflimmern. Asystolie, schwacher, schneller, unregelmäßiger Puls, Atemnot und spärlicher Urin. Vergrößerte Leber, Atemnot, Albuminurie. Keine Ödeme.

Vergleiche auch **Digitoxinum** – Digitoxin: Digitalis in Chloroform aufgelöst; es hat sehr ausgeprägt das Gelb-Sehen und quälende Übelkeit, < **durch Champagner und mit Kohlensäure versetzte Mineralwasser.**

Dosierung. – Dritte bis 30. Potenz, wird zu einer Reaktion führen, sofern das Mittel homöopathisch angezeigt ist; für den Zweck der Palliation jedoch ist eine Dosierung in physiologischen Dosen erforderlich. Wenn die kardiale Stimulation erwünscht ist, sollte zu diesem Zweck die aus der **frischen** Pflanze hergestellte Tinktur in Dosen von 5–20 Tropfen eingenommen oder, wenn eine diuretische Wirkung angestrebt wird, ein 1,5%iger Aufguß verwendet werden, in einer Dosierung von 0,5–1 Unze (15–30 ml). Die Tinktur kann auf Zucker oder Brot gegeben werden, und es sollte zwanzig Minuten vor und nach deren Einnahme nichts getrunken werden. Von den pulverisierten Blättern 0,5 bis 2 Gran (32–130 mg) in Kapseln. Digitoxin $^{1}/_{250}$ Gran (0,26 mg). Egal welche Form von Digitalis gegeben wird, sollte die Dosis reduziert werden, sobald die Pulsfrequenz auf 80 Schläge pro Minute gesenkt und der normale Rhythmus teilweise oder vollständig wiederhergestellt ist. Unter solchen Umständen ist es eine gute Regel, die Dosis zu halbieren oder sie sogar noch stärker zu reduzieren, wenn die Urinproduktion plötzlich abfällt.

Dioscorea villosa

Zottige Yamswurzel
Dioscoreaceae; Nordamerika

Als Medikament für viele Arten von **Schmerzen**, vor allem kolikartige, und bei heftigen, schmerzhaften Leiden der Bauch- und Beckeneingeweide; es zählt zu den Polychresten der Materia medica. Personen mit schwacher Verdauung; Teetrinker, mit viel Flatulenz. **Gallensteinkolik.**

Gemüt. – Benennt Dinge mit dem falschen Namen.

Kopf. – Dumpfer Schmerz in beiden Schläfen; 〉 Druck, aber danach 〈. Summen im Kopf.

Magen. – Der Mund ist morgens trocken und (der Geschmack)[34] bitter, die Zunge belegt, kein Durst. Aufstoßen großer Mengen stinkenden Gases. Magenneuralgie. **Schwäche**(-gefühl) **an der Magengrube**;[11] Sodbrennen. **Schmerz am Brustbein entlang und in die Arme ausstrahlend.** Aufstoßen von saurem, bitteren Gas, **mit Schluckauf**. Heftiger Schmerz im Epigastrium, 〉 aufrechtes Stehen.

Abdomen. – Schmerzen verlagern sich plötzlich in andere Körperteile; **sie erscheinen in distalen Körperabschnitten, wie Fingern und Zehen.** Kollern, mit Abgang von viel Blähungen. Kolikartige, schneidende Schmerzen in der Unterbauchgegend, mit intermittierendem schneidendem Schmerz in Magen und Dünndarm. Kolik; 〉 Umhergehen; die Schmerzen strahlen vom Bauch zum Rücken, zur Brust und zu den Armen. 〈 Nach-vorn-Beugen und Liegen. **Heftige Schmerzen, die von der Leber zur rechten Brustwarze hinaufschießen.** Schmerz strahlt von der Gallenblase zu Brust, Rücken und Armen aus. Nierenkolik, mit Schmerzen in den Extremitäten. Zur Eile anhaltender Stuhldrang.

Rektum. – Hämorrhoiden, mit stechenden Schmerzen zur Leber; sehen aus wie ein Bündel Weintrauben oder roter Kirschen; treten nach dem Stuhlgang heraus, mit Schmerzen im Anus. Durchfall (〈 morgens), gelblich, gefolgt von Erschöpfung, (Gefühl)[34] als ob die Winde und Fäzes heiß wären.

Männlich. – **Erschlaffung und Kälte der Geschlechtsorgane**. Von der Nierengegend schießen Schmerzen in die Hoden ein. **Stark riechender Schweiß** am Hodensack und in der Schamgegend. **Samenergüsse** im Schlaf oder von sexueller Atonie herrührend, **mit schwachen Knien.**

Weiblich. – Uterine Kolik; die Schmerzen strahlen von der Gebärmutter aus. Lebhafte (erotische) Träume.[11]

Atemwege. – Engegefühl entlang dem ganzen Brustbein. Die Brust scheint sich beim Atmen nicht auszudehnen. Kurzatmig.

Herz. – Angina pectoris; Schmerz hinter dem Brustbein, der sich in die Arme erstreckt; mühsame Atmung; **schwache Herztätigkeit**. Besonders mit Blähsucht und Schmerz durch die Brust und Enge über der Brust.

Extremitäten. – Lahmheit im Rücken; 〈 Nach-vorne-Beugen. Schmerzhaftigkeit und Steifheit der Gelenke. Ischialgie; die Schmerzen schießen den Oberschenkel hinunter; 〈 rechte Seite; 〉 wenn völlig in Ruhe. Zu Beginn bei **Nagelbetteiterung**, wenn das Stechen zuerst gespürt wird. Nägel brechen ab. Krämpfe in den Beugemuskeln von Fingern und Zehen.

Modalitäten. – ‹ abends und nachts, **Hinlegen** und **Sich-Krümmen.** › aufrechtes Stehen, Bewegung im Freien, Druck.

Beziehungen. – Antidote: **Cham., Camph.**

Vergleiche: **Nux-v., Cham., Bry., Coloc.** (unterscheidet sich in den Modalitäten).

Dosierung. – Tinktur bis dritte Potenz.

Diosma lincaris

Buku – vom Kap der guten Hoffnung
Rutaceae; Südafrika

In der Arzneimittelprüfung erzeugt es Schläfrigkeit; nervöse Schlaflosigkeit; Nachtschweiße. Sprunghafte Schmerzen, mit schlechter Laune, Verlangen zu weinen oder Furcht vor Krankheit. Heftiger Schwindel. Kopfschmerzen, vornehmlich in der Stirn, die zum Hinterkopf ausstrahlen. Glänzende Augen, mit Tränenfluß oder Jucken, die Zustände werden von einer Art Abstumpfung begleitet, mit Schwerhörigkeit oder Geräuschen aufgrund von Druck in den Ohren. Erdfarbenes Gesicht mit disseminiertem rosacea-artigem Ausschlag. Übelkeit, übelriechender Atem, mit Leeregefühl. **Gefühl von Meteorismus, mit stechenden Schmerzen in der Milz.** Schmerzhafte Empfindung im Bauch, mit Druck in der Schamgegend – der Druck der Bekleidung wird unerträglich, mit Abgang von stark gefärbtem, blutigem Urin. Häufiger gelber Durchfall, ‹ nachts. Menses reichlich, verfrüht, manchmal von metrorrhagischer Natur; krampfartige Schmerzen bei der Nahrungsaufnahme. Hitze- oder Kälteempfindung in den Händen, mit konvulsiven Fingerbewegungen. Schwäche der Beine, ‹ Hinsetzen.

Klinisch von Nutzen sollte diese Pathogenese bei Gehirnleiden mit Dumpfheit und Abstumpfung sein; bei konvulsiven oder epileptiformen Anfällen; bei **Hysterie**; **Hepatitis** (Zirrhose oder Atrophie); bei Hämaturie mit Läsionen der Ovarien oder des Uterus.

Bei Milzentzündung, worin es **Ceanothus americanus** übertreffen soll. Geistesstörung bei nervösen oder asketischen Individuen, besonders wenn eine ständige Todesfurcht, erotische oder wahnsinnige Anfälle auftreten. **Magenschmerzen. Gastroenteritis.** Plötzlicher Schreck, mit Zittern und Schwäche in den Beinen. (Dr. C. Leal La Rota).

Diphtherinum

Potenzierte diphtherische Pseudomembran

Paßt für Patienten, die zu katarrhalischen Leiden der Atmungsorgane neigen, skrofulöse* Individuen. Diphtherie, Kehlkopfdiphtherie, **postdiphtherische Lähmung***. Bösartigkeit von Anfang an. Drüsen sind geschwollen; die Zunge ist rot, geschwollen; Atem und Absonderung sind sehr übelriechend. Dicke, dunkle diphtherische Membran. Nasenbluten; tiefgreifende Entkräftung. Schluckt ohne Schmerzen, aber die Flüssigkeiten werden erbrochen oder kommen über die Nase wieder heraus.

Beziehungen. – Vergleiche: **Diphtherotoxinum** (Cahis): Chronische Bronchitis mit Rasselgeräuschen. Cartier schlägt es für die vagoparalytischen Formen von Bronchitis bei alten Leuten oder für die toxische Bronchitis nach Grippe vor.

Dosierung. – 30., 200. oder 1000. Potenz. Darf nicht zu häufig wiederholt werden.

Dolichos pruriens

Mucuna pruriens, Juckbohne, Kuhkrätze
Leguminosae; Indien

Ein rechtsseitiges Mittel mit ausgeprägten Leber- und Hautsymptomen. Ein allgemeines **heftiges Jucken** ohne Hautausschlag. Übersteigerte nervöse Empfindlichkeit. Pruritus bei alten Leuten. Konstitutionelle Neigung zu Hämorrhoiden.

Hals. – **Schmerz im Hals, < Schlucken, unter dem rechten Kieferwinkel, als wäre ein** (ca 1,5 cm langer) **Splitter** (an dieser Stelle) **vertikal eingebettet.**[11] Schmerz im Zahnfleisch verhindert den Schlaf.

Abdomen. – Kolik vom Naßwerden der Füße. **Verstopfung, mit heftigem Jucken; aufgetriebener Bauch**. Weiße Stühle. Schwellung der Leber. **Hämorrhoiden**, mit brennender Empfindung.

Haut. – **Intensives Jucken**, ohne Schwellung oder Hautausschlag; < quer über den Schultern, auch an den Ellbogen, Knien und den behaarten Körperteilen. Gelbsucht. Fleckenweise gelb; nachts exzessiv juckend. Herpes zoster. **[Ars.]**

Modalitäten. – < nachts, Kratzen, rechte Seite.

Beziehungen. – Vergleiche: **Rhus-t., Bell., Hep., Nit-ac., Fago.**

Dosierung. – Sechste Potenz. Bei Hämorrhoiden Tinktur, in Tropfendosierung.

Doryphora decemlineata

Amerikanischer Kartoffelkäfer
Coleoptera

Das Zentrum der Wirkung dieser Droge scheint bei den Harnorganen zu liegen, daher auch ihre Anwendung bei Gonorrhoe und chronischem Harnröhrenausfluß. Urethritis bei Kindern durch lokale Reizung und chronischer, postgonorrhoischer Harnröhrenausfluß. Starkes Zittern in den Extremitäten. Erschöpfung. Schwellung des Körpers. **Brennende Empfindung.**

Harnwege. – Schwierige Miktion. Die Harnröhre ist entzündet, mit quälenden Schmerzen beim Wasserlassen. Schmerz in Rücken und Lenden. Schweres Zittern der Glieder.

Beziehungen. – Antidot: **Stram.**
Vergleiche: **Agar., Apis., Canth., Lach., Coccion.**

Dosierung. – Sechste bis 30. Potenz.

Drosera rotundifolia

Rundblättriger Sonnentau, Herrgottslöffel
Droseraceae; Mittel- und Osteuropa, Nordamerika

Greift besonders die Atemorgane an und wurde von Hahnemann als das Hauptmittel für Keuchhusten ausgewiesen. Drosera kann die Widerstandskraft gegen Tuberkeln brechen und sollte daher auch in der Lage sein, dieselbe zu stärken. (Dr. Tyler). Kehlkopftuberkulose wird durch dieses Mittel günstig beeinflußt. Lungenschwindsucht; Erbrechen von Nahrung durch Husten mit Magenreizung und reichlichem Sputum. Schmerzen um das Hüftgelenk. Knotige* Drüsen.

Kopf. – Schwindel beim Gehen im Freien, mit Neigung, zur **linken Seite** zu fallen. Kälte der linken Gesichtshälfte, mit stechenden Schmerzen und trockener Hitze der **rechten Hälfte**.

Magen. – Übelkeit. Abneigung gegen Saures und üble Folgen vom Saurem.

Atemwege. – Krampfartiger, trockener Reizhusten, wie Keuchhusten, die **Anfälle folgen sehr schnell aufeinander**; kann kaum atmen; erstickt. Sehr tiefer[170] und heiserer Husten; < nach Mitternacht; gelber Auswurf, **mit Bluten aus Nase** und Mund; **Würgen. Tiefe, heisere Stimme; Heiserkeit**; Laryngitis. Tief im Rachen und am weichen Gaumen eine rauhe und wie wundgescheuerte (, zum Hüsteln reizende Trockenheits-) Empfindung.[16] Empfindung wie von Brotkrümeln im Rachen, wie von einer Feder im Kehlkopf. Kehlkopftuberkulose, mit rascher Abmagerung. Quälender und kitzelnder Husten bei Kindern – den ganzen Tag lang überhaupt nicht, beginnt aber, sobald der Kopf zur Nacht das Kissen berührt. Aphonia clericorum*, mit rauher, wundgescheuerter, trockener Empfindung tief im Rachen; die Stimme ist heiser, tief, tonlos, gebrochen, es erfordert Anstrengung zu sprechen. **Asthma beim Sprechen**, mit Zusammenziehen des Halses bei jedem gesprochenen Wort.

Extremitäten. – Lähmender Schmerz im (rechten) Hüftgelenk und in den Oberschenkeln.[16] Steifheit der Fußgelenke. Alle Glieder fühlen sich wie gelähmt an.[16] Das Bett fühlt sich zu hart an.

Fieber. – Innere Frostigkeit; Fieberschauder, mit Hitze im Gesicht, (aber eis-) kalten Händen, ohne Durst.[16] Es ist immer zu kalt, sogar im Bett.

Modalitäten. – < nach Mitternacht, Hinlegen, Warm-Werden im Bett, Trinken, Singen, Lachen.

Beziehungen. – Antidot: **Camph.**

Vergleiche: **Chel., Cor-r., Cupr., Cast-v., Arg-m., Meny.**

Fluoroform – CHF$_3$, 2%ige wäßrige Lösung, 2–4 Tropfen nach den Anfällen, wird als Spezifikum für Keuchhusten angesehen.

Quabain, ein Pfeilgift aus den Blättern von **Carissa schimperi**: Respiratorischer Krampf – im ersten Stadium kürzt es den Keuchhusten ab, reduziert die Häufigkeit der Anfälle und beschleunigt die Genesung.

Dosierung. – Erste bis zwölfte Potenz.

170 Vgl. [16]: „Ganz tief aus der Brust kommender Husten."

Duboisia myoporoides

Duboisia
Solanaceae; Australien, Neuguinea

Dieses Mittel wirkt hauptsächlich auf das Nervensystem, die Augen und die oberen Atemwege. Es wird bei Pharyngitis sicca, mit schwarzem, fadenziehendem Schleim empfohlen. Es stellt die Pupille weit, macht den Mund trocken, hemmt die Schweißsekretion, verursacht Kopfschmerzen und Schläfrigkeit. Es wirkt rascher und stärker pupillenerweiternd auf das Auge als Atropin. **Ein roter Fleck schwebt im Gesichtsfeld**. Gefühl, auf einen leeren Raum zu treten. **Schwindel mit blassem Gesicht**; nicht gastrischen Ursprungs. Scharlach; motorische Ataxie. Palliativum bei Morbus Basedow.

Gemüt. – Abwesend; (Gedanken sind)[12] unzusammenhängend, **töricht und unsinnig**; Gedächtnisschwäche.

Kopf. – Kann unmöglich mit geschlossenen Augen stehen, Neigung, nach hinten zu fallen.

Augen. – Akute und chronische **Konjunktivitis. Mydriasis**. Akkomodationslähmung. Hyperämie der Retina mit Akkomodationsschwäche, roter Fundus, die Blutgefäße sind voll und geschlängelt; erweiterte Pupillen, mit Sehschwäche. **Schmerz über dem Auge**, zwischen Auge und Augenbraue.

Atemwege. – Der Larynx ist trocken, die Stimme heiser, schwierige Lautbildung. Trockener Husten mit Atembeklemmung.

Extremitäten. – Verlust an Kraft in den Gliedern, taumelt; hat das Gefühl, als trete er auf leeren Raum. Zittern, Taubheit und Schwäche.

Beziehungen. – Es antagonisiert **Muskarin**.

Duboisinsulfat: $^1/_{100}$ Gran (0,65 mg) **Sedativum bei Manie**. 2–4 mg pro Tag. Epileptiforme Hysterie. Motorische Unruhe bei Geisteskranken. **Ist als Ersatz für Atropin** in Dosen von $^1/_{20}$ Gran (3,24 mg) subkutan angewandt worden.

Antidote: **Morph., Pilo.**

Vergleiche: **Bell., Stram., Hyos.**

Dosierung. – Dritte bis zwölfte Potenz.

Dulcamara

Solanum dulcamara, Bittersüß
Solanaceae; Europa, Asien, Nordafrika

Heiße Tage und kalte Nächte gegen Ende des Sommers sind besonders günstig für die Wirkung von Dulcamara. Es ist eines der Mittel, die in ihren Symptomen den Folgezuständen feuchten Wetters entsprechen, Erkältungen nach Nässeeinwirkung, besonders Durchfall. Es hat auch eine spezifische Beziehung zu **Haut, Drüsen** und Verdauungsorganen, die **Schleimhäute** sezernieren reichlicher, während die Haut inaktiv ist. Die **rheumatischen Beschwerden** werden durch feuchte Kälte verursacht, ⟨ jeder Wechsel zu kaltem Wetter, ein wenig ⟩ durch Umhergehen. Folgen von Sitzen auf kaltem, feuchten Boden. Eisige Kälte. Einseitige Spasmen mit Sprachlosigkeit. Lähmung einzelner Körperteile. Kongestiver Kopfschmerz, mit Neuralgie und trockener Nase. Patienten, die in feuchten, kalten Kellern arbeiten oder leben. **[Nat-s.]** Hautausschläge auf Händen, Armen oder Gesicht um die Menstruationsperiode herum.

Kopf. – Geistige Verwirrung. (Betäubender, drückender) Hinterhauptschmerz, vom Nacken herauf.[16] Kopfschmerz, ⟩ Gespräch. Weist Dinge, die er gewünscht hat, zurück. Hinterhaupt fröstelnd, schwer, schmerzhaft, während kalten Wetters. Tinea capitis. **Grindkopf, dicke, braune Krusten, die beim Kratzen bluten**. Summen im Kopf.

Augen. – Jede Erkältung schlägt sich ihm auf die Augen. Dicke, gelbe Absonderung; Trachom. Heuschnupfen; reichliche, wäßrige Absonderung, ⟨ im Freien.

Ohren. – Ohrenschmerzen, Summen[171], Stiche und Schwellung der Ohrspeicheldrüsen. Mittelohrkatarrh. **[Merc-d., Kali-m.]**

Nase. – Trockener Schnupfen. Völlige Verstopfung der Nase. **Verstopft bei kaltem Regen**. Dicker, gelber Schleim, blutige Krusten. Reichlicher Schnupfen. Möchte die Nase warmhalten, die geringste kalte Luft verstopft die Nase. Schnupfen bei Neugeborenen.

Gesicht. – Reißen in der Wange, das sich zu Ohr, Augenhöhle und Kiefer hin erstreckt, **dem geht Kälte der Körperteile voraus, es wird von Heißhunger begleitet**. Feuchter Hautausschlag auf den Wangen und allgemein im Gesicht.

---

171 Vgl. [16]: „Klingen; helles Klingeln."

Mund. – Zäher, seifiger Speichel. Trockene, rauhe Zunge, rauhe Wundheit im Hals, nach Erkältung im kaltem Wetter. Fieberbläschen auf den Lippen. Gesichtsneuralgie; < **geringste Kälteexposition.**

Magen. – Erbrechen von weißem, zähem Schleim. **Abneigung gegen Essen. Brennender Durst auf kalte Getränke.** Sodbrennen. Übelkeit begleitet den Stuhldrang. Frösteln während des Erbrechens.

Abdomen. – Durch Kälte verursachte Kolik. Wirkt vornehmlich auf die Nabelgegend. **Schneidender Schmerz um den Nabel.** Schwellung der Leistenlymphknoten. **[Merc.]**

Stuhl. – Grün, wäßrig, schleimig, blutig; **Schleim**, besonders im Sommer, wenn das Wetter plötzlich kalt wird; **durch kaltes, feuchtes Wetter** und unterdrückte[172] Hautausschläge.

Harnwege. – Muß urinieren **bei Abkühlung.** Strangurie, schmerzhaftes Wasserlassen. Blasenkatarrh von Verkühlung. Der Urin enthält dickes, **schleimiges**, eitriges Sediment. Harnverhaltung von barfüßigem Waten in kaltem Wasser.

Weiblich. – Unterdrückung der Menses durch Kälte oder Feuchtigkeit. Vor dem Erscheinen der Menses **tritt ein Hautausschlag** oder sexuelle Erregung auf. Dysmenorrhoe, mit Flecken über den ganzen Körper (, besonders bei naß-kaltem Wetter).[34] Die Mammae sind geschwollen und schmerzhaft, empfindlich, kälteempfindlich (mit Leukorrhoe oder Amenorrhoe).[34]

Atemwege. – Husten < kaltes, nasses Wetter, mit reichlichem Auswurf, Kitzeln im Kehlkopf. Krampfartiger, heiserer Husten. Keuchhusten, mit exzessiver Schleimabsonderung. Trockene, quälende Winterhusten. Asthma mit Atemnot. Lockerer, rasselnder Husten; < nasses Wetter. Muß lange husten, um den Schleim auszuwerfen. Husten **nach körperlicher Anstrengung.**

Rücken. – Nacken steif. **Schmerz im Kreuz**, wie nach langem Bücken. Steifheit und Lahmheit über Nacken und Schultern, nach Kalt- und Naßwerden.

Extremitäten. – Lähmung: die gelähmten (Ober-)[17] Glieder werden **als eisig kalt empfunden.**[173] Warzen an den Händen (und den Rückseiten der Finger).[34] Schwitzen der Handflächen. Schmerz in den Schienbeinen.

---

172 Vgl. [34]: „Nach-innen-Schlagen von Hautausschlägen, durch Einwirkung von feuchter, kalter Luft."

173 Vermutlich Druckfehler, muß „feel" statt „feet" heißen. Vgl. [11], [34], und [17].

Rheumatismus wechselt mit Durchfall ab. Rheumatische Symptome nach akuten Hautausschlägen.

Fieber. – Trockene, brennende Hitze überall. Frösteln gegen Abend, am meisten auf dem Rücken. Eisige Kälte bei den Schmerzen. Trockene Hitze und Brennen der Haut. Fieberfrost mit Durst.

Haut. – **Adenitis. Juckreiz, immer ⟨ bei kaltem, nassen Wetter.** Herpes zoster, Pemphigus. Schwellung und verhärtete Drüsen durch Kälte. Bläschenartige Hautausschläge. Empfindliche, blutende Geschwüre. Kleine Furunkel. Rote Flecken, **Urtikaria**, verursacht durch (Kälte-)[34] Exposition der Haut oder übersäuerten Magen. Feuchte Hautausschläge auf dem Gesicht, den Genitalien, Händen etc. Große, glatte **Warzen** im Gesicht und auf der Handfläche.[174] Anasarka. Dicke, braun-gelbe Krusten, die bluten, wenn an ihnen gekratzt wird.

Modalitäten. – ⟨ nachts; **Kälte** im allgemeinen, **feuchtes, regnerisches Wetter**.

⟩ Umhergehen, äußere Wärme.

Beziehungen. – Antidote: **Camph., Cupr.**

Komplementärmittel: **Bar-c.**

Unverträglich: **Bell., Lach.**

Vergleiche: **Rhus-t., Cimic., Calc., Puls., Bry., Nat-s.**

Pimpinella saxifraga – Pimpinelle: Die Schleimhäute der Atemwege sind empfindlich gegen Luftzug, Schmerzen und Kälte(-Empfindung) im Hinterkopf und Nacken (wie von einem schneidenden Wind, der ständig von hinten heranbläst).[11] Der ganze Körper ist schwach; schwerer Kopf und Schläfrigkeit; Lumbago und steifer Hals; (drückender und spannender) Schmerz von Nacken zur Schulter hin.[11] Frostigkeit.

Dosierung. – Zweite bis 30. Potenz.

Echinacea angustifolia

Kegelblume, Rudbeckia angustifolia
Compositae; Nordamerika

Der eklektischen Schule haben wir dieses bemerkenswerte Medikament, als „Korrigens der Blutdyskrasie“ zu verdanken. Akute Infektion, verursacht durch Keime, die im Körper persistieren. Symptome von **Blutvergif-**

174 Vgl. [34]: „Fleischige oder große, glatte Warzen; an Handrücken und im Gesicht.“

tung, septische Zustände im allgemeinen. Diarrhoe bei Typhus. Gonorrhoe. Furunkel. **Erysipele** und stinkende Geschwüre. **Gangrän.** Kropf mit Symptomen von Exophthalmus; kräftige Dosen, auch Injektion von 5–10 Tropfen in die Schilddrüse. Neigung zur Bösartigkeit bei akuten und subakuten Erkrankungen. Letztes Stadium von Krebs, um den Schmerz zu lindern. **Tiergiftinfektion.** Zerebrospinale Meningtitis. Wochenbettinfektionen. **Müdigkeitsgefühl.** Hämorrhoiden. Pusteln. Wirkt auf den Wurmfortsatz und ist daher bei Appendizitis eingesetzt worden, man muß aber immer daran denken, daß es die Eiterung fördert und eine verschleppte Appendizitis mit Eiterbildung unter Anwendung dieses Mittels wahrscheinlich schneller durchbrechen würde. Entzündung von Lymphknoten; Quetschungsverletzungen. **Schlangenbisse**, Bisse und Stiche im allgemeinen. Stinkende Absonderungen mit Abmagerung und großer Schwäche.

Kopf. – Verwirrt, niedergeschlagen. Schmerzen mit einer eigentümlichen, periodischen Gesichtsrötung, sogar bis zum Hals; Schwindelgefühl und tiefgehende Entkräftung.

Nase. – Übelriechende Absonderung, membranöse Gebilde ragen heraus. Katarrh von den Choanen mit Ulzeration und Gestank. Gefühl, als wäre die Nase verstopft. Rechtes Nasenloch ist wund, es blutet.

Mund. – Stomatitis aphthosa; das Zahnfleisch weicht zurück und blutet leicht; Mundwinkel und Lippen werden rissig; die Zunge ist trocken und geschwollen, wunde Stellen; schmutzig, bräunlich. Zunge, Lippen und Rachen **prickeln**; mit Furchtempfindung in der Herzgegend. **[Acon.]** Weißer Belag der Zunge mit roten Rändern. Fördert den Speichelfluß.

Hals. – Tonsillen sind purpurrot oder schwarz, die grauen Exsudate erstrecken sich bis zu den Choanen und den Luftwegen. Eitrige Halsentzündung.

Magen. – Saures Aufstoßen und Sodbrennen. Übelkeit 〉 Hinlegen.

Urin. – Eiweißhaltig, spärlich, häufig und unwillkürlich.

Weiblich. – **Wochenbettsepsis**, unterdrückte Absonderungen; der Bauch ist empfindlich und aufgebläht; stinkende, wundmachende Leukorrhoe.

Brust. – Schmerz wie von einem Klumpen in der Brust und unter dem Brustbein. Schmerz in den Brustmuskeln. **[Arist-m.]**

Extremitäten. – **Schmerzhaftigkeit der Glieder** und allgemeine Mattigkeit.

Fieber. – **Frostigkeit, mit Übelkeit.** Kälteschauer über den ganzen Rücken. **Malaria.**

Haut. – Rezidivierende Furunkel. Karbunkel. Hautreizungen von Insektenstichen und giftigen Pflanzen. Lymphknoten vergrößert. Alte Geschwüre am Schienbein. Gangrän.

Beziehungen. – Vergleiche: **Cench., Both., Ars., Lach., Bapt., Rhus-t., Cist., Hep., Calen.**

Dosierung. – Tinktur, 1–10 Tropfen, alle zwei Stunden, und größere Dosen. **Lokal** als reinigende und antiseptische Waschlösung.

Elaps corallinus

Korallenotter
Elapidae

Ähnelt den Schlangengiften im allgemeinen. Es hat sehr ausgeprägte **schwarze Absonderungen. Kaltes bekommt nicht**. Verlangen nach gesüßter Buttermilch. Übelkeit und Erbrechen. Schwächender Durchfall bei Schwindsucht. Übersäuerung des Magens mit Schwächegefühl. Plötzlicher Schmerz im Magen. Ösophaguskrämpfe; der Schlund ist zusammengeschnürt; Nahrung und Flüssigkeiten bleiben plötzlich stecken und fallen dann schwer in den Magen. Krämpfe, gefolgt von Parese. **Kältegefühl im Magen**. Früchte und Eiswasser liegen sehr kalt im Magen. **Rechtsseitige Lähmung**. Braucht oszillierende Bewegung. Rheumatische Konstitutionen. Ohren-, Nasen- und Halssymptome sind wichtig.

Gemüt. – Niedergeschlagen (, möchte in einer tiefen Höhle sein, in der er niemanden sehen kann).[11] Er bildet sich ein, jemand reden zu hören. Fürchtet, allein gelassen zu werden.[175] **Furcht vor Regen**. Kann reden, kann aber Gesprochenes nicht verstehen. Fürchtet einen Schlaganfall.

Kopf. – Heftiger Kopfschmerz, der sich von der Stirn zum **Hinterkopf** erstreckt; erst ein Auge, dann das andere. Schmerz in den Ohren. Schwindel mit Neigung, vorwärts zu fallen. Gewicht und Schmerz in der Stirn. Völle im Kopf.

Augen. – Abneigung gegen Licht; Buchstaben verschwimmen beim Lesen. Schleier vor den Augen. Brennen in den Lidern. Morgens um die Augen herum gedunsen. Große, rote, feurige Flecken vor den Augen.

175 Vgl. [11]: „Furchtsamkeit, fürchtet das Alleinsein, als ob etwas passieren würde oder als ob Randalierer einbrechen wollten."

Ohren. – Schwarzes und hartes Ohrenschmalz, mit Schwerhörigkeit oder seröse **grünliche**, stinkende Absonderung; Summen und Gehörsinnestäuschung. Plötzlicher Anfall nächtlicher Taubheit, mit Dröhnen und Knistern in den Ohren, Knacken in den Ohren beim Schlucken. Unerträgliches Jucken im Ohr.

Nase. – Chronischer Nasenkatarrh, mit stinkendem Geruch und grünlichen Krusten. Ozäna; gelblich-grüne Absonderung. Die Schleimhaut (der hinteren Rachenwand) ist runzelig (, rissig und mit einer trockenen, gelblich-grünen Kruste bedeckt, die sich zur Nase hinauf erstreckt);[34] die Nasenlöcher sind mit trockenem Schleim verstopft. Schmerzen von der Nase zu den Ohren beim Schlucken. **Die Nasenlöcher sind verstopft**. Nasenbluten. Schmerz an der Nasenwurzel. Hautausschlag um die Nasengegend.

Hals. – Dicke, sehr stinkende, trockene, grünlich-gelbe Krusten auf der hinteren Rachenwand und äußerst übelriechender Atem. Krampfartige Zusammenziehung des **Ösophagus**; stockende Passage von Flüssigkeiten.

Magen. – Wird als kalt empfunden. Empfindung, als ob sich beim Schlucken die Nahrung wie ein Korkenzieher hinunterschrauben würde; Verlangen nach gesüßter Buttermilch. Magenübersäuerung nach jedem Mundvoll.

Weiblich. – Dysmenorrhoe, mit schwarzem Blut. Absonderung schwarzen Blutes zwischen den Menses. Jucken von Vulva und Vagina.[176]

Brust. – Kälte in der Brust nach dem Trinken. Blutung aus den Lungen, schwarz wie Tinte und wäßrig; Stiche **in der rechten Lungenspitze**. Durch Bücken verursachte Ohnmacht. Beklemmung beim Treppensteigen. **Husten**, mit schrecklichem Schmerz durch die Lungen, < rechts, mit Auswurf schwarzen Blutes. Gefühl in der Speiseröhre wie von einem Schwamm.

Extremitäten. – Eisig kalte Füße. Bläschenartige Hautausschläge an den Füßen. Arme und Hände sind geschwollen, bläulich. Kniegelenke fühlen sich verstaucht an. Stechen unter den Nägeln. Haut schält sich von Handflächen und Fingern ab.

Schlaf. – Träumt von toten Personen.

Fieber. – Kalte Schweiße über den ganzen Körper. Typhusartige Zustände, wenn sich Geschwüre in die Gewebe gefressen haben und schwarzes Blut abgesondert wird.

---

176 Vgl. [34]: „Jucken in der Vagina; Ameisenlaufen an der Vulva."

Haut. – Drüsen und Haut in der Achselregion sind betroffen; Jucken bei Hautflechte. Fingerspitzen schälen sich. Juckender Hautausschlag in den Achseln.

Modalitäten. – ‹ Essen von Obst; kalte Getränke; **nasses Wetter.**

Beziehungen. – Vergleiche: **Crot-h., Alumn., Carb-v., Ars., Lach.**

Eucalyptus rostrata: Widerliche, dunkle Absonderung aus dem rechten Ohr.

Kino australiensis von Pterocarpus masurpium: Hämoptyse und Blutung aus den Eingeweiden.

Dosierung. – Sechste bis 30. Potenz.

Elaterium officinarum

Ecballium elaterium, Springgurke

Cucurbitaceae; Südeuropa, Kleinasien, Mittelmeergebiet

Dies ist ein unschätzbares Mittel bei heftigem Erbrechen und Stuhlgang, vor allem, wenn die Entleerungen reichlich und wäßrig sind. Es ist ein sehr wirksames Mittel bei bestimmten Formen der Wassersucht. Viel Gähnen und Strecken. **Beriberi**; choleraartige Zustände; Urtikaria und Geisteskrankheit, die als Folge von unterdrückter Malaria auftreten. Unwiderstehliches Verlangen, nachts von Zuhause wegzugehen. Folgen von feuchtem Wetter.

Magen. – Übelkeit und Erbrechen, mit großer Schwäche. Kolikartige Schmerzen der Eingeweide.

Stuhl. – Wäßrig, reichlich, schwallartig abgehend. Herausspritzender Durchfall; schaumig, olivgrün, mit Schneiden **im Bauch.**

Extremitäten. – Heftige Schmerzen in Fingern, Daumen, Knien, Zehen und am Fußrücken. Gichtische Schmerzen in den großen Zehen. Der Schmerz erstreckt sich die Extremitäten hinab; Schmerz in den Hüftgelenken mit Durchfall. Arthritische Knötchen.

Fieber. – Der Fieberfrost tritt mit viel **Gähnen und Strecken**, das den ganzen Fieberfrost über anhält, ein. Schmerz in den Extremitäten, schießt in Finger und Zehen ein. Frostschauer und Fieber, mit herausspritzender Diarrhoe.

Haut. – Schmerzt, sticht und brennt. Ödematös. Urtikaria von unterdrücktem intermittierendem (Tertian-)Fieber.[34] Orangefarbene Haut.

Modalitäten. – ‹ Einwirkung von feuchtem Boden.

Beziehungen. – Vergleiche: **Bry., Crot-t., Gamb.**

Dosierung. – Dritte bis 30. Potenz. Als wasserabführendes Reinigungsmittel, um bei Wassersucht reichliche Absonderung zu bewirken $1/_{20}$ Gran (3,24 mg) Elaterinum. Nur ein Palliativum.

Eosinum

Tetrabromfluorescein, $C_{20}H_3Br_4O_5$

Ein Mittel für Krebs, Polyarthritis. Prüfung des potenzierten Stoffes durch Dr. B.C. Woodbury. Eine Zusammenfassung der Symptome:

Gemüt. – Eigenartige Empfindung, sehr groß zu sein, mit Neigung zu Schwindel.

Mund. – Röte, Brennen und **Taubheit** der Zunge.

Extremitäten. – **Röte** der Handflächen. **Brennen** unter den Finger- und Zehennägeln, der Sohlen. **Jucken** und Röte der Kniescheiben.

Haut. – Brennen an verschiedenen Hautabschnitten. Wechselnde Lokalisation nach dem Kratzen, das 〉.

Dosierung. – D2 (1%ige Lösung).

Epigaea repens

Maiblume

Ericaceae; Nordamerika

Chronische Zystitis, mit **Dysurie**; Tenesmus nach dem Urinieren; **schleimig-eitriger Bodensatz und Harnsäurekristalle im Sediment**, Harngrieß, Nierensteine. Feiner **brauner** Sand im Urin. Brennen im Blasenhals beim Urinieren und danach Tenesmus. Pyelitis. Harninkontinenz. Quakendes Geräusch und Kollern in den Eingeweiden.

Beziehungen. – Vergleiche: **Uva, Chim., Lyc., Pareir.**

Epigaea enthält Arbutin, auch Ameisensäure.

Dosierung. – Von der Tinktur jeweils 5 Tropfen alle drei Stunden.

Epiphegus virginiana

Orobanche, Krebswurz
Orobanchaceae; Nordamerika

Ein Mittel für migräneartige, neurasthenische und nervöse Kopfschmerzen, besonders bei Frauen, verursacht oder ⟨ durch Anstrengung, Einkaufen etc. Die Zunge ist gelb belegt; bitterer Geschmack. Schläfrig nach dem Essen. Dünne Stühle. **Subinvolutio uteri**, mit schmerzhafter Menstruation und Kongestion.

Kopf. – Drückender Schmerz in den Schläfen **von außen nach innen, ⟨ linke Seite. Zäher Speichel**, ständige Neigung auszuspucken. Migräne, die auftritt, wenn man von der alltäglichen Beschäftigung abweicht. Kopfschmerzen von Ermüdung der Nerven, verursacht durch geistige oder körperliche Erschöpfung, **den Kopfschmerzen geht Hunger voraus.**

Modalitäten. – ⟨ Arbeiten im Freien.
⟩ Schlaf.

Beziehungen. – Vergleiche: **Iris, Meli., Sang.**

Fagus silvatica – Rotbuche: Kopfschmerz und Speichelfluß; Schwellung des Mundes, Furcht vor Wasser.

Dosierung. – Erste bis 30. Potenz.

Equisetum hyemale

Winterschachtelhalm
Equisetaceae; Ost- und Südosteuropa, Asien, Japan, Nordamerika

Wirkt hauptsächlich auf die Blase. Ein Mittel für Enuresis und Dysurie.

Niere. – Tiefer Schmerz in der Gegend der rechten Niere, erstreckt sich zum Unterbauch,[177] mit dringlichem Verlangen zu urinieren. Die rechte Lendenregion ist schmerzhaft.

Harnwege. – Völlegefühl in der Blase und schwerer, dumpfer Schmerz, durch Urinieren nicht ⟩. Häufiger Harndrang mit schwerem Schmerz **am Ende des Wasserlassens.** Der Urin fließt nur Tropfen für Tropfen. Heftiger, **brennender**, schneidender Schmerz in der Harnröhre beim Urinieren. Harninkontinenz bei Kindern, mit Träumen und Alpträumen beim Urin-

---

177 Vgl. [11]: „Leichter Schmerz in der rechten Niere, dann in der linken, erstreckt sich zur linken Seite des Kreuzbeins hinab."

abgang[178]. Inkontinenz bei alten Frauen, auch mit unwillkürlichem Abgang von Stuhl. Harnverhaltung und Dysurie in der Schwangerschaft und nach der Geburt. Viel Schleim im Urin. Albuminurie. Unwillkürlicher Harnabgang.

Modalitäten. – ⟨ rechte Seite, Bewegung, Druck, Berührung, Hinsetzen.

⟩ Hinlegen am Nachmittag.

Beziehungen. – Vergleiche: **Hydrang., Ferr-p., Apis., Canth., Lina., Chim.**

Equisetum enthält Kieselerde in beträchlichem Ausmaß.

Dosierung. – Tinktur bis sechste Potenz. Ein Absud, teelöffelweise dosiert oder die Tinktur in heißem Wasser, hat sich als hilfreich zur Linderung von Reizbarkeit des Harntrakts, bei Harnsteinen, Dysurie etc. erwiesen; auch für Pleuraerguß und Wassersucht.

Erechthites hieracifolia

Amerikanisches Afterkreuzkraut, Feuerholz
Compositae; Nordamerika

Ein Blutungsmittel. Helles Blut aus der Nase. Blutungen aus jedem Körperteil, besonders aus den Lungen; immer begleitet von Erregung des Blutkreislaufes. Hitzewallungen und Kältegefühl.[179] Spärlicher Urin, Ödeme der Extremitäten.

Haut. – **Symptome wie bei Sumachvergiftung*.**

Beziehungen. – Vergleiche: **Erig., Mill., Ham., Rhus-t.**

Dosierung. – Tinktur. Lokal bei Sumachvergiftung*.

---

178 Vgl. [34]: „Näßt nachts ins Bett; wenn er träumt, sieht er immer Menschenmengen."

179 Vgl. [11]: „Pulsieren in den Schläfenarterien, mit Hitzewallungen, die quer über den Rücken von Schulter zu Schulter verlaufen. Das Hitzgefühl wird von einer Kälteempfindung abgelöst, die in ähnlicher Weise quer über Rücken und Gesicht schießt, begleitet von Übelkeit, um 22 Uhr."

Erigeron canadense

Conyza canadensis, Leptilon canadense, Kanadische Dürrwurz
Compositae; fast weltweit eingebürgert

Blutungen werden durch dieses Mittel verursacht und geheilt. Andauernde Blutung aus der Blase. Blutungen vom Uterus, mit schmerzhaftem Wasserlassen. **Reichliches, hellrotes Blut**. Schmerz im linken Eierstock und in der Hüfte. Chronische Gonorrhoe, mit brennender Miktion; ständiges Tröpfeln. **Dysenterie**, mit Schmerzhaftigkeit und Brennen in der Blase. **Blähsucht.**

Weiblich. – Metrorrhagie, mit heftiger Reizung des Rektums und der Harnblase und mit Gebärmuttervorfall. Hellroter Blutfluß. Menorrhagie; reichliche Leukorrhoe; **blutige Lochien kehren nach der geringsten Bewegung wieder**, sie kommen schwallweise heraus; zwischen den Periodenblutungen **Leukorrhoe mit Reizung des Harntraktes**; schwangere Frauen mit „schwacher Gebärmutter"; eine blutige Absonderung bei geringer Anstrengung. Blutende Hämorrhoiden; Nasenbluten anstelle der Menses. **[Bry.]**

Modalitäten. – ‹ linke Seite.

Beziehungen. – **Terebinthiniae oleum** ist ähnlich.

Dosierung. – Tinktur bis dritte Potenz. Öl von Erigeron D1 innerlich bei **Blähsucht**. Ein Einlauf von einer Drachme (3,7 ml) des Öls mit einem Eigelb und $^1/_8$ Gallone (0,47 l) Milch wird die stärkste Blähsucht lindern.

Eriodictyon californicum

Yerba santa, Santakraut
Hydrophyllaceae, Kalifornien

Ein Mittel für asthmatische und bronchiale Leiden. Bronchialtuberkulose, mit Nachtschweißen und Abmagerung. Asthma › durch Auswurf. **Husten nach Grippe.** Fördert die Resorption von Pleuraergüssen. Mangelnder Appetit und schlechte Verdauung. Keuchhusten.

Kopf. – Schwindlig, Gefühl wie berauscht. Druck nach außen (an allen Seiten des Kopfes)[12], ‹ Hinterkopf. Schmerz in den Ohren. Schnupfen. Brennen im Hals. Übler Mundgeruch am Morgen. Schnupfen mit Schwindel und Niesen.

Männlich. – Ziehender Schmerz im Hoden, ist schmerzhaft, kann keinen Druck ertragen, › sanftes Unterstützen.

Atemwege. – Giemen; Asthma, mit Schnupfen und **schleimigen Absonderungen**. Dumpfer Schmerz in der rechten Lunge. Brennen im Rachen. Chronische Bronchitis, Bronchialtuberkulose, mit reichlichem, mühelos hochgebrachtem Bronchialsekret, was Erleichterung verschafft.

Beziehungen. – Vergleiche: **Grind., Aral., Eucal., Ip.**

Dosierung. – Tinktur in Dosierungen von 2–20 Tropfen und Potenzen.

Eryngium aquaticum

„Button Snake-Root"
Umbelliferae; Nordamerika

Ein Mittel für Harnwegsleiden. Strangurie etc., mit nervöser Reizbarkeit. **Dicke, gelbe, schleimige Absonderungen**. Influenza. Ausscheidung von Harnsäure mit dem Schweiß. Schweiß hat abends einen urinartigen Geruch.

Harnwege. – Tenesmus von Harnblase und Urethra. Schwieriges und häufiges Wasserlassen. Schmerzen hinter der Schamgegend[180]. Spastische Striktur. **Nierenkolik. [Pareir., Calc.]** Nierenstauung mit dumpfem Schmerz im Rücken, der die Harnleiter und Glieder hinabläuft. Reizblase durch vergrößerte Prostata oder durch Druck des Uterus.

Männlich. – (Sexuelles Verlangen unterdrückt, dann erregt, mit lüsternen Träumen und Pollutionen;) Absonderung von Prostatasekret durch geringfügige Veranlassungen.[11] Samenergüsse ohne Erektionen, mit Mattigkeit.[181] **[Dios., Ph-ac.]**

Atemwege. – Husten mit Gefühl von Zusammenschnürung (im Hals).[34] Brennen in Rachen und Kehlkopf.

Beziehungen. – Vergleiche: **Con., Cann-s., Dios., Oci., Clem.**

Dosierung. – Tinktur bis dritte Potenz.

---

180 Vgl. [11], [12], [34]: „Häufiger Harndrang; stechend-brennender Schmerz in der Urethra, hinter der Glans penis, während des Wasserlassens."

181 Vgl. [34]: „Samenergüsse ohne Erektionen, tagsüber und nachts und gefolgt von großer Mattigkeit; nach Verletzung der Hoden."

Eschscholtzia californica

Schlafmützchen
Papaveraceae, Kalifornien bis Neu Mexiko

Experimente an Tieren zeigten, daß diese Droge kräftiger, als das in dieser Pflanze auch enthaltene Morphin, wirkt. Es verursacht allgemeine Schwäche, Trägheit, beschleunigte Atmung, völlige Lähmung der Glieder. Verlangsamung des Blutkreislaufs.

Ein harmloses Schlafmittel. Man verwende die Tinktur.

Eucalyptus globulus

Blaugummibaum, Fieberbaum
Myrtaceae; Australien und Kalifornien

Eukalyptus ist ein kräftig antiseptisch wirkendes Mittel und tötet niedere Lebensformen. Es stimuliert die Expektoration und ist ein wirksames schweißtreibendes Mittel. Dyspepsie mit Magenatonie, Magen- und Darmkatarrh. Ein Mittel mit ausgeprägten Wirkungen auf katarrhalische Prozesse, Malaria und intestinale Störungen. **Influenza. Rückfallfieberartige** Zustände. Wirkt diuretisch und erhöht den Harnstoffgehalt (im Urin)[11]. Lokale und innerliche Blutungen. **[Ham.] Typhus**. Symptome von Erschöpfung und Toxikämie. Leiden der Schleimhautoberflächen von Luftwegen, Urogenital- und Verdauungstrakt. Ein gastrointestinales Reizmittel mit Schmerz in Magen und in den oberen Eingeweiden einige Stunden nach dem Essen.

Kopf. – Hochgefühl. Verlangen nach Bewegung. Dumpfer kongestiver Kopfschmerz. **Schnupfen**; Halsentzündung. Die Augen schmerzen und brennen.

Nase. – **Verstopfungsgefühl;** dünner wäßriger Schnupfen; die Nase hört nicht auf zu laufen; Enge über dem Nasenrücken. **Chronische katarrhalische, eitrige und übelriechende Absonderung**. Siebbein und Stirnhöhle sind in Mitleidenschaft gezogen.

Hals. – Mund und Rachen befinden sich in einem aphthösen und erschlafften Zustand. Übermäßige Speichelsekretion. Brennt, fühlt sich voll an (, beim Schlucken)[11]. Ständiges Gefühl wie von Schleim im Hals. Vergrößerte, ulzerierte Tonsillen und entzündeter Hals. (Tinktur lokal anwenden).

Magen. – Langsame Verdauung. Viel übelriechendes Gas. Pochen und Schwächegefühl mit Pulsieren in den epigastrischen Arterien[182]. Die Milz ist hart und zusammengezogen. Schmerz in Epigastrium und Oberbauch, 〉 durch Nahrung. Bösartige Erkrankung des Magens mit Erbrechen von Blut und saurer Flüssigkeit.

Abdomen. – Akute Diarrhoe. Anhaltende Schmerzen in den Gedärmen mit dem Gefühl, als stünde Durchfall bevor. **Dysenterie**, mit Hitze im Rektum; Tenesmus; Blutung. Diarrhoe; dünne, wäßrige Durchfälle, denen heftige Schmerzen vorausgehen. Typhusartige Durchfälle.

Harnwege. – Akute Nephritis als Komplikation bei Influenza. Hämaturie. Eitrige Entzündung der Nieren. Der Urin enthält Eiter und zu wenig Harnstoff. Gefühl, als hätte die Blase ihre Austreibungskraft verloren. Brennen und Tenesmus; **Blasenkatarrh**; Diurese; **Harnröhrenkarunkel**[183]. Spastische Striktur; Gonorrhoe.

Weiblich. – Leukorrhoe, scharf, übelriechend. Geschwür um die Harnröhrenmündung.

Atemwege. – Asthma, mit großer Atemnot und Herzklopfen. Feuchtes Asthma. Auswurf weißen, dicken Schleims. Bronchitis bei alten Menschen. Starker Schleimauswurf bei Bronchialkatarrh. **[Bals-p.]** Reichlicher Auswurf, stinkend, schleimig-eitrig. Reizhusten. Keuchhusten bei rachitischen Kindern. Stinkende Form der Bronchitis mit Erweiterung der Bronchien und Emphysem.

Extremitäten. – Rheumatische Schmerzen; 〈 nachts, beim Gehen oder Tragen von irgend etwas. Steifes, müdes Gefühl. **Stechende Empfindungen, gefolgt von Gliederschmerzen.** Knotige Schwellungen über den Mittelhand- und Mittelfußgelenken.

Fieber. – Erhöhung der Temperatur. Fieberkontinua und Typhus. Scharlach (vorbeugend und heilend). Die Absonderungen weisen eine Neigung zu üblem Geruch auf, hohe Temperatur, beschleunigter, aber nicht starker Puls (man verwende die Tinktur).

Haut. – Drüsenvergrößerungen und knotige Schwellungen über den Gelenken. Stinkende und schmerzlose Geschwüre. Herpetische Ausschläge.

Beziehungen. – Vergleiche: **Anac., Hydr., Kali-s., Eucal-r., Kino.** Eukalyptus neutralisiert die üblen Wirkungen von **Strychnin.**

---

182 Vgl. [11]: „ … ein Pulsieren der Aorta abdominalis … "

183 Vgl. [34]: „Weibliche Sexualorgane: vaskuläre Tumoren der Urethra."

Angophora lanceolata: Dysenterie, Schmerzen, Tenesmus; 〉 flaches Liegen auf dem Gesicht; hartnäckige Verstopfung.

Eucalyptolum: Senkt die Temperatur im gesunden Körper stärker als **Chinin**; wirkt auf die Nieren wie **Terebinthiniae oleum**.

Eucalyptus tereticortis: Husten bei der Menstruation und **tiefe Erschöpfung.**

Eukalyptusöl: Bewirkt eine beträchtliche körperliche Erschöpfung, kein Bedürfnis nach irgendeiner Bewegung, unfähig, wirklich geistige Arbeit zu verrichten, zu lernen etc. Das flüchtige Öl besitzt, gemeinsam mit den anderen Terpenen, die Fähigkeit, Wasser in Anwesenheit von Luft und Sonnenlicht in Wasserstoffperoxid oder Sauerstoff in Ozon zu verwandeln, dies ist die übliche Erklärung seiner desodorierenden und antiseptischen Eigenschaften. (Merrel.) Lokal bei katarrhalischen Leiden, besonders wenn sie eitriger oder fauliger Natur sind.

Dosierung. – Tinktur in 1–20 Tropfen-Gaben und niedrigere Potenzen. Auch Eukalyptus-Öl in 5 Tropfen-Gaben.

Eugenia jambos

Syzygium jambos, Jambul
Myrtaceae; Südostasien, Tropen

Eugenia bewirkt einen Zustand von Berauschung wie Alkohol. Alles erscheint schön (, heiterer, heller)[17] und größer; Erregung verwandelt sich schnell in Niedergeschlagenheit. Acne indurata* und vulgaris. Schmerzhaftigkeit noch in einiger Entfernung um die Pickel herum. Rosacea. **Übelkeit, 〉 durch Rauchen. Komedonen.**

Kopf. – Kopfschmerz auf der rechten Seite (tief drinnen) als ob ein (schweres) Brett darauflläge.[11] Redselig. **Heißer Tränenfluß.**

Extremitäten. – **Nächtliche Krämpfe in den Fußsohlen. [Cupr., Zing.]** Im Bereich der Zehen wird die Haut rissig. Fissuren zwischen den Zehen. Haut weicht vom Nagel zurück, wobei sich Eiter bildet.

Beziehungen. – Vergleiche: **Antimonverbindungen, Berb-a.**

Myrthus communis – Eugenia cheken: Chronische Bronchitis.

Euonymus atropurpureus

Roter Spindelbaum
Celastraceae; Nordamerika

Brünette Menschen werden leichter affiziert, sie entwickeln Kopfschmerzen, geistige Störungen und starke Beschwerden in der Leber- und Nierengegend; Albuminurie. Migräne. Passive Kongestion und Trägheit der Leber; chronische katarrhalische Leiden des Magens und des Darmes. Schwaches Herz. Chronischer Rheumatismus und Gicht.

Gemüt. – Geistige Verwirrung, niedergeschlagen, reizbar; Gedächtnisverlust, ist unfähig, sich vertrauter Namen zu erinneren.

Kopf. – Stirnkopfschmerz mit Schweregefühl. Schmerzhaftes, müdes Gefühl; Zerschlagenheitsgefühl der Kopfhaut. Schmerz über dem rechten Auge, der sich durch den Kopf nach hinten erstreckt. Migräne; belegte Zunge, schlechter Geschmack, Verstopfung. Schwindel, Gesichtsfeld verdunkelt und Magenverstimmung, in Verbindung mit Albuminurie. Kopfschmerz über den Augenbrauen.

Magen. – Der Mund ist trocken, fader Geschmack; durstig, Magen voll und unwohl.

Abdomen. – Flatus und Schmerz. Der Anus ist sehr wund und brennt. Verstopfung mit Hämorrhoiden und schlimmen Rückenschmerzen. Durchfall; veränderliche, reichliche und blutige Stühle. Schmerz um die Nabelgegend.

Harnwege. – Spärlicher, stark gefärbter Urin; Säuregehalt vermehrt, wird schnell entleert.

Rücken. – Dumpfer Schmerz zwischen den Schultern und in der Nieren- und Milzgegend; Schmerz in der Lendenregion ⟩ Hinlegen.

Extremitäten. – Schmerzhaftigkeit in allen Gelenken, vor allem im Sprunggelenk. Die Füße sind geschwollen und müde.

Modalitäten. – ⟩ kühle Zugluft, Druck.
⟨ abends.

Beziehungen. – **Podo., Am-pic., Chel.**

Euonymus europaea – Pfaffenhütchen: Leberstörungen, biliöse* Leiden, Lumbago, Magenverstimmung mit Albuminurie. Schneidende Schmerzen in Wangenknochen, Zunge, Penis, erstreckt sich zur Blase.

Euonyminum, D1 Trituration: Albuminurie.

Dosierung. – Tinktur und tiefere Potenzen.

Eupatorium aromaticum

Weiße Schlangenwurzel
Compositae; Nordamerika

Nervöse Reizbarkeit; Ruhelosigkeit und krankhafte Wachsamkeit. Hysterie und Chorea. Schleichende Fieber*, mit extremer Ruhelosigkeit.

Stomatitis aphthosa.[12] **Wunde Brustwarzen.** Mundschleimhautentzündung bei Säuglingen. Erbrechen von Galle, Schmerz im Magen, Kopfschmerz und Fieber.

Beziehungen. – **Hyos., Passi., Hydrin-m.**

Lapsana communis – Rainkohl: Hilfreich bei wunden Brustwarzen und Hämorrhoiden.

Dosierung. – Die Tinktur lokal bei Mundschleimhautentzündung und wunden Brustwarzen. Innerlich, Tinktur bis dritte Potenz.

Eupatorium perfoliatum

Durchwachsenblättriger Wasserhanf
Compositae; Nordamerika

Dieses Mittel ist unter dem Namen „Bone-set"[184] bekannt wegen der sofortigen Erleichterung, die es von Glieder- und Muskelschmerzen verschafft, mit denen einige Arten von fieberhaften Erkrankungen, z. B. Malaria und Influenza, einhergehen. Eupatorium perfoliatum wirkt hauptsächlich auf die gastrohepatischen Organe und die Bronchialschleimhaut. Es ist ein segensreiches Mittel in miasmatischen[185] Gegenden, entlang der Flüsse, an Sümpfen etc. und unter all solchen Umständen, wo viel **Knochenschmerzen** bestehen. Kachexie durch alte, chronische, biliöse*, intermittierende Fieber. Durch Alkoholismus ausgemergelte Konstitutionen. Trägheit aller Organe und Funktionen. Generalisierte und schwere Knochenschmerzen. Schmerzhaftigkeit. Ausgeprägte Periodizität. **[Ars., Chin., Cedr.]**

184 Englisch „Bone-setter", zu deutsch etwa: „Knocheneinrichter".

185 Lange Zeit stellte man sich vor, daß eine miasmatische Erkrankung durch schädliche, krankmachende Ausdünstungen des Erdbodens hervorgerufen würde. Der schlechte Geruch der Luft, wie er in der Nähe von Gewässern und Sümpfen häufig vorkommt, wurde mit den in diesen Gegenden verbreiteten Krankheiten in Verbindung gebracht. Ein klassisches Beispiel hierfür ist die Malaria (ital.: mala aria = schlechte Luft).

Kopf. – Pochender Schmerz. Druck, als ob über dem ganzen Schädel eine bleierne Mütze drückte. Schwindel; Gefühl, nach **links** zu fallen. Erbrechen von Galle. Schmerz am Scheitel und Hinterkopf **und Schmerzhaftigkeit der Augäpfel**. Periodische Kopfschmerzen, jeden dritten und siebten Tag. **Schmerz im Hinterkopf nach dem Hinlegen, mit Gefühl wie von einem Gewicht** (, muß beim Heben des Kopfes denselben mit der Hand unterstützen).[34]

Mund. – Risse in den Mundwinkeln, gelb belegte Zunge, Durst.

Magen. – Gelbe Zunge. Bitterer Geschmack. Die Lebergegend ist schmerzhaft. Großer Durst. Erbrechen und reichliche Stuhlentleerung von Galle, von grüner Flüssigkeit, mehrere Liter auf einmal. Durst vor dem Erbrechen. **Schluckauf. [Sul-ac., Hydr-ac.]** Meidet enge Kleidung.

Rektum. – Häufige, grüne, wäßrige Stühle. Krämpfe. Verstopft, mit schmerzhafter Leber.

Atemwege. – Schnupfen, mit Niesen. **Heiserkeit und Husten, mit Schmerzhaftigkeit im Brustkorb**; muß ihn (mit den Händen)[34] halten. **Influenza**, mit großer Schmerzhaftigkeit von Muskeln und Knochen. **Chronischer,** lockerer Husten, der Brustkorb ist schmerzhaft; ⟨ **nachts**. Husten wird ⟩ durch Knie-Hand-Position.

Extremitäten. – **Anhaltender Schmerz im Rücken. Schmerzhaftigkeit in den Knochen der Extremitäten mit Wundheitsgefühl der Muskeln. Schmerzhaftigkeit in den Armen und Handgelenken**. (Gichtische)[34] Schwellung des großen Zehen. Gichtisches Wundheitsgefühl der Gelenke und entzündete Gelenksknoten, begleitet von Kopfschmerz. Ödematöse Schwellung.

Fieber. – Schwitzen ⟩ alle Symptome, bis auf den Kopfschmerz. Fieberfrost zwischen 7 und 9 Uhr vormittags, **dem geht Durst mit großer Empfindlichkeit und Schmerzhaftigkeit der Knochen voraus**. Übelkeit mit Erbrechen von Galle am Ende des Fieberfrostes oder des Hitzestadiums; pochender Kopfschmerz. Weiß, daß der Fieberfrost auftritt, weil er nicht genug trinken kann.

Modalitäten. – ⟨ periodisch.

⟩ Gespräch, in Knie-Hand-Lage

Beziehungen. – Vergleiche: **Bry., Sep., Nat-m., Chel.**

Nyctanthes arbor-tristis: Biliöses Fieber*, unstillbarer Durst; bitteres Erbrechen am Ende des Fieberfrostes; auch Verstopfung bei Kindern.

Dosierung. – Tinktur bis dritte Potenz.

Eupatorium purpureum

Roter Wasserhanf
Compositaea; Nordamerika

Albuminurie, Diabetes, Strangurie, **Reizblase**, vergrößerte Prostata stellen das besondere Anwendungsgebiet dieses Medikaments dar. Ausgezeichnet bei renal bedingter Wassersucht. Fieberfrost und Schmerzen verlaufen nach oben. Impotenz und Sterilität. Heimweh.

Kopf. – **Linksseitiger Kopfschmerz mit Schwindel.** (Schneidender) Schmerz von der linken Schulter zum Hinterkopf.[34] Migräne, die morgens beginnt, < nachmittags und abends, in kalter Luft.

Harnwege. – Tiefer, dumpfer Schmerz in den Nieren. Brennen in Harnblase und Urethra beim Urinieren. Ungenügender Harnfluß; milchig. Strangurie. Hämaturie. Ständiger Harndrang; dumpfes Gefühl in der Blase. Dysurie. **Reizbarkeit der Blase bei Frauen. Diabetes insipidus.**

Weiblich. – Schmerz in der Gegend um den linken Eierstock. Drohender Abort. Nässegefühl am äußeren Genitale.

Rücken. – Gewichtsgefühl und Schwere in den Lenden und im Rücken.

Fieber. – **Kein Durst** während des Fieberfrostes, jedoch starker Stirnkopfschmerz. **Fieberfrost beginnt im Rücken**. Heftiges Zittern, mit vergleichsweise geringer Kälte. Knochenschmerzen.

Beziehungen. – Vergleiche: **Senec., Cann-s., Helon., Ph-ac., Tritic., Epig.**

Dosierung. – Erste Potenz.

Euphorbia lathyris

Kreuzblättrige Wolfsmilch, Springwolfsmilch
Euphorbiaceae; Süd-, West- und Mitteleuropa

Der frische milchige Saft ist ausgesprochen scharf, wenn er auf die Haut gebracht wird; die Frucht wirkt stark abführend und ist giftig. Der Saft verursacht Rötung, Jucken, manchmal Gangrän. Die Symptome weisen auf seine Anwendung bei Erysipel, Sumachvergiftungen* etc. Rheumatische Schmerzen in Ruhe. Lähmig, Schwäche in den Gelenken.

Gemüt. – Delirium und Halluzinationen. Stupor, Koma.

Augen. – Durch **Lidödem** fast verschlossen.

Nase. – Nasenspitze ist äußerlich sehr stark entzündet. Sehr **empfindliche und ödematöse Nasenschleimhäute** mit Ulzeration.

Gesicht. – Zuerst rötliche Wangen, anschließend todesartige Blässe. Kalte Schweiße stehen in Perlen auf der Stirn. Rot, gedunsen und stellenweise eiternd. Erythem, das im Gesicht beginnt, langsam auf die behaarten Hautabschnitte übergreift und sich dann über den ganzen Körper ausdehnt, was acht Tage dauert; glänzender Hautausschlag, rauh, ödematös, mit Brennen und Schmerzen; 〈 durch Berührung und kalte Luft; 〉 im geschlossenen Zimmer, Anwendung von Olivenöl. Feine, kleieartige Abschuppung. Gefühl wie von Spinnweben. Stechen, Schmerzen und Brennen des Gesichts bei Berührung.

Mund. – Die Zunge ist belegt, schleimig; scharfer Geschmack. Der Atem ist kalt, muffiger Geruch.

Magen. – Übelkeit und Erbrechen reichlichen klaren Wassers, vermengt mit weißen gelatineartigen Klumpen.

Stuhl. – Drastisches Abführen durch großen Dosen; mildes Abführen durch kleinere Dosen; danach folgt für einige Wochen hartnäckige Verstopfung. Stühle, bestehend aus weißem, transparentem, gelatineartigem Schleim; später mit Blut vermischt.

Urin. – Reichlicher Urinfluß.

Männlich. – Entzündung des Skrotums, die zu tiefen, fressenden Geschwüren führt, mit heftigem Jucken und Brennen; 〈 Berührung der Teile beim Waschen.

Atemwege. – Mühsame Atmung. Der Atem ist kalt, muffiger Geruch. Husten; zuerst ein Reizhusten, wie beim Einatmen von Schwefel; später dann anfallsweise, wie Keuchhusten, in regelmäßigen Anfällen, die in Durchfall und Erbrechen münden, mit Schläfrigkeit zwischen den Anfällen.

Herz. – Schwache Herzaktion und Herzjagen. Puls von 120, voll, hüpfend, etwas unregelmäßig.

Schlaf. – Nachts ruhelos. Gestörter Schlaf, ängstliche Träume.

Fieber. – Erhöhte Temperatur. Der Körper ist in reichlichem Schweiß gebadet, der wie Perlen auf der Stirn steht; später kalte, klebrige Schweiße auf der Stirn.

Haut. – Erythem, das an den unbedeckten Hautabschnitten, im Gesicht beginnt und sich über den ganzen Körper hinweg ausdehnt; glänzend, rauh, ödematös mit Brennen und Schmerzen. Feine kleieartige Abschuppung im Gefolge des Erythems. Der Hautausschlag ist rauh, schuppig, schmerzend und brennend; wird gekratzt, so bilden sich tiefe, zerklüftete Geschwüre; wo die Haut geschwürig war, bleibt sie rot.

Modalitäten. – < Berührung; kalte Luft.

> im geschlossenen Raum; Anwendung von Olivenöl.

Beziehungen. – Antidotiert durch **Rhus-t.**: Hautsymptome.

Veratrum album: Erbrechen, reichliche Stuhlentleerung, Husten und Koma.

Dosierung. – Dritte bis 30. Potenz.

Euphorbia polycarpa

Golondrina

Euphorbiaceae

Ein Antidot zu Schlangengift. Es macht auch den Körper immun gegen die Wirkung von Schlangengift und ist daher ein Mittel zur Prophylaxe. **[Indg.]**

Beziehungen. – Vergleiche: **Cedr., die Euphorbiaceae.**

Euphorbia prostata: Wird von den Indianern als unfehlbares Mittel gegen Bisse von giftigen Insekten und Schlangen, besonders der Klapperschlange verwendet.

Gymnema silvestre: Wird Dingen ihren bitteren Geschmack nehmen; **der Geschmacksinn ist verändert**,[186] pulverisierte Wurzel bei Schlangenbiß.

Jodtinktur: Bei Klapperschlangenbissen äußerlich und innerlich 1 Tropfen alle 10 Minuten.

Micania guaco: Ein brasilianisches Mittel zur Heilung von Schlangenbissen.

Plumeria celinus: Als Tinktur innerlich und lokal alle 15 Minuten bei Biß von Giftschlangen. (Dr. Correa).

Selaginella: In Milch mazeriert, lokal und innerlich bei Spinnen- und Schlangenbissen.

Sisyrinchium galaxoides: Gaben von 10–15 Tropfen der Tinktur bei Klapperschlangenbissen.

186 Vgl. [12]: „Sofort nach dem Kauen [der Blätter] war der Geschmackssinn für Zucker verloren, auch der Geschmack für Bitteres, die Wirkung dauerte einige Stunden an."

Euphorbium officinarum

Der erhärtete Milchsaft von Euphorbia resinifera
Euphorbiaceae; Nordafrika

Ein Reizmittel für Haut und Schleimhäute. Brennender Schmerz in den Knochen. Gliederschmerzen und lähmige Schwäche in den Gelenken. Wichtige Atemwegs- und Hautsymptome. Schrecklich brennende Schmerzen. **Krebsschmerzen**. Alles erscheint größer, als es wirklich ist.

Kopf. – Akuter Wahnsinn.[187] Heftiger, drückender Kopfschmerz.

Gesicht. – Erysipele; gelbe Blasen.[188] Brennen in den Wangen; < links. Augen sind entzündet und morgens verklebt. Rote Schwellung der Wangen. Jucken in der Nase mit schleimiger Absonderung aus dem Nasen-Rachenraum.

Magen. – Großer Hunger. Speichelfluß (reichlicher, salziger Speichel). Aufstoßen von saurer Flüssigkeit aus dem Magen. Durst auf kalte Getränke.

Abdomen. – Eingefallen; krampfartige Blähungskolik. Stühle sind gegoren, reichlich, lehmig[189]. Leeregefühl.

Atemwege. – Beklemmte Atmung, als ob die Brust nicht weit genug wäre. Krampfartiger, trockener Husten, Tag und Nacht; mit Asthma. Heftiger Fließschnupfen, mit Brennen und Husten. Ständiger Husten, mit Stichen von der Magengrube zu den beiden Seiten des Brustkorbes hin. Krupp, trockener, hohler Husten. Wärmegefühl in (der Mitte) der Brust, als ob er heißes Essen geschluckt hätte.[16]

Extremitäten. – Lähmige Schmerzen. Schmerz im Hüftgelenk und im Steißbein.

Haut. – Erysipelatöse Entzündung, besonders der Wangen. Brennen und Stechen, rot geschwollen. **Erysipel mit Blasen**. Karbunkel, alte, reaktionsträge, indolente Geschwüre mit beißendem, lanzinierendem Schmerz.

---

187 Vgl. [17]: „Temporäre Verrücktheit." Die Fußnote zu diesem Symptom: „Ein alter Euphorbiumarbeiter bestand während des Paroxismus darauf, sein Gebet an dem Schwanze des Mühlenpferdes herzusagen."

188 Vgl. [16]: „Rothe, ungeheure Geschwulst der Backen mit vielen gelblichen Blasen darauf, welche aufgehen und eine gelbliche Feuchtigkeit ergiessen."

189 Das Symptom Nr. 138 aus Hahnemanns CK wurde in den englischen Quellen unterschiedlich übersetzt. Es heißt im Original „Leimiger Stuhl, … „. [8], [11] und [4] – als einzige der verwendeten deutschen Quellen – geben dies als „lehmartige Stühle" wieder, während bei [12], [34], und L.H. Tafel in seiner Übersetzung der „Chronischen Krankheiten" von „leimartigen Stühlen" die Rede ist. Da Leim auch eine alte Bezeichnung für Lehm ist, läßt sich keine verbindliche Aussage darüber machen, ob hier ein Übersetzungsfehler vorliegt.

Alte, reaktionsträge Geschwüre, Pusteln, **Gangrän. [Echi., Sec.]** Ulzerierendes Karzinom und Epitheliom der Haut.

Beziehungen. – Vergleiche: **Crot-t., Jatr., Colch.**

Euphorbia amygdaloides – Mandelblättrige Wolfsmilch: (Bohrender) Schmerz in der (linken) Kieferhöhle;[34] Geruchssinnestäuschung, **starker Mäusegeruch** (in der Nase)[34], Geschmackssinn ist abgestumpft. Durchfall; schwierige Stühle mit schmerzhaftem Analspasmus.

Euphorbia corollata: Ein Diaphoretikum, Expektorans und Laxans der alten Schule bei gastroenteralen Störungen, mit tödlicher Übelkeit. Erbrechen von Nahrung, Wasser und Schleim und reichliche Stuhlentleerungen. Die Anfälle kehren nach kurzen Unterbrechungen wieder. Greifendes Gefühl im Magen; kalter Schweiß. **[Verat.]**

Euphorbia marginata – Falsches Edelweiß, Schnee-auf-dem-Berge: Der Honig von den Blüten ist giftig und kann an dem scharfen, brennenden Geschmack erkannt werden. Der milchige Saft verursacht Hautsymptome wie **Rhus-t.**

Euphorbia pilulifera – Pillenwolfsmilchkraut: Feuchtes Asthma, kardiale Dyspnoe, Heuschnupfen und Bronchitis. Urethritis, mit heftigem Schmerz beim Urinieren und viel Harndrang. Wundmachende Leukorrhoe; < durch die geringste Bewegung. Blutungen durch Sonnenstich und Verletzung.

Psoralea bituminosa – eine kolumbianische Pflanze: Schmerzen durch Krebs, Geschwüre. Stinkende Leukorrhoe. Juckreiz. Uterustumoren.

Antidote: **Camph., Op.**

Dosierung. – Dritte bis sechste Potenz.

Euphrasia officinalis

Augentrost

Scrophulariaceae; Europa

Dieses Mittel entfaltet seine Wirkung besonders auf die Bindehaut, an der es eine Entzündung verursacht, die zu reichlichem Tränenfluß Anlaß gibt. Dem Patienten geht es im Freien besser. Katarrhalische Leiden der Schleimhäute, besonders von Augen und Nase. Reichlicher, **scharfer** Tränenfluß und milder Fließschnupfen; < abends. Hochräuspern von stinkendem Schleim.

Kopf. – Berstende Kopfschmerzen mit Blendung der Augen (durch Sonnenlicht)[34]. **Katarrhalische Kopfschmerzen**, mit reichlichen Absonderungen aus Augen und Nase.

Augen. – **Katarrhalische** Konjunktivitis; Absonderung von scharfem Eiter. **Die Augen tränen die ganze Zeit**. Scharfer Tränenfluß; milder Fließschnupfen. [entgegengesetzt: **All-c.**] Dicke, wundmachende Absonderung. [**Merc.** dünn und scharf] Brennen und Schwellung der Augenlider. Häufige Neigung zum Blinzeln. Reichliche Absonderung scharfen Eiters. Klebriger Schleim auf der Cornea; muß zwinkern, um ihn zu entfernen. Druck in den Augen. Kleine Bläschen auf der Cornea. Trübungen. Rheumatische Iritis. Ptose. **[Gels., Caust.]**

Nase. – **Reichlicher Fließschnupfen** (morgens)[34], mit heftigem Husten und reichlichem Auswurf.

Gesicht. – Röte und Hitze der Wangen. Steifheit der Oberlippe (als wäre sie aus Holz).[34]

Magen. – Erbrechen durch Schleimräuspern. Übelkeit und bitterer Geschmack nach dem Rauchen.

Rektum. – Dysenterie. Analprolaps. Druck im After beim Sitzen.[34] **Verstopfung.**

Männlich. – Krampfartiges Einziehen der Geschlechtsteile, mit Druck über dem Schambein. Kondylomata und sykotische Hautauswüchse. **Prostatitis**. Nächtliche Reizbarkeit der Blase; tröpfelnder Urin.

Weiblich. – Die Menses sind **schmerzhaft, der Menstruationsfluß dauert nur eine Stunde oder einen Tag**; zu spät, spärlich, kurz. **Amenorrhoe, mit Ophthalmie.**

Atemwege. – Häufiges Gähnen beim Gehen im Freien. Reichlicher Fließschnupfen morgens, mit viel Husten und Auswurf. Influenza. Würgt beim morgendlichen Freiräuspern des Halses. Keuchhusten nur tagsüber, mit reichlichem Tränenfluß.

Schlaf. – Gähnen beim Gehen im Freien. Tagsüber schläfrig.

Fieber. – Frostig und kalt. Schweiß hauptsächlich auf der Brust, nachts im Schlaf.

Haut. – Erstes Stadium bei Masern; Augensymptome sind betont. Folgen äußerer Verletzung.[190]

---

190 Vgl. [34]: „Üble Folgen von Stürzen, Prellungen oder anderen mechanischen Verletzungen äußerer Körperteile."

Modalitäten. – ⟨ abends, in geschlossenen Räumen, Wärme, Südwinde, durch Licht.

⟩ durch Kaffee, im Dunkeln.

Beziehungen. – Antidote: **Camph., Puls.**

Vergleiche: **All-c., Ars., Gels., Kali-i., Sabad.**

Hydrophyllum virginianum – Wasserblatt: Katarrhalische Entzündungen der Augen; heißer Tränenfluß mit Jucken, geschwollene Augenlider, dumpfer Kopfschmerz; auch für Folgen von **Sumachvergiftungen***.

Dosierung. – Dritte bis sechste Potenz.

Eupionum

Holzteerdestillat, ein flüchtiges Öl, das sich in zwei Fraktionen, eine leichtere und eine schwerere, aufteilt. Die leichtere ist Eupion.

Ausgeprägte Symptome am weiblichen Genitale und Rückenschmerzen. Ein Mittel für **Gebärmutterverlagerung**. Schmerz im Rücken, gefolgt von einer milden Leukorrhoe. Menses sind zu früh und reichlich; der Menstruationsfluß ist dünn. **Starke Schweiße durch die geringste Anstrengung.** Anstößige Träume[191]. Gefühl, als wäre der ganze Körper aus Gallert.

Kopf. – Schwindel; alles dreht sich beim Aufsitzen im Bett. Hitze am Scheitel. Stiche vom Scheitel hinab in die Glieder, in Bauch und Geschlechtsteile hinab.[192] Sich wund anfühlende, schmerzhafte Stellen am Kopf. Schmerzhaftes Pulsieren in der Stirn.

Weiblich. – **Brennen im rechten Eierstock. Schwallartige Leukorrhoe.** Chronische Leiden der Eileiter. Flexion des Uterus. Menses zu früh und zu reichlich. Während der Menses reizbar und zum Sprechen unaufgelegt; brennende Stiche in Brustkorb und Herz. Nach den Menses gelbe **Leukorrhoe, mit schlimmen Rückenschmerzen**. Wenn der Schmerz im Rücken aufhört, schießt die Leukorrhoe[11] heraus. Während des Urinie-

---

191 Vgl. [11]: „Sie träumt von anstößigen Dingen; nackte Männer und alte Frauen sind um sie herum."

192 Vgl. [11]: „Einige Stiche in der Mitte des Scheitels, die den ganzen Kopf durchdringen, was große Mattigkeit verursacht, so daß sie sich hinlegen muß; … nach einiger Zeit des Ruhens schreckte sie wegen schmerzhafter Stiche im rechten Hüftgelenk hoch; … die Stiche strahlen entlang der rechten Seite nach oben aus, passieren die rechte Schulter, hinunter bis zur Mitte des Arms, … dann zum linken Arm; … die Stiche strahlen auch vom Hüftgelenk über die äußeren Bauchwände zu den Geschlechtsteilen … ."

rens Wundheitsschmerz zwischen den Labien. Pruritus in der Schamgegend; geschwollene Labien.

Rücken. – Schmerzen im Kreuzbein, wie zerbrochen. Starker Rückenschmerz (während den Menses); muß sich gegen etwas lehnen und stützen.[11] Schmerzen erstrecken sich bis zum[11] Becken.

Extremitäten. – **Krämpfe in den Waden;** ‹ nachts.

Beziehungen. – **Kreos., Graph., Lach.**

Dosierung. – Dritte Potenz.

Fabiana imbricata

Fabianakraut, Pichi-Pichi
Solanaceae; Chile

Ein südamerikanischer Strauch, der in Südkalifornien angebaut wird. Es ist ein Diuretikum wie **Terebinthina.** Es besitzt auch tonisierende und den Gallenfluß fördernde Wirkungen, ist bei der Behandlung von Nasenkatarrh, Gelbsucht, Dsypepsie und zur Vermehrung der Gallensekretion verwendet worden (Albert Schneider). Nützlich bei harnsaurer Diathese, Harnblasenentzündung, Gonorrhoe, **Prostatitis**, Dysurie, Blasenkatarrh mit eitrigen Zuständen der Prostata; postgonorrhoische Harnwegsleiden; Gallensteinen und Leberleiden. Blasentenesmus und Brennen nach dem Urinieren. Wundmachender Urin und Steine.

Dosierung. – 10–20 Tropfen der Tinktur.

Fagopyrum esculentum

Buchweizen
Polygonaceae; Europa, Mittel- und Ostasien

Seine Wirkung auf die Haut, an der er Juckreiz erzeugt, ist sehr ausgeprägt. Sichtbares Pulsieren der Arterien. Fließschnupfen. Stinkende Ausscheidungen. Juckendes Erythem. **Pruritus senilis.** Retronasaler Katarrh; trockene Krusten, granuliertes Aussehen der Choanen mit Jucken.

Kopf. – Unfähig zu studieren oder sich zu erinnern. Niedergeschlagen und reizbar. Jucken von Augen und Ohren. Schmerzen tief im Kopf, **mit Druck nach oben**. Jucken in und um Augen und Ohren herum. Kopf ist heiß (und wie zu schwer, zeitweilige) › durch Neigen des Kopfes nach hinten,[11] mit müdem Hals. Schmerz im Hinterkopf. Berstende Schmerzen. Zerebrale Hyperämie.

Nase. – Wund, rot, entzündet. Fließschnupfen mit Niesen, gefolgt von Trockenheit und Krustenbildung.

Augen. – **Jucken** und Brennen, Schwellung, Hitze und Wundheitsgefühl.

Hals. – Wund und Gefühl wie aufgescheuert, tief unten im Rachen. Die Uvula ist verlängert, die Tonsillen geschwollen.

Magen. – Aufstoßen einer **heißen**, sauren, wäßrigen Substanz; > Kaffee. Schlechter Geschmack am Morgen. Ständige morgendliche Übelkeit. Sabbern von Speichel.

Weiblich. – **Juckreiz der Vulva, mit gelber Leukorrhoe,** < in Ruhe. Brennen im rechten Eierstock.

Herz. – Schmerz um das Herz herum, der sich zur linken Schulter und zum linken Arm erstreckt; > Liegen auf dem Rücken. **Pulsieren in allen Arterien** nach dem Zu-Bett-Gehen. Herzklopfen mit Beklemmung. Unregelmäßiger, aussetzender, schneller Puls. Gefühl von Leichtigkeit in der Brust.[193]

Extremitäten. – Steifheit und Prellungsgefühl in den Halsmuskeln, mit dem Gefühl, der Hals könne den Kopf nicht tragen. Schmerz in der Schulter, mit Schmerz entlang der Finger. **Heftiges Jucken in Armen und Beinen**; < gegen Abend. Füße sind taub und stechen. Schmerzen in Armen und Beinen, die in Streifen verlaufen.

Haut. – **Jucken**; > durch Baden in kaltem Wasser; < durch Kratzen, Berührung, Zu-Bett-Gehen. Wunde, rote Flecken. Furunkel ohne Öffnung. Jucken an Knien und Ellenbogen und behaarten Hautabschnitten. **Jucken tief in den Händen**. Bläschenartige, pustulöse, phlegmonöse Dermatitis. Haut ist heiß, geschwollen.

Modalitäten. – < nachmittags, Sonnenlicht, Kratzen.
> kaltes Wasser, Kaffee.

Beziehungen. – Vergleiche: **Dol., Bov., Urt-u.**

Dosierung. – Dritte Potenz und D12.

---

193 Vgl. dagegen [11]: „Gefühl von Schwere in der Brust; pulsierender Schmerz überall, tiefsitzend."

Fel tauri

Rindergalle

Vermehrt die Sekretionen in den Zwölffingerdarm, emulgiert Fette und regt die Darmperistaltik an. Macht die Galle flüssiger, wirkt als Abführmittel und Cholagogum. Gestörte Verdauung, Durchfall, und Schmerz im Nacken gehören zu ihren Hauptsymptomen. Verlegung der Gallengänge. Gallensteine. Gelbsucht.

Magen. – Aufstoßen, Gurgeln im Magen und in der Gegend des Epigastriums. Heftige peristaltische Bewegungen. **Neigung, nach dem Essen einzuschlafen.**

Beziehungen. – Vergleiche: **Merc-d., Chol.**

Bei Gallensteinleiden: **Chin., Calculobili** – verriebene Gallensteine, D10 – D12.

Dosierung. – Tiefere Verreibungen. Gereinigte Rindergalle 1–10 Gran (0,064–0,648 g).

Ferrum iodatum

Eisen(II)-jodid, FeJ_2

Skrofulöse* Leiden, Drüsenvergrößerung und Tumoren verlangen nach diesem Mittel. Furunkel in größerer Zahl. Akute Nephritis nach exanthematischen Erkrankungen. Gebärmutterverlagerung. Der Körper ist abgemagert. Anämie. Morbus Basedow nach Unterdrückung der Menses. Schwäche nach Erschöpfung der Lebenskräfte. Impetigo der Wange.

Hals. – Wund, wie von einem Splitter, sticht in verschiedene Richtungen. Heiser.

Magen. – Die Nahrung scheint in den Hals hinauf zu drängen, als wäre sie nicht geschluckt worden. Völle, selbst nach wenig Nahrung; vollgestopftes Gefühl, als ob sie sich nicht nach vorn lehnen könnte.

Harnwege. – Dunkler Urin. Süßlicher Geruch des Urins. **Kribbelndes** (, kitzelndes) **Gefühl in der Harnröhre und im Rektum.**[19] Gefühl, als ob der Urin in der Fossa navicularis zurückgehalten würde. Schwierigkeiten beim Halten des Urins. Inkontinenz bei anämischen Kindern.

Weiblich. – Beim Sitzen **Gefühl, als ob etwas die Scheide hinaufgeschoben**[34] **würde.** Starkes Nach-unten-Drängen. Retroversion und Prolaps der Gebärmutter. Leukorrhoe wie gekochte Stärke. Unterdrückte oder spärliche Menses. Jucken oder Wundsein von Vagina und Vulva.

Atemwege. – Schnupfen; Schleimabsonderung aus Nase, Trachea und Kehlkopf. Druck unter dem Brustbein. Skrofulöse* Schwellung der Nase. Die Brust fühlt sich beklemmt an. Hämoptysis.

Dosierung. – Dritte Trituration. Hält sich nicht lange.

Ferrum magneticum

Magnetisches Eisen

Ausgeprägte Symptome im Intestinaltrakt. Schmerzen im Nacken. Lähmige Schwäche. (Viele) kleine Warzen an (dem Rücken) der Hand (und am Handgelenk).[11]

Magen. – Während des Essens Blähsucht; danach matt, schweigsam und heiß, Schmerz im Epigastrium, besonders beim Atmen.

Abdomen. – Bewegungen und Kollern. Dünne Stühle mit viel Blähungen, besonders auf der linken Seite, mit Ziehen in den Beinen. Reichlicher und häufiger Abgang von stinkenden Blähungen.

Dosierung. – Dritte Potenz.

Ferrum metallicum[194]

Eisen, Fe

Paßt am besten für junge, schwächliche, anämische und chlorotische* Personen, mit Pseudoplethora, die leicht erröten; kalte Extremitäten; **Überempfindlichkeit**; ‹ nach jeder aktiven Anstrengung. **Schwäche** vom bloßen Sprechen oder Gehen, trotz kräftigen **Aussehens. Blässe** der Haut, der Schleimhäute, des Gesichts, abwechselnd mit Erröten. Blutwallungen hin zu Gesicht, Brust, Kopf, Lungen etc. Ungleichmäßige Verteilung des Blutes. Pseudoplethora. Die Muskeln sind schlaff und und entspannt.

Gemüt. – Reizbarkeit. **Geringste Geräusche sind unerträglich.**[195] Erregt durch den leichtesten Widerstand. Sanguinisches Temperament.

---

194 Nach [16] stimmen Ferrum metallicum und Ferrum aceticum in ihren Wirkungen im wesentlichen überein. So stammen auch die meisten der in der „Reinen Arzneimittellehre" unter Ferrum metallicum aufgeführten Symptome von der „essigsauren Eisenauflösung".

195 Vgl. [34]: „Reizbarkeit; geringfügige Geräusche, wie das Rascheln einer Zeitung, bringen ihn zur Verzweiflung."

Kopf. – Schwindel beim Anblick fließenden Wassers. Stechender Kopfschmerz. Klingen in den Ohren vor den Menses.[196] **Hämmernder**, pochender, kongestiver Kopfschmerz; Schmerz erstreckt sich zu den Zähnen, bei kalten Extremitäten. Schmerz im **Hinterkopf**, mit Brausen im Nacken.[197] Die Kopfhaut ist schmerzhaft. Muß das Haare herunterlassen.

Augen. – Wäßrig, trübe, rot; Lichtscheu; Buchstaben verschwimmen.

Nase. – Erschlaffte Schleimhaut, schwammig, anämisch, blaß.

Gesicht. – Feuerrot und **errötet durch den leichtesten Schmerz, die geringste Gefühlsbewegung oder Anstrengung. Rote Partien werden weiß**, blutleer und aufgedunsen.

Mund. – Schmerz in den Zähnen; ⟩ durch eiskaltes Wasser. Erdiger, pappiger Geschmack, wie faule Eier.

Magen. – **Heißhunger** oder völliger Appetitverlust. Widerwillen gegen Saures. Der Versuch zu essen ruft Durchfall hervor. **Mundvolles Erbrechen der Nahrung. [Phos.]** Aufstoßen von Nahrung nach dem Essen, ohne Übelkeit. Übelkeit und Erbrechen nach dem Essen. **Erbrechen sofort nach dem Essen. Erbrechen nach Mitternacht. Unverträglichkeit von Eiern**. Auftreibung und Druck im Magen nach dem Essen. Hitze und Brennen im Magen. Wundheit der Bauchwände. Mit Blähung einhergehende Dyspepsie.

Rektum. – Unverdaute Stühle, nachts, beim Essen oder Trinken, schmerzlos. Erfolgloser Stuhldrang; Stuhl ist hart, gefolgt von Rückenschmerzen oder krampfenden Schmerzen im Rektum; Rektalprolaps; Jucken des Anus, besonders bei kleinen Kindern.

Harnwege. – Unwillkürliches Wasserlassen; ⟨ tagsüber. Kitzeln in der Harnröhre, erstreckt sich zur Blase.

Weiblich. – Menses setzt zwei, drei Tage aus und kommt dann wieder.[16] Absonderung langgezogener (Schleim-) Stücke aus der Gebärmutter (, wobei es ihr im Leib herumging, wie sonst bei der Monatsblutung).[16] Frauen, die schwach, zart, chlorotisch* sind und dennoch ein feuerrotes Gesicht haben. Menses zu früh, zu reichlich, dauern zu lange; blaß, wäßrig. Empfindliche Vagina. Abortneigung. Vaginalprolaps.

Atemwege. – **Beklemmte** Brust; schwierige Atmung. Blutandrang zur Brust. Heiserkeit. Trockener, krampfartiger Husten. Hämoptysis. **[Mill.]** Schmerzen im Hinterkopf beim Husten.

---

196 Vgl. [16]: „Vor Eintritt des Monatlichen, stechendes Kopfweh und Singen vor den Ohren."

197 Vgl. 16: „Ein Ziehen vom Genicke herauf in den Kopf, in welchem es dann sticht, saust und braust."

Herz. – Herzklopfen; < Bewegung. Beklemmungsgefühl. Anämisches Herzgeräusch. **Puls ist voll, aber weich und wegdrückbar; auch klein und schwach. Das Herz wirft plötzlich das Blut in die Blutgefäße aus** und saugt genauso plötzlich den Rückstrom an, hinterläßt dabei Blässe der Köperoberfläche.

Extremitäten. – Rheumatismus der Schulter. Ödeme nach Verlust von Körperflüssigkeiten. Lumbago; > langsames Gehen. Schmerz in Hüftgelenk, Schienbein, Fußsohlen und Ferse.

Fieber. – Allgemeine Kälte der Extremitäten; Kopf und Gesicht sind heiß. **Fieberfrost um** 4 Uhr morgens. Hitze der Handflächen und Fußsohlen. Reichlicher, schwächender Schweiß.

Haut. – Blaß, errötet leicht; auf Druck bleibt eine Delle zurück.

Modalitäten. – < während des Schwitzens; beim Stillsitzen; nach kaltem Waschen und Überhitzung. < **gegen Mitternacht.**
> langsames Umhergehen; nach dem Aufstehen.

Beziehungen. – Antidote: **Ars., Hep.**
Komplementärmittel: **Chin., Alum., Ham.**
Vergleiche: **Graph., Mang., Cupr.**

Ferrum aceticum – Eisenacetat: Alkalischer Urin bei akuten Krankheiten. Schmerz im rechten Musculus deltoideus. Nasenbluten; besonders passend für dünne, blasse, schwache Kinder, die schnell wachsen und sich leicht erschöpfen; **Krampfadern an den Füßen**; reichlicher Auswurf grünlichen Eiters; Asthma, < beim Stillsitzen und im Liegen; Schwindsucht, ständiger Husten, Erbrechen von Nahrung nach dem Essen, Bluthusten.

Ferrum arsenicosum – Eisenarsenat: Leber und Milz vergrößert; mit Fieber; unverdauter Stuhl; Albuminurie. Einfache oder perniziöse Anämie und Chlorose*. Trockene Haut. Ekzem, Psoriasis, Impetigo. Man verwende die D3 Trituration.

Ferrum bromatum – Eisen(II)-bromid: Klebrige, wundmachende Leukorrhoe; die Gebärmutter ist schwer und prolabiert, Taubheitsgefühl der Kopfhaut (erstreckt sich vom Hinterkopf zum Scheitel)[12].

Ferrum cyanatum – Berlinerblau: Nervenleiden mit reizbarer Schwäche und Überempfindlichkeit, besonders von periodischem Charakter; **Epilepsie**; Herzschmerzen, mit Übelkeit, Flatulenz, Verstopfung, wechselnd mit Diarrhoe; Chorea.

Ferrum magneticum: (Viele) kleine Warzen an (dem Rücken) der Hand (und am Handgelenk).[11]

Ferrum muriaticum – Eisen(II)-chlorid: Unterbrochene Menstruationsblutung; Neigung zu Samenergüssen oder reichlichem Urinieren in der Pubertät; sehr dunkle, wäßrige Stühle; Diphtherie: phlegmonöses Erysipel; Pyelitis; Hämoptyse dunklen, koagulierten Blutes; schmerzhafter Geschlechtsverkehr (bei der Frau)[34]; Schmerz in **rechter Schulter**, rechtem Ellbogen und ausgesprochene Neigung zu Krämpfen und runden, roten Flecken an den Wangen; Kristalle im Urin, sind leuchtend(-rot)[34]. Bei Anämie D3 nach den Mahlzeiten. Bei chronischer interstitieller Nephritis von der Tinktur 1–5 Tropfen dreimal täglich.

Ferrum pernitricum: Husten, mit blühender Gesichtsfarbe.

Ferrum protoxalatum: Anämie. D1 Trit. verwenden.

Ferrum sulphuricum – Eisenvitriol: Wäßrige und schmerzlose Stühle; Menorrhagie, Drücken und Pochen (in der Stirn)[34] zwischen den Periodenblutungen, mit Blutandrang zum Kopf. Morbus Basedow. Erethismus. Schmerz in der Gallenblase; Zahnschmerz; Magenübersäuerung; mundvolles Aufstoßen von Gegessenem.

Ferrum tartaricum – Ferritartrat: Schmerz an der Kardia; Hitze am Mageneingang.

Rumex crispus: Ähnlich im Bereich der Atmungs- und Verdauungsorgane und enthält Eisen in organischer Form.

Dosierung. – Bei Schwächezuständen, in denen das Blut arm an Hämoglobin ist, sind materielle Dosen vonnöten; plethorische, hämorrhagische Zustände verlangen nach kleinen Dosen, von der zweiten bis zur sechsten Potenz.

Ferrum phosphoricum

Phosphorsaures Eisen, $FePO_4 \cdot 4H_2O$

In den frühen Stadien von fieberhaften Zuständen steht es in der Mitte zwischen der heftigen Aktivität von **Aconitum** und **Belladonna** und der asthenischen Reaktionsträgheit und Stumpfheit von **Gelsemium.** Der typische Ferrum phosphoricum-Patient ist nicht vollblütig und robust, sondern nervös, empfindlich, anämisch mit der Pseudoplethora und dem leichten Erröten von **Ferrum**. Ausgeprägter Erschöpfungszustand; das Gesicht ist lebhafter als das von **Gels.** Die oberflächliche Röte nimmt nie den düsteren Farbton von **Gelsemium** an. Weicher und fließender Puls; nicht die ängstliche Ruhelosigkeit von **Acon.** Empfänglich für Erkrankungen im Bereich der Brust. Bronchitis bei jungen Kindern. Bei akutem Wiederaufbrechen von Tuberkulose ist es ein vorzügliches Palliativum von wunderbarer Kraft. Entspricht von Grauvogls oxygenoider Konstitution, die zu Entzündungen, fieberhaften Erkrankungen, Abmagerung und auszehrender Schwindsucht neigt.

Es ist das Mittel für das erste Stadium aller fieberhaften Leiden und Entzündungen, bevor die Exsudation einsetzt; besonders bei katarrhalischen Erkrankungen der Atemwege. Ferr-p. D3 erhöht den Hämoglobingehalt. Bei blassen, anämischen Kranken mit lokalen Kongestionen. Helle Blutungen aus jeder beliebigen Körperöffnung.

Kopf. – (Scheitel)[34] empfindlich auf Berührung, Kälte, Lärm, Erschütterung. Blutandrang zum Kopf. Üble Folgen von Sonnenhitze. Pulsierendes Gefühl. Schwindel. Kopfschmerz, ⟩ **kalte Anwendungen**.

Augen. – Rot, entzündet, mit brennendem Gefühl. Gefühl, wie von Sand unter den Lidern. Blutfülle der Papille und der Netzhaut, mit verschwommenem Sehen.

Ohren. – Geräusche. Pochen. Erstes Stadium von Otitis. Das Trommelfell ist rot und wölbt sich vor. Akute Otitis; wenn **Bell.** versagt, verhindert es die Eiterung.

Nase. – Erstes Stadium von Erkältungen im Kopf. Erkältungsneigung. **Nasenbluten**; hellrotes Blut.

Gesicht. – Gerötet; die Wangen sind schmerzempfindlich und heiß. Blühende Gesichtsfarbe. Gesichtsneuralgie; ⟨ Schütteln des Kopfes und Bücken.

Hals. – Der Mund ist heiß; der Rachen rot, entzündet. Eitrige Halsentzündung. Die Tonsillen sind rot und geschwollen. Entzündung der Eustachischen Röhren. Halsentzündung bei Sängern. Subakute Laryngitis mit entzündetem und rotem Rachen (D2). Nach Operationen an Hals und Nase, um die Blutung unter Kontrolle zu halten und die Schmerzen zu lindern. Erstes Stadium der Diphtherie. Ranula bei sanguinischen Konstitutionen, deren vaskuläres System leicht erregbar ist.

Magen. – Abneigung gegen Fleisch und Milch. Verlangen nach Stimulantien. **Erbrechen von unverdauter Nahrung.** Erbrechen von hellrotem Blut. **Saures Aufstoßen.**

Abdomen. – Erstes Stadium von Peritonitis. Hämorrhoiden. Wäßrige, blutige, unverdaute Stühle. Erstes Stadium von Dysenterie, mit viel Blut in den Absonderungen.

Harnwege. – Urin spritzt bei jedem Hustenstoß heraus. Inkontinenz. Reizung des Blasenhalses. Polyurie. **Einnässen tagsüber**.

Weiblich. – Menses alle drei Wochen, mit Gefühl des Nach-unten-Drängens und Schmerz am Scheitel.[198] Vaginismus. Vagina trocken und heiß.

Atemwege. – **Erstes Stadium aller entzündlichen Leiden.** Lungenstauung. Hämoptyse. Kurzer, schmerzhafter, kitzelnder Husten. Krupp. Harter, trockener Husten, mit schmerzhafter Brust. Heiserkeit. **Auswurf reinen Blutes bei Lungenentzündung. [Mill.]** Husten, 〉 nachts.

Herz. – Herzklopfen; schneller Puls. Erstes Stadium kardialer Erkrankungen. **Kurzer, schneller, weicher Puls.**

Extremitäten. – Steifer Hals. Gelenkrheumatismus. Steife Rückenmuskeln. Rheumatischer Schmerz in der Schulter; Schmerz erstreckt sich zum Brustkorb und zum Handgelenk. Panaritium. Heiße Handflächen. Die Hände sind geschwollen und schmerzhaft.

Schlaf. – Ruhelos und schlaflos. Angstvolle Träume. Nachtschweiße bei Anämie.

Fieber. – Fieberfrost täglich um 13 Uhr. Alle katarrhalischen und entzündlichen Fieber; erstes Stadium.

Modalitäten. – 〈 nachts und 4 bis 6 Uhr morgens; Berührung; Erschütterung; Bewegung; rechte Seite.

〉 kalte Anwendungen.

Beziehungen. – Vergleiche: **Acon., Gels., Chin.**

Ferrum pyrophosphoricum – Ferripyrophosphat: Blutandrang zum Gehirn und Kopfschmerzen nach einem großen Blutverlust. Bei Tarsalzysten (wenn Ferr-p. versagt hat).[12]

Oxygenoide Konstitution: **Acon., Chin., Ars., Graph., Petr.**

Dosierung. – Dritte bis zwölfte Potenz.

Ferrum picricum

Pikrinsaures Eisen, Ferropikrat, $(C_6H_2(NO_2)_3O)_2Fe \cdot 5H_2O$

Wird als großes Mittel zur Vollendung der Wirkung anderer Mittel angesehen. Das Symptom, das insbesondere nach seiner Anwendung verlangt, ist das Versagen einer Funktion unter Belastung, so versagt z.B. die Stimme nach dem Halten einer öffentlichen Ansprache. Wirkt am besten bei dunkelhaarigen, plethorischen Patienten mit empfindlicher Leber. Warzen und

198 Vgl. [34]: „Während reichlichem Menstruationsfluß Schmerz am Scheitel."

Epithelwucherungen; Hühneraugen mit gelblicher Verfärbung. **Altershypertrophie der Prostata. Nasenbluten.** Chronische Taubheit und Tinnitus aufgrund von Gicht. Äußerer Gehörgang trocken. Pseudoleukozytose.

Ohren. – Taubheit vor den Menses. Knistern in den Ohren und tiefe Stimme. Taubheit vaskulären Ursprungs. Zahnneuralgie, strahlt nach oben auf die Ohren und Augen zu. Summen in den Ohren wie von Telegraphendrähten. Ohrgeräusche.

Magen. – Magenverstimmung, belegte Zunge, Kopfschmerz nach den Mahlzeiten, besonders bei biliösen*, dunkelhaarigen Personen.

Harnwege. – Schmerz die ganze Harnröhre entlang. **Häufiges Wasserlassen in der Nacht, mit Völlegefühl und Druck im Rektum. Brennen an Blasenhals** und Penis. **[Baros.]** Harnverhaltung.

Extremitäten. – Schmerz in der rechten Halsseite und den rechten Arm hinunter. Motorische Ataxie, wird beim Schließen der Augen manifest. Hände mit Warzen bedeckt.

Dosierung. – Zweite und dritte Trituration.

Ficus religiosa

Götzenfeigenbaum

Moraceae; Indien, Ceylon

Diese indische Arznei verursacht und heilt vielerlei Blutungen. Bluterbrechen, Menorrhagie, Bluthusten etc. Blutiger Urin.

Kopf. – Melancholisch, ruhig; Brennen am Scheitel, Schwindel und leichtes Kopfweh.

Magen. – Übelkeit, Erbrechen hellroten Blutes; Schmerz und Übelkeit im Magen.

Atemwege. – Schwierige Atmung; Husten mit Erbrechen von Blut; sehr schwacher Puls.

Beziehungen. – Vergleiche: **Acal., Mill., Thlas., Ip.**

Dosierung. – Erste Potenz.

Filix mas

Dryopteris filix-mas, Aspidium, Wurmfarn
Aspidiaceae; Europa, Asien, Afrika, Nordamerika

Ein Mittel für Symptome, die von Würmern herrühren, besonders mit Verstopfung. Bandwurm. Zustände wie unter Schlafmitteln. **Reaktionsträge Lymphknotenentzündungen**. (Mazeration der frischen Pflanze). Lungentuberkulose bei jungen Patienten, kein Fieber, mit abgegrenzten, geschwürigen Läsionen, die früher als Skrofeln bezeichnet wurden.

Augen. – Blindheit, einseitige Schwachsichtigkeit.

Abdomen. – Aufgebläht. Nagender Schmerz; < Essen von Süßigkeiten. Durchfall und Erbrechen. Wurmkolik, mit Jucken der Nase, blassem Gesicht, blauen Ringen um die Augen. Schmerzloser Schluckauf.

Beziehungen. – Vergleiche: **Cina, Gran., Kou.**

Aspidium athamanticum – Amerikanischer Wurmfarn: 3 Dosen zu je 2 g, alle innerhalb einer halben Stunde, nüchtern, in einem Glas Milch einnehmen. Es ist geschmacklos und wird den Bandwurm entfernen.

Dosierung. – Erste bis dritte Potenz. Zur Austreibung des Bandwurms eine Dosis von 0,5–1 Drachme (1,94–3,88 g) des Oleoresins auf nüchternen Magen.

Fluoricum acidum

Acidum hydrofluoricum, Fluorwasserstoffsäure, Flußsäure, H_2F_2

Paßt besonders gut bei chronischen Krankheiten mit einer Vorgeschichte von Syphilis und Quecksilberanwendungen. **Glabellaregion ist aufgedunsen**. Wirkt besonders auf die niedriger differenzierten Gewebe und ist bei tiefen, zerstörerischen Prozessen, Dekubitus, Ulzerationen, Krampfadern und Geschwüren angezeigt. Der Patient fühlt sich dazu gezwungen, voller Energie umherzugehen. Beschwerden alter oder vorzeitig gealterter Menschen, mit schwachen, weitgestellten Blutgefäßen. Leber mit kleinknotiger Zirrhose bei Alkoholikern. **Kropf**. (Dr. Woakes). (Kaliumfluorid hat Bronchozele bei Hunden hervorgerufen). Früher Zerfall der Zähne. Alte Fälle von periodisch auftretenden, nächtlichen Fiebern.

Gemüt. – Gleichgültigkeit gegenüber den meistgeliebten Personen;[199] Unfähigkeit, seine Verantwortung wahrzunehmen; gehobene Stimmung. Begeistert und glücklich.

Kopf. – Haarausfall. Hautgeschwüre. Druck auf den Kopfseiten, von innen nach außen. Karies* der Gehörknöchelchen und des Mastoids, mit reichlicher Absonderung, ‹ Wärme. **[Sil.** ‹ Kälte] Exostosen.

Augen. – **Gefühl, als würde Wind durch die Augen blasen.**[200] Tränenfistel. Heftiges Jucken des inneren Augenwinkels.

Nase. – Chronischer Nasenkatarrh mit Ulzeration der Nasenscheidewand; verstopfte Nase und dumpfer, schwerer Schmerz in der Stirn.

Mund. – Zahnfistel, mit hartnäckiger, salziger Absonderung. Syphilitische Geschwüre im Hals, der sehr kälteempfindlich ist. Wärmegefühl an den Zähnen. Leiden von Zähnen und Knochen des Oberkiefers.

Magen. – Schwere und Gewichtsgefühl im Magen (zwischen den Mahlzeiten).[11] Hitze im Magen vor den Mahlzeiten. Saures Aufstoßen. Abneigung gegen Kaffee, möchte ausgefallene Speisen. Die Magensymptome werden durch enge Kleidung ›. Verlangen nach stark gewürzten (und pikanten) Speisen (; nach Wein).[34] Heftiges Verlangen nach kaltem Wasser, ist (ständig) hungrig.[34] Warme Getränke verursachen Durchfall.

Abdomen. – Empfindlichkeit der Leber. Blähung und Aufstoßen.

Stuhl. – Galliger Durchfall, mit Abneigung gegen Kaffee.

Urin. – Spärlich, dunkel. Bei Wassersucht bewirkt es häufiges und reichliches Wasserlassen, mit großer Erleichterung.

Männlich. – Brennen in der Urethra. Sexuelle Leidenschaft und Verlangen verstärkt, mit nächtlichen Erektionen, während des Schlafes. **Geschwollenes Skrotum.**

Weiblich. – Reichliche, häufige, zu lang andauernde Menses. Ulzeration des äußeren Muttermundes und der Gebärmutter. Reichliche und wundmachende Leukorrhoe. Nymphomanie.

Atemwege. – Beklemmung der Brust, schwieriges Atmen, große Atemnot. Hydrothorax.

---

199 Vgl. [34]: „Gefühl von Gleichgültigkeit den Personen gegenüber, die er am meisten liebt; hat nicht gegen ihre Anwesenheit einzuwenden, ist aber nicht gewillt sich mit ihnen zu unterhalten, wohingegen er, wenn Fremde oder bloße Bekannte hereinkommen, eine angeregte Konversation aufnimmt."

200 Vgl. [34]: „Gefühl, wie von einem kalten Wind, der unter die Augenlider bläst, sogar in einem warmen Raum, muß sie einbinden und warm halten."

Extremitäten. – Entzündung der Fingergelenke. Gefühl wie von einem Splitter unter dem Nagel. Brüchige Nägel. Karies* und Nekrose, besonders der langen Knochen. Steißbeinschmerzen. Geschwüre auf der Tibia.

Haut. – **Krampfadern**. Naevi. Geschwüre; rote Ränder und Bläschen. Dekubitus, 〈 Wärme. Syphilitische Rupia. Jucken von Narben. Gefühl, als würde brennender Dampf aus den Poren treten. **Jucken, besonders der Körperöffnungen** und an Hautflecken, 〈 Wärme. Die Nägel wachsen schnell. Periostabszeß. Reichlicher, saurer, stinkender Schweiß. Syphilitische Knoten. **Ödeme der Extremitäten** bei alten, schwachen Konstitutionen. Atonie des kapillären und venösen Systems. Die Gewebe sind aufgedunsen.

Modalitäten. – 〈 Wärme; am Morgen; warme Getränke.
〉 Kälte, beim Gehen.

Beziehungen. – Vergleiche: **Calc-f., Sil.**
Thiosinaminum: Wirkung auf Narben; Verwachsungen, Strikturen, Tumoren.
Komplementärmittel: **Sil.**

Dosierung. – Sechste bis 30. Potenz.

Formalinum

35%ige wäßrige Lösung von Formaldehyd

Dieses Mittel ist ein kräftiges Desinfektionsmittel und Desodorans; ein potentes Gift. Verhindert das mikrobielle Wachstum und und tötet fast jeden pathogenen Keim. Es scheint die eigentümliche Eigenschaft zu haben, sich in bösartige Tumoren hineinzufressen und dabei das umgebende gesunde Gewebe unbehelligt und unverändert zu lassen. Ein mit 20%igem Formalin getränkter Wattebausch, einige Stunden lang aufgelegt, wird zu einem nekrotischen Schorf führen, der vor der nächsten Applikation abgekratzt werden muß, da er sonst verhärtet.

Formalin in heißem Wasser, als Dampf, ist ein hochwirksames Therapeutikum bei Keuchhusten, Schwindsucht, bei katarrhalischen Erkrankungen der oberen Luftwege.

Gemüt. – **Vergeßlichkeit**. Angst. Bewußtlos.

Kopf. – Schnupfen; die Augen tränen; **Schwindel**.

Mund. – Speichelfluß, dicker Speichel; Geschmacksverlust.

Magen. – Nahrung fühlt sich an, als wäre sie ein Ball im Magen. Brennen im Mund und im Magen.

Abdomen. – Heftiger Stuhldrang, wäßrige Stühle.

Urin. – Anurie; eiweißhaltiger Urin.

Atemwege. – **Atemnot. Stimmritzenkrampf. Keuchhusten.**

Fieber. – Fieberfröste am Vormittag, gefolgt von lange andauerndem Fieber. Die Knochen schmerzen während des ganzen Anfalls. Während des Fiebers vergißt er, wo er war.

Haut. – Zieht die Haut zu Falten zusammen wie Leder; Falten; schuppt ab. Ekzem in der Umgebung von Wunden. Durchnässender Schweiß am ausgeprägtesten an der rechten, oberen Extremität.

Beziehungen. – Antidot: **Salmiakgeist**.

Vergleiche: **Ammoniumformaldehyd,** im Handel bekannt als **Cystogen**: 5–7 Gran (0,32–0,45 g) zwei- oder viermal täglich, in heißem Wasser aufgelöst, nach den Mahlzeiten. Verhindert die Zersetzung des Urins in Blase, Nieren und den Harnleitern. Trüber Urin wird dadurch klar und nicht reizend; phosphathaltige Ablagerungen werden aufgelöst und das Wachstum von eiterbildenden Bakterien gehemmt.

Vergleiche auch **Urotropin** – Methenamin: Wirkt auflösend auf Harnsäurekonkremente und als Diuretikum; bessert bei Blasenentzündung, die mit Fäulnis einhergeht. 3–5 Gran (0,19–0,32 g) gut verdünnt geben. Nach Gabe erscheint es in unveränderter Form im Liquor cerebrospinalis und wird daher bei drohender Meningitis empfohlen.

Dosierung. – Bei Erkrankungen der Atemwege, zum Inhalieren in heißes Wasser; 1%iges Spray, sonst D3.

Formica rufa

Ameise

Formicinae; Eurasien, Nordamerika

Ein **arthritisches** Mittel. Gicht und Gelenkrheumatismus; Schmerzen < Bewegung; > Druck. Die rechte Seite ist am stärksten betroffen. Chronische Gicht und Steifheit in den Gelenken. Akute Schübe von gichtischen Stoffwechselgiften, besonders wenn sie neuralgischen Charakter annehmen. Tuberkulose, Karzinom und Tuberculosis cutis luposa; chronische Nephritis. Beschwerden von zu schwerem Heben. Apoplektische Erkrankungen. **Hat einen ausgeprägt vorbeugenden Einfluß auf die Bildung von Polypen.**

Kopf. – Schwindel. Kopfschmerz mit Knacken im linken Ohr. Gefühl, als wäre das Gehirn zu groß und zu schwer. Gefühl, als platzte eine Blase in der Stirn. Vergeßlich am Abend. **Angeregter Zustand** (, gleicht fast dem, wie er von Champagner hervorgerufen wird, der Zustand fing an, nachdem der Kopfschmerz am Scheitel etwas zurückgegangen war).[11] Schnupfen und **Verstopfungs**gefühl in der Nase. Rheumatische Iritis. **Nasenpolypen.**

Ohren. – Klingen und Summen. Knacken im linken Ohr mit Kopfschmerz. Der Bereich um das Ohr fühlt sich geschwollen an. Polypen.

Magen. – Ständiger Druck an der Kardia und brennender Schmerz dort. Übelkeit mit Kopfschmerz und Erbrechen gelblichen, bitteren Schleims. Schmerzen im epigastrischen Bereich verlagern sich zum Scheitel (gefolgt von einem Kribbeln den Rücken hinunter).[11] Luft kann nicht aufgestoßen werden.

Rektum. – Morgens schwieriges Ablassen kleiner Blähungsmengen, danach durchfallartiger Stuhldrang im Rektum. Schmerz in den Därmen vor dem Stuhlgang, mit Frostschauer. (Gefühl von) Zusammenschnürung im Anus.[11] Vor dem Stuhl ziehender Schmerz **um den Nabel**.

Urin. – Blutig, eiweißhaltig, mit viel Harndrang; massenhaft Urate.

Männlich. – Samenergüsse; Schwäche. „Trägheit im Geschlechtsleben.“ 201

Atemwege. – Heiserkeit, mit trockenem, entzündetem Hals; Husten ⟨ nachts, mit Schmerzen in der Stirn und zusammenschnürendem Schmerz in der Brust; pleuritische Schmerzen.

Extremitäten. – Rheumatische Schmerzen; die Gelenke sind steif, mit Kontraktur. Gefühl, als wären die Muskeln überanstrengt und aus ihren Ansatzorten gerissen. **Schwäche der unteren Extremitäten**. Paraplegie. Schmerz in den Hüften. **Rheumatismus tritt plötzlich und von Ruhelosigkeit begleitet auf. Keine ⟩ durch Schwitzen**. Nach Mitternacht und durch Reiben ⟩.

Haut. – **Rot, juckend und brennend**. Urtikaria. Knoten um die Gelenke. **[Am-p.]** Reichlicher Schweiß ohne ⟩.

Modalitäten. – ⟨ Kälte und kaltes Waschen; Feuchtigkeit; vor einem Schneesturm.

⟩ Wärme; **Druck;** Reiben. Kämmen der Haare.

Beziehungen. – Vergleiche: **Rhus-t.**

---

201 Vgl. [11]: „Beim Hinaufgehen der Treppe, die zu seinem Schlafgemach führt, bemerkt er, daß die Geschlechtssteile eingeschlafen sind.“

Dulc., Urt-u., und **Juni.** enthalten **Ameisensäure.**

Formicicum acidum: Chronische Muskelschmerzen. Schmerzen und Wundheit der Muskeln. Gicht und Gelenkrheumatismus treten plötzlich auf. Schmerzen gewöhnlich ⟨ auf der rechten Seite, durch Bewegung und ⟩ durch Druck. **Nachlassende Sehkraft.** Vermehrt die Muskelkraft und die Widerstandsfähigkeit gegen Ermüdung. Fühlt sich stärker und besser „in Form" beim normalen Gehen. Ausgeprägte diuretische Wirkung, stärkere Ausscheidung von Abbauprodukten, insbesondere von Harnstoff. **Tremor.** Tuberkulose, chronische Nephritis und Karzinom, Tuberculosis cutis luposa etc., sind erfolgreich mit Injektionen einer Lösung behandelt worden, die der dritten und vierten Centesimalpotenz der Ameisensäure entspricht. Für Krampfadern, Polypen, Katarrh verordnet Dr. J.H. Clarke eine oder zwei Unzen (30–59 ml) einer wäßrigen Lösung von Ameisensäure im Verhältnis von 1 : 11 von Säure zu destilliertem Wasser. Davon wird ein Teelöffel in einen Eßlöffel voll Wasser gegeben, und nach der Mahlzeit ein oder zweimal täglich eingenommen. Schmerz in der Galea aponeurotica und den Muskeln von Kopf, Hals und Schultern vor einem Schneesturm.

Methylalkohol wird, wenn er als Bestandteil eines Getränkes verwendet wird, wie es in diesen Tagen der Prohibition[202] üblich ist, nicht ohne weiteres eliminiert, sondern langsam in **Ameisensäure** verwandelt, die dann das Gehirn angreift und Tod oder Blindheit verursacht.

Dr. Sylwestrowicz vom Hering-Forschungslabor am Hahnemann College, Philadelphia, berichtet über seine Erfahrung mit **Ameisensäure** wie folgt:

„Das beste Anwendungsfeld für die Behandlung mit Ameisensäure sind Fälle von atypischer Gicht. Unter diese Klassifizierung fallen Erkrankungen der Muskeln wie z. B. Myositis, periostitische Prozesse der Knochen in Form teigiger Schwellungen, Veränderungen der Faszien wie bei der Dupuytren-Kontraktur, Hautleiden wie chronisches Ekzem, Psoriasis und Haarausfall, Nierenerkrankungen wie subakute und chronische Nephritis. In diesen Fällen ist Form-ac. D12 und D30, 1 ml subkutan appliziert, in Intervallen von 2–4 Wochen angezeigt. Acht bis zehn Tage nach der ersten Injektion wird häufig eine Verschlimmerung beobachtet.

Bei akutem rheumatischem Fieber und akuter gonorrhoischer Arthritis bringt Formicicum acidum D6, alle sechs Tage 1 ml, bei empfindlichen Patienten die D12, manchmal glänzende Resultate, indem es die Schmerzen beseitigt und deren Wiederauftreten verhindert.

---

202 Prohibition in den Vereinigten Staaten von 1920 bis 1923.

Die chronische Arthritis bedarf einer gesonderten Betrachtung. Klinische Experimente des Hering-Forschungslabors des Hahnemann Medical College, Philadelphia an einer großen Anzahl von Fällen von Arthritis mit Form-ac. zeigten, daß die Ameisensäure bevorzugt auf die Bänder, Gelenkkapseln und die Schleimbeutel der Gelenke wirkt. Diese Fälle sprechen sehr gut auf die Behandlung an.

Die Prognose hängt zu einem Großteil von der Ätiologie des Falles ab. Die befriedigensten Fälle sind die chronischer Arthritis im Zusammenhang mit einer Gichtdiathese. Bei chronischer Arthritis nach einem Anfall rheumatischen Fiebers zeigen sich auch bemerkenswerte Ergebnisse, obschon häufig Schmerzen neuralgischen Charakters sehr hartnäckig an bestimmten Stellen zurückbleiben. Schließlich kann auch eine chronische Arthritis traumatischer Genese mit Form-ac. geheilt werden. In letzterem Fall brachte Form-ac. D6 schnellere und bessere Ergebnisse als die D12 oder D30, die bei den zuvor dargestellten Fällen angezeigt sind. Im allgemeinen ist das Verschwinden der Gelenksteife das erste Zeichen der Besserung. Dann hören nach 1–6 Monaten Schmerz und Schwellung allmählich auf.

Die Prognose der Behandlung mit Ameisensäure ist nicht so günstig bei Fällen chronischer Arthritis, wo an den Gelenkoberflächen schon deformierende Prozesse stattgefunden haben. Solche Prozesse können in ihrem Anfangsstadium vollständig zum Stehen gebracht werden, fortgeschrittene Fällen zeigen häufig eine Besserung. Es besteht aber immer die Möglichkeit, daß diese Besserung nur vorübergehend ist. Dies ist vor allem bei Fällen der sogenannten Arthrosis deformans zu erwarten, bei der sogar die Entzündungen der Bänder und der Gelenkkapsel einen sehr fortschreitenden Charakter aufweisen."

Dosierung. – Sechste bis 30. Potenz.

Fragaria vesca

Walderdbeere
Rosaceae; Alpen

Wirkt auf die Verdauung und die Mesenteriallymphknoten. Verhindert Steinbildung, entfernt Zahnstein und beugt Gichtanfällen vor. Die Frucht hat kühlende Eigenschaften. Bei bestimmten empfänglichen Individuen erzeugen Erdbeeren Vergiftungssymptome wie urtikarielle Hautausschläge (Erdbeeranaphylaxie). Hier gebe man Fragaria vesca in einer hohen Potenz.

Frostbeulen; < während heißem Wetter. Mangel an Milchsekretion der Brustdrüse.[203] **Sprue.**[12]

Mund. – Zunge **geschwollen; Erdbeerzunge.**

Haut. – **Urtikaria;** petechiale und erysipelartige Hautausschläge. Schwellung des ganzen Körpers.

Dosierung. – Vergleiche: **Apis., Calc.**

Franciscea uniflora

Brunfelsia uniflora

Solanaceae; Venezuela, Brasilien, Guayana

Chronische Steifheit der Muskeln. Gonorrhoischer Rheumatismus. Syphilis und Rheumatismus, große Hitze über dem ganzen Körper, viel Schmerzhaftigkeit, > Schwitzen. Schmerz im Hinterkopf und in der Wirbelsäule; bandartiges Gefühl um den Kopf herum. Perikarditis mit Rheumatismus. Rheumatische Schmerzen in den Füßen und den unteren Abschnitten der Beine. Der Urin enthält Harnsäure.

Dosierung. – Tinktur oder flüssiger Auszug $^{1}/_{6}$–1 Drachme (0,62–3,69 ml).

Fraxinus americana

Weißesche

Oleaceae; Nordamerika

Vergrößerung des Uterus. Myome, mangelhafte Rückbildung des Uterus im Wochenbett und Prolaps. Gebärmuttertumoren, mit dem Gefühl des Nach-unten-Drängens. Fieberbläschen an den Lippen. Krämpfe in den Füßen. Kälteschauer und heiße Wallungen. Ekzem bei Kleinkindern.

Kopf. – Pulsierender Schmerz im Hinterkopf. Niedergeschlagenheit, mit nervöser Ruhelosigkeit, Angst. **Heiße Stelle auf** dem Scheitel.

Abdomen. – Empfindlichkeit in der linken Leistenregion; nach unten drängender Schmerz, erstreckt sich den Oberschenkel hinunter.

---

203 Vgl. [12]: „Ein Aufguß der Wurzeln wird von Frauen zum Abstillen verwendet, wenn sie ihr Kind entwöhnen wollen."

Weiblich. – **Uterus vergrößert** und erweiterter Muttermund. Wäßrige, nicht wundmachende Leukorrhoe. Myome mit dem Gefühl des Nach-unten-Drängens. Krämpfe in den Füßen < nachmittags und nachts. Dysmenorrhoe.

Beziehungen. – Vergleiche: **Epiph., Lil-t., Sep.**

Fraxinus excelsior – Esche: **Gicht**; Rheumatismus. Aufguß des Eschenlaubes. (Rademacher).

Galega officinalis – Geißraute: Rückenschmerz; Schwäche; Anämie und gestörter Ernährungsstoffwechsel. Vermehrt die Milchmenge und -qualität bei stillenden Frauen, verbessert auch deren Appetit.

Dosierung. – 10–15 Tropfen der Tinktur, dreimal täglich.

Fuchsinum

Triphenylmethanderivat

Magenta, ein Farbstoff, der beim Weinpanschen Verwendung findet.

Bewirkt Röte der Ohren, tief rote Verfärbung des Mundes, geschwollenes Zahnfleisch, mit Brennen und Neigung zu Speichelfluß; tief roter Urin, eiweißhaltig, und hellroter, reichlicher Durchfall, mit Bauchschmerzen. Nierenrindendegeneration. Nützlich bei Nierenrindenentzündung mit Albuminurie.

Dosierung. – D6 bis 30. Centesimalpotenz.

Fucus vesiculosus

Blasentang

Fucaceae; felsige Küsten des Atlantischen und Stillen Ozeans

Ein Mittel für Fettleibigkeit und **nicht-toxische Struma**; auch bei Morbus Basedow. Die Verdauung wird gefördert und die Flatulenz vermindert. Hartnäckige Verstopfung; Gefühl, als würde die Stirn von einem Eisenring zusammengedrückt. Schilddrüsenvergrößerung bei fettleibigen Patienten.

Beziehungen. – Vergleiche: **Phyt., Thyr., Bad., Iod.**

Dosierung. – Tinktur, 5–10 Tropfen, dreimal täglich vor den Mahlzeiten.

Fuligo ligni

Holzruß

Wirkt auf das Drüsensystem, die Schleimhäute, hartnäckige Geschwüre, die Epidermis, Flechten und Ekzem. Chronische Reizungen der Mundschleimhäute; Pruritus vulvae; Uterusblutungen; Krebs, besonders des Skrotums – Kaminkehrerkrebs; Epitheliome; Gebärmutterkrebs mit Metrorrhagie; Traurigkeit, Selbstmordgedanken.

Beziehungen. – Vergleiche: **Kreos.**

Dosierung. – Sechste Trituration.

Galanthus nivalis

Schneeglöckchen

Amaryllidaceae; West-, Mittel-, Süd- und Südosteuropa

Prüfung von Dr. A. Whiting, Vancouver.

Der Ohmacht nahe, Schwächegefühl. Entzündeter, trockener Hals mit dumpfem Kopfschmerz. Halb bei Bewußtsein und Gefühl von Beunruhigung während des Schlafes. Schwaches Herz mit Kollapsgefühl, als ob sie hinfallen müßte. Sehr unregelmäßiger, schneller und ungleichmäßiger Puls, heftiges Herzklopfen. Systolisches Geräusch über der Herzspitze. Therapeutisch entschieden von Nutzen bei Fällen von Mitralklappeninsuffizienz mit Dekompensation. **Myokarditis** mit einem gewissen Grad an Mitralklappeninsuffizienz.

Dosierung. – Erste bis fünfte Potenz.

Galium aparine

Klettenlabkraut

Rubiaceae; nördliche Hemisphäre

Galium wirkt auf die Harnwege, ist ein Diuretikum und nützlich bei Ödemen, Harngrieß und Steinen. Dysurie und Zystitis. Hat die Kraft, krebsartige Prozesse aufzuhalten oder zu mäßigen. Sein Nutzen bei krebsartigen Geschwüren und knotigen Tumoren der Zunge wurde klinisch bestätigt. Hartnäckige Hautleiden und Skorbut. Fördert die gesunde Granulation von geschwürigen Oberflächen.

Dosierung. – Flüssiger Extrakt; Dosen von $1/2$ Drachme (1,85 ml) in einer Tasse Wasser oder Milch, dreimal täglich.

Gallicum acidum

Gallensäure

Bei **Schwindsucht** sollte man an dieses Mittel denken. Es hemmt die Absonderung von krankhaften Sekreten, verleiht dem Magen Tonus und vermehrt den Appetit. Passive Blutungen, wenn der Puls schwach und die Kapillaren erschlafft sind, kalte Haut. Hämaturie. Hämophilie. Jucken der Haut. **Sodbrennen.**

Gemüt. – Nachts wildes Delirium; sehr ruhelos, springt aus dem Bett; schwitzt (reichlich); fürchtet das Alleinsein; (besteht darauf, daß die ganze Zeit auf ihn aufgepaßt wird;) ist unverschämt und beschimpft jeden (, sogar seine besten Freunde; ist eifersüchtig auf seine Krankenschwester und verflucht jeden, der mit ihr spricht).[11]

Kopf. – Schmerz im Hinterkopf und Nacken. Dicke, fädige Absonderung aus der Nase; Photophobie mit Brennen der Augenlider.

Rektum. – Reichlicher Stuhl; Zusammenschnürungsgefühl am Anus. Schwächegefühl nach dem Stuhl. Chronische Schleimabsonderungen.

Harnwege. – Schmerzhafte Nieren, quälende Schmerzen entlang der Harnleiter in die Blase. Dumpfer, schwerer Schmerz in der Blase, direkt über dem Schambein. Urin voll dickem, rahmfarbenem Schleim.

Atemwege. – Schmerz in den Lungen; **Lungenblutung**; massenhafter Auswurf. Morgens viel Schleim im Hals. Trockenheit (in Hals und Mund) nachts.[11]

Beziehungen. – Vergleiche: **Ars., Iod., Phos.**

Dosierung. – Erste Verreibung und die pure Säure in Dosen von 2–5 Gran (129–324 mg).

Gambogia

Gummi Gutti, Tinktur aus dem gummiartigen Harz von Garcinia morella
Guttiferae; Bengalen bis Thailand

Die Anwendung dieser Droge in der Homöopathie ist auf seine Wirkung auf den Verdauungstrakt begrenzt. Es verursacht eine Diarrhoe, die der von **Croton tiglium** sehr ähnlich ist. Aus seiner Prüfung wird sehr augenfällig, daß es eine starke und umschriebene Wirkung insbesondere auf den Gastrointestinaltrakt hat.

Kopf. – Schwer, mit Trägheit und Schläfrigkeit. Jucken und Brennen in den Augen; die Lider kleben zusammen, mit **Niesen**[204].

Gastrointestinale Symptome. – Gefühl von Kälte an den Kanten der (Schneide-) Zähne.[17] Große Reizbarkeit des Magens; Brennen; Schmerzen und Trockenheit von Zunge und Hals. Magenschmerz nach dem Essen.[205] Empfindlichkeit des Oberbauchs. Schmerz und Auftreibung des Bauches durch Blähungen, nach dem Stuhlgang. **Kollern und Knurren.** Dysenterie, mit zurückgehaltenen, harten Kotballen, mit Schmerz in der Kreuzbeingegend. Durchfall, mit **plötzlichem und schwallartigem Herausschießen** galliger Stühle. **Danach Tenesmus, mit Brennen am Anus.** Die Ilozökalregion ist druckempfindlich. Reichlicher, wäßriger Durchfall bei heißem Wetter, besonders bei alten Leuten. (Wiederholt nagende) Schmerzen im Steißbein.[17]

Modalitäten. – ‹ gegen Abend und nachts.

Beziehungen. – Vergleiche: **Crot-t., Aloe, Podo.**

Dosierung. – Dritte bis 30. Potenz.

Gambogia, bei Lungentuberkulose auf die Brust gestrichen, wird von Abrams als spezifisch angesehen. Fälle im Anfangsstadium werden in einigen Wochen symptomatisch geheilt.

---

204 Vgl. [17]: „Trockenheit der Augen (wie von Schläfrigkeit), mit Gähnen und Niesen; … "
205 Vgl. auch [17]: „Geschwürsschmerz des Magens, nach dem Essen vergehend, … "

Gaultheria procumbens

Wintergrün
Ericaceae; Nordamerika

Entzündlicher Rheumatismus, Pleurodynie, **Ischialgie** und andere Neuralgien fallen in den Wirkungsbereich dieses Medikaments. Reizung von Blase und Prostata, übermäßige sexuelle Erregung und Nierenentzündung.

Kopf. – Neuralgie von Kopf und Gesicht.

Magen. – Akute Gastritis, starker Schmerz im Epigastrium; **andauerndes Erbrechen.** Unkontrollierbarer Appetit, trotz des reizbaren Magens. Magenschmerzen durch Niedergeschlagenheit. (Man gebe die aus dem Öl hergestellte D1).

Haut. – Brennen und Schmerzen. Starkes Erythem, ‹ kaltes Baden; › Olivenöl und kühle, auf die betroffene Stelle blasende Luft.

Beziehungen. – Vergleiche: **Spirae., Sal-ac.**

Gaultheria enthält Arbutin.

Nach **Cantharis vesicatoria** bei Verbrennungen.

Methylium salicylicum: Ein künstliches Gaultheriaöl für Rheumatismus, besonders wenn Salicylate nicht verwendet werden können. Juckreiz und Nebenhodenentzündung, lokal anwenden.

Dosierung. – Tinktur und tiefere Potenzen.

Gelsemium sempervirens

Gelber Jasmin, Giftjasmin
Loganiaceae; Nordamerika

Die Wirkung dieses Mittels hat ihr Zentrum im Nervensystem, wo es **motorische Lähmung** in verschiedenen Abstufungen hervorruft. Allgemeine starke Entkräftung. **Schwindeligkeit, Schläfrigkeit, Stumpfheit und Zittern**. Langsamer Puls, Müdigkeitsgefühl, geistige Apathie. **Lähmung** verschiedener Muskelgruppen an Auge, Hals, Brust, Kehlkopf, Schließmuskel, Extremitäten etc. Postdiphtherische Lähmung*. **Muskelschwäche**. Völlige Erschlaffung und Entkräftung. Mangel an Muskelkoordination. Schwächung aller Funktionen durch Sonnenhitze. Empfindlich auf fallenden Luftdruck; Kälte und Feuchtigkeit rufen eine Vielzahl an Beschwerden hervor. Kinder fürchten zu fallen, greifen nach Kindermädchen oder ihrem Bettchen. Träge Blutzirkulation. Nervöse Leiden von Zigarrendrehern. **Influenza**. Masern. Pellagra.

Gemüt. – Verlangen, in Ruhe zu sein, allein gelassen zu werden.[206] **Stumpfheit, Trägheit, Teilnahmslosigkeit**. „Die Wahrnehmungsfähigkeiten sind verlangsamt." **Gleichgültigkeit gegenüber seiner Krankheit**. Völliges Fehlen von Furcht.[207] Delirium beim Einschlafen. Gefühlserregung, Furcht etc., führt zu körperlichen Leiden. Üble Folgen von Schreck, Furcht, aufregenden Nachrichten. Lampenfieber. Das Kind schreckt auf, greift nach dem Kindermädchen und schreit, als ob es Angst hätte zu fallen. **[Bor.]**

Kopf. – **Schwindel**, breitet sich vom Hinterkopf her aus. Schwere des Kopfes; **Bandgefühl** um den Kopf und Schmerz im **Hinterkopf. Dumpfer**, schwerer Kopfschmerz, mit Schwere der Augenlider; Zerschlagenheitsgefühl (des Gehirns)[11]; 〉 Zusammendrücken und Liegen mit erhöhtem Kopf. **Schmerz in der Schläfe, erstreckt sich zu Ohr,** Nasenflügel und Kinn. Kopfschmerz mit Wundheit der Hals- und Schultermuskeln. Dem Kopfschmerz geht Blindheit voraus; 〉 reichliches Urinieren. Die Kopfhaut ist schmerzempfindlich gegen Berührung. Delirant beim Einschlafen. Möchte den Kopf erhöht auf einem Kissen haben.

Augen. – Ptosis; die **Augenlider** sind schwer; der Patient kann sie kaum öffnen. Doppelbilder. Störung des Augenmuskelapparats. Gleicht verschwommenes Sehen und Beschwerden der Augen aus, die selbst nach genauer Anpassung der Brillengläser noch bestehen bleiben. Verschwommenes Sehen, wie Rauch vor den Augen.[11] **[Phos., Cycl.] Schwachsichtig**; die Pupillen sind erweitert und reagieren nicht auf Lichtreiz. **Orbitalneuralgie, mit Kontraktion und Zucken der Muskeln**. Zerschlagenheitsschmerz hinten in der Orbita. Eine Pupille weit, die andere eng. Tiefsitzende Augenentzündungen, mit Glaskörpertrübung. **Seröse Entzündungen.** Retinitis albuminurica*. Netzhautablösung, Glaukom und Entzündung der Descemet-Membran. **Hysterische Schwachsichtigkeit.**

Nase. – Niesen; Völle an der Nasenwurzel. Trockenheit der Nasenhöhlen. Schwellung der Nasenmuscheln. Wäßrige, wundmachende Absonderung. Akuter Schnupfen, mit dumpfem Kopfschmerz und Fieber.

---

206 Vgl. [34]: „Möchte in Ruhe sein, wünscht weder zu sprechen noch irgendjemand in ihrer Nähe zur Gesellschaft zu haben, selbst wenn die Person still wäre."

207 Vgl. dagegen [34]: „Großer Mangel an Mut." Auch [12]: „Feigheit."

Gesicht. – Heiß, gerötet, berauscht aussehend. [Op., Bapt.] Gesichtsneuralgie. Dunkle Verfärbung[208] des Gesichts, mit Schwindel und Schwachsichtigkeit. (Gefühl von) Zusammenziehung der Gesichtsmuskeln, besonders um den Mund herum (, erschwert das Sprechen).[34] Das Kinn bebt. Der Unterkiefer ist heruntergefallen.

Mund. – Fauliger Geschmack und Geruch. Die Zunge ist taub, belegt, gelblich, (fühlt sich an, als wäre sie sehr)[34] dick, sie **zittert**, ist gelähmt.

Hals. – Schwieriges Schlucken, besonders von warmem Essen. Jucken und Kitzeln im weichen Gaumen und im Nasenrachenraum. Schmerz im Musculus sternocleidomastoideus, hinter der Ohrspeicheldrüse. Geschwollene Mandeln. Brennen im Hals, fühlt sich rauh an. **Postdiphtherische Lähmung***. Tonsillitis; in die Ohren stechende Schmerzen. **Gefühl, wie von einem Kloß im Hals,** der nicht geschluckt werden kann. Aphonie. Schmerz im Ohr, durch Schlucken verursacht. **[Hep., Nux-v.]** Schwieriges Schlucken. **Schmerz vom Hals zum Ohr.**

Magen. – In der Regel hat der Gelsemium-Patient keinen Durst. Schluckauf; ‹ abends. Leere- und Schwächegefühl in der Magengrube oder ein Beklemmungsgefühl, wie von einem schweren Gewicht.

Rektum. – Diarrhoe **durch Gefühlserregung**, Schreck, schlechte Nachrichten. **[Ph-ac.]** Unwillkürlicher oder schmerzloser Stuhl. **Rahmfarben [Calc.], Farbe wie von grünem Tee.**[34] Teilweise Lähmung von Rektum und Schließmuskel.

Harnwege. – Reichlicher, klarer, wäßriger Urin mit Frostigkeit und Zittrigkeit.[209] Dysurie. Partielle Lähmung der Blase; unterbrochener Harnfluß. **[Clem.] Harnverhaltung.**

Männlich. – Spermatorrhoe, **ohne Erektionen.** Die Genitalien sind kalt und erschlafft. **[Ph-ac.]** Ständiges Schwitzen des Skrotums. Erstes Stadium der Gonorrhoe; spärliche Absonderung; neigt zum Wundmachen: wenig Schmerz, aber große Hitze; Brennen an der Harnröhrenmündung.

Weiblich. – Rigider Muttermund. **[Bell.]** Vaginismus. Falsche Wehen; die Schmerzen gehen den Rücken hinauf.[210] **Dysmenorrhoe**, mit spär-

---

208 Vgl. [34]: „Dunkelrotes Gesicht, mahagonifarben."

209 Vgl. [11]: „In nahezu jedem Fall war die reichliche Entleerung wäßrigen Urins von einer vorübergehenden Frostigkeit, Zittrigkeit und einer eindeutigen Erleichterung der Kopfesschwere, der geistigen Schwerfälligkeit und der Schwachsichtigkeit begleitet."

210 Vgl. [34]: „Schlimme Bauchschmerzen, die direkt nach oben oder nach hinten und oben verlaufen; Gefühl, als wäre die Muskelkraft geschwächt, was von einem Mangel an Willenskraft herrührt (bei falschen Wehen)."

licher Menstruationsblutung; Menses verspätet. Schmerz erstreckt sich zum Rücken und zu den Hüften. Aphonie und Halsentzündung während der Menses.[211] Gefühl, als würde die Gebärmutter (von einer Hand)[34] zusammengedrückt. **[Cham., Nux-v., Ust.]**

Atemwege. – Langsamkeit der Atmung, mit großer Entkräftung. Beklemmung in der Brustgegend. Trockener Husten, mit schmerzhafter Brust und Fließschnupfen. **Stimmritzenkrampf.** Aphonie; akute Bronchitis, beschleunigte Atmung, krampfartige Leiden von Lungen und Zwerchfell.

Herz. – **Gefühl, als wäre es notwendig, andauernd in Bewegung zu sein, weil ansonsten das Herz stehenbleiben würde** (, mit Todesfurcht)[34]. Langsamer Puls. **[Dig., Kalm., Apoc.]** Herzklopfen; weicher, schwacher, voller und fließender Puls. In Ruhe ist der Puls langsam, in Bewegung ist er stark beschleunigt. **Schwacher, langsamer Puls bei alten Menschen.**

Rücken. – Dumpfer, schwerer Schmerz. Völlige Erschlaffung des ganzen Muskelsystems. Mattigkeit; die Muskeln sind wie zerschlagen. Jede kleine Anstrengung ermüdet. Schmerz im Hals, besonders in den oberen Anteilen der Musculi sternocleidomastoidei. Dumpfe Schmerzen in Lenden- und Kreuzbeinbereich, erstreckt sich nach oben. Schmerz in den Muskeln von Rücken, Hüften und unteren Extremitäten, meist tiefsitzend.

Extremitäten. – Verlust der Kontrolle über die Muskelkraft. Krämpfe in den Muskeln des Unterarms. Berufbedingtes Nervenleiden*. Schreibkrampf. Exzessives **Zittern** und Schwäche aller Glieder. Hysterische Krämpfe. Ermüdung nach geringfügiger körperlicher Betätigung.

Schlaf. – Kann nicht ganz einschlafen. Delirant beim Einschlafen. Schlaflosigkeit durch Erschöpfung; durch unkontrollierbares Denken; durch Tabakgenuß. Gähnen. Schlaflos durch nervöse Gereiztheit. **[Coff.]**

Fieber. – **Möchte festgehalten werden, weil er gar so sehr zittert.**[212] Langsamer, voller, wegdrückbarer Puls. Frostschauer den Rücken hinauf und hinunter. Fieberhitze und Schweiße in langen und erschöpfenden Perioden. Malaria subacuta*, mit starkem Wundheitsgefühl der Muskeln, tiefer Erschöpfung und heftigem Kopfschmerz. **Nervöse Schüttelfröste.**[213]

---

211 Vgl. [34]: „Paralytische Aphonie während der Menses, die Stimme kehrt mit Aufhören der Blutung wieder."

212 Vgl. [34]: „Nervöser Schüttelfrost, warme Haut; möchte gehalten werden, damit es ihn nicht so sehr schüttelt."

213 Vgl. [34]: „Nervöse Schüttelfröste mit Zittern und Zähneklappern, bei denen kein Frostigkeitsgefühl vorhanden ist."

Biliös-remittierendes Fieber* mit Betäubung, Schwindel, Schwäche; durstlos, völlig entkräftet. Fieberschauer, ohne Durst, entlang der Wirbelsäule; wellenartig, erstreckt sich nach oben vom Kreuzbein zum Hinterkopf.

Haut. – Die Haut ist heiß, trocken und juckend; masernartiger Ausschlag. Erysipel. **Masern, katarrhalische Symptome; hilft, das Exanthem herauszubringen.** Beim Nach-innen-Schlagen (des Masernexanthems), mit lividen Flecken (, Benommenheit oder abdomineller oder thorakaler Blutandrang; Fieberhitze mit Schläfrigkeit).[34] Scharlach mit Stupor und gerötetem Gesicht.

Modalitäten. – 〈 feuchtes Wetter; Nebel; vor einem Gewitter; Gefühlsbewegung oder Aufregung; **schlechte Nachrichten**; Rauchen von Tabak; beim Denken an die Beschwerden; 10 Uhr vormittags.

〉 Nach-vorn-Beugen; reichliches Urinieren; im Freien; fortgesetzte Bewegung; Stimulantien.

Beziehungen. – Vergleiche: **Bapt., Ip., Acon., Bell., Cimic.**

Culex musca – Stechmücke: Schwindel beim Schneuzen der Nase, mit Völle (-gefühl)[12] der Ohren.

Ignatia amara: Magenleiden bei Zigarrendrehern.

Magnesium phosphoricum: Gelsemium enthält etwas Magnesium phosphoricum.

Antidote: **Chin., Coff., Dig.**

Alkoholische Stimulantien erleichtern alle Beschwerden, bei denen Gelsemium von Nutzen ist.

Dosierung. – Tinktur bis 30. Potenz; die erste bis dritte Potenz wird am häufigsten verwendet.

Gentiana lutea

Gelber Enzian

Gentianaceae; europäische Gebirge

Ausgeprägte Magensymptome. Wirkt tonisierend, verbessert den Appetit.

Kopf. – Schwindel, 〈 Aufstehen oder Bewegung; 〉 im Freien. Stirnkopfschmerz, 〉 Essen und im Freien. Gefühl, als wäre das Gehirn lose, der Kopf ist empfindlich. Die Augen schmerzen.

Hals. – Trocken. Dicker Speichel.

Magen. – Saures Aufstoßen, Heißhunger, Übelkeit, Schwere[17] und Schmerzen im Magen. Auftreibung und Gespanntheit von Bauch und Magen. **[Ictod.]** Kolik, die Nabelgegend ist schmerzhaft bei Berührung. Flatulenz.

Beziehungen. – Vergleiche: **Hydr., Nux-v.**

Gentiana cruciata: Hat zusätzlich Halssymptome zu den ähnlichen Magensymptomen; Dysphagie; Schwindel mit Kopfschmerz; Gefühl des Nach-innen-Drückens in den Augen, zusammengeschnürter Hals, Kopf und Bauch. Auftreibung, Völle und Gespanntheit im Bauch. Krabbeln über den ganzen Körper, wie von Flöhen.

Gentiana quinquefolia: Intermittierendes Fieber; Dyspepsie; Cholera infantum, Schwäche.

Dosierung. – Erste bis dritte Potenz.

Geranium maculatum

Gefleckter Storchschnabel
Geraniaceae; Nordamerika

Habituelle Migräneanfälle. **Reichliche Blutungen** aus den Lungen und anderen Organen. Bluterbrechen. **Magengeschwür. Atonische und stinkende Geschwüre**. Sommerdiarrhoe bei Kleinkindern.

Kopf. – Schwindel, mit Doppeltsehen; 〉 Schließen[214] der Augen (und Hinlegen)[12]. Ptosis und weite Pupillen. Migräne.

Mund. – Trocken; Zungenspitze (ist trocken und)[12] brennt. Pharyngitis.

Magen. – Katarrhalische Gastritis mit reichlicher Absonderung, Neigung zu Geschwüren und passiver Blutung. **Vermindert das Erbrechen bei Magengeschwür.**

Stuhl. – Ständiger Stuhldrang, mit einer einige Zeit andauernden Unfähigkeit, die geringste Menge Stuhl zu entleeren. Chronische Diarrhoe, mit stinkendem Schleim. Verstopfung.

Weiblich. – Menses zu reichlich. Postpartale Blutung. Wunde Brustwarzen. **[Eup-a.]**

Beziehungen. – Vergleiche: **Hydrastininum muriaticum, Chin., Sabin.**

Geraninum: Ständiges Räuspern und Ausspucken bei älteren Leuten; D1.

---

214 Vgl. [11]: „Ich hatte große Schwierigkeiten beim Gehen mit geöffneten Augen, während ich mit geschlossenen Augen leicht gehen konnte.“

Erodium cicutarium – Reiherschnabel: Ein gebräuchliches Hämostatikum in Rußland, es wird speziell bei Metrorrhagie und Menorrhagie verwendet.

Dosierung. – Tinktur, Dosen von ½ Drachme (1,8 ml) bei Magengeschwür. Tinktur bis dritte Potenz als allgemeine Regel. Lokal bei Geschwüren angewandt, wird es die Abszeßwand zerstören.

Gettysburg aqua

Das Salz des Mineralbrunnens in Gettysburg, PA, U.S.A.

Das Wasser wird verdampft, der Rückstand bis zur D6 verrieben. **Fädiger Schleim** aus dem Hals und von den Choanen. **Wundheit**. Halsmuskeln sind steif. Die Gelenke sind schwach. Kann nichts hochheben.[215] **Steifheit der Bänder**. Subakuter gichtischer Zustand. Von Nutzen bei subakutem und chronischem Rheumatismus. Weiß belegte Zunge. Stark gefärbter Urin mit rotem, sandartigem Sediment. Steifheitsgefühl, ‹ **Bewegung**. Besonders in der Lendenregion und in den Hüftgelenken, Schultern und Handgelenken. **In Ruhe** (wird die Steifheit)[11] **nicht wahrgenommen**. Stärker am Morgen. Kann nicht lange in einer Stellung verharren (nicht aufgrund von Ruhelosigkeit, sondern wegen eines Gefühls von Unbehagen)[11]. Steifheit der Muskeln bei Bewegung. Schmerz in den Bändern, › durch Ruhe.

Beziehungen. – **Lyc., Phos., Rhus-t., Puls.**, unterscheiden sich aber in den Modalitäten.

Modalitäten. – ‹ Steifheit der Muskeln bei Bewegung.

› Ruhe (Bänder und Steifheit der Muskeln).

Dosierung. – Tiefere Triturationen. Auch die 30. Potenz.

Ginseng

Amerikanischer Ginseng, Panax quinquefolius
Araliaceae; Nordamerika

Dieses Mittel soll stimulierend auf die sekretorischen Drüsen wirken, besonders auf die Speicheldrüsen. Wirkt auf den unteren Abschnitt des Rückenmarks. **Lumbago, Ischialgie und Rheumatismus**. Paralytische

---

215 Vgl. [11]: „Beim Akt des Hochhebens ist es ein Leichtes, die Insertionsorte der dabei betätigten Muskeln zu bestimmen."

Schwäche. **Schluckauf**. Hautsymptome, juckende Pickel am Hals und auf der Brust.

Kopf. – Schwindel, mit grauen Flecken vor den Augen; halbseitiger Kopfschmerz; Schmerzen im Hinterkopf; schwieriges Öffnen der Augenlider (, Schwere und Schmerzhaftigkeit in denselben)[17]; Gegenstände erscheinen doppelt (bei unverwandtem Hinsehen).[17]

Hals. – Tonsillitis, so wie bei **Belladonna**, aber bei dunkelhäutigen Menschen.

Abdomen. – Gespannt, schmerzhaft, Kollern. Schmerz in der rechten Seite. Lautes Gurgeln in der Ileozökalregion. Perityphlitis.

Männlich. – Rheumatische Schmerzen nach häufigen Samenergüssen. Schwäche der Geschlechtsorgane. Wollüstiges Kitzeln an der Harnröhrenmündung. Sexuelle Erregung. Druck in den Hoden.

Extremitäten. – (Beim Schließen der Hände) Gefühl, als wären sie geschwollen und die Haut gespannt.[11] Kontraktur. Kälte in Rücken und Wirbelsäule. Zerschlagenheitsschmerz in Kreuzbein und Oberschenkeln; nächtliches Kribbeln im rechten Bein, erstreckt sich zu den Zehen. Brennende Hitze in den Fingerspitzen. Hautausschlag auf der Oberschenkelinnenseite. **Steife, kontrahierte Gelenke**, Schwere der unteren Glieder. Knarren in den Gelenken. Steifheit im Rücken.

Beziehungen. – Vergleiche: **Aral., Coca.**

Hedera helix – Efeu: Niedergeschlagenheit und Hautreizung, die durch **Gunpowder** antidotiert wird.

Dosierung. – Tinktur bis dritte Potenz.

Glonoinum[216]

Nitroglyzerin, $C_3H_5N_3O_9$

Neuere deutsche Prüfungen, bei denen sehr ausgeprägte Nervenstörungen zum Vorschein kamen, bestätigen die ursprünglichen amerikanischen Prüfungen und die klinischen Indikationen. Große Mattigkeit, keine Neigung zu arbeiten; äußerste Reizbarkeit, durch den geringsten Widerspruch leicht zu erregen, endet in kongestiven Kopfsymptomen. Schon allein die sechste Potenz bewirkte Jucken am ganzen Körper mit darauf folgender Akne und Bildung von Furunkeln, auch Bulimie.

216 Die Bezeichnung „Glonoinum“ stammt von Hering und setzt sich aus Anfangsbuchstaben von Glycyl Oxyd und Nitrogen Oxygen zusammen.

Ein großartiges Mittel für kongestive Kopfschmerzen, Blutfülle des Gehirns aufgrund von übermäßiger Hitze oder Kälte. Ausgezeichnet bei Kopfbeschwerden aufgrund klimakterischer Störungen oder unterdrückter Menstruation. Kinder werden (nachts) krank, wenn sie vor einem offenen (Kohlen-) Feuer sitzen (oder dort einschlafen).[34] **Blutwallung hin zu Kopf und Herz**. Neigung zu plötzlichen und heftigen Unregelmäßigkeiten bei der Blutzirkulation. Heftige Konvulsionen, begleitet von zerebraler Kongestion. **Gefühl des Pulsierens im ganzen Körper. Pulsierende Schmerzen.** Kann Orte nicht erkennen.[217] Ischialgie bei atheromatösen Patienten, bei kalter, runzliger Extremität; Seekrankheit.

Kopf. – **Verwirrung**, mit Schwindeligkeit. Folgen von Sonnenstich; (Kopfbeschwerden)[34] bei Hitzeeinwirkung auf den Kopf wie bei Schriftsetzern oder Arbeitern, die unter Gas- und elektrischem Licht ihrer Beschäftigung nachgehen. (Neuralgie, nervöses Temperament; plötzlicher Schmerz, der von einem kariösen, unteren Backenzahn ausgeht und sich in der Schläfe konzentriert;) **schwerer Kopf, kann ihn aber nicht auf das Kissen legen.**[34] **Kann keine Hitze am Kopf ertragen**. 〉 Entblößen des Kopfes. **Pochender** Kopfschmerz. Angiospastische Neuralgie von Gesicht und Kopf. Sehr reizbar. Schwindel beim Einnehmen einer aufrechten Körperhaltung. Zerebrale Kongestion. Gefühl, als hätte der Kopf eine enorme Größe; als ob der Schädel zu klein für das Gehirn wäre. Kopfschmerzen durch Sonneneinwirkung; nehmen mit der Sonne zu und ab. Pulssynchrone Schläge im Kopf. Kopfschmerz anstelle der Menses. Blutandrang zum Kopf bei schwangeren Frauen. Drohende Apoplexie. Meningitis.

Augen. – Sieht alles halb hell, halb dunkel. Buchstaben erscheinen kleiner. Funken vor den Augen.

Ohren. – Pochen; jeder Herzschlag wird in den Ohren gehört; Völlegefühl.

Gesicht. – Gerötet, heiß, livide, blaß; schweißig; Schmerz in der Nasenwurzel; Gesichtsschmerz. Dunkles Gesicht.

Mund. – Pulsierender Zahnschmerz.

Hals. – Völlegefühl des Halses (auf beiden Seiten)[34]. Der Kragen muß geöffnet werden. Schwillt unterhalb der Ohren an und Erstickungsgefühl.

217 Vgl. [34a]: „Als er (nach dem Kopfweh) durch die Straßen nach Hause ging, kamen ihm alle Dinge fremdartig vor, nicht so wohlbekannt wie sonst, alle paar Augenblicke mußte er sich umsehen, ob er auch in der rechten Straße sei; es schien ihm, als ob die Häuser nicht recht gestellt wären. Auf einem Wege, den er seit Jahren täglich wenigstens viermal zurücklegt."

Magen. – Magenschmerzen bei anämischen Patienten mit schwacher Blutzirkulation. Übelkeit und Erbrechen. (Dumpfes) Nagen,[34a] schwaches und leeres Gefühl in der Magengrube. Abnormer Hunger.

Abdomen. – Verstopfung, mit Jucken, schmerzhaften Hämorrhoiden, mit Kneifen im Bauch vor und nach dem Stuhlgang. Durchfall; reichliche, schwärzliche, klumpige Stühle.

Weiblich. – Verspätete Menses oder plötzliches Aussetzen mit Blutandrang zum Kopf. Klimakterische Wallungen.

Herz. – Mühsame Herzaktion. Flattern. Herzklopfen mit Atemnot. Kann nicht bergauf gehen. Jede Anstrengung verursacht Blutandrang zum Herzen und Ohnmachtsanfälle. Pochen im ganzen Körper bis in die Fingerspitzen.

Extremitäten. – Jucken überall, besonders an den Extremitäten. Schmerz im linken Bizeps. Ziehende Schmerzen in allen Gliedmaßen. Rückenschmerz.

Modalitäten. – 〈 in der Sonne; Einwirkung von Sonnenstrahlen, Gas, offenem Feuer; Erschütterung, Bücken, Haareschneiden, Pfirsiche, Stimulanzien; Hinlegen; von 6 Uhr morgens bis Mittags; linke Seite.

〉 Branntwein.

Beziehungen. – Antidot: **Acon.**

Vergleiche: **Aml-ns., Bell., Op., Stram., Verat-v.**

Dosierung. – Sechste bis 30. Potenz.

Für palliative (nicht-homöopathische) Zwecke bei Angina pectoris, Asthma, Herzinsuffizienz etc., müssen physiologische Dosen, d.h. $^1/_{100}$ Tropfen gegeben werden. In diesen Situationen ist es das große Notfallmedikament. Die Zustände, die seinen Einsatz erfordern, sind kleiner, fadenförmiger Puls, Blässe, arterieller Spasmus, zerebrale Ischämie, **Kollaps**, schwaches Herz, Synkope, doppelschlägiger Puls, Schwindel – das Gegenteil der Symptome, die die homöopathische Gabe anzeigen. Es wird daher verwendet, um bei chronischer interstitieller Nephritis den arteriellen Blutdruck zu senken.

Glycerinum

Glyzerin, $C_3H_8O_3$

Homöopathisch angewandt, scheint dynamisiertes Glyzerin tief und lang zu wirken, es baut Gewebe auf und ist daher von großem Nutzen bei Marasmus, körperlicher oder geistiger Schwäche, Diabetes etc. In seiner

Erstwirkung stört es die Nutrition, in der Nachwirkung scheint es den allgemeinen Ernährungszustand zu verbessern. (Dr. Wm.B. Griggs).

Kopf. – Völlegefühl, Pochen; ist geistig verwirrt. Heftige Kopfschmerzen zwei Tage vor der Menstruation. Völlegefühl im Hinterkopf.

Nase. – Verstopft, Niesen, wundmachender Schnupfen. Kribbelndes Gefühl auf der Schleimhaut. Retronasales Tröpfeln.

Magen. – Gärung, Brennen im Magen und in der Speiseröhre.

Harnwege. – Reichliches und häufiges Wasserlassen. Vermehrtes spezifisches Gewicht und Zucker. Diabetes.

Weiblich. – Reichlicher, langandauernder Fluß mit nach unten drängender Schwere im Uterus. Allgemeines Erschöpfungsgefühl.

Brust. – Reizhusten mit Schwächegefühl. Die Brust scheint voll zu sein. Pneumonie aufgrund von Influenza.

Extremitäten. – Rheumatische Schmerzen von vorübergehend nachlassendem Charakter. Füße sind schmerzhaft und heiß, Gefühl, wie vergrößert.

Beziehungen. – Vergleiche: **Lac-ac., Gels., Calc.**

Dosierung. – 30. und höhere Potenzen. Reines Glyzerin teelöffelweise, dreimal täglich, mit Zitronensaft bei perniziöser Anämie.

Gnaphalium polycephalum

Pseudognaphalium obtusifolium, Wollkraut
Compositae; Nordamerika

Ein Mittel, das bei Ischialgie fraglos von Nutzen ist, wenn der Schmerz mit **Taubheit** des betroffenen Gliedes verbunden ist. Rheumatismus und morgendlicher Durchfall. Polyurie.

Gesicht. – Intermittierende (neuralgische)[34] Schmerzen des Oberkiefers auf beiden Seiten.

Abdomen. – Borborygmus. Kolik in verschiedenen Teilen des Bauches, (der druckempfindlich ist, besonders in der Region des Zökums).[34] Reizung der Prostata. Erstes Stadium von Cholera infantum; Erbrechen und reichliche Stuhlentleerung.

Weiblich. – (Gefühl von)[12] Gewicht und Völle im Becken. **Dysmenorrhoe** mit spärlichen und schmerzhaften Menses.

Rücken. – Chronischer Rückenschmerz in der Lendenregion; 〉 Liegen auf dem Rücken. Lumbago mit Taubheit im unteren Abschnitt des Rückens und Schwere im Becken.

Extremitäten. – Krämpfe in Waden und Füßen im Bett. Rheumatische Schmerzen in den Sprunggelenken und Beinen.[218] **Heftiger Schmerz entlang des Nervus ischiadicus; Taubheit wechselt mit Schmerz ab.** Häufige Schmerzen in Waden und Füßen. Gichtische Schmerzen in den großen Zehen. 〉 Anziehen der Glieder, durch Beugen des Oberschenkels an den Bauch. Gichtische Konkremente. **[Am-be.]** Neuralgie des Nervus femoralis. **[Staph.]** Schmerz in den Gelenken, als ob ihnen Gelenkschmiere fehlte. Chronischer Muskelrheumatismus von Hals und Rücken.

Beziehungen. – Vergleiche: **Xan., Cham., Puls.**

Dosierung. – Dritte bis 30. Potenz.

Golondrina

Siehe Euphorbia polycarpa

Gossypium herbaceum

Baumwolle

Malvaceae; Mittel- und Kleinasien, Südosteuropa

Ein stark menstruationsförderndes Mittel, wenn es in physiologischen Dosen verwendet wird. Homöopathisch entspricht es vielen, auf gestörter Uterusfunktion oder Schwangerschaft beruhenden Folgezuständen. Gossypium wird verspätete Menses bessern, insbesondere wenn sie mit dem Gefühl verbunden sind, als würde die Menstruationsblutung einsetzen und es aber nicht tut. Große, blutlose Patienten, mit nervösem Frostgefühl.

Kopf. – Schmerz in der Halsregion mit Neigung, den Kopf nach hinten zu ziehen, mit Nervosität.

Magen. – Übelkeit, mit Neigung zu Erbrechen vor dem Frühstück. Anorexie, mit unbehaglichem Gefühl in der Magengrube zur Zeit der Menses.

Weiblich. – Geschwollene und juckende Labien. **Intermittierender Schmerz in den Ovarien.** Plazentaverhaltung. Mammatumor mit Schwellung der axillären Lymphknoten. Morgendliche Übelkeit und Erbrechen bei Schwangeren mit empfindlicher Uterusregion. Unterdrückte Menstruation. Menses sind zu wäßrig. Rückenschmerzen, Gewicht und Ziehen im

218 Vgl. [11]: „Rheumatische Schmerzen im Knie und in den Sprunggelenken."

Becken. Subinvolutio uteri und Myome, mit Schmerzen und Schwäche im Magen.

Beziehungen. – Vergleiche: **Lil-t., Cimic., Sabin.**

Wenn es aus der frischen, grünen Wurzel hergestellt wird, ähnelt die Wirkung der von **Ergotinum.**

Dosierung. – Tinktur bis sechste Potenz.

Granatum

Punica granatum, Granatapfelbaum
Punicaceae; Vorderasien, Mittelmeerraum

Als Mittel zur Austreibung des Bandwurmes und homöopathisch für die folgenden symptomatischen Indikationen. **Speichelfluß**, mit Übelkeit und Schwindel. Stimmritzenkrampf.

Kopf. – Leeregefühl im Kopf. Eingefallene Augen; erweiterte Pupillen; schwaches Sehvermögen. **Sehr hartnäckiger Schwindel.**

Magen. – **Ständiger Hunger.** Schwache Verdauung. Magert ab. Erbrechen nachts.

Abdomen. – Schmerz in Magen und Bauch; < **in der Nabelgegend [Cocc., Nux-m., Plb.]**; erfolgloser Stuhldrang. Jucken am Anus. Drängen[17] in der Leistenregion[219], als ob eine Hernie heraustreten würde. Schwellung, die einer Nabelhernie ähnelt.

Brust. – Beklommen, mit Seufzen.

Rücken. – (Arger Zerschlagenheits-) Schmerz (an und) zwischen den Schultern (, wie nach Tragen einer schweren Last); sogar die (aufliegende) Kleidung belästigt.[17]

Extremitäten. – Schmerz um die Schultern, als ob eine schwere Last getragen worden wäre. Schmerz in allen Fingergelenken. Reißen im Kniegelenk. Konvulsive Bewegungen.

Haut. – **Jucken der Handflächen.** (Jucken in der Haut an verschiedenen Stellen)[17] als ob Pickel hervorbrechen wollten. Ikterische Gesichtsfarbe.

Beziehungen. – Vergleiche: **Cina, Kou.**

---

219 Vermutlich Druckfehler, bei Boericke „vaginal region“, bei [11], [12], [17] „inguinal region“ bzw. „Leistengegend“.

Pelletierinum: Ist einer der Bestandteile; ein Anthelminthikum, besonders bei Bandwurm.

Dosierung. – Erste bis dritte Potenz.

Graphites

Reißblei, eine Modifikation des Kohlenstoffs

Wie alle Kohlenstoffe, so ist auch dieses Medikament ein Antipsorikum von großer Kraft, jedoch vor allem bei Patienten, die recht stämmig sind, einen hellen Teint haben und zu Hautleiden und Verstopfung neigen; **fett, frostig und verstopft**, mit verspäteter Regelblutung in der Vorgeschichte. Sie erkälten sich leicht. Unverschämte Kinder, die andere hänseln und bei Zurechtweisung lachen. Es hat die eigentümliche Neigung, die Hautmanifestation innerer Störungen hervorzubringen. **Tilgt die Neigung zu Erysipelen.** Anämie mit Röte des Gesichts. Neigung zu Fettleibigkeit. Geschwollene Genitalien. Schwallartige Leukorrhoe. Hilft bei der Resorption von Narbengewebe. Gewebsverhärtung. Pyloruskrebs. Ulcus duodeni.

Gemüt. – Starke Neigung aufzuschrecken. Ängstlich. Ist unfähig, Entscheidungen zu fällen. Mangel an Arbeitslust.[16] Ruhelosigkeit beim Sitzen an der Arbeit.[220] **Sie muß bei Musik weinen.** Besorgt, niedergeschlagen, unentschlossen.

Kopf. – Blutandrang zum Kopf mit gerötetem Gesicht, auch mit Nasenbluten, Auftreibung und Blähsucht. Kopfschmerz am Morgen beim Erwachen, meist einseitig, mit Neigung zu Erbrechen. Spinnwebgefühl auf der Stirn. Taubes und pelziges Gefühl. Rheumatische Schmerzen einer Kopfseite, die sich zu Hals und Zähnen erstrecken. **Brennen auf dem Scheitel.** Feuchter, juckender Ausschlag auf der behaarten Kopfhaut, verströmt einen üblen Geruch. Kataleptischer Zustand.

Augen. – Ophthalmie, mit Unverträglichkeit von künstlichem Licht.[221] **Die Augenlider sind rot und geschwollen.** Blepharitis. Trockenheit der Lider. **Ekzem der Lider; mit Fissuren.**

Ohren. – **Trockenheit des Gehörgangs.** Knacken der Ohren beim Essen. **Nässen und Hautausschläge hinter den Ohren. Hört besser bei**

---

220 Vgl. [16]: „Unruhe und Unstätigkeit; er hat keine Gedanken auf seine Arbeit, keine Lust zu irgend etwas; nach Gehen im Freien wards besser."

221 Laut [1], [11], [16], [34] Photophobie, bei Tageslicht stärker als bei künstlichem Licht.

Lärm.[222] Schwerhörigkeit. Zischen in den Ohren. Detonation im Ohr, wie vom Knall eines Gewehrs. Eine dünne, weiße, schuppige Membran überzieht das Trommelfell, wie abgeschilfertes Epithel. Fissuren in und hinter dem Ohr.

Nase. – Wundheitsgefühl[34] beim Schneuzen; ist innerlich schmerzhaft. Geruchssinn ist außerordentlich scharf; kann keine Blumen vertragen. Krusten und Fissuren in den Nasenlöchern.

Gesicht. – Gefühl, als ob Spinnweben im Gesicht wären. Ekzem der Nase. Juckende Pickel. Feuchtes Ekzem um Mund und Kinn. Brennendes und stechendes Erysipel.

Mund. – (Säuerlich) fauliger Geruch aus dem Mund.[16] Der Atem riecht wie Urin. Brennende Bläschen an der (Unterseite und Spitze der) Zunge,[16] Speichelfluß. Saures Aufstoßen.

Magen. – Abneigung gegen Fleisch. Süßigkeiten verursachen Übelkeit. **Heiße Getränke bekommen nicht.** Übelkeit und Erbrechen nach jeder Mahlzeit. Morgendliche Übelkeit während der Menstruation. Drücken im Magen. Brennen im Magen, das **Hunger** mit sich bringt.[223] Schwieriges Aufstoßen. **Zusammenziehender Schmerz im Magen.** Wiederkehrender Magenschmerz. Flatulenz. Magenschmerz wird zeitweilig 〉 durch Essen, durch heiße Getränke, besonders Milch und durch Hinlegen.

Abdomen. – Übelkeitsgefühl im Bauch. Völle und Härte im Bauch, wie von eingeklemmten Blähungen; **muß die Kleidung lockern**; (Blähungen entstehen plötzlich und)[16] drängen schmerzhaft zum Leistenring hin. Quaken (wie von Fröschen)[16] im Bauch. Die Leistenregion ist empfindlich, geschwollen. Schmerz durch Gase auf der Seite, die der Auflageseite entgegengesetzt ist. Sehr stinkende Blähung mit vorangehender Kolik.

Stuhl. – Verstopfung; große, schwierige, knotige, durch Schleimfäden verbundene Stühle. Brennende Hämorrhoiden. Prolaps.[224] Durchfall; Stühle aus brauner Flüssigkeit, vermengt mit Unverdautem **von unerträglichem,** saurem Geruch. Wunder, brennender, juckender Anus. Knotiger, mit Schleimfäden verbundener Stuhl. Krampfadern des Rektums. Fissuren des Anus. **[Rat., Paeon.]** Chronischer Durchfall, bräunliche, wäßrige, unverdaute und **unerträglich riechende** Stühle.

---

222 Vgl. [16]: „Die Schwerhörige hört besser beim Fahren im Wagen."
223 Vgl. [16]: „Brennen im Magen, nüchtern und vor Tische, was ihn zum Essen zwingt."
224 Vgl. [16]: „Vorfall des Mastdarms (mit seinen Aderknoten), auch ohne Stuhldrang, als wenn der After seine Zusammenzieh-Kraft verloren hätte und gelähmt wäre."

Urin. – Trübe, mit Sediment. (Scharfer,) säuerlicher Geruch.[16]

Männlich. – Sexuelle Schwäche, mit verstärktem Verlangen; Abneigung gegen Koitus; zu frühe oder gar keine Ejakulation; herpetiformer Hautausschlag auf den Geschlechtsteilen.

Weiblich. – Menses **zu spät**, mit Verstopfung; blaß und spärlich, mit reißendem Schmerz im Epigastrium und Jucken (an der Scham)[16] **vorher**. Heiserkeit, Schnupfen, Husten, Schweiße und morgendliche Übelkeit während der Menstruation. **Blasse**, dünne, **reichliche, weiße, wundmachende** Leukorrhoe mit großer Schwäche im Rücken. Die Mammae sind geschwollen und hart. Verhärtung von Eierstöcken, Uterus und Mammae. Wunde, rissige Brustwarzen und mit Bläschen (die klares Serum oder eine dicke, klebrige Flüssigkeit absondern, woraus sich Krusten bilden, die sich durch das Stillen ablösen)[34]. Entschiedene Abneigung gegen Koitus.

Atemwege. – Zusammenschnürung der Brust; krampfartiges Asthma, Erstickungsanfälle wecken (ihn gewöhnlich nach Mitternacht) aus dem Schlaf, (er muß schnell aus dem Bett springen, hält sich an etwas fest) und ißt, was gerade zur Hand ist (was 〉).[34] Schmerz in der Mitte der Brust, mit Husten, Kratzen und Wundheit. Chronische Heiserkeit mit Hautleiden. Unfähigkeit, die Stimmbänder zu kontrollieren; Heiserkeit beim Anfang des Singens und für Stimmbruch.

Rücken. – Schmerzen in Nacken, Schultern, Rücken und Gliedern. Schmerzen der Wirbelsäule. Schmerz im Kreuzbein mit großer Schwäche.

Extremitäten. – Wundheit zwischen den Schenkeln. Die linke Hand ist taub; Gefühl, als wären die Arme eingeschlafen; **dicke**, schwarze und rauhe Fingernägel, entzündetes Nagelbett. **[Fl-ac., Psor.]** Ödeme der unteren Extremitäten. Verkrüppelte Zehennägel. Steifheit und Eingeschnürtheit[225] der Zehen. Nägel sind spröde und brüchig. Deformierte, schmerzhafte, wunde, dicke und verkrüppelte Nägel. Risse oder Fissuren an den Fingerspitzen. Stinkender Fußschweiß.

Haut. – Rauh, hart, andauernde Trockenheit an den vom Ekzem nicht betroffenen Hautabschnitten. Frühes Stadium von Keloid und Fibrom. Pickel und Akne. **Hautausschläge, die ein klebriges Exsudat absondern.** Wundsein in den Beugen der Extremitäten, an den Leisten, am Hals, hinter den Ohren. **Ungesunde Haut; jede kleine Verletzung eitert.** Geschwüre die eine **klebrige**, schmierige, dünne Flüssigkeit absondern. Schwellung

225 Vgl. [16]: „Eingeschnürtheit des Ballens der großen Zehe, wie mit einer eisernen Zwinge."

und Verhärtung von Drüsen. Gichtknoten. Risse in den Brustwarzen, am Mund, zwischen den Zehen, am Anus. Phlegmonöse Erysipele des Gesichts; brennender und stechender Schmerz. Schwellung der Füße. **Atherome**. Chronische Sumach*-Folgen.

Modalitäten. – ⟨ Wärme, nachts, während und nach der Menstruation.

⟩ im Dunklen, durch Einhüllen.

Beziehungen. – Komplementärmittel: **Caust., Hep., Lyc., Ars., Tub.**

Argentum nitricum: Folgt gut bei Magenverstimmung.

Vergleiche: **Petr., Sep., Sulph., Fl-ac.**

Die begleitende Verstopfung mit schleimbedeckten Stühlen und gastrischer Flatulenz sollte zur Differenzierung von Mitteln wie **Petroleum** und **Lycopodium** berücksichtigt werden. (Raue).

Antidote: **Nux-v., Acon., Ars.**

Dosierung. – Sechste bis 30. Potenz. Lokal als Wachssalbe bei wunden Brustwarzen.

Gratiola officinalis

Gnadenkraut, Gottesgnadenkraut

Scrophulariaceae; nördlich bis Holland, Estland, Südural, Westasien bis Altai

Wirkt besonders auf den Gastrointestinaltrakt. Chronische katarrhalische Zustände, Leukorrhoe und Gonorrhoe. Hartnäckige Geschwüre. Nützlich bei geistigen Störungen durch anmaßenden Stolz. Besonders nützlich bei Frauen. Häufig paßt Gratiola für **Nux vomica**-Symptome bei Frauen.

Kopf. – Migräne. **Blutandrang** (, Klopfen in der Stirn), mit (Schwindel und) Schwarzwerden vor den Augen (; ⟨ durch Bewegung).[34] Gefühl, als wolle sich das Gehirn zusammenziehen und der Kopf kleiner werden. Spannen in der Stirn, mit Falten in der Stirn. Augen sind trocken und brennen. Kurzsichtigkeit.

Magen. – Schwindel[226] während und nach den Mahlzeiten; Hunger und Leeregefühl nach den Mahlzeiten. Dyspepsie, mit starker Auftreibung des Magens. Krämpfe und Kolik nach dem Abendessen und während der

226 Vgl. [34]: „Berauschungsgefühl während und nach einer Mahlzeit."

Nacht, mit Schwellung des Bauches und Verstopfung. Dysphagie bei Flüssigkeiten.

Stuhl. – Durchfall; **grünes, schaumiges Wasser**, gefolgt von Brennen am Anus, **wird heftig ohne Schmerz entleert. Verstopfung**, bei harnsaurer Diathese. Hämorrhoiden bei Hypochondrie. Zusammengezogenes Rektum.

Weiblich. – **Nymphomanie**. Menses zu reichlich, früh und zu lang. Leukorrhoe.

Schlaf. – Schlaflosigkeit.

Modalitäten. – < Trinken von zu viel Wasser.

Beziehungen. – Vergleiche: **Dig.**, **Euph.**, **Tab.**, **Cham.**, **Am-pic.**, **Nux-v.**

Dosierung. – Zweite bis dritte Potenz.

Grindelia robusta aut squarrosa[227]

„Gumweed" bzw. „Curly-cup gumweed"

Compositae; Kalifornien (robusta); Nordamerika (squarrosa)

Sowohl Grindelia robusta wie auch Grindelia squarrosa wurden bei den hier aufgelisteten Symptomen verwendet. Sie unterscheiden sich in ihrer Wirkung praktisch nicht, obwohl Grindelia squarrosa mehr **Milzsymptome**, dumpfe Schmerzen und Völle im linken Hypochondrium, von Milzstauung begleitete Magenschmerzen zugeschrieben werden; chronische Malaria. Bewirkt Lähmung, die in den Extremitäten beginnt. Am Herzen verursacht es erst eine Beschleunigung, dann eine Verlangsamung der Schlagfrequenz.

Es wirkt auf das kardiopulmonale Verbreitungsgebiet des Nervus vagus bei trockenem Katarrh. [**Ant-t.** bei schleimig-eitrigem Katarrh]. Verursacht eine Vaguslähmung, was zu Atemstörungen führt. **Erstickung nach dem Einschlafen.**[228] Asthmatische Zustände, chronische Bronchitis. Starker Auswurf bei Bronchialkatarrh mit zähem Schleim, der sich schwer löst. Erhöht den Blutdruck. Übelkeit und Würgen durch Magengeschwür. Zucker

227 Bei [12] wird kenntlich gemacht, welche Symptome von Grindelia squarrosa und Grindelia robusta stammen. Bei [34] gibt es keine Unterscheidung, obwohl hier auch Symptome von Grindelia squarrosa aufgenommen sind.

228 Vgl. [12]: „Immer beim Einschlafen hörte die Atembewegung auf und setzte nicht eher ein, als er durch die sich daraus ergebenden Erstickung aufwachte."

im Urin. Ein wirksames Antidot bei Sumachvergiftungen*, lokal und innerlich; auch bei Verbrennungen, Blasen, Vaginalkatarrh und Herpes zoster. Magenübersäuerung, wenn sie von asthmatischen und anderen nervalen Symptomen begleitet wird. Hyperämie der Magenschleimhaut mit schwieriger Atmung.

Kopf. – Völlegefühl, wie von Chinin. **Schmerz in den Augäpfeln**, der nach hinten zum Hirn hin verläuft; ‹ Bewegen der Augen. Erweiterte Pupillen. Eitrige Ophthalmie und Iritis.

Milz. – Schneidender Schmerz in der Milzgegend, erstreckt sich zu den Hüften. Vergrößerte Milz. **[Cean., Card-m.]**

Atemwege. – Ein wirksames Mittel gegen Giemen und Beklemmung bei Patienten mit Bronchitis. Disseminierte pfeifende Geräusche mit schaumigem Schleim, der sehr schwer zu lösen ist. Wirkt auf die Lungendurchblutung. Asthma mit reichlicher, zäher Expektoration, was ›. **Hört auf zu atmen, wenn er einschläft; schreckt aus dem Schlaf auf** und ringt nach Luft. Muß sich zum Atmen aufsetzen. **Kann beim Hinlegen nicht atmen.** Keuchhusten mit reichlicher Schleimabsonderung. **[Coc-c.]** Starker Auswurf bei Bronchialkatarrh, mit zähem, weißlichem Schleimauswurf. Pfeifende Geräusche. Herz und Atmung sind schwach. Kann im Liegen nicht atmen. Cheyne-Stokes-Atmung.

Haut. – Hautausschlag wie Roseolen, mit heftigem Brennen und Jucken. Vesikuläre und papulöse Hautausschläge. Herpes zoster. Jucken und Brennen. Bei Vergiftung mit **Sumach*** (lokal als Waschung). Geschwüre mit geschwollener, purpurroter Haut.

Beziehungen. – Vergleiche: **Ant-t., Erio., Lach., Sang.**

Dosierung. – Von der Tinktur Gaben von 1–15 Tropfen, auch tiefere Potenzen.

Guaco

Mikania guaco, Guako
Compositae; amerikanische Tropen

Wirkt auf das Nervensystem und die weiblichen Geschlechtsorgane. Ein Antidot zu Stichen von Skorpionen und Schlangenbissen. **[Euph-po.]** Cholera. **Bulbärparalyse. Syphilis.** Krebs. Taubheit, die Zunge ist schwer und schwierig zu bewegen. **Reizung des Rückenmarks**. Die Wirbelsäulensymptome sind äußerst ausgeprägt und verifiziert. Drohende Apoplexie bei

Biertrinkern. **Durchfall und Dysenterie mit Schmerzen im Kreuzbein und Lenden.** Kopfschmerzen, rotes Gesicht.

Hals. – Zusammenschnürung von Kehlkopf und Trachea; schwieriges Schlucken. Die Zunge fühlt sich schwer an und ist schwierig zu bewegen.

Weiblich. – Reichliche, wundmachende, faulige und schwächende Leukorrhoe. Jucken und Brennen nachts, als ob Feuer aus den Genitalien käme.

Urin. – Vermehrt, trübe, phosphathaltig. Schmerz über der Blasengegend.

Rücken. – (Ziehend-reißender)[12] Schmerz zwischen den Schulterblättern, erstreckt sich bis in den Unterarm. Brennen im Nacken erstreckt sich zu den Schultern.[12] (Heftige feine Stiche, Reißen und ziehender)[12] **Schmerz entlang der Wirbelsäule;** < Beugen. Müdigkeit durch die Hüften und Lendenregion.

Extremitäten. – Schmerz in Musculus deltoideus, Schultern, Ellbogen, Armen und Fingern. Schmerz um das Hüftgelenk. Schwere Beine. Schmerz in den Sprunggelenken. **Lähmung der unteren Extremitäten.**

Modalitäten. – < durch Bewegung.

Beziehungen. – Vergleiche: **Ox-ac., Lath., Caust.**

Dosierung. – Dritte bis sechste Potenz.

Guajacum officinale

Guajak, Lignum vitae, Pockholz
Zygophyllaceae; westindische Inseln, Kolumbien, Venezuela
Verwendet wird der aus dem Baum fließende, getrocknete Saft.

Wirkt hauptsächlich auf Fasergewebe und paßt besonders zur arthritischen Diathese, zu Rheumatismus und Tonsillitis. Sekundäre Syphilis. Sehr wertvoll bei akutem Rheumatismus. **Reichliche, stinkende Absonderungen.**[229] **Unreiner Geruch des ganzen Körpers.** Fördert die Eiterung von Abszessen. Empfindlichkeit und Verschlimmerung durch lokale Wärme. Kontraktur der Glieder, Steifheit und Unbeweglichkeit. Gefühl, als müßte er sich strecken.

229 Vgl. [34]: „Sputum und alle Absonderungen hatten einen derart schrecklichen Geruch, daß die Verwandten kaum ins Krankenzimmer gehen konnten. (Bei Schwindsucht)."

Gemüt. – Vergeßlich. Gedankenlos (steht er auf einer Stelle und) sieht (ohne zu denken) vor sich hin (; morgens, beim Frühstück).[16] Langsames Begreifen.

Kopf. – **Gichtischer und rheumatischer Schmerz in Kopf** und Gesicht, **erstreckt sich zum Hals.**[230] Reißender Schmerz im Schädel; < kaltes, nasses Wetter. Gefühl, als ob der Kopf geschwollen und die Blutgefäße erweitert wären. Schmerzen im linken Ohr. **Schmerzen enden oft in einem Stich**, besonders im Kopf.

Augen. – Erweiterte Pupillen. (Gefühl von Schwellung und Hervorgetriebenheit der Augen,) die Augenlider scheinen zu kurz (das Auge zu bedecken).[16] Pickel um die Augen.

Hals. – Rheumatische Halsentzündung mit schwachen Halsmuskeln. Der Hals ist trocken, geschwollen, brennt; Stiche, die zum Ohr ausstrahlen. **Akute Tonsillitis.** Syphilitische Halsentzündung.

Magen. – Zunge belegt. **Verlangen nach Äpfeln** und anderen Früchten. Abneigung gegen Milch. Brennen im Magen. Zusammenschnürende Empfindung in der Magengegend (mit erschwertem Atmen, Beklemmung und Angst).[16]

Abdomen. – Intestinale Gärung. Viel Gas in den Därmen. Durchfall, Cholera infantum.

Harnwege. – Heftige Stiche nach dem Urinieren. Ständiger Harndrang.

Weiblich. – Oophoritis bei rheumatischen Patientinnen mit unregelmäßiger Menstruation, Dysmenorrhoe und Reizblase.

Atemwege. – **Erstickungsgefühl.** Trockener, enger Husten. Stinkender Atem nach dem Husten. **Stiche bei Pleuritis.** Brustschmerzen in den Rippengelenken, mit Kurzatmigkeit, bis der Auswurf einsetzt.

Rücken. – Schmerz vom Kopf zum Hals. **Schmerzen im Nacken. Steifer Hals und schmerzhafte Schultern.** Stiche zwischen den Schulterblättern erstrecken sich zum Hinterkopf.[231] Zusammenziehender Schmerz zwischen den Schulterblättern.

Extremitäten. – Rheumatischer Schmerz in Schultern, Armen und Händen. **Wachstumsschmerzen. [Ph-ac.]** Stiche im Gesäß (beim Niedersitzen, als ob sie auf Nadeln säße, zuweilen im Gehen).[16] Ischialgie und

---

230 Vgl. [34]: „Rheumatische Schmerzen in einer Kopfhälfte erstrecken sich zum Gesicht." Und: „Neuralgie auf der linken Seite von Kopf und Gesicht erstrecken sich zum Hals."

231 Vgl. [16]: „Anhaltende Stiche, öfters auf der linken Nacken-Seite, vom Schulterblatte aus bis an das Hinterhaupt, beim Bewegen; wie beim ruhig halten des Kopfes."

Lumbago. Gichtisches Reißen, mit Kontraktionen (der betroffenen Glieder).[34] Unbewegliche Steifheit (bei Kontrakturen der Extremitäten).[34] Knöchelschmerz erstreckt sich das Bein hinauf, verursacht Lähmigkeit. Geschwollene Gelenke, die keinen Druck vertragen; können keine Wärme ertragen. Stechender Schmerz in den Gliedern. Arthritische, lanzinierende Schmerzen, gefolgt von Kontraktion der Glieder. **Hitzegefühl** in den betroffenen Gliedern.

Modalitäten. – ⟨ Bewegung; Hitze; kaltes, nasses Wetter; Druck; Berührung; von 18 bis 4 Uhr.

⟩ äußerer Druck.

Beziehungen. – **Guajacolum**: Zur Behandlung der gonorrhoischen Epididymitis, 2 Teile zu 30 Teilen Vaseline, lokal.

Folgt gut nach **Sepia.**

Antidot: **Nux-v.**

Vergleiche: **Merc., Caust., Rhus-t., Mez., Rhod.**

Dosierung. – Tinktur bis sechste Potenz.

Guarana

Paullinia sorbilis
Sapindaceae; Brasilien

Enthält einen großen prozentualen Anteil an Koffein, was seine Verwendung bei bestimmten Formen von Migräne zu erklären vermag.

Kopf. – Angeregter Intellekt. Migräne bei Personen, die exzessiv Tee und Kaffee getrunken haben. Pochender Kopfschmerz nach Alkoholgenuß.

Stuhl. – Reichliche, blutige und hellgrüne Stühle; mit Flocken vermengt; geruchslos. Cholera infantum.

Haut. – Chloasmata an Schläfen und Armen. Nesselsucht. **[Dulc., Apis, Chlol.]**

Schlaf. – Unkontrollierbare Schläfrigkeit und Schwere des Kopfes, mit gerötetem Gesicht nach dem Essen.

Dosierung. – Muß in materiellen Dosen verabreicht werden; 15–60 Gran (0,97–3,88 g) des Pulvers.

Guarea trichilioides

Guarea guidonia
Meliaceae; Westindische Inseln, Panama bis subtropisches Südamerika

Die Augensymptome sind verifiziert worden. Chemosis und Pterygium sind mit diesem Mittel geheilt worden. Tuberculosis cutis luposa von ockerroter Farbe.

Kopf. – Gefühl, als wollte das Gehirn nach vorn fallen; wie von einem Schlag auf den Kopf (, es bleibt während einiger Tage eine Art Benommenheit zurück, mit einer Verminderung des Denkvermögens; ähnelt den Folgen eines apoplektischen Insults).[11]

Augen. – Geschwollene, rote Bindehaut. Reißender Schmerz in den Augäpfeln; Spannung, Gefühl, wie nach außen gedrückt. Gegenstände erscheinen grau und auf dem Kopf stehend (während des Schwindels)[11]. Augensymptome wechseln mit vermindertem Hörvermögen ab. Tränenträufeln.

Atemwege. – Husten mit Schweiß, Schmerz und Enge in der Brust; (Husten durch)[11] Reizung am Kehlkopf.

Dosierung. – Tinktur.

Gymnocladus canadensis

Gymnocladus dioicus, Geweihbaum
Leguminosae; Nordamerika

Halsentzündung, dunkle, livide Rötung des Rachens und erysipelatöse Schwellung des Gesichts sind höchst ausgeprägt. Urtikaria. Verlangen nach Wärme und Ruhe. Kopfschmerzen, Pochen in Stirn, Schläfen und über den Augen, mit **bläulich-weißem Zungenbelag**. Brennen in den Augen.

Gesicht. – Gefühl, als würden Fliegen über das Gesicht krabbeln. Erysipele. Große Empfindlichkeit der Zähne (; die geringste kalte Zugluft verursacht Zahnschmerz; kaltes Getränk ist sehr schmerzhaft).[34]

Hals. – Entzündet; dunkle, livide Rötung des Rachens und der Tonsillen. Stechender Schmerz. Schleim im Hals und Räuspern. Kitzel im Hals mit trockenem Husten.

Beziehungen. – Vergleiche: **Lachn., Lach., Ail., Rhus-t.**

Dosierungen. – Tiefere Potenzen.

Haematoxylum campechianum

Campecheholz, Blauholz, Blutholz
Leguminosae; Mexico, Mittelamerika, nördliches Südamerika

Das Zusammenschnürungsgefühl ist charakteristisch. **Gefühl, als läge ein Balken quer über der Brust**. Angina pectoris.

Kopf. – Fühlt sich zusammengeschnürt an; schwer, heiß. Die Augenlider sind schwer.

magen. – Schmerzhaftes Wühlen im Bauch, steigt zum Hals, (und setzt sich) in der Herzgegend (fest, wo es eine Art Zerschlagenheits-) Schmerz hervorruft (, der durch Berührung < wird), mit Beklemmung.[17] Kolik, Blähsucht. Borborygmen und Durchfall. Aufgetrieben, schmerzhaft.

Weiblich. – Schmerz im Unterbauch, begleitet von schleimiger, weißlicher Leukorrhoe. **Schwächegefühl, mit schmerzhaftem Nach-unten-Drängen während der Menstruationsblutung.**

Brust. – Zusammenschürung, erstreckt sich zum Oberbauch. Gefühl von einem Balken quer über der Brust. Krampfartiger Schmerz in der Herzgegend mit Beklemmung. Große Schmerzhaftigkeit in der Herzgegend. Herzklopfen.

Beziehungen. – Vergleiche: **Cact., Coloc., Naja.**

Dosierung. – Dritte Potenz.

Hamamelis virginiana

Virginische Zaubernuß, Hexenhasel
Hamamelidaceae; Nordamerika

Venöse Kongestion, Blutungen, Krampfadern und Hämorrhoiden, mit **Schmerzhaftigkeit des betroffenen Körperteils, wie zerschlagen,** scheint das spezielle Wirkungsspektrum dieses Mittels zu sein. Es wirkt auf die Gefäßwände der Venen, indem es Erschlaffung und sich daraus ergebende Blutfülle bewirkt. Passive venöse Blutungen aus jeglichem Körperteil. Von großem Wert bei offenen, schmerzhaften Wunden, mit Schwäche durch Blutverlust. Bei der Anwendung nach Operationen übertrifft es Opium. (Helmuth).

Kopf. – Möchte, daß man „den mir gebührenden Respekt" zeigt. Gefühl wie von einem Bolzen (, der fest angezogen ist,)[34] von Schläfe zu Schläfe. Völle, gefolgt von Nasenbluten. Taubheit über dem Stirnbein.

Augen. – Schmerzhafte Schwäche; **wunder Schmerz** in den Augen; blutunterlaufenes Aussehen; entzündet, stark injizierte Blutgefäße. Beschleunigt die Resorption einer intraokulären Blutung. Gefühl, als würden die Augen herausgedrückt.

Nase. – Reichliches Nasenbluten, passiv fließendes, nicht gerinnbares Blut, mit Engegefühl im Nasenrücken. Schlechter Geruch aus der Nase.

Hals. – Verdickte (Venen) und (dadurch) bläuliche Schleimhaut;[34] Varikosis des Halses.

Mund. – Die Zunge fühlt sich an wie verbrannt. Blasen an der Seite (der Zunge).[11]

Magen. – Durst. Erbrechen schwarzen Blutes. Pochen und Schmerz im Magen.

Rektum. – Anus fühlt sich wund an und ist schmerzhaft. **Hämorrhoiden, die reichlich bluten, mit Wundheit.** Dysenterie. Pulsieren im Rektum.

Urin. – Hämaturie, mit verstärktem Harndrang.

Männlich. – Schmerz im Samenstrang, zieht in die Hoden. Varikozele. Schmerz in den Hoden. Orchitis. Hoden sind vergrößert, heiß und schmerzhaft. Epididymitis.

Weiblich. – Kongestion und Neuralgie der Ovarien; sind sehr schmerzempfindlich. Vikariierende Menstruation. Uterusblutung, nach unten drängender Schmerz im Rücken. **Dunkle, reichliche** Menses **mit Schmerzhaftigkeit im Bauch. Metrorrhagie, tritt in der Mitte zwischen den Perioden auf.** Mittelschmerz (Jas. W. Ward). Die Vagina ist sehr empfindlich. Reichlicher Weißfluß. Die Vulva juckt. Phlegmasia alba dolens, Hämorrhoiden und wunde Brustwarzen nach der Niederkunft. Metrorrhagie; passiver Blutfluß. Vaginismus, Oophoritis, Schmerzhaftigkeit über dem ganzen Bauch.

Atemwege. – Hämoptyse; Kitzelhusten. Die Brust ist schmerzhaft und zusammengeschnürt.

Rücken. – Wunder Schmerz die Halswirbel hinab. Heftiger Schmerz in der Lenden- und Unterbauchgegend, erstreckt sich die Beine hinab.

Extremitäten. – Müdigkeitsgefühl in Armen und Beinen. Sehr schmerzempfindliche Muskeln und Gelenke. Krampfadern. Frösteln über[34] Rücken und Hüften, erstreckt sich die Beine hinunter. Neuralgie des Nervus saphenus.

Haut. – Bläuliche Frostbeulen. Phlebitis. Purpura. Krampfadern und Ulcus cruris varicosum; sehr schmerzempfindlich. Verbrennungen. Ekchymose. Entzündungen infolge von Verletzung. **[Arn.]**

Modalitäten. – < warme, feuchte Luft.

Beziehungen. – Vergleiche bei Hämorrhoiden: **Calc-f.**, **Aloe**, **Mur-ac.**; bei Krampfadern: **Mangi.**

Vergleiche: **Arn.**, **Calen.**, **Tril.**, **Bell-p.**, **Sul-ac.**, **Puls.**

Antidot: **Arn.**

Komplementärmittel: **Ferr.**

Dosierung. – Tinktur bis sechste Potenz. Destillierter Extrakt lokal.

Hecla lava

Lava und Schlacken vom isländischen Vulkan Mount Hekla

Ausgeprägte Wirkung auf **die Kiefer**(-knochen)[12]. Von großem Nutzen bei Exostosen, Zahnfleischabszeß, schwierigem Zahnen. Knotige Veränderung und Karies* des Knochens etc. Ostitis, Periostitis, Osteosarkom; Rachitis. **Tumoren** im allgemeinen. Knochennekrose. Nekrose und Fistel nach Mastoidoperation.

Gesicht. – Ulzeration der Nasenknochen. **Gesichtsneuralgie durch kariöse Zähne** und nach Zahnextraktion. Zahnschmerzen, mit Schwellung an den Kiefern. Zahnfleischabszeß. (Verletzung des Unterkiefers bei einem skrofulösen* Mädchen, die zu einem immensen Abszeß führte und danach starke) Verdickung des Unterkieferknochens.[34] Verhärtete und vergrößerte Halsdrüsen.

Beziehungen. – Vergleiche: **Sil.**, **Merc.**, **Phos.**

Conchiolinum – Perlmutter: Leiden der Knochendiaphysen; die Teile sind extrem berührungsempfindlich.

Amphisbaena vermicularis – eine Doppelschleichenart: Große Affinität zu den Kieferknochen, (Schmerzen und beträchtliche Schwellung rechts im Unterkiefer)[11], < im Freien[11] und durch Feuchtigkeit.

Slag – Schlacke aus Hochöfen, in denen Eisen geschmolzen wird: Heftiges Jucken der Körperteile.

Dosierung. – Tiefere Triturationen.

Hedeoma pulegioides

Frauenminze, Flohkraut
Labiatae; Nordamerika

Die Symptome der weiblichen Sexualsphäre sind recht stark ausgeprägt; sie sind für gewöhnlich mit nervalen Störungen verbunden. Roter Sand im Urin. **Schmerz entlang des Ureters.** Blähungskolik. Antidotiert die Wirkung von Sumachvergiftung*. **[Grin.]**

Kopf. – Dumpfes, schweres Gefühl am Morgen. Weher Schmerz, wie von einer Schnittwunde. Schwach, der Ohnmacht nahe; 〉 Hinlegen.

Magen. – Gastritis. **Alles, was in den Magen gelangt, verursacht Schmerzen.** Ein dünner, weißer Belag ist auf der Zunge. Übelkeit.

Abdomen. – Aufgetrieben, schmerzhaft und empfindlich.

Harnwege. – Häufiger Harndrang, schneidende Schmerzen. Schmerz entlang des linken Ureters. Ziehender Schmerz von der Niere zur Blase. Dumpfer, brennender Schmerz über der linken Niere. Brennende Reizung am Blasenhals, die häufigen, heftigen Harndrang und Unfähigkeit bewirkt, den Harn für länger als einige Minuten zu halten; 〉 Urinieren.

Weiblich. – Nach unten drängende Schmerzen, mit starken Rückenschmerzen; 〈 geringste Bewegung. Weißfluß, mit Jucken und Brennen. Kongestionierte und schmerzhafte Ovarien; nach unten drängende, krampfartige Kontraktionen.

Extremitäten. – **Schmerz im Daumengelenk.** Schmerz, Kälte und Zustand unvollständiger Lähmung. Zucken, Rucken, Schmerzempfindlichkeit. Achillessehne schmerzhaft, wie gezerrt und geschwollen; Gehen ist schmerzhaft.

Beziehungen. – Vergleiche: **Menth., Sep., Lil-t.**

Glechoma hederacea – Gundelrebe: Hämorrhoiden mit **Reizung des Rektums** und Blutung. Durchfall. Anus fühlt sich wund an und ist schmerzempfindlich. Husten mit Reizung in Kehlkopf und Trachea. Entzündung der Glandula submentalis.

Hedera helix – Efeu: Delirium und chronische Konvulsionen. Chronischer Hydrozephalus, Rhinoliquorrhoe. Katarakt. Wirkt auf die Blutgefäße, Menorrhagie.

Ocimum canum: Harnsaure Diathese, Schmerz in den Ureteren.

Dosierung. – Erste Potenz.

Helianthus annuus

Sonnenblume
Compositae; Nordamerika, in Europa eingebürgert

Alte Fälle von intermittierendem Fieber. Schnupfen, Katarrh, Nasenbluten und dicke Krusten in der Nase. Rheumatischer Schmerz im linken Knie (, beim Treppab-Gehen).[11] Erbrechen, schwarze Stühle, Kongestion und Trockenheit von Mund und Rachen, Rötung und Hitze der Haut. Die Symptome werden ⟨ durch Hitze und ⟩ durch Erbrechen. Ein Milzmittel. Ausgeprägte Wirkung auf den Magen, mit Übelkeit und Erbrechen. Schwarze Stühle. **[Lept.]** Trockener Mund. Äußerlich, als Wundheilmittel wie **Arnica montana** und **Calendula officinalis.**

Helleborus niger

Christrose, Schwarz-Christwurzel
Ranunculaceae; Mittel- und Südeuropa

Dieses Mittel erzeugt einen Zustand von **Funktionseinschränkung des Sensoriums.**[232] Sieht, hört, schmeckt mangelhaft, und es besteht eine allgemeine **muskuläre Schwäche**, die bis zur kompletten Lähmung fortschreiten kann, begleitet von ödematösen Ergüssen. Daher ist es auch ein Mittel bei Zuständen mit geringer Vitalität und bei schwerer Krankheit. Charakteristische Verschlimmerung von 16 bis 20 Uhr. **[Lyc.] Schwächegefühl.** Ergußstadium bei Hydrozephalus. Wahn von melancholischer Natur.

Gemüt. – Antwortet langsam. Gedankenlos; Starren. **Unwillkürliches Seufzen. Völlige Bewußtlosigkeit. Zupft an den Lippen und am Bettzeug.**

Kopf. – Die Stirn ist zu Falten zusammengezogen. Kalter Schweiß. Betäubender Kopfschmerz. **Rollt den Kopf** Tag und Nacht, Stöhnen (; bei Hydrozephalus; Typhus).[34] Plötzliche Schreie. **Bohrt den Kopf ins Kis-**

---

232 Vgl. [16]: „Aus verschiedenen Beobachtungen schließe ich, daß Stupor, Abstumpfung des innern Gefühls … – wo man bei gutem Gesichte nur unvollkommen sieht und das Gesehene nicht achtet, bei guten Gehörwerkzeugen nichts deutlich hört oder vernimmt, bei richtigem Geschmackswerkzeuge an nichts Geschmack findet, immer oder oft gedankenlos ist, sich des Vergangenen oder kurz vorher Begegneten wenig oder nicht erinnert, an nichts Freude hat, nur leicht schlummert, ohne fest und erquickend zu schlafen, arbeiten will, ohne Aufmerksamkeit oder Kräfte dazu zu haben – eine erste Hauptwirkung der Schwarz-Christwurzel sey."

sen; schlägt es mit den Händen. Dumpfer Schmerz im Hinterkopf, mit dem Gefühl von schwappendem Wasser darin. Der Kopfschmerz gipfelt in Erbrechen.

Augen. – Augäpfel verdrehen sich nach oben, Schielen (; bei Hydrozephalus)[34]. Leerer Blick, weite Pupillen, Augen weit offen (oder halb geschlossen).[34] Eingesunkene Augen. Nachtblindheit.

Nase. – Schmutzige, trockene Nasenlöcher. Reibt sich die Nase (; bei Hydrozephalus).[34] Geruchssinn vermindert. Spitze Nase.

Gesicht. – Bleich, eingefallen. Kalter Schweiß. Faltig. Neuralgie der linken Seite; die Teile sind derart schmerzempfindlich, daß er nicht kauen kann.

Mund. – **Schrecklicher Mundgeruch**. Lippen sind trocken und rissig. Die Zunge ist rot und trocken. **Herunterfallen des Unterkiefers**. Grundloses Zupfen an den Lippen. Zähneknirschen. **Kaubewegungen**. Schluckt gierig kaltes Wasser (, beißt auf den Löffel,)[34] trotz Bewußtlosigkeit. Das Kind trinkt gierig an der Brust, mit Ekel vor Nahrung. Speichelfluß, mit wunden Mundwinkeln.

Abdomen. – Gurgeln, als wären die Därme voller Wasser. Geschwollen, schmerzhaft bei Berührung.

Stuhl. – Geleeartiger, weißer Schleim; unwillkürlich.

Harnwege. – Anurie; spärlich, dunkel; kaffeesatzartiges Sediment. Häufiger Harndrang. Das Kind kann nicht urinieren. Überdehnte Blase.

Atemwege. – Häufiges Seufzen. Unregelmäßige Atmung. Zusammengezogene Brust; schnappt (mit offenem Mund) nach Luft.[16] Hydrothorax. **[Merc-sul.]**

Extremitäten. – **Automatische Bewegungen eines Arms und Beines**. Die Glieder sind schwer und schmerzhaft. (Dehnen und) Strecken der Glieder.[16] Eingeschlagener Daumen. **[Cupr.]** Bläschenausschlag zwischen Fingern und Zehen.

Schlaf. – Plötzliche Schreie im Schlaf. Soporöser Schlaf. **Cri encéphalique**. Kann nicht gänzlich geweckt werden.

Haut. – **Blaß, ödematös**, juckend. Livide Flecken auf der Haut. Plötzliche, wäßrige Hautschwellung. Haare und Nägel fallen aus.[233] Angioneurotisches Ödem.

Modalitäten. – ⟨ vom Abend bis zum Morgen; Entblößen.

---

233 Vgl. [16]: „Die Haare am ganzen Körper gingen aus, die Nägel fielen ab." Und: „Die Oberhaut des Körpers schälte sich ab."

Beziehungen. – **Helleborus orientalis**: Speichelfluß.

Helleborus foetidus – Stinkender Nieswurz: Wirkt insbesondere auf die Milz [**Cean.**], auch auf das Rektum und den Nervus ischiadicus. Milzschmerzen, die sich zu Schulterblatt, Hals und Kopf erstrecken, ‹ linke Seite und abends; chronische Hepatosplenomegalie bei Malaria; Vergrößerter Uterus; Drüsenschwellungen; Haare und Nägel fallen aus; die Haut schält sich.

Antidote: **Camph., Chin.**

Vergleiche bei drohender (zerebrospinaler)[34] Exsudation: **Tub., Apis., Zinc., Op., Chin., Cic., Iodof.**

Dosierung. – Tinktur, bis dritte Potenz.

Heloderma suspectum

Gila-Monster
Helodermatidae

Die Wirkung des Bisses ist eine benommen machende Lähmung, wie der Morbus Parkinson oder eine motorische Ataxie. Es gibt keine tetanische Phase – ein, hinsichtlich der objektiven Symptome, fast entgegengesetzter Zustand zu **Hydr-ac.** oder **Stry.** Die ungewöhnlichste Wirkung dieser Droge wird am Auge der Maus beobachtet: **Der Augapfel tritt weiter hervor** und die Kornea weist Trübungen auf. Der Exophthalmus rührt von dem durch das Blut ausgeübten Druck hinter den Augäpfeln her. (Boyd). Homöopathisch indiziert ist es bei vielen Formen von Erkrankungen, die durch **große Kälte** – eine „arktische" Kälte charakterisiert sind. Kältewellen vom Hinterkopf zu den Füßen oder aufsteigend.

Kopf. – Sehr niedergeschlagen. Gefühl, als würde er zur rechten Seite fallen. **Kaltes** Band um den Kopf; kalter Druck im Schädel. Schwere Augenlider. Schmerz beginnt im rechten Ohr, erstreckt sich um den Hinterkopf zum linken Ohr.

Gesicht. – Kaltes, kribbelndes Gefühl; als ob die Gesichtsmuskeln (über die Knochen)[12] gespannt wären.

Mund. – Kalte, empfindliche und trockene Zunge. Sehr durstig. Schwieriges Schlucken. Kalter Atem.

Brust. – Kältegefühl in Lungen und Herz. Langsames, mühsames Pochen des Herzens.

Rücken. – Kälte quer über den Schulterblättern. Brennen entlang der Wirbelsäule.

Extremitäten. – Taubheit und Zittern. Zyanose der Hände. Kälte. Gefühl wie auf einem Schwamm zu gehen und, als ob die Füße geschwollen wären. Taumelnder Gang. Hahnengang; hebt beim Gehen die Füße höher als üblich und setzt die Ferse hart auf. Eiskalte oder brennende Füße.[234] Strecken › die Schmerzen in Muskeln und Gliedern.

Fieber. – **Innere Kälte**, wie zu Tode erfroren. Kalte Ringe um den Körper. Kältewellen. **[Abies-c., Acon.] Kalte Stellen**. Arktische Kälte. Subnormale Temperatur von 35,5 Grad Celsius. **[Camph.]**

Beziehungen. – Vergleiche: **Camph., Lach.**

Lacerta agilis – Zauneidechse: Hautausschläge. Bläschen unter der Zunge. (Wundersam) vermehrte Verstandesschärfe (in den Intervallen, in denen sie bei Vernunft ist).[11] Schwieriges Schlucken. Ständige Ansammlung von Speichel im Mund. **Übelkeit**; heftiger Druck im Magen.

Dosierung. – 30. Potenz.

Helonias dioica

Chamaelirium luteum, Falsches Einkorn
Liliaceae; Nordamerika

Schwächegefühl, Zerren und Gewicht im Kreuzbein und Becken, mit großer Mattigkeit und starker Erschöpfung sind ausgezeichnete Indikationen für dieses Heilmittel. Es besteht eine Empfindlichkeit, die darin zum Ausdruck kommt, daß sich die Patientin ihrer Gebärmutter bewußt ist. Müde Frauen, die zu Rückenschmerzen neigen. Die Schwäche zeigt sich auch in der Tendenz zu Prolaps und anderen Lageanomalien des Uterus. Die Menses sind häufig unterdrückt und die Nieren kongestioniert. Es scheint, als ob sich die monatliche Blutstauung, anstatt sich über die Uterusgefäße zu entleeren, zu den Nieren hin drängte. Bei all dem besteht tiefe Melancholie. Der Patient muß etwas tun, um den Geist zu beschäftigen. An dieses Mittel sollte man denken bei Frauen mit Prolaps durch Atonie, die durch Trägheit und luxuriöse Lebensweise geschwächt sind (› wenn die Aufmerksamkeit in Anspruch genommen ist und somit ›, wenn der Arzt kommt) oder bei solchen Frauen, die durch schwere Arbeit ausgelaugt sind; müde, überanstrengte Muskeln, die brennen und schmerzen. Diabetes

234 Vgl. [12]: „Kribbeln und Brennen der Füße, als würden sie sich von einer Erfrierung erholen." Und „Brennen in den Füßen, das den Schlaf verhindert, mußte sie aus dem Bett halten."

mellitus und insipidus. Ständige Schmerzen und Empfindlichkeit über den Nieren.

Gemüt. – Tiefe Melancholie. **Dem Patient geht es besser, wenn er beschäftigt wird,** wenn der Geist beansprucht ist, wenn er etwas tut. Reizbar; kann nicht den geringsten Widerspruch ertragen.

Kopf. – Brennendes Gefühl auf dem Scheitel. Kopfschmerz, ⟩ geistige Anstrengung.

Harnwege. – **Eiweißhaltiger,** phosphathaltiger; reichlicher und klarer Harn, enthält Zucker. Diabetes.

Weiblich. – Ziehen in der Kreuzbeingegend, mit Prolaps, besonders nach einer Fehlgeburt. **Pruritus vulvae.** Rückenschmerz nach Fehlgeburt. **[Kali-c.]** Gewicht und Schmerzempfindlichkeit im Uterus; **ist sich der Gebärmutter bewußt. Zu häufige, zu reichliche Menses.** Leukorrhoe. Brüste sind geschwollen, die Brustwarzen schmerzhaft und empfindlich. (Äußeres)[34] Genitale heiß, rot, geschwollen; brennt und juckt fürchterlich. Albuminurie während der Schwangerschaft. Schwäche bei der Menopause.

Rücken. – **Schmerz und Gewicht im Rücken**; müde und schwach. Schmerzen und Brennen quer über der Lendenregion; **kann durch das ständige Brennen die Umrisse der Niere angeben.** Bohrender Schmerz in der Lendenregion, erstreckt sich die Beine hinunter. Große Mattigkeit, ⟩ körperliche Betätigung.

Extremitäten. – Gefühl, als ob kühler Luftzug an den Waden hinaufstriche. Taubheitsgefühl der Füße beim Sitzen.

Modalitäten. – ⟩ bei Beschäftigung (geistige Ablenkung).

⟨ Bewegung, Berührung.

Beziehungen. – Vergleiche: **Alet., Lil-t., Puls., Senec., Stann.**

Agrimonia eupatoria – Odermennig: Schmerzhafte Nieren, schlechte Verdauung und Schwierigkeiten bei der Menstruation; Starker Auswurf bei Bronchialkatarrh und Blasenkatarrh. Husten mit reichlichem Auswurf, begleitet von Urinabgang. 1–10 Tropfen von der Tinktur.

Dosierung. – Tinktur bis sechste Potenz.

Hepar sulphuris calcareum

Hahnemanns Kalk-Schwefelleber

Durchgeglühtes Gemisch aus Austernschalenkalk und Schwefelblüten

Paßt am besten für skrofulöse* und lymphatische Konstitutionen, die zu Hautausschlägen und Drüsenschwellungen neigen. Ungesunde Haut. Blonde Menschen von schwerfälligem Charakter mit schwachen Muskeln. **Große Empfindlichkeit auf alle Eindrücke**. Ein schwitzender Patient, der die Decke fest um sich wickelt. Lokal hat es eine spezielle Affinität zu den Schleimhäuten der Atemwege, wo es kruppöse, katarrhalische Entzündungen und reichliche Sekretion verursacht; gerät auch leicht ins Schwitzen. Nach Quecksilbermißbrauch. Infizierte Fistel mit Eiterbildung. **Die Eiterungsneigung** ist in höchstem Maße ausgeprägt und ist in der Praxis ein starkes Leitsymptom. Die Läsion breitet sich unter Bildung kleiner Papeln um die alte Läsion herum aus. Frostigkeit, Überempfindlichkeit, Schmerzen wie von Splittern, Verlangen nach sauren und stark schmeckenden (, pikanten)[16] Dingen ist sehr charakteristisch. **Gefühl, als ob Wind auf ein Körperteil bliese**. Die Körperseite, auf der er nachts liegt, wird allmählich unerträglich schmerzhaft; er muß sich umdrehen. **Pellagra** (hier sind materielle Dosen erforderlich). Syphilis nach unpassenden, heroischen Arzneigaben.

Gemüt. – Seelenqualen abends und nachts, mit Selbstmordgedanken. **Der geringste Anlaß reizt ihn.**[235] Niedergeschlagen und traurig. Heftig. Hastige Sprache.

Kopf. – Schwindel und Kopfschmerz beim Schütteln des Kopfes oder beim Fahren (im Wagen)[16]. Bohrender Schmerz in der Nasenwurzel jeden Morgen und in der rechten Schläfe. Die Kopfhaut ist empfindlich und schmerzhaft. Feuchter Grindkopf, juckt und brennt. Kalter Schweiß am Kopf.

Augen. – Geschwüre auf der Kornea. Iritis, mit Eiter in der vorderen Augenkammer; eitrige Konjunktivitis, mit ausgeprägter Chemosis, reichliche Absonderung und große Empfindlichkeit auf Berührung und Luft. Augen und Lider sind rot und entzündet. Schmerz in den Augen, als würden sie nach hinten in den Kopf hineingezogen. Bohrender Schmerz in den oberen Knochen der Augenhöhle. Die Augäpfel sind berührungsempfindlich.

235 Vgl. [16]: „Das Geringste brachte ihn bis zur größten Heftigkeit auf; er hätte jemand ohne Bedenken morden können."

Gegenstände erscheinen rot und als zu groß. Verdunkelung des Sehens beim Lesen; das Gesichtsfeld ist um die Hälfte verkleinert. Helle Kreise vor den Augen. **Hypopyon.**

Ohren. – Schuppen[236] auf und hinter den Ohren. Absonderung stinkenden Eiters aus den Ohren. Sausen und Pochen in den Ohren, mit Schwerhörigkeit. Taubheit nach Scharlach. Pusteln im äußeren Gehörgang und auf der Ohrmuschel. Mastoiditis.

Nase. – Wund, ulzeriert. Wundheit der Nasenlöcher, bei katarrhalischen Beschwerden. Niest jedesmal, wenn er in einen kalten, trockenen Wind geht, mit Absonderung aus der Nase, später dick und übelriechend. Die Nase ist jedesmal verstopft, wenn er in die kalte Luft hinausgeht. **Geruch nach altem Käse.**[237] **Heuschnupfen.** (Hepar D1 wird häufig Absonderungen und reichliche Drainage bei Schnupfen mit verstopfter Nase in Gang bringen).

Gesicht. – Gelbliche Gesichtsfarbe. Riß in der Mitte der Unterlippe. Vesikuläres Erysipel, mit Stechen in den betroffenen Teilen. Neuralgie der rechten Gesichtshälfte, erstreckt sich streifenförmig in Schläfe, Ohr, Nasenflügel und (Ober-) Lippe hinein (, besonders ⟨ im Freien und ⟩ warmes Einwickeln).[34] Schmerzen in den Gesichtsknochen, besonders bei Berührung. Geschwüre in den Mundwinkeln. Stechen im Kiefer beim Öffnen des Mundes.

Mund. – Speichelfluß. Zahnfleisch und Mund sind bei Berührung schmerzhaft und bluten leicht.

Hals. – Beim Schlucken Gefühl wie von einem (Schleim-)[16] Pfropfen oder **wie von einem Splitter im Hals**. Peritonsillarabszeß, **mit drohender Eiterung**. Beim Schlucken Stiche im Hals, die sich zum Ohr erstrecken.[238] Heraufräuspern von Schleim.

Magen. – Verlangen nach Saurem, Wein und kräftig schmeckenden Speisen. Abneigung gegen fettes Essen. Häufiges Aufstoßen, ohne Geruch und Geschmack.[16] Auftreibung des Magens, muß die Kleidung lockern. Brennen im Magen. Schwere und Drücken im Magen nach wenigem Essen.

Abdomen. – Stechen in der Lebergegend beim Gehen, Husten, Atmen oder bei Berührung. **[Bry., Merc.]** Hepatitis, Leberabszeß; aufgetriebener, gespannter Bauch; chronische abdominelle Leiden.

236 Vgl. [12]: „Krusten auf und hinter den Ohren."
237 Vgl. [1a]: „Die Absonderungen von allen Körperteilen riechen nach altem Käse."
238 Vgl. [16]: „Stechen im Halse, wie von einem Splitter, beim Schlingen, und bis nach dem Ohre zu beim Gähnen."

Stuhl. – Lehmfarbiger und weicher Stuhl. Stühle: Weiß und **stinkend** (, das Kind hat einen sauren Geruch); **sauer** (riechend und weißlich); unverdaut.[34] Verlust der Kraft, auch nur einen weichen Stuhl herauszupressen.

Harnwege. – Langsame Entleerung, ohne Kraft, der Urin tröpfelt senkrecht nach unten (und er muß warten, ehe etwas kommt)[16]. Es scheint immer noch etwas Harn in der Blase zurückzubleiben. Blasenbeschwerden alter Männer. **[Phos., Sulph., Cop.]**

Männlich. – Herpes (praeputialis)[34], empfindlich; (Schanker mit speckigen Rändern und übelriechender Absonderung,)[34] blutet leicht. Geschwüre, äußerlich auf der Vorhaut, ähnlich dem Schanker. **[Nit-ac.]** Erregung und Samenerguß ohne erotische Phantasien.[239] Jucken von Eichel, Frenulum und Hodensack. Eiterung der Leistenlymphknoten. Feigwarzen mit widerlichem Geruch (nach Heringslake oder altem Käse)[34]. Feuchtigkeit absondernde Wundheit auf den Genitalien und zwischen Skrotum und Oberschenkel.[16] Hartnäckige Gonorrhoe „wird nicht besser".

Weiblich. – Absonderung von Blut aus der Gebärmutter. Jucken der Scham und der Brustwarzen, < während den Menses. Späte und spärliche Menses. **Abszeß der Labien mit großer Empfindlichkeit.** Extrem übelriechende Leukorrhoe. Riecht nach altem Käse. **[Sanic.]** Reichliche Schweiße im Klimakterium. **[Til., Jab.]**

Atemwege. – Verliert die Stimme und hustet bei Einwirkung kalter, trockener Luft. Heiserkeit mit Stimmverlust. Quälender[16] Husten beim Gehen. Trockener, heiserer Husten. Hustenreiz, **wann immer irgendein Körperteil kalt oder entblößt wird** oder durch Essen von irgendetwas Kaltem. Krupp mit lockerem, rasselndem Husten; < morgens. **Erstickender Husten.** Rasselnder, krächzender Husten; Erstickungsanfälle; muß sich aufsetzen und den Kopf nach hinten beugen. Ängstliche, giemende, feuchte Atmung, Asthma < in trockener, kalter Luft; > im Feuchten. Herzklopfen.

Extremitäten. – Geschwollene Fingergelenke. Die Finger sind leicht ausrenkbar (, sie überknicken beim Anstemmen der Finger bei gespreizter Hand).[16] Nagel der Großzehe ist schmerzhaft bei leichtem Druck.

Fieber. – Frostig im Freien und durch den **geringsten Luftzug.** Trockene Fieberhitze nachts. **Reichlicher Schweiß**; sauer, klebrig, übelriechend.

---

239 Vgl. [16]: „Aufgeregtheit der Zeugungstheile zur Samen-Entleerung, ohne verliebte Phantasie-Bilder, oder Sehnsucht nach dem Weibe."

Haut. – Abszesse; eiternde Drüsen sind sehr empfindlich. **Papeln**, die zur Eiterung und Ausbreitung neigen. Akne bei Jugendlichen. Eiterung mit stechendem Schmerz. Blutet leicht. Angioneurotisches Ödem. **Ungesunde Haut; jede kleine Verletzung eitert**. Aufgesprungene Haut, mit **tiefen Rissen an Händen und Füßen**. Geschwüre mit blutiger Eiterung, riechen nach altem Käse. **Sehr berührungsempfindliche**, brennende, stechende und leicht blutende **Geschwüre**. Schwitzt Tag und Nacht ohne Erleichterung. **Sehr empfindliche „Fieberbläschen"**. Kann es nicht ertragen, entblößt zu sein; **will warm eingepackt sein**. Stechen und Brennen in den befallenen Teilen. Faulige Geschwüre, **umgeben von kleinen Pickeln**. Große Empfindlichkeit auf die geringste Berührung. **Chronische und wiederkehrende Urtikaria**. Pocken. Dermatitis herpetiformis Duhring. Ständig widerliche Ausdünstungen des Körpers.

Modalitäten. – < trockene, kalte Winde; kühle Luft; leichtester Luftzug; durch Quecksilber; Berührung; Liegen auf der schmerzhaften Seite. > bei feuchtem Wetter, Einhüllen des Kopfes, Wärme, nach dem Essen.

Beziehungen. – Antidote: **Bell., Cham., Sil.**

Vergleiche: **Acon., Spong., Staph., Sil., Sulph., Calc-s., Myris.**

Hepar antidotiert die üblen Folgen von **Quecksilber, Jod, Kalium** und **Dorschlebertran**. Es beseitigt die schwächenden Folgen von Äther.

Dosierung. – Erste bis 200. Potenz. Die höheren können die Eiterung unterbrechen, die tieferen wirken fördernd. Soll die Eiterung beschleunigt werden, gebe man die D2.

Hepatica triloba

Hepatica nobilis, Leberblümchen
Ranunculaceae; Europa, Ostasien

Rachenkatarrh, mit reichlichem, serösem Sputum und Heiserkeit. Kitzeln und Reizung im Hals. **Kratzendes und rauhes Gefühl**. Führt reichlichen und sich leicht lösenden Auswurf herbei. Klebriger, dicker, zäher Schleim verursacht ständiges Räuspern. Wundheit an den Nasenlöchern. Gefühl in der Gegend der Epiglottis, **als ob Nahrungsreste zurückgeblieben wären**. Süßes, reichliches, rahmartiges Sputum.

Dosierung. – Zweite Potenz.

Heracleum sphondylium

Gemeiner Bärenklau

Umbelliferae; Europa bis Sibirien, Nordafrika

Empfohlen als Stimulanz für das Rückenmark; bei Epilepsie mit Flatulenz, Gicht- und Hautsymptomen.

Kopf. – Schmerzt, (besonders in Stirn und Hinterkopf,)[11] mit Schläfrigkeit, 〈 Bewegen im Freien, 〉 Einbinden des Kopfes mit einem Tuch. **Starke, fettige Schweiße am Kopf** und heftiges Jucken. Seborrhoe des Kopfes. Migräne.

Magen. – Schmerz mit Neigung zum Erbrechen. Bitteres Aufschwulken und bitterer Geschmack. Hungrig, aber unfähig zu essen.[240] Bauch- und Milzschmerz.

Dosierung. – Dritte Potenz.

Hippomanes

Eine Ablagerung des Mekoniums, aus dem Fruchtwasser des Pferdes

Das alte, berühmte Aphrodisiakum der griechischen Schriftsteller.

Magen. – **Eisige Kälte** in Magen(-gegend, in der linken Seite an den Rippen und am Bauch).[34a]

Männlich. – Verstärktes sexuelles Verlangen. Prostatitis. Ziehender Schmerz in den Hoden.

Extremitäten. – Heftiger Schmerz im Handgelenk. Lähmung der Handgelenke (jeden Morgen im Bett).[34a] **Verstauchtes Gefühl im Handgelenk**. Große Schwäche der Hände und Finger (, so daß er sie nicht fest zuhalten kann).[34a] Schwäche in den Fuß- und Kniegelenken und in den Sohlen.[241] **Chorea**. Große Schwäche nach zu schnellem Wachsen.

Beziehungen. – Vergleiche: **Caust**.

Dosierung. – Sechste bis 30. Potenz.

---

240 Vgl. [11]: „Hunger, mit Übelkeit und Abneigung gegen alle Speisen."

241 Vgl. [34a]: „Schwäche und Trockenheit in den Fußgelenken und in der Fußsohle, so arg, daß er das Auftreten fürchtete, … verlor sich nach Waschen mit Branntwein."

Hippozaenium

Glanderinum, Mallein, Rotzbazillenkulturextrakt; Nosode der Rotzkrankheit

Diese durch Dr. J.J. Garth Wilkinson eingeführte, kraftvolle Nosode umfaßt Symptome, die an wesentliche Aspekte von Schwindsucht, Krebs, Syphilis etc. erinnern, und verspricht bei der Behandlung von Ozäna, skrofulösen* Schwellungen, Pyämie, Erysipel gute Dienste zu leisten. Chronische Rhinitis; jauchig-eitrige Absonderung.

Nase. – Rot, geschwollen. **Katarrh, Ozäna,** Ulzeration. Scharfe, wundmachende, blutige, stinkende Absonderung. Knoten* an den Nasenflügeln. Papeln und Ulzeration in Stirnhöhle und Rachen.

Gesicht. – Alle Drüsen sind geschwollen; schmerzhaft; Bildung von Abszessen.[242]

Atemwege. – Heiserkeit. Bronchialasthma. Laute Atmung. Kurze, unregelmäßige Atmung (, bei Kollaps).[34] Husten, bei Dyspepsie. Übermäßige Absonderung. Drohendes Ersticken. Bei **Bronchitis alter Menschen**, wo Erstickung durch exzessive Sekretion droht. Tuberkulose.

Haut. – Schwellung der Lymphknoten. Nicht fluktuierende, (peri-)[34] artikuläre Schwellungen. Knoten[243] im Arm (im Bizeps, in den Beugemuskeln des Unterarms)[34]. Malignes Erysipel. Pusteln und Abszesse. Geschwüre. Rupia. Ekzem.

Beziehungen. – Vergleiche: **Aur., Kali-bi., Psor., Bac.**

Mucotoxinum – das Präparat von Cahis aus Micrococcus catarrhalis, Klebsiella pneumoniae und Micrococcus tetragenius: bei akuten und chronischem, schleimigem Katarrh von Kindern und alten Menschen.

Dosierung. – 30. Potenz.

Hippuricum acidum

Hippursäure, N-Benzoyl-Glycin
Geprüft durch Dr. Wm. B. Griggs

Es entfaltet seine Hauptwirkung auf die äußeren Gewebe von Augen und Nasopharynx, auf Gelenkoberflächen, Leber und Schleimhäute. Die

242 Vgl. [34]: „Glandula sublingualis und submandibularis sind geschwollen und zuweilen schmerzhaft; es bilden sich Abszesse, die sich nach außen entleeren."

243 Vgl. [34]: „Fluktuierende Tumoren im Muskelgewebe."

rechte Seite ist besonders betroffen, allgemeine Schmerzhaftigkeit der Muskeln.

Kopf. – Dumpfer, ständiger Schmerz über dem rechten Auge, < im warmen Zimmer. Die Augenlider sind entzündet und geschwollen.

Hals. – Schmerzhaft, wund, trocken, Schlucken ist schwierig, übler Geruch, klebriges Exsudat; Verdickung und Infiltration aller Gewebe im Halsbereich.

Magen. – Saures Aufschwulken. Klumpen in der Magengrube. Wundheit und Druck über der Leber.

Weiblich. – Menstruationsfluß über drei Wochen mit völliger Besserung der Muskel- und Gelenkschmerzen.

Extremitäten. – Rückenschmerz, erstreckt sich die Hüften hinab. Schmerz in Schultern und Extremitäten und schmerzhafte, geschwollene Gelenke. Schmerz in der Mitte des Oberschenkels, schießt hinten im rechten Bein nach unten. Müdes, knirschendes Gefühl in den Gelenken.

Haut. – Jucken, Brennen. Papeln auf der Brust sehen aus wie Gänsehaut.

Beziehungen. – Vergleiche: **Benz-ac.**, scheint ein analog wirkendes Mittel zu sein.

Dosierung. – Tiefere Potenzen.

Hoang nan

Siehe Strychnos gaultheriana

Homarus

Verdauungssaft des Hummers
Crustaceae; ubiquitär in den Meeren

Dyspepsie, Halsentzündung und Kopfschmerz scheint eine Kombination zu sein, die mit diesem Mittel beherrscht werden kann. Stirn- und hauptsächlich Schläfenkopfschmerz, mit Schmerzhaftigkeit der Augen. Hals entzündet, **wund**, brennt, mit zähem Schleim. Schmerz in Magen und Bauch, > nach dem Essen. Lautes Aufstoßen. Frostigkeit und Schmerz überall. Jucken der Haut.

Modalitäten. – ⟨ Milch; nach dem Schlaf.
⟩ Bewegung; nach dem Essen.
Beziehungen. – Vergleiche: **Sep., Aster., Astac., Aeth.**
Dosierung. – Sechste Potenz.

Hura brasiliensis

Milchiger Saft von Hura crepitans, Sandbüchsenbaum
Euphorbiaceae; tropisches Amerika

Wird bei Lepra angewandt, wenn die Haut sich anfühlt, als wäre sie gespannt. Pralle Bläschen; Splittergefühl unter den Daumennägeln. Gefühl, als wäre die Haut auf der Stirn straffgezogen. Steifer Hals, Schmerz im Rücken. Pochen in den Fingerspitzen. Jucken, Pickel auf allen Knochenvorsprüngen, Wangenknochen etc.

Beziehungen. – Vergleiche: **Calotropis gigantea**: Lepra; livide und gangränöse Knoten*; Verdickung der Haut.

Dosierung. – Sechste Potenz.

Hydrangea arborescens

„Seven barks"
Saxifragaceae; Nordamerika

Ein Mittel für Harngrieß, reichliches Sediment weißer, amorpher Salze im Urin. (Nieren- und Blasen-) Steine,[12] Nierenkolik, blutiger Urin. Wirkt auf den Harnleiter. Schmerz in der Lendenregion. Schwindel. Brustbeklemmung.

Harnwege. – Brennen in der Urethra und häufiger Harndrang. Hat Schwierigkeiten, mit dem Urinieren zu beginnen. Starkes Schleimsediment. **Heftiger Schmerz in den Lenden**, besonders links. Großer Durst, bei Bauchsymptomen und **vergrößerter Prostata. [Ferr-pic., Sabal.]** Harngrießartiger Bodensatz. Spastische Striktur. Reichliches Sediment weißer, nicht kristallisierte Salze.

Beziehungen. – Vergleiche: **Lyc., Chim., Berb., Pareir., Uva, Sabal., Oxyd.**

Geum rivale – Bachnelkenwurz: Reißende, ruckende Schmerzen, (scheinen) von tief innen im Abdomen (unter dem Nabel) hin zum Ende der Urethra (zu schießen);[12] Blasenleiden, mit Schmerzen im Penis; ‹ Essen; erschlaffte Schleimhäute, mit übermäßigen und verdorbenen Absonderungen; unvollständige Verdauung und Assimilation.

Polytrichum juniperinum – Holzschlag-Haarmützenmoos: Nach Dr. A.M. Cushing als Urtinktur oder Aufguß bei vergrößerter Prostata, Prostatitis.

Dosierung. – Tinktur.

Hydrastis canadensis

Kanadische Gelbwurz
Ranunculaceae; Nordamerika

Wirkt besonders auf die Schleimhäute, macht sie schlaff und erzeugt eine **dicke, gelbliche und fadenziehende** Absonderung. Wo auch der Katarrh auftritt – an Hals, Magen, Uterus, Urethra – so ist er immer durch diese eigenartige Schleimhautsekretion gekennzeichnet. Hydrastis wirkt besonders gut bei alten, leicht ermüdbaren Menschen, bei kachektischen Individuen mit großer Schwäche. Dieses Mittel hat eine deutliche Wirkung auf das Gehirn: er empfindet seinen Verstand als geschärft, seinen Kopf als klar und kann sich mühelos ausdrücken. Geschwächte Muskelkraft, mangelhafte Verdauung und hartnäckige Verstopfung. Lumbago. Abmagerung und starke Erschöpfung. Besitzt eine ausgeprägte Wirkung auf die Leber. Krebs und krebsartiger Zustand vor der Ulzeration, wenn Schmerz das Hauptsymptom ist. **Kropf** in Pubertät und Schwangerschaft. **Pocken** innerlich und lokal. Die Wirkung von Hydrastis bei Pocken zeigt sich darin, daß es die Krankheit mildert, die quälenden Symptome beseitigt, den Verlauf abkürzt, die Gefährlichkeit verringert und die Folgen abschwächt. (J.J. Garth Wilkinson).

Gemüt. – Niedergeschlagen; ist sicher, sterben zu müssen, und wünscht den Tod herbei.

Kopf. – Dumpfer, drückender Stirnkopfschmerz, besonders in Verbindung mit Verstopfung. Myalgischer Schmerz in Kopfhaut und Halsmuskeln. **[Cimic.]** Ekzem auf der Stirn entlang dem Haaransatz. **Sinusitis**, nach Schnupfen.

Ohren. – Tosen (, wie von einer Maschine)[34]. Schleimig-eitrige Absonderung. Taubheit. Katarrh der Eustachischen Röhre, mit hoher Stimmlage.

Nase. – **Dicke, zähe Sekretion von den Choanen** in den Rachen. Wäßrige, **wundmachende** Absonderung. Ozäna, mit Ulzeration des Nasenseptums. Neigung, sich ständig zu schneuzen.

Mund. – Pfefferartiger Geschmack. Die Zunge ist weiß, geschwollen, groß, schlaff, schleimig; **weist Zahneindrücke auf [Merc.]**; wie verbrüht; Stomatitis. Ulzeration der Zunge, Fissuren im Randbereich.

Hals. – Granuläre Pharyngitis. Rohes, brennendes, wundes Gefühl. Heraufräuspern von gelbem, zähem Schleim. **[Kali-bi.]** Das Kind wacht plötzlich auf durch das retronasale Herabtropfen zähen Schleimes. Kropf in Pubertät und Schwangerschaft.

Magen. – Mehr oder weniger ständige Schmerzhaftigkeit im Magen.[244] Schwache Verdauung. **Bitterer Geschmack** (im Mund)[34]. Schmerz wie von einem scharfkantigen Gegenstand. Schwächegefühl. Pulsationen im Oberbauch. Kann weder Brot noch Gemüse essen. Atonische Dyspepsie. Geschwüre und Krebs. Gastritis.

Abdomen. – Gastroduodenalkatarrh. Funktionsträge, empfindliche Leber (mit blassen, spärlichen Stühlen)[34]. Gelbsucht. Gallensteine. Dumpfes Ziehen in der rechten Leiste mit schneidendem Schmerz[34], der sich in den rechten Hoden erstreckt.

Rektum. – Rektumprolaps; Analfissuren. **Verstopfung**, mit Schwächegefühl im Magen und dumpfem Kopfschmerz. Beim Stuhlgang brennender Schmerz im Rektum. Nach dem Stuhl langanhaltender Schmerz. **[Nit-ac.]** Hämorrhoiden, Erschöpfung schon durch geringen Blutverlust. Zusammenschnürung und Spasmus.

Urin. – Der Urin riecht wie zersetzt. **Harnröhrenausfluß wie bei chronischer Gonorrhoe.**

Männlich. – Gonorrhoe im zweiten Stadium; dicke und gelbe Absonderung.

Weiblich. – Erosion und Epitheldefekt von Zervix (, äußerem Muttermund und Vagina)[34]. Leukorrhoe, ‹ nach den Menses **[Bov., Calc.]**; scharf und wundmachend, mit Gewebsfetzchen, (Schleimfäden,)[34] zäh. Menorrhagie. Pruritus vulvae, mit reichlicher Leukorrhoe. **[Calc., Kreos., Sep.]** Sexuelle Erregung. Brustkrebs; eingezogene Brustwarze.

Atemwege. – Wunde, schmerzhafte, brennende Brust. Trockener, harter Husten. Spätere Stadien von Bronchialkatarrh. Bronchitis bei alten, er-

---

244 Vgl. [34]: „Gewicht und Völle im Magen; oder ein leeres, schmerzendes, hinfälliges Gefühl, mehr oder weniger ständig, ‹ durch eine Mahlzeit."

schöpften Personen, **mit dickem, gelbem, zähem Auswurf**. Häufige Ohnmachtsanfälle, mit kaltem Schweiß am ganzen Körper. (Stechender) Schmerz von der Brust zur linken Schulter; Erstickungsgefühl beim Liegen auf der linken Seite (; bei Herzkrankheit).[34]

Rücken. – Dumpfer, schwerer, ziehender Schmerz und Steifheit, besonders **quer über der Lendenregion, muß beim Aufstehen vom Sitzen die Arme zuhilfe nehmen** (, muß einige Zeit umhergehen, bevor er sich aufrichten kann).[34]

Haut. – Hautausschlag wie Pocken. Tuberculosis cutis luposa; **Geschwüre**, krebsartige Gebilde. Allgemeine Neigung zu reichlichem Schwitzen und ungesunder Haut. **[Hep.]**

Beziehungen. – Antidot: **Sulph.**
Nützlich nach zuviel **Kaliumchlorid** für Halsentzündung.

Vergleiche: **Xanrhi., Kali-bi., Con., Ars-i., Phyt., Aster., Stann., Puls.**

Galium aparine – Klebkraut: Krebs, knotiger Tumor der Zunge.

Hydrastinum muriaticum – das Chlorid von Hydrastin: Lokal, bei Stomatitis aphthosa, Geschwüren, eitriger Halsentzündung, Ozäna etc. Innerlich gebe man die D3 Trit. Wirkt am Uterus blutstillend und vasokonstriktorisch; Metrorrhagie, besonders durch Myome; Blutungen; **bei Ausdehnung des Magens** und chronischen Verdauungsstörungen.

Hydrastinum sulphuricum: D1 für Darmblutung bei Typhus.

Manzanita: Durchfall, Gonorrhoe, chronische postgonorrhoische Schleimabsonderung aus der Harnröhre, Leukorrhoe, katarrhalische Zustände.

Marrubium album – Weißer Andorn: Ein Stimulans für die Schleimhäute, besonders die des Kehlkopfes und der Bronchien; chronische Bronchitis, Dyspepsie und Leberstörungen; Erkältungen und Husten.

Dosierung. – Tinktur bis 30. Potenz. Lokal farbloses Hydrastis, Urtinktur oder flüssiger Extrakt.

Hydrocotyle asiatica

Centella asiatica, Wassernabel
Umbelliferae; Japan, Korea, Taiwan, China

Dieses Mittel wirkt heilend bei Erkrankungen, die eine interstitielle Entzündung und Zellproliferation irgendwo im Körper aufweisen. Hypertrophie und Verhärtung von Bindegewebe. Genießt einen beachtlichen Ruf bei

Lepra und **Tuberculosis cutis luposa**, wenn keine Ulzeration besteht. Die Hautsymptome sind sehr wichtig. Von großem Nutzen bei Ulzeration des Uterus. Schwierigkeit, sich aufrecht zu halten.[245] Sehr reichliches Schwitzen. Schmerzen bei Zervixkarzinom.

Gesicht. – Schmerz im linken Wangenknochen und um die Augenhöhlen.

Weiblich. – Juckreiz der Vagina. Blasenhalsentzündung. **Hitze in der Vagina. Granuläre Ulzeration der Gebärmutter.**[246] Reichliche Leukorrhoe. Dumpfer Schmerz in der Eierstockgegend. Rötung der Zervix.

Haut. – Trockene Hautausschläge. **Starke Verdickung der Epidermis und Abschilferung von Schuppen. Girlandenartige** Psoriasis, an Stamm und Extremitäten, Handflächen und Sohlen. Pusteln auf der Brust. Kreisförmige Flecken, mit (leicht erhabenen,)[34] schuppigen Rändern. **Unerträgliches Jucken, besonders der Fußsohlen**. Reichliches Schwitzen. Syphilitische Leiden. **Akne.** Lepra. **Elephantiasis. [Ars.]** Nicht ulzerierender Lupus.

Beziehungen. – Vergleiche: **Hura., Chaul., Hydr., Ars., Aur., Sep.**

Elaeis guineensis – Afrikanische Ölpalme: Sklerodermie, Elephantiasis, Lepra, verdickte, juckende und verhärtete Haut. Gefühllosigkeit.

Strychnos gaultheriana: Schlangenbisse; Geschwüre und Hautleiden im allgemeinen.

Dosierung. – Erste bis sechste Potenz.

Hydrocyanicum acidum

Blausäure, Cyanwasserstoffsäure, HCN

Eine der giftigsten Substanzen, die bekannt sind. Krämpfe und Lähmung beschreiben die Wirkung dieses Mittels. Krampfartige Zusammenziehung in der Kehle, Erstickungsgefühl, Schmerz und Beengung der Brust, Herzklopfen; schwacher, unregelmäßiger Puls. **Schwächegefühl im Oberbauch**. Hysterische und epileptische Konvulsionen. Zyanose. Kollaps, aufgrund einer Lungenaffektion – kein kardialer Kollaps. Katalepsie. Cholera. Kollapsstadium. **[Ars., Verat.]** Kälte. Tetanus, Narkolepsie.

245 Vgl. [11]: „Unfähigkeit zu stehen."

246 Vgl. [34]: „Granuläre Ulzeration des gesamten Gebärmutterhalses, der sehr rot ist; Uterusprolaps; reichliche Leukorrhoe."

Gemüt. – Bewußtlos. Wildes Delirium. Furcht vor eingebildeten Übeln[17]. **Fürchtet alles** – Pferde, Wägen, daß Häuser einstürzen etc.

Kopf. – Heftiger, betäubender Kopfschmerz. Gefühl, als würde das Gehirn brennen. Bewegungslose oder weite Pupillen. Supraorbitalneuralgie, mit Rötung der gleichseitigen Gesichtshälfte.

Gesicht. – Die Kiefer sind in starrem Spasmus fest zusammengebissen. Schaum vor dem Mund. Blasse, bläuliche Lippen.

Magen. – Kalte Zunge. **Das Getränk gluckert** (hörbar)[17] **durch Hals und Magen.** Magenschmerz; < bei leerem Magen. **Großes Schwächegefühl an der Magengrube.** Klopfender Schmerz in der Präkordialgegend (abwechselnd mit Angst daselbst).[17]

Atemwege. – Laute und agitierte Atmung. Trockener, krampfartiger, erstickender Husten. Asthma, mit Zusammenschnürung des Halses. Keuchhusten. Lungenlähmung. **[Queb.]** Ausgeprägte Zyanose; venös gestaute Lungen.

Herz. – Heftiges Herzklopfen. **Schwacher, unregelmäßiger** Puls. Kalte Extremitäten. Marternder Schmerz in der Brust. Angina pectoris. **[Spig., Ox-ac.]**

Schlaf. – Gähnen, mit Zittern. Unüberwindliche[17] Schläfrigkeit. Lebhafte, unzusammenhängende Träume.

Beziehungen. – Antidote: **Ammc., Camph., Op.**

Vergleiche: **Cic., Oena., Camph., Laur.**

Dosierung. – Sechste Potenz und höher.

Hydrophobinum

Siehe Lyssinum

Hyoscyamus niger

Bilsenkraut

Solanaceae; Europa, West- und Nordasien, Nordafrika

Versetzt das Nervensystem von Grund auf in Aufruhr. Es ist, als habe eine diabolische Macht vom Gehirn Besitz ergriffen und alle dessen Funktionen behindert. Es ruft das perfektes Bild **einer Manie streitsüchtigen und obszönen Charakters** hervor. Neigt dazu, in seinen Handlungen, Gesten und Ausdrücken geschmacklos und anstößig zu sein. Sehr redselig, und sie besteht darauf, sich auszuziehen oder die Geschlechtsteile zu entblößen. Ist eifersüchtig, fürchtet, vergiftet zu werden etc. Seine Symptome weisen auch auf Schwäche und **nervöse Agitiertheit**; daher die Anwendung bei Typhus und anderen Infektionen mit **Coma vigile***. **Zittrige Schwäche und Sehnenzucken**. Sehnenhüpfen. Muskelzuckungen, Krampfleiden, im allgemeinen mit Delirium. Nicht-entzündliche Störung der Gehirnfunktionen. **Toxische Gastritis**.

Gemüt. – **Sehr mißtrauisch.** Redselige, obszöne, lüsterne Manie, entblößt den Körper; eifersüchtig, **narrenhaft**. Große, übermütige Ausgelassenheit; **neigt dazu, über alles zu lachen**. Delirium, mit dem Versuch wegzulaufen. Leise, murmelnde Sprache, **ständiges Flockenlesen, tiefer Stupor**.

Nerven. – Große Ruhelosigkeit; **jeder Muskel zuckt**. Läßt sich nicht zudecken.

Kopf. – Fühlt sich leicht und verwirrt an. Schwindel, wie berauscht. Gefühl, als ob das Gehirn lose wäre, als ob es schwapperte[16]. Enzephalitis mit Bewußtlosigkeit; wirft den Kopf hin und her.

Augen. – Erweiterte Pupillen; glitzernde, starre Augen. Geöffnete Augen, ist aber nicht aufmerksam; (Blick)[12] gesenkt, stumpf und starr. Strabismus. Krampfartiger Lidschluß. Doppelbilder. Gegenstände haben farbige Ränder.

Mund. – Trockene, rote, rissige, steife und unbewegliche Zunge, kann nur mit Schwierigkeit herausgestreckt werden; Sprachvermögen ist eingeschränkt. Schaum vor dem Mund. Schmutziger Zahnbelag*. Unterkiefer fällt herunter.

Hals. – Stechende Trockenheit. Zusammenschnürung. Kann keine Flüssigkeiten schlucken. **Verlängerte Uvula**.

Magen. – Schluckauf, leeres, bitteres Aufstoßen. Übelkeit, mit Schwindel. Erbrechen, bei Konvulsionen; Bluterbrechen; heftige Krämpfe, 〉 durch Erbrechen; Brennen im Magen; empfindlicher Oberbauch. **Nach Essen, das reizt**.

Abdomen. – Kolik, als wollte der Bauch platzen (, nötigt zum Schreien und Stemmen der Fäuste in die Seiten)[17]. Auftreibung. Kolik mit Erbrechen, lautem Aufstoßen, Schluckauf, Schreien. Blähsucht. Rote Flecken auf dem Bauch.[247]

---

247 Vgl. [34]: „Roseolen auf dem Bauch."

Rektum. – Durchfall, kolikartige Schmerzen; **unwillkürliche** Stühle, ⟨ durch geistige Aufregung oder während des Schlafes. Durchfall in der Zeit des Wochenbetts. Unwillkürlicher Stuhlabgang.

Harnwege. – **Unwillkürlicher** Harnabgang. Gelähmte Blase. Keine Kontrolle über die Harnwege. **[Caust.]**

Männlich. – Impotenz. Lüstern; entblößt sich; spielt im Fieber mit seinen Genitalien.

Weiblich. – Hysterische Spasmen vor den Menses. Erregtes sexuelles Verlangen. Während der Menses, konvulsive Bewegungen, Enuresis[34] und Schweiß. Unterdrückte Lochien. Krämpfe bei Schwangeren. Kindbettpsychose.

Brust. – Erstickungsanfälle. Krämpfe, die zum Nach-vorne-Beugen zwingen. **Trockener, krampfartiger Husten nachts (⟨ Hinlegen**; ⟩ Aufsetzen), durch Jucken im Hals, als ob die Uvula zu lang wäre. Bluthusten.

Extremitäten. – **Zupfen am Bettzeug.** Spielt mit den Händen; greift nach Dingen. Epileptische Anfälle enden in tiefem Schlaf. Spasmen und Krämpfe. Krämpfe in Waden und Zehen.

Schlaf. – Große Schlaflosigkeit. Sopor, bei Krämpfen.[248] Das Kind schluchzt und schreit auf, ohne wach zu werden. **Wacht erschreckt auf.** Coma vigile*.

Modalitäten. – ⟨ nachts; während der Menses; nach dem Essen, beim Hinlegen.

⟩ Bücken.[249]

Beziehungen. – Antidote: **Bell., Camph.**

Vergleiche: **Bell., Stram., Agar., Gels.**

Hyoscyaminum bromatum – Skopalamin: Morbus Parkinson; **Tremor bei multipler Sklerose.** Schlaflosigkeit und nervöse Agitiertheit. Trockener Husten bei Schwindsucht. Wirkt ähnlich wie Alkohol, hinsichtlich der unmittelbaren Wirkungen wie auch der Spätfolgen. Entspricht den Wirkungen von Giften, die in den Körper gebracht oder dort selbst hergestellt wurden. Symptome von Urämie und akuter, nerval bedingter Erschöpfung. Ein Mittel bei Schock. Dritte und vierte Dezimaltrituration. In physiologischen Dosen – $^1/_{200}$ Gran (0,03 mg) – bei Manie und Chorea; Schlaflosigkeit.

---

248 Vgl. [34]: „Krämpfe während tiefen, schweren Schlafes."

249 Vgl. [16]: „Bei einem äußern Druck auf die Herzgrube bekommt er eine Übelkeit, die dann zwar auch nicht für sich fortdauert, aber durch Bücken vergeht."

Scopolia japonica – ist chemisch identisch mit Hyoscyamin: Fröhliches Delirium, leckt sich die Lippen und Schmatzen des Mundes; schlaflos; versucht aus dem Bett aufzustehen; sieht Katzen, zupft eingebildete Haare, wärmt die Hände an einem imaginären Feuer etc.

Dosierung. – Sechste bis 200. Potenz.

Hypericum perforatum

Johanniskraut
Guttiferae; Europa, Westasien, Nordafrika

Das große Mittel für Nervenverletzungen, besonders an Fingern, Zehen und Nägeln. Quetschung der Finger, besonders der Spitzen. Übermäßige Schmerzhaftigkeit ist ein Leitsymptom für die Anwendung dieses Mittels. Verhindert Kieferstarre. **Stichwunden**. Lindert den Schmerz nach Operationen. Bei der Anwendung nach Operationen übertrifft es Opium. (Helmuth). Krämpfe nach jeder Verletzung. Hat eine bedeutende Wirkung auf das Rektum; Hämorrhoiden. **Kokzygodynie**. Krampfartige, asthmatische Anfälle bei Wetterwechsel oder vor Sturm, ⟩ reichlicher Auswurf. Nervenverletzungen durch Tierbisse. Tetanus. Neuritis, Kribbeln, Brennen und Taubheit. Ständige Schläfrigkeit.

Gemüt. – Gefühl, wie hoch in die Luft gehoben, oder Angst, von Höhen herunterzufallen.[250] Fehler beim Schreiben. Folgen von Schock (; Schreck)[34]. Melancholie.

Kopf. – Schwer; Gefühl, als würde er (an der Stirn) von einer **eiskalten Hand** betastet.[17] **Pulsieren am Scheitel**; ⟨ im engen Zimmer. Gefühl, als sei das Gehirn zusammengepreßt. Rechtsseitige Gesichtsschmerzen. Geistige Ermüdung und Neurasthenie. Gesichtsneuralgie und Zahnschmerzen von ziehendem, reißendem Charakter; mit Traurigkeit. **Gefühl, als würde der Kopf** (auf einmal) **länger**;[17] zu einer Spitze ausgezogen. Bei Schädelbruch, Knochensplittern. Lebendiges Gefühl im Gehirn. Schmerzen in Augen und Ohren. Haarausfall.

Magen. – Heftiges Verlangen nach Wein. Durst; **Übelkeit**. An der Wurzel weiß belegte Zunge, saubere Spitze. Gefühl von einem Klumpen im Magen. **[Abies-n., Bry.]**

---

250 Vgl. [34]: „Gefühl, wie hoch in die Luft gehoben; gequält von der Angst, daß die geringste Berührung oder Bewegung sie aus dieser Höhe hinunterfallen lassen würde; mit Kopfschmerz; nach einem Fall auf den Hinterkopf."

Rektum. – Stuhldrang; (Gefühl im Rektum, wie)[34] trocken; dumpfer, drückender Schmerz. **Hämorrhoiden**, mit Schmerz, Bluten und Empfindlichkeit.

Atemwege. – Asthma ‹ nebliges Wetter und › durch reichliches Schwitzen.

Rücken. – Schmerz im Nacken. **Drücken über dem Kreuzbein.**[251] Commotio des Rückenmarks. Steißbeinverletzungen durch Hinfallen, mit Schmerz, der die Wirbelsäule hinauf- und die Glieder hinabstrahlt. Rucken und Zucken der Muskeln.

Extremitäten. – Stechender Schmerz in den Schultern. Drücken an der ulnaren Seite des Arms. Krampf in den Waden. Schmerz in Zehen und Fingern, besonders in den Spitzen. **Krabbeln in Händen und Füßen.** Lanzinierender Schmerz in den oberen und unteren Gliedern. **Neuritis**, mit prickelndem, brennendem Schmerz, Taubheitsgefühl und pelziger Haut. Gelenke sind wie zerschlagen. Hysterische Gelenkbeschwerden*. Tetanus. **[Phys., Kali-br.]** Neuralgie und Neuritis aufgrund von Verletzung.

Haut. – Übermäßige Schweißsekretion, Schwitzen der Kopfhaut, ‹ morgens nach dem Schlaf; Haarausfall durch Verletzung; Hand- und Gesichtsekzem, heftiges Jucken, der Ausschlag scheint unter der Haut zu sein. Herpes zoster. Alte Geschwüre oder Aphthen im Mund, wenn sie sehr empfindlich sind. Wunden mit eingerissenen Rändern, dabei große Entkräftung durch den Blutverlust.

Modalitäten. – ‹ in Kälte; Feuchtigkeit; im **Nebel**; im engen Raum; beim geringsten Entblößen; Berührung.

› den Kopf nach hinten beugen.

Beziehungen. – Vergleiche: **Arn., Staph., Calen., Ruta, Coff.**

Ledum palustre: Stichwunden und Bisse von Tieren.

Antidote: **Ars., Cham.**

Dosierung. – Tinktur bis dritte Potenz.

251 Vgl. [17]: „Drückende, oder lähmig drückende Schmerzen im Kreuze."

Iberis amara

Bitterer Bauernsenf, Grützblume
Cruciferae; Europa

Ein Zustand nervöser Erregung. Hat einen ausgeprägten Einfluß auf das Herz. Besitzt große Wirksamkeit bei Herzerkrankungen. Bringt den Erregungszustand des Kreislaufes bei Herzhypertrophie mit Verdickung der Ventrikelwände unter Kontrolle. Kardiale Schwäche nach Influenza. Völle(-gefühl)[34] und Schmerzhaftigkeit der Lebergegend. Weiße Stühle.

Gemüt. – Traurig und seufzend; ängstlich und zitternd.[252] Reizbar.

Kopf. – Schwindel und Schmerzen in der Herzgegend. Ständiges Heraufräuspern von dickem, fadenziehendem Schleim bis nach einer Mahlzeit. Heißes, gerötetes Gesicht. Schwindel, **als ob sich der Hinterkopf drehen würde**; Gefühl, als würden die Augen herausgedrückt.

Herz. – Ist sich der Herzaktion bewußt. (Nachts)[11] beim Drehen auf die linke Seite, stechender Schmerz, wie von Nadeln durch die Ventrikel, wird bei jeder Systole empfunden. Herzklopfen **mit Schwindel und Erstickungsgefühl im Hals**. Stiche in der Herzgegend. **Voller, unregelmäßiger, aussetzender Puls.** < durch die geringste Bewegung und im warmen Zimmer. Gewichts- und Druckgefühl, mit gelegentlich auftretenden, heftigen, stechenden Schmerzen. Wassersucht, mit vergrößertem Herz. Heftiges Herzklopfen, **verursacht durch die geringste Anstrengung, durch Lachen oder Husten. Stechende Schmerzen durch das Herz. Kardiale Dyspnoe**. Dilatation des Herzens. Wacht gegen 2 Uhr nachts mit Herzklopfen auf. Hals und Trachea füllt sich mit Schleim. Husten verursacht Rötung des Gesichts. **Tachykardie.**

Extremitäten. – Taubheit und Kribbeln in linker Hand und linkem Arm. Der ganze Körper ist schmerzhaft, lahm und zittrig.

Modalitäten. – < Sich-Hinlegen; auf der linken Seite; Bewegung; Anstrengung; warmes Zimmer.

Beziehungen. – Vergleiche: **Cact., Dig., Aml-ns., Bell.**

Dosierung. – Tinktur und erste Potenz.

---

252 Vgl. [34]: „Gefühl, wie erschreckt; eine unbestimmte Angst mit Zittern." Und: „Ein erregtes, erschrecktes Gefühl, mit kaltem Schweiß im Gesicht."

Ichthyolum

Eine Kombination sulphonierter Kohlenwasserstoffe; ein fossiler Stoff komplexer Struktur, den man in Tirol findet, vermutlich aus Ablagerungen von Fischen, enthält 10% Schwefel.

Seine Wirkung auf Haut, Schleimhäute und Nieren ist prompt und nützlich. Es wirkt stark antiparasitisch; Rötung, Schmerz und Entzündung; senkt den Blutdruck. Ist ausgezeichnet bei Winterhusten alter Menschen. Polyarthritis. Chronischer Rheumatismus. **Harnsaure Diathese.** Heuschnupfen. **Chronische Urtikaria. Tuberkulose, fördert die Nutrition.** Alkoholismus, wenn der Magen nichts behalten will.

Gemüt. – Reizbar und niedergeschlagen. Vergeßlich, Konzentrationsmangel.

Kopf. – Dumpf, schmerzt; ⟩ Kälte, Druck. Dumpfer Stirn- und Supraorbitalkopfschmerz; ⟨ Bewegen der Augen, kalte Luft; ⟩ Wärme.

Augen. – Brennen, gerötet; ⟨ jeglicher Temperaturwechsel.

Nase. – Milder Schnupfen; Verstopfungsgefühl; Nase fühlt sich innerlich wund an. Unwiderstehliches Verlangen zu niesen.

Gesicht. – Die Haut fühlt sich trocken an und juckt. Akne am Kinn.

Hals. – Gereizt; Schmerz erstreckt sich zu den Ohren; schmerzhaft, trocken, mit Räuspern und Auswurf.

Magen. – Unangenehmer Geschmack, brennende Empfindung, sehr durstig. **Übelkeit. Vermehrter Appetit.**

Abdomen. – Neigung zu weichen, ungeformten Stühlen. Kolik in Nabel- und Unterbauchgegend. Durchfall am frühen Morgen.

Harnwege. – Vermehrter Harn in Menge und Häufigkeit. Brennender Schmerz in der Harnröhrenmündung. Harnsäurehaltiges Sediment.

Weiblich. – Völlegefühl im Unterbauch. Übelkeit zur Zeit der Menses.

Atemwege. – Schnupfen; **trockener, quälender Husten.** Bronchiektasen und Schwindsucht. Bronchitis, besonders bei alten Menschen.

Extremitäten. – Lähmigkeit in der rechten Schulter und der rechten unteren Extremität.

Haut. – Hitze und Reizung; **Jucken.** Schuppiges und juckendes Ekzem. **In größerer Anzahl auftretende Furunkel.** Schwangerschaftspruritus. Psoriasis, Akne, Rosacea, Erysipel.

Beziehungen. – Vergleiche: **Hep., Calc., Sil., Sulph., Ars., Petr.**

Dosierung. – Tiefere Potenzen. Äußerlich wird es als Salbe, die 20–50% Lanolin enthält, für chronisches Ekzem und Psoriasis, auch bei

Rosacea und gichtischen Gelenken verwendet. Frostbeulen, Skabies. Suppositorien bei Altersprostata.

Ictodes

Pothos foetidus, Symplocarpus foetidus, Stinkkohl
Araceae; Ostasien, Japan, Nordamerika

Für asthmatische Beschwerden; 〈 Einatmen von Staub, gleich welcher Art. **Hysterie**. Sprunghafte, krampfartige Schmerzen. Der flüchtige Charakter seiner Symptome und seine physometrische Eigenschaft sind besondere Charakteristika. (Samuel Jones). **Aufblähung und Spannung im Bauch**. Laryngismus stridulus.

Kopf. – Geistig abwesend, reizbar. **Kopfschmerz an einzelnen Stellen** (halten eine kurze Weile an und wechseln dann die Stelle)[34] mit **heftigem Pulsieren der Schläfenarterien.** Nach-außen-Ziehen von der Glabella.[253] 〉 im Freien. **[Puls.]** Rote Schwellung über dem Nasenrücken. Taubheitsgefühl der Zunge.

Abdomen. – **Auftreibung und Gespanntheit** im Bauch.

Atemwege. – Stimmritzenkrampf. Schwierige Atmung, mit plötzlichem Angstgefühl und Schweiß. Niesen mit Schmerz im Hals.[254] Schmerz in der Brust mit schwieriger Atmung. **Asthma, 〉 durch Stuhlgang.**

Dosierung. – Tinktur und tiefere Potenzen.

Ignatia amara

Strychnos ignatii, Ignatiusbohne
Loganiaceae; Philippinen

Dieses Mittel bewirkt eine ausgeprägte Überempfindlichkeit aller Sinne und eine Neigung zu klonischen Krämpfen. Im Gemütsbereich steht **das emotionale Element ganz klar im Vordergrund und die Koordination der Funktionen ist gestört**. Es ist daher eines der Hauptmittel bei Hyste-

253 Vgl. [34]: „Ziehen in der Stirn in zwei Linien von den Stirnhöckern zur Glabella hin, wo es wie von einem Magnet nach außen zieht."

254 Vgl. [34]: „Heftiges Niesen, mit Schmerzen in Gaumen, Rachen und Speiseröhre bis zum Magen, in der Kardia hält der Schmerz noch für einige Zeit an."

rie. Es paßt besonders gut bei nervösem Temperament – empfindliche Frauen, die sich leicht erregen, dunkler Typ, mildes Wesen, schnelle Auffassung, rasch in der Ausführung von Handlungen. Rascher Wechsel von einander entgegengesetzten, geistigen und körperlichen Zuständen. Große Widersprüchlichkeit. Geistig klare[17], nervöse, besorgte, starre, zitternde Patienten, die geistig oder körperlich akut leiden, deren Zustand sich dabei durch Kaffeetrinken verschlimmert. Der **oberflächliche** und **unberechenbare Charakter** seiner Symptome ist höchst kennzeichnend. **Folgen von Kummer** und Sorgen. Kann keinen Tabak vertragen. Schmerz an kleinen, umschriebenen Stellen.[255] **[Ox-ac.] Pest**. Schluckauf und hysterisches Erbrechen.

Gemüt. – Veränderliche Stimmung; introspektiv; stilles Grübeln. Melancholisch, traurig, tränenreich. Ist nicht mitteilsam. **Seufzen und Schluchzen**. Nach Schock, Kummer, Enttäuschung.

Kopf. – Fühlt sich hohl, schwer an; < **Bücken**. Kopfschmerz, als ob ein Nagel durch die Kopfseite nach außen getrieben würde (, > beim Liegen darauf).[34] Krampfartiger Schmerz über der Nasenwurzel (in der Gegend des inneren Augenwinkels).[16] Kongestive Kopfschmerzen nach Ärger oder Kummer; < **Rauchen oder Geruch von Tabak**, neigt den Kopf nach vorn.

Augen. – **Asthenopie**, mit Lidkrämpfen und neuralgischem Schmerz in der Augengegend. **[Nat-m.]** Zickzackartiges Flimmern.

Gesicht. – **Zucken der Muskeln** von Gesicht und Lippen. Die Gesichtsfarbe ändert sich in Ruhe.

Mund. – **Saurer Geschmack**. Beißt sich leicht in die Wangen.[256] Ständig voller Speichel. Zahnschmerz; < nach Kaffeetrinken und Rauchen.

Hals. – Gefühl wie von einem Kloß im Hals, der nicht geschluckt werden kann. Erstickungsneigung, Globus hystericus. Halsentzündung; Stiche beim Nicht-Schlucken; > beim Essen fester Nahrung. Stiche zwischen den Schluckakten. Stiche strahlen zum Ohr aus. **[Hep.]** Entzündete, geschwollene Tonsillen, **mit kleinen Geschwüren. Follikuläre Tonsillitis**.

Magen. – Saures Aufstoßen. Großes Schwächegefühl im Magen; **starke Flatulenz**; Schluckauf. Magenkrämpfe; < leichteste Berührung. Abneigung

---

255 Vgl. [16]: „Einfacher, bloß bei Berührung fühlbarer, heftiger Schmerz, hie und da, auf einer kleinen Stelle, z.B. an den Rippen u.s.w."

256 Vgl. [16]: „Er beißt sich beim Kauen leicht in die innere Backe bei der Mündung des Speichelganges." Und: „Er beißt sich beim Reden oder Kauen leicht in eine Seite der Zunge hinten."

gegen die gewöhnlichen Speisen;[257] verlangt nach einer großen Vielfalt unverdaulicher Sachen. Verlangen nach säuerlichen[16] Dingen. **Schwächegefühl im Magen, erleichtert durch tiefes Einatmen.**

Abdomen. – Kollern in den Därmen. Schwächegefühl im Oberbauch. Klopfen im Bauch. **[Aloe, Sang.]** Kolikartige, kneifende Schmerzen in einer oder beiden Bauchseiten.

Rektum. – Jucken im Rektum. Stiche im Rektum, erstrecken sich nach oben (in den Körper hinein).[34] **Prolaps des Rektums.** Schwierige Stuhlentleerung; **schmerzhafte Zusammenschnürung des Anus nach dem Stuhlgang.** Stiche in den Hämorrhoiden beim Husten. Diarrhoe durch Schreck. Stiche vom After tief in den Mastdarm hinein. Blutung und Schmerz; < bei dünnem Stuhl. **Druck wie von einem scharfen Gegenstand, von innen nach außen.**

Urin. – Reichlich, wäßrig. **[Ph-ac.]**

Weiblich. – Menses, **schwarz**, zu früh, zu reichlich oder spärlich. Während der Menses große Mattigkeit, mit krampfartigem Schmerz in Magen und Bauch. Sexuelle Frigidität bei Frauen. Unterdrückung (der Menses)[34] durch Kummer.

Atemwege. – Trockener, krampfartiger Husten in schnellen, aufeinanderfolgenden Stößen. Glottisspasmen. **[Calc.]** Reflexhusten*. Husten verstärkt den Hustenreiz. **Viel Seufzen.** Hohler, krampfartiger Husten, < abends, wenig Auswurf, hinterläßt Schmerz in der Trachea.

Extremitäten. – Rucken der Glieder. Schmerz in Achillessehne und Wade. Geschwüriger Schmerz in den Sohlen.

Schlaf. – Sehr leichter Schlaf (, so daß man alles dabei hört).[16] Rucken der Glieder beim Einschlafen. Schlaflosigkeit durch Kummer, Sorgen, mit Jucken der Arme und heftigem Gähnen. Langandauernde Träume (desselben Inhalts);[16] beschäftigen ihn.

Fieber. – Fieberfrost, mit Durst; nicht > durch äußerliche Hitze. Während des Fiebers Jucken; Urtikaria am ganzen Körper.

Haut. – Jucken, Urtikaria. Sehr empfindlich gegen Luftzug. Wunde Haut, besonders um Vagina und Mund.

Modalitäten. – < morgens, im Freien, nach Mahlzeiten, **Kaffee**, Rauchen, Flüssigkeiten, äußere Wärme.

> beim Essen, Lagewechsel.

---

257 Vgl. [34]: „Launenhafte Abneigung gegen spezielle Nahrungsmittel oder Verlangen nach einer bestimmten Speise und nachdem eine kleine Portion davon genossen wurde, plötzliche und große Abneigung dagegen."

Beziehungen. – Vergleiche: **Zinc., Kali-p., Sep., Cimic.**

Panacea arvensis – „das Quecksilber des armen Mannes": Empfindlichkeit über der Magenregion mit Hunger, aber Abneigung gegen Nahrung.

Komplementärmittel: **Nat-m.**

Unverträglich: **Coff., Nux-v., Tab.**

Antidote: **Puls., Cham., Cocc.**

Dosierung. – Sechste bis 200. Potenz.

Ilex aquifolium

Stechpalme

Aquifoliaceae; Europa, Nordafrika, Westasien bis China

Intermittierendes Fieber. Ausgeprägte Augensymptome, Milzschmerz. Alle Symptome sind im Winter besser. Sprue.

Augen. – Infiltration der Kornea; Staphylom; nächtliches Brennen in den Augenhöhlen, rheumatische Augenentzündung.

Beziehungen. – **Ilex casseine**: Ausgezeichnet als Diuretikum und Ersatz für Tee.

Ilex vomitoria – Brechhülse: Hat Brechreiz erregende Eigenschaften. Besitzt auch tonisierende und verdauungsfördernde Wirkungen, erzeugt dabei keine Schlaflosigkeit. Enthält einen Wirkstoff, der als kräftiges Diuretikum wirken soll – wird bei Nephritis und Gicht angewandt.

Maté – Ilex paraguariensis, Matestrauch: Andauernder Oberbauchschmerz; Trockenheitsgefühl in Mund und Rachen, Appetitlosigkeit, Sodbrennen, Funktionseinschränkung an den Nerven, Neurasthenie. Somnolenz; Unfähigkeit zu arbeiten, Verringerung der Urinsekretion, Kopfschmerz und Juckreiz. Migräne. Nierenkolik. Es soll als Prophylaktikum gegen Sonnenstich von Nutzen sein, da es ein sicheres Stimulans für Blutkreislauf, Schweißsekretion und Diurese ist.

Illicium stellatum

Siehe Anisum stellatum

Indigo tinctoria

Der Farbstoff Indigo, ein Oxidationsprodukt aus dem Saft von Indigofera tinctoria – Gemeiner Indigo
Leguminosae; tropisches Afrika, in Kultur

Hat eine ausgeprägte Wirkung auf das Nervensystem und ist von unbezweifeltem Nutzen bei der Behandlung von Epilepsie mit großer Traurigkeit. Große Aufgeregtheit und Lust zum Arbeiten.[17] Neurasthenie und Hysterie. Pures, pulverisiertes Indigo, auf die Wunde gebracht, heilt von Schlangen- und Spinnengift. **[Kali-perm., Euph-po., Cedr.]** Zusammenschnürung des Ösophagus; blaue Farbe. **[Cupr.]**

Gemüt. – Trübsinnig (, versucht es zu verbergen,) weint nachts (allein).[34]

Nerven. – Hysterische Symptome, bei denen der Schmerz im Vordergrund steht. Exzessive nervöse Reizung. Epilepsie; Hitzewallungen vom Bauch zum Kopf; der Anfall beginnt mit Schwindel. Aura, ausgehend von einer schmerzhaften Stelle zwischen den Schultern. Reflexspasmen* durch Würmer.

Kopf. – Schwindel mit Übelkeit. Konvulsionen. Gefühl wie von einem Band um die Stirn.[258] Wellenförmig wallende Empfindung durch den ganzen Kopf. Gefühl, als ob das Gehirn gefroren wäre. Gefühl auf dem Scheitel, als würde ein Haarbüschel[17] in die Höhe gezogen. Gefühl, als ob der Kopf gefroren wäre.[259]

Nase. – Exzessives Niesen und (danach)[34] Nasenbluten.

Ohren. – Drücken und Brausen.

Magen. – Metallischer Geschmack. **Aufstoßen**. Auftreibung. Appetitlosigkeit. Hitzewallungen, die vom Magen zum Kopf aufsteigen.

Rektum. – Mastdarmprolaps. Wird nachts durch schreckliches Jucken am Anus wach.

Harnwege. – Ständiger Harndrang. Trüber Urin. Blasenkatarrh.

Extremitäten. – **Ischialgie.** Schmerz von der Mitte des Oberschenkels zum Knie (; 〉 Gehen, 〈 Ruhe)[17]. Bohrender Schmerz im Kniegelenk; 〉 Gehen. **Gliederschmerzen sind 〈 nach jeder Mahlzeit**.

---

258 Vgl. [17]: „Gefühl, als ob der Kopf rundherum um die Stirn mit einem Bande gebunden wäre."

259 Vgl. [12]: „Kopfschmerz, mit dem Gefühl, als sei der Kopf gefroren und Appetitlosigkeit."

Modalitäten. – < beim Ruhen und im Sitzen.
> Druck, Reiben, Bewegung.
Beziehungen. – Vergleiche: **Cupr.**,
Oestrus cameli: Ein indianisches Mittel für Epilepsie.
Dosierung. – Dritte bis 30. Potenz.

Indium metallicum

Das Metall Indium, In

Kopfschmerzen und Migräne. Samenergüsse. **Rückenschmerz.**

Kopf. – Sexuelle Psychopathie. **Schmerz im Kopf beim Pressen zum Stuhl.** Bersten im Kopf beim Stuhlgang. Dumpfe Schmerzen in Schläfen und Stirn, **mit Übelkeit**, Schwäche, **Schläfrigkeit**. Schwächegefühl im Magen gegen 11 Uhr vormittags. Heftige Niesattacken.

Gesicht. – Schmerzhafte, eiternde Pickel. Die Mundwinkel sind rissig und schmerzhaft. **[Cund.]**

Hals. – Verlängerte, ulzerierte Uvula; dicker, zäher Schleim im hinteren Bereich des Rachens. Hals < abends.

Urin. – Fürchterlich stinkender Urin, wenn er eine kurze Zeit gestanden ist.

Männlich. – Zu häufige Samenergüsse. Verminderte sexuelle Kraft. (Angeschwollene und) empfindliche Hoden; ziehende Schmerzen entlang der Samenstränge (nach oben; linker Hoden viel <).[34]

Extremitäten. – Steifheit in Hals und Schultern. Schmerz, besonders im linken Arm. Ruhelose[260] und müde Beine. Die Zehen jucken. **[Agar.]**

Dosierung. – Sechste bis 200. Potenz.

Beziehungen. – Vergleiche: **Sel.**

Titanium metallicum: Männliche Sexualorgane.

260 Vgl. [34]: „Dumpfer, bohrender, fast unerträglicher Schmerz im Gelenk der linken Großzehe, muß den Fuß bewegen, um ihn zu >, … "

Indolum

Indol, Verbindung aus Benzol und Pyrrol, Stammsubstanz des Indigo; entsteht z.B. bei Eiweißfäulnis aus Tryptophan.

In der Primärwirkung wird die Ausscheidung von Indikan gefördert. Autointoxikation. Vergleiche: **Skatolum**.

Ständiges Verlangen zu schlafen, benommener, unzufriedener Gemütszustand, häßliche Wahnvorstellungen und Nervosität, ständige Bewegung der Finger und Füße. Intestinale Fäulnis.

Kopf. – Dumpfer Hinterkopf- und Stirnkopfschmerz am Nachmittag. Dumpfes Gefühl über den Augen. Die Augäpfel sind heiß und schmerzen, wenn sie bewegt werden. Weite Pupillen mit Kopfschmerzen.

Magen. – Auftreibungsgefühl. Hungergefühl nach einer reichlichen Mahlzeit. Großer Durst. Verstopfung.

Extremitäten. – Die unteren Glieder sind sehr müde und schmerzhaft. Schmerzhafte Kniegelenke.

Schlaf. – **Schläfrigkeit**. Ständiges Träumen.

Dosierung. – Sechste Potenz.

Insulinum

Das wirksame Prinzip des Pankreas, das den Zuckerstoffwechsel beeinflußt

Neben der Verwendung des Insulins zur Behandlung des Diabetes, wo es die verlorene Fähigkeit zur Oxidation der Kohlenhydrate und zur Speicherung des Glykogens in der Leber wiederherstellt, hat Dr. Wm.F. Baker gelegentlichen homöopathischen Gebrauch davon gemacht und seine Anwendbarkeit bei Akne, Karbunkeln und Erythemen mit juckendem Ekzem gezeigt. Bei gichtischer, transitorischer Glykosurie, wenn Hautmanifestationen beständig vorhanden sind, dreimal täglich nach den Mahlzeiten. Sofern es sich um einen hartnäckigen Fall von Hautreizung, Furunkeln oder Ulcus cruris varicosum mit Polyurie handelt, ist es indiziert.

Dosierung. – D3 bis D30.

Inula helenium

Alant

Compositae; Mittel- und Osteuropa

Eine Arznei für die Schleimhäute. Äußerst ausgeprägt ist ein herabdrängendes Gefühl in den Beckenorganen und die Bronchialsymptomatik. Schmerzen hinter dem Sternum. Diabetes.

Kopf. – Schwindel beim Nach-vorne-Beugen; Pochen nach dem Essen, Druck in den Schläfen und der Stirn.

Rektum. – Drücken (und Zerren) nach dem Rektum hin (wie bei Wehen),[11] als wollte etwas herausdrängen.

Harnwege. – Häufiger Harndrang; der Harn geht nur in Tropfen ab. Veilchengeruch. **[Ter.]**

Weiblich. – Menses zu früh und schmerzhaft. Wehenartige Schmerzen; Stuhldrang; Zerren in den Genitalien, mit heftigem Rückenschmerz. Jucken der Beine während den Menses, Zähneklappern vor Kälte während der Periode. Bewegungen im Abdomen (als kämen die Menses, gefolgt von gelber Leukorrhoe).[34] Stiche in den Genitalien. Chronische Metritis.

Atemwege. – Trockener Husten; < nachts und Hinlegen; der Kehlkopf ist schmerzhaft. Chronische Bronchitis; Husten mit viel dickem Auswurf, Schlappheit und schwacher Verdauung. Stiche hinter dem Sternum. Quälender Husten mit viel und reichlichem Auswurf. Palliativum bei tuberkulöser Laryngitis.

Extremitäten. – Schmerz in der rechten Schulter und dem rechten Handgelenk; Reißen in der linken Handfläche, unfähig, die Finger zu beugen; Schmerz in den unteren Extremitäten, Füßen und oberen Sprungelenken.

Beziehungen. – Vergleiche: **Croc., Ign.**

Arum dracontium: Lockerer Husten < nachts beim Hinlegen.

Dosierung. – Erste bis dritte Potenz.

Iodoformium

Trijodmethan, Iodoform, CHJ_3

Sollte man nicht vergessen bei der Behandlung tuberkulöser Meningitis, sowohl für die lokale Anwendung am Kopf als auch innerlich. **[Bac.] Tuberkulöse Zustände**. Subakuter und chronischer Durchfall bei Kindern.

Kopf. – Scharfe, neuralgische Schmerzen. Der Kopf fühlt sich schwer an, als könnte er nicht vom Kissen gehoben werden. Jucken am Hinterkopf. **Meningitis.** Der Schlaf ist unterbrochen von Seufzen und Schreien. Sehr schläfrig.

Augen. – Die Pupillen sind **dilatiert**; keine seitengleiche Kontraktion, schwache Reaktion. Diplopie. Nachlassende Sehkraft wegen Retrobulbärneuritis, Zentralskotom – partielle Papillenatrophie.

Abdomen. – Kahnbauch.[261] Chronischer Durchfall mit Verdacht auf Tuberkulose. Aufgetriebenes Abdomen; die Mesenteriallymphknoten sind vergrößert. **Cholera infantum. Chronischer Durchfall; grünliche, wäßrige, unverdaute Stühle mit reizbarer Laune.**

Brust. – Wunder Schmerz in der rechten Lungenspitze. Gefühl eines Gewichtes auf der Brust, wie erstickend. Husten und Giemen beim Zu-Bett-Gehen. (Heftiger) Schmerz in der linken Brust (konzentriert, etwas rechts von der Brustwarze; fühlt sich erst an, als hätte sich dort ein tiefes Geschwür gebildet, dann wurde es) wie eine Hand, die die Herzbasis ergreift.[34] Blutspucken. Asthmatische Atmung.

Extremitäten. – Die Beine sind schwach; kann nicht mit geschlossenen Augen stehen und gehen. Schwäche der Knie beim Treppauf-Gehen.

Dosierung. – Zweite Verreibung. 3 Gran (195 mg) auf die Zunge erleichtern einen Asthmaanfall.

Iodium purum

Jod, J_2

Beschleunigter Stoffwechsel: **Abmagerung** bei großem Appetit. Hungrig mit viel Durst. 〉 nach dem Essen. **Große Schwäche, die geringste Anstrengung verursacht Schwitzen**. Der Jod-Patient ist äußerst dünn, dunkelhäutig, mit vergrößerten Lymphknoten, hat Heißhunger, aber nimmt ab. Tuberkulöser Typus.

Alle drüsigen Strukturen, die Atmungsorgane und das Kreislaufsystem sind besonders betroffen; sie atrophieren. Jod regt den Abwehrapparat des Organismus an, indem es an einem bestimmten Punkt die mononukleären Leukozyten, deren Phagozytose-Aktivität sehr ausgeprägt ist, anhäuft. Bleivergiftung. Tremor. Iodum hat heftiges Verlangen nach kalter Luft.

261 Dorland's Illustrated Medical Dictionary, 24. Ed., Philadelphia 1965: „Scaphoid abdomen" = Abdomen, dessen Vorderwand ausgehöhlt ist, wie man es bei Kindern mit zerebralen Erkrankungen sieht.

Akutes Wiederaufflammen chronischer Entzündungen. Arthrosis deformans. **Wirkt hauptsächlich auf das Bindegewebe. Pest. Kropf.** Abnorme Vasokonstriktion, Kongestion der Kapillaren, gefolgt von Ödemen, Ekchymosen, Hämorrhagien und Ernährungsstörungen sind die pathologischen Voraussetzungen, die der Symptomatologie zu Grunde liegen. Träge Vitalreaktion, daher die Chronizität in vielerlei Hinsicht. Akuter Katarrh aller Schleimhäute, rasche Abmagerung trotz gutem Appetit und Drüsenatrophie indizieren dieses Mittel bei zahlreichen auszehrenden Erkrankungen und bei skrofulösen* Patienten. Akute Erkrankungen der Atmungsorgane. **Pneumonie**, schnelle Ausbreitung. Iodum ist warmblütig und wünscht eine kühle Umgebung. Schwäche und Mangel an Atem beim Treppensteigen. **Adenoide Wucherungen.** Die Tinktur nimmt man innerlich und lokal bei Drüsenschwellungen und Klapperschlangenbissen.

Gemüt. – Angst, **wenn in Ruhe.** Auf die **Gegenwart** bezogene Angst und Niedergeschlagenheit, kein Bezug zur Zukunft. Plötzlicher Impuls, zu rennen und gewalttätig zu werden. Vergeßlich. Muß beschäftigt sein. Furcht vor Menschen, meidet jeden. Melancholie. Selbstmordneigung.

Kopf. – Pochen; **Blutandrang** und Empfindung eines engen Bandes. Schwindel; ‹durch Nach-vorne-Beugen, ‹ im warmen Zimmer. Chronische, kongestive Kopfschmerzen bei alten Leuten. **[Phos.]**

Augen. – Heftiger Tränenfluß. Schmerz in den Augen. Die Pupillen sind erweitert. Dauernde Bewegung der Augäpfel. **Akute Entzündung des Tränensackes.**

Nase. – Niesen. Plötzliche heftige Grippe. Trockener Schnupfen beginnt im Freien zu fließen, auch **heißer Fließschnupfen** mit allgemeiner Hitze der Haut. Schmerz an der Nasenwurzel und dem Sinus frontalis. Die Nase ist verstopft. Neigung zu Ulzeration. Verlust des Geruchssinnes. **Akute Hyperämie der Nase** in Verbindung mit hohem Blutdruck.

Mund. – Das Zahnfleisch ist locker und blutet leicht. Stinkende (aphthöse)[34] Geschwüre und Speichelfluß. Reichlicher stinkender Speichel. Die Zunge ist dick belegt. Widerwärtiger Geruch aus dem Mund.

Hals. – Der Kehlkopf fühlt sich zusammengeschnürt an. **Taubheit von Katarrh der Eustachischen Röhre.**[12] Die Schilddrüse ist vergrößert. Kropf, mit Einschnürungsgefühl. Geschwollene Unterkieferdrüsen. Die Uvula ist geschwollen (und verlängert).[16]

Magen. – Pulsieren in der Magengrube. **Heißhunger** und viel Durst. (Stetes) leeres Aufstoßen, (von früh bis abends,) als verwandelte sich alles Genossene in Luft.[16] Wenn er nicht (alle drei bis vier Stunden etwas) ißt, wird ihm bange.[16] **[Cina., Sulph.]** Magert ab, obwohl er hungrig ist und gut ißt. **[Abrot.]**

Abdomen. – Leber und Milz sind schmerzhaft und vergrößert. Gelbsucht. Die Mesenteriallymphknoten sind vergrößert. Erkrankung des Pankreas. Schneidender Schmerz im Abdomen.

Rektum. – Hämorrhagie bei jedem Stuhlgang. Weißliche, schaumige, fettige Durchfälle. Verstopfung mit erfolglosem Drang; < durch Trinken kalter Milch. Verstopfung, abwechselnd mit Durchfall. **[Ant-c.]**

Harnwege. – Häufiger und reichlicher, **dunkel gelb-grüner,[Bov.]** dicker, scharfer Urin, mit einem Häutchen auf der Oberfläche.

Männlich. – Die Hoden sind geschwollen und verhärtet. Hydrozele. Verlust der sexuellen Energie, bei atrophierten Hoden.

Weiblich. – Große Schwäche während der Periode. **[Alum., Carb-an., Cocc., Haem.]** Unregelmäßige Menstruation. Uterushämorrhagien. **Eierstockentzündung. [Apis., Bell., Lach.] Keilartiger Schmerz von den Ovarien zum Uterus. Die Brustdrüsen schwinden.** Knötchen in der Haut der Brüste. Scharfer Weißfluß, dick, schleimig, zerfrißt die Wäsche. **Schmerz wie von einem Keil in der rechten Ovarialgegend.**

Atemwege. – Heiser. **Wundes** und kitzelndes Gefühl provoziert einen trockenen Husten. **Schmerz im Kehlkopf.** Laryngitis, mit schmerzhafter Rauheit; < während Husten. Kind greift sich beim Husten an den Hals. Rechtsseitige Pneumonie mit hohen Temperaturen. Schwierige Ausdehnung der Brust, blutgestreiftes Sputum; innerlich trockene Hitze, äußerlich Kälte. Heftige Herzaktion. Pneumonie. Das Hepatisationsstadium breitet sich rasch aus, mit andauernd hoher Temperatur. Abwesenheit von Schmerzen, trotz starken Befalles, < Wärme; heftiges Verlangen nach kühler Luft. Krupp bei skrofulösen* Kindern mit dunklen Haaren und dunklen Augen. **[Brom.** entgegengesetzt] Die Einatmung ist schwierig. Trockener Morgenhusten, durch Kitzeln im Kehlkopf. **Kruppiger Husten**, mit schwieriger Atmung; Giemen. **Erkältung zieht nach unten**, vom Kopf in den Hals und die Bronchien. Große Schwäche auf der Brust. Herzklopfen von geringster Anstrengung. Pleuraerguß. Kitzeln über die ganze Brust. Der Jod-Husten ist < drinnen, warmes, feuchtes Wetter, Liegen auf dem Rücken.

Herz. – Das Herz fühlt sich zusammengequetscht an. Myokarditis, schmerzhaftes Zuammendrücken um das Herz. Fühlt sich an, wie von einer eisernen Hand gequetscht,**[Cact.]** gefolgt von großer Schwäche und Hinfälligkeit. Herzklopfen von der kleinsten Anstrengung. Tachykardie.

Extremitäten. – Die Gelenke sind entzündet und schmerzhaft. Schmerzen in den Knochen bei Nacht. Schwellung bei Gelenktuberkulose. Gonorrhoischer Rheumatismus. Rheumatismus des Nackens und der oberen Extremitäten. Kalte Hände und Füße. Scharfer Fußschweiß. Pulsieren in den Hauptarterienstämmen. Rheumatische Schmerzen, nächtliche Gelenkschmerzen; zuschnürende Empfindung.

Fieber. – Hitzewallungen über den ganzen Körper. Ausgeprägtes Fieber, Rastlosigkeit, rote Backen, teilnahmslos. Reichlicher Schweiß.

Haut. – Heiß, trocken, gelb und hutzelig. Die Drüsen sind vergrößert. Knotige Schwellung. Kardiale Hautwassersucht.

Modalitäten. – 〈 in Ruhe, im warmen Zimmer, rechte Seite.
〉 Umhergehen, im Freien.

Beziehungen. – **Yatren** – ein Gewebestimulanz und Wundantiseptikum aus einer Kombination aus Jod und Oxychinolin-Sulfonsäure, mit Zusatz von 20% Natriumbikarbonat.

Die Jod-Arzneimittelprüfung ähnelt der von **Carb-ac.**

Antidote: **Hep., Sulph., Grat.**

Komplementärmittel: **Lyc., Bad.**

Vergleiche: **Brom., Hep., Merc., Phos., Abrot., Nat-m., Sanic., Tub.**

Dosierung. – Die rohe Substanz in gesättigter Lösung kann erforderlich sein. Dritte bis 30. Potenz. Jodierte Kaliumjodid-Lösung – 35 Gran (2,28 g) Kalium und 4 Gran (0,26 g) Jod auf 1 Unze (31 ml) Wasser, 10 Tropfen dreimal täglich treibt die Bandwürmer tot heraus.

Lokal ist es das stärkste, harmloseste und leichtest anzuwendende mikrobentötende Mittel. Eine ideale Substanz, um Wunden sauber und keimfrei zu halten. Insektenstiche, Reptilienbisse etc. Hervorragend bei Schußwunden und offenen Brüchen. Ein großartiges Hautdesinfektionsmittel.

Ipecacuanha

Uragoga ipecacuanha, Brechwurzel
Rubiaceae; Brasilien

Die Hauptwirkung betrifft die Äste des Nervus vagus, indem es in Brust und Magen krampfartige Reizung verursacht. Morphinismus. Das Charakteristikum von Ipecacuanha ist seine **dauernde Übelkeit** und Erbrechen, welche das Hauptleitsymptom bilden. Es ist indiziert nach unverdaulicher Nahrung, Rosinen, Kuchen etc. Besonders bei dicken Kindern und Erwachsenen indiziert, die schwächlich sind und sich bei lauer Atmosphäre erkälten; in warmem, feuchtem Wetter. Spasmodische Leiden. **Hellrote** und **reichliche** Hämorrhagien.

Gemüt. – Reizbar; verachtet alles. Voller Verlangen, aber weiß nicht nach was.

Kopf. – Die Schädelknochen fühlen sich zerschlagen oder zerquetscht an. (Dieser) Schmerz strahlt zu den Zähnen und zur Zungenwurzel aus (mit Übelkeit).[34]

Augen. – Entzündet, rot. Schmerz durch die Augäpfel. Reichlicher Tränenfluß. Die Cornea ist trübe. Die Augen ermüden vom Nahesehen. Die Sehfähigkeit ändert sich ständig. Akkomodationskrampf wegen reizbarer Schwäche des Ziliarmuskels. Übelkeit durch Betrachtung sich bewegender Gegenstände.

Nase. – Schnupfen, mit Verstopfung der Nase und Übelkeit. Nasenbluten.

Gesicht. – Blaue Ringe um die Augen. Periodische Orbitalneuralgie, mit Tränenfluß, Lichtscheu und brennenden Augenlidern.

Magen. – **Die Zunge ist gewöhnlich sauber.** Der Mund ist feucht, **viel Speichel. Dauernde Übelkeit** und Erbrechen, mit bleichem, zuckendem Gesicht. Erbricht Essen, Galle, Blut und Schleim. Gefühl, als ob der Magen schlaff herabhinge (mit Appetitlosigkeit).[16] Schluckauf.

Abdomen. – Amöbenruhr mit Tenesmus; beim Drücken ist der Schmerz so stark, daß er Übelkeit verursacht; wenig Durst. Kolik, (wie vom Zugreifen mit einer Hand) schneidender Bauchschmerz;[16] ‹ **um den Nabel herum.** Der Körper ist steif; steif ausgestreckt.

Stühle. – Teerartig, grasgrün, **wie schaumige Melasse**, mit Kolik um den Nabel herum. Dysenterisch, schleimig.

Weiblich. – Uterushämorrhagien, **reichlich, hell, im Schwall, mit Übelkeit.** Erbrechen während der Schwangerschaft. **Schmerz vom Nabel zum Uterus.** Menses zu früh und zu reichlich.

Atemwege. – Atemnot; dauernde **Zusammenschnürung in der Brust.** Asthma. Jähe[262] Anfälle von beschwerlicher Kurzatmigkeit.[16] Andauerndes Niesen; Schnupfen; giemender Husten. **Unaufhörlicher und heftiger Husten, mit jedem Atemzug.** Die Brust scheint voller Schleim

262 Boericke hat „jählinge“ (= jähe) wohl als Druckfehler interpretiert und fälschlich mit „yearly“ übersetzt, Dudgeon, in der Übersetzung von Hahnemanns „Reiner Arzneimittellehre“, und Hughes, in Allens „Encyclopedia“, richtig mit „sudden“.

zu sein, aber er läßt sich nicht abhusten. Grobblasiges Rasseln. Erstickender Husten; das Kind wird steif und blau im Gesicht. Keuchhusten, mit Bluten aus Nase und Mund. Lungenblutung, **mit Übelkeit**; Zusammenschnürungsgefühl; rasselnder Husten. Krupp. Bluthusten von geringster Anstrengung. **[Mill.] Heiserkeit**, besonders am Ende einer Erkältung. Totaler Stimmverlust.

Extremitäten. – Steife Ausstreckung des (ganzen) Körpers, worauf ein krampfhaftes Zusammenfahren der Arme erfolgt.[16]

Fieber. – Wechselfieber, nach Chinin (-Abusus; auch zu Beginn) unregelmäßiger Fälle (, besonders, wenn viel Übelkeit vorhanden ist).[34] **Leichtestes Frösteln** mit **viel** Hitze,[263] **Übelkeit**, Erbrechen und Atemnot. Rückfälle durch Diätfehler.

Schlaf. – Schlaf mit halb geöffneten Augen. Beim Einschlafen in allen Gliedern Stöße. **[Ign.]**

Haut. – Blaß, schlaff. Blau um die Augen. Miliaria.

Modalitäten. – ‹ periodisch; Kalbfleisch; feuchtwarmen Wind; Hinlegen.

Beziehungen. – Vergleiche: **Emetinum** – das Hauptalkaloid von Ipecacuanha: Ein starkes Amöbizid, aber kein Bakterizid. Spezifisch für Amöbiasis; von bemerkenswertem Wert in der Behandlung der Amöbenruhr; auch als Mittel bei Pyorrhoe, $^1/_2$ Gran (32 mg) täglich über drei Tage, dann weniger. Emetin, $^1/_2$ Gran (32 mg) subkutan bei Psoriasis. **Emetinhydrochlorid** D2 bei Durchfall mit kolikartigen Bauchschmerzen und Übelkeit. Emetin bei Entamöbenbefall. Bei Gabe physiologischer Dosen muß es sorgfältig beobachtet werden. Kann Hepatisation der Lunge hervorrufen, schnelle Herztätigkeit, Neigung des Kopfes, nach vorne zu fallen und Lobärpneumonie.

Vergleiche bei Bluterbrechen und anderen Blutungen: **Ars., Cham., Puls., Ant-t., Squil.**

Convolvulus duartinus – Mondwinde: Kolik und Durchfall.

Euphorbia hypericifolia – Blätterige Wolfsmilch: Ähnelt sehr der Ipecacuanha. Reizung der Atemwege, des Gastrointestinaltraktes und der weiblichen Organe.

Gelatine: Hat einen ausgeprägten Effekt auf die Gerinnungsfähigkeit des Blutes. Subkutan oder oral, ein 10%iges Gelee, ca. 4 Unzen (124 g), dreimal täglich.

---

263 Vgl. [12]: „Fieber, das sich mit viel Schaudern und wenig Hitze oder mit viel Hitze und wenig Schaudern manifestiert; … “

Lippia mexicana – Mexikanisches Lippienkraut: Andauernder trockener, harter Bronchialhusten, Asthma und chronische Bronchitis.

Typha latifolia – Breitblättriger Rohrkolben: Dysenterie, Durchfall und Sommerbeschwerden.

Bei Asthma vergleiche: **Blatta.**

Antidote: **Ars., Chin., Tab.**

Komplementärmittel: **Cupr., Arn.**

Dosierung. – Dritte bis 200. Potenz.

Iridium metallicum

Iridium, Ir

Fäulnis in den Eingeweiden und Septikämie. **Anämie**, es vermehrt die roten Blutkörperchen. Epilepsie; Tuberculosis cutis luposa. Rheumatismus und Gicht. Uterustumoren. Spinale Paresen. **Erschöpfung nach Krankheit.** Mickrige Kinder, mit schwachen Gliedern; Kinder, die zu schnell wachsen. Schwangerschaftsnephritis.

Kopf. – Schwierige Konzentration. Gefühl, als sei der Kopf leer. Dennoch verwirrt. „Hölzernes" Gefühl in der rechten Seite des Kopfes. Die rechte Seite der Kopfhaut ist empfindlich. Reichlicher, wäßriger Schnupfen, 〉 drinnen. Ozaena.

Atemwege. – Heiserer Husten, 〈 Reden; Choanen fühlen sich wund an, entzündet, reichliche, dicke, gelbliche Absonderung. Chronischer Larynxkatarrh.

Rücken und Extremitäten. – Schwäche in der Nierenregion. Spinale Paresen, besonders bei alten Menschen und nach Erkrankungen. Drücken in der Leiste und im linken Oberschenkel. Spannung in beiden Oberschenkeln, besonders links. Dislozierte Empfindung im linken Hüftgelenk und ein dumpfer Schmerz zur linken Glutealregion hin.

Beziehungen. – Vergleiche: **Plat., Pall., Osm.**

Iridium muriaticum: Verursacht Speichelfluß und Kieferstarre, gefolgt von Kopf- und Nervensymptomen. Kongestion der Choanen und Bronchien. Zerrender Schmerz im unteren Rücken. Der Kopfschmerz ist 〈 auf der rechten Seite, Schweregefühl wie von flüssigem Blei.

Dosierung. – Sechste und höher.

Iris versicolor

Buntfarbige Schwertlilie

Iridaceae; Nordamerika und Kanada

Die Schilddrüse, das **Pankreas**, die Speichel- und Eingeweidedrüsen und die Schleimhäute des Gastrointestinaltraktes sind besonders betroffen. Verstärkt den Gallefluß. Migräne und Cholera sind die besonderen therapeutischen Gebiete für ihre Wirkung.

Kopf. – Stirnkopfschmerz, mit Übelkeit. Die Kopfhaut fühlt sich zusammengeschnürt an. Die rechte Schläfe ist besonders betroffen. Migräne, ⟨ in Ruhe; beginnt mit einem verschwommenen Fleck vor den Augen, nach Entspannung von geistiger Anstrengung. Pustelausschlag auf der Kopfhaut (bei Kindern)[34].

Ohren. – Dröhnen, Brummen, **Klingen** in den Ohren, mit Taubheit. Menière-Schwindel, mit starken Geräuschen im Ohr.

Gesicht. – Neuralgie nach dem Frühstück, beginnt am Nervus infraorbitalis und nimmt das ganze Gesicht ein.

Hals. – Mund und Zunge fühlen sich verbrüht an. Hitze und Schmerzen im Hals. **Brennen**. Reichlicher Speichelfluß; fadenziehend. **Kropf.**

Magen. – **Brennen des ganzen Verdauungskanals. Erbrechen,** sauer, blutig, gallig. Übelkeit. Reichlicher Speichelfluß. **[Merc., Ip., Kali-i.] Mangelnder Appetit**.

Abdomen. – Die Leber ist schmerzempfindlich. Schneidender Schmerz. Blähungskolik. Durchfall; die Stühle sind wäßrig, mit **Brennen am Anus** und durch den Verdauungskanal. Periodischer, nächtlicher Durchfall, mit Schmerzen und grüner Absonderung. **Verstopfung** (man gebe die 30.Potenz).

Extremitäten. – Umherziehende Schmerzen. Ischialgie, als ob das linke Hüftgelenk verrenkt wäre. Schmerzen ziehen zur Kniekehle. Gonorrhoischer Rheumatismus (**Irisin** verwenden).

Haut. – Herpes zoster, in Verbindung mit Magenstörungen. Pustelausschlag. Psoriasis; unregelmäßige Flecken mit glänzenden Schuppen. Ekzem, mit nächtlichem Jucken.

Modalitäten. – ⟨ abends und nachts, Ruhe.

⟩ fortgesetzte Bewegung.

Beziehungen. – Antidot: **Nux-v.**

Vergleiche: **Ip., Podo., Sang., Ars., Ant-c.**

Iris factissima: Kopfschmerz und Hernien.

Iris florentina: Delirium, Konvulsionen und Lähmung.

Iris germanica – Deutsche Schwertlilie: Wassersucht und Sommersprossen.

Iris tenax – Iris minor: Trockener Mund; Vernichtungsgefühl in der Magengrube,[12] **Schmerz in der Ileozökalregion**; Appendizitis. Schmerzen von Verwachsungen danach.

Pancreatinum – eine Kombination verschiedener Enzyme: Indiziert bei Darmstörungen; Schmerzen eine Stunde oder etwas mehr nach dem Essen. Lienterische Durchfälle. Dosierung: 3–5 Gran (195–325 mg), besser nicht geben, wenn der Verdauungsprozeß im Magen in Gang ist.

Pepsinum – eine Protease des Magensekrets: Unvollständige Verdauung mit Schmerz in der Magenregion. Marasmus bei Kindern, die mit künstlicher Nahrung ernährt werden. Durchfall wegen Verdauungsstörung. Dosierung: 3–4 Gran (195–260 mg). Erkrankungen des Pankreas, Gicht, Diabetes.

Dosierung. – Tinktur bis 30. Potenz. Es gibt günstige Berichte von den allerhöchsten Potenzen.

Jaborandi

Pilocarpus microphyllus, Microphyllus pennatifolius aut microphyllus
Rutaceae; Brasilien, Paraguay

Pilocarpus ist ein kräftiges Drüsenstimulans und ein höchst wirksames schweißtreibendes Mittel. Seine wichtigsten Wirkungen sind Schwitzen, Speichelfluß und Miosis. Heiße Wallungen, Übelkeit, Speichelfluß und reichliches Schwitzen. Gesicht, Ohren und Hals werden in einigen Minuten nach einer Gabe von Jaborandi tief gerötet, und Schweißtropfen treten am ganzen Körper auf die Haut, während zugleich der Mund wässert und der Speichel in nahezu ununterbrochenem Fluß herausrinnt. Auch andere Sekretionen, wie die von Tränendrüse, Nase, Bronchien und Darm, aber in einem geringeren Maße. Der Schweiß und der Speichel, der durch eine einzelne Gabe hervorgerufen wird, ist häufig von der Menge her außergewöhnlich, nicht selten sind es ca. 240 ml.

Es paßt homöopathisch bei **abnormalen Schweißen** und wurde mit großem Erfolg bei **Nachtschweißen** von Tuberkulosekranken angewandt. Wirkt auf die Schilddrüse, möglicherweise beruht hierauf seine schweißtreibende Wirkung. **Morbus Basedow**, mit verstärkter Herzaktion und Pulsieren der Arterien; Zittern und Nervosität; Hitze und Schwitzen; Reizzustand der Bronchien. Ein wertvolles Mittel, um die Dauer von Mumps zu beschränken.[264]

Augen. – **Augenanstrengung**, egal aus welchem Grund. Reizbarkeit des Ziliarmuskels. Die Augen ermüden leicht vom geringsten Gebrauch. Hitze und Brennen vom Gebrauch der Augen. Kopfschmerz; Brennen und Schmerz im Augapfel bei Gebrauch des Auges. Alles in der Ferne liegende erscheint undeutlich; die Sicht wird alle paar Momente verschwommen. Nach Beanspruchung der Augen bleiben Netzhautbilder (einige Minuten)[34] lang stehen. Reizung durch elektrisches oder anderes künstliches Licht. **Enge Pupillen**; reagieren nicht auf Licht. Starrende Augen. **Kurzsichtig**. Schwindel und Übelkeit nach Gebrauch der Augen. **Weiße Flecken vor den Augen. Brennender** Schmerz in den Augen. Die Lider zucken. Atrophische Choroiditis. Akkomodationskrampf beim Lesen.

Ohren. – Seröser Erguß in die Paukenhöhle. Tinnitus. [**Pilo.** D2].

Mund. – Zäher Speichel, wie das Weiße vom Ei. Trockenheit. Reichlicher Speichelfluß, **mit übermäßigem Schwitzen.**

Magen. – Übelkeit beim Ansehen bewegter Gegenstände; Erbrechen; Drücken und Schmerz im Magen.

Abdomen. – Schmerzloser Durchfall; tagsüber mit gerötetem Gesicht und reichlichem Schweiß.

Urin. – Spärlich; Schmerz oberhalb der Scham mit heftigem Drang zu urinieren (, was 〉 verschaffte).[12]

Atemwege. – Entzündete Bronchialschleimhäute. Starke Neigung zu Husten und schwierigem Atmen. Lungenödem. Schaumiges Sputum. Reichlicher, dünner, seröser Auswurf. Langsame, ziehende Atmung.

Herz. – Unregelmäßiger, doppelschlägiger Puls. Beklemmung der Brust. Zyanose; Kollaps. Nervöse Herzleiden.

Haut. – **Exzessives Schwitzen aller Körperteile**. Ständige Trockenheit der Haut. Trockenes Ekzem. Halbseitige Schweiße. Frostigkeit mit Schweiß.

Beziehungen. – Vergleiche: **Aml-ns., Atro., Phys., Lyc., Ruta.**

Pilocarpinum hydrochloricum: Morbus Menière, rasch fortschreitende Schwindsucht mit reichlichen Blutungen, übermäßigem Schwitzen, D2 Trit. **Atropin** ist der Antagonist zu **Pilocarpin**, in der Dosierung von $^1/_{100}$ Gran (0,6 mg) auf $^1/_6$ Gran (10 mg) **Pilocarpin**.

---

264 Vgl. [34]: „Mumps mit metastatischer Orchitis; die Hoden sind auf das Doppelte der natürlichen Größe angeschwollen und sehr schmerzhaft."

Dosierung. – Dritte Potenz.

Nicht-homöopathische Anwendungen. – In erster Linie als kräftiges und schnell wirkendes Diaphoretikum. Leistet bei Nierenerkrankung sehr gute Dienste, besonders bei Urämie, da durch seine Wirkung sowohl Wasser als auch Harnstoff ausgeschieden werden. Wassersucht bei Scharlach. Es ist kontraindiziert **bei Herzinsuffizienz, postpuerperaler Urämie** und bei alten Patienten.

Dosierung. – 1/8–1/4 Gran (8–16 mg) subkutan.

Jacaranda caroba

Jacaranda procera, Caroba
Bignoniaceae; Brasilien, Guayana und westindische Inseln

Hat einen guten Ruf als Mittel bei Geschlechtskrankheiten und Rheumatismus. Morgendliche Übelkeit und Erbrechen bei Schwangeren. Die Symptome des Harn- und Sexualapparates sind wichtig. Rheumatische Symptome.

Kopf. – Schwindel beim Aufstehen, mit schwerer Stirn. Die Augen schmerzen; sind entzündet und feucht. Schnupfen mit schwerem Kopf.

Hals. – Halsentzündung, trocken, zugeschnürt. Bläschen im Rachen.

Harnwege. – Die Urethra ist entzündet; Absonderung gelben Eiters.

Männlich. – Hitze und Schmerzen im Penis; schmerzhafte Erektionen; Phimose. Die Vorhaut ist schmerzhaft und geschwollen. Weicher Schanker. Schmerzhafte Krümmung des erigierten Penis bei Gonorrhoe. Juckende Pickel an Eichel und Vorhaut.

Extremitäten. – Rheumatische Schmerzen im rechten Knie. Schwäche der Lendengegend. Morgendliche Schmerzhaftigkeit und Steifheit der Muskeln. Gonorrhoischer Rheumatismus. Juckende Pickel an den Händen. Gonorrhoische und syphilitische Arthritis.

Beziehungen. – Vergleiche: **Thuja, Cor.**

Jacaranda gualandai : Bei syphilitischen Symptomen, besonders der Augen und des Halses. Weicher Schanker; **atonische Geschwüre**. Dunkle, schmerzlose Diarrhoe.

Dosierung. – Tinktur bis dritte Potenz.

Jalapa

Exogonium purga, Convolvulus purga
Convolvulaceae; ostmexikanische Kordilleren

Verursacht und heilt Kolik und Durchfall. Das Kind ist brav den ganzen Tag, aber nachts ist es ruhelos, lästig und schreit.

Gastrointestinaltrakt. – Die Zunge ist glatt, glasiert, trocken und brennt. Schmerzen im rechten Hypochondrium. Flatulenz und Übelkeit. Zwicken und Kneifen. Wäßriger Durchfall; dünne, schlammige Stühle. Abdomen aufgetrieben. Gesicht kalt und blau. Der Anus ist wund.

Extremitäten. – Schmerzen in Armen und Beinen. Schmerzen in den Grundgelenk des großen Zehen. Brennen an den Nagelwurzeln. Brennen der Sohlen.

Beziehungen. – Antidote: **Elat., Cann-s.**
Vergleiche: **Camph., Coloc.**

Dosierung. – Dritte bis zwölfte Potenz.

Jatropha curcas

Schwarze Purgiernuß
Euphorbiaceae; Amerika

Von Wert bei Cholera und Durchfall. Die Bauchsymptome sind die wichtigsten. Unterdrückte Masern (H. Farrington).

Magen. – Schluckauf, gefolgt von reichlichem (Galle-)[34] Erbrechen. Übelkeit und Erbrechen, durch Trinken verursacht. Scharfes Gefühl im Schlund (allmählich mit einer größeren Heftigkeit zum Magen verbreitet und endlich Brechen erregend).[17] Großer Durst. **Sehr leichtes Erbrechen.** Hitze und Brennen im Magen, mit krampfhaften, zuschnürenden Schmerzen im Epigastrium.

Abdomen. – Aufgetrieben, mit gurgelnden Geräuschen. Schmerz im Hypochondrium. Schmerz in der Lebergegend und von unter der rechten Scapula zur Schulter. Heftiger Harndrang.

Rektum. – Plötzlicher, reichlicher, wäßriger Stuhl, wie Reiswasser. **Durchfall; drastisches Purgieren;**[34a] **lautes Geräusch im Abdomen, wie das Gluckern von Wasser, das aus einem Spundloch kommt,** in Verbindung mit Kälte, Krämpfen, Übelkeit und Erbrechen.

Extremitäten. – Muskelkrämpfe, besonders an den Waden, Beinen und Füßen. Die Fersen sind (beim Auftreten sehr) empfindlich.[34a]

Modalitäten. – 〉 Hände in kaltes Wasser halten.

Beziehungen. – Vergleiche: **Camph., Verat., Gamb., Crot-t.**

Jatropha urens – „Sponge-nettle": Ödeme und Herzschwäche.

Dosierung. – Dritte bis 30. Potenz.

Jequirity

Siehe Abrus precatorius

Joanesia asoca

Saraca indica, Ionesia asoca, Rinde eines indischen Baumes, eingeführt von Dr. N.D. Ray, Kalkutta

Fabaceae; Indien

Es hat eine weitreichende Wirkung auf die weiblichen Organe. Amenorrhoe und Metrorrhagie.

Kopf. – Einseitiges Kopfweh; kongestiver Kopfschmerz, vom Uterus rückwirkend, 〉 im Freien und durch reichliche Absonderung. Schmerz in den Augäpfeln; supraorbitale Schmerzen, Lichtscheu. Nasenkatarrh, reichliche, wäßrige Absonderung. Verlust des Geruchssinns.

Magen. – Verlangen nach Süßigkeiten, auch nach sauren Dingen. Durstig, exzessive Übelkeit; hartnäckige Verstopfung, Hämorrhoiden.

Weiblich. – Verspätete und unregelmäßige Menses; Menstruationskolik; Amenorrhoe, Schmerz in den Ovarien vor dem Fluß; Menorrhagie, Reizblase; Leukorrhoe.

Rücken. – Schmerz entlang des Rückgrats, strahlt zum Abdomen und zu den Oberschenkeln aus.

Schlaf. – Gestört. Träume vom Reisen.

Dosierung. – Tinktur.

Juglans cinerea

Graue Walnuß

Juglandaceae; Nordamerika

Dieses Arzneimittelbild beinhaltet fehlerhafte Ausscheidungsprozesse, die Gelbsucht und verschiedenartige Hautausschläge hervorrufen. Der heftige **Okzipitalkopfschmerz**, der gewöhnlich mit Leberstörungen verbunden ist, ist sehr charakteristisch. Schmerz in Brust, Achseln und Schulterblättern, mit Erstickungsgefühl. Gefühl, als wären alle inneren Organe zu groß, besonders die der linken Seite. Cholelithiasis.

Kopf. – Der Kopf ist dumpf und voll. Ausschlag der Kopfhaut. **Heftiger okzipitaler Kopfschmerz.** Der Kopf fühlt sich vergrößert an. Pusteln an den Lidern und um die Augen herum.

Nase. – Kribbeln in der Nase; Niesen. Schnupfen, mit vorangehendem **Schmerz unter dem Sternum**, mit drohendem Ersticken. Später reichliche, milde, dicke Schleimabsonderung.

Mund. – Scharfes[265] Gefühl in Mund und Rachen. Schmerzhaftigkeit der Tonsillenregion äußerlich. Trockenheit der Zungenwurzel und des Rachens.

Magen. – Atonische Dyspepsie mit viel Aufstoßen und Auftreibung von Blähung. Schmerzhaftigkeit in der Lebergegend.

Rektum. – Gelblich-grüne Stühle, mit Tenesmus und Brennen am Anus. Lagerdurchfall.

Rücken. – Die Halsmuskeln sind steif und lahm. Schmerz zwischen den Schulterblättern und unter dem rechten Schulterblatt. Schmerz in den Lendenwirbeln.

Haut. – Rot, wie ein Scharlachausschlag. Gelbsucht, mit Schmerz in der Lebergegend und der rechten Scapula. **Jucken** und Stechen, bei Erhitzung, (durch Überanstrengung).[12] **Pusteln.** Ekzem, besonders der unteren Extremitäten, des Kreuzbeins und der Hände. Erythem und erysipelartige Rötung.

Modalitäten.[266] – ⟨ Gehen.

⟩ Erhitzung, körperliche Übung, Kratzen, Aufstehen morgens.

---

265 Vgl. [11], Prüfung der Tinktur: „Jede Dosis brachte eine brennende und stechende Empfindung im Mund und Rachen hervor, eine oder zwei Stunden anhaltend."

266 ⟩ Erhitzung und/oder körperliche Anstrengung ist in den Quellen [11], [12] und [34] nicht zu verifizieren; dagegen ⟨ durch Überhitzung bei Anstrengung [11], [12], [34] und: Brustschmerzen ⟨ Gehen [34], [12], Schmerzen vom Rektum zur Blase ⟩ Gehen [12], [34].

Beziehungen. – Vergleiche: **Chel., Bry., Iris.**
Juglandin: Duodenalkatarrh; galliger Durchfall.
Dosierung. – Tinktur bis dritte Potenz.

Juglans regia

Walnuß

Juglandaceae; Kaukasus

Die Hauterscheinungen sind hervorstechend.

Kopf. – Verwirrt; Gefühl, als schwebe der Kopf in der Luft. **Heftiger Hinterkopfschmerz. Gerstenkörner.**

Weiblich. – Die Menses sind zu früh und schwarz, teerartige Koagel. Das Abdomen ist aufgetrieben.

Haut. – Komedonen und Akne im Gesicht. Milchschorf, mit Wundheit um die Ohren herum. Jucken und Ausschlag von kleinen roten Pusteln. Die Kopfhaut ist rot und juckt nachts heftig. Schankerartiges Geschwür. Die Achsellymphknoten eitern.

Beziehungen. – Vergleiche: **Jug-c.**

Dosierung. – Tinktur und tiefere Potenzen.

Juncus effusus

Binse

Juncaceae; nördliche Halbkugel

Ein Diuretikum. Harnwegsbeschwerden. Dysurie, Strangurie und Harnverhaltung[267]. **Asthmatische Symptome bei Hämorrhoidenpatienten**. Glucksende[17] Empfindung (in verschiedenen Körperteilen).[12] Geblähter Bauch. Arthritis und Lithiasis.

Dosierung. – Tinktur und erste Potenz.

---

267 Diese drei klinischen Indikationen stehen bei [12] und [17] für Juncus conglomeratus, nicht jedoch für Juncus effusus.

Juniperus communis

Wacholderbeeren
Cupressaceae; nördliche Halbkugel

Katarrhalische Entzündung der Nieren. Wassersucht, mit Anurie. Alte Leute mit schwacher Verdauung und spärlicher Harnsekretion. Chronische Nierenbeckenentzündung.

Harnwege. – Strangurie; blutiger, spärlicher Urin, Veilchengeruch. [Ter.] Gewicht in der Nierengegend. Prostatorrhoe. Renale Hyperämie. [Eucol.]

Atemwege. – Husten, mit spärlichem, konzentriertem Harn.

Beziehungen. – Vergleiche: **Sab., Ter.**

Juniperus virginiana – Rote Zeder: Heftiger Blasentenesmus. Andauerndes Zerren im Rücken; Hyperämie der Nieren; Nieren- und Nierenbeckenentzündung; Wassersucht alter Menschen mit Harnunterdrückung. Dysurie, brennender, schneidender Schmerz in der Urethra beim Harnen. Dauernder Drang, Apoplex, Konvulsionen, Strangurie, Uterusblutung.

Dosierung. – Die beste Darreichungsform ist der Tee. Eine Unze (31,1 g) auf 1/8 Gallone (0,47 l) Wasser. Eine Gabe sind 1/2–2 Unzen (15–60 ml) oder die Tinktur, 1–10 Tropfen.

Justicia adhatoda

Adhatoda vasika, Basaka, Singhee, ein indischer Strauch
Acanthaceae; Indien, Bengalen

Eine hoch wirksame Medizin für akute katarrhalische Zustände der Atemwege (zu Beginn benutzt).

Kopf. – Reizbar, empfindlich gegen äußere Eindrücke; heißer, voller und schwerer Kopf; Tränenfluß, mit **Schnupfen, reichlich**, fließend, mit dauerndem Niesen; Verlust des Geruchs- und Geschmackssinns; **Schnupfen mit Husten.**

Hals. – Trocken, Schmerz beim Leerschlucken, zäher Schleim. Der Mund ist trocken.

Atemwege. – Trockener Husten, von der Brustbeingegend über die ganze Brust. Heiserkeit, der Kehlkopf ist schmerzhaft. **Anfallsweiser Husten**, mit erstickender Hemmung der Atmung. **Husten mit Niesen.**

Schwere Atemnot mit Husten. **Enge über der Brust**. Asthmaanfälle, kann kein geschlossenes, warmes Zimmer ertragen. **Keuchhusten.**

Beziehungen. – Scheint zwischen **All-c.** und **Euphr.** zu gehören, die vergleichbar sind.

Dosierung. – Dritte Potenz und höher. Ernsthafte Verschlimmerungen wurden bei niedrigeren Potenzen beobachtet.

Kali arsenicosum

Kaliumarsenit, $KAsO_2 \cdot HAsO_2 \cdot H_2O$

Der Kali-arsenicosum-Patient tendiert zu Malignität und hartnäckigen Hauterkrankungen. Er ist ruhelos, nervös und anämisch.

Weiblich. – Blumenkohlartige Wucherungen am Muttermund, mit flüchtigen Schmerzen, faulig riechender Absonderung und Drücken unter dem Schambein.

Haut. – Unerträgliches Jucken, < Entkleiden. **Trockene**, schuppige und welke Haut (; bis aufs Skelett abgemagert; bei Nervenleiden)[34]. Akne (, Erscheinung wie im Frühstadium der Pocken);[34] Pusteln < während der Menses. Chronisches Ekzem; Jucken < **durch Wärme**, Gehen, Entkleiden. **Psoriasis**, Flechte. Fressendes Geschwür. Fissuren in den Arm- und Kniebeugen. Gichtknoten; < Wetterwechsel. Hautkrebs, wenn plötzlich ohne irgendwelche äußeren Zeichen eine beunruhigende Malignität einsetzt. Zahlreiche kleine Knötchen unter der Haut.

Beziehungen. – **Rad-br.**

Dosierung. – Dritte bis 30. Potenz.

Kali bichromicum

Kaliumdichromat, $K_2Cr_2O_7$

Dieses Mittel hat eine besondere Affinität zu den Schleimhäuten des Magens, der Eingeweide und der Atemwege; Knochen und Bindegewebe. Nieren, Herz und Leber sind auch betroffen. Beginnende parenchymatöse Nephritis. Nephritis mit Magenstörungen. Leberzirrhose. Anämie und Abwesenheit von Fieber sind charakteristisch. Allgemeine Schwäche, an Lähmung angrenzend. Es ist besonders bei feisten, fettleibigen, hellhäutigen Personen, die unter Katarrhen leiden oder eine syphilitische oder skrofulöse* Anamnese haben. Die Symptome sind < morgens; **die Schmerzen wandern rasch**, rheumatische und gastrische Symptome wechseln ab. Eher geeignet für subakute, als für heftige, akute Zustände. Die Schleimhäute sind überall betroffen. Katarrh des Rachens, des Kehlkopfes, der Bronchien und der Nase, und **zähe, fadenziehende, klebrige Sekrete** werden abgesondert, was ein sehr starkes Leitsymptom für diese Arznei ist. **Perforation der Nasenscheidewand**[19]. Chronischer atonischer Katarrh. Polypen. Magen- und Herzdilatation.

Kopf. – Schwindel mit Übelkeit beim Erheben vom Sitz. Kopfweh über den **Augenbrauen**, mit vorherigem verschwommenen Sehen. **Schmerzhaftigkeit und Völlegefühl an der Glabella**. Halbseitiger Kopfschmerz an kleinen Stellen und durch unterdrückten Katarrh. Stirnschmerz; gewöhnlich über einem Auge. **Knochen und Kopfhaut sind sehr schmerzhaft.**

Augen. – Supraorbitalneuralgie, rechtsseitig. Die Augenlider brennen, sind geschwollen und ödematös. Die Absonderung ist **klebrig** und gelb. Geschwüre auf der Hornhaut; keine Schmerzen oder Lichtscheu[268]. Entzündung der Descemetschen Membran, mit nur mäßiger Reizung des Auges. Kruppartige Konjunktivitis*; Trachom, mit Pannus. Iritis, mit gepunkteten Ablagerungen auf der inneren Oberfläche der Cornea. Geringer Schmerz, bei heftiger Ulzeration oder Entzündung. **[Con.** gegensätzlich**]**

Ohren. – Geschwollen, mit reißenden Schmerzen. Dicke, gelbe, fadenziehende und stinkende Absonderung. Scharfe Stiche im linken Ohr.

Nase. – Chronischer Schnupfen* bei Kleinkindern, **besonders bei dicken, pummeligen Babies. Druck und Schmerzen an der Nasenwurzel** und stechender Schmerz in der Nase. **Die Nasenscheidewand ist ulzeriert**, runde Ulzera. **Stinkender Geruch. Dicke, fadenziehende, grünlich-gelbe Absonderung. Zähe, elastische Pfropfen** aus der Nase[269] hinterlassen eine wunde Oberfläche. Entzündung breitet sich zu den Stirnhöhlen aus, mit Qualen und Völlegefühl an der Nasenwurzel. Tropfen von den Choanen. **[Hydr.] Verlust des Geruchsinns**. Viel Räuspern. Unfähig, durch die Nase zu atmen. Trockenheit. **Schnupfen mit Verstopfung** der

268 Laut [11], [12], [19] und [34] hat Kali-bi. durchaus auch starke Lichtscheu; hier nur im Zusammenhang mit der Ulzeration keine Photophobie (Semikolon !). [12]: „… Chemosis; Lichtscheu in keinem Verhältnis zum Entzündungsgrad."

269 Vgl. [19], Symptome von Chrom-Fabrikarbeitern in Manchester, Liverpool and Glasgow: „Harte pflockähnliche Massen, die die Arbeiter 'Clinkers' nennen und die elastisch wie Kautschuk sind." Clinkers = Schlacke, Pflock = Pfropfen.

Nase. **Heftiges Niesen**. Reichliche, wäßrige Nasenabsonderung. Chronische Sinusitis frontalis mit Verstopfungsgefühl.

Gesicht. – Gerötete Hautfarbe. Fleckige, rote Erscheinung. Akne. [**Jug-r., Kali-a.**] Die Knochen sind empfindlich, besonders unter den Augenhöhlen.

Mund. – Trocken; zäher Speichel. Landkartenzunge, **rot, glänzend, glatt und trocken**, bei Dysenterie; breit, flach, mit Zahnabdrücken, dick belegt. Gefühl eines Haares auf der Zunge.

Hals. – Der Rachen ist rot und entzündet. Trocken und rauh. Die Ohrspeicheldrüsen sind geschwollen. Die Uvula ist erschlafft, **ödematös, blasenartig**. Pseudomembranöse Ablagerungen auf den Tonsillen und dem weichen Gaumen. Brennen erstreckt sich zum Magen. Aphthen. Diphtherie, mit tiefsitzender Erschöpfung und weichem Puls. Die Absonderung von Mund und Rachen ist zäh und fadenziehend.

Magen. – Übelkeit und Erbrechen nach Bier. Nach einer Mahlzeit (die er mit Wohlbehagen zu sich genommen,) hat er das Gefühl, als ob die Verdauung stockte (, und die Speisen liegen ihm wie eine Last im Magen).[19] Magenerweiterung. Gastritis. **Rundes Magenulkus**. Stiche in der Leber- und Milzgegend und durch die Wirbelsäule. Abneigung gegen Wasser. Kann Fleisch nicht verdauen. Verlangen nach Bier und sauren (Getränken)[34]. Magensymptome ⟩ nach dem Essen, und die rheumatischen Symptome tauchen wieder auf. Erbrechen von hellgelbem Wasser.

Abdomen. – Schneidender Schmerz im Abdomen, bald nach dem Essen. Chronische Darmgeschwüre. Schmerzhaftigkeit im rechten Hypochondrium. Fettleber und Zunahme des weichen, fibrösen Gewebes. Schmerzhafte Einziehung, Schmerzhaftigkeit und Brennen.

Rektum. – Gallertiger, gelatinöser Stuhl; ⟨ **morgens**. Dysenterie; Tenesmus, braune, schaumige Stühle. Gefühl eines Pflockes im After. Periodische Verstopfung, mit Schmerzen quer über den Lenden und braunem Urin.

Harnwege. – Brennen in der Urethra. **Nach dem Harnen** (Brennen am Beginn der Harnröhre), **als ob ein Tropfen Urin dort zurückgeblieben wäre, mit dem Wunsch ihn hinauszupressen, ohne die Möglichkeit hierzu.**[19] Fädiger Schleim im Urin. Die Urethra wird verstopft. Kongestion der Nieren; Nephritis, mit spärlichem, eiweißhaltigem Urin und Zylindern. Pyelitis; der Urin ist gemischt mit Epithelien, Schleim, Eiter oder Blut. **Hämatochylurie.**

Männlich. – Jucken und Schmerz des Penis, mit Pusteln. Ulzera mit anfallsweisen Stichen; ⟨ nachts. Zusammenschnürung an der Peniswurzel, nachts[270] beim Erwachen. Syphilitische Ulzera, mit käsiger, zäher Exsudation. Erektionen. **[Pic-ac.]**

Weiblich. – Gelbe, zähe Leukorrhoe. Pruritus vulvae, mit starkem Brennen und Erregung. Uterusprolaps; 〈 **bei heißem Wetter.**

Atemwege. – Heisere Stimme; 〈 abends. Metallischer, hackender Husten. **Reichlicher, gelber Auswurf, sehr klebrig und pappig,** kommt heraus in langen, fadenziehenden und sehr klebrigen Massen. Kitzeln im Kehlkopf. Rachenkatarrh, Husten hat einen blechernen Klang. Echter membranöser Krupp, dehnt sich aus zum Kehlkopf und zu den Choanen. Husten, mit Schmerz im Sternum, erstreckt sich zu den Schultern; 〈 beim Entkleiden. Schmerz an der Bifurkation der Luftröhre beim Husten; von der Mitte des Sternums zum Rücken.

Herz. – Dilatation, besonders von gleichzeitig bestehender Nierenschädigung. Kaltes Gefühl um das Herz herum. **[Kali-n.]**

Rücken. – **Ein Schneiden durch die Lenden;** kann nicht gehen, strahlt aus zur Leiste. Schmerz im Steiß- und Kreuzbein, strahlt nach oben und unten aus.

Extremitäten. – Vorübergehender fliegender Schmerz; von einer Stelle zur anderen. **[Kali-s., Puls.]** Entlang des Knochens wandernde Schmerzen; 〈 Kälte. Linksseitige Ischialgie; 〉 Bewegung. Die Knochen fühlen sich schmerzhaft und zerschlagen an. **Sehr schwach.** Reißende Schmerzen in der Tibia. Syphilitischer Rheumatismus. **[Mez.]** Schmerz, Schwellung und Steifheit und Knarren aller Gelenke. Schmerzhaftigkeit der Fersen beim Gehen. Die Achillessehne ist geschwollen und schmerzhaft. Schmerzen an kleinen Stellen. **[Ox-ac.]**

Haut. – Akne. Papulöse Ausschläge. **Ulzera mit ausgestanzten Rändern,** mit der Tendenz zur Perforation und zähem Exsudat. Pustulöse Ausschläge, den Windpocken ähnelnd, mit brennenden Schmerzen. Jucken mit Bläschenausschlag.

Modalitäten. – 〈 Bier, am Morgen, heißes Wetter, Entkleiden.
〉 Hitze.

Beziehung. – Vergleiche: **Ant-t., Brom., Hep., Ind., Calc., Ant-c.**
Bei Entstehung von Pseudomembranen vergleiche: **Brom., Am-caust., Sul-ac., Ip.**

Antidote: **Ars., Lach.**

---

270 Bei [11], [12], [34] dagegen morgens beim Erwachen.

Dosierung. – Dritte Verreibung, auch 30. Potenz und höher. Die niedrigeren Präparate dieses Salzes sollten nicht zu lange aufbewahrt werden.

Kali bromatum

Kaliumbromid; KBr

Wie alle Kali-Salze schwächt es das Herz und senkt die Temperatur. Es verursacht Bromismus. Allgemeine Abnahme der Geisteskraft, Verlust des Gedächtnisses, Melancholie, Anästhesie der Schleimhäute, besonders von Augen, Hals und Haut; Akne; Verlust des sexuellen Verlangens, Paralyse. Ein führendes Mittel bei Psoriasis. Knotige Form der chronischen Gicht. **Symptome des apoplektischen Insultes** aufgrund von Urämie oder anderer Ursache; Somnolenz und schnarchende Atmung, Konvulsionen, Aphasie, Albuminurie. Epilepsie (mit salzfreier Diät).

Gemüt. – Tiefgründende, melancholische Wahnidee; Gefühl moralischer Unzulänglichkeit; religiöse Niedergeschlagenheit; Wahnideen von Verschwörungen gegen ihn. Bildet sich ein, er sei auserwählt als Objekt des göttlichen Zorns.[271] Verlust des Gedächtnisses. Muß etwas tun – umhergehen; wird zappelig. **[Tarent.]** Furcht, vergiftet zu werden. **[Hyos.]** Amnestische Aphasie; kann jedes vorgesprochene Wort aussprechen, kann aber sonst nichts reden. **Pavor nocturnus**. Schreckliche Illusionen. Aktives Delirium.

Kopf. – Selbstmörderische Manie mit Zittrigkeit. Das Gesicht ist gerötet. **Taubes Gefühl im Kopf**. Geistige Erschöpfung. Schnupfen mit Neigung zur Ausbreitung in den Hals.

Hals. – Blutandrang zur Uvula und zum Rachen. **Anästhesie** von Rachen und Kehlkopf. Dysphagie, besonders bei Flüssigkeiten. **[Hyos.]**

Magen. – Erbrechen mit **intensivem Durst**, nach jeder Mahlzeit. **Dauernder Schluckauf. [Sul-ac.]**

Abdomen. – Gefühl, als fielen die Eingeweide heraus. **Cholera infantum**, mit reaktiver Hirnreizung, Zucken und Rucken der Muskeln. Grüne, wäßrige Stühle mit intensivem Durst, Erbrechen und eingesunkenen Augen. Starke Erschöpfung. **Innere Kälte** des Abdomens. Durchfall mit viel Blut. Grüne, wäßrige Stühle. **Einziehung** des Abdomens.

---

271 Dieses Symptom ist im Synthetischen Repertorium im Deutschen nicht richtig wiedergegeben; Vgl. [11]: „Er stellte sich vor, daß er für die göttliche Rache besonders ausgewählt gewesen sei, und er verwandt den größeren Teil des Abends darauf, laut sein trauriges Schicksal zu beklagen, schlief dabei in Intervallen von einigen Minuten plötzlich ein.“

Harnwege. – Die Empfindlichkeit der Urethra ist herabgesetzt. Übermäßige Harnsekretion, mit Durst. Diabetes. **[Ph-ac.]**

Männlich. – Schwäche und Impotenz. Auswirkungen sexueller Exzesse, insbesondere Gedächtnisverlust, Koordinationsstörungen, Taubheit und Kribbeln in den Gliedern. Sexuelle Erregung im Halbschlaf.

Weiblich. – Pruritus. Ovarielle Neuralgie mit großer nervöser Beklommenheit. **Übersteigertes sexuelles Verlangen.** Zystische Tumoren der Ovarien.

Atemwege. – Spasmodischer Krupp. Reflexhusten* während der Schwangerschaft. Trockener, ermüdender Reizhusten bei Nacht.

Extremitäten. – **Unruhige Hände**; geschäftiges Zucken der Finger. Zucken und Rucken der Muskeln.

Haut. – **Akne** des Gesichts, Pusteln. Jucken; ‹ auf der Brust, Schultern und im Gesicht. Anästhesie der Haut. **Psoriasis.**

Schlaf. – Ruheloser Schlaf. Äußerste Schläfrigkeit. Schlaflosigkeit aufgrund von Sorgen, Kummer und sexueller Ausschweifung. Pavor nocturnus. Zähneknirschen im Schlaf. Schreckliche Träume. Schlafwandeln.

Modalitäten. – › bei psychischer oder physischer Beschäftigung.

Dosierung. – Ein paar Gran des unbearbeiteten Salzes in der dritten Trituration. Man bedenke den instabilen Charakter dieses Salzes. Es soll bei salzfreier Diät viel wirksamer sein.

Kali carbonicum

Kaliumcarbonat, K_2CO_3

Die für alle Kali-Salze charakteristische Schwäche sieht man besonders bei diesem, mit weichem Puls, Kälte, allgemeiner Depression und sehr charakteristischen **Stichen**, welche in allen Körperteilen oder in Verbindung mit irgendeinem Leiden empfunden werden können. Alle Kali-Schmerzen sind **heftig und schneidend**; fast alle sind › Bewegung. Verwende nie irgendwelche Kali-Salze, wenn Fieber vorhanden ist (T.F. Allen). Empfindlich gegen jede atmosphärische Veränderung und **Unverträglichkeit von kaltem Wetter.** Eines der besten Mittel nach Wehen. Fehlgeburten, für darauffolgende Schwächezustände. Sehr charakteristische ‹ am frühen Morgen. Feiste alte Menschen, mit Neigung zu Wassersucht und Paresen. **Schweiß, Rückenschmerz und Schwäche.** Pochende Schmerzen. Tendenz zu Wassersucht. Tuberkulöse Diathese. Schmerzen von innen nach außen und von stechendem Charakter. Gefühl, „als ginge es zu Ende". Fettige Degeneration. Stechende Schmerzen in Muskeln und inneren Organen. Zucken der Muskeln. Schmerz an kleiner Stelle auf der linken Seite. Hypothyreoidismus. Hüftgelenksentzündung.

Gemüt. – Verzweifelt. Wechselhafte Stimmung. **Sehr reizbar.** Voller Befürchtungen und Vorstellungen. Angst wird im Magen empfunden. Gefühl, als ob das Bett sinken würde. Möchte nie alleine gelassen werden. Nie ruhig oder zufrieden. Dickköpfig und **überempfindlich** gegen Schmerz, Lärm und Berührung.

Kopf. – Schwindel beim (schnellen) Wenden (des Körpers und) Kopfes.[16] Kopfschmerz **vom Fahren**[34] **im kalten Wind**. Kopfschmerz beginnt mit dem Gähnen. Stiche in den Schläfen; dumpfer Schmerz im Hinterkopf, einseitig, mit Übelkeit beim Fahren im Wagen. Lockeres Gefühl im Kopf.[272] Große **Trockenheit der Haare**; Haarausfall. **[Fl-ac.]**

Augen. – Stiche in den Augen. Flecke, Gewebe und Punkte vor den Augen (, beim Lesen und Sehen ins Freie);[16] schwarze Punkte. Die Lider kleben morgens zusammen. **Schwellung zwischen den Augenbrauen und Lidern, wie ein Säckchen.**[16] Schwellung der Glabella zwischen den Augenbrauen. Asthenopie. Schwache Sicht von exzessiver sexueller Ausschweifung. Beim Schließen der Augen eine schmerzhafte Lichtempfindung, die das Gehirn durchdringt.

Ohren. – Stiche in den Ohren. Jucken, Knacken, Klingen und Dröhnen.

Nase. – Die Nase **ist verstopft im warmen Zimmer**. Dicke, fließende, gelbe Absonderung. Tropfen von den Choanen. **[Spig.]** Wunde, schorfige Nasenlöcher; blutiger Nasenschleim. Verkrustete Nasenöffnungen. Nasenbluten beim Gesichtwaschen am Morgen. **Geschwürige Nasenlöcher**.

Mund. – Zahnfleisch klafft von den Zähnen. Eiter sickert heraus. Pyorrhoe. Aphthen. Die Zunge ist weiß. Ständig viel Speichel im Mund. Übler Geschmack und sehr verschleimt im Mund.[16]

Hals. – Trocken, ausgetrocknet und rauh. Stechender Schmerz, wie von einer Gräte. Schwieriges Schlucken, sehr langsames Herabrutschen der Speisen in der Speiseröhre. Schleimansammlung am Morgen.

Magen. – Flatulenz. Verlangen nach Süßigkeiten. Gefühl eines Klumpens in der Magengrube. Würgen. Dyspepsie alter Leute; Brennen, Über-

---

272 Vgl. [16]: „Stetes Gefühl im Kopfe, als wenn etwas darin los wäre, und sich nach der Stirn zu drehe und winde."

säuerung, Blähung. Magenverstimmung von Eiswasser. **Saures Aufstoßen. Übelkeit**; ⟩ Hinlegen. Stetes Gefühl im Magen, **als ob er voll Wasser wäre.** Saures Erbrechen. Pochen und Schneiden im Magen. Ekel vor der Nahrung. **Angst wird im Magen gespürt.** Das Epigastrium ist äußerlich empfindlich. Leichtes Verschlucken beim Essen.[17] Oberbauchschmerz zieht zum Rückgrat.

Abdomen. – Stiche in der Lebergegend. Alte chronische Leberbeschwerden. Leber wie wund (–gedrückt)[16]. Gelbsucht und Wassersucht. Auftreibung und Kälte des Abdomens. Schmerz vom linken Hypochondrium zum Abdomen; muß sich auf die rechte Seite drehen, bevor er aufstehen kann.

Rektum. – **Große**, schwierige Stühle, mit stechenden Schmerzen eine Stunde vorher. Große, geschwollene und schmerzhafte Hämorrhoiden. Jucken, ulzerierte Pickel um den Anus herum. Viel Blutabgang (aus den geschwollenen Hämorrhoiden,) bei gutem Stuhl.[16] Schmerz in den Hämorrhoiden beim Husten. Brennen in Rektum und Anus. Prolaps tritt leicht auf. **[Graph., Podo.]** Jucken. **[Ign.]**

Harnwege. – Er muß nachts öfters zum Harnen aufstehen. Druck auf der Blase lange bevor der Urin kommt. Unwillkürlicher Harnabgang beim Husten, Niesen etc.

Männlich. – Beschwerden durch Koitus. Mangel an Geschlechtstrieb (, bei unverminderten Früh-Erektionen).[16] Starke Samenergüsse, **gefolgt von Schwäche.**

Weiblich. – Die Menses sind zu früh, übermäßig **[Calc.]** oder **zu spät, blaß und spärlich**, mit Wundheit um die Genitalien; Schmerzen vom Rücken ziehen hinunter durch die Glutealmuskulatur, mit Schneiden im Abdomen. Reißen in der linken Schamlippe durch den Unterleib bis in die Brust herauf.[16] Verspätete Menses bei jungen Mädchen, mit Brustsymptomen oder Aszites. Schwierige Menarche. **Beschwerden nach Entbindung**. Uterusblutung; ständige Schmierblutung nach reichlichem Fluß, mit heftigen Rückenschmerzen, ⟩ Sitzen und Druck.

Atemwege. – Schneidender Schmerz in der Brust; ⟨ Liegen auf der rechten Seite. Heiserkeit und Verlust der Stimme. Trockener, harter Husten gegen 3 Uhr nachts, mit **stechenden Schmerzen** und Trockenheit des Rachens. Bronchitis, **die ganze Brust ist sehr empfindlich**. Spärlicher und zäher Auswurf, aber **mehr** am Morgen und nach dem Essen; ⟨ rechte untere Brust und Liegen auf der schmerzhaften Seite. **Hydrothorax**. Brustsymptome ⟩ durch Nach-vorn-Lehnen. Auswurf muß geschluckt werden;

käsiger Geschmack; reichlich, stinkend, runde[12] Stückchen. **Kälte der Brust. Giemen.** Husten, mit **erschlaffter Uvula**. Neigung zu Tuberkulose; dauernde Erkältungen; 〉 **in warmem Klima.**

Herz. – Empfindung, als wäre das Herz aufgehängt worden.[273] Herzklopfen und **Brennen in der Herzregion. Schwacher, schneller Puls; setzt aus** aufgrund von Verdauungsstörung. Drohendes Herzversagen.

Rücken. – Große Erschöpfung. Stiche in der Nierengegend und der rechten Scapula. **Das Kreuz fühlt sich schwach an.** Steifheit und gelähmtes Gefühl im Rücken. Brennen im Rückgrat. **[Gua.]** Heftiger Rückenschmerz während der Schwangerschaft und nach Fehlgeburt. Hüfterkrankung. Schmerz in den Nates, den Oberschenkeln und den Hüftgelenken. Lumbago mit plötzlichen, heftigen Schmerzen, die den Rücken hinauf und hinunter und zu den Schenkeln ausstrahlen.

Extremitäten. – **Rücken und Beine geben nach**. Unruhe, Schwere und Reißen in den Gliedern und Zucken. Reißender Schmerz in den Gliedern mit Schwellung. Die Glieder sind empfindlich gegen Druck. Schwellung des Knies bei Gelenkstuberkulose. Reißen in den Armen von der Schulter zum Handgelenk. Reißen (, Stechen und Jucken) im Handgelenk.[17] Lähmung bei alten Leuten und wassersüchtige Beschwerden. Die Glieder schlafen leicht ein. Die Zehen- und Fingerspitzen sind schmerzhaft. **Die Sohlen sind sehr empfindlich**. Jucken des großen Zehs, mit Schmerz. **Schmerz von der Hüfte zum Knie. Schmerz in den Knien.**

Schlaf. – Schläfrig nach dem Essen. Wacht um 2 Uhr nachts auf und kann nicht wieder einschlafen.

Haut. – Brennen, wie von einem Senfpflaster.

Modalitäten. – 〈 nach Geschlechtsverkehr; kaltes Wetter; Suppe und Kaffee; morgens gegen 3 Uhr; Liegen auf der linken Seite und der schmerzhaften Seite.

〉 warmes, aber feuchtes Wetter; tagsüber, beim Umhergehen.

Beziehungen. – Komplementärmittel:

Carbo vegetabilis: Niedrige Lebenskraft läßt an eine vorbereitende Behandlung mit Carb-v. denken, zum Aufpäppeln bis zu dem Punkt, an dem Kali-c. hilfreich wäre.

Kali-c. folgt oft **Nux-v.** bei Magen- und Blasenstörungen.

---

273 Vgl. [16]: „Im oder am Herz, klemmender Schmerz, als hinge das Herz an fest zusammengezogenen Bändern." Vgl. [34]: „Beim Liegen auf der rechten Seite, fühlt sich das Herz an, als hinge es von den linken Rippen herab, und es scheint sie zur rechten Seite zu ziehen."

Vergleiche: **Calc., Am-p., Phos., Lyc., Bry., Nat-m., Stann., Sep.**

Kali aceticum – Essigsaures Kalium: Diabetes, Durchfall, Wassersucht, alkalischer Urin, sehr stark vergrößerte Mengen.

Kali citricum – Kaliumzitrat: Brightsche Krankheit* – 1 Gran (65 mg) auf ein Glas Wasser.

Kali ferrocyanatum – Rotes Blutlaugensalz: Geistige und körperliche Erschöpfung nach Infekt. Unfähig zu anhaltenden Routinearbeiten. Neuralgische Leiden aufgrund Blutarmut und erschöpften Nervenzentren, besonders des Rückenmarks. Herzverfettung und funktionale Herzbeschwerden. Der Puls ist schwach, klein und unregelmäßig. Uterussymptome wie **Sepia**, herabdrängendes Gefühl und Schwächegefühl in der Magengegend. Reichliche, eiterähnliche Leukorrhoe und passive Blutungen; D6 benutzen.

Kali oxalicum – Kaliumoxalat: Lumbago, Konvulsionen.

Kali picro-nitricum und **Kali picricum**: Gelbsucht, heftiges Aufstoßen.

Kali salicylicum – Kaliumsalicylat: Erbrechen, besonders in der Schwangerschaft; Arteriosklerose, mit chronischem Rheumatismus.

Kali silicicum – Kaliumsilicat: Gichtknoten.

Kali tartaricum – Dikaliumtartrat: Paraplegie.

Kali telluricum – Kaliumtellurit: Knoblauchartiger Geruch des Atems, Speichelfluß, geschwollene Zunge.

Antidote: **Camph., Coff.**

Dosierung. – Die 30. und höher. Sechste Trituration. Nicht zu oft wiederholen. Bei alten Gicht-Fällen, fortgeschrittener Brightscher Krankheit* und Tuberkulose mit Vorsicht anzuwenden

Kali chloricum[274]

Kaliumchlorat, $KClO_3$

Wirkt sehr zerstörerisch auf die Nieren, indem es eine akute Glomerulonephritis, Hämoglobinurie etc. verursacht. Parenchymatöse Nephritis mit Stomatitis. Ruft eine äußerst akute geschwürige follikuläre Stomatitis hervor. **Gangränös ulzerierende Stomatitis. Toxämische Zustände während der Schwangerschaft** (Harnwegssymptome). **Chronische Nephritis**; Hepatitis. Septikämie. Anämie.

---

274 [12] warnt bei Kali muriaticum – Kaliumchlorid vor der Verwechslung mit Kali chloricum – Kaliumchlorat. Bei [34] sind die beiden Mittel aufgrund der Ähnlichkeit unter Kali muriaticum zusammengefaßt.

Mund. – Vermehrte Sekretion von saurem Speichel. Die ganze Schleimhautoberfläche ist rot, angeschwollen, (und an den Wangeninnenseiten, Lippen etc. sind zahlreiche) Geschwüre mit grauem Grund.[11] Die Zunge ist geschwollen. **Stomatitis** aphthosa et **gangraenosa.** Foetor. Quecksilberstomatitis (als Mundwasser).

Magen. – Gefühl von einem Gewicht in Epigastrium und Nabelgegend. Blähung. Erbrechen von grün-schwarzer Substanz.

Stuhl. – Diarrhoe; reichlicher, grüner Schleim.

Harnwege. – Eiweißhaltiger, spärlicher, unterdrückter Harn. Hämaturie; (gesteigerte) Diurese (nachts).[11] Nucleoalbumin und Galle, hoher Phosphatwert, mit geringem Gesamtsediment.

Haut. – Gelbsucht. Juckender Miliaria- oder papulöser Ausschlag. Verfärbt; Schokoladen-Tönung.

Dosierung. – Zweite bis sechste Potenz. Lokal vorsichtig anwenden, da es giftig ist.

Kali cyanatum

Kaliumcyanid, Zyankali, KCN

Plötzliches Schwächegefühl. Zungenkrebs und qualvolle Neuralgie wurden von diesem Mittel positiv beeinflußt. Migräne; Ischialgie; Epilepsie.

Gesicht. – Schwere Neuralgie in der Schläfenregion, täglich zur selben Stunde wiederkehrend. Schmerz in der Regio orbitalis und supramaxillaris, mit Schreien und Verlust des Bewußtseins.

Zunge. – Geschwür der Zunge, mit verhärteten Rändern. Schwierige Sprache. Fähigkeit zur Sprache ist verloren, aber die Intelligenz ist intakt.

Atemwege. – Husten verhindert den Schlaf; schwache Atmung; kann nicht tief Luft holen.

Modalitäten. – < von 4 Uhr morgens bis 4 Uhr nachmittags.

Beziehungen. – Vergleiche: **Plat., Stann., Cedr., Mez., Mur-ac.**

Dosierung. – Sechste und 200. Potenz.

Kali iodatum

Kali hydriodicum, Kaliumjodid, KJ

Der reichliche, wäßrige, scharfe Schnupfen, den dieses Mittel produziert, dient als sicheres Leitsymptom, besonders in Verbindung mit Schmerz im

Sinus frontalis. Es wirkt vornehmlich auf Faser- und Bindegewebe, wo es Einlagerung, Ödeme etc. hervorruft. **Drüsenschwellungen**. Purpura und hämorrhagische Diathese. Bei **Syphilis** kann es in allen Stadien angezeigt sein:

1. Bei der akuten Form mit abendlichem, remittierenden Fieber, das in nächtliche Schweiße übergeht.
2. Im zweiten Stadium Haut- und Schleimhautulzerationen.
3. Tertiärsymptome; Knoten.

In materiellen Dosen geben. **Diffuse Empfindlichkeit** – (Drüsen, Kopfhaut etc). Rheumatismus in **Nacken, Rücken**, Füßen, besonders Fersen und Sohlen; < Kälte und Nässe. Kaliumjodid wirkt in materiellen Gaben bei verschiedenen Formen von Pilzerkrankungen (Soor, Tinea etc), die oft[275] Syphilis und andere bakterielle Erkrankungen wie Tuberkulose simulieren. Symptome wie Gewichtsverlust, Blutspucken etc. Tee-Verkoster-Husten, aufgrund der Inhalation des Pilzes; bringt oft auch bei vielen chronischen Leiden günstige Reaktionen hervor, sogar wenn es nicht eindeutig symptomatisch angezeigt ist.

Gemüt. – Traurig, ängstlich; schroffes Temperament. Reizbar; Blutandrang zum Kopf, Hitze und Pochen.

Kopf. – Schmerzen durch die **Seiten** des Kopfes. Heftiger Kopfschmerz. Der Schädel schwillt an in harten Knoten. Intensiver Schmerz über den Augen und der **Nasenwurzel**. Das Gehirn fühlt sich vergrößert an. Harte Knoten mit starken Schmerzen. **Fazialisneuralgie**. Lanzinierender Schmerz im Oberkiefer.

Augen. – Die Konjunktiven sind rot, injiziert; reichlicher Tränenfluß. **Syphilitische Iritis**. Pustulöse Keratitis und Chemosis. Knöcherne Tumoren der Orbita.

Nase. – Rot und geschwollen. Die Nasenspitze ist rot; **reichliche, scharfe, heiße, wäßrige, dünne Absonderung. Ozaena, mit perforiertem Septum**. Niesen. Nasenkatarrh, mit Beteiligung der Stirnhöhlen. Verstopftheit und Trockenheit der Nase, ohne Absonderung. Reichliche, **kühle**, grünliche, nicht-reizende Absonderungen.

Ohren. – Geräusche im Ohr. Bohrender Schmerz in den Ohren.

Magen. – Vermehrter Speichel. Schwächegefühl im Epigastrium. < kaltes Essen und Trinken, besonders Milch. Viel Durst. Pochen, schmerzhaftes Brennen. Blähungen.

---

275 Vermutlich Druckfehler: Müßte „often“ statt „offer“ heißen.

Weiblich. – Die Menses sind spät und reichlich. Während der Menses fühlt sich der Uterus wie zusammengedrückt an. Wundmachende Leukorrhoe, mit subakuter Entzündung der Gebärmutter bei jung verheirateten Frauen. Myome, Metritis, Subinvolution, Hypertrophie, D1 oder 1 Gran (65 mg) rohe Substanz, dreimal täglich.

Atemwege. – Heftiger Husten; < morgens. Lungenödem. **Der Kehlkopf fühlt sich wund an.** Kehlkopfödem. Erwacht erstickend. **Auswurf wie Seifenlauge, grünlich.** Pneumonie, wenn die Hepatisation einsetzt. **Pneumokokken-Meningitis.** Stechende Schmerzen durch die Lungen zum Rücken. Asthma. Atemnot beim Aufsteigen, mit Herzschmerz. Hydrothorax. **[Merc., Sulph.] Pleuraerguß. Erkältung wandert abwärts in die Brust.**

Extremitäten. – Heftige Knochenschmerzen. Das Periost ist verdickt, besonders das der Tibia; empfindlich gegen Berührung. **[Kali-bi., Asaf.]** Rheumatismus; Schmerzen nachts und bei feuchtem Wetter. Kontrakturen der Gelenke. **Rheumatismus der Knie mit Erguß.** Schmerz im Kreuz und im Steißbein. Schmerz in der Hüfte zwingt zum Humpeln. **Ischialgie**; kann nicht im Bett bleiben; < nachts und Liegen auf der betroffenen Seite. Ameisenlaufen der unteren Extremitäten, beim Sitzen, > Hinlegen.

Haut. – Purpurne Flecken, < an den Beinen. Akne, Bläschenausschlag. Kleine Furunkel. **Drüsen** vergrößert und verhärtet. Nesselsucht. **Rauhe Knötchen** überall, < von Bedeckung jeder Art; intensive Körperhitze. Analfissuren bei Kindern. Neigung zu ödematösen Schwellungen an Augenlidern, Mund, Uvula etc. **Rosacea.**

Modalitäten. – < warme Kleidung, warmes Zimmer, bei Nacht, feuchtes Wetter.

> Bewegung, im Freien.

Beziehungen. – Antidot: **Hep.**

Vergleiche: **Iod., Merc., Sulph.**

Chopheenee: Eine Hindu-Arznei für syphilitische Ausschläge, Ulzerationen und Knochenschmerzen. Als Tinktur gebraucht.

Dosierung. – Die rohe Substanz, in materiellen offizinellen Gaben; man erinnere sich aber Dr. Meyhoffers Feststellung in seiner Veröffentlichung über die chronischen Erkrankungen der Atmungsorgane: „Von dem Augenblick an, wo die Arznei pathogene Symptome hervorruft, verstärkt es die Gewebefunktion, erschöpft es die schon geschwächte Lebenskraft, wodurch sie, anstatt die organischen Zellen in Richtung Leben zu stimulieren, die Kontraktionskraft der Zellen verschlechtert oder aufhebt. In der

Regel verwenden wir die erste Verdünnung 6–20 Tropfen pro Tag; falls nach einer Woche noch kein entschiedener Fortschritt sichtbar ist, wird auf 100 Tropfen der ersten Verdünnung ein Tropfen Jodtinktur hinzugefügt. Auf diese Art nehmen bei syphilitischer Laryngitis die Schleimhautknötchen, gummigen Ablagerungen und Ulzerationen, die daraus im Kehlkopf resultieren, einen günstigen Verlauf.“ Wenn es streng homöopathisch indiziert ist, wie bei akuten Atemwegsbeschwerden, die dritte Potenz.

Kali muriaticum[276]

Kaliumchlorid, KCl

Obgleich nicht geprüft, hat dieses Mittel aufgrund seiner Einführung durch Schüssler eine breite klinische Verwendung gefunden. Es ist sicherlich von großem Wert bei kaharrhalischen Leiden, subakuten Entzündungen, fibrinösen Exsudationen und Drüsenschwellungen. **Weißer oder grauer Belag der Zungenwurzel** und Auswurf eines dicken, weißen Schleims scheinen besondere Leitsymptome zu sein. Bursitis praepatellaris.

Kopf. – Bildet sich ein, er muß hungern[277]. Kopfschmerz, mit Erbrechen. Milchschorf. Schuppen.

Augen. – Weißer Schleim, eitrige Krusten (auf den Lidrändern)[34]. Oberflächliche Geschwüre. Trachom. Hornhauttrübungen.

Ohren. – **Chronische, katarrhalische Leiden des Mittelohrs.** Drüsen um die Ohren sind geschwollen. **Schnalzen und Geräusche in den Ohren.** Drohende Mastoiditis[8]. Starkes Nässen[8] um das Ohr herum.

Nase. – Katarrh; weißer, dicker Schleim. Rachendecke voller anhängender Krusten. Verstopfende Erkältung. Nasenbluten. **[Arn., Bry.]**

Gesicht. – Wange geschwollen und schmerzhaft.

Mund. – Aphthen; Soor; weiße Ulzera im Mund. Geschwollene Drüsen um Kiefer und Hals. **Gräulich-weiß**, trocken oder schleimig belegte Zunge.

Hals. – **Follikuläre Tonsillitis.** Tonsillen entzündet; sie sind so stark vergrößert, daß man kaum atmen kann. Gräuliche Flecken oder Stellen im Hals und den Tonsillen. Anhängende Krusten im Rachengewölbe. Nosokomiale Halsentzündung. Katarrh der Eustachischen Röhre.

---

276 Siehe Fußnote bei Kali chloricum.

277 Vgl. [34]: „Andauernder Appetitmangel; der Patient verweigert absolut die Nahrung oder bildet sich ein, er müßte verhungern.“

Magen. – **Fettiges oder schweres Essen verursacht Verdauungsstörung.** Erbrechen weißen, trüben Schleims; Wasser läuft im Munde zusammen. Schmerz im Magen, mit Verstopfung. Freßsucht; Hunger verschwindet durch Wassertrinken.

Abdomen. – Abdominelle Empfindlichkeit und Schwellung. Flatulenz. Oxyuren*, verursachen Jucken am Anus.

Rektum. – Verstopfung; hellfarbige Stühle. Diarrhoe nach fettem Essen; lehmfarbene, weiße oder schleimige Stühle. Dysenterie; Purgieren, mit schleimigen Stühlen. **Hämorrhoiden**; dunkel und dick blutend; fibrinös, koaguliert.

Weiblich. – Menses zu spät oder unterdrückt, gehemmt oder zu früh; exzessive Absonderung; **dunkel-klumpiges** oder zähes, schwarzes Blut, wie Teer. **[Plat.]** Leukorrhoe; Absonderung milchig-weißen Schleims, dick, nicht reizend, mild. Morgenübelkeit bei Schwangeren mit Erbrechen weißen Schleims. Knoten in der Brust fühlen sich ziemlich weich an und sind **empfindlich.**

Atemwege. – Stimmverlust; Heiserkeit. Asthma, mit Magenverstimmung; weißer Schleim, der schwierig abzuhusten ist. Lauter, geräuschvoller Reflexhusten*, der durch Reizung der Magenschleimhäute provoziert wird; der Husten ist kurz, heftig und krampfhaft, wie Keuchhusten; der Auswurf ist dick und weiß. Rasselgeräusche der Luft, die den dicken, weißen Schleim in den Bronchien passiert; schwierig abzuhusten.

Rücken und Extremitäten. – Rheumatisches Fieber; Erguß und **Schwellung um die Gelenke herum**. Die rheumatischen Schmerzen werden nur bei Bewegung verspürt oder davon verstärkt. Nächtliche rheumatische Schmerzen; 〈 Bettwärme; blitzartig, vom Kreuz zu den Füßen; muß aus dem Bett heraus und aufrecht sitzen. Die Hände werden steif beim Schreiben. Bursitis.

Haut. – Akne, Erythem und Ekzem, mit **Bläschen**, mit dickem, weißem Inhalt. Trockene, mehlige Schuppen auf der Haut. **[Ars.]**

Modalitäten. – 〈 schweres Essen, Fette, Bewegung.

Beziehungen. – Vergleiche: **Bry., Merc., Puls., Sulph.**

Belladonna, welchem Kali muriaticum gut folgt, bei katarrhalischen und hypertrophischen Zuständen.

Kino australiensis: Otorrhoe, mit Stichen im rechten Ohr.

Dosierung. – Dritte bis zwölfte Potenz. Äußerlicher Gebrauch bei Hautleiden mit brennendem Gefühl.

Kali nitricum

Kaliumnitrat, Nitrum, Salpeter, KNO_3

Oft bei Asthma indiziert, auch wertvoll bei Asthma cardiale; von großem Wert bei **plötzlichen ödematösen Schwellungen über den ganzen Körper**. Gastrointestinale Entzündungen, mit großer Schwäche und Rückfall bei Phthisis indizieren dieses Mittel. Eitrige Nephritis.

Kopf. – Die Kopfhaut ist sehr empfindlich. Kopfschmerz, mit Schwindel, als würde er zur rechten Seite und rückwärts fallen; < Bücken. Langeweile (, Weinerlichkeit, trübsinniges Aussehen).[16]

Augen. – Sicht wird verschwommen. Der Glaskörper ist trübe. **[Arn., Ham., Sol-n., Phos.]** Farbige, bunte Räder vor den Augen (, bei guter Sehkraft, zwei Tage lang).[16] Brennen und Tränenfluß.

Nase. – Niesen. Geschwollenes Gefühl; < **im**[16] **rechten Nasenloch**. Die Nasenspitze ist rot und juckt. Polypen. **[Sang-n.]**

Mund. – Zunge rot, mit brennenden Pickeln; brennt an der Spitze.[278] Halsweh, (nachts, sehr heftig,) als wolle der Hals zuwachsen (, und als könne sie keinen Atem bekommen).[16]

Stuhl. – Dünn, wäßrig, blutig. Schleimhautfetzen, mit Tenesmus. **Durchfall nach Kalbfleischgenuß**.

Weiblich. – Menses zu früh, reichlich, **schwarz**; mit heftigem Rückenschmerz vor und während der Menses. Leukorrhoe. Brennende Schmerzen in der Ovarialregion nur während der Menses. **[Zinc.** danach].

Atemwege. – Heiserkeit. Trockener Morgenhusten, mit Schmerz in der Brust und blutigem Auswurf. Bronchitis, mit heftigem, kurzem, trockenem Reizhusten. **Asthma**, mit übermäßiger Atemnot, Übelkeit, dumpfen Stichen und Brennen in der Brust. Die Atemnot ist so stark, daß, obwohl durstig, der Atem nicht lange genug angehalten werden kann, um zu trinken. Die Brust fühlt sich zusammengeschnürt an. Beklemmung < morgens. Auswurf riecht sauer. Auswurf koagulierten Blutes, nach Schleimräuspern. Akute Verschlimmerung bei Phthisis, Lungenkongestion. **Spasmodischer Krupp**; anfallsweise krächzender Husten. Kehlkopf-Diphtherie.

Herz. – Der Puls ist schwach, **klein**, fadenförmig. Ein heftiger Stich in der Präkordialgegend und Herzklopfen.

---

278 Vgl. [16]: „Kleine, brennende Blüthchen an der Zungenspitze, die sich abends vermehren. Eine brennende Blase an der Spitze der Zunge."

Extremitäten. – Stiche zwischen den Schulterblättern. Reißen und Stechen in Schultern und Gelenken. Hände und Finger scheinen geschwollen zu sein.

Modalitäten. – 〈 Kalbfleischgenuß; gegen Morgen und Abend. 〉 Trinken kleiner Schlückchen Wasser.

Beziehungen. – Antidote: **Op., Nit-s-d.**

Kali-n. antidotiert **Opium-** und **Morphium**-Vergiftung, 8–10 Gran (520–650 mg) auf ein Glas Wasser.

Vergleiche: **Lyc., Sang., All-s., Ant-i.**

Gunpowder – Salpeter mit Schwefel und Kohle: „Blutvergiftung“. Septische Eiterung. Schützt[279] vor Wundinfektion. Antidot für Sumach-* und Primelausschlag (Clarke). **Herpes facialis**; große Mengen an Furunkeln. Karbunkel. Osteomyelitis. D2.

Cannabis sativa: Enthält einen großen Anteil von Salpeter.

Dosierung. – Dritte bis 30. Potenz.

Kali permanganicum

Kaliumpermanganat, $KMnO_4$

Intensive Reizung von Nase, Rachen und Kehlkopf. Diphtherie. Dysmenorrhoe. Für Schlangenbisse und andere tierische Gifte. Septische Zustände; die Gewebe sind infiltriert mit Neigung zur Sequestration.

Nase. – Nasenbluten. Absonderung brennt und reizt. Choanen sind schmerzhaft.

Hals. – Geschwollen und schmerzhaft. Die Halsmuskeln schmerzen. Geschwollene Uvula. Einschnürendes und brennendes Gefühl im Hals. Kehlkopf fühlt sich wund an.

Atemwege. – Kurzer Reizhusten. Alles, was hochgeräuspert wird, ist blutgestreift. Stinkender Atem.

Dosierung. – Lokal, 1 Drachme (3,9 g) auf eine Viertelgallone (946 ml) Wasser, um den Gestank bei Krebs, Geschwüren, Ozäna und andere faulige Gerüche zu verbessern. Auch als Injektion bei Leukorrhoe und Gonorrhoe. Innerlich, D2 Dilution in Wasser. Gesättigte Lösung lokal bei Windpocken-Ausschlag.

---

279 Vermutlich Druckfehler: Es sollte „Protective“ anstatt „Protractive“ heißen, vgl. [12]

Kaliumpermanganat bei Morphinvergiftung. – Kaliumpermanganat ist anerkannt als das effektivste chemische Antidot in Fällen von Morphin- und Opiumvergiftung, indem es direkt auf das Morphin wirkt und es zu weniger giftigen Substanzen oxidiert. Um zu wirken, muß das Permanganat direkt im Magen mit dem Opium oder Morphin in Kontakt kommen; subkutane oder intravenöse Injektionen sind sinnlos, da das Salz vom Blutserum sofort abgebaut würde. Die bewährte Behandlung ist die Verabreichung von 2–5 Gran (130–325 mg) Kaliumpermanganat in verdünnter wäßriger Lösung so früh wie möglich, nachdem das Gift genommen wurde; diese Dosis ist zu steigern, wenn sehr große Mengen des Giftes eingenommen wurden. Magenspülung mit reichlich 0,2%iger Lösung von Kaliumpermanganat wird auch empfohlen, wobei wenigstens eine Achtelgallone (473 ml) dieser Lösung verwendet wird, entweder mit einer Magenpumpe oder durch erzwungenes Erbrechen. Dank seiner oxidierenden Wirkung antidotiert Kaliumpermanganat die Wirkung der Alkaloide vieler Giftpflanzen, falls es gegeben wird, bevor das Alkaloid resorbiert wurde. (Dr. Chestnut, Ministerium für Landwirtschaft).

Kali phosphoricum

Kaliumphosphat, K_2HPO_4

Eines der größten Nervenheilmittel. **Prostration**. Schwach und müde. Besonders passend für die jungen Leute. Ausgeprägte Störung des sympathischen Nervensystems. Zustände, die aus **Mangel an Nervenkraft** entstehen, Neurasthenie, psychische und physische Depression werden wunderbar durch dieses Mittel gebessert. Die Ursachen sind für gewöhnlich Aufregung, Überarbeitung und Sorgen. Daneben **entspricht es auch Zuständen von Adynamie und Zerfall**, gangränösen Zuständen. In diesen zwei Richtungen hat es viele klinische Lorbeeren geerntet. Man möge sich bei Verdacht auf maligne Tumoren daran erinnern. Wenn nach der Entfernung der Krebsgeschwulst im Heilungsprozeß die Haut **straff** über die Wunde gespannt ist. Verzögerte Wehen.

Gemüt. – Angst, **nervöse Furcht** (ohne besonderen Grund)[34], Lethargie. Abneigung, Leuten zu begegnen. Äußerste Mattigkeit und Niedergeschlagenheit. Sehr nervös, schreckt leicht auf, **reizbar**. Geistige Erschöpfung; Hysterie; **Pavor nocturnus**. Schlafwandeln. Gedächtnisverlust. **Die leichteste Arbeit erscheint als schwere Aufgabe**. Große Hoffnungslosigkeit bezüglich des Geschäftes. Schüchternheit; abgeneigt, sich zu unterhalten.

Kopf. – Hinterkopfschmerz; ⟩ nach dem Aufstehen. Schwindel, vom Liegen, vom Aufstehen, vom Sitzen und vom Nach-oben-Sehen. **[Gran.] Zerebrale Anämie.** Kopfschmerz bei Studenten und durch Ermüdung ausgelaugten Menschen. Kopfschmerzen ⟩ sanfte Bewegung. Kopfweh mit Erschöpfungs-, Leere- und Schwächegefühl im Magen. **[Ign., Sep.]**

Augen. – Sehschwäche; Verlust der Wahrnehmungsfähigkeit; nach Diphtherie; von Erschöpfung. Herabhängen der Augenlider. **[Caust.]**

Ohren. – **Summen und Brummen in den Ohren.**

Nase. – Nasenerkrankung mit widerwärtigem Geruch; stinkende Absonderung.

Gesicht. – Livide und eingefallen, mit hohlen Augen. Rechtsseitige Neuralgie, ⟩ kalte Anwendungen.

Mund. – **Widerwärtiger, stinkender Atem.** Die Zunge ist bräunlich belegt, wie Senf. **Äußerst trocken,** morgens. Zahnschmerz, mit leicht blutendem Zahnfleisch; es hat einen hellroten Saum. Das Zahnfleisch ist schwammig und weicht zurück. **[Caps., Ham., Lach.]**

Hals. – Gangränöse Halsentzündung. Lähmung der Stimmbänder.

Magen. – Ein nervöses „Leeregefühl" in der Magengrube. **[Ign., Sep., Sulph.]** Fühlt sich seekrank ohne Übelkeit.

Rektum. – Durchfall; fauliger, **aashafter**[34] **Geruch**; ausgelöst durch Schreck, mit Niedergeschlagenheit und Erschöpfung. Durchfall beim Essen. Dysenterie; Stühle bestehen aus purem Blut; der Patient wird delirant; das Abdomen schwillt an. Cholera; die Stühle sehen aus wie Reiswasser. **[Verat., Ars., Jatr.]** Rektalprolaps. **[Ign., Podo.]**

Harnwege. – Enuresis. Harninkontinenz. Blutung aus der Urethra. **Sehr gelber Urin.**

Männlich. – Nächtliche Samenergüße; die sexuelle Kraft ist vermindert. Totale Erschöpfung nach dem Koitus. **[Kali-c.]**

Weiblich. – Die Menstruation ist **zu spät oder zu spärlich** bei blassen, reizbaren, empfindlichen und weinerlichen Frauen. Zu reichliche Absonderung, tiefrot oder schwärzlich-rot, dünn und nicht koagulierend; manchmal mit widerlichem Geruch. Schwache und erfolglose Wehen.

Atemwege. – Asthma; ⟨ geringste Nahrung; kurzatmig beim Treppensteigen. Husten; **gelber** Auswurf.

Extremitäten. – Paralytische (oder rheumatische)[34] Lahmheit in

Rücken und Extremitäten. < Anstrengung. Schmerzen mit Niedergeschlagenheit und darauffolgender Erschöpfung.

Fieber. – Subnormale Temperaturen.

Modalitäten. – < Aufregung, Sorgen, geistige und körperliche Anstrengung; Essen, Kälte, früh morgens.

> Wärme, Ruhe; Nahrung.

Beziehungen. – Vergleiche: **Zinc., Gels., Cimic., Lach., Mur-ac.**

Genista tinctoria – Färberginster: Enthält Scopolamin; Stirnkopfschmerz und Schwindel, < Bewegung, > im Freien und Essen. Trockener Hals, erwacht mit Aufschwulken von Magensäure. Juckender Ausschlag an Ellbogen, Knie und Knöcheln. Fördert die Diurese bei ödematösen Zuständen.

Kali hypophosphoricum – Kaliumhypophosphit: **Schwäche mit Schwinden des Muskelgewebes.** Phosphaturie mit allgemeiner Anämie oder Leukämie. Folgen übermäßigen Teegenusses. Chronische Bronchitis, wenn der Auswurf **dick** ist und **stinkt**, manchmal **spärlich und zäh.** Dosierung: 5 Gran (325 mg) des rohen Stoffes bis zur D3.

Macrozamia spiralis: Extreme Schwäche nach schwerer Krankheit; Kollaps. Mattigkeit aus keinem ersichtlichen Grund, keine Schmerzen. Bohrender Schmerz am Scheitel; Erbrechen und Würgen die ganze Nacht; unfähig, die Augen zu öffnen, Schwindel und Kälte.

Dosierung. – Dritte bis zwölfte Trituration. In bestimmten Fällen scheinen die höchsten Potenzen angezeigt zu sein.

Kali silicicum

Kaliumdisilikat, $K_2Si_2O_5$

Ein tief wirkendes Mittel. Mattigkeit ist sehr ausgeprägt. Verlangen, ständig zu liegen. Abmagerung.

Kopf. – Geistesabwesend, ängstlich, unempfindlich, scheu. Schwache Willenskraft. Blutandrang zum Kopf, das Blut wallt vom Körper in den Kopf. Schwindel, Kälte des Kopfes; Lichtscheu. Nasenkatarrh, die Absonderung ist **blutig**, wundmachend, stinkend. Die Nase ist geschwollen und ulzeriert.

Magen. – Gewicht im Magen nach dem Essen, Übelkeit, Schmerz, Blähung. Schmerz in der Leberregion. Verstopfung. Zuschnürung des Anus während des Stuhlgangs.

Extremitäten. – Steifheit des Körpers und der Glieder. Kriechendes Gefühl über den Gliedern. Zucken der Muskeln. Schwach und erschöpft.

Modalitäten. – ⟨ im Freien, Zugluft, Kälte, Anstrengung, Bewegung, Abdecken, Baden.

Dosierung. – Höhere Potenzen.

Kali sulphuricum

Kaliumsulfat, K_2SO_4

Beschwerden begleitet von reichlicher Schuppung. Anwendbar bei den späteren Entzündungsstadien. **Gelbe** Absonderung von Schleimhäuten und serösen Häuten, übermäßig und aussetzend. Hat sich bei Oxalurie als von großem Nutzen erwiesen.

Kopf. – Rheumatischer Kopfschmerz, beginnt am Abend. Kahle Stellen. (Gelbe)[34] Schuppen und Grindkopf.

Ohren. – Taubheit verursacht durch (Katarrh und Schwellung der) Eustachischen Röhre (und des Mittelohres).[34] Absonderung **gelben** Eiters. **[Hydr.]**

Nase. – Erkältungen, **mit gelbem**, schleimigem Auswurf. Die Nase ist verstopft. Verlust des Geruchssinns (und Geschmackssinns; bei Ozäna).[34] **[Nat-m.] Hyperämie der Nasen-Rachenschleimhaut**, Mundatmung, Schnarchen etc. bleibt bestehen nach Entfernung der Mandeln.

Gesicht. – Schmerzt im geheizten Zimmer. Epitheliom.

Magen. – Die Zunge ist gelb und schleimig belegt. Schaler, klebriger Geschmack. Das Zahnfleisch ist schmerzhaft. Brennender Durst, Übelkeit und Erbrechen. Völlegefühl. Grauen vor heißen Getränken.

Abdomen. – Kolikartige Schmerzen; das Abdomen fühlt sich bei Berührung kalt an; tympanitisch, gespannt. Gelber, schleimiger Durchfall. Verstopfung mit Hämorrhoiden. **[Sulph.]**

Männlich. – Gonorrhoe; schleimige, gelblich-grüne Absonderung. Orchitis (, durch unterdrückte Gonorrhoe).[34] Chronische postgonorrhoische Schleimabsonderung aus der Harnröhre.

Weiblich. – Die Menses sind zu spät, spärlich, mit dem Gefühl eines Gewichtes im Abdomen. Metrorrhagie.

Atemwege. – Grobblasiges Rasselgeräusch. **Schleimrasseln in der Brust. [Ant-t.]** Postgrippaler Husten, besonders bei Kindern. Bronchialasthma, mit gelbem Auswurf. Husten; < abends und in heißer Atmosphäre. Kruppöse Heiserkeit. **[Hep., Spong.]**

Extremitäten. – Schmerz in Nacken, Rücken und Gliedern, < im warmen Zimmer. **Den Ort wechselnde, wandernde Schmerzen.**

Fieber. – Temperaturanstieg nachts. Intermittierendes Fieber, mit gelber, schleimiger Zunge.

Haut. – Psoriasis. **[Ars., Thyr.]** Ekzem, brennender, juckender, papulöser Ausschlag. Nesselsucht. Polypen. Epitheliome. Seborrhoe. Favus. Tinea der Kopfhaut oder des Bartes, mit reichlichen Schuppen.

Modalitäten. – < am Abend, im geheizten Raum.
> kühle Luft, im Freien.

Beziehungen. – Vergleiche: **Puls., Kali-bi., Nat-m.**

Kali sulphuricum chromicum – „Alum of chrome“: Verursacht die Bildung sehr feiner Fäden in den Nasengängen, vom Septum zur äußeren Wand; Erkrankungen der Nasenhöhle und Heufieber. Chronische Erkältung. Schnupfen, rote, wäßrige Augen, Reizung der Schleimhäute. D3.

Dosierung. – Dritte bis zwölfte Potenz.

Kalmia latifolia

Berglorbeer

Ericaceae; Nordamerika

Ein rheumatisches Mittel. Schmerzen wechseln schnell den Ort. Häufig begleitet von Übelkeit und langsamem Puls. Es hat auch eine herausragende Wirkung auf das Herz. In kleinen Mengen beschleunigt es die Herzaktion; in größeren wirkt es stark dämpfend. Neuralgie; **die Schmerzen schießen nach unten, mit Taubheit. Blitzartige Schmerzen bei motorischer Ataxie.** Protrahiert verlaufende und kontinuierliche **Fieber**, mit Tympanie. Paralytische Empfindungen; Schmerzen und anhaltende Schmerzen in den Gliedern begleiten fast jede Symptomengruppe. **Albuminurie.**

Kopf. – **Schwindel**; < Bücken. Verwirrung des Gehirns. Schmerz in Stirn- und Schläfenregion, vom Kopf zum Nacken und zu den Zähnen; kardialen Ursprungs.

Augen. – Das Sehvermögen ist beeinträchtigt. **Steife, ziehende Empfindung** (in den Muskeln)[34] **beim Bewegen der Augen.** Rheumatische Iritis. Skleritis, **der Schmerz wird durch das Bewegen der Augen verstärkt.**

Gesicht. – Neuralgie; besonders **rechtsseitig**. Stiche in der Zunge. Stechen und Reißen in den Gesichts- und Kieferknochen.

Magen. – Warmes, glühendes Gefühl im Oberbauch. **Übelkeit**; Erbrechen. **Schmerz in der Magengrube; ⟨ nach vorne gebeugtes Sitzen;**[34] **⟩ aufrechtes Sitzen.** Gallenkolik, mit Übelkeit, Schwindel und Kopfweh. Empfindung, als würde etwas (herunter)gedrückt[280] unterhalb der Magengrube.[11]

Harnwege. – Häufiges Wasserlassen, mit heftigen Schmerzen in der Lendenregion. Nephritis nach Scharlach.

Weiblich. – Menses zu früh oder unterdrückt, mit Schmerz in Gliedern, Rücken und Innenseite der Oberschenkel.[281] Leukorrhoe nach den Menses.

Herz. – Schwacher, **langsamer** Puls. **[Dig., Apoc.]**. Herzflattern mit Angst. **Herzklopfen; ⟨ Nach-vorne-Lehnen.** Gichtische und rheumatische Metastasis* des Herzens. Herzrasen mit Schmerzen. **[Thyr.]** Tabakherz*. Atemnot und Druck vom Oberbauch zum Herzen hin. **Heftige Schmerzen, die den Atem nehmen.** Ein Schießen durch die Brust über dem Herzen in die Schulterblätter. Schneller Puls. Herzaktion tumultartig, rasch und sichtbar. Anfälle von Präkordialangst.

Rücken. – Schmerz vom Hals zu den Armen hinunter; (heftiger Schmerz) in den drei oberen Rückenwirbeln, der sich bis zu den Schultern erstreckt.[34a] Schmerz den Rücken hinunter, als wollte er zerbrechen[282] an genau lokalisierter Stelle des Rückgrates; durch die Schultern. **Lendenschmerzen, nervösen Ursprungs.**

Extremitäten. – Rheumatismus des Musculus deltoideus, besonders rechts. Schmerzen von Hüften zu Knien und Füßen. **Die Schmerzen befallen einen großen Teil eines Gliedes** oder mehrere Gelenke und ziehen schnell durch. Schwäche, Taubheit, Stechen und Kältegefühl in den Gliedern. **Schmerzen entlang des Nervus ulnaris**, im Zeigefinger. Die Ge-

---

280 Vgl. das Originalsymptom in Hering's Amerikanische Arzneiprüfungen: „Drücken in der Herzgrube, erleichtert durch Geradesitzen, durch krummes Sitzen verschlimmert; mit dem Gefühle, als wenn in der Herzgrube etwas abgedrückt werden sollte. Haeseler, 30. Potenz." In Hering's Guiding Symptoms wurde daraus, mit dem Vermerk, „Symptom durch Heilung verifiziert": „Druck in der Magengrube wie eine Murmel; ⟨ Sitzen in gebeugter Haltung, ⟩ aufrecht Sitzen; Gefühl, als würde etwas unterhalb der Magengrube abgedrückt."

281 Vgl. dagegen [34a]: „Schmerzen beim Monatlichen, in den Lenden, im Rücken und im vordern Theile der Oberschenkel. Das Monatliche ist ungenüglich und kam zu spät."

282 Vgl. [34a]: „Gefühl, als wenn das Rückgrat von innen nach außen abbrechen wollte."

lenke sind rot, heiß und geschwollen. Kribbeln und Taubheit des linken Arms.

Schlaf. – Schlaflos, **erwacht sehr früh am Morgen.**

Modalitäten. – 〈 Nach-vorne-Lehnen [**Kali-c. entgegengesetzt**]; Unter-sich-Sehen[19]; Bewegung, frische Luft.

Beziehungen. – Vergleiche: Kalmia enthält **Arbutin**, siehe dort.

Derris pinnata: Von großer Hilfe bei neuralgischen Kopfschmerzen rheumatischen Ursprungs.

Vergleiche: **Spig.**, **Puls.**

Komplementärmittel: **Benz-ac.**

Dosierung. – Tinktur bis sechste Potenz.

Kaolinum

Siehe Alumina silicata

Kola

Cola acuminata, Sterculia, Kolabaum, Kolanuß
Sterculiaceae; tropisches Westafrika

Neurasthenie. Reguliert den Kreislauf und den Herzrhythmus, wirkt tonisierend, antidiarrhoisch und diuretisch. Schwaches Herz.

Das Mittel für Trunksucht. Es steigert den Appetit, fördert die Verdauung und schwächt das Verlangen nach alkoholischen Getränken ab. **Asthma.** Gibt die Kraft, verlängerte körperliche Anstrengung zu ertragen, ohne dabei zu essen oder sich müde zu fühlen.

Beziehungen. – **Coca.**

Dosierung. – 3–10 Tropfen, sogar Gaben von einer Drachme (3,7 ml), dreimal täglich.

Kousso

Hagenia abyssinica, Brayera anthelmintica, Koso
Rosaceae; Abessinien, Kilimandscharo und Usambaragebirge

Ein **wurmtreibendes Mittel** – Übelkeit und Erbrechen, Schwindel, Präkordialangst, langsamer und unregelmäßiger Puls, Subdelirium und Kollaps. Rasche und extreme Prostration. Zum Austreiben von Bandwürmern.

Dosierung. – ½ Unze (15,6 g). Mit warmem Wasser mischen und 15 Minuten ziehen lassen, gut umrühren und verabreichen. Man kann vorher etwas Zitronensaft geben (Merrell).

Beziehungen. – **Mallotus philippinensis** – „Kamala“: Ein wirksames Mittel bei Bandwürmern in Gaben von 30–60 Minim (1,8–3,6 ml) der Tinktur in Zimt-Wasser eingenommen.

Kreosotum

Buchenholzkohlenteer, Buchenholzteerkreosot

Kreosotum ist eine Mischung von Phenolen, die man bei dieser Destillation erhält.

Pulsieren im ganzen Körper und reichliche Blutung aus kleinen Wunden. Sehr schlimme, alte, neuralgische Beschwerden; die Schmerzen sind eher von Ruhe verschlimmert. **Ätzende**, brennende und stinkende Absonderungen. Hämorrhagien, Ulzerationen, Krebsleiden. Rasche Zersetzung von Flüssigkeiten und Sekreten und brennende Schmerzen. Im Verhältnis zum Alter übermäßig gewachsene, schlecht entwickelte Kinder. Postklimakterische Erkrankungen. Geschwulst, Aufgedunsenheit, Gangrän. Beschwerden zahnender Kinder.

Gemüt. – Musik verursacht Weinen und Herzklopfen. Verschwinden der Gedanken; dumm, vergeßlich, verdrießlich und reizbar. Das Kind möchte alles haben, wirft aber weg, was es bekommen hat.

Kopf. – Dumpfer Schmerz, wie von einem Brett, das gegen den Kopf drückt. Menstrueller Kopfschmerz. Hinterkopfschmerz. **[Gels., Zinc-pic.]**

Augen. – Salziger Tränenfluß. Die Lider sind rot und geschwollen.

Ohren. – Ausschläge um die Ohren herum und Pickel innen. Schwieriges Hören und Summen.

Gesicht. – Kranker, leidender Ausdruck; heiß, die Wangen sind rot.

Mund. – Die Lippen sind rot, bluten. **Sehr schmerzhafte Zahnung**; das Kind kann nicht schlafen. **Sehr rascher Zerfall der Zähne, mit schwammigem, blutendem Zahnfleisch**; die Zähne haben dunkle Flecken[34] und krümeln. **[Staph., Ant-c.]** Fauliger Geruch und bitterer Geschmack.

Nase. – Geruch und Absonderung sind widerwärtig. Chronischer Katarrh alter Leute. Kratzige Rauheit (unter dem Brustbein, bei Stockschnupfen, der nach 12 Stunden fließt).[17] Tuberculosis cutis luposa. **[Ars.]**

Hals. – Brennen und würgendes[17] Gefühl. **Fauliger Geruch.**

Magen. – Übelkeit; Erbrechen der Nahrung einige Stunden nach dem Essen; von süßlichem Wasser morgens. Kältegefühl, wie von Eiswasser im Magen. Schmerzhaftigkeit ⟩ Essen. Schmerzhafte harte Stelle. Hämatemesis. Bitterer Geschmack nach einem Schluck Wasser.

Abdomen. – Aufgetrieben. Brennende Hämorrhoiden. Diarrhoe; sehr stinkend; dunkelbraun. Blutige, fötide Stühle. **Cholera infantum** in Verbindung mit schmerzhafter Zahnung, grünen Stühlen, Übelkeit, trockener Haut, Erschöpfung etc.

Harnwege. – **Stinkender Urin**. Kann nur im Liegen Wasser lassen; kann im ersten Schlaf nicht schnell genug aus dem Bett. Träume vom Wasserlassen. Enuresis in der ersten Hälfte der Nacht. **Muß sich beeilen, wenn der Harndrang kommt.**

Weiblich. – Heftiges Jucken von Vulva und Vagina ⟨ beim Wasserlassen. Fressendes[4] Jucken in der Vulva, Brennen und Schwellung der Labien; heftiges Jucken zwischen Labien und Oberschenkeln. Während der Menses **schwieriges Hören**; Summen und Brummen;[17] Ausschlag danach. Brennen und Wundheit in den äußeren und inneren Geschlechtsteilen. Gelbe, scharfe Leukorrhoe; wie frische Kornähren riechend;[17] ⟨ zwischen den Perioden. Blutung nach Koitus. Menses zu früh, verlängert. Schwangerschaftserbrechen mit übermäßigem Speichelfluß. **Die Regelblutung setzt aus [Puls.]**; hört auf beim Sitzen oder Gehen; tritt wieder ein beim Hinlegen. Schmerz ⟨ nach den Menses. Stinkende Lochien; **setzen aus.**

Atemwege. – **Heiser, mit Schmerzen im Kehlkopf**. Husten; ⟨ abends, mit Brechwürgen[4], mit Brustschmerz. Wundes Brennen in der Brust; Schmerzen und Beklemmung. Husten nach Grippe. **[Erio.]** Winterhusten bei alten Leuten, **mit schwerem Druck auf der Brust**. Lungenabszeß. Nach jedem Husten, **reichlicher, eitriger Auswurf**. Hämoptyse; periodische Anfälle. Das Brustbein fühlt sich nach innen gedrückt an.

Rücken. – Ziehender Rückenschmerz, zieht zu den Geschlechtsteilen und bis in die Schenkel. Große Schwäche.

Extremitäten. – Schmerz in Gelenken, Hüfte und Knie. Bohrender Schmerz in den Hüftgelenken. Die Schulterblätter schmerzen, (als wäre darauf geschlagen worden).[17]

Haut. – Jucken ⟨ gegen Abend. Brennen in den Sohlen. Altersgangrän. Kleine Wunden bluten reichlich. **[Crot-h., Lach., Phos.]** Pusteln und Herpes. Ekchymosen; die Rückseite der Finger und Hände sind ekzematös.

Schlaf. – Gestörter Schlaf mit Herumwälzen. Lähmungsgefühl in den Gliedern beim Erwachen. Ängstliche Träume von Verfolgung, Feuer, Erektionen etc.

Modalitäten. – < im Freien, Kälte, Ruhe, im Liegen; nach der Menstruation.

> Wärme, Bewegung, warmes Essen.

Beziehungen. – Antidot: **Nux-v.**

Feindlich: **Carb-v.**

Komplementärmittel bei malignen Erkrankungen: **Ars., Phos., Sulph.**

Guajacol: Ist der Hauptbestandteil von Kreosot und ähnlich in der Wirkung. Verwendet bei Lungentuberkulose. Dosierung 1–5 Minim (0,06–0,3 ml).

Matico – Artanthe oder die getrockneten Blätter von Piper angustifolium: Gonorrhoe, Lungenblutung; katarrhalische Zustände der Urogenitalorgane und des Gastrointestinaltraktes. Ein lokal anzuwendendes Hämostatikum. Schwieriger, trockener, tiefer Winterhusten. Tinktur verwenden.

Vergleiche auch: **Fuli., Carb-ac., Iod., Lach.**

Dosierung. – Dritte bis 30. Potenz. Die 200. bei empfindlichen Patienten.

Laburnum

Siehe Cytisus laburnum

Lac caninum

Hundemilch

Dieses Mittel ist von unbezweifeltem Wert in bestimmten Formen von Halsentzündung, Diphtherie und Rheumatismus. Es entspricht nicht-fieberhaften Erkrankungsformen, die Nervensystem und Geistesfunktionen beeinträchtigen. Das Leitsymptom ist: **Sprunghafte Schmerzen, die Seite wechselnd**. Gefühl, auf Luft zu gehen oder das Bett beim Hinlegen nicht zu berühren. Große Mattigkeit. Ozäna. Deutliche Wirkung beim Abstillen, bei Frauen, die ihr Baby nicht stillen können. **Große Schwäche und Prostration**. Schwächeanfälle jeden Morgen. Mastitis.

Gemüt. – Sehr vergeßlich; macht Fehler beim Schreiben. **Verzweifelt**; glaubt, ihre Krankheit sei unheilbar. Wutanfälle. **Visionen von Schlangen**. Hält sich für unwichtig.

Kopf. – Gefühl, in Luft zu gehen oder zu schweben. **[Stict.]** Schmerz erst auf der einen Seite, dann auf der anderen. Verschwommenes Sehen, Übelkeit und Erbrechen auf der Höhe eines Kopfwehanfalls. Hinterkopfschmerz, mit schießenden Schmerzen in die Stirn. Gefühl, als würde das Gehirn abwechselnd zusammengezogen und losgelassen. Geräusche in den Ohren. Nachhallen der Stimme.

Nase. – Schnupfen; ein Nasenloch ist verstopft, das andere ist frei; abwechselnd. Die Nasenflügel und Mundwinkel sind aufgesprungen. Die Nasenknochen sind schmerzhaft bei Druck. Blutiger Eiter wird abgesondert.

Mund. – Die Zunge ist weiß belegt mit hellroten Rändern; reichlicher Speichelfluß. Sabbern bei Diphtherie. **Knacken im Kiefer beim Essen. [Nit-ac., Rhus-t.]** Fauliger Geschmack, ‹ Süßigkeiten.

Hals. – (Äußerlich)[34] empfindlich gegen Berührung. Schmerzhaftes Schlucken, Schmerz zieht zum Ohr. Halsentzündung und Husten bei Menses. **Tonsillitis- und Diphtheriesymptome wechseln wiederholt von Seite zu Seite. Glänzende, glasierte** Erscheinung der (diphtherischen)[34] Ablagerung, **perl-weiß** oder wie reines weißes Porzellan. **Steifheit des Nackens** und der Zunge. Der Hals fühlt sich roh an, wie verätzt.[283] Kitzelndes Gefühl verursacht ständiges Husten. Halsentzündung vom Beginn bis zum Ende der Menses.

Weiblich. – Menses zu früh, reichlich, **fließt in Schwällen. Die Brüste sind geschwollen; schmerzhaft vor [Calc., Con., Puls.]** und › bei Erscheinen der Menses. Mastitis; ‹ **geringste Erschütterung. Hilft beim Abstillen.** Leeregefühl im Oberbauch. Die Geschlechtsteile werden leicht erregt. Rückenschmerzen; das Rückgrat ist sehr empfindlich gegen Berührung und Druck. **Galaktorrhoe.**

Extremitäten. – Ischialgie, rechtsseitig. Die Beine fühlen sich taub und steif an, Krämpfe in den Füßen. Rheumatische Schmerzen in Extremitäten und Rücken, von einer Seite zur anderen. Schmerzen in den Armen zu den Fingern. Brennen in Handflächen und Sohlen.

Schlaf. – Träume von Schlangen.

Modalitäten. – ‹ Morgen des einen Tages und Abend des nächsten. › Kälte, kalte Getränke.

Beziehungen. – Vergleiche: **Lach., Con., Lac-ac.**

---

283 Vgl. [34]: „Rachen fühlt sich verbrannt und zusammengezogen an wie von einem Ätzstoff." und „Rachen fühlt sich trocken an, rauh, wie verbrüht durch heiße Flüssigkeit."

Lac felinum – Katzenmilch: Ziliarneuralgie; Augensymptome, Photophobie; **Asthenopie**; Dysmenorrhoe.

Lac vaccinum – Kuhmilch: Kopfschmerz, rheumatische Schmerzen, Verstopfung.

Lac vaccinum coagulatum – Quark: Schwangerschaftsübelkeit.

Lactis vaccini flos – Rahm: Diphtherie, Leukorrhoe, Menorrhagie, Dysphagie.

Dosierung. – 30. und die höchsten Potenzen.

Lac defloratum

Entrahmte Kuhmilch

Ein Heilmittel für Erkrankungen mit Malnutrition; Migräne, mit reichlichem Harnfluß **während** der Schmerzen. **Reisekrank vom Fahren mit Wagen oder Zug.**

Kopf. – Niedergeschlagen. Schmerz fängt in der Stirn an, zieht zum Hinterkopf, morgens beim Aufstehen. **Intensives Klopfen,** mit Übelkeit, Erbrechen, Blindheit und hartnäckiger Verstopfung; ‹ Lärm, Licht, Bewegung, während der Menses, mit großer Erschöpfung und › Druck und festes Bandagieren des Kopfes.

Stuhl. – **Verstopfung.** Die Stühle sind hart und groß, mit starkem Pressen; der Anus ist schmerzhaft und eingerissen.

Beziehung. – Vergleiche: **Nat-m.**

Colostrum: Durchfall bei Kleinkindern. Der ganze Körper riecht sauer. Kolik.

Dosierung. – Sechste bis 30. Potenz und höher.

Lachesis muta

Trigonocephalus lachesis, Surukuku, Buschmeisterschlange
Crotalidae; Nicaragua bis Brasilien

Wie alle Schlangengifte, zersetzt Lachesis das Blut und macht es flüssiger; daher ist die hämorrhagische Tendenz ausgeprägt. Purpura, septische Zustände, Diphtherie und andere schleichende* Krankheitsformen, wenn der Organismus durch und durch vergiftet ist und tiefgreifende Erschöpfung vorhanden ist. Die Modalitäten sind äußerst wichtig als Hinweise auf dieses

Mittel. Delirium tremens mit viel Zittern und Verwirrung. Es ist sehr wichtig während des Klimakteriums und für Patienten mit Neigung zur Melancholie. Üble Folgen von unterdrückten Absonderungen. Post-diphtherische Lähmung*. **[Botul.]** Diphtherie-Keimträger. Empfindung von Spannung in verschiedenen Körperteilen. Kann überhaupt nirgendwo etwas Enges ertragen.

Gemüt. – Große **Geschwätzigkeit**. Amourös. Traurig am Morgen; wünscht nicht mit der Welt in Berührung zu kommen. Ruhelos und unbehaglich; möchte nicht den Geschäften nachkommen; möchte die ganze Zeit irgendwo hingehen. Eifersüchtig. **[Hyos.]** Geistige Arbeit wird am besten nachts geleistet. Euthanasie. Mißtrauisch; nächtliche Wahnideen von Feuer. Religiöser Wahn. **[Verat., Stram.]** Das **Zeitgefühl** ist durcheinander.

Kopf. – Schmerz durch den Kopf beim Erwachen. Schmerz an der Nasenwurzel. Druck und Brennen am Scheitel. Wogender Schmerz; 〈 nach Bewegung. Kopfschmerzen von der Sonne. Mit den Kopfschmerzen, Flackern, trübes Sehen, sehr blasses Gesicht. Schwindel. 〉 Einsetzen einer Absonderung (Menses oder Nasenkatarrh).

Augen. – Mangelhaftes Sehen nach Diphtherie, die inneren[284] Augenmuskeln sind zu schwach, den Fokus aufrecht zu erhalten. Empfindung, als würden die Augen von einer Schnur, die an der Nasenwurzel verknotet ist, zusammengezogen.

Ohren. – Reißender Schmerz vom Jochbein ins Ohr; auch mit Halsentzündung. Das Ohrenschmalz ist hart und trocken.

Nase. – Nasenbluten, die Nasenlöcher sind empfindlich. Schnupfen mit vorangehenden Kopfschmerzen. Heuasthma; Niesanfälle. **[Sil., Sabad.]**

Gesicht. – Blaß. Trigeminusneuralgie, linksseitig, Hitze läuft (vor dem Anfall)[34] hoch in den Kopf. **[Phos.]** Reißender Schmerz im Kieferknochen. **[Amph., Phos.]** Purpurn, gesprenkelt, gedunsen; sieht geschwollen, aufgedunsen, gelbsüchtig und chlorotisch* aus.

Mund. – Das Zahnfleisch ist geschwollen, schwammig und blutet. Die Zunge ist geschwollen, brennt, zittert, ist rot, trocken und an der Spitze aufgesprungen; (konnte die Zunge nicht herausstrecken, sie) blieb an den Zähnen hängen.[34] **Aphthöse und bloßgelegte Stellen** mit Brennen und

284 Typischerweise tritt als postdiphtherische Lähmungserscheinung eine Akkomodationsschwäche auf, wie sie auch bei Lachesis bekannt ist. Für Diplopie, wie sie nach Lähmung der äußeren Augenmuskeln auftreten würde, ist Lachesis nicht aufgeführt. Daher müßte es im Englischen „intrinsic muscles“ und nicht wie im Boericke „extrinsic muscles“ heißen.

Wundheit. Ekelerregender Geschmack. **Zahnweh, Schmerz erstreckt sich zu den Ohren**. Schmerz in den Gesichtsknochen.

Hals. – Entzündet, < **linke Seite, Schlucken von Flüssigkeiten. Peritonsillitis**. Septische Parotitis. Trocken, innerlich und äußerlich stark geschwollen. Diphtherie; die Membranen sind düster und schwärzlich; **Schmerz < durch heiße Getränke**; chronische Halsentzündung, mit viel Räuspern; der Schleim klebt **und kann weder nach oben noch nach unten befördert werden. Sehr schmerzhaft; < geringsten Druck, Berührung ist sogar noch belästigender**. Bei Diphtherie etc. **begann** das Leiden auf der linken Seite. Die Tonsillen sind purpurn. Purpurne, livide Farbe des Rachens. Gefühl, als ob etwas geschwollen wäre, das geschluckt werden muß; < **Schlucken von Speichel oder Flüssigkeiten. Schmerz in das Ohr hinein. Kragen und Halsbündchen müssen sehr weit sein.**

Magen. – Heftiges Verlangen nach Alkohol und Austern. Jede Nahrung bereitet Qualen. Die Magengrube schmerzt bei Berührung. Hungrig, kann nicht auf das Essen warten. Nagender Druck > **Essen**, kehrt aber nach einigen Stunden wieder. Wahrnehmbar zitternde Bewegung in der Oberbauchgegend. Leer-Schlucken ist noch schmerzhafter als das Schlucken von fester Nahrung.

Abdomen. – Die Leberregion ist empfindlich, **kann nichts um die Taille ertragen**. Besonders geeignet für Trinker. Das Abdomen ist tympanitisch, empfindlich und schmerzhaft. **[Bell.]**

Rektum. – Verstopft, **stinkender Stuhl**. Der Anus **fühlt sich eng an**, als ob nichts hindurch ginge. Schmerz sticht in das Rektum hinauf, jedesmal, wenn er niest oder hustet. Darmblutung, wie verkohltes Stroh, **schwarze Partikel**. Hämorrhoiden treten hervor, werden **abgeschnürt**[34], **purpurrot**; Stiche darin beim Niesen oder Husten. Dauerndes Drängen im Rektum, kein Stuhldrang.[285]

Männlich. – Intensive Erregung der Geschlechtsteile.

Weiblich. – Klimakterische Beschwerden, Herzklopfen, Hitzewallungen, Hämorrhagien, Scheitelkopfschmerz, Ohnmachtsanfälle; < Druck der Kleidung. Die Menses sind zu kurz und zu schwach; **alle Schmerzen werden > durch den Menstruationsfluß. [Eupi.]** Das linke Ovar ist sehr schmerzhaft geschwollen und verhärtet. Die Mammae sind entzündet und bläulich. Schmerz im Kreuz- und Steißbein, besonders beim **Aufstehen** vom Sitzen. Wirkt besonders gut zu Anfang und Ende der Menstruation.

---

285 Vgl. [34]: „Ständiger und schmerzhafter Druck im Rektum, ohne Stuhl."

Atemwege. – Der obere Teil der Luftröhre ist sehr empfindlich gegen Berührung. Gefühl von Ersticken und Strangulieren beim Hinlegen; besonders, **wenn irgend etwas um den Hals herum ist**; bringt den Patienten dazu, vom Bett aufzuspringen und zum offenen Fenster zu eilen. Glottisspasmus; Gefühl, als liefe etwas vom Nacken zum Kehlkopf. Gefühl, **er müsse einen tiefen Atemzug nehmen**. Krampfartige Qualen in der Präkordialregion. Husten; trocken, kitzelnd, Erstickungsanfälle. Wenig Sekretion und große Empfindlichkeit; ‹ Druck auf den Kehlkopf, **nach Schlaf**, im Freien. **Die Atmung hört fast auf beim Einschlafen. [Grin.]** Der Kehlkopf ist schmerzhaft bei Berührung. Gefühl wie von einem Pfropfen, **[Anac.]** der sich auf und ab bewegt, mit einem kurzen Husten.

Herz. – Herzklopfen, mit Ohnmachtsanfällen, besonders im Klimakterium. Zugeschnürtes Gefühl verursacht Herzklopfen mit Angst. Zyanose. Unregelmäßige Schläge.

Rücken. – Neuralgie des Steißbeins, ‹ **Aufstehen vom Sitzen**; muß absolut ruhig sitzen. Schmerz im Hals, besonders im Nackenbereich[34]. Gefühl von Fäden, die vom Rücken aus zu Armen, Beinen, Augen etc. gespannt sind.

Extremitäten. – Ischialgie, rechtsseitig, › Hinlegen. **Schmerz in der Tibia** (kann der Halsentzündung folgen). Sehnenverkürzung.

Schlaf. – Der Patient **schläft in die Verschlimmerung hinein.** Plötzliches Auffahren beim Einschlafen. Schläfrigkeit, kann aber nicht einschlafen. **[Bell., Op.]** Hellwach am Abend.

Fieber. – Frösteln im Rücken; die Füße sind eiskalt; Hitzewallungen und heiße Schweiße. Anfälle kommen wieder nach Säuren.[286] Intermittierendes Fieber jedes Frühjahr.

Haut. – Heiße Schweiße, **bläuliche, purpurne Erscheinung** der Haut. Furunkel, Karbunkel, Ulzera, mit bläulicher, purpurner Umgebung. Dunkle Blasen. Dekubitus, mit schwarzen Rändern. Blau-schwarze Schwellungen. Pyämie; Sektionswunden. Purpura mit intensiver Schwäche. **Alterserysipel.** Talgdrüsenzysten. Entzündung des Bindegewebes. Krampfadergeschwüre.

Modalitäten. – ‹ nach Schlaf **[Kali-bi.],** Lachesis schläft **in** die Verschlimmerung **hinein**; Beschwerden, die während des Schlafs auftreten; **[Calc.]** linke Seite, Frühjahr, warmes Bad, Druck oder Einschnürung, heiße Getränke. Augenschließen.

---

286 Vgl. [17]: „Säuren stören die Wirkung (Hering)."

⟩ Auftreten von Absonderungen, warme Anwendungen.

Beziehungen. – Antidote: **Ars., Merc., Hitze, Alkohol, Salz.**

Komplementärmittel: **Lyc., Hep., Salam.**

Crot-c. vollendet oft die Heilwirkung von Lachesis (Mure).

Unverträglich: **Acet-ac., Carb-ac.**

Vergleiche: **Nat-m., Nit-ac., Crot-c., Crot-h., Naja., Lepi.**

Amphisbaena vermicularis – „Snake Lizard": Der rechte Kiefer ist geschwollen und schmerzhaft, lanzinierende Schmerzen; Kopfschmerz, lanzinierende Schmerzen. Bläschen- und Pickelausschlag.

Cotyledon umbilicus – Nabelkraut: Klimakterische Beschwerden.

Dosierung. – Achte bis 200. Potenz. Die Gaben sollten nicht zu häufig wiederholt werden. Wenn gut indiziert, sollte man eine Einzeldosis auswirken lassen.

Lachnanthes tinctoria

Wollnarzisse

Haemodoraceae; nordöstliches Nordamerika

Kopf, Brust und Kreislauf sind betroffen. Der Nasenrücken fühlt sich an wie zusammengedrückt. Eine Arznei für Schiefhals, rheumatische Symptome um den Nacken herum. **Tuberkulose** – hellhäutige Menschen. Frühe Stadien und Fälle mit manifester Lungentuberkulose, mit großer Kälte. Ruft Verlangen zu reden hervor – Redefluß und Mut, eine Rede zu halten.

Kopf. – Rechtsseitiger Schmerz, strahlt hinunter zum Kiefer; **der Kopf fühlt sich vergrößert an;** ⟨ geringstes Geräusch. Die Kopfhaut ist schmerzhaft. Schlaflos. Umschriebene Wangenröte; Gefühl, als stünden die Haare zu Berge; die Kopfhaut ist sehr schmerzhaft;[34] Brennen in Handflächen und Sohlen. Der Nasenrücken fühlt sich zusammengedrückt an.

Hals. – Bei Halsentzündung **auf eine Seite gezogen.**[287] Rheumatismus des Nackens. Nackensteife. Schmerz im Nacken, wie verrenkt.

Brust. – Hitzegefühl – Brodeln und Kochen um die Herzgegend herum steigt zum Kopf auf.

Rücken. – **Frösteln zwischen den Schulterblättern**; Schmerz und Steifheit im Rücken.

Haut. – Der Körper ist eiskalt; das Gesicht ist gelb, Neigung zu schwitzen.

---

287 Vgl. [34]: „ Diphtherie, Steifheit des Nackens; der Kopf ist auf eine Seite gezogen."

Beziehungen. – Vergleiche: **Dulc., Bry., Puls.**

Auch **Fel tauri** – Rindergalle: Schmerzen und große Spannung im Nacken.

Dosierung. – Dritte Potenz. Die Tinktur bei Schwindsucht, Einzelgaben, ein- oder zweimal die Woche oder 3 Tropfen alle vier Stunden.

Lacticum acidum

Milchsäure, $C_3O_2H_4OH$

Morgendliche Übelkeit und Erbrechen bei Schwangeren, **Diabetes** und Rheumatismus bieten dieser Arznei einen Einsatzbereich. **Beschwerden in den** (weiblichen)[11] **Brüsten.** Lokal, bei der tuberkulösen Ulzeration der Stimmbänder.

Hals. – Kloß oder Völle (fühlt sich an) wie ein (kleiner) Bovist.[34] Schluckt ständig. (Gefühl wie) zugeschnürt tief unten (im Hals).[34]

Magen. – Die Zunge ist trocken und welk. Durst; Heißhunger. Stomatitis aphthosa,[34] **reichlicher Speichelfluß und Aufstoßen von Magensäure. Übelkeit**; morgendliche Übelkeit und Erbrechen in der Schwangerschaft, besonders **bei blassen, anämischen** Frauen. **Übelkeit, 〉 Essen.** Brennende, heiße Gase vom Magen zum Hals verursachen reichliche Sekretion zähen Schleims, 〈 **Rauchen.**

Harnwege. – Läßt häufig große Mengen. Süßer Harn.[34]

Brust. – Schmerz in den Brüsten, **mit Vergrößerung der Achseldrüsen, und der Schmerz zieht in die Hand.**

Extremitäten. – Rheumatischer Schmerz in Gelenken, Schultern, Handgelenken und **Knien**, mit viel Schwäche. Zittern des ganzen Körpers beim Gehen. Die Glieder fühlen sich frostig an.

Beziehungen. – Vergleiche: **Lith-c., Phos-ac.**

Sarcolacticum acidum siehe dort.

Dosierung. – Dritte bis 30. Potenz. 6–10 Tropfen in ein kleines Glas Wasser bei akuter Gastroenteritis (Cartier).

Lactuca virosa[288]

Giftlattich

Compositae; Mittelgebirge Europas

Dieses Mittel wirkt hauptsächlich auf das Gehirn und das Kreislaufsystem. Delirium tremens mit Schlaflosigkeit, Kälte und Tremor. Hydrothorax und Aszites. Impotenz. Gefühl von Leichtigkeit[289] und **Enge** den ganzen Körper betreffend, besonders die Brust. Es scheint ein **echtes Laktagogum** zu sein. Ausgeprägte Wirkung auf die Extremitäten.

Gemüt. – Betäubung der Sinne. Große Ruhelosigkeit.

Kopf. – Eingenommen[17], schwer, verwirrt, schwindelig. Hitze des Gesichtes und Kopfschmerz, mit allgemeiner Kälte. Kopfweh, mit Leiden der Atmungsorgane.

Abdomen. – Gefühl einer Last und Völlegefühl; Borborygmen; reichlicher Abgang von Blähungen.[290] Kolik am frühen Morgen, das Abdomen ist gespannt, etwas 〉 Entleerung und Abgang von Winden.

Weiblich. – Fördert die Menstruation. **Vermehrte Milchsekretion** in den Brüsten. **[Asaf.]**

Brust. – Schwieriges Atmen. Erstickende Atmung durch Hydrothorax. Ständig kitzelnder Husten. Unbändiger Krampfhusten, der die Brust zu zersprengen droht.[17] Zusammendrückendes Gefühl in der unteren Brust.

Extremitäten. – Lähmigkeit der Hüfte die linke Seite hinunter; 〈 Gehen. Kälte und Taubheit der Füße und Beine. Zittern der Hände und Arme. Krämpfe in den Schienbeinen[291] erstrecken sich zu den Zehen und den Seiten der Beine, mit Beteiligung der Waden.

Schlaf. – Ruhelos; unmöglich einzuschlafen. Tiefer, komatöser Schlaf.

Beziehungen. – Antidote: **Acet-ac., Coff.**

Vergleiche: **Lach., Kali-c.**

---

288 Lactuca sativa – Gartenlattich und Lactuca virosa – Giftlattich sind nach [17] getrennte Arzneimittelbilder, Boericke, wie auch [4], [11] und [12] haben die Symptome beider Pflanzen unter Lactuca virosa subsummiert, wobei [4] und [11] Lact-s.-Symptome mit einem hochgestelltem S kennzeichnen.

289 Dieses Symptom gehört laut [4] und [17] zu Lactuca sativa, das nach [11] in Lactucarium, dem eingedickten Saft diverser Lactuca-Arten enthalten ist. Vgl. [17], Lactuca sativa: „Ein eignes nicht zu beschreibendes Gefühl von ungewöhnlicher Leichtigkeit im Körper."

290 Vgl. [17]: „Vollheitsgefühl im Unterleibe, vorzüglich in der Seite, das Athmen hemmend, mit periodischem Kollern im Unterleibe, und erleichterndem Abgange von Blähungen nach oben und unten."

291 Vgl. [4], [11], [12], [17] nur: „Krämpfe in der linken Wade beim Gehen."

Nabalus serpentaria – Prenanthes serpens, Weißer Lattich, ähnelt Lactuca: Chronischer Durchfall, < nach Essen, nachts und gegen Morgen. Schmerz im Abdomen und Rektum; Abmagerung. Verstopfung und Somnolenz; empfänglich für die Aura anderer.[292] Dyspepsie mit sauer brennendem Aufstoßen. **Heftiges Verlangen nach sauren Speisen**. Leukorrhoe mit Pochen im Uterus.

Spiranthes autumnalis – Herbstdrehwurz: Laktagogum.

Dosierung. – Tinktur.

Lamium album

Weiße Taubnessel, Bienensaug
Lamiaceae; Europa und Asien

Es hat eine spezielle Affinität zu den weiblichen Organen und den Harnwegen.

Kopfweh, **mit Bewegung des Kopfes nach vorne und hinten**.[293] Leukorrhoe und Menses zu spät und spärlich. Hämorrhoiden; harter Stuhl, mit Blut. Gefühl in der Urethra, als würde ein Tropfen Wasser durch sie fließen.[294] Reißen in den Extremitäten. Hämoptyse. Blase an der Ferse, von leichtem Reiben. Geschwüre an den Fersen.[295] **[All-c.]**

Dosierung. – Dritte Potenz.

Lapis albus

Eine Art Gneiß aus den Mineralquellen von Gastein

Beschwerden der Drüsen, **Kropf**, Krebs im Stadium vor der Ulzeration. Brennender, stechender Schmerz in Brust, Magen und Uterus. Das Bindegewebe in der Drüsengegend ist besonders betroffen. Dicke, anämische Babys

292 Vgl. [11]: „Die Empfänglichkeit für magnetische Berührung ist erregt, auf unangenehme Weise auch für die persönliche Aura ihrer Freunde (gering)."

293 Eine Ungenauigkeit, die sich schon bei Clarke findet, es müßte nach [4], [11], [17] heißen: „Große Beweglichkeit des Kopfes, vorzüglich von vorn nach hinten."

294 Vgl. [17]: „Empfindung in der Harnröhre, als ob ein wässerichtes Bläschen in derselben auf stiege, ohne dass irgend eine Feuchtigkeit an der Oeffnung wahrzunehmen ist."

295 Vgl. [17]: „Blase an der Ferse, aufplatzend und zu einem langdauerndem Geschwüre von schründendem, endlich beissendem Schmerze werdend, durch geringes Reiben beim Gehen."

mit Jodmangel.[296] Heißhunger. Bemerkenswert erfolgreich bei skrofulösen* Beschwerden, außer in Malariafällen. **Uteruskarzinom**. Fibröse Tumoren mit **heftig brennenden** Schmerzen durch das Organ mit **reichlichen Blutungen**. Die Drüsen haben eher eine gewisse Elastizität und Formbarkeit als die steinige Härte von **Calc-f.** und **Cist.**

Ohren. – Eitrige Otitis media. Wenn **Sil.** indiziert ist, wird die Besserung durch Lapis beschleunigt. (Bellows).

Brust. – Anhaltende Schmerzen in der Mammaregion. Drüsenverhärtung.

Haut. – Skrofulöse* Abszesse und Ulzera. Vergrößerung und Verhärtung von Drüsen, **besonders der Halsdrüsen**. Lipom, Sarkom, Karzinom. Juckreiz.

Beziehungen. – Vergleiche: **Sil., Bad., Ars-i., Calc-i., Con., Kali-i., Aster.**

Dosierung. – Erste bis sechste Potenz.

Lappa arctium

Klette

Compositae; Europa, Nordasien, Afrika, Nordamerika

Sehr wichtig bei der Therapie der Hautkrankheiten. Ausschläge an Kopf, Gesicht und Hals; Pickel; Akne. Gerstenkörner und Geschwüre an den Lidrändern. Reichliches und häufiges Wasserlassen. Eine ganze Anzahl von Furunkeln und Gerstenkörnern. **[Anthraci.]**

Weiblich. – Uterusverlagerungen. Ein äußerst wundes, gequetschtes Gefühl im Uterus, mit großer Erschlaffung des vaginalen Gewebes; offensichtlicher totaler Tonizitätsmangel der Beckenorgane. Diese Symptome sind alle ‹ Stehen, Gehen, Fehltritt oder plötzliche Erschütterung.

Extremitäten. – Schmerz in Händen, Knien und Sprunggelenken zieht nach unten zu Fingern und Zehen. Schmerz in allen Gelenken. Hautausschläge an den Extremitäten.

Dosierung. – Tinktur bis dritte Potenz

---

296 Boericke englisch: „with Iodine appetite". Da Lapis albus auch das Symptom „Heißhunger" hat, könnte auch „iodumartiger Appetit" gemeint sein.

Lathyrus sativus aut cicera

Platterbse, Deutsche Kichererbse
Leguminosae; Mittelmeerländer

Befällt den Seiten- und Vorderstrang des Rückenmarks. Ruft keinen Schmerz hervor. **Die Reflexe sind immer verstärkt**. Paralytische Beschwerden der unteren Extremitäten; spastische Paralyse; Lateralsklerose; Beriberi. Athetose. Kinderlähmung. Nach Grippe und Auszehrung, erschöpfende Erkrankungen, wenn große Schwäche und Schwere und langsame Erholung der Nervenkräfte vorliegt. Schläfrig, dauerndes Gähnen.

Gemüt. – Niedergeschlagen; hypochondrisch. Schwindel beim Stehen mit geschlossenen Augen.

Mund. – Brennender Schmerz **in der Zungenspitze**; mit Prickeln und Taubheit von Zunge und Lippen, wie verbrüht.

Harnwege. – Verstärkter Blasenreflex. Häufige Miktion, muß sich beeilen, sonst entleert sich die Blase unwillkürlich.

Extremitäten. – Die Fingerspitzen sind taub. Zitteriger, wankender Gang. Übermäßige Steifheit der Beine; spastischer Gang. Die Knie schlagen beim Gehen aneinander. Krämpfe in den Beinen < Kälte und kalte Füße. Kann die Beine im Sitzen nicht ausstrecken oder kreuzen. Myelitis mit ausgeprägter spastischer Symptomatik. Rheumatische Lähmung. Gesäßmuskulatur und untere Gliedmaßen sind abgemagert. Die Beine sind blau; geschwollen, wenn sie herabhängen. Steifheit und Lahmheit der Sprunggelenke und der Knie, die Zehen werden nicht vom Boden abgehoben, die Fersen berühren den Boden nicht. Die Muskeln der Waden sind sehr gespannt. Der Patient sitzt nach vorne gebeugt, richtet sich nur mit Schwierigkeit auf.

Beziehungen. – Vergleiche: **Oxyt., Sec.**

Agrostema githago – Kornrade: Brennende Empfindung im Magen, durch den Ösophagus in den Rachen, im Unterbauch und Anus; Übelkeit, bitteres Erbrechen, beeinträchtigte Motorik; Schwierigkeiten, aufrecht zu bleiben; Schwindel und **Kopfweh, Brennen vom Unterkiefer zum Scheitel.**

Petiveria tetrandra – eine südamerikanische Pflanze: Lähmung; Paraplegie mit Taubheit. Empfindung von innerer Kälte.

Dosierung. – Dritte Potenz.

Latrodectus mactans

Aranea mactans, Schwarze Witwe
Arachnoidae; warme Zonen der Erdteile

Der Biß ruft eine tetanische Wirkung hervor, die einige Tage anhält. Durch die Wirkung dieser Arznei wird ein **Angina pectoris**-Bild hervorgerufen. Die Präkordialgegend scheint das Zentrum des Anfalles zu sein. Zusammenschnürung der Brustmuskulatur, mit Ausstrahlung zu Schultern und Rücken. Herabgesetzte Gerinnungsfähigkeit.

Kopf. – Angst. Schreit vor Schmerz.[297] Schmerz vom Nacken zum Hinterkopf. Hinterkopfschmerz.

Brust. – Heftiger Präkordialschmerz, der zur Achsel und den Arm hinunter zum Unterarm und den Fingern hin ausstrahlt, mit Taubheit der Extremitäten (und Atemnot).[12] Der Puls ist schwach und schnell. Schwächegefühl im (Epigastrium)[12]. Krampfschmerz von der Brust zum Abdomen.

Atemwege. – Extreme Apnoe. Atmung (nur hin und wieder,) nach Luft schnappend.[12] Fürchtet, keine Luft zu bekommen.

Extremitäten. – Schmerz im linken Arm, fühlt sich gelähmt an. Schwäche der Beine gefolgt von Krämpfen der Bauchmuskeln. Parästhesie der unteren Extremitäten.

Haut. – Kälte der ganzen Oberfläche. Die Haut ist kalt wie Marmor.

Beziehungen. – Vergleiche: **Aran., Mygal., Ther.**

Latrodectus hasselti – „New-South-Wales Black Spider" : Die lang andauernde Wirkung scheint es als ein Mittel bei **"chronischer"** Blutvergiftung zu indizieren. Es stoppt die heftigen Schmerzen bei Pyämie. Starkes Ödem in der Umgebung von Wunden; Paralyse der Glieder, mit starkem Muskelschwund. Heftige, stechende und brennende Schmerzen, gehen der Lähmung voran; Schwindel, Neigung nach vorne zu fallen; septikämische Zustände; dauernde Wahnvorstellung vom **Fliegen**. Verlust des Gedächtnisses. Brausende Geräusche.

Latrodectus katipo – „New Zealand Spider": Lymphangitis und nervöse Zuckungen, scharlachrote, brennende Ausschläge.

Triatema – „Kissing Bug": Schwellung mit heftigem Jucken der Finger und Zehen. Erstickungsgefühl und schwierige Atmung gefolgt von Ohnmacht und schnellem Puls.

Dosierung. – Sechste Potenz.

297 Vgl. [12]: „Extreme Angst. Schreit furchtbar und ruft aus, sie würde ihren Atem verlieren und sterben."

Laurocerasus

Prunus laurocerasus, Kirschlorbeer
Rosaceae; Persien und Kaukasus

Krampfhafter, kitzelnder Husten, besonders bei Herz-Patienten, wird oft auf magische Weise von diesem Mittel beeinflußt. **Reaktionsmangel**, besonders bei Brust- und Herzleiden. **Getränke rollen hörbar durch Ösophagus und Eingeweide**. Allgemeine Kälte nicht 〉 durch Wärme. Heftiger Schmerz im Magen, mit Verlust der Sprache. Spasmus der Gesichtsmuskeln und des Ösophagus. Asphyxia neonatorum.

Atemwege. – Zyanose und Dyspnoe; 〈 aufrechtes Sitzen. Der Patient hält die Hände über das Herz. Husten, bei Herzklappenerkrankung. Körperliche Bewegung verursacht Schmerzen um das Herz herum. Kitzelnder, **trockener Husten**. Dyspnoe. Zusammenschnürung der Brust. Husten, mit reichlichem, gallertartigem oder blutigem Auswurf. Kleiner und schwacher Puls. Drohende Lungenlähmung. **Schnappen nach Luft**; greift nach dem Herzen.

Herz. – Mitralinsuffizienz. Greifen nach dem Herzen und Herzklopfen. Zyanose bei Neugeborenen.

Extremitäten. – Zehen- und Fingernägel[298] werden verdickt. Die Haut ist blau. Verstauchungsschmerz in Hüften, Schenkeln und Fersen. Kalte, klamme Füße und Beine. Schlegelartig Verdickung der Fingerenden. Die Handvenen sind erweitert.

Fieber. – Kälte; Frost und Hitze wechseln ab. Durst, mit trockenem Mund am Nachmittag.

Schlaf. – Perioden tiefen Schlafs, mit Schnarchen und stertoröser Atmung.

Beziehungen. – Vergleiche: **Hydr-ac., Camph., Sec., Am-c., Ambr.**

Dosierung. – Tinktur, bis dritte Potenz. Kirschlorbeer-Wasser, 2–5 Tropfen-Gaben.

---

298 Vgl. [34]: „Finger- und Zehenspitzen vergrößert, knubbelartig." Gemeint sind wohl Uhrglasnägel und Trommelschlegelfinger.

Lecithinum

Ein komplexer, organischer Stoff, der Phosphor enthält und aus Eigelb und tierischem Gehirn bereitet wird

Lezithin ist wichtig für die Lebensvorgänge der pflanzlichen und tierischen Organismen. Lezithin hat einen vorteilhaften Einfluß auf den Ernährungszustand und besonders das Blut, daher sein Nutzen bei Anämie und in der Rekonvaleszenz, Neurasthenie und Schlaflosigkeit. Es verstärkt die Anzahl roter Blutkörperchen und die Hämoglobinkonzentration. Ein hervorragendes Laktagogum, macht die Milch nahrhafter und vergrößert die Menge.

Verursacht eine sofortige Abnahme der Phosphatausscheidung. Geistige Erschöpfung und Impotenz. Tuberkulose, wo es ausgeprägte Verbesserung der Enährung sowie allgemeine Besserung bewirkt. Müde, schwach, kurzatmig, Abmagerung; Symptome eines allgemeinen Zusammenbruchs. Sexuelle Schwäche.

Gemüt. – Vergeßlich, dumpf, verwirrt.

Kopf. – Kopfweh, besonders im Hinterkopf, Pulsieren und Klingen in den Ohren. Schmerz im Jochbein, blasses Gesicht.

Magen. – Appetitmangel, Durst, heftiges Verlangen nach Wein und Kaffee; gebläht, Wundheitsschmerz im Magen steigt zum Hals auf.

Harnwege. – Spärlich, mit Phosphaten, Zucker oder Eiweiß.

Männlich. – Die Manneskraft ist verloren oder geschwächt.

Weiblich. – Störung der geschlechtlichen Lust und ovarielle Insuffizienz.

Extremitäten. – Schmerzhaftigkeit, Wehtun, Energiemangel. Müde und schwach.

Beziehungen. – Vergleiche: **Phos.**

Dosierung. – $^1/_2$–2 Gran (32–130 mg) der rohen Substanz und Potenzen. Zwölfte Potenz.

Ledum palustre

Sumpfporst, Wilder Rosmarin

Ericaceae; Nordeuropa, -asien und -amerika

Beeinflußt besonders die rheumatische Diathese; die Veränderungen reichen von funktionellen Schmerzen bis hin zu veränderten Absonderungen und Ablagerungen von fester, grober Materie in den Geweben. Der Ledum-Rheumatismus beginnt in den Füßen und wandert nach oben. Es betrifft auch die Haut, wo es einen Ausschlag wie von Giftsumach hervorruft, und ist hierzu ein Antidot, wie auch gegen Insektenstiche. **Es herrscht ein allgemeiner Mangel an Lebenswärme** und dennoch ist Bettwärme unerträglich. Bei Stichwunden, durch scharf gespitzte Instrumente oder Bisse, besonders wenn die **verletzten Körperteile kalt sind**, ist dieses das Heilmittel. Tetanus mit Muskelzuckungen in der Nähe der Wunde.

Kopf. – Schwindel beim Gehen mit der Neigung, auf eine Seite zu fallen. Kopfschmerz[16], wenn der Kopf bedeckt ist. Nasenbluten. **[Meli., Bry.]**

Augen. – Augenschmerzen. Austritt von Blut ins Gewebe der Augenlider, der Konjunktiven, in das Kammerwasser und in den Glaskörper. Quetschwunden. Katarakt mit Gicht.

Gesicht. – **Rote Pickel auf Stirn und Wangen**; Stechen bei Berührung. Schorfartiger Ausschlag um Nase und Mund.

Mund. – Trocken, Würgen mit Aufstoßen. Moderiger Geschmack mit katarrhalischen Beschwerden.

Rektum. – **Analfissuren.** Hämorrhoidenschmerzen.

Atemwege. – Brennen in der Nase. Husten, mit blutigem Auswurf. Dyspnoe; die Brust fühlt sich zusammengeschnürt an. Erstickender Stillstand der Atmung (und Opisthotonus vor dem Husten).[34] Schmerz entlang der Trachea. Bronchitis mit Altersemphysem. Engbrüstige Zusammenschnürung der Brust (< durch Bewegung und Gehen).[16] Kitzeln im Kehlkopf; spasmodischer Husten. Hämoptoe, abwechselnd mit Rheumatismus. Die Brust schmerzt bei Berührung. Keuchhusten; krampfhaftes **doppeltes Einatmen** und Schluchzen.[17]

Extremitäten. – Gichtschmerzen schießen durch den Fuß und das Glied hindurch und in den Gelenken, aber besonders den kleinen Gelenken. Geschwollen, heiß, blaß. Pochen in der rechten Schulter. Druck in der Schulter, < Bewegung. Knacken in den Gelenken; < Bettwärme. Gichtknoten. Der Großzehballen ist geschwollen. **[Both.]** Rheumatismus beginnt in den unteren Gliedern und **steigt nach oben. [Kalm.** entgegengesetzt] Die Knöchel sind geschwollen. **Die Sohlen sind schmerzhaft**, kann kaum auftreten. **[Ant-c., Lyc.]** Verstaucht sich leicht das Sprunggelenk.

Fieber. – Kälte, Mangel an Lebenswärme. (Frost,) wie vom Begießen mit kaltem Wasser (, an diesem oder jenem Körperteil).[16] Allgemeine Kälte mit Hitze des Gesichts.

Haut. – Akne auf der Stirn, mit stechenden Schmerzen darin. Ekzem (im Gesicht). Jucken der Füße und der Knöchel; < Kratzen und Bettwärme.

Ekchymosen. Lange (anhaltende)[12] Verfärbung nach Verletzungen. **Karbunkel. [Anthraci., Tarent-c.] Antidot bei Sumachvergiftung*. [Grin., Cypr., Anac.]**

Modalitäten. – ‹ nachts und von Bettwärme.

› von Kälte, Eintauchen der Füße in kaltes Wasser.

Beziehungen. – Vergleiche: **Ruta, Ham., Bell-p., Arn.**

Ledum antidotiert Spinnengifte.

Dosierung. – Dritte bis 30. Potenz.

Lemna minor

Kleine Wasserlinse

Lemnaceae; Europa, Nordamerika

Ein katarrhalisches Mittel. Es wirkt besonders auf die Nasenlöcher. **Nasenpolypen; geschwollene Conchae nasales. Rhinitis atrophicans.** Asthma durch Verstopfung der Nase; ‹ bei feuchtem Wetter.

Nase. – **Fauliger Geruch**; Verlust des Geruchssinns. (Rhinitis atrophicans;) Krusten und schleimig-eitrige Absonderung äußerst reichlich (, mit Foetor).[12] Retronasales Tröpfeln. Schmerz wie ein Faden vom (rechten) Nasenloch zum (rechten) Ohr (, das taub ist).[12] Vermindert die Nasenverstopfung, wenn es sich um einen ödematösen Zustand handelt. Trockenheit des Nasen-Rachenraumes.

Mund. – **Fauliger Geschmack** morgens beim Aufstehen. Trockener Rachen und Kehlkopf.

Abdomen. – Neigung zu geräuschvollem Durchfall.

Modalitäten. – ‹ in feuchtem, regnerischem Wetter, besonders **heftigem Regen.**

Beziehungen. – Vergleiche: **Calc., Teucr., Calend., Nat-s.**

Dulcamara amara : Feuchte Umgebung und nebliges Wetter.

Dosierung. – Dritte bis 30. Potenz.

Lepidium bonariense

Brasilianische Kresse
Brassicaceae; Südamerika

Erkrankungen der Brust und des Herzen, lanzinierende Schmerzen. Mit den Herzsymptomen, Taubheit und Schmerzen im linken Arm, Hungergefühl in der Magengrube. Die linke Seite von Kopf, Gesicht, Brust, Hüfte bis zum Knie sind alle von lanzinierenden Schmerzen betroffen.

Ein Schmerz, der sich wie ein Streifen von der Schläfe bis zum Kinn erstreckt, als wäre das Gesicht mit einem Rasiermesser geschnitten worden. Brennen im Hals, Brausen in den Ohren. Empfindung wie von einem engen Gurt um die Brust, Empfindung wie von einem Messer, das das Herz (langsam) durchbohrt.[11] Schmerz im Nacken, Rücken und den Extremitäten.

Vergleiche : **Arn., Lach.**

Leptandra virginica

Veronica virginica, „Culver's root"
Scrophulariaceae; Nordamerika

Ein Lebermittel, mit Gelbsucht und **schwarzen, teerigen Stühlen**. Galle-Leber-Funktionsstörungen*. Geschwächter Pfortaderkreislauf. Malariazustände.

Kopf. – Dumpfer Stirnschmerz; Schwindel, Schläfrigkeit und Niedergeschlagenheit. Brennen und Schmerzen in den Augen.

Magen. – Die Zunge ist **gelb** belegt. Stark quälende Schmerzen in Magen und Eingeweiden, mit Stuhldrang. Schmerzen der Lebergegend strahlen zum Rückgrat aus, an dem Frösteln empfunden wird.

Rektum. – Reichliche **schwarze, stinkende Stühle**, mit Schmerz am Nabel. Blutende Hämorrhoiden. Typhöse Stühle werden schwarz und sehen aus wie Teer. Lehmfarbene Stühle bei Ikterus. Rektumprolaps mit Hämorrhoiden. Rektale Blutung.

Beziehungen. – Vergleiche: **Podo., Iris., Bry., Merc., Ptel., Myric.**

Dosierung. – Tinktur bis dritte Potenz.

Liatris spicata

Serratula, „colic root"
Compositae; Nordamerika

Ein Gefäß-Stimulans. Verstärkt die funktionelle Aktivität der Haut und der Schleimhäute.

Von Nutzen bei Wassersucht aufgrund von Leber- und Milzerkrankungen, auch bei Nierenwassersucht. Hier wird die unterdrückte Harnsekretion äußerst günstig beeinflußt. **Generalisierte Anasarka** aufgrund von Herz- und Nierenerkrankung. **Durchfall** mit heftigem Stuhldrang und Schmerz im unteren Teil des Rückens. Kolik. Lokal, bei Geschwüren und schlecht heilenden Wunden angewandt.

Ein rasch wirkendes Diuretikum.

Dosierung. – 1–4 Drachmen (3,7–14,8 ml) der Tinktur oder Aufguß.

Lilium tigrinum

Tigerlilie, Große Türkenbundlilie
Liliaceae; China und Japan

Zeigt einen kräftigen Einfluß auf die Beckenorgane und entspricht vielen Folgeerscheinungen einiger pathologischer Zustände von Uterus und Eierstöcken. Häufiger bei unverheirateten Frauen indiziert. Die Wirkung auf das Herz ist sehr ausgeprägt. Schmerz an kleinen Stellen. **[Ox-ac.]** Rheumatische Arthritis.

Gemüt. – Fürchtet um ihr Seelenheil (, bei Uterusbeschwerden).[34] Trost < . **Tiefgehende Niedergeschlagenheit**. Dauernde Neigung zu weinen. Ängstlich; **befürchtet irgendeine organische und unheilbare Erkrankung**. Neigung zu fluchen, zu schlagen und an obszöne Dinge zu denken (, als dieser Geisteszustand auftrat, ließ die Gebärmutterreizung nach).[34] **Ziellose, getriebene Art**; muß sich in Beschäftigung halten.

Kopf. – Heiß, dumpf, schwer. Im warmen Zimmer der Ohnmacht nahe. Wildes Gefühl im Kopf.

Augen. – Hyperästhesie der Retina. Schmerzen, strahlen nach hinten in den Kopf aus; Tränenfluß; beeinträchtigte Sicht. **Myopischer Astigmatismus**. Nützlich, um die Kraft des geschwächten Ziliarmuskels wiederherzustellen. **[Arg-n.]**

Magen. – Gebläht; Übelkeit, mit dem Gefühl eines Klumpens im Magen. Hungrig; sehnt sich nach Fleisch. Durstig, trinkt oft und viel und vor ernsthaften Symptomen.

Abdomen. – Das Abdomen schmerzt und ist aufgetrieben; zitterndes Gefühl im Abdomen. Druck abwärts und nach hinten gegen Rektum und Anus; ⟨ Stehen; ⟩ Gehen im Freien. Herab-Drängen im Unterbauch.

Rektum. – Dauerndes Drängen zu entleeren, **wegen Druck im Rektum,** ⟨ Stehen. Druck in den Anus hinab. Früh morgens heftiger Stuhldrang. Dysenterie, Schleim und Blut mit Tenesmus, besonders bei plethorischen und nervösen Frauen im Klimakterium.

Harnwege. – Häufiges Drängen. Der Harn ist milchig, spärlich und **heiß.**

Weiblich. – Die Menses sind früh, spärlich, **dunkel, geronnen, stinkend; fließt nur beim Umhergehen. Herabdrängendes Gefühl bei dringendem Stuhldrang, als wollten alle Organe vorfallen; hört auf in Ruhe. [Sep., Lac-c., Bell.] Blutandrang zum Uterus,** Prolaps und Anteversion. Dauerndes Verlangen, die Organe von außen zu halten. Schmerz in den Ovarien und die Oberschenkel hinunter. Wundmachende, braune Leukorrhoe; Brennen in den Labien. Der sexuelle Instinkt ist erweckt. Aufgetriebenes Gefühl in der Uterusregion. Subinvolution. Pruritus pudendi.

Herz. – Gefühl, als würde das Herz mit einem Schraubstock gepackt. [Cact.] Gefühl, als wäre es zum Bersten gefüllt. Pulsieren über den ganzen Körper. Herzklopfen; der Puls ist unregelmäßig; sehr schnell. Schmerz in der Herzgegend, mit dem Gefühl einer Last auf der Brust. Kältegefühl um das Herz herum. Erstickungsgefühl in einem überfüllten und warmen Zimmer. Angina pectoris mit Schmerzen im rechten Arm.

Extremitäten. – Kann auf unebenem Boden nicht gehen. Schmerz in Rücken und Rückgrat, mit Zittern, aber öfter vor der Wirbelsäule, von herabdrückendem Charakter. Stechen in den Fingern. Schmerz in rechtem Arm und rechter Hüfte. Die Beine tun weh; kann sie nicht ruhig halten (, ⟨ wenn sie die Kontrolle über sich aufgibt, zum Beispiel wenn sie versucht einzuschlafen).[34] Schmerz im Sprunggelenk. Brennende Handflächen und Sohlen (⟨ im Bett).[34]

Schlaf. – Unerfrischend, mit unangenehmen Träumen. Unfähig zu schlafen, mit einem wilden Gefühl im Kopf.

Fieber. – Große Hitze und Mattigkeit am Nachmittag, mit Pochen durch den ganzen Körper.

Modalitäten. – 〈 Trost, warmes Zimmer.
〉 im Freien.

Beziehungen. – Vergleiche: **Cact., Helon., Murx., Sep., Plat., Pall.** Antidot: **Helon.**

Dosierung. – Die mittleren und höheren Potenzen scheinen am besten gewirkt zu haben. Die Heilwirkung entwickelt sich manchmal langsam.

Limulus cyclops

Xiphosura americana, Trituration des getrockneten Blutes der Königskrabbe

Limulus wurde von C. Hering eingeführt und teilweise von ihm und Lippe geprüft. Hering war überrascht bei der Sektion einer Königskrabbe blaues Blut zu sehen, welches, wie er vermutete und die Untersuchung ergab, Kupfer enthielt und von welchem er glaubte, es könne sich als weiteres Mittel für Cholera erweisen. Weitere Prüfungen sind notwendig, um dies zu beweisen, obgleich die bis jetzt beobachteten Symptome dies wahrscheinlich machen. Herings fruchtbarer Geist führte ihn immer auf Pionierpfaden zu praktischen Therapeutika.

Erschlaffung des Geistes wie des Körpers;[34a] Schläfrigkeit **nach Baden im Meer**. Symptome des Magen-Darmtraktes. Schmerzhafte Völle der ganzen rechten Körperhälfte.

Kopf. – Niedergeschlagenheit des Gemüts. Schwieriges Erinnern von Namen, verwirrt mit Hitze des Gesichts, Blutandrang zum Gesicht, 〈 beim Nachdenken[34a]. Schmerz hinter dem linken Augapfel.

Nase. – Fließschnupfen. Niesen 〈 Wassertrinken. Fortwährendes Nasentröpfeln. Druck über der Nase und hinter den Augen.

Abdomen. – Kolik (wechselnd) mit Hitze (-gefühl im Bauch).[34a] Krampfartige Schmerzen mit wäßrigen Stühlen. Hitze, (Brennen,) und Zusammenschnüren im Abdomen.[34a] Hämorrhoiden und Zusammenschnüren des Anus.

Atemwege. – Belegte Stimme. Atembeschwerden nach Wassertrinken.[34a] Beklemmung der Brust.[299]

Extremitäten. – Neuralgie des Nervus femoralis.[300] Die Fußsohlen

299 Vgl. [34a]: „Brustbenommenheit, Schwäche und Gähnen."

300 Vgl. [34a]: „Heftiger, stechender Klammschmerz unterhalb der rechten Leiste, in der Mitte des Oberschenkels;"

tun weh, fühlen sich taub an. Schmerz im rechten Hüftgelenk. Wundheitsschmerz in den Fersen.

Haut. – Juckende Flecken und Bläschen an Gesicht und **Händen.** Brennen der Handteller.

Beziehungen. – Vergleiche: **Aster., Hom., Cupr.**

Dosierung. – Sechste Potenz.

Linaria vulgaris

Leinkraut, Frauenflachs

Scrophulariaceae; Europa, Nordasien und -amerika

Wirkt vornehmlich im Versorgungsbereich des Nervus vagus.[301] Aufstoßen, Übelkeit, Speichelfluß, Druck auf dem Magen. Gelbsucht, Hypertrophie von Leber und Milz. Die Darmsymptomatik und die **große Schläfrigkeit** sind sehr ausgeprägt. **Ohnmacht** kardialen Ursprungs.[85] Enuresis. Symptome des Rektums. Die Zunge ist rauh und trocken; der Hals ist zugeschnürt. Kälte. Verwirrung im Kopf. Unwiderstehliche Schläfrigkeit. Die Symptome sind 〈 beim Gehen im Freien.

Dosierung. – Dritte Potenz.

Linum usitatissimum

Echter Lein, Flachs

Linaceae; Asien

Die Anwendung von Leinsamenumschlägen hat bei empfindlichen Patienten ernsthafte Atemstörungen wie Asthma und Nesselausschlag etc. hervorgerufen. Seine Wirkung in solchen Fällen ist gekennzeichnet durch **starke Reizung**. Es wurde festgestellt, daß es kleine Mengen Blausäure enthält, was für die Intensität eine Erklärung sein mag. Die Abkochung ist von Nutzen bei Entzündung der Harnwege, Zystitis, Strangurie etc. Auch bei Erkrankungen des Darmtraktes. Es hat seinen Platz bei der Behandlung von Asthma, Heuschnupfen und Urtikaria. Kinnbackenkrampf und Lähmung der Zunge.

---

301 Vgl. dagegen [85]: „Diese Arznei wirkt kräftig auf den Nervus sympathicus."

Beziehungen. – Vergleiche: **Linum catharticum** – Purgierflachs: Ähnliche Atemwegssymptome, aber auch Kolik und Durchfall.

Dosierung. – Niedere Potenzen.

Lithium carbonicum

Lithiumcarbonat, Li_2CO_3

Chronischer **Rheumatismus in Verbindung mit Herzläsion** und Asthenopie bieten diesem Mittel ein Anwendungsgebiet. Rheumatische Knoten. Harnsaure Diathese. Der ganze Körper **schmerzt**. Gicht und Tophi.

Kopf. – Spannung, wie gebunden (in den Schläfen, mit Hemianopsie);[34] 〉 Sitzen und Nach-draußen-Gehen. Äußerlich empfindlich. **Kopfschmerz setzt beim Essen aus.** Zittern und Pochen. Schmerz im Herz; strahlt in den Kopf aus. Schwindelige Zustände mit Ohrenklingen. Beide Wangen sind mit trockenen, kleieartigen Schuppen bedeckt.

Augen. – Hemianopsie; die rechte Hälfte ist unsichtbar. Photophobie. Schmerz über den Augen. Trockene Lider. Die Augen schmerzen nach dem Lesen.

Magen. – Übersäuerung, Übelkeit, **Nagen, 〉 durch Essen. [Anac.]** Kann den geringsten Druck der Kleidung nicht ertragen. **[Lach.]**

Harnwege. – Tenesmus. Trüber Urin, mit Schleim und rotem Niederschlag. Schmerz in der rechten Nierengegend. Reichlicher und farbloser Harn. Beim (morgendlichen Aufstehen zum) Wasserlassen Druck im Herzen (, der nicht vor Beendigung der Miktion aufhört).[34] Zystitis, subakut und chronisch. Schmerzempfindlichkeit der Blase; Schmerz in rechter Niere und Ureter. Trüber Urin mit Schleim, spärlich und dunkel, ätzend. Sandiger Satz.

Atemwege. – Zusammenschnürung der Brust. Heftiger Husten beim Hinlegen. Die eingeatmete Luft wird als kalt empfunden. Schmerz in den Brustdrüsen, **der in die Arme und Finger ausstrahlt.**

Herz. – Rheumatische Schmerzen in der Herzregion. Plötzlicher Stoß im Herzen. Pochen, dumpfes Stechen in der Herzregion. Schmerzen im Herzen vor (und während)[34] der Menstruation, in Verbindung mit Schmerzen in der Blase und vor (und während)[34] dem Wasserlassen; 〉 danach. Zittern und Flattern im Herzen, erstreckt sich zum Rücken.

Extremitäten. – Paralytische Steifigkeit überall. Jucken an den Gelenken. Rheumatische Schmerzen überall, in den Schultergelenken, Armen und Fingern und allgemein in den kleinen Gelenken. Schmerz im Fußgewölbe, strahlt aus zum Knie. Schwellung und Empfindlichkeit der Finger- und Zehgelenke; 〉 heißes Wasser. Knotige Schwellung in den Gelenken. Die Sprunggelenke schmerzen beim Gehen.

Haut. – Schuppiger, flechtenartiger Ausschlag an Händen, Kopf und Wangen, vorher rote, wunde Haut. Dumpfes Stechen, endet mit Jucken. **Bartflechte** (hohe Potenz geben). Rauher Ausschlag über dem ganzen Körper, viel loses Epithel, harte, trockene, juckende Haut.

Modalitäten. – 〈 morgens, rechte Seite.
〉 Aufstehen und Umhergehen.

Beziehungen. – Vergleiche: **Lyc., Am-p., Benz-ac., Calc.**

Lithium benzoicum – Lithiumbenzoat: Tiefsitzende Schmerzen in den Lenden; im Kreuz; unangenehmes Gefühl in der Blase. Blasenreizung. Gallensteine. Häufiger Drang. Vermindert die Harnsäureablagerungen.

Lithium bromatum – Lithiumbromid: Zerebrale Kongestion, drohender Apoplex, Schlaflosigkeit und Epilepsie.

Lithium lacticum – Lithiumlactat: Rheumatismus der Schulter und der kleinen Gelenke 〉 Umhergehen; 〈 Ruhe.

Lithium muriaticum – Lithiumchlorid: Symptome der Chininvergiftung, nämlich: **Schwindelig,** voller Kopf, **verschwommenes Sehen**. Klingen in den Ohren; ausgeprägter Tremor; **allgemeine Schwäche**; ausgeprägte muskuläre und allgemeine Erschöpfung; keine gastrointestinalen Wirkungen. Die Nase ist wund, Sodbrennen, Zahnschmerz.

Dosierung. – Erste bis dritte Verreibung.

Lobelia inflata

Lobelie

Lobeliaceae; östliches Nordamerika

Es ist ein Stimulans für die Vasomotoren; verstärkt die Aktivität aller vegetativen Prozesse; fokusiert seine Kraft hauptsächlich auf den Nervus vagus, indem es einen erschlafften Zustand mit eingeschränkten Funktionen hervorruft, mit Beklemmung der Brust und des Epigastriums, behinderter Atmung, Übelkeit und Erbrechen.

Mattigkeit, Erschlaffung der Muskeln, **Übelkeit, Erbrechen und Dyspepsie** sind die allgemeinen Indikationen, die auf die Anwendung dieses Mittels hinweisen, bei Asthma und Magenbeschwerden. Am besten geeignet für hellhäutige, feiste Menschen. Üble Folgen von Trunkenheit. **Unterdrückte Absonderungen. [Sulph.]** Diphtherie. **Katarrhalische Gelbsucht. [Chion.]**

Kopf. – Schwindel und Furcht vor dem Tod.[302] Gastrischer Kopfschmerz, mit Übelkeit, Erbrechen und großer Prostration; ⟨ Nachmittag bis Mitternacht; Tabak. Dumpfer, schwerer Schmerz.

Gesicht. – Gebadet in kaltem Schweiß. Plötzliche Blässe.

Ohren. – **Taubheit aufgrund unterdrückter Absonderungen** oder Ekzem. Schießender Schmerz vom Hals aus.

Mund. – Reichlicher Speichelfluß; scharfer, brennender Geschmack; **quecksilberartiger Geschmack**; zäher Schleim, die Zunge ist weiß belegt.

Magen. – Übersäuerung, Flatulenz, Kurzatmigkeit nach dem Essen. Sodbrennen mit reichlichem Speichelfluß. **Extreme Übelkeit und Erbrechen.** Morgendliche Übelkeit und Erbrechen bei Schwangeren. **Mattigkeit und Schwäche im Epigastrium. Reichlicher Speichelfluß, mit gutem Appetit.** (Chronisches, anfallartiges Erbrechen mit) reichlich Schweiß und äußerste Erschöpfung.[34] Kann den Geruch oder Geschmack von Tabak nicht ertragen. Scharfer, brennender Geschmack; Übersäuerung, mit zusammenziehendem Gefühl in der Magengrube. Sodbrennen.

Harnwege. – Dunkelrote Farbe und reichlich rotes Sediment.

Atemwege. – **Atemnot von Einschnürung der Brust**; ⟨ jede Anstrengung. Gefühl von Druck oder Gewicht auf[34] der Brust; ⟩ **durch rasches Gehen.** Gefühl, als würde das Herz stehen bleiben. Asthma; Anfälle, mit Schwäche, die in der Magengrube empfunden wird und vorangehendem **Prickeln** überall. Krampf, schallender Husten, kurzatmig, greift nach dem Hals. Altersemphysem.

Rücken. – Schmerz im Kreuzbein; kann die geringste Berührung nicht vertragen. Sitzt nach vorne gebeugt.

Haut. – Kribbeln und Jucken mit starker Übelkeit.

Modalitäten. – ⟨ Tabak, nachmittags, geringste Bewegung, Kälte, besonders kaltes Waschen,

⟩ durch rasches Gehen; (Brustschmerz), gegen Abend und von Wärme.

Beziehungen. – Antidot: **Ip.**

Vergleiche: **Tab., Ars., Ant-t., Verat., Ros-d.**

Lobelia erinus: **Maligne Tumoren**, extrem schnelle Entwicklung; Gallertkarzinom des Omentums; korkenzieherartige Schmerzen im Abdo-

302 Vgl. [34]: „Todesfurcht und schwieriges Atmen."

men; große Trockenheit der Haut, Nasen- und Mundschleimhaut; Widerwille gegen Weinbrand; trockene, ekzematöse Flecken, die die Spitzen der Zeigefinger bedecken. Maligne Erkrankung im Gesicht. Epitheliom.

Lobelia syphilitica oder **coerulea** – Blaue Kardinalsblume: Gibt ein perfektes Bild einer Grippe mit Niesen, mit Beteiligung der Choanen, des Gaumens und des Rachens. Sehr niedergeschlagen. Schmerz in der Stirn über den Augen; Schmerz und Luft in den Gedärmen, gefolgt von reichlichen wäßrigen Stühlen mit Tenesmus und Wundheit des Anus. Schmerz in den Knien. Kribbeln in den Sohlen. **Große Beklemmung des unteren Teiles der Brust**, als könnte die Luft dort nicht hingelangen. **Schmerz in der Brust unter den kurzen Rippen der linken Seite**. Trockener Reizhusten. Schwierige Atmung. Dumpfer, anhaltender Schmerz über der Nasenwurzel. Katarrh der Eustachischen Röhre. Schmerz im hinteren Teil der Milz.

Dosierung. – Tinktur bis 30. Potenz. Lokal antidotiert die Tinktur den Giftsumach. Häufig wirkt **Lobelia acetum** besser als alle anderen Zubereitungen. Subkutan appliziert wirkt Lobelia fast genau wie das Diphtherie-Antitoxin auf die Infektion und stärkt die Abwehr des Organismus gegen zukünftige Infektionen (F. Ellingwood).

Lobelia purpurascens

„Purple Lobelia"
Lobeliaceae; Australien

Tiefgreifende Erschöpfung aller Lebenskräfte und des Nervensystems; **respiratorische Paralyse. Nervöse Erschöpfung bei Grippe**. Koma. Die Zunge ist weiß und gelähmt.

Kopf. – Verwirrt und niedergeschlagen. Übelkeit erregender Kopfschmerz mit Schwindel; besonders zwischen den Augenbrauen.[12]

Augen. – Unmöglich, die Augen offen zu halten. Schläfrig. Kann die Augen nicht offen halten; krampfhafter Lidschluß.

Brust. – Oberflächliche Atmung; Herz und Lungen fühlen sich gelähmt an; langsame Atmung. Die Schläge des Herzens klingen für ihn wie Trommelschläge.

Beziehungen. – Vergleiche: **Bapt.**

Lobelia cardinalis – Scharlachrote Lobelie: Schwäche, besonders der unteren Extremitäten; Atembeklemmung, Pleuritis, **stechender** Schmerz in der Brust beim tiefen Einatmen. Schmerz in der **linken** Lunge, mit Unterbrechungen auftretendes Stechen während des Tages.

Dosierung. – Dritte Potenz.

Lolium temulentum

Taumellolch, Schwindelhafer
Gramineae; Europa

Es ist bei Kopfschmerzen, Ischialgie und Lähmung angewendet worden. Äußerste Erschöpfung und Ruhelosigkeit.

Kopf. – Ängstlich und niedergeschlagen, verwirrt. Schwindel; muß die Augen schließen. Schwerer Kopf. Geräusche in den Ohren.

Magen. – Übelkeit, Erbrechen. Schmerz in Magengrube und Abdomen. Heftiges Purgieren.

Extremitäten. – Unsicherer Gang. **Zittern aller Glieder**. Kräfteverlust in den Extremitäten. **Heftiger Schmerz in den Waden, wie mit Schnüren gebunden**. Kalte Extremitäten. Krampfhafte Bewegungen der Arme und Beine. Kann nicht schreiben; kann kein Glas Wasser halten. Zittern der Hände bei Lähmung.

Beziehungen. – Vergleiche: **Sec., Lath., Astragallus mollissimus.**

Dosierung. – Sechste Potenz.

Lonicera xylosteum

Heckenkirsche, Teufelskirsche
Caprifoliaceae; Europa

Konvulsivische Symptome. Urämische Konvulsionen. Albuminurie. Syphilis.

Kopf. – Blutandrang zu Kopf und Brust; Koma. Kontraktion der einen Pupille und Dilatation der anderen. Sopor, die Augen sind halb geöffnet, rotes Gesicht.

Extremitäten. – Rucken der Glieder. Zittern des ganzen Körpers. Heftige Konvulsionen. (Beim Heben aus dem Bett) fielen Kopf und Glieder herunter wie gelähmt.[11] Die Extremitäten sind kalt. Kalter Schweiß.

Beziehungen. – Vergleiche: **Lonicera pericylmenum** – Waldgeißblatt: Reizbarkeit des Gemüts, mit heftigen Ausbrüchen. **[Croc.]**

Dosierung. – Dritte bis sechste Potenz.

Lupulus humulus

Humulus lupulus, Hopfen
Moraceae; Osteuropa

Es ist ein gutes Mittel bei zerrütteten Zuständen des Nervensystems, begleitet von Übelkeit, Schwindel, Kopfschmerz nach einer ausschweifenden Nacht. **Ikterus bei Kleinkindern**. Brennen der Urethra. Ziehen und Zukken in fast allen Muskeln (, am meisten zwischen den Schultern und in den Arm- und Handmuskeln, in kurzen Anfällen wie bei Rheumatismus).[17] Nervöser Tremor; Schlaflosigkeit und Delirium bei Säufern. **Schwindel** und **Benommenheit. Langsamer** Puls. Reichlicher Schweiß, klebrig, fettig.

Kopf. – Krankhafte Wachsamkeit. Hochgradig erregt. Dumpfer, schwerer Kopfschmerz mit Schwindel. Ziehen und Zucken in jedem Muskel.

Männlich. – Schmerzhafte Erektionen. Samenergüsse **aufgrund sexueller Schwäche und Onanie**. Spermatorrhoe.

Schlaf. – **Schläfrig** während des Tages. Sopor.

Haut. – Scharlachartiger Ausschlag im Gesicht. Fühlt sich an, wie Insekten, die unter der Haut krabbeln; Gefühl wie aufgesprungen,[303] die Haut schält sich.

Beziehungen. – Antidote: **Coff., Essig.**

Vergleiche: **Nux-v., Urt-u., Cann-i., Cann-s.**

Lupulinum D1 Trituration: Am besten bei Samenergüssen. Lokal bei schmerzhaftem Krebs.

Dosierung. – Tinktur bis dritte Potenz.

Lycopersicum esculentum

Solanum lycopersicum, Tomate, Liebes-, Paradiesapfel
Solanaceae; Südamerika

Ausgeprägte Rheuma- und Grippesymptome. Heftige, anhaltende Schmerzen überall im Körper. **Schmerzen, die nach einer Grippe zurückgeblieben sind**. Der Kopf weist immer Zeichen von akuter Kongestion auf. Heuschnupfen, mit deutlicher ⟨ vom Einatmen der geringsten Menge Staub. Häufiges Harnen und reichlicher, wässeriger Durchfall.

---

303 Vgl. [17]: „Juckendes schmerzhaftes Gefühl wie von Nesseln in den vom Froste aufgesprungenen Händen, so wie im Gesichte, wenn es mit den Händen öfters gestrichen wird."

Kopf. – Berstender Schmerz, fängt im Hinterkopf an und breitet sich über den ganzen Kopf aus. Der ganze Kopf und die ganze Kopfhaut fühlen sich wund und zerschlagen an, nachdem der Schmerz vorbei ist.

Augen. – Trübe, schwere Augen; enge Pupillen; die Augäpfel fühlen sich kontrahiert an; Schmerzhaftigkeit in und um die Augen herum. Blutunterlaufene Augen.

Nase. – Reichlicher, wäßriger Schnupfen; tropft in den Hals hinunter. Jucken in der vorderen Nasenhöhle; 〈 vom Einatmen der geringsten Menge Staub; 〉 drinnen.

Harnwege. – Ständiges Harntröpfeln **im Freien.** Muß nachts aufstehen, um zu urinieren.

Atemwege. – Heisere Stimme. Brustschmerz, zum Kopf ausstrahlend. Heiserkeit; ständiges Verlangen, sich zu räuspern. Tiefer, rauer, explosionsartiger[304] Husten. Brustbeklemmung; trockener Reizhusten, der nachts auftritt und wach hält.

Herz. – Deutlich verminderte Pulsfrequenz mit Angst und Befürchtungen.

Extremitäten. – Schmerzhaftigkeit im Rücken. Dumpfer Schmerz in der Lumbalregion. **Heftiger Schmerz im rechten Musculus deltoideus und Musculus pectoralis.** Schmerz tief in der Mitte des rechten Oberarms. Rheumatischer Schmerz im rechten Ellenbogen und Handgelenk, und beidseitig in den Händen. Heftige Schmerzhaftigkeit in den unteren Gliedmaßen. Neuralgie des rechten Nervus femoralis. Kribbeln entlang dem rechten Nervus ulnaris.

Modalitäten. – 〈 rechte Seite, im Freien, anhaltende Bewegung, Erschütterung, Lärm.

〉 warmes Zimmer, Tabak.

Beziehungen. – Vergleiche: **Eup-p., Rhus-t., Sang., Caps.**

Belladonna folgt gut.

Dosierung. – Dritte bis 30. Potenz.

---

304 Vermutlich Druckfehler: Bei Boericke „expulsive cough" statt wie bei [12] „explosive cough".

Lycopodium clavatum

Bärlappsporen, Kolbenbärlapp

Lycopodiaceae; Europa, Asien, Nordafrika und -amerika

Diese Arznei ist wirkungslos, bis die Sporen zerstoßen werden. Seine wunderbaren medizinischen Eigenschaften werden nur durch Verreibung und Verschüttelung erschlossen.

In fast allen Fällen, wo Lycopodium das Mittel der Wahl ist, wird irgendein Hinweis auf Störungen des Harnapparates oder der Verdauung zu finden sein. Es entspricht von Grauvogls carbonitrogenoider Konstitution, dem nicht-ausscheidenden Urikämiker. Lycopodium ist besonders geeignet für Leiden, die sich eher allmählich entwickeln, geschwächte Leistung der Funktionen, mit ungenügender Verdauungsleistung, wo die Leberfunktion ernsthaft gestört ist. **Atonie. Fehlernährung.** Sanfte Charaktere von lymphatischer Konstitution, mit Neigung zu Katarrhen; ältere Leute, bei denen die Haut gelbe Flecken zeigt, erdige Hautfarbe, harnsaure Diathese etc.; auch frühreife, schwächliche Kinder. Die Symptome gehen charakteristischerweise von rechts nach links, es wirkt besonders auf die **rechte** Körperseite, und die Symptome sind < von ungefähr 16 bis 20 Uhr. Bei Nierenleiden ist **roter Sand im Urin**, Rückenschmerzen in der Nierengegend, < vor dem Wasserlassen. Kalte Getränke sind unverträglich; **heftiges Verlangen nach allem Warmen**. Am besten geeignet für Menschen mit scharfem Intellekt, aber schwacher Muskelkraft. Tiefsitzende, fortschreitende, chronische Erkrankungen. Karzinom. **Abmagerung.** Schwäche morgens. Auffallender regulierender Einfluß auf die (Talg-) Drüsensekretion. **Vorzeitiges Altern.** Aszites, bei Lebererkrankung. Der Lycopodium-Patient ist dünn, welk, voller Gas und trocken. Mangel an Lebenswärme; hat einen schwachen Kreislauf, kalte Extremitäten. Die Schmerzen kommen und gehen plötzlich. Empfindlich gegen Geräusch und Gerüche.

Gemüt. – **Melancholie, Furcht alleine zu sein.** Kleine Dinge verärgern. Äußerst empfindlich. Abgeneigt gegen neue Unternehmungen. Dickköpfig und hochmütig in der Krankheit. Verlust des Selbstvertrauens. Hastig beim Essen. Ständige Angst, unter der Belastung zusammenzubrechen. **Furchtsam.** Schwaches Gedächtnis, verwirrte Gedanken; **buchstabiert oder schreibt Wörter** und Silben **falsch**. Die Geisteskraft versagt. **[Anac., Phos., Bar-c.]** Kann es nicht ertragen, irgend etwas Neues zu sehen. Kann nicht lesen, was er schreibt. Traurigkeit morgens beim Erwachen.

Kopf. – Schüttelt den Kopf ohne ersichtlichen Grund. Verzieht Gesicht und Mund. Drückender Kopfschmerz am Scheitel; 〈 von 16 bis 20 Uhr und vom Liegen oder Bücken, wenn nicht regelmäßig gegessen wird. **[Cact.]** Klopfender Kopfschmerz nach jedem Hustenanfall. Kopfschmerz über den Augen bei ernsthaften Erkältungen; 〉 **Aufdecken. [Sulph.]** Schwindel am Morgen beim Aufstehen. (Bei der Regel,) zusammenschraubendes Kopfweh in den Schläfen (, als sollte die Stirn springen).[16] Reißender Schmerz im Hinterkopf; 〉 in frischer Luft. Starker Haarausfall. Ekzem; feucht, näßt hinter den Ohren. Tiefe Furchen auf der Stirn. Vorzeitige Glatze und graue Haare.

Augen. – Gerstenkörner der Lider in der Nähe des inneren Augenwinkels. Tagblindheit. **[Both.]** Nachtblindheit ist charakteristischer. Sieht nur die Hälfte eines Gegenstandes.[305] Ulzeration und Rötung der Lider. Die Augen sind im Schlaf halb offen.

Ohren. – Dicke, gelbe, stinkende Absonderung. Ekzem um und hinter den Ohren. (Eitrige, jauchige)[34] Otorrhoe und Taubheit mit oder ohne Tinnitus; nach Scharlach. **Brummen und Brausen mit Schwerhörigkeit**; jedes Geräusch verursacht ein eigentümliches Echo in den Ohren.

Nase. – Äußerst feiner Geruchssinn. Gefühl von retronasaler Trockenheit. Spärliche, wundmachende Absonderung aus den Nasenlöchern. Geschwürige Nasenlöcher. Krusten und elastische Pfropfen. **[Kali-bi., Teucr.]** Fließschnupfen. **Die Nase ist verstopft**. Chronischer Schnupfen* bei Kleinkindern; das Kind fährt vom Schlaf auf und reibt sich die Nase. **Fächerartige Bewegung der Nasenflügel. [Kali-br., Phos.]**

Gesicht. – Grau-gelbe Gesichtsfarbe, mit blauen Ringen um die Augen. Welk, faltig und abgemagert; kupferfarbener Ausschlag (auf der Stirn).[34] **Der Unterkiefer fällt herab**, bei Typhus. **[Lach., Op.]** Jucken; schuppiger Herpes im Gesicht und am Mundwinkel.

Mund. – Die Zähne sind äußerst schmerzhaft bei Berührung. Zahnweh mit Schwellung der Wangen; 〉 von warmen Anwendungen (, warmen Getränken und von Bettwärme)[34]. Trockenheit des Mundes und der Zunge ohne Durst. Die Zunge ist trocken, schwarz, rissig und geschwollen; oszilliert[306] hin und her. Wasseransammlung im Mund. **Bläschen auf der Zunge**. Schlechter Mundgeruch.

---

305 Vgl. [16]: „Halbsichtigkeit; er sieht nur die Hälfte der Dinge, links, die rechte Hälfte fehlt oder ist verdüstert; mit dem einen Auge sieht er ebenso, wie mit beiden, nur ist der Fehler auf dem rechten stärker."

306 Vgl. [16]: „Die Zunge fährt unwillkürlich zum Munde heraus und zwischen den Lippen hin und her."

Hals. – Trockenheit des Halses, ohne Durst, Essen und Trinken kommt durch die Nase heraus. Entzündung des Halses, mit Stechen beim Schlucken; 〉 **warme Getränke**. Schwellung und Eiterung der Tonsillen. Ulzeration der Tonsillen, **auf der rechten Seite beginnend**. Diphtherie; **die Pseudomembranen breiten sich von rechts nach links aus; 〈 kalte Getränke.** Ulzeration der Stimmbänder. Knotige* Laryngitis, besonders wenn die Ulzeration beginnt.

Magen. – Dyspepsie aufgrund von Mehlspeisen und gärfähiger Nahrung, Kohl, Bohnen etc. Exzessiver Hunger. Abneigung gegen Brot etc. Verlangen nach süßen Dingen. **Das Essen schmeckt sauer**. Saures Aufstoßen. Große Verdauungsschwäche. Freßsucht, mit starkem Völlegefühl. Nach dem Essen, Druck im Magen, mit bitterem Geschmack im Mund. **Das Essen einer noch so kleinen Menge verursacht Völle**. Kann keine Austern essen. Rollende Blähungen. **[Chin., Carb-v.]** Erwacht nachts mit Hungergefühl. Schluckauf. **Unvollständiges, brennendes Aufstoßen, steigt nur bis zum Schlund auf und brennt dort stundenlang.** Mag das Essen und Trinken heiß. Hungergefühl besonders nachts.

Abdomen. – Sofort nach einer leichten Mahlzeit ist der Bauch **gebläht und voll**. Dauerndes Gefühl von Gärung im Abdomen, wie gärende Hefe; obere linke Seite. Rechtsseitige Hernie. Empfindliche Leber. Braune Flecken auf dem Bauch. Aszites aufgrund Lebererkrankung. Hepatitis, atrophierende Form der Muskatnußleber. Schmerzen schießen quer durch den Unterbauch von rechts nach links.

Rektum. – Durchfall. Der Darmkanal ist inaktiv.[307] Erfolgloser Drang. Der Stuhl ist **hart, schwierig, klein**, unvollständig. **Hämorrhoiden; sehr schmerzhaft bei Berührung, tun weh. [Mur-ac.]**

Harnwege. – Schmerz im Rücken vor dem Wasserlassen; hört nach dem Fluß auf; **kommt langsam**, muß sich anstrengen. Harnverhaltung. **Polyurie während der Nacht. Schweres rotes Sediment**. Das Kind schreit vor dem Wasserlassen.[308] **[Bor.]**

Männlich. – Keine Erektionskraft; **Impotenz**. Vorzeitiger Erguß. **[Calad., Sel., Agn.]** Vergrößerte Prostata. Condylomata.

Weiblich. – Menses zu spät; dauern zu lang, zu reichlich. Die Vagina ist trocken. Geschlechtsverkehr ist schmerzhaft. Schmerz am rechten Eier-

307 Vgl. [16]: „Unthätigkeit des Mastdarmes beim Stuhle."

308 Vgl. [34]: „Harndrang bei Kindern mit Unfähigkeit zum Wasserlassen; sie schreien ungeduldig und greifen nach dem Bauch; roter Sand in der Windel, der Urin kann auch blaß und klar sein."

stock. Varizen in der Schamgegend. Scharfe Leukorrhoe, mit Brennen in der Vagina. Absonderung von Blut von den Genitalien beim Stuhlgang.

Atemwege. – Kitzelnder Husten. Dyspnoe. Spannender, zusammenschnürender, brennender Schmerz in der Brust. Husten < Bergab-Gehen. Tiefer, hohler Husten. Der Auswurf ist grau, dick, blutig, eitrig, **salzig. [Ars., Phos., Puls.]** Nächtlicher Husten, kitzelnd wie von Schwefeldämpfen. Brustkatarrh bei Kleinkindern, scheint voller rasselnden Schleims zu sein. Verschleppte Pneumonie, mit großer Atemnot, flatternde[309] Nasenflügel, mit Schleimrasseln.

Herz. – **Aneurisma. [Bar-c.]** Aortenklappenerkrankung. Herzklopfen nachts. Kann nicht auf der linken Seite liegen.

Rücken. – **Brennen** zwischen den Schulterblättern, wie von heißen Kohlen. Schmerz im Kreuz.

Extremitäten. – Taubheit, auch Ziehen und Reißen in den Gliedern, besonders in Ruhe oder nachts. Schwere der Arme. Reißen in den Schultern und Ellenbogengelenken. Der eine Fuß ist heiß, der andere kalt. Chronische Gicht, mit kalkartigen Ablagerungen in den Gelenken. Reichlicher Fußschweiß. Schmerz in der Ferse beim Auftreten wie von einem Steinchen. Schmerzhafte Schwielen an den Sohlen; die Zehen und Finger sind kontrahiert. **Ischialgie, < rechte Seite. Kann nicht auf der schmerzhaften Seite liegen.** Hände und Füße sind taub. Der rechte Fuß ist heiß, der linke ist kalt. Krämpfe der Waden und Zehen nachts im Bett. Die Glieder schlafen ein. Zucken und Rucken.

Schlaf. – Schläfrig am Tag. Aufschrecken im Schlaf. Träume von Unfällen.

Fieber. – Frost zwischen 15 und 16 Uhr, gefolgt von Schweiß. Eisige Kälte. Gefühl, auf Eis zu liegen. Ein Frostschauer folgt dem anderen. **[Calc., Sil., Hep.]**

Haut. – Ulzeriert. Abszesse unter der Haut; < warme Anwendungen. Urtikaria; < Wärme. Heftiges Jucken; rissige Ausschläge. **Akne.** Chronisches Ekzem verbunden mit Störungen des Harnapparates, des Magens und der Leber; es blutet leicht. Die Haut wird dick und verhärtet. Varizen, Naevi, erektile Tumoren. Braune Flecken, Sommersprossen besonders auf der linken Seite des Gesichts und der Nase. Die Haut ist **trocken**, ge-

309 Vermutlich Druckfehler: Hier müßte es im englischen Boericke „flying of alae nasi" – „Nasenflügelflattern" statt „flaying of alae nasi" – „wundgeriebene Nasenflügel" heißen. Vgl. [34]: „Fächerartige Bewegung der Nasenflügel; (bei Pneumonie)"

schrumpft, besonders an den Handflächen; das Haar wird vorzeitig grau. Ödeme. Stinkende Absonderungen; **klebriger und stinkender Schweiß,** besonders der Füße und der Achseln. Psoriasis.

Modalitäten. – 〈 rechte Seite, von rechts nach links, von oben nach unten, von 16 bis 20 Uhr; Hitze oder warmes Zimmer, heiße Luft, im Bett. Warme Anwendungen, außer Hals und Bauch, wo warme Getränke bessern.

〉 **Bewegung**, nach Mitternacht, von warmem Essen und Trinken, Kalt-Werden, Abgedeckt-Werden.

Beziehungen. – Komplementärmittel: Lycopodium wirkt besonders gut nach **Calcarea** und **Sulphur. Iod., Graph., Lach., Chel.**

Antidote: **Camph., Puls., Caust.**

Vergleiche: Carbonitrogenoide Konstitution: **Sulph., Rhus-t., Urt-u., Merc., Hep., Ant-c., Nat-m., Bry., Nux-v.**

Alumina: Lycopodium ist die einzige Pflanze, die Aluminium aufnimmt. (T.F. Allen.)

Bothrops lanceolatus – Lanzenotter: Tagblindheit; kann kaum sehen nach Sonnenaufgang; Schmerz im rechten großen Zeh.

Hydrastis canadensis : Folgt Lycopodium bei Verdauungsstörung.

Plumbago littoralis – eine brasilianische Pflanze: Verstopft, mit rotem Urin, Schmerz in den Nieren, den Gelenken und im Körper überhaupt; milchiger Speichel, geschwüriger Mund.

Dosierung. – Sowohl den niederen als auch den höchsten Potenzen wurden exzellente Ergebnisse zugeschrieben. Als Ausscheidungshilfe haben sich die zweite und die dritte Potenz der **Tinktur** ein paar Tropfen dreimal am Tag als wirksam erwiesen, ansonsten die sechste bis zur 200. Potenz und höher, in nicht zu häufigen Gaben.

Lycopus virginicus

Virginischer Wolfstrapp
Labiatae; Nordamerika

Es erniedrigt den Blutdruck, reduziert die Herzfrequenz und bewirkt eine starke Verlängerung der Systole. Passive Hämorrhagien. [**Adren.** D6]

Es ist ein Herzmittel und von Nutzen bei Morbus Basedow und Hämorrhoidalblutung. Indiziert bei Erkrankungen mit stürmischer Herztätigkeit und mehr oder weniger Schmerz. **Bluthusten aufgrund Herzklap-**

penerkrankung. Im Stadium vor der Operation angewendet, ist es bei toxischer Struma hilfreich. Dosierung: 5 Tropfen der Tinktur (Beebe).

Kopf. – Stirnkopfschmerz; besonders die Stirnbeinhöcker; häufig gefolgt von angestrengter Herztätigkeit. Nasenbluten.

Augen. – Exophthalmus, nach außen drückend, mit tumultuöser Herztätigkeit. (Neuralgischer) Schmerz in der (rechten) Suprorbitalregion und im (linken) Hoden.[34]

Mund. – Zahnweh in den unteren Backenzähnen.

Rektum. – Blutung aus dem Rektum. Hämorrhoiden.

Harnwege. – Reichlicher Fluß klaren, wäßrigen Harnes, besonders wenn das Herz sehr erregbar ist; auch spärlicher Urin. Die Blase fühlt sich aufgetrieben an, wenn sie leer ist. Diabetes. **Schmerz in den Hoden**.

Atemwege. – Giemen. Husten, mit **Blutspucken**, (und kraftloser, schwacher Herzaktion;)[34] weniges aber häufiges Bluten.

Herz. – Rasche Herztätigkeit bei Rauchern. Präkordialschmerz; Einschnürung, Empfindlichkeit, der Puls ist schwach, unregelmäßig, aussetzend, bebend, schnell. Zyanose. Tumultuöse und gewaltige Herztätigkeit. Herzklopfen von Nervenreizung, mit Beklemmung um das Herz. Rheumatoide, fliegende Schmerzen in Verbindung mit Herzerkrankung. Asthma cardiale. **[Sumb.]**

Schlaf. – Wachheit und krankhafte Schlaflosigkeit mit übermäßig aktivem, aber schwachem Kreislauf.

Beziehungen. – Vergleiche: **Fuc., Sparteinsulphat, Crat., Adren. D6.**
Ephedra vulgaris – Meerträubel: Bei Morbus Basedow; die Augen fühlen sich nach außen gedrückt an, mit **tumultuöser** Herztätigkeit.

Dosierung. – Erste bis 30. Potenz.

Lyssinum

Hydrophobinum

Tollwutnosode, Speichel eines tollwütigen Hundes

Wirkt in erster Linie auf das Nervensystem; Schmerzen in den Knochen. Beschwerden durch anormales sexuelles Verlangen. Krämpfe, die durch blendendes Licht oder den Anblick von fließendem Wasser ausgelöst werden.

Kopf. – Lyssophobie: Furcht, verrückt zu werden. 〈 Gefühlsbewegungen und schlechte Nachrichten; sowie auch Denken an Flüssigkeiten.

Überempfindlichkeit aller Sinne. Chronischer Kopfschmerz. Bohrender Schmerz in der Stirn.

Mund. – Ständiges Spucken; zäher, klebriger Speichel. Entzündeter Hals; ständiges Verlangen zu schlucken, was schwierig ist; Würgen beim Schlucken von Wasser. Schaum vor dem Mund.

Rektum. – Stuhldrang beim Hören oder Anblick fließenden Wassers. Reichliche wäßrige Stühle, mit Schmerz im Darm; 〈 abends.

Harnwege. – Ständiger Harndrang beim Anblick fließenden Wassers.

Männlich. – Lüstern; Priapismus, mit häufigen Samenergüssen. Kein Samenerguß beim Koitus. Atrophie der Hoden. Beschwerden durch anormales sexuelles Verlangen.

Weiblich. – Empfindlichkeit des Uterus; ist sich der Gebärmutter bewußt. **[Helon.]** Prolapsgefühl. Empfindliche Vagina, wodurch der Geschlechtsverkehr schmerzhaft wird (; bei Prolaps).[34] **[Berb.]** Lageanomalien des Uterus.

Atemwege. – Die Stimme ist in ihrem Klang verändert. (Eigenartiges Atmen;) der Atem wird für einige Zeit angehalten (, dann einige schnelle Atemzüge).[12] Krampfartige Zusammenziehung der Atemmuskulatur.

Modalitäten. – 〈 Anblick oder Geräusch von fließendem oder sich ergießendem Wasser oder sogar beim Denken an Flüssigkeiten; blendendes oder reflektiertes Licht; Sonnenwärme; Bücken.

Beziehungen. – Vergleiche: **Canth., Bell., Stram., Lach., Nat-m.**

Xanthium spinosum – Dornige Spitzklette: Soll ein Spezifikum bei Tollwut sein und wird für chronische Zystitis bei Frauen empfohlen.

Dosierung. – 30. Potenz.

Magnesia carbonica

Basisches Magnesiumcarbonat, $3MgCO_3 \cdot Mg(OH)_2 \cdot 3H_2O$

Magen-Darm-Katarrh, mit ausgeprägter Hyperazidität. Wird oft vorteilhaft bei Beschwerden angewandt, die bei Leuten auftreten, die diese Arznei genommen haben, um den Magen zu neutralisieren. Es ist häufig bei Kindern angezeigt; der ganze Körper riecht sauer, Neigung zu Furunkeln. Zusammengebrochene, „ausgelaugte" Frauen, mit Uterusleiden und klimakterischen Beschwerden. Mit Taubheit und Auftreibung in verschiedenen Körperteilen und äußerster nervöser Erschöpfung. Empfindlich gegen den leichtesten Schreck, das leiseste Geräusch, die geringste Berührung etc. Erkrankungen der Kieferhöhlen. Folgen von Stoß, Schlägen, Sorgen. Gefühl von Taubheit; äußerste Erschöpfung der Nerven; Neigung zu Verstopfung nach nervlicher Überbelastung; **Empfindlich gegen die geringste Berührung**, was Aufschrecken verursacht, oder gegen kalte Winde oder kaltes Wetter oder von übermäßigen Sorgen und Kopfzerbrechen mit Verstopfung und Schwere. Starke neuralgische Schmerzen.

Kopf. – Stechen in der Seite des Kopfes, auf der er liegt; (Kopfweh am Scheitel,)[16] als würde an den Haaren gezogen; < geistige Anstrengung. Jucken der Kopfhaut < bei feuchtem Wetter. Schmerz über dem Rand der rechten Augenhöhle. Schwarze Flecken[16] vor den Augen.

Ohren. – Vermindertes Gehör. Taubheit; kommt plötzlich und verändert sich. Taubheitsgefühl[12] des äußeren Ohres. Gefühl von Blähung des Mittelohrs. Gedämpftes Ohrenklingen.

Gesicht. – Reißender Schmerz in einer Seite; < Ruhe; muß sich umherbewegen.[310] Zahnschmerz, besonders während der Schwangerschaft, < nachts; < Kälte und Ruhe. Verlängerungsgefühl der Zähne. Beschwerden vom Durchbruch der Weisheitszähne. **[Cheir.]** Schmerz in den Backenzähnen, < während dem Ruhen, nachts. Schwellung des Wangenknochens mit pulsierendem Schmerz, < Einwirkung kalten Windes.

Mund. – Nachts trocken. Saurer Geschmack. Vesikulärer Ausschlag; blutiger Speichel. Stechender Schmerz im Hals; Hochräuspern stinkender, erbsfarbener Partikel.[311]

Magen. – Verlangen nach Früchten, Saurem und Gemüse. **Saures** Aufstoßen **und Erbrechen bitteren Wassers**. Heftiges Verlangen nach Fleisch.

Abdomen. – Kollern und Gluckern. Zerren zum Becken hin. **Sehr schwer**. Zusammenziehender, kneifender Schmerz in der Region des rechten Darmbeines.[312]

Rektum. – Kneifende, kolikartige Schmerzen gehen dem Stuhlgang voran. **Grüner, wäßriger, schaumiger Stuhl, wie Schaum auf einem Froschteich**. Blutige, schleimige Stühle. **Die Milch passiert unverdaut bei Brustkindern. Sauer,** mit Tenesmus. **[Rheum]** Verstopfung nach einem seelischem Schock oder einer schweren nervlichen Belastung.

---

310 Vgl. [16]: „Sie muss die ganze Nacht wegen der Gesichts-Schmerzen aus einer Stube in die andere laufen, die schmerzhafte Seite halten und immer mit dem Kopfe wackeln, sobald sie sich ruhig verhält, kehren die Schmerzen gleich heftig wieder."

311 Vgl. [16]: „Erbsgelbe, weiche Knötchen, von sehr stinkendem Geruche, die er ausräuspern muss, kommen oft, wie zum Verschlückern, aus dem Rachen in den Kehlkopf."

312 Vgl. [16]: „Zusammenschnüren und Kneipen auf der rechten Seite des Schoosses, schmerzhaft bis zum Schreien."

Weiblich. – **Halsentzündung vor Erscheinen der Menses.** Vor den Menses, Schnupfen und verstopfte Nase. Menses zu **spät und spärlich,** dick, dunkel, wie Teer; schleimige Leukorrhoe. Die Menses fließen nur im Schlaf; reichlicher nachts **[Am-m.]** oder beim Hinlegen; der Fluß läßt beim Gehen nach.

Atemwege. – Kitzelnder Husten, mit **salzigem,** blutigem Auswurf. Zusammenziehende Schmerzen in der Brust, mit Atemnot. Schmerzhaftigkeit in der Brust bei Bewegung.

Extremitäten. – Reißen in den Schultern, wie verrenkt. Die rechte Schulter ist schmerzhaft, kann sie nicht heben. **[Sang.]** Der ganze Körper fühlt sich müde und schmerzhaft an, besonders die Beine und die Füße. Schwellung in der Kniekehle.

Schlaf. – Unerfrischend; beim Aufstehen müder als beim Zu-Bett-Gehen.

Fieber. – Frösteln abends. Fieber nachts. Saurer, fettiger Schweiß.

Haut. – Erdig, fahl und pergamentartig; Abmagerung. Juckende Bläschen an Händen und Fingern. Knötchen unter der Haut. Schmerzhaft; empfindlich gegen Kälte.

Modalitäten. – 〈 Bettwärme; Temperaturänderung; kalter Wind oder kaltes Wetter; alle **drei Wochen**; Ruhe.

〉 warme Luft; Gehen im Freien.

Beziehungen. – Antidote: **Ars., Merc.**

Komplementärmittel: **Cham.**

Vergleiche: **Rheum, Kreos., Aloe,**

Cheiranthus cheiri – Goldlack: Taubheit, Otorrhoe, die Nase ist nachts verstopft **durch Reizung vom Durchbruch der Weisheitszähne.**

Dosierung. – Dritte bis 30. Potenz.

Magnesia muriatica

Kristallisiertes Magnesiumchlorid, $MgCl_2 \cdot 6H_2O$

Ein Lebermittel mit ausgesprochen charakteristischer Verstopfung. Chronische Leberbeschwerden mit Empfindlichkeit und Schmerzen, die sich zur Wirbelsäule und zum Oberbauch erstrecken, 〈 nach Essen. Besonders geeignet für Krankheiten von Frauen mit einer langen Anamnese von Verdauungsstörungen und Uteruserkrankungen; Kinder, die keine Milch verdauen können. Böse Folgen vom Baden im Meer.

Kopf. – Empfindlich gegen Lärm; berstendes Kopfweh; ‹ Bewegung, im Freien; › Druck und warmes Einwickeln. **[Sil., Stront.]** Viel Schwitzen am Kopf. **[Calc., Sil.]** Gesichtsneuralgie, dumpfe, anhaltende Schmerzen, ‹ feuchtes Wetter, geringster Luftzug, › Druck und Hitze.

Nase. – Die Nasenlöcher sind wund. Schnupfen. Die Nase ist verstopft und läuft. **Verlust des Geruchs- und Geschmackssinns**, nach Katarrh. Kann sich nicht hinlegen. Muß durch den Mund atmen.

Mund. – Blasen auf den Lippen. Das Zahnfleisch ist geschwollen und blutet leicht. Die Zunge fühlt sich verbrannt und verbrüht an. Trockener Hals, mit Heiserkeit.

Magen. – Mangelhafter Appetit, schlechter Geschmack im Mund. Aufstoßen wie verfaulte Eier. Ständig steigt weißer Schaum in den Mund auf. **Kann keine Milch verdauen.**[313] Der Harn kann nur durch Drücken auf die Bauchmuskeln entleert werden.

Abdomen. – Drückender Schmerz in der Leber; ‹ Liegen auf der rechten Seite. **Die Leber ist vergrößert mit Völlegefühl im Abdomen**; gelbe Zunge. Angeborener Hodenbruch. Er muß die Bauchmuskeln anspannen, um Wasser lassen zu können.

Rektum. – Verstopfung bei Kleinkindern während des Zahnens; sie setzen nur eine kleine Menge ab; **die Stühle sind knotig**, wie Schafdung, **zerbröckelt am Rande des Anus**. Schmerzhaft brennende Hämorrhoiden.

Harnwege. – Der Harn ist schwierig zu entleeren. Die Blase kann nur durch Anstrengung und Druck entleert werden.

Weiblich. – Die Menses sind schwarz, koaguliert. Schmerz in Rücken und Oberschenkeln. Metrorrhagie, ‹ nachts. Starke (nervöse)[34] Erregung bei jeder Periode. Leukorrhoe bei jedem Stuhlgang und nach körperlicher Betätigung. Tinea ciliaris, Ausschläge an Gesicht und Stirn ‹ vor den Menses.

Atemwege. – Spasmodischer, trockener Husten; ‹ in der ersten Hälfte der Nacht, mit brennender und wunder Brust.

Herz. – Herzklopfen und Herzschmerzen **im Sitzen; › durch Umhergehen. [Gels.]** Funktionelle Herzbeschwerden **mit Lebervergrößerung**.

Extremitäten. – Schmerz in Rücken und Hüften; in Armen und Beinen. Die Arme „schlafen ein" beim Erwachen morgens.

---

313 Vgl. [34]: „Kinder können keine Milch verdauen, sie verursacht Schmerz im Magen und passiert unverdaut (bei Zahnung)."

Schlaf. – Schläfrig[16] während des Tages; Ruhelosigkeit nachts aufgrund von Hitze und Stößen.[314] Ängstliche Träume.

Modalitäten. – ‹ sofort nach dem Essen, Liegen auf der rechten Seite; **vom Baden im Meer.**[315]

› Druck, Bewegung; im Freien, außer Kopfweh.

Beziehungen. – Antidote: **Camph., Cham.**

Vergleiche: **Nat-m., Puls., Sep., Am-m.,**

Nasturtium aquaticum – Echte Brunnen-Kresse: Nützlich bei skorbutischen Leiden und Verstopfung, es hat eine Beziehung zu Strikturen der Harnwege; es soll eine aphrodisische Wirkung haben. Es ist auch ein Antidot bei **Tabak**-Narkose und sediert bei nervalen Leiden, Neurasthenie, Hysterie. Leberzirrhose und Wassersucht.

Dosierung. – 5 Tropfen der Tinktur. Dritte bis 200. Potenz.

Magnesia phosphorica

Zweibasisches Magnesiumphosphat, $MgHPO_4 \cdot 7H_2O$

Das große Mittel gegen Krämpfe. Krampfen der Muskel mit ausstrahlenden Schmerzen. Neuralgische Schmerzen › **durch Wärme**. Besonders geeignet für müde, matte, erschöpfte Patienten. Abgeneigt gegen geistige Anstrengung. Kropf.

Gemüt. – Jammert die ganze Zeit über die Schmerzen (, mit Schluckauf).[34] Unfähigkeit, klar zu denken. Schlaflos aufgrund von Verdauungsstörung.

Kopf. – Schwindel bei Bewegung, fällt nach vorne beim Schließen der Augen, › durch Gehen im Freien. Schmerzen nach geistiger Arbeit, mit Frösteln; immer › Wärme. **[Sil.]** Gefühl, als wäre der Inhalt des Kopfes flüssig; als ob Teile des Gehirns den Ort wechselten; wie von einer Mütze auf dem Kopf.

Augen. – Supraorbitalneuralgie; ‹ rechte Seite; › durch äußerlich angewandte Wärme. Vermehrter Tränenfluß. Zucken der Lider. Nystagmus, Strabismus, Ptose. Die Augen sind heiß, müde, die Sicht ist verschwommen, farbige Lichter vor den Augen.

---

314 Vgl. [16]: „Früh, im Bette, bei vollem Erwachen ein Ruck von der Ferse aus durch den ganzen Körper, wie von einem elektrischen Schlage, oder Schreck."

315 Vgl. [34]: „Blutandrang zur Brust vom Baden im Meer; blutiger Auswurf; große Schwäche."

Ohren. – **Schlimme neuralgische Schmerzen**; ‹ hinter dem rechtem Ohr; ‹ durch Gehen in die kalte Luft hinaus, und **Waschen von Gesicht und Hals mit kaltem Wasser.**

Mund. – **Zahnweh; › durch Hitze und heiße Flüssigkeiten.** Ulzeration an den Zähnen, mit Schwellung der Gesichts-, Hals-, und Nackendrüsen **und Schwellung** der Zunge. **Beschwerden zahnender Kinder**; Spasmen (bei der Zahnung) ohne Fiebersymptomatik.[12]

Hals. – Schmerzhaftigkeit und Steifheit, besonders rechtsseitig; die Stellen scheinen gedunsen, **mit Frostigkeit** und Schmerzen überall.

Magen. – Schluckauf, mit Würgen Tag und Nacht. Durst auf sehr kalte Getränke.

Abdomen. – **Darmschmerzen**, › durch Druck. **Blähungskolik, zwingt den Patienten, sich zu krümmen; › durch Reiben, Wärme, Druck; begleitet von Luftaufstoßen, das nicht ›. Blähungs- und Völlegefühl im Abdomen; muß die Kleidung lockern, umhergehen und dauernd Winde ablassen.** Verstopfung bei rheumatischen Patienten, aufgrund von Blähungen und Verdauungsstörung.

Weiblich. – **Menstruationskolik. Membranöse Dysmenorrhoe.** Menses zu früh, dunkel, fadenziehend. Schwellung der äußeren Geschlechtsteile. Ovarialneuralgie. Vaginismus.

Atemwege. – Asthmatische Brustbeklemmung. Trockener, kitzelnder Husten. **Spasmodischer Husten**, mit Schwierigkeiten beim Hinlegen. **Keuchhusten. [Cor-r.]** Die Stimme ist heiser, der Kehlkopf ist schmerzhaft und wund. Interkostalneuralgie.

Herz. – **Angina pectoris.** Nervöses, krampfhaftes Herzklopfen. Zusammenschnürende Schmerzen um das Herz.

Extremitäten. – Tremor der Hände. Morbus Parkinson. Krämpfe in den Waden. Ischialgie; die Füße sind sehr empfindlich. Stechende Schmerzen. Zuckungen. **Chorea.** Krampf vom Schreiben und vom Musikinstrumentenspiel[1a]. Tetanische Krämpfe. Schwäche in den Armen und Händen, die Fingerspitzen sind steif und taub. Allgemeine Muskelschwäche.

Fieber. – **Frösteln** nach der Mahlzeit, abends. **Der Frost läuft den Rücken hinauf und hinunter, mit Zittern**, gefolgt von einem Erstickungsgefühl.

Modalitäten. – ‹ rechte Seite, **Kälte**, Berührung, nachts.
› Wärme, Sich-Krümmen, Druck, Reibung.

Beziehungen. – Vergleiche: **Kali-p., Coloc., Sil., Zinc., Dios.**

Antidote: **Bell., Gels., Lach.**

Dosierung. – Erste bis zwölfte Potenz. Manchmal sind die höchsten Potenzen vorzuziehen. Wirkt besonders gut, wenn es in heißem Wasser gegeben wird.

Magnesia sulphurica

Epsom-Salz, getrocknetes Magnesiumsulfat, Bittersalz, $MgSO_4$

Die Haut- und **Harnwegs**symptome und die Symptome der weiblichen Sexualsphäre sind äußerst ausgeprägt. Die purgierende Wirkung des Sulfats von Magnesium ist nicht eine Qualität des Arzneimittels, sondern eine Qualität der physikalischen Beschaffenheit, die seine Absorption unmöglich macht. Die Eigenschaften, die der Substanz selbst zu eigen sind, können nur durch die Dynamisation herausgefunden werden (Percy Wild).

Kopf. – Besorgt; Schwindel; der Kopf ist schwer während der Menses. Die Augen brennen, Geräusche in den Ohren.

Magen. – Häufiges Aufstoßen, das nach faulen Eiern schmeckt. Aufsteigen von Wasser in den Mund.

Harnwege. – Stechen und Brennen in[17] der Mündung der Urethra nach dem Wasserlassen. Der Harnstrahl setzt aus und tröpfelt (dann)[17]. Der hellgelbe, reichliche Morgenurin wird bald trübe und setzt ein reichliches rotes Sediment ab. Der Harn ist grünlich beim Lassen; er ist von heller Farbe und in großen Mengen. Diabetes. **[Ph-ac., Lac-ac., Ars-br.]**

Weiblich. – Dicke Leukorrhoe, so reichlich wie die Menses, mit Abgeschlagenheitsschmerzen[17] im Kreuz und in den Oberschenkeln, beim Umhergehen. Es zeigt sich etwas Blut aus der Vagina zwischen den Menses. Die Menstruation kam nach 14 Tagen wieder; die Absonderung war dick, schwarz und reichlich. Die Menses kommen zu früh, setzen aus.

Rücken. – Zerschlagenheits- und Geschwürschmerz zwischen den Schultern, mit dem Gefühl wie von einem Knollen, von der Größe einer Faust, weswegen sie sich nicht auf den Rücken oder die Seite legen konnte; 〉 durch Reiben. Heftiger Schmerz im Kreuz, wie zerschlagen und wie vor den Menses.

Extremitäten. – Linker Fuß und Arm schlafen im Bett ein, morgens nach dem Erwachen.

Fieber. – Frost von 9 bis 10 Uhr. Schaudern im Rücken; Hitze in einem Körperteil und Frost in einem anderen.

Haut. – Kleine Pickel[316] über den ganzen Körper, die heftig jucken. Unterdrückte Krätze. **[Sulph.]** Kribbeln in den Fingerspitzen der linken Hand; 〉 durch Reiben. **Warzen.** Erysipele (lokal angewandt in gesättigter Lösung). Wassersucht (in physiologischen Dosen).

Beziehungen. – Es wird behauptet, daß durch das Hinzufügen einer kleinen Menge Magnesiumsulfat zur üblichen Subkutaninjektion von Morphin, die Wirkung der Injektion um 50–100% gesteigert wird.

Physiologische Dosierung. – Magnesiumsulfat ist von diagnostischem und therapeutischem Wert bei Gallensteinkoliken. Mit 2–4 Teelöffeln voll, in einem Glas heißem Wasser zu Beginn einer Kolikattacke eingenommen, kann die Kolik unterbrochen oder gestoppt werden.

Bittersalz ist eines der wirksamsten salinen Abführmittel, wirkt mit wenig Schmerz oder Übelkeit besonders, wenn es rein ist. Es hat, wenn überhaupt, nur wenig Wirkung auf die Darmperistaltik. Seine Wirkung verursacht einen Flüßigkeitseinstrom in den Darm, was durch die Auftreibung des Darmes zur Entleerung führt. Es verursacht wenig oder keine Reizung in den Eingeweiden. Gemeinsam mit den anderen Abführsalzen, ist es das klassische Abführmittel, das in Verbindung mit Quecksilberpräparaten, Wurmmitteln und in Vergiftungsfällen angewendet werden sollte. Bittersalz wirkt gewöhnlich innerhalb von ein bis zwei Stunden, schneller, wenn es in heißem Wasser und morgens vor dem Frühstück eingenommen wird. Die normale Dosis als mildes Laxans ist ein gehäufter Teelöffel; als Abführmittel zwei bis vier Teelöffel. Der Geschmack kann, falls nötig, durch Zugabe von ein wenig Zitronensaft und Zucker verbessert werden.

Neben seiner Hauptanwendung als salines Abführmittel, wird Magnesiumsulfat im erheblichen Umfang äußerlich in gesättigter Lösung als Antiphlogistikum und juckreizlinderndes Mittel bei Erysipelen, Sumachvergiftung*, Bindegewebsentzündung und anderen lokalen Entzündungen angewendet. In gesättigter Lösung auf Kompressen anwenden.

Dosierung. – Das reine Salz bis zur dritten Potenz. Lokal 1 : 4 in Wasser bei septischen Zuständen, Erysipelen, Orchitis, Furunkeln etc.

---

316 Vgl. [17]: „Auffahren kleiner Knötchen hie und da am ganzen Körper, welche heftig jucken."

Magnolia grandiflora

Großblütige Magnolie

Magnoliaceae; östliches Nordamerika

Rheumatismus und Herzläsionen sind die herausragenden Zeichen in der Symptomatologie dieser Arznei. **Steifheit** und Schmerzhaftigkeit. Wechselnder Schmerz zwischen Milz und Herz. Der Patient ist müde und steif. Schmerzhaftigkeit in Ruhe. Umherspringende, den Ort wechselnde Schmerzen.

Herz. – Beklemmung der Brust mit Unfähigkeit, die Lungen auszudehnen. Gefühl eines großen Nahrungsbolus, der den Magen quälte. Erstickungsgefühl beim schnellen Gehen oder beim Liegen auf der linken Seite. Dyspnoe. Krampfender Schmerz im Herzen. Angina pectoris. Endokarditis und Perikarditis. Neigung zu Ohnmacht. **Gefühl, als hätte das Herz aufgehört zu schlagen.** Schmerz um das Herz herum, begleitet vom Jucken der Füße.

Extremitäten. – Steifheit und heftige, umherwandernde Schmerzen; ⟨ in den Gelenken. **Die Füße jucken.** Taubheit im linken Arm. Rheumatische Schmerzen in den Schlüsselbeinen. Schießen in allen Gliedern.

Modalitäten. – ⟨ feuchte Luft, Liegen auf der linken Seite; morgens beim ersten Aufstehen.

⟩ trockenes Wetter, Bewegung;

Beziehungen. – Vergleiche: **Rhus-t., Dulc., Aur.**

Vergleiche[317] bei Zwischenblutung: **Ham., Bov., Bell., Elaps.**

Dosierung. – Dritte Potenz.

Malandrinum

Nosode der Pferdemauke

Ein sehr wirksamer Schutz gegen Pocken. Üble Folgen von Pockenimpfung.[32] **[Thuj., Sil.]** Beim Beseitigen der Überbleibsel von Krebsgeschwulsten ist es sehr wirksam. (Cooper).

Haut. – Kruste an der Oberlippe, mit stechenden Schmerzen, wenn sie abgerissen wird. Schmerzen in der Stirn. **Trocken, schuppig; juckend;**

---

317 Vermutlich Satzfehler im englischen Boericke: „Besserung durch Zwischenblutung", was bei keinem der genannten Mittel nachvollziehbar ist, bei [12] dagegen sind diese Mittel als Vergleichsmittel für Zwischenblutung angegeben.

Rhagaden an Händen und Füßen bei kaltem Wetter und vom Waschen. Die Zehen fühlen sich verbrüht an und jucken fürchterlich. Knochenartige Auswüchse.

Dosierung. – 30. Potenz und die höchsten.

Mancinella

Hippomane mancinella, Manchinellbaum, Manschiapfel
Euphorbiaceae; Indien, Südamerika, tropisches Nordamerika

Die Hautsymptome sind am ausgeprägtesten. Dermatitis, mit exzessiver Bläschenbildung, Nässen von klebrigem Serum und Krustenbildung. Man sollte sich bei Niedergeschlagenheit in der Pubertät und im Klimakterium, mit übersteigerter Sexualität daran erinnern (Hering). **Sehverlust**. Schmerz im **Daumen.**

Gemüt. – Schweigsame Stimmung, Traurigkeit. Umherwandernde Gedanken. **Plötzliches Schwinden der Gedanken** (, vergißt von einem Moment auf den anderen, was sie tun will).[34] Verlegen. **Furcht, verrückt zu werden** (; vor bösen Geistern; vom Teufel geholt zu werden).[34]

Kopf. – Schwindel; der Kopf fühlt sich leicht und leer an. Die Kopfhaut juckt. Haarausfall nach akuten Erkrankungen.

Nase. – Geruchseinbildungen; von Schießpulver, Dung etc. Druck an der Nasenwurzel.

Mund. – (Brennen) wie von Pfeffer (in Mund und Rachen).[11] Reichlicher, stinkender Speichel. Blutgeschmack. Schluckbeschwerden von Einschnürung des Halses und der Speiseröhre.

Magen. – Ständiges Erstickungsgefühl steigt vom Magen auf. Erbrechen des Genossenen, gefolgt von Kolik und reichlichen Stühlen. Brennende Schmerzen und schwarzes Erbrochenes.

Extremitäten. – Eisige Kälte der Hände und Füße. Schmerz im linken Daumen(-Ballen).[11]

Haut. – Starkes Erythem. **Bläschen**. Schwammige Wucherung (, besonders, wenn von syphilitischer Natur).[34] Erysipele. **Große Blasen wie von Verbrühungen**. Starke braune Krusten und Schuppen. **Pemphigus.**

Beziehungen. – Vergleiche: **Crot-t., Jatr., Canth., Anac.**

Dosierung. – Sechste bis 30. Potenz.

Manganum aceticum aut carbonicum

Braunstein, Manganacetat, $Mn(CH_3COO)_2 \cdot 4H_2O$ *oder -carbonat,* $MnCO_3$

Manganum verursacht Anämie mit Zerstörung der roten Blutkörperchen. Gelbsucht, Nephritis mit Albuminurie. Leberverfettung. Morbus Parkinson. **Zell- und Bindegewebsentzündung**, subakutes Stadium, fördert die Eiterung und beschleunigt die Regeneration.

Symptome chronischer Vergiftung waren, nach Professor von Jaksch, unwillkürliches Lachen und unwillkürliches Weinen und Rückwärts-Gehen. Stark übersteigerte Reflexe und physische Störungen traten bei Männern in Erscheinung, die sich gegenseitig über ihre Gangart lustig machten. Fortschreitende Paraplegie; Auszehrung, schwacher und taumelnder Gang.

Entzündung der Knochen oder Gelenke, mit nächtlichen, wühlenden[17] Schmerzen. Asthmatische Patienten, die nicht auf einem Federkissen liegen können. Syphilitische und chlorotische* Patienten mit allgemeiner Anämie und paralytischen Symptomen profitieren oft von diesem Mittel. Gicht. Chronische Arthritis. Für Redner und Sänger. Große Ansammlung von Schleim. Wachstumsschmerzen und schwache Sprunggelenke. Allgemeine Empfindlichkeit und Schmerzen; jeder Körperteil fühlt sich bei Berührung schmerzhaft an; frühes Stadium der Tuberkulose.

Kopf. – Angst und Furcht; ⟩ **Hinlegen**. Der Kopf fühlt sich groß und schwer an, mit Blutandrang. (Druck-) Schmerz (über das ganze Gehirn) von oben herab.[16] Das Gesichtsfeld ist eingeschränkt. Phlegmatisches, maskenartiges Gesicht.

Nase. – Trocken, verstopft. Chronischer Katarrh, mit Bluten, Trockenheit; ⟨ **bei kaltem, feuchtem Wetter.**

Ohren. – Fühlen sich verstopft an; Knacken beim Nase-Schneuzen. **Der Schmerz von anderen Körperteilen strahlt zum Ohr aus.** Taubheit **bei feuchtem Wetter**. Pfeifender Tinnitus.

Mund. – Knoten am Gaumen. Zahnweh; ⟨ irgendetwas Kaltes. **[Coff.** entgegengesetzt] Räuspert sich die ganze Zeit. Leise, monotone Stimme.

Verdauungstrakt. – Die Zunge ist schmerzhaft und reizbar, mit Geschwüren oder Warzen. Flatulenz; chronische Vergrößerung der Leber.

Weiblich. – Menstruationsstörungen, Amenorrhoe; Menses zu früh und zu spärlich, bei anämischen Patientinnen. **Hitzewallungen im Klimakterium.**

Atemwege. – **Chronische Heiserkeit**. Der Kehlkopf ist trocken, rauh und zugeschnürt. Kehlkopftuberkulose. Husten; ⟨ abends, bei feuchtem

Wetter und ⟩ **Hinlegen**. Der Schleim ist schwierig zu lösen. Stiche im Kehlkopf strahlen (beim Schlucken)[34] zum Ohr aus. Hitze in der Brust. Bluthusten. **Jede Erkältung verursacht eine Bronchitis. [Dulc.]**

Extremitäten. – Muskelzuckungen. Wadenkrämpfe. Steifheit der Beinmuskulatur. Entzündung der Knochen und Gelenke mit unerträglichen, nächtlichen, wühlenden Schmerzen. **Jeder Körperteil fühlt sich schmerzhaft an bei Berührung.** Kann nicht rückwärts gehen, ohne zu fallen. **Neigung, nach vorne zu fallen. Geht nach vorne gebeugt**. Die Beine fühlen sich taub an. Morbus Wilson. Morbus Parkinson. Eigentümlich trippelnde[318] Gangart, geht auf den Metatarsophalangeal-Gelenken; geht rückwärts. Die Sprunggelenke sind schmerzhaft. Die Knochen sind sehr empfindlich. Glänzend rote Schwellung der Gelenke. **Die Knie schmerzen** und jucken. Rheumatismus der Füße (, kann die Fersen nicht belasten)[34]. Unerträgliche Schmerzen der Haut der unteren Extremitäten. Brennende Flecken über den Gelenken. Periostentzündung. Eiterung der Haut um die Gelenke.

Schlaf. – Mattigkeit und Schläfrigkeit. Lebhafte Träume. Sehr früh am abend schläfrig.

Haut. – Eiterung der Haut um die Gelenke herum. Rote, erhabene Flekken. **Jucken**; ⟩ Kratzen. Tiefe Risse in den Beugen der Ellenbogen etc. Psoriasis und Pityriasis. Brennen um die Geschwüre herum. **Chronisches Ekzem** in Verbindung mit Amenorrhoe, ⟨ zur Menstruation oder in der Menopause.

Modalitäten. – ⟨ feucht-kaltes Wetter, Wetterwechsel.
⟩ Hinlegen (Husten).

Beziehungen. – Vergleiche: **Arg-n., Rhus-t., Sulph.**

Manganum colloidale: Furunkel und andere Staphylokokken-Infektionen.

Manganum muriaticum – Manganchlorid: Schmerzhafte Sprunggelenke, Knochenschmerzen.

Manganum oxydatum nativum[319] – Mangansesquioxid: Schmerz in der Tibia, Dysmenorrhoe, Kolik und Durchfall. Leicht erschöpft und er-

---

318 Vgl. [12]: „Stolpert und neigt dazu, nach vorne zu rennen, wenn er versucht zu gehen."

319 Bei dem hier aufgeführten Symptomenbild lassen sich nur die ersten beiden Sätze dem Manganum oxydatum, wie es in der Literatur [11], [12] zu finden ist, zuordnen. Der Rest entspricht einer Zusammenfassung der neurologischen Symptomatik von Manganum aceticum, die für Manganum oxydatum in den, uns zur Verfügung stehenden Quellen nicht zu finden war. Allerdings wurden bei gewerblichen Manganvergiftungen in Hütten- und Stahlwerken sowie bei der Herstellung von Spurenkunstdünger Parkinsonismussymptome beobachtet (Hagers Handbuch, s. Vorwort). Boericke scheint diese als besondere Indikation für das Sesquioxyd zu verstehen.

hitzt; schläfrig. Phlegmatisches maskenartiges Gesicht; leise monotone Stimme; „sparsame Sprechweise". Muskelzuckungen, Wadenkrämpfe; steife Beinmuskulatur; gelegentlich unkontrollierbares Gelächter. Eigentümlicher trippelnder Gang. Ähnliche Symptome wie Morbus Parkinson, fortschreitende Degeneration des Nucleus lentiformis und Pseudosklerose. Arbeiter, die mit Mangandioxid zu tun haben, sind häufig von Bulbärparalyse betroffen. Homöopathisch die D3 anwenden.

Manganum sulphuricum – Manganosulfat: Leberleiden, Galleüberschuß; ein kräfiges Darmstimulans.

Antidote: **Coff., Merc.**

Dosierung. – Dritte bis 30. Potenz.

Mangifera indica

Mangobaum

Anacardiaceae; Indien

Eines der besten allgemeinen Mittel für passive Hämorrhagien von Uterus, Nieren, Magen, Lungen und Eingeweiden. Rhinitis, Niesen, Pharyngitis und andere akute Halsbeschwerden, Erstickungsgefühl, als würde sich der Hals verschließen. Erschlaffung der Schleimhäute des Verdauungskanals. Katarrhalische und seröse Absonderungen, chronische Darmreizung. Varizen. Schläfrigkeit. Atonische Zustände, schwacher Kreislauf, erschlaffte Muskeln.

Haut. – Jucken der Handflächen. Die Haut ist wie nach Sonnenbrand, geschwollen. Weiße Flecken, intensives Jucken. Ohrläppchen und Lippen sind geschwollen.

Beziehungen. – Vergleiche: **Erig., Epil.**

Dosierung. – Tinktur.

Medorrhinum

Tripper-Nosode, Neisseria gonorrhoeae

Eine kraftvolle und tiefwirkende Arznei, häufig indiziert bei chronischen Beschwerden aufgrund von unterdrückter Gonorrhoe. Für Frauen mit chronischen Störungen der Beckenorgane. Chronischer **Rheumatismus**. Schwere Störungen und Reizbarkeit des Nervensystems. Unerträgliche, spannende Schmerzen; Zittern und Prickeln der Nerven. Zwergenhafte und unterentwickelte Kinder. Chronisch katarrhalische Zustände bei Kindern. Die Nase ist schmutzig, die Tonsillen sind vergrößert, dicker gelber Schleim aus den Nasenlöchern; die Lippen sind verdickt von der Mundatmung. Kollapszustand und **Zittern am ganzen Körper**. Sykotische Vorgeschichte. Stellt oft eine gonorrhoische Absonderung wieder her. Alle Empfindungen sind intensiv. Ödeme der Glieder; Wassersucht der serösen Höhlen. Multiple Sklerose.

Gemüt. – Schwaches Gedächtnis. Verliert den Gesprächsfaden. Kann nicht reden, ohne zu weinen. **Die Zeit vergeht zu langsam. [Cann-i., Arg-n.]** Ist in großer Eile. Hat alle Hoffnung auf Heilung aufgegeben. Schwierige Konzentration. Furcht, verrückt zu werden. **[Manc.]** Exaltierte Empfindsamkeit. Nervös, ruhelos. Furcht in der Dunkelheit und vor jemandem hinter ihr. Melancholie, mit suizidalen Gedanken.

Kopf. – Brennender Schmerz im Gehirn; < Hinterkopf. Der Kopf ist schwer und nach hinten gezogen. Kopfschmerz von Erschütterungen im Wagen, Erschöpfung oder harter Arbeit. Gewicht und Druck im Scheitel. Das Haar ist trocken und gekräuselt. Jucken der Kopfhaut; Schuppen.

Augen. – Gefühl, **als würde sie** alles **anstarren** (, als ob die Augen hervorstünden).[34] Die Augäpfel schmerzen. Gefühl von Stöckchen in den Augen (, Lidern und besonders den inneren Augenwinkeln).[34] Die Lider sind gereizt.

Ohren. – Partielle (oder vorübergehende) Taubheit, Pulsieren in den Ohren.[34] Schneller, stechender Schmerz im rechten Ohr (, von außen nach innen).[34]

Nase. – Heftiges Jucken. Kälte der Nasenspitze. Die Choanen sind verstopft. Chronischer Nasen- und Rachenkatarrh.

Gesicht. – Blässe, Akne, Flecken von rötlicher Farbe. **Kleine Furunkel** brechen während den Menses hervor.

Mund. – Die Zunge ist braun und dick belegt, mit Blasen. Aphthen. Blasen auf der Innenfläche von Lippen und Wangen.

Magen. – Kupferartiger Geschmack und Aufstoßen von Schwefelwasserstoff. Heißhunger bald nach dem Essen. **Sehr durstig**. Heftiges Verlangen nach Spirituosen, Salz, Süßigkeiten, (hartem grünen Obst, Eis, Saurem, Orangen, hellem Bier),[34] warmen Getränken. Perniziöses Erbrechen in der Schwangerschaft.

Abdomen. – Heftiger Schmerz in Leber und Milz. Liegt angenehmer auf dem Bauch.

Rektum. – Kann den Stuhl nur durch sehr weites Zurück-Lehnen entleeren. Schmerzhaftes Kloßgefühl an der hinteren Oberfläche des Sphinkters. Nässen stinkender Feuchtigkeit (, riecht nach Fischlake).[34] **Intensives Jucken am Anus.**

Harnwege. – Schmerzhafter Tenesmus beim Urinieren. **Enuresis nocturna**. Nierenkolik. **[Berb., Oci., Pareir.]** Der Harn fließt sehr langsam.

Männlich. – Nächtliche Ergüsse, gefolgt von großer Schwäche. **Impotenz**. Chronischer Harnröhrenausfluß nach Gonorrhoe; die ganze Urethra ist schmerzhaft. Urethritis. Die Prostata ist schmerzhaft und vergrößert mit häufigem Harndrang und schmerzhafter Miktion.

Weiblich. – Intensiver Juckreiz. Die Menses sind **stinkend**, reichlich, dunkel, koaguliert; die Flecken sind schwierig auszuwaschen, häufiges Wasserlassen zur Zeit der Periode. **Empfindliche Stelle neben dem Muttermund**. Leukorrhoe ist dünn, scharf, wundmachend, riecht fischartig. Feigwarzen an den Genitalien. Ovarieller Schmerz, < linke Seite oder von einem Ovar zum anderen. **Sterilität**. Metrorrhagie. Heftige Menstruationskolik. Die Brüste sind **kalt**[320], wund und empfindlich.

Atemwege. – Viel Atembeklemmung. Heiser beim Lesen. Schmerz und Wundheit durch Brust und Mammae. Unaufhörlicher, trockener Nachthusten. Asthma. Beginnende Schwindsucht. Der Kehlkopf fühlt sich wund an. Atemnot; kann nicht ausatmen. **[Samb.]** Husten; > Liegen auf dem Bauch.

Extremitäten. – Schmerz im Rücken, mit brennender Hitze. Die Beine sind schwer; schmerzen die ganze Nacht; **kann sie nicht ruhig halten. [Zinc.]** Die Sprunggelenke knicken beim Gehen leicht um. Brennen der Hände und Füße (, will sie entblößen und anfächeln).[34] Die Fingergelenke sind verdickt, gedunsen. Gichtische Konkremente. **Fußballen und Fersen sind schmerzempfindlich. [Thuj.] Schmerzhaftigkeit der Sohlen**. Rastlos, > festes Umklammern der Hände.

Fieber. – Möchte die ganze Zeit angefächelt werden. Frostschauer den Rücken hinauf und hinunter; Kälte der Hände, Beine und Unterarme. Hitzewallungen in Gesicht und Hals. Nachtschweiße und auszehrendes Fieber*.

Schlaf. – Sie träumt zu trinken. **[Ars., Phos.]** Schläft in Knie-Brust-Stellung.

---

320 Vgl. [34]: „Die Brüste sind kalt wie Eis bei Berührung, besonders die Warzen (während den Menses), der Rest des Körpers ist warm.“

Haut. – Gelb. Heftiges und unaufhörliches **Jucken**; < nachts und beim Daran-Denken. Feuerroter Ausschlag um den Anus bei Babies. Kupferfarbene Flecken. Kopfgrind. Tumoren und abnorme Auswüchse.

Modalitäten. – < beim Denken an das Leiden, **von Tageslicht bis Sonnenuntergang**, Hitze, im Landesinneren.

> an der Meeresküste, Liegen auf dem Bauch, feuchtes Wetter. **[Caust.]**

Beziehungen. – Vergleiche: **Sulph., Syph., Zinc.**

Milchbildung: **Galeg., Lact-s., Lact-v.**

Dosierung. – Nur die allerhöchsten Potenzen sind von Nutzen. Darf nicht häufig wiederholt werden.

Medusa

Aurelia aurita, Ohren- oder Lappenqualle
Scyphomedusae; europäische Meere, Nord- und Ostsee

Das ganze Gesicht ist ödematös – Augen, Nase, Ohren, Lippen.

Weiblich. – Ausgeprägte Wirkung auf die **Milchdrüsen**. Milchsekretion trat ein, nachdem sie bei allen vorherigen Geburten keine Milch hatte.

Haut. – Taubheitsgefühl; brennende, stechende Hitze. Vesikulärer Ausschlag, besonders an Gesicht, Armen, Schultern und Brüsten. **Urtikaria. [Apis, Chlol., Dulc.]**

Beziehungen. – Vergleiche: **Pyrar., Urt-u., Hom., Sep.**

Physalis alkekengi: Urtikaria.

Mel cum sale

Honig mit Salz

Uterusprolaps und chronische Metritis, besonders in Verbindung mit mangelhafter Rückbildung des Uterus nach der Geburt und Entzündung der Zervix. Das besondere Symptom, das zu seiner Wahl führt, ist ein **Wundheitsgefühl quer durch den Unterbauch von Darmbein zu Darmbein**. Uterusverlagerung bei beginnender Metritis. Gefühl, als wäre die Blase zu voll. Schmerz vom Kreuzbein zur Schamgegend. Schmerz wie in den Ureteren.

Dosierungen. – Dritte bis sechste Potenz. Honig für Jucken am Anus und Würmer.

Melilotus officinalis

Steinklee

Fabaceae; Europa, Westchina

Kongestionen und Blutungen scheinen die besonderen Wirkungen dieses Mittels zu sein. Heftige kongestive und nervöse Kopfschmerzen. Krämpfe bei Kleinkindern. Epilepsie von einem Schlag auf den Kopf. **Schmerz** und **Schwäche** weisen darauf hin. Kälte, aber auch Temperaturerhöhung; Empfindlichkeit und Schmerz. Das Muskelsystem ist geschwächt. Träume und Samenergüsse.

Gemüt. – Unfähig, sich zu konzentrieren. Unzuverlässiges Gedächtnis. Stupor. Möchte davonlaufen und sich verstecken. Wahnideen; sie glaubt, jeder schaue sie an, fürchtet, laut zu reden, und möchte weglaufen etc.

Kopf. – Kopfweh mit Würgen, Erbrechen, Druckgefühl über den Augenhöhlen, Blässe, kalte Hände und Füße, schwarze Flecken vor den Augen. Schwer, drückend; **pulsierender Stirnkopfschmerz**, wellenartiges Gefühl im Gehirn. **Migräne**; 〉 durch Nasenbluten oder **Menstruationsblutung. Völle über dem ganzen Kopf**. Die Augen sind schwer; verschwommene Sicht; möchte sie zur Linderung fest schließen. **Neuralgie** über der rechten Kopfseite und um die rechte Seite des Halses herum. Die Kopfhaut ist schmerzhaft und empfindlich gegen Berührung.

Nase. – Verstopft, **trocken**, muß durch den Mund atmen; trockene, harte Krusten in der Nase; **übermäßiges Nasenbluten**.

Gesicht. – Intensiv rot und erhitzt, mit pulsierenden Karotiden. **[Bell.]**

Rektum. – Verstopfung, schwierige, schmerzhafte Stühle. Der Anus fühlt sich zusammengeschnürt und voll an, **es pocht**. Kein Drang, bis eine große Ansammlung vorhanden ist.[321] **[Bry., Alum.]**

Weiblich. – Die Menses sind **spärlich, aussetzend**, mit Übelkeit und Herabdrängen. Stechende Schmerzen in den äußeren Genitalien. Dysmenorrhoe. Ovarialneuralgie.

Atemwege. – Erstickungsgefühl, besonders vom schnellen Gehen. Bluthusten. Gewicht auf der Brust. Kitzeln im Hals beim Husten.

---

321 Vgl. [12]: „Kein Stuhldrang, bis sich eine große Stuhlmenge angesammelt hat, dann ein sehr schwieriger, schmerzhafter Stuhl, mit Zusammenschnürung des Rektums und Absonderung von fädigem, glasigem, milchweißem Schleim; jede darauf folgende Stuhlentleerung ist immer weniger schmerzhaft, bis sie normal ist, dann setzt die Verstopfung wieder ein."

Extremitäten. – Schmerz im Knie; möchte das Bein ausstrecken, aber keine ›. Die Gelenke sind schmerzhaft. Haut und Extremitäten sind kalt. Taubheit und Schmerzen in den Kniegelenken.

Modalitäten. – ‹ regnerisches, veränderliches Wetter, Herannahen eines Sturmes[322], Bewegung; 16 Uhr.

Beziehungen. – Vergleiche: **Aml-ns., Bell., Glon.**

Melilotus alba – Weißer Honigklee: Praktisch die gleiche Wirkung. Hämorrhagien, kongestiver Kopfschmerz, pralle Blutgefäße, Spasmen.

Dosierung. – Tinktur, zum Inhalieren; niedere Potenzen.

Menispermum canadense

Kanadisches Mondkorn

Menispermaceae; Nordamerika und Japan

Eine Arznei für Migräne in Verbindung mit Ruhelosigkeit und Träumen. Schmerz im Rückgrat. Trockenheit und Jucken überall. Trockener Mund und Hals.

Kopf. – Druck **von innen nach außen**, mit **Gähnen und Strecken** und Schmerz den Rücken hinunter. Migräne; Schmerz in Stirn und Schläfen, bewegt sich zum Hinterkopf. Die Zunge ist geschwollen und viel Speichel.

Extremitäten. – Schmerz in Rücken, Oberschenkeln, Ellbogen und Schultern. Die Beine sind schmerzhaft, wie zerschlagen (, mit Schmerz in den Knochen).[11]

Beziehungen. – Vergleiche: **Cocc., Bry.**

Dosierung. – Dritte Potenz.

Mentha piperita

Pfefferminze

Lamiaceae; Europa, Nord- und Südamerika, Afrika und Asien

Stimuliert die Nerven für die Kältewahrnehmung, so daß direkt nach der Einnahme ein Luftstrom von normaler Temperatur als kalt erscheint. Ausgeprägte Wirkung auf die Atmungsorgane und die Haut. Nützlich bei Magenschmerzen und Erkältung mit Blähungen.

---

322 Vgl. [34]: „Herannahen eines schweren Regensturmes oder in regnerischem, veränderlichem Wetter: Rheumatische Schmerzen in den Gelenken."

Abdomen. – Aufgetrieben, was den Schlaf stört. Kolik bei Kleinkindern. Gallenkolik mit großer Ansammlung von Winden.

Atemwege. – Belegte Stimme. Die Nasenspitze ist empfindlich gegen Berührung. Der Hals ist trocken und (beim Schlucken)[11] schmerzhaft wie von einer querliegenden Nadel. **Trockener Husten, ‹ von Luft in den Kehlkopf, Tabakrauch, Nebel,** Reden; **mit Reizung in der Fossa jugularis. [Rumx.] Die Trachea ist schmerzhaft bei Berührung.**

Haut. – Jeder Kratzer entzündet sich. Arme und Hände jucken beim Schreiben. Pruritus vaginae. Herpes zoster. **[Ars., Ran-b.]**

Beziehungen. – Vergleiche: **Rumx., Lach.**

Mentha pulegium – Poleiminze: Schmerz in den Knochen der Stirn und der Extremitäten.

Mentha viridis – Krauseminze: Spärlicher Urin mit häufigem Drang.

Dosierung. – Tinktur, 1–20 Tropfen, bis zur 30. Potenz. Lokal, bei Pruritus vaginae.

Mentholum

Stearopten aus dem ätherischen Öl der Minze, $C_{10}H_{20}O$

Schleimhaut des Nasenrachenraums und die spinalen Nervenplexus, wo es neuritische Schmerzen und Parästhesien hervorruft. Menthol hat sich bei akutem Nasenkatarrh, bei akutem Katarrh der Eustachischen Röhre, Pharyngitis, Laryngitis, Neuralgien etc. als heilsam erwiesen. (Dr. Wm.B. Griggs) Jucken, besonders **Pruritus** vulvae.

Kopf. – Stirnkopfschmerz, Schmerz über dem Sinus frontalis, wandert nach unten zu den Augäpfeln. Geistige Verwirrung. Supraorbitalschmerz über dem linken Auge. Schmerz im Gesicht über dem Jochbein mit Taubheit. Schmerz in den Augäpfeln. Schnupfen mit retronasalem Tröpfeln. Kälteempfindung in der Nase. Die Eustachische Röhre fühlt sich verstopft an, dabei geringe Taubheit.

Atemwege. – Kitzeln im Rachen. Stechende Schmerzen in der Präkordialregion, die über die ganze Brust ausstrahlen. Kurzer, trockener Husten, ‹ Rauchen. Asthmatische Atmung, mit kongestivem Kopfschmerz.

Extremitäten. – Muskelschmerz in der Halsgegend. Schmerzhaftigkeit der Lendenmuskeln.

Beziehungen. – Vergleiche: **Kali-bi., Spig.**

Dosierung. – Sechste Potenz. Äußerlich gegen Jucken, 1%ige Lösung oder Salbe verwenden.

Menyanthes trifoliata

Bitterklee

Menyanthaceae; Europa, Asien, Amerika

Ein Mittel für bestimmte Kopfschmerzen, intermittierendes Fieber. Kälte des Abdomens. Zuckungen. Gefühl von Spannung und Zusammendrücken. Nervosität und Beschwerden am Harnapparat bei Frauen. Diabetes.

Kopf. – Drücken im Scheitel; ⟩ **harter Druck mit der Hand**. (Von beiden Seiten) zusammenpressender Schmerz (im Scheitel,) mit der Empfindung beim Treppensteigen, als drückte bei jedem Tritt ein Gewicht auf das Gehirn.[16] Schmerz vom Nacken über das ganze Gehirn; ⟩ Nach-vorne-Beugen, Sitzen, ⟨ Treppen-Steigen. Knacken im Kiefer und Zucken der Gesichtsmuskeln.

Magen. – Zu keiner Zeit Durst. Heißhunger; geht nach dem Essen einer Kleinigkeit vorbei. Verlangen nach Fleisch. Kälteempfindung die Speiseröhre herauf.

Abdomen. – Aufgetrieben und voll; durch Tabakrauchen verstärkt. Kälte des Abdomens.

Extremitäten. – **Eisige Kälte der Hände und Füße**. Krampfartiger Schmerz. Sobald der Patient sich hinlegt, **rucken und zucken die Beine**.

Fieber. – Kälte herrscht vor; wird am heftigsten in Bauch, Beinen und in der Nasenspitze empfunden.

Modalitäten. – ⟨ während der Ruhe, Treppensteigen.
⟩ Druck auf die betroffene Stelle, Nach-vorne-Beugen, Bewegung.

Beziehungen. – Vergleiche: **Caps., Puls., Calc., Ph-ac., Sang.**
Antidot: **Camph.**

Dosierung. – Dritte bis 30. Potenz.

Mephitis putorius

Alkoholische Dilution der Flüssigkeit aus den Drüsen des Stinktiers
Mammalia; Nordamerika

Ein großes Mittel bei **Keuchhusten**. Um sich des vollen Erfolges dieser Arznei zu versichern, sollte sie in den niederen Dilutionen gegeben werden, von D1 bis D3. Erstickungsgefühle, Asthmaanfälle, spasmodischer Husten; der Husten ist derart heftig, daß jeder Anfall das Leben zu beenden scheint.

Das Kind muß hochgenommen werden, es wird blau im Gesicht, kann nicht ausatmen. Schleimrasseln im oberen Anteil der Brust. Der Patient möchte in eiskaltem Wasser baden.

Gemüt. – Erregt, voller Phantasien[323]. Kann weder schlafen noch arbeiten.

Augen. – Schmerz von Überanstrengung. Verschwommenheit der Buchstaben, er ist unfähig, sie zu unterscheiden (, sie laufen zusammen);[34] die Konjunktiven sind rot; die Augen sind heiß und schmerzhaft.

Mund. – Schmerzhaftes Rucken in den Zahnwurzeln. Gedunsenes Gesicht. Kupferartiger Geschmack, wie nach dem Genuß von Zwiebeln.

Atemwege. – Plötzliche Kontraktion der Stimmritze[324], beim Trinken oder Reden. **Die Nahrung gerät in den falschen Hals.** Pseudokrupp; **kann nicht ausatmen. Krampfartiger Husten und Keuchhusten. Wenige Anfälle tagsüber, aber viele in der Nacht**; mit Erbrechen nach dem Essen. Asthma, wie vom Inhalieren von Schwefeldämpfen; Husten vom Reden; hohl, tief, mit Wundheit, Heiserkeit und Schmerzen durch den Brustkorb. **Heftiger, spasmodischer Husten;** < nachts.

Schlaf. – Erwacht nachts mit Blutandrang zu den Unterschenkeln. Lebhafte Träume vom Wasser, Feuer etc.

Beziehungen. – Vergleiche: **Dros., Cor-r., Stict.**

Dosierung. – Erste bis dritte Potenz. Hat eine sehr kurze Wirkungsdauer.

Mercurialis perennis

Bingelkraut,
Euphorbiaceae; Wälder Mitteleuropas und des Mittelmeerraums

Große Erschöpfung und Schläfrigkeit. Tumor am Schwertfortsatz, sehr empfindlich. Erkrankungen der Muskelfasern von Magen, Darm und Blase.

Kopf. – Schwindel beim Treppab-Gehen. Der Kopf ist verwirrt. Schmerz wie von einem festen Band über der Stirn. Die Nasenlöcher sind wund, Bewußtsein der Nase; sie hat das Gefühl, als hätte sie zwei Nasen.[325]

---

323 Vgl. [34]: „Phantasien so lebhaft, daß sie arbeitsunfähig machen."

324 Vgl. [11]: „Ersticken beim Trinken und Reden."

325 Vgl. [17]: „Kribbeln und Brennen in der Nase, innerlich und äusserlich, wie von eingeriebenem Pfeffer; es ist, als wenn noch eine Nase vorhanden wäre, die Nasenlöcher sind wie wund."

Mund. – Große Trockenheit von Mund und Rachen, die Zunge fühlt sich schwer und trocken an, sie ist taub. Brennende Blasen auf Zunge, Lippen und Wangen. Ulzera an Gaumen, Tonsillen und hinterem Rachen. Trockenheit des Halses.

Weiblich. – **Amenorrhoe**, Spärliche Menses, begleitet von Blutwallungen.[326] Schmerzen und Schwellung der Brüste. Dysmenorrhoe.

Beziehungen. – Vergleiche: **Bor., Crot-t., Euph.**

Dosierung. – Dritte Potenz.

Mercurius

Mercurius solubilis Hahnemanni aut Mercurius vivus[327], *Hydrargyrum, Schwarzes Quecksilberoxyd und elementares Quecksilber*

Alle Organe und Gewebe des Körpers werden mehr oder weniger von dieser kräftigen Arznei beeinflußt; es verwandelt gesunde Zellen in einen hinfälligen, entzündeten und nekrotischen Trümmerhaufen, zersetzt das Blut und ruft eine schwere Anämie hervor. Diese bösartige arzneiliche Kraft wird, wenn sie homöopathisch, durch klare Symptome geleitet, angewendet wird, zur nützlichen, lebensrettenden und lebensverlängernden Hilfe gewandelt. Das lymphatische System wird besonders betroffen mit allen Membranen, **Drüsen**, inneren Organen, Knochen etc. Die durch Mercurius hervorgerufenen Läsionen ähneln denen der Syphilis sehr stark. Es ist sehr häufig im **Sekundärstadium** der Syphilis indiziert, wenn fieberhafte Chloroanämie*, rheumatoide Schmerzen hinter dem Sternum und um die Gelenke etc. auftreten; Ausschläge und Geschwürbildung in Mund und Rachen, Haarausfall etc. Dies sind die besonderen Umstände und Stadien, auf die Mercurius homöopathisch paßt, und wo eine D2 Erstaunliches voll-

326 Vgl. [17]: „Die Menstruation bleibt 3 Tage aus, nachdem sie am Tage, wo sie kommen sollte, 6 Gran des Extracts der Wurzel genommen hatte. 2 Stunden nach dem Einnehmen, heftige Wallung im Blute, grosse Angst, so dass sie der Ohnmacht nahe kam, mit beklommenem, schwerem Athem, Hitze im ganzen Körper, vorzüglich im Kopfe und auf der Brust, von Zeit zu Zeit ausbrechendem Angstschweiss, Schwere in den Gliedern, Zittern; in den nächsten Tagen Anschwellung der Brüste; ... den 3. Tag ... zeigt sich die Menstruation, die nur 3 Tage und schwach andauert, während sie sonst 7 Tage anhält."

327 Mercurius vivus (elementares Quecksilber, Hg) und Mercurius solubilis Hahnemanni (Mercuramidonitrat, $NH_2Hg_2NO_3$ und Quecksilberoxydul, Hg_2O) sind – auf Hahnemanns eigenen Vorschlag (vgl. Vorrede in 17) – aufgrund der Übereinstimmung in der Symptomatik in den meisten Arzneimittellehren zusammengefasst worden. [11] und [17] führen sie als getrennte Arzneimittel.

bringen wird. Wiederum liegen auch erbliche Syphilismanifestationen in seinem Wirkungsbereich; Blasen, Abszesse, chronischer Schnupfen* bei Kleinkindern, Marasmus, Stomatitis oder destruktive Entzündungen. **Tremor** überall. Schwäche mit Wallungen und Zittern von der geringsten Anstrengung. Alle Quecksilbersymptome sind < **nachts**, durch Bettwärme, von feuchtem, kaltem, regnerischem Wetter, < **während des Schwitzens.** Beschwerden nehmen mit dem Schweiß und beim Ausruhen zu; alles verbunden mit einer großen Schwäche, äußerster Erschöpfung und Zittern. Ein menschliches „Thermometer". Empfindlich gegen Hitze und Kälte. Die Körperteile sind sehr geschwollen, mit einem rohen, wunden Gefühl; das reichliche, ölige Schwitzen erleichtert nicht. Der **Atem**, die Absonderungen und der Körper riechen ekelhaft. Tendenz zur Eiterbildung, der dünn, grünlich und faulig ist; gestreift mit dünnem Blut.

Gemüt. – Langsam beim Beantworten von Fragen. Das Gedächtnis ist geschwächt, Verlust der Willenskraft. Lebensmüde. Mißtrauisch. Er glaubt, seinen Verstand zu verlieren.

Kopf. – Schwindel, beim **Liegen auf dem Rücken**. Bandgefühl um den Kopf. Einseitige, reißende Schmerzen. **Spannung über der Kopfhaut wie bandagiert**. Katarrhalische Kopfschmerzen; große Hitze im Kopf. Stechende, brennende und stinkende Ausschläge auf der Kopfhaut. Haarausfall. Exostosen, mit Gefühl von Wundheit. Die Kopfhaut ist gespannt; ölige Schweiße am Kopf.

Augen. – Die Lider sind dick, rot und geschwollen. **Reichliche, brennende, scharfe Absonderung**. Schwebende schwarze Flecken. **Nach Einwirkung von Feuerschein; bei Gießereiarbeitern. Parenchymatöse Keratitis** syphilitischen Ursprungs mit brennenden Schmerzen. Iritis, mit Hypopyon.

Ohren. – Dicke, **gelbe Absonderung**; stinkend und blutig. **Otalgie,** < **Bettwärme**; nachts, stechende Schmerzen. Furunkel im äußeren Gehörgang. **[Calc-pic.]**

Nase. – Viel Niesen. Niesen **im Sonnenlicht. Die Nasenlöcher sind roh und ulzeriert**; die Nasenknochen sind geschwollen. Gelb-grüne, stinkende, eiterartige Absonderung. Schnupfen; scharfe Absonderung, aber zu dickflüssig, um die Lippen hinunterzulaufen; < warmes Zimmer. Schmerz und **Schwellung der Nasenknochen und Karies*, mit grünlicher, stinkender Sekretion.**[328] Nasenbluten nachts. Reichliche Absonderung

---

328 Vermutlich ein Fehler im englischen Boericke „ulzeration", müßte „secretion" heißen, nach [34]: „Grünlicher, stinkender Eiter aus der Nase; Nasenknochen geschwollen."

wundmachenden Schleims. Schnupfen, mit Niesen; wunde, **rohe,** brennende Empfindung; 〈 feuchtes Wetter; **reichlich, fließend.**

Gesicht. – Blaß, **erdig,** schmutziges Aussehen, gedunsen. Schmerzen in den Gesichtsknochen. Syphilitische Pusteln im Gesicht.

Mund. – Süßlicher, metallischer Geschmack. **Die Speichelsekretion ist stark vermehrt**; blutig und zäh. Stinkender, kupferartig (schmeckender)[34] Speichel. Schwierige Sprache aufgrund des Zitterns der Zunge. **Das Zahnfleisch ist schwammig,** weicht zurück und blutet leicht. Wunder Schmerz bei Berührung und vom **Kauen.** Der ganze Mund ist **feucht.** Die Zahnkronen verfaulen. Die Zähne sind locker, fühlen sich schmerzhaft und verlängert an. **Eine Furche, der Länge nach in der oberen Zungenfläche.** Die Zunge ist schwer und **dick; feuchter Belag; gelb, schlaff, mit Zahneindrücken**; verbranntes Gefühl, mit Ulzera. **Gestank** aus dem Mund; man kann es im ganzen Raum riechen. Alveolarabszeß, 〈 nachts. **Großer Durst, bei feuchtem Mund.**

Hals. – Bläulich-rote Schwellung. Dauerndes Bedürfnis zu schlucken. Ekelhaft stinkende Halsentzündung; 〈 rechte Seite. **Ulzera** und Entzündungen erscheinen bei jedem Wetterwechsel. Stiche ins Ohr beim Schlucken; Flüssigkeiten kommen zur Nase wieder heraus. Peritonsillitis, mit schwierigem Schlucken, **nachdem sich Eiter gebildet hat.** Wunder, rauher, schmerzender und brennender Hals. Völliger Stimmverlust. Brennen im Hals, als würde heißer Dampf aufsteigen.[329]

Magen. – Fauliges Aufstoßen. **Intensiver Durst auf kalte Getränke.** Schwache Verdauung, mit **andauerndem Hunger.** Ein empfindliches Wehtun im Magen (, besonders beim Tiefatmen und) bei Berührung.[16] Schluckauf und Regurgitation.[330] Völle- und Zuschnürungsgefühl.

Abdomen. – Stechender Schmerz, mit Frostigkeit. Bohrender Schmerz in der rechten Leiste. Blähungsauftreibung, mit Schmerz. Die Leber ist vergrößert; empfindlich gegen Berührung, verhärtet. Gelbsucht. Es wird nicht genügend Galle abgesondert.

Stuhl. – Grünlich, **blutig und schleimig, 〈 bei Nacht; mit Schmerz und Tenesmus. Gefühl, nie fertig zu werden.** Die Entleerung wird beglei-

329 Vgl. [16]: „Nach dem mäßigen Mittagessen stieg ihr ein glühend heißer Dampf aus dem Leibe in den Hals, wobei der Hals immer schmerzhafter ward und heftiger Durst entstand."

330 Vgl. [16]: „Wenn das Getränk bis in die Gegend des Kehlkopfes kömmt, so bringt sie es nicht weiter hinunter, sondern es fließt wieder durch die Nase hinaus."

tet von Frösteln, Übelkeit im Magen, schneidender Kolik und Tenesmus. Weiß-graue Stühle.

Harnwege. – Häufiger Drang. Grünliche Absonderung aus der Urethra; Brennen in der Harnröhre zu Beginn des Wasserlassens. Der Harn ist dunkel, spärlich, blutig und eiweißhaltig.

Männlich. – Bläschen und Ulzera; weicher Schanker. Kalte Genitalien. Die Vorhaut ist gereizt; juckt. Nächtliche Samenergüsse mit Blut gemischt.[16]

Weiblich. – Reichliche Menses, mit abdominellen Schmerzen, wundmachende Leukorrhoe, grünlich und blutig; **Gefühl von Roheit** in den Geschlechtsteilen. **Stechender Schmerz** in den Ovarien. **[Apis]** Jucken und Brennen; ⟨ nach dem Wasserlassen; ⟩ Waschen mit kaltem Wasser. Morgendliche Übelkeit und Erbrechen bei Schwangeren, mit reichlichem Speichelfluß. Die Mammae sind schmerzhaft und voll Milch bei der Menstruation.

Atemwege. – Wundheit vom Rachen bis zum Sternum. **Kann nicht auf der rechten Seite liegen.**[331] [Linke Seite: **Lyc.**] Husten, mit gelbem schleimig-eitrigem Auswurf. Zwei aufeinander folgende Anfälle;[332] ⟨ nachts und von Bettwärme. Katarrh, mit Frösteln. Fürchtet den Luftzug. Stiche vom unteren Lappen der rechten Lunge zum Rücken. Keuchhusten mit Nasenbluten. **[Arn.]** Husten ⟨ Tabakrauch.

Rücken. – Zerschlagenheitsschmerz im Kreuz, besonders im Sitzen. Reißender Schmerz im Steißbein; ⟩ Drücken auf den Bauch.

Extremitäten. – Schwäche der Glieder. Knochenschmerzen und in den Gliedern; ⟨ nachts. Der Patient ist sehr empfindlich gegen Kälte. Öliger Schweiß. **Zitternde Extremitäten, besonders die Hände; Morbus Parkinson.** Lazerierende[333] Schmerzen in den Gelenken. Kalte, klebrige Schweiße an den Beinen, nachts. Wassersüchtige Schwellung der Füße und Beine.

Fieber. – Allgemein aufgrund von Magen- und Galle- und Leberbeschwerden, mit profusen Nachtschweißen; schwächend, schleichend und dahinsiechend. Hitze und Schaudern abwechselnd. Gelber Schweiß. **Reichlicher Schweiß ohne ⟩. Schauderndes Frösteln**; ⟨ abends und in die Nacht hinein. Abwechselnde Hitzewallungen in einzelnen Körperteilen.

---

331 Vgl. [34]: „Husten ⟨ Liegen auf der rechten Seite."

332 Vgl. [34]: „Bei Keuchhusten: Zwei Anfälle in schneller Folge … "

333 Vgl. [16]: „Fast ununterbrochener Schmerz in den Gelenken, wie aus Verrenkung, Zusammendrücken, und Zusammenbrechen zusammengesetzt, … "

Haut. – Fast **ständig feucht**. Dauerhafte Trockenheit der Haut kontraindiziert Mercurius. Äußerst stinkende, klebrige Schweiße; < nachts. **Allgemeine Neigung zu reichlichem Schwitzen, was dem Patienten jedoch keine Erleichterung bringt**. Vesikuläre und pustulöse Ausschläge. Geschwüre, in der Form unregelmäßig, die Ränder sind unscharf begrenzt. Pickel um den Hauptausschlag herum. **Jucken**; < von Bettwärme. Milchschorf; gelb-braune Krusten, beträchtliche Eiterung. Die Lymphknoten schwellen jedesmal an, wenn sich der Patient erkältet. Bubo. Orchitis. **[Clem., Ham., Puls.]**

Modalitäten. – < nachts; nasses, feuchtes Wetter; Liegen auf der rechten Seite; Schwitzen; warmes Zimmer und warmes Bett.

Beziehungen. – Vergleiche: **Mez., Phos., Syph., Kali-m., Aethi-m.**

Capparis coriaccea: Polyurie, befallene Drüsen, schleimiger Durchfall; Grippe.

Epilobium palustre – Sumpf-Weidenröschen: Chronischer Durchfall mit Tenesmus und schleimigen Absonderungen; Speichelfluß, Schluckstörung; Auszehrung des Körpers und große Schwäche; Cholera infantum.

Erythrinus – „Red Mullet Fish“: Bei Pityriasis rubra universalis und Syphilis; roter Ausschlag auf der Brust; Pityriasis.

Henchera – „Alum Root“[334]: Gastroenteritis, Übelkeit, Galleerbrechen und schaumig-schleimiges Erbrechen; die Stühle sind wäßrig, reichlich und schleimig, Tenesmus, Gefühl, nie fertig zu werden. Dosierung 2–10 Tropfen der Tinktur.

Kali iodatum: Bei hartem Schanker.

Lolium temulentum: Zittern der Hände und Beine.

Mercurius aceticus – Quecksilberacetat: Kongestionen mit Steifheit, Trockenheit und Hitze der betroffenen Körperteile. Die Augen sind (in den Winkeln) entzündet, mit brennendem und juckendem Schmerz (, früh und abends).[16] Mangel an Feuchtigkeit. Der Hals ist trocken, Reden ist schwierig. Druck im unteren Sternum; Schanker in der Harnröhre; Favus, der Rand der Geschwüre ist schmerzhaft.

Mercurius auratus – Goldamalgam: Psoriasis und syphilitischer Katarrh; Hirntumoren; Nasen- und Knochenlues; Ozäna; Schwellung der Hoden.

---

334 „Alum root“ heißt auch Geranium maculatum – Storchschnabel, Alaunwurzel, jedoch kann nur aufgrund des umgangssprachlichen Namens nicht auf Identität geschlossen werden.

Mercurius bromatus – Mercurobromid: Effloreszenzen des Sekundärstadiums der Syphilis.

Aethiops mineralis – Schwarzes Quecksilbersulfid: Hartnäckige Erkältungen, akute Fazialisparese.

Mercurius nitrosus – Quecksilberoxydulnitrat: Besonders bei pustulöser Konjunktivitis und Keratitis; Gonorrhoe und Plaques muqueuses, mit **stechenden Schmerzen**; Syphilide.

Mercurius phosphoricus – Phosphorsaures Quecksilberoxid: Neurosyphilis; Exostosen.

Mercurius praecipitatus ruber – Rotes Quecksilberoxid: Erstickungsanfälle nachts im Liegen, **wobei** er **zum Zeitpunkt des Einschlafens** plötzlich aufspringen muß, was 〉; Gonorrhoe; **die Urethra fühlt sich wie eine harte Sehne an**; weicher Schanker; fressende Geschwüre und Bubo; Pemphigus, Plaques muqueuses, Ekzeme mit Rhagaden und Fissuren, Bartflechte, innerlich und äußerlich anwenden[12]; Blepharitis[335]; bleierne Schwere im Hinterkopf, mit Otorrhoe.

Mercurius tannicus – Quecksilbertannat: Syphilide bei Patienten mit gastrointestinalen Erkrankungen oder im Falle starker Sensibilität gegen normale Quecksilberpräparate.

Antidote: **Hep., Aur., Mez.**

Komplementärmittel: **Bad.**

Dosierung. – Zweite bis 30. Potenz.

Mercurius corrosivus

Hydrargyrum bichloratum corrosivum, Quecksilbersublimat, $HgCl_2$

Dieses Salz steht vor allen anderen Mitteln an erster Stelle bei Tenesmus des Rektums, der unaufhörlich ist und durch den Stuhlgang nicht erleichtert wird. Der Tenesmus betrifft oft auch die Blase mit. Brightsche Krankheit*. Gonorrhoe; zweites Stadium mit dauerndem Tenesmus. Es zerstört die sezernierenden Anteile der Niere.[336] Dieser Prozeß läuft langsam, aber

335 Vermutlich Druckfehler: Boericke englisch, „Blepharitis, internally and externally;“. Nach [11] und [12] ist Blepharitis bei einem Prüfer geheilt worden, die Bartflechte (= Folliculitis barbae, Sycosis vulgaris) dagegen, nach [12], innerlich und äußerlich mit Merc-pr-r. zu behandeln.

336 Vgl. [34]: „… die Epithelzellen der Sammelrohre befinden in einem Zustand der fettigen Degeneration.“

sicher ab. Albuminurie in der frühen Schwangerschaft. [**Phos.** später oder am Ende der Schwangerschaft.]

Kopf. – Delirium, Stupor. Stirnkopfschmerz, Blutandrang zum Kopf, mit Brennen in den Wangen. Ziehender Schmerz im Schädelperiost.

Augen. – Schmerz hinter den Augäpfeln, wie nach außen gedrängt.[337] Phlyktänen; tiefe Ulzera auf der Hornhaut. Äußerste Lichtscheu und **scharfer Tränenfluß.** Gewöhnliche oder syphilitische **Iritis.** (Lokal in Verbindung mit Atropin geben, um Adhäsionen zu verhindern.) Heftiger Schmerz nachts; Brennen, Schießen, Reißen. Geringe Neigung zur Eiterung. **Die Iris hat eine schmutzige Farbe, ist dick und weder kontrahiert noch dilatiert sie sich.** Retinitis albuminurica*, Ophthalmia neonatorum. **Die Lider sind ödematös,** rot und wundgerieben. **Heftiges Brennen. Schmerzempfindlichkeit der Augen.**

Nase. – Exzessiver Schnupfen. Ozäna mit Perforation des Nasenseptums. [**Kali-bi.**] Roheit und Brennen in den Nasenlöchern. Retronasale Schwellung, die Schleimhaut ist trocken, rot und mit blutigem Schleim bedeckt.

Ohren. – Heftiges Pulsieren. Stinkender Eiter.

Gesicht. – Geschwollen. Rot und aufgedunsen. Die Lippen sind schwarz und geschwollen. Schmutziger Belag*. Gesichtsneuralgie in den Knochen.

Mund. – Die Zähne sind locker. Das Zahnfleisch ist purpurrot, geschwollen und schwammig. Die Zunge ist geschwollen und entzündet. Speichelfluß. Pyorrhoe. Exzessiver Speichelfluß. Schmeckt salzig und bitter.

Hals. – Rot, geschwollen, schmerzhaft und intensiv entzündet. Die Uvula ist geschwollen. Das Schlucken ist schmerzhaft. Der größte Schmerz sitzt **retronasal mit heftigen Schmerzen zu den Ohren hin. Brennender Schmerz, mit starker Schwellung; ‹ geringer Druck von außen.** Alle Drüsen am Thorax sind geschwollen.[338]

Magen. – Unaufhörliches grünes, galliges Erbrechen. Der Oberbauch ist sehr empfindlich.

Abdomen. – Zerschlagenes Gefühl; Blinddarmgegend und Colon transversum sind schmerzhaft. Gebläht, sehr schmerzhaft bei geringster Berührung.

337 Vgl. [16]: „Entzündung der Augen, die aus ihren Höhlen hervortreten."
338 Vgl. [16]: „Um die Brustwarzen herum schmerzhafte Drüsengeschwülste."

Rektum. – Dysenterie; Tenesmus, nicht ⟩ durch Stuhlgang; unaufhörlich. Der Stuhl ist heiß, blutig, schleimig, stinkend, mit schneidenden Schmerzen und Schleimhautfetzen.

Harnwege. – Heftiges Brennen in der Urethra. Der Urin ist heiß, brennend, spärlich oder **Anurie**; blutige, **grünliche Absonderung. Eiweißhaltig. Blasentenesmus.** Stechender Schmerz erstreckt sich die Harnröhre hinauf in die Blase. Schwitzen nach dem Wasserlassen.

Männlich. – Penis und Hoden sind enorm geschwollen. Schanker nehmen das Aussehen von fressenden Geschwüren an. **Gonorrhoe**; die Mündung der Harnröhre ist rot und geschwollen; die Eichel ist wund und heiß. Die Absonderung ist grünlich und dick.

Atemwege. – Schmerz im Kehlkopf wie von einem Schnitt mit dem Messer. Aphonie. Husten, mit blutigem Auswurf. Rascher und aussetzender Puls. Stiche durch die Seite der Brust.

Fieber. – Frösteln bei der geringsten Exposition. Reichliche Schweiße; die Oberflächen sind kalt.

Modalitäten. – ⟨ abends, nachts, Säuren.
⟩ während des Ausruhens.

Beziehungen. – Vergleiche: **Ars., Lach.**

Leonurus cardiaca – Herzgespann: Beeinflußt die Beckenorgane, lindert Krämpfe und nervöse Reizbarkeit, fördert Sekretion und verringert die Erregungszustände bei Fieber. Nützlich bei unterdrückten Menses und **Lochien**; Dysenterie; Erbrechen, schreckliche Schmerzen im Abdomen, heftiger Durst. Die Zunge ist trocken und rissig.

Monsonia ovata – eine afrikanische Pflanze, die zu den Geraniaceae gehört: Wird bei Dysenterie in materiellen Gaben angewendet.

Antidot: **Calciumsulfid** antidotiert Bichlorid-Vergiftungen. Intravenöse Injektionen von 7,5 Gran (488 mg) auf 7,5 Unzen (225 ml) abgekochtes Wasser.

Dosierung. – Sechste Potenz. Bei Chorioiditis mit fortschreitender Myopie wird es subkutan als 1 : 1000 Lösung unter die Konjunktiva injiziert. Unterbindet sofort die heftigen, anhaltenden Schmerzen hinter den Augäpfeln. (Dr. G.D. Hallet).

Mercurius cyanatus

Quecksilbercyanid, $Hg(CN)_2$

Akute Entzündungen, Pneumonie, Nephritis. Seine Wirkung ähnelt der von Toxinen bei infektiösen Erkrankungen. Starke und rasche Erschöpfung, Neigung zu Hämorrhagien aus den verschiedenen Öffnungen, mit dunklem, flüssigem Blut, Zyanose, rascher Atmung und Herztätigkeit, Albuminurie und Zucken und Rucken der Muskel. Typhöse Pneumonie.

Livide Zustände von großer Anstrengung, wo Erstickung und Lungenlähmung droht; starker Schweiß.

Am auffälligsten ist die Mundhöhle betroffen. Dies, zusammen mit der ausgeprägt starken Erschöpfung, weist ihm einen Platz bei der Behandlung der **Diphtherie** zu, wo es zweifelsohne großen Erfolg erzielt hat. Bösartige Formen, mit äußerster Erschöpfung. Kälte und Übelkeit. Syphilitische Ulzera bei drohender Perforation.

Kopf. – Große Erregung, Anfälle von Jähzorn; Raserei; Gesprächigkeit. Grauenhafter Kopfschmerz. Die Augen sind eingesunken; blasses Gesicht.

Mund. – Mund ist voller Geschwüre. Die Zunge ist blaß. Reichlicher Speichelfluß. Der Atem stinkt. Schmerz und Schwellung der Speicheldrüsen. Adstringierender Geschmack. Die **Geschwüre** des Mundes haben eine graue Membran.

Hals. – Rohes und wundes Gefühl. Die Schleimhäute sind angegriffen, ulzeriert. Sieht fleckenweise roh aus, besonders bei Rednern. Heiserkeit, das Reden ist schmerzhaft. **Nekrotische Zerstörung der Weichteile des Gaumens und des Rachens**. Intensive Rötung des Rachens. Schlucken ist sehr schwierig. Dunkles Blut aus der Nase. Diphtherie des Kehlkopfes und der Nase. **[Kali-bi.]**

Magen. – Übelkeit, galliges und blutiges Erbrechen; Schluckauf. Das Abdomen ist schmerzhaft, empfindlich gegen Druck.

Rektum. – Unerträgliche Schmerzen. Rötung um den Anus. Häufige Blutungen; Stühle mit Tenesmus. Absonderung stinkender Flüssigkeit mit gangränösem Geruch. Schwarze Stühle.

Harnwege. – Bernsteinfarbener Harn, schmerzhaft, eiweißhaltig, spärlich. Nephritis mit großer Schwäche und Frösteln. Anurie.

Haut. – Feuchtigkeit, mit eisiger Kälte.

Dosierung. – Sechste bis 30. Potenz. Bei Potenzen unter der sechsten ist mit Verschlimmerung zu rechnen.

Mercurius dulcis

Quecksilberchlorür, Calomel, HgCl

Es hat ausgeprägte Wirkung bei katarrhalischen Entzündungen des Ohrs und ist nützlich bei Katarrh der Eustachischen Röhre und Taubheit. Durchfall mit Wundheit des Anus. **Prostatitis**. Vorübergehende Gallenkoliken. **Blässe, schlaffe Auftreibung** und träge Schlaffheit. Entzündung mit fibrinöser[339] Exsudation. Besonders indiziert bei Neigung zu biliös-remittierenden Fiebern*, bei Peritonitis und Meningitis **mit fibrinösem Exsudat**. Ödeme aufgrund kombinierter Herz- und Nierenerkrankungen, besonders mit Gelbsucht (Hale). Leberzirrhose, besonders bei der hypertrophischen Form. Die D1 anwenden (Dr. Jousset).

Ohren. – Otitis media; Verschluß der Eustachischen Röhre; Ohrenleiden bei skrofulösen* Kindern; Retraktion des Trommelfells, verdickt und unbeweglich.

Mund. – Stinkender Atem; Speichelfluß; wundes Zahnfleisch. Ulzera. Schwarze Zunge. Ständiger Fluß dunklen, fauligen Speichels; sehr stinkend. Geschwürsbildung im Rachen, mit Schluckstörung. Chronischer Rachenkatarrh.

Magen. – Übelkeit und Erbrechen. Zyklisches Erbrechen bei Kleinkindern. **[Cupr-ar., Iris]**

Rektum. – Spärlicher, blutiger Schleim, mit Galle und **ständigem Stuhldrang**, ohne Tenesmus. Dunkelgrüner, wäßriger Stuhl, mit Kolik. **Der Anus ist wund** und brennt. Dysenterie; kleine Stühle **aus Schleim und Blut, bedeckt mit Galle.**

Haut. – **Schlaff und schlecht ernährt**. Geschwollene Drüsen. Fressende Geschwüre. Kupferfarbene Ausschläge.

Beziehungen. – Vergleiche: **Kali-m.**

Dosierung. – Dritte bis sechste Verreibung. Zum palliativen (nicht homöopathischen) Gebrauch, um Darmentleerung zu erzielen, Gaben von 2–3 Gran (130–195 mg) der ersten dezimalen Verreibung, einige Male stündlich wiederholen.

---

339 Vgl. [12]: „Ein anderes Leitsymptom von Merc-d. ist Entzündung mit plastischer Exsudation. Ich habe in allopathischer Praxis gesehen, wie Kalomel rasch eine heftige Meningitis, mit wildem Delirium, bei einem 5-jährigem Mädchen aufgelöst und geheilt hat. In diesem Fall lag wahrscheinlich plastische Exsudation vor. Plastische Peritonitis. Verklebung der Eustachischen Tuben bei Katarrh." „Plastic exudation" muß demnach eine fibrinöse Verklebung bezeichnen.

Mercurius iodatus flavus

Quecksilberjodür, Quecksilberprotojodid, Hg_2J_2

Halsbeschwerden, mit stark geschwollenen Drüsen und charakteristischem Zungenbelag. < rechte Seite. Schanker; die Verhärtung bleibt lange Zeit bestehen. Geschwollene, große und harte Leistenlymphknoten. **Tumoren der Mammae**, mit Neigung zu viel warmem Schwitzen und Magenstörungen.

Zunge. – **Dick belegt; gelb an der Zungenwurzel**. Spitze und Ränder können rot sein und Zahnabdrücke annehmen.

Hals. – Angina lacunaris, wenn nur der oberflächliche Anteil der Tonsillen betroffen ist. Käsige Exsudate mit stinkendem Atem. Die Schwellung beginnt auf der rechten Seite. Kleine Geschwüre im hinteren Rachen. Leicht zu entfernende Plaques im entzündeten Schlund und Rachen; **< an der rechten Tonsille**; viel zäher Schleim. Kloßgefühl. **Dauernde Neigung zu schlucken.**

Beziehungen. – Vergleiche bei Mamma-Tumoren: **Plb-i.**

Dosierung. – Zweite Trituration.

Mercurius iodatus ruber

Hydrargyrum bijodatum rubrum, HgJ_2

Diphtherie und geschwürige Halsentzündungen, besonders der linken Seite, mit viel Drüsenschwellung. Chronisch eitrige Entzündung der Leistenlymphknoten. Harte Schanker. Alte Syphilisfälle bei skrofulösen* Patienten. Frühes Erkältungsstadium, besonders bei Kindern.

Hals. – **Der Rachen ist dunkelrot**; Schlucken ist schmerzhaft. Schleim in Nase und Hals. Neigung, sich zu räuspern, mit Kloßgefühl im Hals. **Steifheit der Hals- und Nackenmuskeln.** Diphtherie; die Unterkieferdrüsen sind schmerzhaft geschwollen, der Rachen ist dunkelrot; **< an der linken Tonsille.** Parenchymatöse Tonsillitis. Wird oft eine Peritonsillitis verhindern, wenn es häufig gegeben wird. Husten durch verlängerte Uvula, mit Halsentzündung. Kehlkopfleiden mit Aphonie.

Nase. – Schnupfen und dumpfes Hören; die rechte Seite der Nase ist heiß (geschwollen und entzündet)[34]. Schleimräuspern von den Choanen. Die Conchae sind geschwollen. Nasen- und Halsschleimhaut ist gedunsen; Verschluß der Eustachischen Röhre öffnet sich mit einem Knall.

Mund. – Geschwollenes Zahnfleisch; Zahnschmerz, Drüsen sind geschwollen. Verbrühtes Gefühl auf der Zunge. Aphthen. Reichlicher Speichel. Die Zungenwurzel fühlt sich steif an und schmerzt beim Bewegen.

Haut. – Kleine Fissuren und Risse; harte Papeln; **syphilitischer Primäraffekt**; syphilitische Ulzera. Bubo. Sarkozele.

Dosierung. – Dritte Verreibung. Mercurius iodatus ruber ist ein weit stärkeres Bakterizid als die anderen Quecksilbersalze, das Chlorid mit eingeschlossen.

Mercurius sulphuricus

Hydrargyrum sulfuricum, $HgSO_4$

Wäßrige Stühle, Brennen im Anus. Wunde Zungenspitze. Ödeme der Beine. Niesen durch direkte Sonnenstrahlen. Durchfall früh morgens; der Stuhl schießt in einem heißen Strom gelben Wassers[34] heraus. Heftige Entleerungen, wie Reiswasser. Spärlicher, klarer, verbrühender Harn. **Intensive Atemnot**; muß sich aufsetzen; Atmung schnell und kurz; Brennen in der Brust; (bei) **Hydrothorax.**[34] **[Ars.]** Herzschmerz und Schwäche.

Beziehungen. – Vergleiche: **Mercurius aceticus** – Quecksilberacetat: Ein Schneiden in der Urethra, wenn der letzte Tropfen herausfließt.

Methylenum coeruleum

Methylenblau, einer der Anilinfarbstoffe, $C_{16}H_{18}ClN_3S$

Eine Arznei für Neuralgie, Neurasthenie und Malaria; **Typhus**, wo es Tympanie, Delirium und Fieber vermindert; eitrige Infektion. Neigung zu Tremor, Chorea und Epilepsie. (Akute parenchymatöse) Nephritis, akute Glomerulonephritis als Komplikation bei Scharlach. Der Urin nimmt eine grüne Farbe an. Blasenreizung durch den Gebrauch von Methylenblau wird durch ein wenig Muskatnuß antidotiert. Aufgestiegene eitrige Pyelonephritis mit einer großen Menge Eiter im Urin. Gonorrhoischer Rheumatismus und Zystitis. Rückenschmerz, Ischialgie. Späteres Stadium der Apoplexie (Gisevius).

Dosierung. – D3. Bei chronischer Otitis mit faulig riechender Absonderung eine 2%ige Lösung lokal.

Für Ulzera und Abszesse der Cornea eine 1%ige wäßrige Lösung.

Mezereum

Daphne mezereum, Seidelbast, Kellerhals
Thymelaceae; Europa, Asien

Die Hautsymptome, Knochenleiden und Neuralgien, sind am wichtigsten, besonders an den Zähnen und im Gesicht. Zerschlagenes, müdes Gefühl in den Gelenken, mit Ziehen und Steifheit. **Schmerzen verschiedenster Art, mit Frostigkeit und Empfindlichkeit gegen kalte Luft.** Knochenschmerzen. Hautausschläge nach Impfung. Brennende, stechende Empfindung in den Muskeln; Sehnenhüpfen. Die Schmerzen schießen nach oben, und scheinen den Patienten nach oben und aus dem Bett zu ziehen. Halbseitige Beschwerden. **Der Patient ist sehr empfindlich gegen kalte Luft.**

Kopf. – Reden kostet große Anstrengung. Kopfweh; ⟨ vom Reden. Betäubender Kopfschmerz auf der rechten Seite. Leiden des äußeren Kopfes; schuppiger Ausschlag, weiße Krusten. Der Kopf ist bedeckt mit **dicken, lederartigen Krusten, unter denen sich Eiter ansammelt.** Heftige Neuralgien an Gesicht und Zähnen, gehen zum Ohr hin, nachts; ⟨ **Essen**; ⟩ bei Ofenhitze. Die Zahnwurzeln verfaulen. Die Zähne fühlen sich verlängert an.

Augen. – **Ziliarneuralgie nach Operationen.** Besonders nach Entfernung des Augapfels. Die Schmerzen strahlen und schießen nach unten, **mit Kältegefühl und Steifheit in den Knochen.**

Ohren. – Gefühl, als wären sie zu weit offen, **als wäre das Trommelfell der kalten Luft ausgesetzt und als bliese sie ins Ohr.** Verlangen, die Finger in die Ohren zu bohren.

Nase. – Niesen, Schnupfen, das Naseninnere ist wund. Retronasale Polypen.

Gesicht. – Rot. Ausschlag um den Mund, mit Schnupfen.

Mund. – Verlangen nach dem Fett vom Schinken. Brennen in der Zunge, erstreckt sich bis in den Magen. **Wäßriger Mund.** Übelkeit wird im Hals gespürt, ⟩ Essen.

Magen. – Chronische Gastritis; brennender, fressender Schmerz; Übelkeit, Erbrechen, schokoladenfarben. **Magenulkus** mit viel Brennen.

Abdomen. – Drüsenschwellung mit großem Abdomen bei Kindern. Druck im Leistenring. Blähungskolik, mit Schaudern und schwieriger Atmung.

Rektum. – Verstopfung nach der Niederkunft. Rektalprolaps. Durchfall, mit kleinen weißen Partikeln.[340] **Grüne Absonderung.** Verstopfung, mit Leberträgheit und Inertia uteri. Zuschnürung des Anus; Stiche und Prolaps des Rektums.

Harnwege. – Rote Flocken schweben auf dem Harn.[341] Heiß, blutig. Beißen, Brennen vorne in der Harnröhre am Ende des Wasserlassens. Hämaturie nach Krampfschmerz in der Blase. Nach der Miktion werden einige Tropfen Blut abgesondert.

Männlich. – **Vergrößerung der Hoden.** Heftiges sexuelles Verlangen. Gonorrhoe, mit Hämaturie.

Weiblich. – Die Menstruation kommt zu oft, rasch und reichlich. Leukorrhoe wie das Weiße vom Ei; stark ätzend.

Atemwege. – Schmerzempfindlichkeit und Brennen im Sternum[16]. Einschnürung quer über die Brust. Husten; ‹ Essen, eine Reizung, tiefer (in der Trachea) als man (durch Husten) erreichen kann;[34] nach einem warmen Getränk.

Extremitäten. – Schmerz im Nacken und Rücken; ‹ Bewegung und nachts; unverträglich gegen jede Berührung. **Schmerz** und Brennen in (dem Periost von) Tibia und Röhrenknochen (nachts im Bett).[34] Beine und Füße schlafen ein. Schmerz in Hüfte und Knie.

Haut. – Ekzem; **unerträgliches Jucken**; Frösteln mit Pruritus; ‹ im Bett. Ulzera jucken und brennen, sind von Bläschen umgeben und haben einen glänzenden, feuerroten Hof. Herpes zoster, mit brennenden Schmerzen. **Knochen**, besonders die Röhrenknochen, sind entzündet und geschwollen; Karies*, Exostosen; Schmerz ‹ nachts, Berührung und feuchtes Wetter. **[Merc., Syph.] Ausschläge ulzerieren und bilden dicke Krusten, unter denen Eiter abgesondert wird. [Chrys-ac.]**

Modalitäten. – ‹ kalte Luft; nachts, abends bis Mitternacht, warmes Essen, Berührung, Bewegung.

› im Freien.

Beziehungen. – Vergleiche: **Merc., Phyt., Rhus-t., Guaj., Syph.**

Dirca palustris – Lederholz: Ein gastrointestinales Reizmittel, das Speichelfluß, Erbrechen und Purgieren hervorruft; zerebrale Hyperämie; neuralgische Schmerzen, mit Niedergeschlagenheit, Herzklopfen und Dyspnoe.

Antidote: **Kali-i., Merc.**

Dosierung. – Sechste bis 30. Potenz.

---

340 Vgl. [16]: „Im braunen Kothe, kleine, weiße glänzende Körner."

341 Vgl. dagegen [16]: „Der Harn bekommt später fliegende Flocken und röthlichen Satz."

Micromeria douglasii

Yerba buena
Labiatae; Kalifornien

Eine kalifornische, minzenartige Pflanze, die auf Magen und Eingeweide wirkt. Wird als Tee verwendet, um Koliken zu heilen und Blähungen zu lindern. Es ist ein angenehmes Getränk, ein fiebersenkendes und blutreinigendes Mittel und ein Stärkungsmittel.

Magen. – Übelkeit; Schmerz in Magen und Darm; Blähungen.

Dosierung. – Tinktur.

Millefolium

Achillea millefolium, Schafgarbe
Compositae; Europa, Asien, Nordamerika

Ein unschätzbares Heilmittel für verschiedene Blutungsarten; das Blut ist hellrot. Inkarzerierte Hernien; Pocken, mit starkem Schmerz in der Magengrube. Nach (Blasen-)[34] Steinoperationen. Böse Folgen von Sturz aus der Höhe; von zu schwerem Heben. **Anhaltend hohe Temperatur.** Hämoptyse.

Kopf. – Schwindel beim langsamen Bewegen. Gefühl, als hätte er etwas vergessen.[342] Der Kopf scheint voll Blut zu sein. Konvulsionen[343] und Epilepsie durch Unterdrückung der Menses. **Durchbohrende Stöße** von Schmerz.

Nase. – **Nasenbluten. [Erech.]** Stechen aus dem Auge gegen die Nasenwurzel.[34a]

Rektum. – Hämorrhagien aus dem Darm. Blutende Hämorrhoiden. **Blutiger Harn. [Senec.]**

Weiblich. – Die Menstruation ist zu früh, reichlich, zieht sich hin. Blutung aus dem Uterus; hellrot, flüssig. **Schmerzhafte Krampfadern während der Schwangerschaft.**

---

342 Vgl. [34a]: „Es ist ihm immer als hätte er Etwas vergessen, weiss nicht, was er thut, noch was er thun soll, confus, eingenommen im Kopfe, besonders Abends, schlimmer nach Wein oder Kaffee, wochenlang."

343 Vgl. [34a]: „Heftige epileptische Anfälle nach Unterdrückung des Monatlichen; ... " sowie „Convulsionen im Kindbett bei unterdrückten Lochien."

Atemwege. – Bluthusten bei beginnender Schwindsucht. Husten, mit blutigem Auswurf, bei unterdrückten Menses oder Hämorrhoiden. Heftiges Herzklopfen.

Beziehungen. – Vergleiche: **Sec., Ip., Erech., Ger., Ham.**

Ficus venosa – „Pakur“: Blutung aus Darm und Lunge

Bei Hämoptyse, Brusterkrankungen und Schwindsucht: **Acalypha indica** und **Helix tosta** – geröstete Schnecke.

Dosierung. – Tinktur bis dritte Potenz.

Mitchella repens

Rebhuhnbeere

Rubiaceae; Nordamerika

Blasensymptome begleiten die Beschwerden, besonders die Uteruskongestionen.

Harnwege. – Reizung am Blasenhals, mit Harndrang. **[Eup-pur., Apis]** Dysurie. Blasenkatarrh.

Weiblich. – Die Zervix ist dunkelrot, geschwollen. Dysmenorrhoe und Uterusblutungen; hellrotes Blut.

Beziehungen. – Vergleiche: **Chim., Senec., Uva, Ger., Goss.**

Dosierung. – Tinktur.

Momordica balsamina

Balsamapfel

Cucurbitaceae; Afrika bis nordwestliches Indien

Kneifen, Kolik, Schmerz im Rücken und Unterbauch mit schmerzhafter und exzessiver Menstruationsblutung. Ansammlung von Blähungen in der linken Kolonflexur, bei der Milz. Wassersucht.

Kopf. – Schwindelig, der Inhalt des Kopfes fühlt sich leichter an; Nebel vor den Augen.

Abdomen. – Kollern, Kneifen, kolikartige Schmerzen, beginnen am Rücken und breiten sich über den Bauch aus.

Weiblich. – Schmerzhafte und reichliche Menses; wehenartige Schmerzen gefolgt von schwallartigem Blutfluß; Schmerzen im Kreuz kommen nach vorne zur Beckenvorderseite.

Beziehungen. – **Momordica charantia** – Balsambirne, eine indische Varietät: Heftigere Symptome, die Gedärme sind voller gelber, wäßriger Flüssigkeit, die **explosionsartig** entleert wird; Krämpfe, Durst, starke Erschöpfung. Choleraartige Symptome. Ähnlich **Crot-t.** und **Elat.** Man nehme die D3.

Dosierung. – Tinktur. Wird auch äußerlich, als Einreibemittel und Umschlag bei Verbrennungen und rissigen Händen etc. angewendet.

Morphinum

Ein Opiumalkaloid

Morphin weist die gleiche Beziehung zu Opium auf wie Atropin zu Belladonna – d.h. es repräsentiert die nervöse Seite. Es wirkt weniger stimulierend, weniger krampfauslösend und deutlicher schlaffördernd. Es verstopft weniger und beeinflußt stärker die Kontraktionskraft der Blase. Es ist weniger schweißtreibend und macht mehr Juckreiz.

Gemüt. – **Tiefe Niedergeschlagenheit.** Reizbar, nörglerisch, hysterisch. **Schockzustand, durch Schreck herbeigeführt. Traumartiger Zustand.**

Nerven. – Ruhelosigkeit und Hyperästhesie; Zittern, Zucken, Rucken und Konvulsionen. **Extreme Empfindlichkeit für Schmerzen.** Schmerz verursacht Zucken und Rucken der Glieder. Gewaltige und **plötzliche** neuralgische Schmerzen und plötzliche Ohnmacht. **Delirium, von melancholischem Charakter. Äußerst schmerzhafte** Neuralgien; links suprorbital; rechts interkostal, ⟩ von Hitze; **Polyneuritis.** Schmerzhaftes Gefühl überall. **Das Bett fühlt sich zu hart an.** ⟨ nach Schlaf. **[Lach.]** Neuralgie nach Gürtelrose. **[Mez.]**

Kopf. – **Schwindel durch die geringste Bewegung des Kopfes.** Kopfschmerz mit dem Gefühl (straff) gespannt zu sein.[12] Berstender Schmerz; der Kopf ist nach hinten gezogen.

Augen. – Bläuliche, herabhängende Lider. **Jucken** der Augen. Visuelle Halluzinationen beim Schließen der Augen. Starrende, injizierte Augen; Strabismus divergens. **Parese der Musculi recti mediales.** Die Pupillen sind ungleich kontrahiert. **Unruhiger Blick.** Ptose.

Ohren. – Das linke Ohr pocht schmerzhaft; ⟩ Hitze. **Es scheint, als höre er den Blutkreislauf im ganzen Körper.**

Nase. – Niesen in Anfällen. **Jucken** und Kribbeln an der Nasenspitze.

Gesicht. – Dunkel-rote oder fahle Lividität von Gesicht, Lippen, Zunge, Mund oder Hals.

Mund. – Sehr trocken. Die Zunge ist trocken, braun.[12] Die Zunge ist (an Spitze und Rändern rot,) violett in der Mitte.[11] **Durst.**

Hals. – Trocken und zugeschnürt. Der Rachen ist gelähmt, Schlucken ist fast unmöglich; ⟩ heiße Getränke, ⟨ feste Nahrung.

Magen. – Verlust des Appetits, **mit Abneigung gegen Fleisch. Unaufhörliche und tödliche** Übelkeit, Schwäche, dauerndes Würgen. Erbrechen grüner Flüssigkeit. **Übelkeit und Erbrechen beim Aufstehen.**

Abdomen. – Aufgetrieben. Scharfer Schmerz im Abdomen und entlang der Wirbelsäule. **Auftreibung.**[11]

Rektum. – Wäßriger, brauner oder schwarzer Durchfall mit schrecklichem Tenesmus. Verstopfung; große, trockene, knotige Stühle, mit Neigung zu verletzen und Fissuren zu verursachen.

Harnwege. – Parese der Blase. **Strangurie. Langsame und schwierige Miktion.** Harnverhaltung bei Prostatahypertrophie. Akute und chronische **Urämie.**

Männlich. – Impotenz. Schmerz im rechten Samenstrang. **[Ox-ac.]**

Atemwege. – Schwach und nach Atem ringend; **Zwerchfellähmung**; Schluckauf; anfallsweise Atemnot, beim ersten Einschlafen. **[Lach., Grin.]** Cheyne-Stokes-Atmung. Die Brust ist eng. Schmerz in der Mitte des Sternums. Trockener, harter, **quälender**, erschöpfender Husten, ⟨ nachts. Erstickender Husten, mit zähem, schleimigem Sputum; dünn und spärlich, klingt aber locker und reichlich.

Herz. – Abwechselnd Tachy- und Bradykardie. Das Herzmuskelgewebe ist intakt, wenn auch sehr erschöpft. Der Puls ist klein, schwach, und dikrot.

Rücken. – Schmerz entlang der Wirbelsäule. Schwäche der Lenden. Schmerzen über der Lumbosakralregion; kann nicht aufrecht gehen. **[Cimic.]**

Extremitäten. – Schwankender Gang. **Taubheit.**

Schlaf. – Gähnen, **schläfrig**; verlängerter, tiefer Schlaf. Schlaflos; ruheloser Schlaf, mit häufigem Auffahren. Schläfrig, kann aber nicht schlafen.

Fieber. – Frost. Eisige Kälte. Brennende Hitze; reichlicher Schweiß.

Haut. – Livide; purpurrote Flecken; zosterartiger Herpes. **Jucken.** Die Haut hat ihre Elastizität verloren. Nesselsucht erscheint im Klimakterium.

Dosierung. – Dritte bis sechste Verreibung.

Moschus

Sekret des Moschusbocks, Bisam, Moschus moschiferus
Mammalia; nördliches China, Tibet, Sibirien

Ein Mittel für Hysterie und nervöse Anfälle, **Ohnmachtsanfälle** und Konvulsionen, Katalepsie etc. Wobei der charakteristische Umstand Verschlimmerung durch Kälte ist; es hat große Empfindlichkeit gegen Luft. Starkes nervöses Zittern und häufige Ohnmachten. Starke Flatulenz. Krankheiten folgen nicht dem normalen Verlauf. **Kälte**. Spannung in Muskeln, Haut und Gemüt.

Gemüt. – **Unkontrollierbares Gelächter**. Schimpfen. Angst, mit Herzklopfen; Auffahren, wie erschrocken.[344] Sexuelle Hypochondrie.[345]

Kopf. – Zusammendrückender Schmerz über der Nasenwurzel, Druck auf dem Scheitel. Schwindel bei der geringsten Bewegung; Gefühl, von einer großen Höhe zu fallen. Empfindliche Kopfhaut. Ohrgeräusche, wie von einem Kanonenknall.[346]

Magen. – Verlangen nach schwarzem Kaffee, Stimulanzien. Abneigung gegen Essen. Alles schmeckt fade. Bei den Magensymptomen, Ängstlichkeit in der Brust. Aufgetrieben. Fällt in Ohnmacht beim Essen. Das Abdomen ist stark aufgetrieben. **Spasmodischer, nervöser Schluckauf. [Hydr-ac., Sul-ac., Ign., Caj.]**

Harnwege. – Reichliches Wasserlassen. **Diabetes**.

Männlich. – Heftiges Verlangen; unwillkürliche Ergüsse. Impotenz, in Verbindung mit Diabetes. **[Coca]** Vorzeitige Senilität. Übelkeit und Erbrechen nach Koitus.

Weiblich. – Menses zu früh, zu reichlich, mit Ohnmachtsneigung. **[Nux-m., Verat.]** Sexuelles Verlangen, mit unerträglichem Kitzeln in den Genitalien. Ein Ziehen und Drängen in Richtung der Genitalien; Gefühl, als würde die Menstruation erscheinen.

Atemwege. – Enge der Brust, muß einen tieferen Atemzug nehmen. Plötzliche Zuschnürung des Kehlkopfes und der Trachea. **Schwierige Atmung; die Brust ist beklommen; hysterische Spasmen der Brust** (, besonders beim Kaltwerden)[34]; Asthma. Stimmritzenkrampf. Drohende

---

344 Vgl. [17]: „… Zusammenfahren beim jedesmaligen Öffnen der Thüre, Zittern am Leibe."

345 Vgl. [34]: „Hypochondrische Beschwerden, die ihren Ursprung im Geschlechtsbereich haben."

346 Vgl. [17]: „Furchtbarer Knall im r. Ohre, als würde eine Kanone losgeschossen, wobei einige Tropfen Blut aus demselben fliessen."

Lungenlähmung. Asthma, mit intensiver Angst, Furcht und Erstickungsgefühl. **Husten läßt nach, der Schleim kann nicht hinausbefördert werden.** Globus hystericus.

Herz. – Hysterisches Herzklopfen. (Gefühl von) Zittern um das Herz herum.[34] Schwacher Puls und Ohnmacht.

Modalitäten. – ‹ Kälte. Die Luft im Freien wird als sehr, sehr kalt empfunden.

› im Freien, Reiben.

Beziehungen. – Vergleiche: **Nux-m., Asaf., Valer., Sumb., Ign., Cast.**

Kompatibel: **Ambr.**

Antidote: **Camph., Coff.**

Dosierung. – Erste bis dritte Potenz.

Murex purpureus

Purpurschnecke
Muricidae; Mittelmeer

Die Symptome der weiblichen Sexualorgane sind äußerst auffallend und klinisch verifiziert worden. Besonders geeignet für nervöse, lebhafte und liebevolle Frauen. Schwache und verbrauchte Patienten.

Gemüt. – Große Traurigkeit, Angst und Furcht.

Magen. – Hunger- und Leeregefühl im Magen. **[Sep.]** Hunger, muß essen.

Harnwege. – Häufiger Harn nachts; Urin riecht nach Baldrian; dauernder Drang. **[Kreos.]**

Weiblich. – Spürt den Uterus genau.[34] Pulsieren im Gebärmutterhals. **Leicht erregtes Verlangen.** Gefühl, als würde etwas auf einen wunden Punkt im Becken drücken; ‹ Sitzen. **Schmerz von der rechten Seite des Uterus zur rechten oder linken Brust. Nymphomanie.** Die geringste Berührung der Genitalien verursacht **heftige sexuelle Erregung.** Wunder Schmerz im Uterus. Menses unregelmäßig, reichlich, zu oft, große Koagel. Empfindung von Heraustreten. Prolaps; Vergrößerung des Uterus, mit Tenesmus im Becken und scharfen Schmerzen, die sich zu den Brüsten erstrecken; ‹ Hinlegen. Dysmenorrhoe und chronische Endometritis, mit Verlagerung. **Muß die Beine fest verschränkt halten.** Leukorrhoe grün oder blutig, wechselt mit Gemütssymptomen[347] und Schmerzen im Kreuzbein ab. Gutartige Tumoren in den Brüsten. Schmerzen darin während der Periodenblutung.

Modalitäten. – ⟨ geringste Berührung.

Beziehungen. – Vergleiche: **Plat., Lil-t.**

Sepia succus: Es fehlt die gesteigerte sexuelle Erregbarkeit von Murex.

Dosierung. – Dritte bis 30.Potenz.

Muriaticum acidum

Salzsäure, HCl

Diese Säure hat eine besondere Beziehung zum Blut, ruft einen septischen Zustand hervor, ähnlich dem, den man bei schleichendem Fieber* mit hohen Temperaturen und starker Prostration findet. Die Patientin wird so schwach, daß sie im Bett herunterrutscht. Zersetzung der Körpersäfte. Unwillkürliche Stühle beim Wasserlassen. Hämorrhagien. Mund und Anus sind hauptsächlich betroffen.

Gemüt. – Reizbar und mürrisch; besorgt. **Lautes Stöhnen**. Große Ruhelosigkeit. Traurig, schweigsam; **leidet in Stille**.

Kopf. – Schwindel; ⟨ **Liegen auf der rechten Seite**; der Hinterkopf ist schwer, wie mit Blei gefüllt. Der Klang der Stimme ist unerträglich.[348] Schmerz, als würde das Gehirn zerdrückt.[349]

Nase. – **Hämorrhagie**; viel Niesen.

Gesicht. – Der Unterkiefer ist heruntergefallen; Pickel und Sommersprossen; die Lippen sind rauh, trocken, aufgesprungen.

Mund. – Die Zunge ist blaß, geschwollen, trocken, lederig, gelähmt. Tiefe Geschwüre auf der Zunge. Harte Knoten in der Zunge. Epitheliom, die Ränder sind bläulich-rot. **[Carb-ac.]** Aphthöser Mund. Zahnfleisch und Drüsen sind geschwollen. Stinkender Atem. **Schmutzige Beläge* an den Zähnen.**

Hals. – Die Uvula ist geschwollen. Ulzera und Pseudomembranen. Ödematös, dunkel, roh. Schluckversuche verursachen Krämpfe und Ersticken.

---

347 Vgl. [34]: „Leukorrhoe, begleitet von Besserung der Niedergeschlagenheit." Und „Sie ist fröhlicher, wenn die Leukorrhoe schlimmer ist, und umgekehrt."

348 Vgl. [34]: „Entfernte Geräusche (Sprechen) verursachen Kopfschmerzen; der Klang der Stimme ist unerträglich."

349 Vgl. [16]: „Kopfweh im ganzen Kopfe, als wenn das Gehirn zerrissen und zertrümmert wäre, wie in Faulfiebern."

Magen. – Kann weder den Anblick noch den Gedanken an Fleisch ertragen. Manchmal Heißhunger und dauerndes Verlangen zu trinken. Anazidität und Gärung der Nahrung.

Rektum. – Neigung zu unwillkürlichen Entleerungen (dünnen, wäßrigen Stuhles)[16] beim Wasserlassen. **Hämorrhoiden sind äußerst sensibel gegen Berührung**; sogar das Toilettenpapier schmerzt. Jucken am Anus und Analprolaps beim Urinieren. **Hämorrhoiden während der Schwangerschaft; bläulich, heiß, mit heftigen Stichen.**

Harnwege. – Kann nicht Wasserlassen, ohne daß gleichzeitig Stuhl kommt.

Weiblich. – Die Menstruation erscheint zu früh. Leukorrhoe. Während den Menses Wundheit des Anus. Ulkus an den Genitalien.

Herz. – Puls ist rasch, **schwach und klein. Setzt mit jedem dritten Schlag aus.**

Extremitäten. – Schwer, schmerzhaft und schwach. Wankender Gang. Schmerz in der Achillessehne.

Fieber. – Kalte Extremitäten. Hitze ohne Durst. Typhusartiges, benommen machendes Fieber. Hämorrhagien. Ruhelosigkeit. Unwillkürliche Absonderungen. Dekubitus. Schneller und schwacher Puls. Exzessive Erschöpfung.

Haut. – Papulöse und vesikuläre Ausschläge, mit starkem Jucken. **[Rhus-t.]** Karbunkel; faulig-riechende Ulzera an den unteren Extremitäten. Scharlach, livide, mit Petechien; wenig Ausschlag. Ekzem an den Handrücken.

Modalitäten. – ⟨ in feuchtem Wetter, vor Mitternacht.
⟩ Liegen auf der linken Seite.

Beziehungen. – Vergleiche: **Ph-ac., Ars., Bapt.,**
Folgt gut auf **Bry.** und **Rhus-t.**
Antidot: **Bry.**

Dosierung. – Erste bis dritte Potenz.

Mygale lasiodora

Aranea avicularis, Vogelspinne
Araneae; Mittelamerika

Schwäche, Herzklopfen, Nervosität, Furcht, wie die anderen Spinnenmittel. Chorea ist das hauptsächliche Anwendungsgebiet von diesem. Die Sexualsymptome sind wichtig.

Gemüt. – Delirent, (sprach über seine Geschäfte, und war die ganze Nacht) ruhelos;[11] traurig; fürchtet den Tod; mutlos.

Gesicht. – **Zuckungen der Gesichtsmuskeln**. Mund und Augen öffnen sich in schneller Folge. Heiß und **gerötet**. Die Zunge ist trocken und welk; wird mit Schwierigkeit herausgestreckt. Der Kopf wird (oft) zu einer Seite geruckt (, gewöhnlich zur rechten).[34] Zähneknirschen nachts.

Magen. – Übelkeit mit verschwommenem Sehen. Abneigung gegen Nahrung. Exzessiver Durst.

Männlich. – Heftige Erektionen. Schmerzhafte Krümmung des erigierten Penis bei Gonorrhoe. **[Kali-br., Camph.]**

Extremitäten. – Unsicherer Gang. **Der ganze Körper ist in ständiger Bewegung**. Zittern. Intensive Rötung in Streifen, den Lymphbahnen folgend. Zucken der Glieder. Rastlose Hände. Konvulsivische, **unkontrollierbare Bewegungen der Arme und Beine**. Zieht die Beine[34] beim Gehen nach.

Modalitäten. – ‹ morgens.
› während des Schlafes.

Beziehungen. – Vergleiche: **Agar., Tarent. Cupr., Ziz.**

Dosierung. – Dritte bis 30. Potenz.

Myosotis arvensis

Ackervergißmeinnicht
Boraginaceae; Nord-West-Afrika, Europa bis Asien

Chronische Bronchitis und Schwindsucht. Nachtschweiße.

Atemwege. – Husten mit reichlichem schleimig-eitrigem Auswurf, Würgen und Erbrechen während des Hustens; ‹ bei oder nach dem Essen. Starker Auswurf bei Bronchialkatarrh. Schmerz in der linken (unteren) Lunge; schmerzhaft beim Husten und empfindlich gegen Abklopfen.

Dosierung. – Tinktur bis zweite Potenz.

Myrica cerifera

Wachsmyrte, Wachsgagelstrauch
Myricaceae; Nordamerika

Ausgeprägte Wirkung auf die Leber, mit Ikterus und auf die Schleimhäute. Andauernde Schlaflosigkeit. **Gelbsucht**.

Gemüt. – **Mutlos, reizbar,** gleichgültig. **Schwermütig.**

Kopf. – Die Kopfhaut fühlt sich gespannt an. Kopfschmerz mit Schläfrigkeit; gelbe Skleren; Schmerzhaftigkeit der Augäpfel. Druck in Scheitel und Stirn. **Dumpfes, schweres Wehtun in Schläfen und Stirn beim morgendlichen Erwachen.** Schmerz und Steifheit im Nacken.

Gesicht. – Gelb. Jucken und Stechen. Kriechendes Gefühl.

Mund. – Belegte Zunge, mit schlechtem Geschmack im Mund und Übelkeit. **Zähe, dicke, ekelerregende Absonderung.** Empfindliches, schwammiges und blutendes Zahnfleisch. **[Merc.]**

Hals. – Zusammengeschnürtes und rauhes Gefühl, mit dauerndem Verlangen zu schlucken. Fädiger Schleim; mit Schwierigkeit zu entfernen.

Magen. – Bitterer und ekelerregender Geschmack, mit stinkendem Atem. Völliger Appetitverlust, jedoch[350] mit einem Völlegefühl im Magen nach einer herzhaften Mahlzeit. Starkes Verlangen nach Säuren. Schwäche- und Hungergefühl im Oberbauch, herannahende Übelkeit; vermehrt nach dem Essen; 〉 durch schnelles Gehen.

Abdomen. – Dumpfer Schmerz in der Lebergegend. Vollständiger Ikterus, mit bronze-gelber Haut; Appetitverlust. Völle im Magen und Abdomen. Spärlicher, gelber, schaumiger Urin.

Rektum. – Ständiges Entweichen von Winden beim Gehen. Stuhldrang, mit keinem anderen Ergebnis als dem Abgang einer großen Menge von Winden. Dünne, hellgefärbte Stühle; aschfarben und arm an Galle.

Harnwege. – Dunkler, schaumiger, spärlicher, stark gefärbter, galliger Urin.

Extremitäten. – Wankender Gang. Schmerz unter den Schulterblättern und im Nacken, in allen Muskeln, im rechten Fußgewölbe.

Schlaf. – Gestörter Schlaf, schlechte Träume und häufiges Erwachen; Schlaflosigkeit.

Haut. – Gelb und juckend. **Ikterus.** (Das Jucken im Gesicht wich einem) kriechenden Gefühl wie von Insekten.[11]

Beziehungen. – Vergleiche: **Ptel., Corn., Chel., Lept., Fago.**

Antidot: **Dig. (Ikterus).**

Dosierung. – Tinktur bis dritte Potenz.

350 Dieses Symptom gibt so wenig Sinn, vgl. daher [11]: „Ständiger Hunger, jedoch Völlegefühl, als hätte ich gerade eine herzhafte Mahlzeit zu mir genommen."

Myristica sebifera

Virola sebifera, Talgmuskatnußbaum
Mysristicaceae; westindische Inseln, Guayana, Brasilien

Eine Arznei von großer antiseptischer Kraft. Entzündung der Haut, des Zellgewebes und des Periosts. Entzündungen traumatischen Ursprungs. Parotitis. Fisteln. Karbunkel. **Spezifische Wirkung auf Panaritien.** Schmerz in den Fingernägeln mit Schwellung der Phalangen. Die Hände sind steif, als ob sie etwas eine Zeit lang gedrückt gehalten hätten. Kupferartiger Geschmack und Brennen im Hals. Die Zunge ist weiß und rissig. Phlegmonöse Entzündung. Treibt die Eiterung voran und verkürzt die Dauer. Macht oft den Gebrauch des Skalpells unnötig. Entzündung des Mittelohres, eiterndes Stadium. Analfistel. Wirkt oft noch kräftiger als **Hepar sulphuris calcareum** und **Silicea terra.**

Myrtus communis

Echte Myrte, Brautmyrte
Myrtaceae; Mittelmeerländer

Die Blätter enthalten das Myrtol, ein wirksames Antiseptikum. Brustschmerzen, wie man sie oft bei Schwindsüchtigen findet, verlangen dieses Mittel. Beginnende Schwindsucht. Ein Nervensedativum und Stimulans für die Schleimhäute, Bronchitis, Zystitis, Pyelitis.

Brust. – Stechende Schmerzen **in der linken Brust, laufen hindurch zum Schulterblatt. [Anis., Ther., Pix.]** Trockener, hohler Husten, mit Kitzeln in der Brust. 〈 morgens. Empfindung von Brennen in der linken Brust.

Beziehungen. – Vergleiche: **Myrtus cheken** – Eugenia cheken: Chronische Bronchitis mit dichtem, gelben Sputum, schwierig zu entfernen. Reichlicher Auswurf quält den Patienten ständig und läßt ihn husten.

Dosierung. – Dritte Potenz.

Naja tripudians

Gift der Kobra
Elapidaea; Indien

Naja verursacht eine typische Bulbärparalyse (L.J. Boyd). Es verursacht keine Hämorrhagie, sondern nur Ödeme, daher zeigen die Opfer dieses Reptils häufig sehr wenige Zeichen einer äußeren Verletzung. Ein kleiner Kratzer oder Stich sind die einzigen Zeichen, wo die Giftzähne das Unheil angerichtet haben. Das Gewebe unter der Wunde ist tief purpurrot gefärbt, und eine große Masse zäher blutähnlicher Flüssigkeit sammelt sich in der Umgebung der Wunde an. Ein intensiv brennender Schmerz an der Bißstelle ist das erste Symptom. Beim Menschen folgt hier ein Zeitraum, bevor neue Symptome auftauchen. Im Durchschnitt etwa eine Stunde. Sobald sie sich entwickelt haben, nehmen die Symptome einen schnellen Verlauf. Ein Gefühl von Berauschung wird hervorgerufen, gefolgt vom Verlust der Gewalt über die Glieder. Der Patient ist der Sprache beraubt, kann nicht schlucken und hat die Kontrolle über die Bewegung der Lippen verloren. Speichel wird in großen Mengen ausgeworfen, die Atmung wird allmählich langsamer und langsamer und hört schließlich auf. Die ganze Zeit bei Bewußtsein.

Es ist nicht ein hämorrhagisches oder septisches Mittel wie **Lachesis** und **Crotalus**. Seine Wirkung ist im Bereich des Herzens angesiedelt; Herzklappenerkrankungen. Ausgeprägtes Aufwallen des Blutes nach oben, ausgeprägte Dyspnoe, Unfähigkeit, auf der linken Seite zu liegen. Hypertrophie und Klappenläsionen. **Die Organe scheinen zusammengezogen zu sein.** Sehr empfindlich gegen Kälte. Bei der Herzsymptomatik, Schmerz in Stirn und Schläfen. Die Erkrankungen hängen primär von der Degeneration der motorischen Neurone ab. Kontrolle über die Sphinkter ist verloren.

Gemüt. – Grübelt ständig über eingebildete Probleme. Suizidale Psychose. **[Aur.]** Depressiv. Abneigung zu reden. Verwaschene Sprache. Melancholie. Fürchtet, alleine gelassen zu werden. Furcht vor Regen.

Kopf. – **Schmerz in der linken Schläfe und in der linken Orbitagegend, strahlt zum Hinterkopf aus, mit Übelkeit und Erbrechen.** Heuschnupfen, mit trockenem Kehlkopf. Erstickungsanfälle nach dem Einschlafen. **[Lach.]** Die Augen starren. Ptose beider Lider.

Ohren. – Akustische Halluzinationen; Ohrenschmerz; chronische Otorrhoe, schwarze Absonderung; riecht nach Heringslake.

Weiblich. – Neuralgie des linken Ovars; oft von Nutzen bei Schmerz unklaren Ursprungs in der linken Leiste, besonders in postoperativen Fällen; **scheint zum Herzen hingezogen zu werden.**

Atemwege. – Greift sich an den Hals, mit Erstickungsgefühl. **Reizender, trockener Husten, der auf Herzläsionen beruht. [Spong., Laur.]** Klebriger Schleim und Speichel. Asthmatische Zuschnürung abends. Asthma beginnt mit Schnupfen.

Herz. – Zerren und Angst in der Präkordialregion. Gefühl von einem Gewicht auf dem Herzen. Angina-pectoris-Schmerzen strahlen zum Nacken, linker Schulter und Armen aus, mit Angst und Furcht vor dem Tod. Schmerz in Stirn und Schläfen bei den Herzsymptomen. Puls, **unregelmäßig in der Stärke**. Drohende Lähmung des Herzens, kalter Körper, langsamer, schwacher, unregelmäßiger und bebender Puls. **Akute und chronische Endokarditis**. Herzklopfen. Stechende Schmerzen in der Herzgegend. **Herzschädigung nach Infektionskrankheiten**. Deutliche Symptome von **niederem** Blutdruck. **[Elaps., Vip.]**

Schlaf. – Schläft tief wie ein Klotz, mit schnarchender Atmung, ein typischer reptilienartiger Zustand.

Modalitäten. – 〈 Gebrauch von Stimulanzien.

〉 Gehen oder Fahren im Freien.[351]

Beziehungen. – Vergleiche: **Lach., Crot-h., Spig., Spong.,** Schlangengifte allgemein.

Bungarus fasciatus – Gebänderter Krait: Dieses Gift verursacht einen Zustand wie eine akute Polioenzephalitis und -myelitis, sowohl symptomatisch als auch histologisch.

Dosierung. – Sechste bis 30. Potenz.

Naphtalinum

Naphtalin, $C_{10}H_8$

Schnupfen, Heuschnupfen, Lungenschwindsucht, auch Gonorrhoe wurden von dieser Arznei günstig beeinflußt. Pyelonephritis. Reizung der distalen Harnwege. Keuchhusten.

Kopf. – Liegt da, wie betäubt durch ein Narkotikum. Ruhelos. Das Gesicht ist blaß mit einem gelblichen Ton.

---

351 Vgl. dagegen [12]: „〈 durch Fahren im Wagen."

Augen. – Ausgeprägte Beziehung zu den Augen. Es verursacht Netzhautablösung; papilloretinale Infiltration; Ablagerungen in Flecken auf der Retina; Schwachsichtigkeit und folgende Erblindung; Glaskörperglitzern; Linsenerweichung. Exsudation in die Retina, die Aderhaut und den Ziliarkörper. Katarakt. **Hornhauttrübung.**

Harnwege. – Unwiderstehlicher Harndrang. Die Mündung ist rot und geschwollen, Vorhautödem. Schwarzer Harn.[352] Schneidender Schmerz in den Penis hinunter. Schmerz in der Blase. Schrecklicher Geruch von sich zersetzendem, ammoniakalischem Urin.

Atemwege. – Niesen, die Augen sind entzündet; schmerzhaft; der Kopf ist heiß. **Heuschnupfen. Spasmodisches Asthma**; 〉 im Freien. Wundheit in Brust und Magen; muß die Kleidung lockern. **Dyspnoe** und seufzende Atmung. Altersemphysem mit Asthma. **Keuchhusten**, lange und anhaltende Hustenanfälle, unfähig, Atem zu holen. Akuter Kehlkopf- und Luftröhrenkatarrh. Bei Bronchitis, wenn das spasmodische Element in Verbindung mit zähem Auswurf und Beklemmung auftritt. (Cartier).

Haut. – Dermatitis; juckende Infiltration. Ausschläge an den Mundwinkeln und Pigmentierung um die Nägel herum.

Beziehungen. – Vergleiche: **Dros., Cor-r., Coc-c.**

Terpinum hydratum – Terpinhydrat: Keuchhusten, Heuasthma und Bronchialleiden. 1–2 Gran-Gaben (65–130 mg).

Nicht-homöopathische Anwendung: Bei Würmern und besonders Oxyuren* 1 Gramm-Dosen. Äußerlich bei Hauterkrankungen, 5%ige Salbe.

Dosierung. – Dritte Trituration.

Narcissus pseudonarcissus

Osterglocke, Trompetennarzisse
Amaryllidaceae; Westeuropa, Italien

Symptome von Übelkeit gefolgt von heftigem Erbrechen und Durchfall.

Osterglockenzwiebeln enthalten ein Alkaloid, dessen Wirkung sich, den Quellen zufolge, danach unterscheidet, ob es von der Zwiebel während der Blüte oder nach der Blüte extrahiert wurde. So **verursacht** das Alkaloid in ersterem Fall **Trockenheit des Mundes, unterdrückt Hautabsonderun-**

352 Vgl. [12]: „Urin: Dunkelbraun, wird schwarz nach Stehenlassen; eiweißhaltig."

gen, erweitert die Pupillen, beschleunigt den Puls und verlangsamt und schwächt die Herzkontraktionen. Andererseits **ruft** das Alkaloid der Zwiebeln nach der Blüte **reichlichen Speichelfluß hervor, verstärkt die Hautabsonderung, kontrahiert die Pupillen, verursacht eine geringfügige Erschlaffung des Pulses und geringfügige Schwäche und Übelkeit. – The Lancet.**

Ein Mittel für Husten und Bronchitis. Dauernder Husten. Schnupfen; Stirnkopfschmerz. Konvulsives Stadium des Keuchhustens.

Haut. – Erytheme papulösen, vesikulären und pustulösen Typs, < bei feuchtem Wetter.

Dosierung. – Erste Potenz.

Natrum arsenicosum

Natriumarsenit, $NaAsO_2$

Eine Arznei für Nasenkatarrh, mit Kopfschmerz, Schmerz an der Nasenwurzel, trockene und schmerzhafte Augen. Psoriasis. **[Ars., Chrys-ac., Thyr.]** Bronchitis bei über sieben Jahre alten Kindern. Erleichtert die Ausheilung einer Erkältung und erhält die Kraft und den Appetit. (Cartier).

Kopf. – Schwebendes Gefühl beim schnellen Drehen des Kopfes; Schmerzen im Stirngebiet, an der Nasenwurzel, über den Augenhöhlen. Kopfschmerz; < Druck und Tabakrauch.

Augen. – Katarrhalische Konjunktivitis und Lidrandentzündung. Die Augen fühlen sich schwach an, Steifheit der Augäpfel und Neigung, die Augenlider zu schließen.[353] Sie fühlen sich schwer an und hängen herab. Tränenfluß im Wind. Morgens verklebt. Trocken; brennend; die Augen schmerzen und ermüden bald (, wenn er liest oder schreibt).[34] Ödeme in der Orbitaregion. Supraorbitalschmerz.

Nase. – Wäßrige Absonderung; tropft in den Hals. **Fühlt sich verstopft an, Schmerz an der Nasenwurzel**. Trockene Krusten, hinterlassen beim Entfernen die rohe Schleimhaut. Retronasales Tröpfeln eines dicken, milden, gelblichen Schleims. **Krusten in der Nase.**

Hals. – Dunkel, **purpurrot, ödematös, geschwollen**; rot und glasig.

353 Vgl. [34]: „Gefühl, als müßten die Lider geschlossen werden, um die schwachen Augen zu beschützen."

Atemwege. – Quälender Husten, mit reichlichem grünlichem Auswurf. **Beklemmung um Brust und Herz** und auch am Kehlkopf. Atemnot bei Anthrakose. Gefühl in der Lunge, als wäre Rauch inhaliert worden.

Extremitäten. – Schmerzen in den Armen; 〈 in der Schulter. Schmerz in den Femoralnerven. Steife Gelenke. Fühlt sich überall müde. Die Kniegelenke knacken.

Beziehungen. – Vergleiche: **Ars., Kali-c., Apis.**

Dosierung. – Dritte bis 30. Potenz.

Natrum carbonicum

Natriumcarbonat, $Na_2CO_3 \cdot 10H_2O$

Alle Natriumsalze stimulieren die zelluläre Aktivität und verstärken die Oxidation und den Metabolismus. Große Schwäche **durch Sommerhitze**; chronische Folgen von Sonnenstich: Erschöpfung; anämisch; milchige, wäßrige Haut; sehr schwache Sprunggelenke, dies alles sind eigentümliche Natrum-carbonicum-Zustände.

Gemüt. – Unfähig zu denken; schwieriges, langsames Verstehen. Geistige Schwäche und Depression; macht sich Sorgen; sehr empfindlich gegen Lärm; Kälte, Wetterwechsel. Ängstlich und ruhelos bei Gewitter; 〈 von Musik. **[Ambr.]** Auffällige Fröhlichkeit. Empfindlich gegen die Anwesenheit gewisser Individuen.

Kopf. – Kopfweh von **geringster geistiger Anstrengung,** 〈 durch **Sonne oder Arbeit unter Gaslaternenlicht. [Glon.]** Der Kopf fühlt sich zu groß an. Überempfindlichkeit des Gehörs. Kopfweh, kehrt mit dem heißen Wetter wieder. Schwindel von Einwirkung der Sonne.

Nase. – Alle Beschwerden der äußeren Nase, die eine krankhafte Größe annehmen kann – Pickel und Aufgedunsenheit. Dauernder Schnupfen; Verstopfung der Nase. **Katarrh; schlechter Geruch der Nasensekrete.** Viele Leiden der äußeren Nase. **[Caust.] Retronasaler Katarrh. Hochräuspern von viel Schleim aus dem Hals; 〈 durch den geringsten Luftzug.**

Gesicht. – Sommersprossen, **gelbe Flecken, Pickel.** Schwellung der Oberlippe. Blaß, mit blauen Ringen um die Augen und geschwollenen Lidern.

Magen. – Fühlt sich geschwollen und empfindlich an. Üble Folgen vom Trinken kalten Wassers bei Überhitzung. Aufstoßen von Magensäure.

Hungrig um 17 Uhr. **Sehr schwache Verdauung**, durch geringsten Diätfehler. Abneigung gegen Milch. Niedergeschlagen nach dem Essen. Bitterer Geschmack. Alte Magenkranke, die ständig aufstoßen, mit einem sauren Magen und Rheumatismus. Verdauungsstörung wird durch Sodaplätzchen[354] erleichtert.

Rektum. – Plötzlicher Stuhldrang. Entweicht schnell und geräuschvoll. **Gelbe Substanz wie das Fruchtfleisch einer Orange im Stuhl** (; im Klimakterium).[34] Durchfall von Milch.

Weiblich. – Verhärtung der Zervix. Die Schamgegend ist wund. Herabdrängendes Gefühl. **[Sep., Murx.]** Schwere; ⟨ Sitzen; ⟩ durch Bewegung. Menses sind spät, spärlich, wie Fleischwasser[16]. **[Nit-ac.]** Leukorrhoische Absonderung, stinkend, reizend, vorher Kolik.

Atemwege. – Trockener Husten, wenn man von draußen in ein warmes Zimmer kommt. Husten mit Kälte der linken Seite der Brust.

Extremitäten. – Alte Verstauchungen. Große Schwäche der Glieder, besonders morgens. **Leichte Verrenkung und Verstauchung der Sprunggelenke**. Füße knicken um. **[Caust.]** Wundheit zwischen den Zehen und den Fingern. Fersen und Achillessehne sind betroffen.[355] Aufgesprungene Hände. Die Kniekehle schmerzt bei Bewegung. Eiskalt bis zu den Knien hoch.

Schlaf. – Wacht morgens zu früh auf. Amouröse Träume. Schläfrig während des Tages.

Haut. – Neigung, leicht zu schwitzen oder zu trockener, rauher, rissiger Haut. Ausschlag an den Fingerspitzen, Fingerknöcheln und Zehen. Vesikulärer Ausschlag in Flecken und Kreisen. Die Venen sind voll. Die Fußsohlen sind wund und schmerzhaft.

Modalitäten. – ⟨ Sitzen, Musik, Sommer**hitze**, geistige Anstrengung, **Gewitter**. Geringster Lufzug, Wetterwechsel, Sonne.

⟩ Bewegen, Bohren in Nase und Ohren.

Beziehungen. – Vergleiche: **Nat-s., Caust.**

Arsynal – Dinatriummethylarsenat: Von M.A. Gautier eingeführt, für Schwindsucht im zweiten Stadium, 40–60 mg täglich eine Woche lang, gefolgt von einer Woche Pause. Aber auf viel kleineren Gaben, d.h. D1 bis D3, ist Besserung erfolgt, weniger Fieber, Nachtschweiß und Bluthusten hörten auf.

---

354 Natriumcarbonat in Plätzchen als Antazidum.

355 Vgl. [16]: „Klopfen und Kriebeln in den Fersen, wie von einem Geschwüre, abends im Bette."; [16]: „Schwarze, geschwürige Eiterblase an der Ferse."; [16]: „Klemmen und Zucken in beiden Fersen."; [34]: „Geschwür an der Ferse, von sich ausbreitenden Blasen.";

Natrum cacodylicum: Übelriechender Atem und schlechter Mundgeruch. Trockene Dermatitis der Haut am Abdomen. Maligne Tumoren. Bei Schwindsucht, 50 mg subkutan täglich, erhöht die Anzahl der roten Blutkörperchen auf das Doppelte. Auch bei **malignen Erkrankungen**.

Natriumhydrogencarbonat – Natriumbicarbonat: Schwangerschaftserbrechen mit Azetonurie, 30 Gran (1,95 g) in Wasser über 24 Stunden verteilt.

Antidote: **Ars., Camph.**

Dosierung. – Sechste Potenz.

Natrum hypochlorosum

Bleichlauge, Labaraquesche Lösung, NaClO

In kongestionierten und atonischen Zuständen des Uterus und seiner Bänder, mit Leberstörungen. Chronische katarrhalische Erkrankungen des Mittelohrs. **Schlaffe und geschwächte Konstitution**. Beide Hände sind morgens geschwollen. Phlegmatisch. Niedergeschlagen, schwach.

Kopf. – Schwindel, mit Schmerz über der Stirn. Schwimmendes Gefühl, als würde der Scheitel davontreiben. Nasenbluten in Gerinnseln.

Mund. – Wunde, reizbare Stellen entlang der Seiten der Zunge und des Halses, das Zahnfleisch ist wund, die Zunge ist geschwollen; aphthöse Geschwüre. Fauliger Geschmack. Belegte Zunge, groß, schlaff, mit Zahneindrücken. Husten mit Aphonie.

Magen. – **Schläfrig nach den Mahlzeiten.**

Harnwege. – Dunkler Harn mit Eiweiß und Zylindern. Nephritis, auf das ganze Parenchym ausgedehnt. Starker Schmerz am Kreuz.

Weiblich. – Gefühl, als würde der Uterus beim Hinsetzen nach oben geschoben. **[Ferr-i.]** Gefühl, als würde sich der Uterus öffnen und schließen. Heftige Metrorrhagie. Leukorrhoe und Rückenschmerz. Passives Herabdrängen vom Schwerezustand des Uterus. Der Uterus ist schwer, aufgeschwemmt[12], mit Neigung zum Prolaps. Subinvolutio uteri.

Extremitäten. – Die Hände sind jeden Morgen geschwollen. Extreme Schwäche in **den Sprunggelenken** und den Knien.

Beziehungen. – Vergleiche: **Aur-m-n., Calc., Sep.**

Heliotropinum peruvianum – Vanilleheliotrop: Uterusverlagerung, mit aktivem, herabdrängendem Gefühl und Stimmverlust; Dysmenorrhoea membranacea.

Antidote: **Puls., Guaj.**

Dosierung. – 15–20 Tropfen der Labaraqueschen Lösung in Wasser. Die dritte Potenz, mit verdünntem Alkohol hergestellt, die niedrigeren mit Wasser.

Natrum muriaticum

Natriumchlorid, NaCl

Die fortgesetzte Einnahme von übermäßigen Salzmengen läßt tiefgreifende Veränderungen in der Ernährung des Organismus stattfinden, und es entstehen nicht nur Symptome von Salzretention, wie sie durch Wassersucht und Ödeme sichtbar werden, sondern auch eine Veränderung im Blut, indem sie einen Zustand von Leukozytose und Anämie hervorruft. Dabei scheint auch die Retention verbrauchten Materials in den Geweben Symptome zu verursachen, die vage als gichtisch oder als rheumatische Gicht beschrieben werden. Die Prüfungen sind voller solcher Symptome. (Dr. Stonham). Ein großartiges Heilmittel für bestimmte Formen von Wechselfieber, Anämie, Chlorose*, viele Störungen des Verdauungstraktes und der Haut. Große Schwäche; die meiste Schwäche wird morgens im Bett verspürt. **Kälte**. Abmagerung ist am auffallendsten am Hals. Große Empfänglichkeit für Erkältungen. **Trockene Schleimhäute**. Zusammenschnürendes Gefühl im ganzen Körper. **Große Schwäche und Müdigkeit**. Überempfindlich gegen alle Arten von Einflüssen. Hyperthyreoidismus. Kropf. Morbus Addison. Diabetes.

Gemüt. – Psychische Ursachen von Erkrankungen; üble Folgen von Kummer, Schreck, Ärger etc. Niedergeschlagen, besonders bei chronischen Krankheiten. **Trost** < . Reizbar; gerät in Zorn über Kleinigkeiten. Ungeschickt, hastig. Möchte alleine sein, um zu weinen. Tränen beim Lachen.

Kopf. – Pocht. **Blindmachendes** Kopfweh. Es schmerzt, als würden tausend kleine Hämmer auf das Gehirn klopfen, morgens beim Erwachen, **nach der Menstruation**, vom **Sonnenaufgang** bis **Sonnenuntergang**. Fühlt sich zu groß an; kalt. Anämischer[356] Kopfschmerz bei Schulmädchen; nervös, entmutigt, zusammengebrochen. Chronischer Kopfschmerz, halbseitig, kongestiv, von Sonnenaufgang bis Sonnenuntergang, mit blassem Gesicht, Übelkeit, Erbrechen; periodisch; von Überanstrengung der

---

356 Vgl. [34]: „Kopfschmerz bei Schulmädchen; während den Menses mit Brennen am Scheitel."

Augen; durch die Menstruation bedingt. Vor einem Anfall, Taubheit und Kribbeln in Lippen, Zunge und Nase, 〉 durch Schlaf. Stirnhöhlenentzündung.

Augen. – Fühlen sich gequetscht an, **bei Kopfschmerz von Schulkindern.** Die Augenlider sind schwer. **Die Muskeln sind schwach und steif.** Die Buchstaben fließen ineinander. Sieht Funken. Feurige Zick-Zack-Erscheinungen um alle Dinge. Brennen in den Augen. Die Augen versagen beim Lesen oder Schreiben. Striktur des Tränenkanals mit Eiterung. Schleimiger Eiter entweicht beim Drücken auf den Tränensack. Brennender und scharfer Tränenfluß. Geschwollene Lider. Die Augen erscheinen feucht von Tränen. **Tränen strömen über das Gesicht beim Husten. [Euphr.] Asthenopie** aufgrund Schwäche der **Musculi recti mediales. [Gels.,** und **Cupr-ac.** wenn es an den **lateralen** Muskeln liegt.] **Schmerz in den Augen beim Nach-unten-Sehen. Beginnende** Katarakt. **[Sec.]**

Ohren. – Geräusche; Rauschen und Klingen.

Nase. – **Heftiger Fließschnupfen**, dauert ein bis drei Tage, dann wandelt er sich zu Verstopfung der Nase, erschwert das Atmen. Absonderung ist dünn und wäßrig, **wie rohes Eiweiß**. Heftiger Niesschnupfen. **Unfehlbar, um eine Erkältung, die mit Schnupfen begonnen hat, zu stoppen**. Man nehme die 30. Potenz. **Verlust des Geschmacks- und Geruchssinns.** Innere Wundheit der Nase. Trockenheit.

Gesicht. – Ölig, glänzend, wie eingefettet. Erdiger Teint. **Fieberbläschen.**

Mund. – Schaumiger Belag auf der Zunge, mit Blasen an der Seite.[357] Gefühl von Trockenheit. Skorbutisches Zahnfleisch. **Taubheit, Prickeln der Zunge**, Lippen und Nase. Bläschen und Brennen an der Zunge, als wäre ein Haar darauf. Ausschlag um den Mund herum und **Bläschen wie Perlen an den Lippen.** Lippen und Mundwinkel trocken, rissig und ulzeriert. Tiefer Riß in der Mitte der Unterlippe. **Landkartenzunge. [Ars., Rhus-t., Tarax.]** Verlust des Geschmackssinns. Schwellung und Brennen der Unterlippe, (gefolgt vom Auftauchen eines) großen Bläschens.[34] Unmäßiger Durst.

Magen. – Hungrig, dennoch magert der Patient ab. **[Iod.]** Sodbrennen mit Herzklopfen. Unstillbarer Durst. **Schwitzt beim Essen**. Starkes Verlangen nach Salz. Abneigung gegen Brot, gegen alles Schleimige, wie Au-

357 Vgl. [34]: „Die Zunge hat eine saubere, glänzende Erscheinung, oder Blasen schaumigen Speichels entlang der Seiten."

stern; Fett. Klopfen in der Magengrube (, wie Herzschläge).[16] Stechendes Gefühl am Mageneingang.

Abdomen. – Schneidender Schmerz im Abdomen. Aufgetrieben. Schmerz im Leistenring beim Husten.

Rektum. – Brennende Schmerzen und Stechen nach dem Stuhlgang. Der Anus ist zusammengeschnürt, **aufgerissen, blutet**. Verstopfung; Stuhl ist trocken und bröckelig. **[Am-m., Mag-m.]** Schmerzloser und reichlicher Durchfall, vorher zwickender Schmerz im Abdomen.

Harnwege. – Schmerz gleich **nach** dem Wasserlassen. **[Sars.]** Vermehrter Harn, unwillkürliches Wasserlassen beim Gehen, Husten etc. Muß lange auf den Urin warten, **wenn andere anwesend sind. [Hep., Mur-ac.]**

Männlich. – Samenergüsse, selbst nach Geschlechtsverkehr.[358] Impotenz mit verspätetem Samenerguß.

Weiblich. – Unregelmäßige Menses; gewöhnlich reichlich. Die Vagina ist trocken. Scharfe, wäßrige Leukorrhoe. Herabdrängende Schmerzen; ‹ morgens. **[Sep.]** Uterusprolaps, mit Schneiden in der Urethra (nach Miktion)[34]. Unwirksame Wehen. Unterdrückte Menstruation. [Anschließend **Kali-c.**] Hitze während den Menses.

Atemwege. – Husten von einem Kitzeln in der Magengrube, begleitet von Stichen in der Leber und Herausspritzen von Urin. **[Caust., Squil.]** Stiche über der ganzen Brust. Husten mit berstendem Kopfschmerz. Kurzatmigkeit, besonders beim Treppensteigen. **[Calc.]** Keuchhusten mit **Tränenfluß beim Husten.**

Herz. – Tachykardie. Kältegefühl um das Herz (, bei Anstrengung des Geistes).[16] Brust und Herz fühlen sich eingeschnürt an. Flatternde Bewegung (des Herzens),[16] Herzklopfen; intermittierender Puls. Das Pulsieren des Herzens erschüttert den Körper. **Setzt aus beim Hinlegen.**

Extremitäten. – Schmerz im Rücken, **mit Verlangen nach irgendeiner festen Stütze. [Rhus-t., Sep.]** Jede Bewegung beschleunigt den Kreislauf. **Handflächen sind heiß und schwitzen.** Arme und Beine, aber besonders die Knie fühlen sich schwach an. **Niednägel.** Trockenheit und Risse um die Fingernägel herum. **Taubheit und Prickeln** in den Fingern und unteren Extremitäten. Die Sprunggelenke sind schwach und knicken leicht um. Schmerzhafte Kontraktur der Kniebeugesehnen. **[Caust.]** Knacken in den Gelenken bei Bewegung. **Kälte der Beine** mit Blutandrang zu Kopf, Brust und Magen.

---

358 Vgl. [16]: „Kurz nach Beischlaf, Pollution, und die dritte Nacht drauf wieder."

Schlaf. – Schläfrig vormittags. Nervöses Rucken während des Schlafes. Träume von Räubern. Schlaflos vor Kummer.

Fieber. – Frost zwischen 9 und 11 Uhr morgens. Hitze; heftiger Durst, nimmt mit dem Fieber zu. Fieberbläschen. **Kälte des Körpers** und **fortgesetztes Frösteln** sind sehr ausgeprägt. Hydrämie bei chronischen Malariazuständen mit Schwäche, Verstopfung, Appetitverlust etc. Schwitzt bei jeder Anstrengung.

Haut. – Fettig, ölig, besonders an behaarten Stellen. Trockene Ausschläge, am Rand der behaarten Kopfhaut und den Gelenkbeugen. Fieberbläschen. Urtikaria; juckt und brennt. Krustige Ausschläge an den **Beugeseiten der Glieder, Haaransatz**, hinter den Ohren. **[Caust.]** Warzen auf den Handflächen. Ekzem; wund, rot und entzündet; ‹ Salzessen, an der Meeresküste. Die Haarfollikel sind betroffen. Haarausfall. Nesselausschlag, juckt nach Anstrengung. **Fettige** Haut.

Modalitäten. – ‹ Lärm, Musik, warmes Zimmer, Hinlegen; gegen 10 Uhr vormittags, an der Küste, geistige Anstrengung, Trost, **Hitze**, Reden. › im Freien, kalt Baden, ohne regelmäßige Mahlzeiten, Liegen auf der rechten Seite; Druck auf den Rücken, enge Kleidung.

Beziehungen. – Komplementärmittel zu **Apis., Sep., Ign.**

Vergleiche: **Ign., Sep., Thuj., Graph., Alum.**

Aqua marina – plasmaisotonisches Meerwasser: „Meeresplasma" ist Meereswasser, das einige Meilen von der Küste entfernt und aus einiger Tiefe unter der Oberfläche entnommen wurde, gefiltert und mit doppelt soviel reinem, frischem Wasser verdünnt wurde. Es wirkt in erster Linie auf das Blut, sowie bei Trunkenheit, skrofulösen* Zuständen, Enteritis. Es entgiftet bei Krebs (subkutan verabreicht zur Behandlung von Erkrankungen der Haut, Nieren und Eingeweide, **Gastroenteritis und Tuberkulose). Skrofulöse* Leiden der Kinder**. Lymphadenitis. Tuberculosis cutis luposa, Ekzeme, Ulcus cruris varicosum. Ein großes „Blutreinigungs- und Kräftigungsmittel". Potenziertes Meereswasser bei Schwäche, Reaktionsmangel; Symptome ‹ am Meer. Kropf.

Natrum selenicum – Natriumselenit: Kehlkopftuberkulose mit Auswurf kleiner Klümpchen blutigen Schleims und leichter Heiserkeit.

Natrum silicicum – Natriumsilicat: Hämophilie; skrofulöse* Knochenleiden; bei **Pruritus senilis** alle 3 Tage intravenös geben. **[Dol., Fago.]**

Sal marinum – Meeressalz: Bei chronischen Drüsenvergrößerungen indiziert, besonders am Hals. Eiternde Drüsen. Es scheint sehr wahrscheinlich, daß es ein äußerst nützliches Mittel, als Zusatz, wenn nicht sogar als

Hauptmittel, bei der Behandlung von Krankheiten von Patienten mit Struma-Diathese wird. Auch nützlich bei Verstopfung.

Antidote: **Ars., Phos., Nit-s-d.**

Dosierung. – Zwölfte bis 30. und höher. Die allerhöchsten Potenzen bringen oft glänzende Ergebnisse. Und in seltenen Gaben.

Natrum nitricum

Natriumnitrat, Natronsalpeter, $NaNO_3$

Ein Rademachersches Mittel für **Entzündungen.**[359] Bluthusten. Hämaturie. Purpura haemorrhagica. Hämorrhagische Pocken. Schläfrigkeit. Schmerzen bei Tabes. **Influenza.** Blutungen der Schleimhäute, insbesondere der Nasenschleimhäute. Hämoglobinurie. Harnsaure Diathese. Asthma bei mit festen Bestandteilen übersättigtem Urin. Anämie und Hydrämie. Erschöpfung, muß beim Gehen oft Pause machen.

Kopf. – Dumpf. Abgeneigt gegen geistige und körperliche Anstrengung. Nach innen drückender Schmerz. Ohrenschmerz. Nach-innen-Drücken in den Wangenknochen. **Nasenbluten.**

Magen. – Saures Aufstoßen. Abneigung gegen Kaffee. Flatulenz mit Druck in der Magengrube und Schmerz in der Brust; ⟨ Bewegung, ⟩ Aufstoßen.

Abdomen. – Die Bauchmuskeln sind schmerzhaft zur Wirbelsäule hin kontrahiert. Aufgetrieben. Schwieriger Stuhlgang; Gefühl, als wäre noch etwas zum Entleeren zurückgeblieben.

Herz. – Schmerz in der Herzgegend. Der Puls ist langsamer und weicher.

Dosierung. – Zweite Trituration, auch wäßrige Lösung; 1 Drachme (3,9 g) Salz auf 8 Unzen (240 ml) Wasser. Gaben von 1 Drachme (3,7 ml).

Natrum phosphoricum

Natriummonohydrogenphosphat, $Na_2HPO_4 \cdot 7H_2O$

Natrum phosphoricum ist ein Mittel für Zustände, die von einem Überschuß an Milchsäure herrühren, häufig als Folge von zu viel Zucker. Beschwerden bei **Übersäuerung.** Saures Aufstoßen und saurer Geschmack.

---

359 Vgl. [12]: „Nat-n. war Rademachers Aconit."

Saures Erbrechen. **Gelber, rahmartiger Belag des hinteren Gaumendaches und der Zunge.** Entzündung jeglicher Halsanteile, mit Kloßgefühl im Hals. Blähungen, mit saurem Aufstoßen. Kolik, mit Symptomen von Würmern. Knacken der Gelenke. **Gelbsucht** (D1 Trit.). Oxalurie.

Gemüt. – Stellt sich beim nächtlichen Erwachen vor, daß Möbelstücke Personen sind; daß er im nächsten Raum Schritte hört. **Furcht.**

Kopf. – Dumpfes Gefühl morgens, Völlegefühl und Pochen.

Augen. – Absonderung **goldgelben, rahmartigen Eiters** von den Augen. Weitstellung einer Pupille. Augenweiß von schmutzig-gelber Farbe.

Ohren. – Ein Ohr rot, heiß, häufig juckend, begleitet von Magenstörungen und Übersäuerung.

Nase. – (Subjektiver) stinkender Geruch (vor der Nase, morgens).[34] Jucken der Nase. Nasenrachenkatarrh, mit dickem, gelbem und stinkendem Schleim.

Gesicht. – Blässe oder bläuliches, blühendes Aussehen des Gesichtes.[34]

Mund. – Aphthen auf Lippen und Wangeninnenseite. **Bläschen auf der Zungenspitze**, mit Stechen am Abend. **Dünner, feuchter Belag auf der Zunge. Gelber, rahmartiger Belag am hinteren Gaumendach. Schluckstörung.** Dicke, rahmartige Membran auf Tonsillen und weichem Gaumen.

Magen. – **Saures Aufstoßen, saures Erbrechen, grünlicher Durchfall.** Mundvolles Ausspeien des Essens.

Männlich. – Samenergüsse ohne Träume, mit **Schwäche im Rücken und Zittern in den Gliedern.**[360] Verlangen ohne Erektion. Gonorrhoe.

Weiblich. – Menses zu früh; blaß, dünnflüssig, wäßrig. Sterilität, mit sauren Absonderungen aus der Scheide. Leukorrhoe; Absonderung rahmartig oder honigfarben oder scharf[34] und wäßrig. Sauer riechende Absonderungen aus dem Uterus. Morgendliche Übelkeit bei Schwangeren, mit saurem Erbrechen.

Extremitäten. – Rheumatismus des Kniegelenks. Schmerzen in den Hand- und Fingergelenken. Schmerzhafte Kniebeugesehnen. **Synoviale Krepitationen.** Rheumatische Arthritis.

Rücken. – Müdigkeit.

---

360 Vgl. [85]: „Sie hatten jede Nacht Samenergüsse. Zuerst schien es ein Reizzustand zu sein mit lasziven Träumen, aber später kam es zu Samenergüssen, einer oder zwei pro Nacht, ohne irgendwelche Empfindungen dabei. Diese waren gefolgt von Schwäche des Rückens und Zittern der Knie, die sich anfühlten, als ob sie einknicken würden."

Haut. – Gelb. Jucken an verschiedenen Stellen, **vor allem an den Knöcheln. Urtikaria**. Glatt, rot, glänzend. Erysipel. Die Füße sind tagsüber eiskalt, nachts brennen sie. Lymphknotenschwellung.

Beziehungen. – Vergleiche: **Calc., Rob.**

Natrum lacticum – Natriumlaktat: Rheumatismus und Gicht; gichtische Konkremente; Rheumatismus mit Diabetes.

Natrum nitrosum – salpetrigsaures Natrium: Angina pectoris. Zyanose, In-Ohnmacht-Fallen, reichliche flüssige Stühle nachts; Pulsieren und Völle (des Kopfes)[12]; Schwäche, nervöser Kopfschmerz, Übelkeit, Aufstoßen, blaue Lippen.

Natrum selenicum: Chronische Laryngitis und Kehlkopftuberkulose; Heiserkeit bei Sängern, Auswurf kleiner Schleimklumpen mit häufigem Räuspern.

Natrum silicofluoricum - Kieselfluornatrium: Ein Krebsmittel; Tumoren, Knochenleiden, Karies*, Tuberculosis cutis luposa, Ethmoiditis. Muß vorsichtig angewandt werden.

Natrum sulphocarbolicum: Pyämie, eitrige Pleuritis, 3–5 Gran (194–324 mg) alle drei Stunden.

Natrum sulphurosum – Natriumsulfit: Durchfall mit (wäßrigen) **Stühlen, die sehr wie Hefe aussehen.**[12]

Natrum telluricum – Natriumtellurat: Der Atem hat den Geruch von Knoblauch; Nachtschweiße bei Tuberkulose.

Phosphorus: Bei Oxalurie D1 viermal täglich verhindert die Steinbildung; hält das Calciumoxalat in Lösung. (Schwartz)

Dosierung. – Dritte bis zwöfte Trituration. Bei Gelbsucht D1.

Nicht homöopathisch wird Natriummonohydrogenphosphat nach Dr. M. J. Luys bei Morphinmißbrauch subkutan angewandt. Natriummonohydrogenphosphat, 75 Gran (4,86 g) täglich bei konstitutionellem Jodismus, Hyperthyreoidismus und Morbus Basedow.

Natrum salicylicum

Natriumsalicylat, $C_7H_5NaO_3$

Dieses Mittel hat ein weites Wirkungsspektrum, indem es Kopf, Ohr, Hals, Nieren, Leber und Stoffwechsel beeinflußt. Blutungen, vor allem Nasenbluten. Es zeitigt eine ausgeprägte Wirkung auf das Innenohr, mit Schwindel, Taubheit, Ohrgeräuschen und Verlust der Knochenleitung, daher wird es bei Morbus Menière angewandt. **Eines der besten Medikamente für die schwächenden Folgen der Influenza**. Mattigkeit, Schläfrigkeit, Teilnahmslosigkeit, Zittern. Beginnende Demenz. Steigert die Gallenproduktion. Follikuläre Tonsillitis.

Kopf. – Vollkommen vernünftige Perioden wechseln ab mit Manifestationen düsteren Wahnsinns. **Schwindel**; < Heben des Kopfes. Alle Gegenstände scheinen sich nach rechts zu bewegen. Dumpfer Kopfschmerz und Verwirrung. Fibrositis der Kopfhaut.

Augen. – Retinablutung, Retinitis albuminurica* mit Blutung. Iridozyklitis nach Verletzung mit Infektion und mit darauf folgender sympathischer Ophthalmie. (Dr. Gradel)

Ohren. – **Ohrgeräusch** in einer tiefen Tonlage. Taubheit. Otogener Schwindel.

Brust. – Atemnot; laute, flache, keuchende Atmung; unregelmäßiger Puls. Vollständiger Stimmverlust.

Haut. – Ödeme, Urtikaria, in roten, umschriebenen Flecken. Kribbeln und Jucken. Pemphigoider Hautausschlag.

Beziehungen. – Vergleiche: **Gaul., Chin.**

Lobelia purpurascens: Schläfrigkeit; schwindlig machender Kopfschmerz zwischen den Augenbrauen; kann die Augen nicht offen halten; weiße Zunge – Gefühl, als wäre sie gelähmt, dieses Gefühl besteht gleichermaßen auch an Herz und Lunge; starke Erschöpfung aller Lebenskräfte; tödliches Kältegefühl ohne Zittern; nützlich bei der, mit Beeinträchtigung der Funktionen von Nervensystem und Geist einhergehenden, nervösen Erschöpfung durch Grippe.

Pirus malus – Apfelbaum: Labyrinth-Schwindel. (Dr. Cooper).

Dosierung. – Dritte Potenz.

Nichthomöopathische Anwendungen. – Bei akutem Gelenkrheumatismus, Lumbago, Ischialgie etc. Übliche Dosierung: 10 bis 20 Gran (0,65–1,30 g) alle drei Stunden. Muß vorsichtig verwendet werden, weil es häufig auf Nierengewebe zerstörerisch wirkt. Übliche allopathische Dosen lindern den dysmenorrhoischen Schmerz und fördern den Menstruationsfluß.

Natrum sulphuricum

Natriumsulfat, Glaubersalz, $Na_2SO_4 \cdot 10H_2O$

Ein Lebermittel, vor allem indiziert bei der sogenannten hydrogenoiden Konstitution, bei der Beschwerden infolge Wohnens in feuchten Häusern und Kellern auftreten. Es geht ihnen schlechter bei Regenwetter, durch Wasser in jedweder Form. **Spürt jeden Wechsel von trocken zu naß.** Kann nicht einmal Pflanzen essen, die nahe dem Wasser wachsen, auch keinen Fisch. Fühlt sich immer am wohlsten in warmer, trockener Luft. Klinisch hat es sich als ein wertvolles Mittel bei **spinaler Meningitis** erwiesen, gleichermaßen bei Kopfsymptomen und psychischen Störungen, die **von einer Kopfverletzung herrühren**. Jeden Frühling kehren die Hautleiden wieder. Neigung zu Warzen; Finger und Zehen betroffen. Chronische Gicht. **[Lyc.]**

Gemüt. – Lebhafte Musik macht traurig. Melancholie, mit periodisch auftretenden manischen Anfällen. Neigung zu Selbstmord; **muß an sich halten** (um sich nicht zu erschießen)[34]. Unfähigkeit zu denken. Abneigung zu sprechen oder angesprochen zu werden.

Kopf. – Hinterhauptsschmerz. Schwindel, 〉 durch Schweiß auf der Stirn.[361] Gefühl des Zerspringens beim Husten. Heißes Gefühl auf dem Scheitel. Bohren in der rechten Schläfe, dem ein Brennen im Magen vorausgeht. Üble Folgen von Stürzen und Kopfverletzungen und davon herrührende psychische Störungen. Träume von fließendem Wasser.

Augen. – Gelbe Bindehaut. Trachom. **Lichtscheu. [Graph.]**

Ohren. – Durchdringende Stiche in den Ohren. Stechender Schmerz, Ohrenweh, blitzartige Stiche bei feuchtem Wetter.

Nase. – Nasenkatarrh, mit dicker, gelber Absonderung und salzigem Schleim. Schnupfen. Nasenbluten. Ethmoiditis.

Mund. – Schleimiger, dicker, zäher, weißer Schleim. **Bitterer Geschmack**, Bläschen am Gaumen.

Hals. – Dicker, gelber Schleim tropft von den Choanen.

Magen. – Saures Erbrechen. **Brauner, bitterer Belag auf der Zunge.** Durst auf etwas Kaltes. Galliges Erbrechen, **saure** Dyspepsie, mit Sodbrennen und Blähungen.

Abdomen. – Zwölffingerdarmkatarrh; Hepatitis; Ikterus und Erbrechen von Galle; die Leber ist berührungsempfindlich, mit heftigen, ste-

---

361 Vgl. dagegen [17]: „Heftig werdende Hitze, vom Leibe gegen den Kopf aufsteigend, nach dem Schwindel, bis der Schweiß ausbrach, nach dem Mittagessen."

chenden Schmerzen; kann keine enge Kleidung um die Taille ertragen, ‹ Liegen auf der linken Seite. **Flatulenz**; Blähungskolik im aufsteigenden Teil des Kolon; ‹ vor dem Frühstück. Brennen in Bauch und Anus. Zerschlagenheitsschmerz[362] und Stuhldrang. Durchfall, gelbe, wäßrige Stühle. **Dünne Morgenstühle**; ‹ nach einer Periode nassen Wetters. Unwillkürliche Stühle, beim Blähungsabgang. **Enorm große Stuhlmenge**.

Urin. – Mit Galle beladen. Ziegelmehlsediment. Exzessive Urinsekretion. Diabetes.

Weiblich. – Nasenbluten während der Menses, die scharf und reichlich sind. Brennen im Rachen während der Menstruation. Herpetische Vulvitis. **Auf Gonorrhoe folgende**, gelblich-grüne **Leukorrhoe**. Leukorrhoe mit Heiserkeit.

Männlich. – Condylomata; weiche, fleischige Auswüchse; grünliche Absonderungen. Gonorrhoe; Absonderung dick, grünlich; wenig Schmerzen.

Atemwege. – Atemnot während feuchten Wetters. **Muß die Brust beim Husten** (mit beiden Händen) **halten**.[34] Feuchtes Asthma; Rasseln in der Brust um 4 und 5 Uhr morgens. **Husten** mit dickem, fadenziehendem, grünlichem Auswurf; Schwächegefühl in der Brust. Ständiges Verlangen, tief und lang zu atmen. **Asthma bei Kindern**, als Konstitutionsmittel. Verzögerte Lösung bei Lungenentzündung. Der Husten schmerzt derart, daß er sich im Bett aufsetzt; hält sich die schmerzhafte Seite. **[Bry.]** Schmerz durch die **untere, linke Brustseite**. Jede neue Erkältung bringt einen Asthmaanfall mit sich.

Rücken. – Jucken beim Entkleiden. Heftige Schmerzen des Nackens, **und an der Hirnbasis**. Durchbohrender Schmerz zwischen den Schulterblättern. Spinale Meningitis; Opisthotonus.

Extremitäten. – Schwellung der Achsellymphknoten. Entzündung um die Nagelwurzel herum. Brennen in den Sohlen, Fußödeme, Jucken zwischen den Zehen. Gicht. Gliederschmerzen zwingen zu häufigem Lagewechsel. Panaritium. Schmerz im Hüftgelenk, ‹ links, ‹ Bücken. Steifheit der Knie, Knacken der Gelenke. Rheumatismus, ‹ feucht-kaltes Wetter.

Haut. – Jucken beim Entkleiden. Gelbsüchtig, wäßrige Blasen. Sykotische Auswüchse; warzenartige rote Gewächse am ganzen Körper. Gelbe Hautfarbe.

---

362 Vgl. [11]: „Bauchweh und Schmerz im Kreuz, wie zerschlagen, weckt sie um 2 Uhr morgens auf und ist derart heftig, daß sie lediglich eine geringe Erleichterung erfuhr, wenn sie auf der Seite lag; … "

Modalitäten. – < Musik (macht sie traurig); Liegen auf der linken Seite; Feuchtigkeit des Kellers, feuchtes Wetter.

> trockenes Wetter, Druck, Lagewechsel.

Beziehungen. – Vergleiche: **Sulph., Thuj., Merc., Still.**

Boldo – Peumus Boldus: Atonische Zustände des Magens und des Darmkanals; Leberleiden nach Malaria. Brennendes Gewicht in der Leber- und Magengegend, bitterer Geschmack, Mattigkeit; Leberabszeß; Asthma, Bronchitis, Katarrh und Lungenödem.

Malaria officinalis – zersetztes Pflanzenmaterial: Kann offensichtlich das Malaria-Plasmodium zum Verschwinden bringen. Kachexie aufgrund von Malaria. Allgemeines Müdigkeitsgefühl. Milzleiden. Malaria und Rheumatismus. Funktionelle Lebererkrankungen. Sechste Potenz und höher.

Momordica balsamina – Balsamapfel: Kolik, Dysmenorrhoe mit schwallartigen Blutungen.

Natrum choleinicum – Fel tauri depuratum: Verstopfung; chronischer Magen- und Darmkatarrh; zirrhotische Leber; Diabetes; **Schmerzen im Genick; Neigung, nach dem Essen einzuschlafen**; viel Blähungsabgang; Aszites.

Natrum hyposulphurosum – Natriumthiosulfat: Leberflecke, lokal und innerlich anzuwenden.

Natrum iodatum – Natriumjodid: Beginnende rheumatische Endokarditis; chronische Bronchitis, Rheumatismus und tertiäre Syphilis. Chronische katarrhalische Leiden, Arteriosklerose. Hierbei nehmen verschiedene Symptome, wie **Angina pectoris**, Schwindel, Atemnot, nach der beständigen Einnahme von 5–10 Gran (324 mg – 648 mg) dreimal täglich, an Intensität ab.

Natrum succinatum – Natriumsuccinat: 5 Gran (324 mg) alle 3 Stunden. Katarrhalische Gelbsucht.

Pulmo vulpis – Organpräparat aus der Lunge des Fuchses: Andauernde Kurzatmigkeit, die einen Asthmaanfall bei der geringsten Bewegung verursacht. Starke, klingende, blasige Rasselgeräusche. Trit. der D1.

Komplementärmittel: **Ars., Thuj.**

Dosierung. – Erste bis zwölfte Trituration.

Nepeta cataria

Cataria nepeta, Katzenminze, Katzenkraut
Laminaceae; Vorderasien, Ost- und Südeuropa

Ein Kindermittel bei **Kolik**, auch für nervöses Kopfweh und Hysterie, Bauchbeschwerden, Schmerz, Anziehen der Oberschenkel, Verdrehen des Körpers, Weinen. Ähnlich **Chamomilla** und **Magnesium phosphoricum**.

Dosierung. – 5–10 Tropfen der Tinktur.

Niccolum metallicum aut carbonicum

Niccolum metallicum, Nickel, Ni; Niccolum carbonicum, Nickelkarbonat, $NiCO_3$

Periodische, nervöse, migräneartige Kopfschmerzen, mit Asthenopie, schwacher Verdauung, Verstopfung. Katarrh. Paßt bei geschwächten, nervösen Patienten, die ein Faible für Literatur haben, mit häufigen Kopfschmerzen, Dyspepsie und Verstopfung.

Kopf. – Krachen in den Halswirbeln bei Bewegung des Kopfes. Schmerz oben im Kopf, wie von einem Nagel. Druck auf dem Scheitel, morgens; 〈 bis Mittag und in einem warmen Zimmer. Stechen. Die Gegenstände erscheinen zu groß. Migräne; zuerst auf der linken Seite. Zucken der Oberlippe.

Nase. – Heftiges Niesen; verstopft. Nasenkatarrh, mit Röte und Schwellung an der Nasenspitze. Heftiger Schmerz an der Nasenwuzel, erstreckt sich zum Scheitel und durch die Schläfen.

Zähne. – Saures, stinkendes Sekret kommt (beim Saugen) aus einem Backenzahn.[17]

Hals. – Halsentzündung, rechtsseitig mit großer Schmerzhaftigkeit; **äußerliche Berührungsempfindlichkeit**. Gefühl wie eingeschnürt (kaum Luft schöpfen lassend).[17]

Magen. – Magenweh, wie von Leere oder Nüchternheit, **ohne Hunger oder Appetit**.[17] Stechender Magenschmerz mit Schmerzen, die zur Schulter hin ausstrahlen. Durst und **heftiger Schluckauf**. Diarrhoe und Tenesmus nach Genuß von Milch.

Weiblich. – Die Menses sind zu spät, spärlich, verbunden mit großer Schwäche und Brennen in den Augen. Reichliche Leukorrhoe; 〈 nach Urinieren **[Mag-m., Plat.]**; auch 〈 nach den Menses.

Atemwege. – Heiserkeit. Trockener Reizhusten, mit Stichen in der Brust. **Muß sich** (nachts im Bett) **aufsetzen und den Kopf halten.**[17] **Muß beim Husten die Arme auf die Oberschenkel legen.**

Haut. – Jucken überall, besonders am Hals, wird durch Kratzen nicht erleichtert.

Modalitäten. – ⟨ periodisch,[363] alle zwei Wochen; jährlich, Vormittag.

⟩ abends.

Dosierung. – Dritte Trituration.

Niccolum sulphuricum

Nickelsulfat, $NiSO_4 \cdot 7H_2O$

Ein nützliches Mittel bei klimakterischen Störungen. Periodische Neuralgien, die von Malaria herrühren. Urin und Speichelmenge vermehrt. Kupferartiger Geschmack. Schwache Personen mit Asthenopie, die einen Hang zur Literatur haben, mit schwacher Verdauung und Verstopfung, morgens geht es ihnen schlechter, und sie leiden an periodisch auftretenden Kopfschmerzen und Heiserkeit.

Kopf. – Nervös, Unbehagen, Verlangen, sich niederzulegen, müde, kann bei keiner Beschäftigung verweilen. Periodische Kopfschmerzen, Hinterkopfschmerzen, die Wirbelsäule hinunterziehend, ⟨ Liegen auf dem Rücken; wunder Schmerz in den Augen.

Weiblich. – Dumpfer Schmerz in den Ovarien, mit der Empfindung, als wollten die Menses einsetzen. **Hitzewallungen**, gefolgt von Schweiß an einander berührenden Körperteilen, die nach Trennung trocken werden.

Rücken. – Steife, taube Empfindung, ⟨ im Nacken. Die Wirbelsäule ist schmerzempfindlich. Wacht morgens mit brennenden Sohlen auf. Wirbelsäulenschmerzen, Beine und Arme sind schwer und schwach, kann nicht auf dem Rücken liegen.

Dosierung. – Zweite Trituration.

---

363 Vgl. [34]: „Alle zwei Wochen kehrt das Kopfweh wieder." Und: „Die Heiserkeit kehrt jährlich wieder."

Nitricum acidum

Salpetersäure, HNO_3

Dieses Mittel wählt sich als besonderen Wirkort die Körperöffnungen, wo Schleimhaut und äußere Haut aneinandergrenzen; diese schmerzen **wie von Splittern. Stechende** Schmerzen. Ausgeprägte Besserung aller Symptome beim Fahren in einem Wagen. Wirkt am besten bei dunkelhäutigen Menschen[364] und um das 6. Lebensjahrzehnt. Syphilis, nach Mißbrauch von Quecksilber. Schmerzen kommen und verschwinden schnell. **[Bell.]** Hydrogenoide Konstitution. Ein sykotisches Medikament.

Im Mund, auf der Zunge, an den Geschlechtsteilen Blasen und Geschwüre, die leicht bluten. Fissuren, mit Schmerz während des Stuhlgangs, als würde (etwas im) Rektum zerrissen.[16] Alle Absonderungen sind sehr stinkend, besonders Urin, Stuhl und Schweiß. Menschen, die an chronischen Krankheiten leiden, sich leicht erkälten und zu Durchfall neigen. Außerordentliche körperliche Reizbarkeit. Kachexie aufgrund von Syphilis, Skrofulose*, intermittierendem Fieber mit Leberbeteiligung und Anämie etc. Harngrieß; Arthritis. Kapilläre Blutungen nach Kürettage.

Gemüt. – **Reizbar**, abscheulich, rachsüchtig und halsstarrig. Hoffnungslose Verzweiflung. Empfindlich gegen Geräusche, Schmerz, Berührung und Erschütterung. Furcht vor dem Tod.

Kopf. – Gefühl wie von **einem Band um den Kopf**. Kopfschmerz vom Druck des Hutes; Völlegefühl; ‹ Straßenlärm. Das Haar fällt aus. Kopfhaut empfindlich. **Karies* des Mastoids.**

Augen. – Doppeltsehen; **heftige, stechende Schmerzen.** Ulzeration der Kornea. Ophtalmoblenorrhoe, Lichtscheu, andauernder Tränenfluß. Syphilitische Iritis.

Ohren. – Schwieriges Hören; › Fahren im Wagen oder im Zug. **Äußerst geräuschempfindlich**, wie für das Rattern eines Wagens über Pflaster. **[Coff., Nux-v.]** Krachen in den Ohren beim Kauen.

Nase. – Ozäna: Jeden Morgen grüne Absonderungen aus der Nase. Schnupfen, mit wunden und blutenden Nasenlöchern. Nasenspitze rot. Stiche, wie von einem Splitter in der Nase. **Nasenbluten**, mit Brustleiden. Chronischer Nasenkatarrh, mit gelber, stinkender und **wundmachender** Absonderung. Nasendiphtherie, mit wäßriger und außerordentlich wundmachender Absonderung.

---

364 Vgl. [16]: „Man wird finden, dass diese Arznei mehr für Kranke von schlaffer Faser (Brünette), aber weniger für die von schlaffer Faser (Blondine) wohlthätig wirkt.

Mund. – Fauliger Atem. Speichelfluß. Zahnfleischbluten. Schmerzhafte Bläschen an den Zungenseiten.[16] **Die Zunge ist sauber, rot und feucht, mit Mittelfurche.** Die Zähne werden locker; Zahnfleisch ist weich und schwammig. **Geschwüre am weichen Gaumen, mit heftigen Schmerzen, wie von Splittern.** Speichelfluß und Mundgeruch. **Blutiger Speichel.**

Hals. – Trocken. Schmerz in die Ohren hinein. Räuspert fortwährend Schleim herauf. Weiße Flecken und **scharfe Spitzen, wie von Splittern,** beim Schlucken.

Magen. – Großer Hunger, mit süßlichem Geschmack. Verlangen nach unverdaulichen Dingen – Kalk, Erde etc. Schmerz im oberen Magenmund. Dyspepsie mit einem Überschuß an Oxalsäure, Harnsäure und Phosphaten im Urin und großer psychischer Niedergeschlagenheit. **Liebt Fett und Salz. [Sulph.]**

Abdomen. – Starkes Pressen, aber wenig Stuhlgang. Wie (als würde etwas)[16] zerrissen im Rektum. Verstopfung, mit Fissuren im Rektum. Reißende Schmerzen während des Stuhlgangs. Heftig schneidende Schmerzen **nach dem Stuhlgang, für Stunden. [Rat.]** Reichliche, helle Darmblutungen. Analprolaps. Hämorrhoiden bluten leicht. Schleimiger und stinkender Durchfall. Nach dem Stuhlgang reizbar und erschöpft. Kolik 〉 durch Enger-Machen der Kleidung. Gelbsucht, Schmerzen in der Leber.

Urin. – Spärlich, dunkel, **stinkend.** Riecht wie Pferdeurin. **Wird beim Urinieren als kalt empfunden.** Brennen und Stechen. Urin ist blutig und eiweißhaltig. Abwechseln von trübem, phosphathaltigem Urin mit reichlicher Harnabsonderung, bei alten Fällen von Prostataleiden.

Männlich. – Wundheit und Brennen der Eichel und unter der Vorhaut. Geschwüre; sie brennen und stechen; sondern stinkenden Eiter ab.

Weiblich. – Äußere Geschlechtsteile sind wund, mit Geschwüren. **[Hep., Merc., Thuj.]** Braune Leukorrhoe, fleischfarben, wäßrig oder fädig, stinkend. Schamhaare fallen aus. **[Nat-m., Zinc.]** Uterine Blutungen. Menses zu früh, reichlich, wie schmutziges Wasser, mit Schmerzen in Rücken, Hüften und Schenkeln. Stiche durch die Vagina. Metrorrhagie nach (Abort oder) Geburt.[34]

Atemwege. – Heiserkeit. Aphonie, mit trockenem Reizhusten, durch Kitzel im Kehlkopf und von der Magengrube ausgehend.[16] Wundheit am unteren Ende des Brustbeins. **Kurzatmig beim Treppensteigen. [Ars., Calc.]** Husten während des Schlafes. **[Cham.]**

Extremitäten. – Stinkender Fußschweiß, macht die Zehen wund, mit stechendem Schmerz; Frostbeulen an den Zehen. Schwitzen von Handflächen, Händen; kalte (Hände)[16], blaue Nägel. Stinkender Achselschweiß, nachts.

Haut. – Große, zerklüftete Warzen; bluten beim Waschen. Geschwüre bluten leicht, empfindlich; splitterartige Schmerzen; gezähnelte, unregelmäßige Ränder; der Geschwürsgrund sieht aus wie rohes Fleisch. Überschießende Granulationen. Schwarze Poren im Gesicht, Papeln, besonders auf der Stirn.

Modalitäten. – 〈 abends und nachts, kaltes Klima und auch **heißes** Wetter.

〉 beim Fahren im Wagen. [Umgekehrt: **Cocc.**]

Beziehungen. – Komplementärmittel: **Ars., Calad., Lac-c., Sep.**

Feindlich: **Lach.**

Vergleiche: **Merc., Kali-c., Thuj., Hep., Calc.**

Dosierung. – Sechste Potenz. Zu Beginn der Besserung des Nitricum acidum-Patienten können vorübergehend Hautsymptome auftreten, was als günstiges Zeichen zu werten ist.

Nitri spiritus dulcis

Spiritus nitrico-aethereus, eine Mischung aus Alkohol, Wasser und Äthylnitrit

Dieses Mittel entspricht **sensorischer Apathie** bei schleichenden Fiebern*, wenn Stupor vorhanden ist, mit schwierigem Wecken des Patienten. Trockene Haut, Übelkeit, Blähsucht. Salziger Geschmack. **Üble Folgen von Salz**[365] (Halophagie). **[Ars., Phos.]** Erkältet sich bei stürmischem Wetter. Akute Nephritis nach Scharlach. Wassersucht. Es ist ein ausgezeichnetes Diuretikum.

Gesicht. – Gesichtsneuralgie mit Lichtscheu. Brennen der Backen **und Erbrechen, gefolgt von Mattigkeit**. Bohren in den Gesichtsknochen; in den Winkeln des Unterkiefers. Ist sehr empfindlich gegen Kälte.

Atemwege. – Sehr schnelle Atmung durch Gehen einer nur kurzen Wegstrecke. Schmerzhafte Zusammenschnürung unter dem Brustbein.

Modalitäten. – 〈 psychische Aufregung, während Winter und Frühling.

---

365 Vgl. [17]: „Der Spiritus nitri dulcis soll das Antidot übermässiger Wirkungen des Kochsalzes sein."

Beziehungen. – Verstärkt die Wirkung von **Digitalis.**
Vergleiche: **Ph-ac., Lyc.**

Dosierung. – Einige wenige Tropfen des reinen Spiritus in Wasser alle zwei oder drei Stunden.

Nitromuriaticum acidum

Aqua regia, Königswasser, Acidum chlornitrosum
Mischung aus starker Salpetersäure und Salzsäure

Dieses Mittel ist fast ein Spezifikum bei Oxalurie. Es beseitigt die quälenden Hautsymptome, die der Psoriasis ähneln. Drei bis fünf Tropfen dreimal täglich. Sogenannte biliöse* Zustände; untätige Leber, Hepatitis und Frühform der Leberzirrhose. Paßt gut bei funktionsträger Leber und Magenkatarrh, was in heißen und feuchten Klimazonen vorkommt, wird ‹ durch Verzehr von Fleisch und Trinken von Alkohol (Hale). Zusammenschnürung des Anus. Harngrieß.

Mund. – Leichtes Zahnfleischbluten. Speichelfluß. **Andauernder nächtlicher Speichelfluß. [Merc.]** Lippengeschwüre; kleine, oberflächliche Geschwüre im Mund und auf der Zunge. Metallischer Geschmack. **[Cupr.]**

Magen. – Saures Aufstoßen, mit leerem hungrigem Gefühl im Magen; nicht › Essen. **Speichelfluß; ‹ nachts.**

Stuhl. – Verstopft, mit erfolglosem Stuhldrang. Schließmuskel ist zusammengeschnürt. Der Anus ist feucht und wund.

Harnwege. – Trüber Urin. Brennen in der Harnröhre. Oxalurie.

Dosierung. – Fünf bis zehn Tropfen, gut verdünnt einnehmen.

Nuphar luteum

Gelbe Teichrose
Nymphaeaceae; Europa bis Vorderasien, Sibirien, Nordafrika

Bewirkt nervöse Schwäche, mit ausgeprägten Symptomen im sexuellen Bereich.

Stuhl. – Enterokolitis. Gelber Durchfall; ‹ morgens. Durchfall bei Typhus.

Männlich. – Völliges Fehlen des sexuellen Verlangens; Geschlechtsteile sind erschlafft; der Penis zurückgezogen. Impotenz, mit unwillkürlichen

Samenergüssen während des Stuhlgangs und beim Urinieren. Spermatorrhoe. Schmerz in Hoden und Penis.

Beziehungen. – Vergleiche: Bei sexueller Schwäche: **Agn., Kali-br., Lyc., Sel., Yohim.**

Bei Durchfall: **Chel., Gamb., Sulph.**

Nymphaea odorata – Wohlriechende Seerose: Frühmorgendlicher Durchfall, Rückenschmerzen; scharfe Leukorrhoe, stinkende Geschwüre; starker Schleimauswurf bei Bronchialkatarrh; eitrige Halsentzündung.

Dosierung. – Tinktur bis sechste Potenz.

Nux moschata

Muskatnuß, von Myristica fragrans
Myristicaceae; Molukken

Nux moschata zeigt eine ausgeprägte Tendenz zu **Ohnmachtsanfällen**, mit Herzinsuffizienz. Kalte Extremitäten, **extreme Trockenheit der Schleimhäute** und der Haut. Eigenartiges Gefühl mit unwiderstehlicher **Müdigkeit**. Indikanurie. Allgemeine Neigung, während akuter Anfälle bewußtlos zu werden. Melancholische Gemütslage. **[Ign.]** Taumelt bei dem Versuch zu gehen.

Gemüt. – Wechselhaft; Lachen und Weinen. Verwirrt, geschwächtes Gedächtnis. Verwirrte Wahrnehmung, wie im Traum. Denkt, daß sie zwei Köpfe habe.

Kopf. – Schwindel beim Gehen im Freien; der Kopf schmerzt, nachdem man etwas zuviel gegessen hat. Gefühl von Vergrößerung des Kopfes, **mit Schläfrigkeit**. Pulsieren im Kopf. Knackende Empfindung im Kopf. Im Luftzug empfindlich gegen die leichteste Berührung. Berstende Kopfschmerzen; ⟩ **fester Druck**.

Augen. – Gegenstände erscheinen größer, sehr entfernt oder sie verschwinden. Stäubchen vor den Augen. Mydriasis.

Nase. – Überempfindlich auf Gerüche; Nasenbluten, dunkles Blut; trocken, verstopft.

Mund. – Sehr trocken. Die Zunge klebt am Gaumen; aber kein Verlangen nach Wasser. Speichel wie Baumwolle. **[Berb.]** Zahnschmerzen in der Schwangerschaft. Zunge ist taub, gelähmt. **Trockenheit** des Rachens.

Magen. – **Übermäßig aufgebläht. Dyspepsie mit Blähungen.**

Schluckauf, und heftigem Verlangen nach stark gewürzten Speisen. Gicht verlagert sich zum Magen.

Abdomen. – Lähmige Schwäche der Eingeweide. **Außergewöhnlich aufgetrieben.** Der Stuhl ist weich und **kann dennoch nicht entleert werden**, erst nach langem Pressen. **[Alum.] Schwäche während oder nach Stuhlgang.** Heraustretende Hämorrhoiden.

Weiblich. – Uterusblutung. Menses sind zu lang, dunkel, dickflüssig. Schmutzige und blutige Leukorrhoe. Unterdrückte Menses, mit ständigen Ohnmachtsanfällen und Schläfrigkeit. **[Kali-c.] Veränderlichkeit der Menses, Unregelmäßigkeit hinsichtlich Zeit und Menge.**

Atemwege. – Stimmverlust vom Gehen gegen den Wind. **[Hep.]** Husten, wenn er im Bett warm wird.

Herz. – Zittern, Flattern. Empfindung, als würde Herz von etwas ergriffen. Herzklopfen; aussetzender Puls.

Extremitäten. – Schmerz in der rechten Hüfte, der sich zum Knie erstreckt; < Bewegung, besonders Treppensteigen. Rheumatismus von nassen Füßen, durch Zugluft. Rheumatismus > trockene, warme Kleidung. Ermüdung durch leichte Anstrengung.

Schlaf. – Große Schläfrigkeit. **[Indol.] Beschwerden verursachen Schläfrigkeit.** Koma.

Fieber. – Fieberfrost beginnt in der linken Hand. **[Carb-v.]** Frösteln und Hitze ohne Durst; **mangelnde Schweißsekretion. Trockenheit der Haut** und innerer Körperteile, auch Trockenheit von Augen, Nase, Lippen, Mund, Zunge, Rachen etc.

Modalitäten. – < kalter, feuchter Wind, kaltes Essen, kaltes Waschen, Liegen auf der schmerzhaften Seite, Bewegung, Erschütterung.

> Wärme, trockenes Wetter.

Beziehungen. – **Myristica sebifera**: Phlegmonöse Entzündungen, beschleunigt die Eiterung; kraftvolles Antiseptikum. Geschwürneigung in allen Geweben. Soll kräftiger als **Hepar sulfuris** und **Silicea terra** wirken.

Oleum myristicae – Muskatnußöl: Ein Mittel für Furunkel, Nagelumläufe, infizierte Ulzera, es ist hier in der D 2 verwendet worden.

Ornithogalum umbellatum: Blähsucht, geschwollenes Gefühl über dem unteren Brustkorb; immer, wenn sie sich im Bett umdreht, **hat sie das Gefühl, daß sich ein Wasserbeutel** auch mitdrehe; Magengeschwür und Krebs.

Vergleiche: **Nux-v., Puls., Rhus-t., Ign., Asaf.**

Antidote: **Camph., Gels., Valer.**

Dosierung. – Erste bis sechste Potenz.

Nux vomica

Brechnuß von Strychnos nux-vomica, Krähenaugen, Strychninbaum
Loganiaceae; Malaysia bis Nordaustralien

Dieses Mittel ist das größte unter den Polychresten, weil die Masse seiner Symptome denen der gängigsten und häufigsten Krankheiten in Ähnlichkeit entspricht. Es ist häufig das erste Mittel nach vieler Arzneimittelgabe, es stellt eine Art Gleichgewicht der Kräfte wieder her und wirkt den chronischen Auswirkungen der eingenommenen Medikamente entgegen.

Nux vomica ist vorrangig das Mittel für viele der Zustände, die mit dem modernen Leben zusammenhängen. Der typische Nux-Patient ist ziemlich dünn, mager, schnell, aktiv, nervös und reizbar. Er leistet eine Menge geistiger Arbeit; ist geistig angespannt und hat eine sitzende Lebensweise; wie bei langer Büroarbeit, zuviel Studium, bei eingehender Beschäftigung mit dem Geschäft und all den damit verbundenen Sorgen und Ängsten. Das sich im Hause abspielende Leben und die geistige Anstrengung lassen das Verlangen nach Stimulanzien, Kaffee, Wein, möglicherweise im Exzess, aufkommen; oder aber er hofft, seine Erregung zu mindern, indem er sich den beruhigenden Wirkungen des Tabaks hingibt, wenn er nicht gar den verführerischen Drogen wie Opium etc. zum Opfer fällt. Diese Dinge sind mit anderem Frönen vergesellschaftet: zu Tisch nimmt er vornehmlich schwere und anregende Speisen zu sich; Wein und Frauen tragen das ihrige dazu bei, ihn die intensiven Beschäftigungen des Tages vergessen zu lassen. So bleibt er immer bis zu später Stunde wach; ein dicker Kopf, Dyspepsie und Reizbarkeit sind die Folgen davon, die er in den nächsten Tag mitnimmt. Nun schluckt er ein paar Abführmittel, Leberpillen, oder er trinkt Heilwasser und gewöhnt sich rasch an die Einnahme dieser Sachen, die alles noch komplizierter machen. Da Männer diesen Schwächen eher anheimfallen als Frauen, ist Nux vomica vornehmlich ein Männermittel. Diese Zustände führen zu einem **reizbaren** Nervensystem, das überempfindlich und hochempfänglich für Eindrücke ist, hier wird Nux viel zur Beruhigung und Besänftigung beitragen. Speziell geeignet bei Verdauungsbeschwerden, portaler Kongestion und darauf beruhenden hypochondrischen Zuständen. Konvulsionen bei Bewußtsein; ‹ Berührung, Bewegung. **Eifriges, feuriges Temperament**. Nux-Patienten fröstelt es leicht, sie vermeiden es, im Freien etc. zu sein. Nux scheint nie mit sich im Einklang zu stehen; unharmonische krampfhafte Tätigkeit.

Gemüt. – Sehr **reizbar**; empfindlich auf alle Sinneseindrücke. Häßlich, bösartig. **Kann keine Geräusche, Gerüche, Licht etc. ertragen.** Möchte nicht berührt werden. Die Zeit vergeht zu langsam. Sogar die geringste Beschwerde greift sie stark an. Neigt dazu, anderen Vorwürfe zu machen. Mißmutig. (Zänkische Ärgerlichkeit; sehr) **geneigt, anderen ihre Fehler** (heftig) **vorzuwerfen.**[16]

Kopf. – Kopfschmerz im Hinterkopf oder über den Augen, mit **Schwindel**; das Gehirn scheint sich im Kreis zu drehen. Überempfindlichkeit. **Schwindel mit momentanem Bewußtseinsverlust**. Gefühl von Berauschung; < morgens, geistige Anstrengung, Tabak, Alkohol, Kaffee, im Freien. Drückender Schmerz auf dem Scheitel, als würde ein Nagel hineingetrieben. Schwindel am Morgen und nach dem Essen. Kopfhaut ist empfindlich. Stirnkopfschmerz, mit dem Verlangen, den Kopf gegen etwas zu pressen. Kongestiver Kopfschmerz in Verbindung mit Hämorrhoiden. **Kopfschmerz im Sonnenschein. [Glon., Nat-c.]** Fühlt sich vergrößert und inwendig schmerzhaft an, nach einer Ausschweifung. (Heftige) Rucke in der (linken Gehirnhälfte in der Richtung von der) Augenhöhle nach (den Schläfen und) dem Hinterkopf ausstrahlend.[16]

Augen. – Lichtscheu; viel < morgens. Brennen der Augen, Trockenheitsempfindung in den inneren Augenwinkeln. Infraorbitalneuralgie, mit Wässern der Augen. Atrophie des Sehnerven, vom gewohnheitsmäßigen Gebrauch von Rauschmitteln. Lähmung der Augenmuskeln; < Tabak und Stimulantien. Neuritis nervi optici.

Ohren. – Jucken im Ohr durch die Eustachische Röhre. Der Gehörgang ist trocken und empfindlich. Ohrenschmerzen; < im Bett. Überempfindlichkeit der Hörnerven; laute Klänge sind schmerzhaft und machen ihn ärgerlich.

Nase. – Verstopft, besonders nachts. **Erkältung mit verstopfter Nase, chronischer Schnupfen* bei Kleinkindern**, nach Einwirkung von trockener, kalter Luft; < im warmen Zimmer. Neigt dazu, wegen Gerüchen in Ohnmacht zu fallen. Schnupfen; tagsüber fließend; **nachts und im Freien verstopft**; oder wechselnd zwischen den Nasenlöchern. Nasenbluten am Morgen. **[Bry.]** Scharfe Absonderung, jedoch **mit Gefühl von Verstopfung**.

Mund. – Unterkiefer (tetanisch) an den Oberkiefer geschlossen.[17] Kleine aphthöse Geschwüre, mit **blutigem Speichel**. Vordere Zungenhälfte ist sauber; die hintere mit dickem Belag überzogen; weiß, gelb, rissige Ränder. Zähne schmerzen; < kalte Dinge. Das Zahnfleisch ist geschwollen, weiß und blutet.

Hals. – **Rauhes Gefühl, wie** (mit einem scharfen Werkzeug) **abgekratzt.**[16] **Kitzeln** nach dem Aufwachen am Morgen. Empfindung von

Rauheit, Beengung und Spannung. Pharynx ist zusammengeschnürt. Uvula ist geschwollen. **Stiche nach dem Ohr hin.**

Magen. – Saurer Geschmack und **Übelkeit morgens, nach dem Essen. Gewicht und Schmerz im Magen; < Essen, und einige Zeit danach.** Blähsucht und Sodbrennen. Saures, bitteres Aufstoßen. **Übelkeit und Erbrechen**, mit viel Würgen. Heißhunger, besonders einen Tag vor dem Anfall von Dyspepsie. **Die Magengegend ist sehr druckempfindlich. [Bry., Ars.]** Der Oberbauch ist aufgebläht, mit Druck wie von einem Stein, **mehrere Stunden nach dem Essen**. Verlangen nach Stimulantien. Liebt **fette** Speisen und verträgt sie gut. **[Puls.** umgekehrt**]** Dyspepsie vom Trinken starken Kaffees. Schwieriges Aufstoßen von Gasen. Möchte erbrechen, kann aber nicht.

Abdomen. – **Zerschlagenheitsschmerz der Bauchwände.**[17] **[Apis., Sulph.]** Von Blähung herrührende Auftreibung, mit krampfartiger Kolik. Kolik vom Entblößen. Leber ist geschwollen, mit Stichen und Schmerzhaftigkeit. Kolik, mit Nach-oben-Drücken, was Kurzatmigkeit und Stuhldrang hervorruft. **Schwäche in der Leistenringgegend**. Eingeklemmte Hernie. **[Op.]** Drängen im Unterbauch zu den (weiblichen)[17] Geschlechtsorganen. Nabelbruch bei Kleinkindern.

Stuhl. – Verstopfung, **mit häufigem vergeblichem Stuhldrang**, unvollständig und unbefriedigend; **Gefühl, als bliebe noch Kot zurück**. Zusammenschnürung des Rektums. Unregelmäßige Peristaltik; daher kommt der **häufige vergebliche Stuhldrang oder das Entleeren von kleinen Mengen bei jedem Versuch. Fehlender Stuhldrang ist eine Kontraindikation**. Abwechseln von Verstopfung und Durchfall nach Mißbrauch von Abführmitteln. Stuhldrang wird im ganzen Bauch empfunden. **Juckende, blinde Hämorrhoiden**, mit vergeblichem Stuhldrang; sehr schmerzhaft; nach stark wirkenden Medikamenten. Durchfall nach Ausschweifung; < morgens. Häufige kleine Entleerungen. Spärlicher Stuhl, mit viel Drang. Dysenterie; Stühle **erleichtern die Schmerzen für einige Zeit. Ständige Beschwerden im Rektum**. Durchfall mit Gelbsucht. **[Dig.]**

Urin. – Reizblase, durch krampfartig zusammengezogenen Sphinkter. Häufiger Harndrang; wenig und oft. Hämaturie. **[Ip., Ter.]** Vergebliches, krampfartiges Drängen und Strangurie. Nierenkolik, die sich zu den Geschlechtsteilen erstreckt, mit tröpfelndem Urin. Beim Wasserlassen Jucken in der Harnröhre und Schmerz im Blasenhals.

Männlich. – Sexuelles Verlangen ist leicht erregbar. Samenergüsse durch ausschweifenden Lebenswandel. Üble Folgen von sexuellen Exzessen.

Zusammenschnürender Schmerz der Hoden. Orchitis. **[Ham., Puls.]** Spermatorrhoe mit (geilen)[16] Träumen, Rückenschmerzen, Brennen in der Wirbelsäule, Schwäche und Reizbarkeit.

Weiblich. – Die Menses sind **zu früh**, dauern zu lange; sind **immer unregelmäßig**, das Blut ist **schwarz, [Cycl., Lach., Puls.]** mit Ohnmachtsanfällen. **Gebärmutterprolaps. Dysmenorrhoe**, mit Schmerz im Kreuzbein, und andauerndem Stuhldrang. Wirkungslose Wehen; erstrecken sich zum Rektum, mit Stuhldrang und häufigem Urinieren. **[Lil-t.]** Sexuelles Verlangen zu stark. Metrorrhagie, mit **der Empfindung, als ob Stuhlgang kommen wollte.**

Atemwege. – Katarrhalische Heiserkeit, mit **Kratzen im Rachen.** Krampfartige Zusammenschnürung. **Asthma, bei Völle im Magen, morgens oder nach dem Essen.** Husten, mit der Empfindung, daß in der Brust etwas losgerissen sei. **Oberflächliche Atmung. Atembeklemmung.** Enger, trockener Reizhusten; manchmal mit blutigem Auswurf. **Husten erregt Kopfweh, als ob der Schädel zerspringen wollte** und Zerschlagenheitsschmerz in der Oberbauchgegend.

Rücken. – Rückenschmerz im Lendenbereich. Brennen in der Wirbelsäule; < 3 bis 4 Uhr morgens. Zervikobrachialneuralgie; < Berührung. **Muß sich aufsetzen, um sich im Bett wenden zu können.** Zerschlagenheitsschmerz unterhalb[16] der Schulterblätter. Sitzen bereitet Schmerzen.

Extremitäten. – Arme und Hände schlafen ein. Lähmung der Arme mit (Toben und) Stoßen darin.[4] Beine sind taub; wie gelähmt; Krämpfe in den Waden und Fußsohlen. Partielle Lähmung durch Überanstrengung oder Durchnässung. **[Rhus-t.]** Bei Bewegung Krachen in den Kniegelenken. Beim Gehen schlürft er mit den Füßen. Empfindung von plötzlichem Kräfteverlust in Armen und Beinen am Morgen.

Schlaf. – **Kann nach 3 Uhr bis gegen Morgen nicht schlafen; wacht auf und fühlt sich elend.** Schläfrig nach dem Essen und am frühen Abend. Träume voller Geschäftigkeit und Eile. > **nach einem kurzen Schlaf**, wenn er nicht aufgeweckt wird.

Haut. – **Der Körper ist brennend heiß, besonders das Gesicht; kann sich aber dennoch nicht bewegen oder entblößen, ohne zu frösteln.** Nesselsucht, mit Magenverstimmung. Akne; Haut ist rot und fleckig.

Fieber. – Das Kältestadium überwiegt. Fieberanfall, der sich morgens (durch Gliederschmerzen, Gähnen; blaue Nägel und Durstlosigkeit)[34] ankündigt. Außerordentliche Steifigkeit, mit **blauen Fingernägeln.** Glieder- und Rückenschmerzen, und Magensymptome. Frostig; **muß** in jedem Stadium des Fiebers **zugedeckt sein**. Säuerlicher Schweiß; nur auf einer Körperseite. **Frostigkeit beim Entblößen, läßt sich dennoch nicht zudecken**. Trockene Hitze des Körpers.

Modalitäten. – 〈 morgens, geistige Anstrengung, nach dem Essen, Berührung, Gewürze, Stimulantien, Rauschgifte, trockenes Wetter, Kälte.

〉 kurzer Schlaf, wenn er nicht gestört wird; abends, Ruhe, feuchtes, warmes Wetter **[Caust.]**, starker Druck.

Beziehungen. – Brechnüsse enthalten Kupfer, bemerkenswert ist die Krampfneigung beider Medikamente.

Komplementärmittel: **Sulph., Sep.**

Feindlich: **Zinc.**

Vergleiche: **Stry., Kali-c., Hydr., Bry., Lyc., Graph.**

Antidote: **Coff., Ign., Cocc.**

Dosierung. – Erste bis 30. Potenz und höher. Nux soll am besten wirken, wenn es abends gegeben wird.

Nyctanthes arbor-tristis

Nachtjasmin, Trauerbaum
Verbenaceae; Zentralindien

Biliöse* und hartnäckige, remittierende Fieber; Ischialgie; Rheumatismus. Verstopfung bei Kindern.

Kopf. – Ängstlich und ruhelos; dumpfer Kopfschmerz. Die Zunge ist belegt.

Magen. – Brennendes Gefühl, 〉 durch kalte Anwendung. Dürsten, 〉 Erbrechen.[366]

Abdomen. – Empfindlichkeit der Leber. Reichlicher, galliger Stuhl, mit Übelkeit. Verstopfung.

Fieber. – Durst vor und während Fieberfrost und Fieberhitze; bitteres[12] Erbrechen am Ende des Fieberfrostes; keine ausgesprochene Schweißneigung.

Dosierung. – Tinktur, Dosierung in Tropfen.

366 Vgl. [12]: „Nach jedem Trinken kommt es zu galligem Erbrechen."

Ocimum canum

Kampferbasilikum
Labiatae; Tropen

Bei Erkrankungen von Nieren, Blase und Harnröhre sollte man an dieses Mittel denken. Harnsaure Diathese. Roter Sand im Urin ist das Hauptcharakteristikum und wurde häufig verifiziert. Drüsenschwellung, Schwellung der Leistenlymphknoten- und Brustdrüsen. Nierenkolik, ‹ auf der rechten Seite. Nierensteinsymptome sind betont.

Harnwege. – Stark sauer, Bildung von stacheligen Harnsäurekristallen. Der Urin ist trübe, dick, eitrig, blutig; **ziegelmehl-rotes** oder gelbes **Sediment. Moschusgeruch. Schmerzen in den Ureteren.** Krampf(-artige Schmerzen) in den Nieren.[12]

Männlich. – Hitze und Schwellung des linken Hodens.

Weiblich. – Die Vulva ist geschwollen; stechender Schmerz in den Labien. Die Brustwarzen sind bei der geringsten Berührung schmerzhaft. Die Brüste fühlen sich geschwollen und gespannt an; Jucken. Vaginalprolaps.

Beziehungen. – Vergleiche: **Berb., Hedeo., Lyc., Pareir., Urt-u.**

Dosierung. – Sechste bis 30. Potenz.

Oenanthe crocata

Giftige Rebendolde
Umbelliferae; Algerien, Marokko, Südwesteuropa

Epileptiforme Konvulsionen; ‹ während Menses und Schwangerschaft. Wochenbetteklampsie; Konvulsionen bei Urämie. Brennen in Hals und Magen, Übelkeit und Erbrechen. Rote Flecken im Gesicht. Konvulsive Gesichtszuckungen. Hautleiden, insbesondere Lepra und Ichthyosis.

Kopf. – Schmerzen im ganzen Kopf, ist schwindelig. Plötzliche und völlige Bewußtlosigkeit. Rasendes Delirium, Schwindelgefühl. Livides Gesicht, starre Augen, die Pupillen sind weit; **konvulsives Zucken der Gesichtsmuskeln**, Trismus, Schaum vor dem Mund, Kieferstarre. Viel Gähnen. Neigung, über Kleinigkeiten zu weinen.

Atemwege. – Kitzelnder Husten, mit Rasseln im unteren Brustabschnitt und dickem, schaumigem Auswurf. Schweres, krampfartiges, stertoröses Atmen.

Extremitäten. – Konvulsionen; Opisthotonus. Schmerz entlang des

Nervus ischiadicus und des Nervus femoralis, nimmt im Rücken seinen Ausgang.[367] Kalte Hände und Füße. Taubheit von Hand und Fuß.

Beziehungen. – Vergleiche; **Cic., Kali-br.**

Dosierung. – Erste bis sechste Potenz.

Oleander

Nerium oleander

Apocynaceae; Mittelmeergebiet, Iran bis Ostasien

Oleander hat eine ausgeprägte Wirkung auf Haut, Herz und Nervensystem, an dem er Lähmungszustände mit krampfartigen Zuckungen der oberen Extremitäten hervorruft und heilt. Hemiplegie. Kann sich schwer artikulieren.[368]

Gemüt. – Schwaches Erinnerungsvermögen; langsame Auffassung. Melancholie, mit hartnäckiger Verstopfung. Geistige Stumpfheit, unfähig zu denken. Indolenz.

Kopf. – Schwindel mit Doppelbildern beim Niederblicken. Schwindel beim festen Blicken auf einen Gegenstand und beim Aufstehen vom Bett. Schmerz im Gehirn, als ob der Kopf zerspringen würde. Taubheitsgefühl. **Ausschlag auf der Kopfhaut.** Feuchte, übelriechende Stellen **hinter den Ohren [Graph., Petr.]** und am Hinterkopf, mit roten, rauhen, herpesartigen Stellen auf der Stirn. **Fressendes Jucken auf der Stirn und am Haarrand;** ‹ Hitze.

Augen. – Kann Gegenstände nur sehen, wenn er sie aus dem Augenwinkel heraus anschaut.[369] Tränen der Augen beim Lesen. Doppelbilder. **Gefühl, als ob die Augen nach hinten in den Kopf gezogen würden.**

Gesicht. – Blaß, eingefallen, mit blauen Ringen um die Augen. [Ph-ac.]

Magen. – **Heißhunger, mit** (Zittern der Hände und) **hastigem Essen**, ohne Appetit.[34] Durst. Leeres Aufstoßen. Erbrechen von Nahrung; von grünlichem Wasser. Pulsieren in der Magengrube.

---

367 Vgl. [34]: „Schmerz entlang dem Verlauf des Nervus ischiadicus und femoralis, beginnt in der Wirbelsäule, besonders im Lendenbereich."

368 Vgl. [16]: „Sprachvermögen fast gänzlich verloren, bei gehörigem Athem." Und: „Auf Befragen wollte sie antworten, vermochte aber nur Töne, aber keine verständlichen Worte vorzubringen."

369 Vgl. hingegen [16]: „Beim Seitwärtssehen, ohne den Kopf zu wenden, wollte es ihm schwarz vor den Augen werden."

Abdomen. – Kollern mit vielen stinkenden Blähungen. Nagen um den Nabel. Vergeblicher Stuhldrang. **Unverdaute Stühle. Stuhlabgang beim Austritt der Blähung.** Brennender Schmerz im Anus.

Brust. – Beklemmung wie von einem Gewicht; asthmatische Atmung beim Hinlegen. **Herzklopfen**, mit Schwäche und Leeregefühl in der Brust. Atemnot. Stumpfe Stiche in der Brust.

Extremitäten. – Schwäche der unteren Glieder. Lähmung der Beine und Füße. Mangel an Lebenswärme in den Gliedern. Kalte Füße. Schmerzlose Lähmung. Füße sind ständig kalt. Schwellung, Brennen und Steifheit der Finger.[34] Die Handvenen sind geschwollen. Ödeme. Steifheit der Gelenke.

Haut. – Jucken, schuppige Pickel; Herpes; ist empfindlich und taub. Nächtliches Brennen. **Sehr empfindliche Haut**; vom geringsten Reiben wird sie wund und aufgescheuert. **Heftig juckender, blutender, nässender Hautausschlag;** mangelnde Schweiße. Jucken, besonders der Kopfhaut, die empfindlich ist.

Modalitäten. – 〈 Entkleiden, Ruhe, Reiben der Kleidung.

Beziehungen. – Vergleiche: **Con., Nat-m., Rhus-t., Caust., Lath.**

Oleander enthält **Oleandrin** und auch **Nerein**, das letztere soll mit **Digitalinum** eng verwandt, wenn nicht sogar identisch sein. Der Puls wird langsamer, regelmäßiger, kräftiger. **Diurese**; Herzklopfen, Ödeme und Dyspnoe bei Herzklappenerkrankung verschwinden.

Antidote: **Camph., Sulph.**

Dosierung. – Dritte bis 30. Potenz.

Oleum animale aethereum Dippeli

Dippels Tieröl

Wirkt auf das Nervensystem, besonders auf den Nervus vagus. Nützlich bei Migräne und Neuralgie des Samenstrangs. Brennende Schmerzen und Stiche. **Schmerzen „wie nach oben gezogen“** und **„von hinten nach vorn“.**

Kopf. – Reißender Schmerz, mit Traurigkeit und Reizbarkeit; 〈 nach dem Mittagessen; 〉 durch Reiben. Juckende, brennende Bläschen; 〉 durch Reiben. Gefühl in den Jochbeinen, als würden sie mit Gewalt nach oben gezogen. Migräne mit Polyurie.

Augen. – Brennen in den Augen; Nebel vor den Augen. Glänzende Körper vor den Augen. Tränenfluß beim Essen. Kurzsichtigkeit. Zucken der Augenlider. **[Agar.]**

Nase. – Wäßrige, wundmachende Absonderung; 〈 im Freien.

Gesicht. – Ziehen im Gesicht.[17] Krampfartige Schmerzen. **Zucken der Lippen**. Gefühl, als würde das Jochbein nach oben gezogen. Zahnschmerzen, 〉 **Zusammenbeißen der Zähne**.

Mund. – Beißt sich beim Kauen in die Wange. **[Caust.]** Die Zunge fühlt sich wund an. Fettiger Geschmack im Mund.[17]

Hals. – Wund, trocken, zusammengeschnürt. Gefühl von (hereinkommender) kalter Luft.[17]

Magen. – Gefühl, **als ob Wasser im Magen wäre**, von Kälte, von Zusammenschnürung und von Brennen; 〉 Aufstoßen.

Abdomen. – Flatulenz und Kollern. Vergeblicher Stuhldrang, mit Brennen im Anus. Nach dem Stuhlgang Zerschlagenheitsschmerz im Bauch.

Harnwege. – **Polyurie**. Grünlicher Urin, häufiges und dringliches Verlangen zu urinieren, mit Tenesmus und spärlicher Harnentleerung. Jucken in der Harnröhre.

Männlich. – Gesteigertes sexuelles Verlangen; vorzeitiger Samenerguß. Schmerz entlang der Samenstränge zu den Hoden. **Gefühl, als ob die Hoden** (von einer Hand)[34] **ergriffen und gewaltsam nach oben gezogen würden**; 〈 rechts. **Druck im Perineum**. Prostatahypertrophie.

Weiblich. – **Menstruation zu früh, spärlich**; schwarze Menstruationsblutung. **Stiche in der Mamma von hinten nach vorn**.

Atemwege. – Die Brust fühlt sich zusammengezogen an. Asthma durch unterdrückten Fußschweiß. Beklemmung.

Extremitäten. – Verrenktes Gefühl im Kreuzbein. Knacken in den (Nacken-)[17] Wirbeln beim Heben des Kopfes. **[Aloe, Nat-c., Thuj.]** Ruhelosigkeit. Rheumatische Schmerzen in den Schultern. Der Schweiß an den Fersen riecht wie Fischlake.

Modalitäten. – 〈 nach dem Essen, von 14 bis 21 Uhr.

〉 durch Reiben, Aufstoßen, im Freien.

Beziehungen. – Vergleiche: **Puls., Ars., Sil., Sep.**

Antidote: **Camph., Op.**

Dosierung. – Dritte bis 30. Potenz und höher.

Oleum jecoris aselli

Dorschlebertran, aus der Leber von Gadus morrhua

Innerlich angewandt ist es ein Nährmittel und ein Medikament für Leber und Pankreas. (Burnett). Abmagerung, Mattigkeit, skrofulöse* Erkrankungen, rheumatische Leiden. **Säuglingsmarasmus**; Abmagerung mit heißen Händen und heißem Kopf; nachts ruhelos und fiebrig. **Schmerzen in der Lebergegend**. Beginnende Tuberkulose.

Brust. – Heiserkeit. Heftig stechende Schmerzen. Brennende Stellen. **Trockener, kitzelnder Reizhusten**, besonders nachts. Keuchhusten bei erbärmlichen, skrofulösen* Kindern. Hier gebe man das Öl tropfenweise, beginnend bei täglich 1 Tropfen steigere man bis auf 12 Tropfen täglich, um dann die Dosis auf die gleiche Art wieder zu reduzieren. (Dahlke). **Wundheitsgefühl in der ganzen Brust.** Hämoptysis. **[Acal., Mill.] Herzklopfen**, begleitet andere Symptome. **Gelbheit.** [370] Kinder, die keine Milch vertragen.

Extremitäten. – Schmerzhaftigkeit in Ellbogen und Knien, **im Kreuzbein**. Chronischer Rheumatismus, mit starren Muskeln und Sehnen. **Brennen in den Handflächen.**

Fieber. – Ständiges Frösteln gegen Abend. Auszehrendes Fieber*. Nachtschweiße.

Beziehungen. – Vergleiche: **Chol., Tub., Phos.**

Iodum: Ein Liter Dorschlebertran enthält 0,4 g Jod.

Gadus morrhua – Dorsch: Schnelles Atmen, mit Flattern der Nasenflügel; Blut wallt zur Brust; Schmerz in den Lungen und Husten; trockene Hitze der Handflächen.

Dosierung. – Erste bis dritte Verreibung. Lokal bei **Tinea**, und Einreibungen zur Nacht bei kleinwüchsigen, abgemagerten Kleinkindern.

Oleum santali

Sandelholzöl von Santalum album
Santalaceae; Vorderindien bis Malaysia

Seine Wirkung im Bereich der Harnwege und in der sexuellen Sphäre machen dieses Mittel höchst brauchbar, insbesondere bei Gonorrhoe. Daneben ist es ein Anregungs-, Desinfektionsmittel und wirkt als Expekto-

370 Die Gelbheit bezieht sich laut [12] nicht auf die Brust, sondern auf den Auswurf, den Zungenbelag, den gelben Schleim bei einer Halsentzündung und die gelbe Leukorrhoe.

rans. 2 oder 3 Tropfen auf Zucker werden häufig Reizhusten lindern, wenn nur wenig Sputum hochgebracht wird.

Männlich. – Schmerzhafte Erektionen; Schwellung der Vorhaut. Dicke, gelbliche, schleimig-eitrige Absonderung. Schmerz tief im Perineum.

Harnwege. – Häufiges Wasserlassen, Brennen, Schmerzen, Schwellung und Rötung der Harnröhrenmündung. Dünner und langsamer Strahl. **Scharfer Schmerz in der Nierenregion.** Gefühl, als würde ein Ball gegen die Harnröhre drücken; < Stehen. Chronischer postgonorrhoischer Harnröhrenausfluß, mit reichlicher, dicker Absonderung; chronische Zystitis.

Dosierung. – 2–10 Minim (0,12–0,62 ml) in Kapseln.

Oniscus asellus

Millepedes, Kellerassel
Crustaceae

Hat ausgeprägte diuretische Eigenschaften; daher wird es bei Wassersucht angewandt. Asthmatische Zustände, mit Bronchialkatarrh.

Kopf. – Bohrender Schmerz hinter dem rechten Ohr im Warzenfortsatz. **[Caps.]** Heftiges Pulsieren der Arterien. **[Ictod., Glon.]** Schmerzhafter Druck über der Nasenwurzel.

Magen. – Ständiger Druck am Mageneingang. Erbrechen.

Abdomen. – Aufgetrieben; **Meteorismus; sehr schwere Kolik.**

Harnwege. – Schneiden, Brennen in der Harnröhre. **Tenesmus von Blase und Rektum**; ohne Stuhl und Urin.

Beziehungen. – Vergleiche: **Ictod., Canth.**

Dosierung. – Sechste Potenz.

Onosmodium virginianum

„False Gromwell"
Boraginaceae; Nordamerika

Mangel an Konzentrations- und Koordinationsfähigkeit. Schwindel, Taubheit und starke muskuläre Entkräftung. Ausgeprägte Verbindung von Kopf- und Augensymptomen, mit Müdigkeit und Erschöpfung der Muskeln.

Ein Mittel für **Migräne**. Kopfschmerzen durch Beanspruchung der Augen und sexuelle Schwäche. Es bewirkt eine Verminderung des sexuellen Verlangens bei beiden Geschlechtern; daher seine Homöopathizität bei **sexueller Neurasthenie**. Beeinträchtigtes oder fehlendes Sexualleben bei Frauen. Neuralgische Schmerzen. Allgemeine, schwere Entkräftung. Verhält sich, als ob er schon müde geboren sei.

Kopf. – Gedächtnisverlust. Gefühl von Trockenheit in der Nase. Verwirrt. Dumpfer, schwerer Schmerz, der im Hinterkopf nach oben drängt, mit Schwindel.[12] Hinterhaupt- und Stirnkopfschmerz morgens beim Aufwachen, **hauptsächlich links**. Schmerzen in den Schläfen und im Mastoid. **[Caps.]**

Augen. – Unscharfes Sehen; hyperämische Papille und Blutfülle in den Netzhautgefäßen. Anstrengungsgefühl in den Augen; < Gebrauch der Augen. Schwere und dumpfe (Schmerzen in den)[12] Augen, muskuläre Asthenopie; **Augenmuskeln sind gespannt.**[371] Parese der inneren Augenmuskeln. **Schmerz in den Augäpfeln** zwischen Augapfel und Augenhöhle, zur linken Schläfe ziehend.

Hals. – Große Trockenheit. Absonderung von den Choanen. Wundes Kratzen (im Hals).[12] Verstopfungsgefühl in den Choanen. Symptome < durch kalte Getränke.

Abdomen. – Heftiges Verlangen nach Eiswasser und kalten Getränken; möchte häufig trinken. Der Bauch fühlt sich aufgetrieben an.

Männlich. – Ständige sexuelle Erregtheit. **Psychische Impotenz**. Verlust des sexuellen Verlangens. Schnelle Samenergüsse. Ungenügende Erektionen.

Weiblich. – Schwere Uterusschmerzen; nach unten drängende Schmerzen; alte Schmerzen treten wieder auf. **Das sexuelle Verlangen ist völlig zerstört.** Gefühl, als ob die Menses einsetzen wollten. Schmerzen in den Brüsten. Die Brustwarzen jucken. Menses zu früh, zu lange andauernd. Schmerzhaftigkeit in der Uterusgegend. Gelbe, scharfe und reichliche Leukorrhoe.

Brust. – Empfindlichkeit, Schmerzhaftigkeit in den Mammae; fühlen sich geschwollen an und sind schmerzempfindlich. Schmerz im Herz (, verursacht Todesfurcht)[12]; der Puls ist schnell, unregelmäßig und schwach.

Rücken. – Schmerz in der Brust- und Lendenregion. Taubheit und Prickeln in Füßen und Beinen.

---

371 Vgl. [12]: „Es ist unangenehm, nahe Gegenstände anzuschauen, gespanntes, ziehendes und müdes Gefühl der Augenmuskeln."

Extremitäten. – Schmerz im Rücken. **Müdes und taubes** Gefühl in den Beinen, in der Kniekehle und unterhalb der Knie. **Schwankender Gang.** Der Gehsteig erscheint zu hoch (, was ihn dazu veranlaßt, einen sehr hohen Schritt zu machen)[12]. Schmerz in der linken Schulterblattgegend. Große muskuläre Schwäche und Erschöpfung.

Modalitäten. – < Bewegung, Erschütterung, enge Kleidung. > entkleidet, Liegen auf dem Rücken, kalte Getränke, Essen.

Beziehungen. – Vergleiche: **Nat-m., Lil-t., Gels., Ruta.**

Dosierung. – 30. Potenz.

Operculina turpethum

Ipomea turpethum, Convolvulus turpethum
Convolvulaceae; Indien

Ein Mittel für Pest, Fieber, Durchfall.

Gemüt. – Delirium in Verbindung mit Ruhelosigkeit, Geschwätzigkeit. Neigung, aus dem Bett zu fliehen; Fieberwahn, Schmerzen verursachen Ohnmacht.

Abdomen. – Wäßrige Diarrhoe, reichlich, mit Schwächegefühl. Cholera. Hämorrhoiden.

Haut. – Lymphknoten sind vergrößert und verhärtet. Furunkel und langsam eiternde Abszesse.

Opium

Papaver somniferum, Schlafmohn
Papaveraceae; Europa und Asien

Hahnemann sagt, daß der Mohnsaft in seinen Wirkungen viel schwieriger zu beurteilen sei als fast irgendeine andere Arznei. Die Wirkungen von Opium, wie sie in der Unempfindlichkeit des Nervensystems, der Dämpfung von Körperfunktionen, der schläfrigen Benommenheit, der Schmerzlosigkeit, der Untätigkeit, der allgemeinen Trägheit und dem Mangel an Vitalreaktion zum Ausdruck kommen, stellen die Hauptindikationen für die homöopathische Anwendung dieser Droge dar. Alle Beschwerden sind durch **Sopor** charakterisiert. Sie sind **schmerzlos** und werden von einem **tiefen, betäubten Schlaf** und **stertoröser Atmung** begleitet. **Schweißige**

Haut. Dunkles, mahagonifarbenes Gesicht. Reichlicher seröser Erguß – venöse, passive Kongestion. Mangelnde Empfindlichkeit gegenüber Medikamenten. Wiederauftreten und Verschlimmerung von Leiden durch Erhitzung. Opium vermindert die Willkürbewegungen, stellt die Pupillen eng, schränkt die höheren Verstandesleistungen ein, mindert die Selbstbeherrschung, Konzentrationskraft und das Urteilsvermögen; stimuliert das Vorstellungsvermögen, hemmt alle Sekretionen, außer die der Haut. Mangel an Empfindlichkeit auf Medikamente, selbst wenn sie angezeigt sind. Krankheiten, die von Schreck herrühren.

Gemüt. – Der Patient möchte nichts. **Völliger Bewußtseinsverlust; apoplektischer Zustand**. Schreckliche Phantasievorstellungen; ist mutig, fröhlich, heiter. Unfähig, seine Leiden zu verstehen oder sie sich bewußt zu machen. Denkt, daß er nicht zu Hause ist. Delirantes Reden, mit weit geöffneten Augen.

Kopf. – Schwindel; **Leichtigkeit des Kopfes bei alten Menschen**. Dumpf, schwer, betäubt. Delirium. Schwindel nach Schreck. Schmerz im Hinterkopf; ein Gefühl eines großen Gewichts dort. **[Gels.]** Berstendes Gefühl. Völlige Unempfindlichkeit; begreift nichts. Gehirnlähmung.

Augen. – Halb geschlossen. Pupillen sind erweitert und reagieren nicht auf Lichtreize, sind **eng** (oder träge).[34] Ptosis. **[Gels., Caust.]** Starr, glasig.

Gesicht. – Rot, gedunsen, **geschwollen, dunkel, blutunterlaufen, heiß**. Sieht betrunken, berauscht aus. **[Bapt., Lach.]** Krampfartige Gesichtszuckung, besonders an den Mundwinkeln. Gesichtsvenen sind erweitert. **Herabhängen des Unterkiefers.** Verzerrt.

Mund. – Trocken. Zunge ist schwarz, **gelähmt**. Blutiger Schaum. Heftiger Durst. Schwellung der Lippen. Das Artikulieren und Schlucken ist schwierig.

Magen. – Erbrechen, mit Kolik und Krämpfen. Koterbrechen. Eingeklemmte Hernie. Hungrig; kein Verlangen zu essen.

Abdomen. – Hart, aufgetrieben, tympanitisch. Bleikolik. Während der Kolik, Stuhldrang und Entleerung harten Stuhls.

Stuhl. – Hartnäckige Verstopfung; kein Stuhldrang. **Runde, harte, schwarze Kugeln**. Kot schlüpft heraus und weicht wieder zurück. **[Thuj., Sil.]** Krampfartige Verhaltung der Fäzes im Dünndarm. Stühle unwillkürlich, schwarz, stinkend, schaumig. Heftiger Schmerz im Rektum, wie auseinandergepreßt.

Harnwege. – Fängt langsam an zu laufen; schwacher Strahl. **Harnverhaltung** oder unwillkürlicher Harnabgang, nach Schreck. Verlust an Sensibilität und Kraft der Blase.

Weiblich. – Unterdrückte Menses durch Schreck. Aufhören der Wehentätigkeit mit Koma und Zuckungen. Wochenbettkonvulsionen; Schläfrigkeit oder Koma zwischen den Anfällen. Drohender Abort und Unterdrückung der Lochien, durch Schreck, mit Sopor. Schreckliche, wehenartige Schmerzen im Uterus, mit Stuhldrang.

Atemwege. – Atmung setzt beim Einschlafen aus; muß geschüttelt werden, um sie wieder in Gang zu bringen. **[Grin.]** Heiser. **Tiefes Schnarchen; rasselndes, stertoröses Atmen.** Schwierige, aussetzende, tiefe, ungleichmäßige Atmung. Hitze im Brustkorb; Brennen in der Herzgegend. Husten mit Atemnot und blauem Gesicht; mit blutigem Auswurf.

Rücken und Extremitäten. – Opisthotonus. Geschwollene Halsvenen. Schmerzlose Lähmung. **[Olnd.] Zucken der Glieder.** Taubheit. Rucke, als ob die Beugemuskeln überaktiv wären. Konvulsionen; ‹ durch grelles Licht; Kälte der Glieder.

Schlaf. – Große Schläfrigkeit. **[Gels., Nux-m.]** Fällt in einen schweren, betäubten Schlaf. Tiefes Koma. Aussetzen der Atmung beim Einschlafen. **[Grin.]** Coma vigile*. Flockenlesen.[16] Sehr schläfrig, kann aber nicht einschlafen. Entfernte Geräusche, krähende Hähne etc. halten ihn wach. Das Kind träumt von Katzen, Hunden, schwarzen Formen. Das Bett wird als so heiß empfunden, daß sie nicht darauf liegen kann (; bewegt sich oft, um eine kühle Stelle zu finden).[34] Angenehme, phantastische, erotische Träume.

Fieber. – Schüttelfrost; dann Hitze mit Schlaf und Schweiß. Durst nur während der Fieberhitze. **Voller** und **langsamer** Puls. Hitze breitet sich über den ganzen Körper aus. **Heißer** Schweiß. Durch Stupor, schnarchende Atmung, Zucken der Glieder, starken Durst und Schläfrigkeit gekennzeichnetes Fieber. Allgemein niedrige Temperatur mit Neigung zu Stupor.

Haut. – Heiß, feucht, schwitzend. Ständiges Verlangen, sich zu entblößen. **Heiße Schweiße über den ganzen Körper, außer an den unteren Gliedern.**

Modalitäten. – ‹ Hitze; während und nach dem Schlaf. **[Apis, Lach.]** › kalte Dinge,[372] ständiges Gehen.

Beziehungen. – Vergleiche: **Apis., Bell., Gels., Nux-m.**

Codeinum: Trockener, quälender, unaufhörlicher Husten; Zucken von Muskeln, besonders die der Augenlider.

Eschscholtzia californica: Ein harmloses Schlafmittel.

---

372 Vgl. [11]: „Kopfschmerzen › Lehnen gegen eine kalte Wand."

Morphinum: Extreme Schmerzempfindlichkeit; Zucken; Blähsucht; viel Jucken.

Antidote: Bei akuter Opiumvergiftung: **Atropin** und **schwarzer Kaffee**. Bei chronischer Opiumvergiftung: **Ip.**, **Nux-v.**, **Passi.**

Berberis ist von Nutzen, um dem Opiummißbrauch entgegenzuwirken.

Dosierung. – Dritte bis 30. und 200. Potenz.

Nicht-homöopathische Präparate und Anwendungen. – **Palliativ nur** bei starkem Schmerz, Schlaflosigkeit, Peritonitis und zur Hemmung exzessiver Ausscheidung bei Diarrhoe, Diabetes etc.

Apomorphin: $^1/_{20}$ – $^1/_{10}$ Gran (3,2–6,4 mg) subkutan.

Codein: 0,5–1 Gran (32–65 mg)

Dovers Pulver: Besteht aus Opium, **Ipecacuanha** und **Kaliumsulfat**. Es enthält je 10% an Opium und Ipecacuanha. Dosis: 5–15 Gran (0,32–0,97 g).

Laudanum (Tinktur): Dosis 5–20 Tropfen. Opiumextrakt 0,25–1 Gran (16–65 mg).

Magendies Lösung: 16 Gran bis 1 Unze (1–31,1 g) oder 5 Tropfen entsprechend $^1/_6$ Gran (11 mg).

Morphin: $^1/_8$ bis $^1/_4$ Gran (8–16 mg).

Opium (roh): Offizinelle Dosis, 1 Gran (65 mg).

Paregoric – Tinctura camphora composita: Enthält pro Drachme (3,7 ml) 0,25 Gran (16 mg) Opium, entsprechend $^1/_{30}$ Gran (2,1 mg) **Morphin**. Für Erwachsene 0,5–1 Drachme (1,9–3,9 ml). Für ein Kind 3–5 Tropfen.

Opuntia ficus

Ficus indica, Opuntia vulgaris, Kleiner Feigenkaktus
Cactaceae; Europa, Asien, Nordamerika

Durchfall mit Übelkeit. **Gefühl, als ob die Eingeweide in den Unterbauch abgesunken wären.** Übelkeitsgefühl im unteren Drittel des Unterbauchs. Enteroptosis mit dünnem, häufigem Stuhlgang.

Beziehungen. – Vergleiche: **Chaparro amargoso**: Mexikanische Ärzte loben dieses Mittel als Spezifikum bei chronischer Diarrhoe.

Ricinus communis: Durchfall, Dysenterie, hartnäckige chronische Diarrhoe.

Dosierung. – Zweite Potenz.

Oreodaphne californica

„Mountain Laurel"
Lauraceae; Nordamerika

Neuralgischer Kopfschmerz, Schmerz in der Hals- und Hinterkopfregion, zerebrospinale Meningitis, atonische Diarrhoe und Darmkolik.

Kopf. – Schwindel; < beim Bücken oder Umhergehen[12]. Kopf schwer; die Augenlider sind schwer und zucken. Große Schmerzhaftigkeit, **mit Druck am Innenwinkel beider Augenhöhlen**, gewöhnlich links (, niemals in beiden zugleich auftretend),[12] durch das Gehirn und über die Kopfhaut zur Hinterhauptbasis ausstrahlend; < Licht, Lärm; > Schließen der Augen und völlige Ruhe. Ständiger, dumpfer Schmerz in der **Hals- und Hinterkopfgegend**, erstreckt sich zum Schulterblatt, die Wirbelsäule hinab, in den Kopf und in die Ohren hinein. Großes Schweregefühl des Kopfes, mit ständigem Bedürfnis, den Kopf zu bewegen, was nicht >. Herunterhängende Augenlider. Zuckungen. Atonischer Durchfall.

Magen. – Aufstoßen, mit Übelkeit und Schaudern.

Dosierung. – Erste bis dritte Potenz. (Die Symptome waren heftiger nach) Riechen an der Tinktur.[12]

Origanum majorana

Majoran
Labiatae; Nordafrika, Südwestasien, Vorderindien, Südeuropa

Wirkt allgemein auf das Nervensystem und ist wirksam bei Masturbation und außerordentlich stark erregten sexuellen Impulsen. Erkrankungen der Mammae.[373] **[Bufo]** Verlangen nach reger körperlicher Betätigung **zwingt sie zu laufen.**

Weiblich. – **Übersteigerter Geschlechtstrieb**; starke lüsterne Impulse; Leukorrhoe; Hysterie. Laszive Gedanken und Träume.

Beziehungen. – Vergleiche: **Plat., Valer., Canth., Hyos.**

Ferula glauca: Heftige sexuelle Erregung bei Frauen. Eisige Kälte im Hinterkopf.

Dosierung. – Dritte Potenz.

---

373 Vgl. [12]: „Schwellung und Jucken der Brustwarzen mit Schmerzen in den Mammae … "

Ornithogalum umbellatum

Doldiger Milchstern
Liliaceae; Mitteleuropa, Mittelmeerraum, Kaukasus, Vorderasien, Nordafrika, Nordamerika

Sollte bei chronischen Magenverhärtungen oder anderen Indurationen im Bereich des Abdomens, die möglicherweise Darmkrebs sind, insbesondere von Magen und Zökum, in Betracht gezogen werden. Das Zentrum der Wirkung ist der Pylorus, an dem dieses Mittel schmerzhafte Kontraktionen mit Auftreibung des Duodenums (durch Blähungen)[12] verursacht.

Niedergeschlagenheit. Völlige Entkräftung. Krankheitsgefühl hält den Patienten nachts wach.

Magen. – Belegte Zunge. Qualvolles Gefühl in der Brust und im Magen, das vom Pylorus ausgeht, mit Blähungen, die wie Kugeln von der einen Seite zur anderen rollen, Appetitverlust, schleimiges Würgen und Abmagerung. Magenulkus sogar mit Blutung. **Schmerzen sind verstärkt, wenn die Nahrung den Pylorus passiert. Erbrechen einer kaffeesatzartigen Substanz**. Auftreibung des Magens. Häufiges lautes Aufstoßen stinkender Gase. Schmerzhaftes Schwächegefühl quer über den Oberbauch.

Dosierung. – Einzelgaben der Urtinktur. Die Wirkung abwarten.

Osmium metallicum

Das Element Osmium – Os und Osmiumtetroxid – OsO_4

Reizung und Katarrh der Atemorgane. Ekzem. Albuminurie. **Schmerz in der Trachea**. Vermehrt die lokalen Schweiße und gibt ihnen Geruch.[374] Bewirkt **Adhäsion des Nagelfalzes** (an den wachsenden Nagel).[12]

Kopf. – Gefühl wie von einem Band um den Kopf. Haarausfall. **[Kali-c., Fl-ac.]**

Augen. – Glaukom, mit verschiedenfarbig schillerndem Sehen. Heftige Supra- und Infraorbitalneuralgie; heftige Schmerzen und Tränenfluß. **Ein grüner Farbenhof umgibt das Kerzenlicht**. Konjunktivitis. Erhöhung des Augeninnendrucks, verschwommenes Sehen, Lichtscheu.

---

374 Vgl. [12]: „Führt zu Veilchengeruch des Urins; Aufstoßen wie von Rettich“

Nase. – Schnupfen mit Völlegefühl in der Nase. Nase und Kehlkopf sind empfindlich gegen Luft. Kleine Schleimklumpen (die leicht) von Choanen (und Kehlkopf gelöst werden).[11]

Atemwege. – Akute Laryngitis; Husten und Auswurf von zähem, fädigem Schleim. Krampfartiger Husten; Gefühl, als ob (bei jedem Hustenanfall) die (Schleim-) Haut vom Kehlkopf abgerissen würde.[11] Geräuschvoller, **trockener, harter** Husten, der in heftigen kurzen Anfällen auftritt, die von tief unten kommen und den ganzen Körper erschüttern. Sprechen verursacht Schmerz im Kehlkopf. Heiser; **Schmerz im Kehlkopf**; schmerzempfindliches Brustbein. Zucken der Finger mit krampfartigem Husten.

Haut. – Ekzem, mit Juckreiz. Gereizte Haut. Juckende Pickel. Stinkende Schweißabsonderung, der Schweiß in der Achselhöhle riecht nach Knoblauch, < abends und nachts. Nagelfalz bleibt am wachsenden Nagel haften.

Beziehungen. – Vergleiche: **Arg-m., Irid., Sel., Mang.**

Dosierung. – Sechste Potenz.

Ostrya virginica

Hopfen-Hainbuche

Betulaceae; Nordamerika bis Mexiko

Von großem Wert bei Anämie, die von Malaria herrührt. Biliöse* Zustände und intermittierendes Fieber.

Magen. – **Die Zunge ist an der Wurzel gelb belegt.**[11] Appetitverlust. **Häufige Übelkeit**, mit dumpfem Stirnkopfschmerz. Übelkeit erregende Schmerzen.

Dosierung. – Erste bis dritte Potenz.

Ovi gallinae pellicula

Eihaut des Hühnereis

Plötzliche Schmerzen. Gefühl des Nach-unten-Drängens. Unverträglichkeit von Bünden an den Handgelenken, Armen, um die Taille etc. Rückenschmerz und Schmerz in der linken Hüfte. Schwäche. Schmerz im Herzen und linken Ovar.

Beziehungen. – Vergleiche: **Calc., Naja.**

Calcarea ovi testae – Ovi testa – Testa praeparata – Eierschalen: Leukorrhoe und Rückenschmerzen. Ein Gefühl, als ob die Wirbelsäule zerbrochen wäre und mit Drähten zusammengehalten würde oder mit einer Schnur zusammengebunden wäre. Krebsschmerzen. Warzen.

Auch **Ei-Vakzine bei Asthma.** Es gibt viel Interesse für Dr. Fritz Talbots Methode, die darin besteht, eine Form von Asthma bei Kindern durch die Anwendung der Ei-Vakzine zu behandeln. Asthma aufgrund von Überempfindlichkeit gegen Hühnerei-Eiweiß kann dadurch geheilt werden, daß mittels wiederholter Gaben von Eiklar eine Immunisierung gegen die Eigifte durchgeführt wird. Nachdem die Haut mit Seife und Alkohol gereinigt wurde, wird das Eiklar in einen kleinen Hautkratzer einmassiert.

Ovininum

Oophorinum, Extrakt aus dem Ovar einer Kuh oder eines Schafes.

Leiden nach Entfernung der Ovarien. **Klimakterische Störungen** im allgemeinen. Eierstockzysten. Hautleiden und Rosacea. Prurigo.

Beziehungen. – Vergleiche: **Orchitinum** – Hodenextrakt: Nach Ovarektomie, sexuelle Schwäche, seniler Verfall.

Dosierung. – Tiefe Triturationen.

Oxalicum acidum

Oxalsäure, $H_2C_2O_4 \cdot 2H_2O$

Obwohl bestimmte Oxalate ständige Bestandteile der pflanzlichen Nahrung und des menschlichen Körpers sind, ist die Säure selbst, innerlich eingenommen, ein heftiges Gift, das Gastroenteritis, motorische Lähmung, Kollaps, Stupor und Tod verursacht.

Es beeinflußt das Rückenmark, bewirkt motorische Lähmung. Schmerzen sind sehr heftig, **an** (kleinen)[34] **Stellen [Kali-bi.]**, 〈 Bewegung und **Daran-Denken.**[375] **Periodisches Nachlassen der Krankheitserscheinung**. Krampfartige Symptome von Hals und Brust. **Rheumatismus der linken Seite. Neurasthenie**. Tuberkulose.

375 Vgl. [34]: „Sobald er an die Schmerzen denkt, kommen sie wieder."

Kopf. – Hitzegefühl. Verwirrung und Schwindel. Kopfschmerz vor und während des Stuhlganges.

Augen. – Schlimmer Schmerz in den Augen; fühlen sich vergrößert an. **Überempfindlichkeit der Netzhaut.**

Magen. – Heftiger Schmerz im Oberbauch, ⟩ durch Abgang der Blähung. Magenschmerz, Sodbrennen, Kälteempfindung unterhalb des Epigastriums. Brennender Schmerz, erstreckt sich nach oben; die leichteste Berührung verursacht fürchterliche Schmerzen. Bitteres und saures Aufstossen, ⟨ nachts. Kann keine Erdbeeren essen.

Abdomen. – Schmerz im Oberbauch und in der Nabelgegend zwei Stunden nach dem Essen, mit starker Blähung. Stiche in der Leber. Kolik. Brennen an kleinen Stellen im Bauch. Durchfall von Kaffee.

Harnwege. – Häufiges und reichliches Urinieren. Brennen in der Urethra (als wollte ein Tropfen scharfen Harns heraus).[34a] Schmerz[34a] in der Eichel beim Urinieren. Muß urinieren, wenn er daran denkt. Der Urin enthält Oxalate.

Männlich. – **Schreckliche neuralgische Schmerzen im Samenstrang.** Die Hoden fühlen sich gequetscht und schwer an. Samenblasenentzündung.

Atemwege. – Nervöse Aphonie mit Herzstörungen,**[Coca, Hydr-ac.]** (heftigem Herzklopfen und unregelmäßiger Herzaktion; Veränderung der Stimme, sie wird schwach und heiser).[34] Eine brennende Empfindung erstreckt sich vom Hals nach unten. Krampfartiges Atmen, mit Zusammenschnürung von Kehlkopf und Brust. **Heiserkeit. Die linke Lunge ist schmerzhaft. Aphonie.** Lähmung der für die Spannung der Stimmbänder zuständigen Muskeln. **Atemnot, kurzes, ruckendes Einatmen.** Heftiger Schmerz durch die untere Region der linken Lunge, strahlt in den Oberbauch aus.

Herz. – Herzklopfen und Atemnot bei organischer Herzkrankheit; ⟨ beim Daran-Denken. Schwacher Puls. Die Herzsymptome wechseln mit Aphonie ab; **Angina pectoris; heftiger, lanzinierender Schmerz in der linken Lunge, der plötzlich auftritt und den Atem nimmt.** Präkordiale Schmerzen, die hin zur linken Schulter stechen. Aortenklappeninsuffizienz.

Extremitäten. – Taub, schwach, und kribbelnd. Die Schmerzen gehen von der Wirbelsäule aus und erstrecken sich durch die Extremitäten. Ziehende und **lanzinierende Schmerzen**, die die Extremitäten hinabschießen. **Rückenschmerz**; ist taub und schwach. Myelitis. Starke muskuläre Entkräftung. Das Handgelenk ist schmerzhaft, wie verrenkt. **[Ulm.]** Die unteren Extremitäten sind blau, kalt und unempfindlich. Taubheitsgefühl. Multiple Sklerose des Gehirns und Tabes dorsalis. Lanzinierende Schmerzen in verschiedenen Körperteilen; ruckende Schmerzen.

Haut. – Empfindlichkeit, Brennen und Wundheit, < durch Rasieren. Fleckig, marmoriert in kreisförmigen Flecken. Schwitzt leicht.

Modalitäten. – < **linke** Seite, leichteste Berührung; Licht; Rasieren. Wacht gegen 3 Uhr morgens mit Magen- und Bauchschmerz auf. **Alle Zustände werden < durch Daran-Denken.**

Beziehungen. – Vergleiche: **Ars., Colch., Arg-m., Pic-ac.**

Caesium metallicum – Caesium, Cs: Schmerz in der Lendenregion und im Hoden. Kopfschmerz, Stechen durch die Schläfen. Durchfall und Kolik. Mattigkeit.

Cicer arietinum – Kichererbse: Steinleiden, Gelbsucht, Leberleiden, Diuretikum.

Scolopendra morsitans – Pyllitis scolopendrium, Hirschzunge: Schreckliche Schmerzen in Rücken und Lenden, ziehen die Glieder hinab; kehren periodisch wieder, beginnen im Kopf, bis zu den Zehen. Angina pectoris. Entzündung, Schmerz und Gangrän. Pusteln und Abszesse.

Antidot bei Vergiftung mit Oxalsäure: **Kalkwasser.**

Dosierung. – Sechste bis 30. Potenz.

Oxydendron arboreum

Andromeda arborea, Oxydendrum arboreum, Sauerbaum
Ericaceae; Nordamerika

Ein Mittel für Wassersucht – Aszites und Anasarka. Anurie. Gestörter Blutfluß im Pfortaderkreislauf. Vergrößerung der Prostata. Blasensteine. Reizung des Blasenhalses. Große Schwierigkeit beim Atmen.

Beziehungen. – Vergleiche: **Cerefolius**: Wassersucht, Brightsche Krankheit*, Zystitis.

Dosierung. – Tinktur.

Oxytropis lamberti

„Loco weed"
Leguminosen

Hat eine ausgeprägte Wirkung auf das Nervensystem. Zittern, Gefühl von Leere. Läuft rückwärts. Blutandrang zur Wirbelsäule und Lähmung. Schmerzen kommen und vergehen schnell. Die Schließmuskeln sind erschlafft. Schwankender Gang. Verlust der Reflexe.

Gemüt. – Verlangen, allein zu sein. Abneigung gegen (geistige)[12] Arbeit und Gespräche. 〈 Denken an die Symptome. **[Ox-ac.] Niedergeschlagenheit.**

Kopf. – Schwindel. **[Gran.]** Völle- und Wärmegefühl im Kopf. Gefühl von Berauschung, mit Verlust der Sehkraft. Schmerz in den Kieferknochen und in den Masseter-Muskeln. Mund und Nase sind trocken.

Augen. – Verdunkeltes Sehfeld; enge Pupillen, reagieren nicht auf Lichtreiz. Lähmung der Augennerven und der Augenmuskeln.

Magen. – Aufstoßen mit kolikartigen Schmerzen. Empfindlicher Oberbauch.

Rektum. – Der Schließmuskel scheint erschlafft. Stuhl entgleitet aus dem Anus, **wie Gallertklumpen**, breiig.

Harnwege. – Harndrang beim Daran-Denken. **Reichlicher Urinfluß.** Schmerz in den Nieren. **[Berb.]**

Männlich. – Weder Verlangen noch Fähigkeit zum Koitus. Schmerz in den Hoden den Samenstrang entlang und die Oberschenkel hinunter.

Extremitäten. – Schmerz entlang dem Nervus ulnaris. Taubheitsgefühl in der Wirbelsäulengegend. **Schwankender Gang.** Koordinationsverlust. Patellarsehnenreflex erloschen. Schmerzen kommen und vergehen schnell, aber die Muskeln bleiben schmerzhaft und steif.

Schlaf. – Ruhelos, Träume von Streit.

Modalitäten. – 〈 Denken an die Symptome (monomanische Tendenz); jeden zweiten Tag.

〉 nach dem Schlaf.

Beziehungen. – Vergleiche: **Astr-m., Lath., Ox-ac., Lol.**

Bariumsalze: Oxytropis ist reich an Barium.

Dosierung. – Dritte Potenz und höher.

Paeonia officinalis

Pfingstrose
Paeoniaceae; Südwesteuropa

Die Symptome von Rektum und Anus sind von höchster Wichtigkeit. Chronische Geschwüre an der unteren Körperhälfte, an Bein, Fuß, Zeh, Rektum, auch an der weiblichen[34] Brust.

Kopf. – Blutandrang zu Kopf und Gesicht. Nervös. Schwindel beim Bewegen. Brennen in den Augen und Klingen in den Ohren.

Rektum. – Beißen, **Jucken im Anus**; die Analöffnung ist geschwollen. Brennen im Anus nach dem Stuhlgang; anschließend innere Frostigkeit. Analfistel, Diarrhoe, mit Brennen des Anus und innerer Frostigkeit. (Kleines,) schmerzhaftes Geschwür, am Perineum, sondert eine übelriechende Flüssigkeit ab.[34] **Hämorrhoiden, Fissuren, Ulzeration von Anus und Damm, purpurn, von Krusten bedeckt.** Schreckliche Schmerzen bei und nach jedem Stuhlgang. Plötzlicher, zähflüssiger Durchfall, mit Schwächegefühl im Bauch.

Brust. – Stechende Schmerzen im linken Brustkorb. Hitze im Brustkorb. Dumpfer, schießender Schmerz von der Brustvorderseite durch das Herz zum Rücken.

Extremitäten. – Schmerz in Handgelenk und Fingern; in Knien und Zehen. Schwäche der Beine, hindert am Gehen.

Schlaf. – Entsetzliche Träume, Alpdrücken.

Haut. – Empfindlich, schmerzhaft. Geschwüre unterhalb des Steißbeines; in der Kreuzbeingegend; Krampfadern. Geschwüre im allgemeinen, durch Druck, Dekubitus etc. Jucken, Brennen wie von Nesseln.

Beziehungen. – Vergleiche: **Ham., Sil., Aesc.**

Glechoma hederacea – Gundelrebe: Symptome am Rektum.

Ratanhia peruvania: Starke Zusammenschnürung des Anus, die Stühle werden unter großen Mühen herausgepreßt.

Antidote: **Rat., Aloe.**

Dosierung. – Dritte Potenz.

Palladium metallicum

Palladium, Pd

Ein Mittel für die Eierstöcke; verursacht den Symptomenkomplex einer chronischen Eierstockentzündung. Nützlich, wenn das Parenchym der Keimdrüse nicht total zerstört ist. Wirkt auch auf das Gemüt und die Haut. Motorische Schwäche, Abneigung gegen körperliche Betätigung.

Gemüt. – Weinerliche Stimmung. **Liebt Anerkennung.** Stolz; **ist leicht beleidigt.** Neigung, sich heftiger Ausdrücke zu bedienen. **Hält sich strahlend in Gesellschaft**, ist nachher sehr erschöpft und die Schmerzen sind ‹.

Kopf. – Gefühl, als würde der Kopf von hinten nach vorne geschwungen (; als würde das Gehirn geschüttelt).[34] Schläfen- und Scheitelneuralgie mit Schulterschmerz. **Schmerz quer über den Scheitel von Ohr zu Ohr**; ‹ nach einer Abendgesellschaft, mit Reizbarkeit und saurem Aufstoßen. Fahler Hauttyp.

Abdomen. – Blitzartiger Schmerz vom Nabel zum Becken. Empfindung, als wären die Eingeweide abgebissen.[376] Die Eingeweide fühlen sich stranguliert an. Schmerzhaftigkeit des Abdomens, Schwellung in der rechten Leiste. Flatulenz.

Weiblich. – Uterusprolaps und Retroversion. Subakute Peritonitis des Beckens, mit rechtsseitigem Schmerz und Rückenschmerz. Menorrhagie. Schneidender Schmerz im Uterus; › nach Stuhlgang. **Schmerz und Schwellung in der Gegend des rechten Ovars.** Blitzartiger oder brennender Schmerz im Becken und Herab-Drängen; › durch Reiben. Schmerzhaftigkeit und blitzartiger Schmerz vom Nabel zur Brust. Eiweißartige Leukorrhoe. Menstruationsfluß beim Stillen. Stiche in der rechten Brust nahe der Brustwarze. Es ist bei den gynäkologischen Leiden indiziert, wo die Krankheit im rechten Ovar begonnen hat und Uterusprolaps und Retroversion, subakute Peritonitis des Beckens und die begleitende Symptomatik sekundär sind. (Dr. F. Aguilar)

Extremitäten. – Pruritus. Müdes Gefühl im Kreuz. Flüchtige, neuralgische Schmerzen in den Extremitäten. Schwere und Müdigkeit in den Gliedern. Stechende Schmerzen von den Zehen zu den Hüften. Rheumatische Schmerzen in der rechten Schulter; in der rechten Hüfte. Ischialgie.

---

376 Vgl. [34]: „… es ähnelt irgendwie einem Beißen, als würde ein Tier kleine Stückchen der Innereien schnappen oder abreissen; … “

Beziehungen. – Komplementärmittel: **Plat.**
Vergleiche: **Arg-m., Helon., Lil-t., Apis.**
Dosierung. – Sechste bis 30. Potenz.

Paraffinum

Paraffin

Wertvoll bei Leiden der Gebärmutter. Leistet besonders gute Dienste bei Verstopfung. Schmerzen wie von Messern. Die Schmerzen strahlen von einem Körperteil zum anderen und wechseln. Schmerz im Magen wechselt mit Schmerz in Hals und Wirbelsäule.

Kopf. – Die linke Kopf- und Gesichtshälfte leiden am meisten; Schmerzen sind stechend und windend. Schmerz, als ob ein Nagel in die linke Seite des Scheitels getrieben würde. Gefühl von Verdrehung im linken Ohr.[377]

Augen. – Vermindertes Sehvermögen; schwarze Flecken vor den Augen. Rote Lider. Gefühl, als ob Fett auf den Augen wäre.

Mund. – Schmerz in den Zähnen, ist reißend, wie verdreht, zieht hinunter zum Unterkiefer.[378] Voller Speichel; der Mund fühlt sich klebrig an; bitterer Geschmack.

Magen. – Ist die ganze Zeit hungrig. Schmerz quer über dem Magen (wie nach einem Schlag).[12] Magenschmerz wechselt mit Schmerz in Hals und Wirbelsäule, erstreckt sich zur Brust, mit lautem Aufstoßen. Festsitzender Schmerz im linken Hypochondrium, als ob die Körperteile verdreht würden. Herzklopfen mit Magenschmerzen.

Abdomen. – Schmerz im Unterbauch, der sich zum Genitale, Rektum und Steißbein erstreckt; 〉 Sitzen.

Rektum. – Häufiger Stuhldrang. **Hartnäckige Verstopfung bei Kindern. [Alum., Nyct.]** Chronische Verstopfung mit Hämorrhoiden und ständigem Stuhldrang, ohne Erfolg.

Weiblich. – Menses zu spät, schwarz, reichlich. Milchige Leukorrhoe. Die Brustwarzen schmerzen bei Berührung, als wären sie innen wund. Stechender Schmerz im Schamhügel. Sehr heißer Urin mit brennenden Schmerzen in der Vulva.

---

377 Vgl. [12]: „Stechen und Winden im linken Ohr mit einem Gefühl, als wäre es verstopft; zeitweise 〉 durch Hineinschieben von Gegenständen".

378 Vgl. [12]: „Windendes Gefühl in den Zähnen mit Stechen im Ohr, das nach einigen Stunden die gesamte linke Gesichts- und Kopfseite befällt, zieht zum Unterkiefer hin."

Extremitäten. – Schmerz in der Wirbelsäule, der sich in die Leistenregion und beide Lenden erstreckt, beim Treppensteigen.[379] Gefühl wie von elektrischen Schlägen in allen Gelenken. Reißender Schmerz in den Waden, erstreckt sich zu den Zehen; Verrenkungsschmerz in den Gelenken. Füße sind geschwollen mit Reißen in den Knöcheln und Sohlen.

Haut. – Verbrennungen, sogar 3. Grades, mit Schorfbildung und Sepis. Man wasche die Haut mit sterilem Wasser, trockne sie, sprühe sie mit Paraffin ein und bedecke sie mit einer dünnen Schicht Baumwolle. Auch bei Erfrierungen nützlich.

Beziehungen. – Vergleiche: **Naphtin., Petr., Kreos., Eupi.**

Dosierung. – Tiefere Triturationen und 30. Potenz.

Pareira brava

Chondrodendron tormentosum

Menispermaceae; Nordbrasilien, Peru

Die Harnwegssymptome sind am wichtigsten. Nützlich bei Nierenkolik, Prostataleiden und Blasenkatarrh. Gefühl, als ob die Blase aufgetrieben wäre, mit Schmerz. **Schmerz geht den Oberschenkel hinab.**

Harnwege. – Schwarzer, blutiger Urin mit dickem Schleim. **Ständiger Harndrang; angestrengtes Pressen; Schmerz zieht in die Oberschenkel hinab** (sogar bis zu den Füßen)[12], **während der Anstrengung zu urinieren.** (Heftige Schmerzen bei Strangurie,) er kann den Harn (überhaupt) nur dann lassen, wenn er sich (auf allen Vieren) hinkniet und seinen Kopf fest gegen den Boden preßt.[12] Gefühl, daß die Blase aufgetrieben ist, und neuralgischer Schmerz im Bereich des Nervus femoralis. **[Staph.]** Tröpfeln nach dem Urinieren. **[Sel.] Heftiger Schmerz in der Glans penis.** Jucken entlang der Harnröhre; Urethritis, bei Prostataleiden. Entzündung der Harnröhre; wird fast knorpelig.

Beziehungen. – Vergleiche: **Uva, Hydrang., Berb., Oci., Hedeo.**

Chimaphila umbellata: Chronische katarrhalische Kongestion nach einer Harnblasenentzündung; akute Prostatitis; Gefühl eines Balles im Damm beim Sitzen.

---

379 Vgl. [12]: „Schmerzen in der Wirbelsäule, die in die Lendenwirbel ausstrahlen, dann auf beiden Seiten oberhalb der Kämme der Darmbeinschaufeln verlaufend in die Leistengegenden einstrahlen, wo ein entzündungsartiger Schmerz empfunden wird."

Fabiana imbricata: Dysurie; postgonorrhoische Komplikationen; Harngrieß; Blasenkatarrh.

Parietaria officinalis – Aufrechtes Glaskraut: Nierensteine; Alpträume, der Patient träumt davon, lebendig begraben zu werden.

Dosierung. – Tinktur bis dritte Potenz.

Paris quadrifolia

Einbeere

Liliaceae; Europa, Kleinasien, Sibirien

Die Kopfsymptome sind ausgeprägt und verifiziert. Gefühl von Ausdehnung und sich daraus ergebender Spannung. Kälte der rechten Körperseite, die linke Seite ist heiß. Katarrhalische Beschwerden, verstopftes Gefühl an der Nasenwurzel. Störung des Tastsinnes.

Gemüt. – Eingebildete üble Gerüche. Gefühl des Zu-groß-Seins. **Geschwätzig**, plappernd, lebhaft.

Kopf. – Gefühl, als wäre die Kopfhaut zusammengezogen und die Knochen wundgeschabt. Schmerzhaftigkeit auf dem Scheitel; kann das Haar nicht bürsten. Schmerzen, als würde **ein Faden von den Augen zum Hinterkopf hinziehen**. Schmerz im Hinterkopf, mit Schweregefühl. Der Kopf fühlt sich sehr groß, ausgedehnt an. Die Kopfhaut ist empfindlich. Taubheitsgefühl der linken Kopfseite.

Augen. – Beschwerden der Augenbrauen.[380] Die Augen fühlen sich schwer an, als ob sie hervortreten würden; **Gefühl eines Fadens durch die Augäpfel**. (Gefühl, als wären die Augen)[34] vergrößert, als ob die Lider sie nicht bedecken könnten.

Gesicht. – Neuralgie; heiße Stiche im linken Jochbein, das sehr schmerzhaft ist. Hat bei Kieferhöhlenentzündung, die von Augensymptomen begleitet wurde, gebessert.

Mund. – **Trockene Zunge beim Aufwachen** – weiß belegt, **ohne Durst**, mit bitterem oder vermindertem Geschmack.

Atemwege. – Verstopfer Zustand und Völle an der Nasenwurzel. Periodische, schmerzlose **Heiserkeit**. Husten wie von Schwefeldampf in der Luftröhre. Ständiges Räuspern, wegen zähem, grünem Schleim in Kehlkopf und Luftröhre.

---

380 Vgl. [11]: „Schmerzhafter Druck im oberen Rand der Augenhöhle, wie im Knochen."

Extremitäten. – Gefühl von **einem Gewicht und Müdigkeit im Nacken** und über den Schultern. Neuralgie, beginnt in der linken Interkostalgegend und erstreckt sich in den linken Arm hinein.[381] Der Arm wird steif, die Finger zur Faust geballt. Neuralgie des Steißbeins; Pulsieren, Stechen beim Sitzen.[382] **Die Finger sind oft taub.** Taubheit der oberen Glieder. Alles fühlt sich rauh an.

Beziehungen. – Vergleiche: **Sil., Calc., Nux-v., Rhus-t.**

Pastinaca sativa – Pastinak: Geschwätzigkeit; Delirium tremens; visuelle Sinnestäuschung; Unverträglichkeit von Milch. Für Schwindsüchtige und bei Nierensteinen werden die Wurzeln als Diät verwendet, hierzu werden sie in Wasser gekocht und entweder als Suppe oder Salat genossen.

Unverträglich: **Ferr-p.**

Antidot: **Coff.**

Dosierung. – Dritte Potenz.

Parthenium hysterophorus

Escoba amarga
Compositae; Nordamerika

Ein kubanisches Mittel für Fieber, besonders für Malaria. Vermehrter Milchfluß. Amenorrhoe und allgemeine Schwäche. Cheyne-Stokes-Atmung. Nach Chinin.

Kopf. – Schmerzen, erstrecken sich zur Nase. Kopf fühlt sich geschwollen an (, kurzzeitiges Gefühl, als ob Blut durch das Gesicht brechen wollte, besonders oberhalb der Nase und an der Nasenwurzel)[12]. Schmerz im Stirnhöcker. Augen sind schwer; die Augäpfel schmerzen. Gestörtes Sehvermögen. Klingen in den Ohren. Tinnitus und Schmerz in den Ohren. Schmerz an der Nasenwurzel, Gefühl wie geschwollen. Schmerz in den Zähnen. (Die oberen)[12] **Zähne fühlen sich stumpf an.** Zähne wie zu lang.

Abdomen. – Schmerz im linken Hypochondrium. Milzleiden.

Modalitäten. – ‹ nach dem Schlaf; plötzliche Bewegung.

› nach dem Aufstehen; Umhergehen.

Beziehungen. – Vergleiche: **Chin., Cean., Helia.**

---

381 Vgl. [34]: „Heftige Stiche auf beiden Halsseiten, erstrecken sich bis in die Finger hinunter, besonders auf der linken Seite, ‹ durch geistige Anstrengung."

382 Vgl. [34]: „Stiche zwischen den Schulterblättern und pulsierende Stiche im Steißbein beim Sitzen."

Passiflora incarnata

Passionsblume
Passifloraceae; Nordamerika

Ein wirksames Mittel gegen Krämpfe. Keuchhusten. Morphiumabusus. Delirium tremens. Krämpfe bei Kindern; Neuralgie. Hat eine beruhigende Wirkung auf das Nervensystem. Schlaflosigkeit, bewirkt normalen Schlaf, keine Störungen der Gehirnfunktionen, Nervenleiden bei Kindern, Wurmfieber, Krämpfe, Zahnung. **Tetanus**. Hysterie; Wochenbettkonvulsionen. Schmerzhafter Durchfall. Akute Manie. **Der atonische Zustand** ist allgemein vorhanden. **Asthma**, 10–30 Tropfen, alle zehn Minuten, davon einige Dosen. Lokal bei Erysipel.

Kopf. – Heftiger Kopfschmerz, als ob sich das Schädeldach abhebe – Gefühl, als würden die Augen nach außen gedrückt.

Magen. – Bleiernes, totes Gefühl nach den oder zwischen den Mahlzeiten; Blähsucht und saures Aufstoßen.

Schlaf. – Ruhelos und schlaflos, durch Erschöpfung. Besonders bei schwachen Menschen, Kindern und bei alten Leuten. Schlaflosigkeit bei Kindern, bei alten, besorgten und überarbeiteten Menschen, mit Neigung zu Konvulsionen. Nächtlicher Husten.

Dosierung. – Große Dosen der Urtinktur sind erforderlich, 30–60 Tropfen, einige Male zu wiederholen.

Paullinia sorbilis

Siehe Guarana

Penthorum sedoides

„Virginia stone-crop"
Saxifragaceae; Nordamerika, Ostasien

Ein Mittel für Schnupfen, mit Roheitsempfindung und Nässegefühl in der Nase.[383] Der Hals fühlt sich wund an. Chronische Leiden der Schleimhäute, mit Reizempfindlichkeit. Chronischer retronasaler Katarrh;

---

383 Vgl. [11]: „In meinen Nasenlöchern ist ein merkwürdiges, nasses Gefühl, als ob ein heftiger Schnupfen einsetzen würde, was aber nicht geschieht; …"

chronische Pharyngitis, die Schleimhaut ist purpurn und erschlafft. Nasses und rohes Gefühl an den Choanen; Völlegefühl in Nase und Ohren. Aphonie und Heiserkeit, erschlaffte Stimmbänder. Hypersekretion der Schleimhäute. Jucken am Anus und Brennen im Rektum. Beschwerden am Rachendach und in den Eustachischen Röhren.

Nase. – **Ständiges Nässegefühl in der Nase**, das durch Schneuzen – egal wie oft – nicht gemindert wird. Dicke, eiterartige Absonderung mit Blutstreifen. **Retronasaler Katarrh** in der Pubertät.

Beziehungen. – Penthorum folgt oft auf **Puls., Sang., Hydr.**

Dosierung. – Wirkt nicht sehr schnell und paßt besser für chronische Leiden; es sollte einige Zeit lang eingenommen werden. Tiefere Potenzen.

Pertussinum

Coqueluchinum, Keuchhustennosode

Wird aus dem eiweißartigen und fadenziehenden Schleim hergestellt, der den Keuchhustenerreger enthält. Wurde durch J.H. Clarke zur Behandlung des Keuchhustens und anderer krampfartiger Husten eingeführt.

Beziehungen. – Vergleiche: **Dros., Cor-r., Cupr., Naphtin., Meph., Passi., Coc-c., Mag-p.**

Dosierung. – Die 30. Potenz.

Petroleum

Oleum petrae, Steinöl, Bergöl

Kropf-Diathese, besonders beim dunklen Menschentyp, der an katarrhalischen Zuständen der Schleimhäute, Magenübersäuerung und Hautausschlägen leidet.

Sehr ausgeprägte Hautsymptome, es wirkt auf die Schweiß- und Talgdrüsen. Die Beschwerden sind < im Winter. Beschwerden vom Fahren in Wagen, Kutsche oder mit dem Schiff; sich hinschleppende Magen- und Lungenbeschwerden; chronischer Durchfall. **Lange bestehende Beschwerden** nach Gemütszuständen wie Schreck, Ärger etc. Chlorose* bei jungen Mädchen mit oder ohne Magengeschwür.

Gemüt. – Ausgeprägte 〈 durch Gefühlsbewegungen. Verliert seinen Weg in den Straßen. Denkt, er sei doppelt[384] oder es läge jemand neben ihm. **Meint, der Tod sei nahe, und er müsse sich beeilen, sein Testament zu machen.**[34] Reizbar, leicht beleidigt, ärgert sich über alles. (Morgens stille) **Niedergeschlagenheit mit Trübsichtigkeit.**[16]

Kopf. – Empfindlich, **Gefühl, als umwehe den Kopf ein kalter Luftzug**. Fühlt sich taub an, als wäre er aus Holz; **Hinterkopf schwer, wie Blei. [Op.]** Im Hinterkopf **Schwindel beim Aufstehen**, wie betrunken oder seekrank. **Feuchter Ausschlag der Kopfhaut**; besonders am Hinterkopf und an den Ohren. Kopfhaut ist schmerzhaft bei Berührung, danach Taubheit. Kopfschmerzen verursacht durch Erschütterung beim Husten; muß sich die Schläfen halten, um den Schmerz zu lindern. Man verwende die 30. Potenz.

Augen. – Ausfallen der Wimpern. Verschwommenes Sehen, Weitsichtigkeit; kann Kleingedrucktes nicht ohne Brille lesen; Blenorrhoe des Tränensacks; **Lidrandentzündung**. Rissige Augenwinkel. Die Haut um die Augen ist trocken und schuppig.

Ohren. – Geräusche sind unerträglich, besonders die von mehreren, sich unterhaltenden Leuten. Ekzem, Intertrigo etc., in und hinter den Ohren, mit heftigem Jucken. Die Stellen sind schmerzhaft bei Berührung. Fissuren im äußeren Gehörgang. Trockener Katarrh, mit Taubheit und Ohrgeräuschen. Klingen und Knacken in den Ohren. Chronischer Katarrh der Eustachischen Röhre. Hörvermögen vermindert.

Nase. – **Geschwürige, rissige, brennende Nasenlöcher**; die Nasenspitze juckt. Nasenbluten. Ozäna mit Krusten und schleimig-eitriger Absonderung.

Gesicht. – Trocken, Zusammenziehungsgefühl, als ob das Gesicht mit Eiklar bedeckt wäre.

Magen. – Sodbrennen, heißes, scharf saures Aufstoßen.[16] Auftreibung. Großes Leeregefühl. Starke Abneigung gegen fette Speisen, Fleisch; 〈 Essen von Kohl. **Hunger**, unmittelbar nach dem Stuhlgang. **Übelkeit**, mit Zusammenlaufen von Wasser im Mund. Magenschmerz, wenn der Magen leer ist; 〉 durch andauerndes Essen. **[Anac., Sep.]** Heißhunger. Muß nachts aufstehen und essen. **[Psor.]** Knoblauchgeruch (aus dem Mund)[16].

---

384 Vgl. [34]: „Delirium; denkt, daß eine andere Person neben ihm liegt, oder ein Glied doppelt sei."

Abdomen. – **Durchfall nur tagsüber**; wäßrig, schwallartig und **Jucken des Anus.** Nach Kohl; mit Leeregefühl des Magens.

Männlich. – Herpetiformer Hautausschlag am Damm. Entzündete und geschwollene Prostata. Jucken in der Harnröhre.

Weiblich. – Vor den Menses Pulsieren im Kopf. **[Kreos.]** Eiweißartige, reichliche Leukorrhoe. **[Alum., Bor., Bov., Calc-p.]** Die Geschlechtsteile sind wund und feucht. Gefühl von Feuchtigkeit. **[Eup-pur.]** Jucken und mehliger Überzug der Brustwarze.

Atemwege. – Heiserkeit. **[Carb-v., Caust., Phos.]** Trockener Husten und Beklemmung der Brust, nachts. Husten verursacht Kopfschmerzen. Beklemmung der Brust; 〈 kalte Luft. Trockener Husten nachts, kommt tief aus der Brust. Krupp und Rachendiphtherie.

Herz. – Kältegefühl.[385] **[Carb-an., Nat-m.]** Ohnmacht mit Wallungen, Hitze und Herzklopfen.

Rücken. – Schmerz im Nacken, steif und schmerzhaft. Schwäche im Kreuz. Schmerzhaftes Steißbein.

Extremitäten. – Chronische Verstauchungen. Stinkender Schweiß in den Achselhöhlen. Steife Knie. **Die Fingerspitzen sind jeden Winter rauh, rissig, aufgesprungen.** Brennendes Gefühl im Knie. Knacken in den Gelenken.

Haut. – Jucken nachts. Frostbeulen, feucht, sie jucken und brennen. Dekubitus. **Die Haut ist trocken, zusammengezogen, sehr empfindlich, rauh und rissig, lederartig.** Herpes. Der leichteste Kratzer läßt die Haut eitern. **[Hep.]** Intertrigo; Psoriasis der Hände. **Dicke, grünliche Krusten, Brennen und Jucken; Röte; Wundheit; Risse bluten leicht.** Ekzem. Rhagaden 〈 **im Winter.**

Fieber. – Schüttelfrost[16], gefolgt von Schweiß. Hitzewallungen, insbesondere in Gesicht und Kopf; 〈 nachts. Fuß- und Achselschweiße.

Modalitäten. – 〈 **Feuchtigkeit**; vor und während eines Gewitters, Fahren im Wagen, **passive Bewegung; im Winter**, Essen, Gemütszustände. 〉 warme Luft; Liegen mit erhöhtem Kopf; trockenes Wetter.

Beziehungen. – Vergleiche: **Carb-an., Carb-v., Graph., Sulph., Phos.**

Komplementärmittel: **Sep.**

Antidote: **Nux-v., Cocc.**

Dosierung. – Dritte bis 30. Potenz und höhere. Materielle Dosen wirken oft besser.

---

385 Vgl. [34]: „Kältegefühl in der Herzgegend; als ob ein kalter Stein im Herz sei."

Petroselinum sativum

Petersilie

Umbelliferae; Mittelmeerraum, in vielen Ländern eingebürgert.

Dieses Mittel hat seine Leitsymptome im Bereich des Harntraktes. **Hämorrhoiden mit starkem Jucken.**

Harnwege. – (Mehr) Kribbeln (als) Brennen vom Perineum durch die ganze Harnröhre.[17] **Plötzlicher Harndrang;** öfteres, wollüstiges Kitzeln in der Fossa navicularis. Gonorrhoe; **plötzlicher unwiderstehlicher Harndrang; heftiges Beißen, Jucken, tief in der Urethra.** Milchige Absonderung.

Magen. – Durstig oder hungrig, aber das Verlangen verschwindet beim Beginn des Trinkens oder Essens.

Beziehungen. – Vergleiche: **Canth., Sars., Cann-s., Merc.**

Apiolum – der Wirkstoff von Petersilie: Bei Dysmenorrhoe.

Dosierung. – Erste bis dritte Potenz.

Phaseolus nanus[386]

Buschbohne

Leguminosae; Kulturpflanze

Herzsymptome sind recht ausgeprägt. Diabetes.

Kopf. – Schmerzen durch Völle des Gehirns, sitzen hauptsächlich in der Stirn oder in den Augenhöhlen; ‹ jegliche Bewegung oder geistige Anstrengung.

Augen. – Pupillen sind erweitert, reagieren nicht auf Licht.[D] Augäpfel sind schmerzhaft bei Berührung.

Brust. – Langsame Atmung und Seufzen.[D] Schneller Puls. **Herzklopfen.** Übelkeitsgefühl in der Herzgegend mit schwachem Puls. Die rechten Rippen sind schmerzhaft. Ödematöser Erguß in Pleurahöhle oder Perikard.

Harnwege. – Diabetischer Urin.

Herz. – Ängstliches Herzklopfen und Gefühl, daß der Tod nahe sei.

---

386 Laut [11] und [12] beobachtete W. Dale bei einem Kind eine Reihe von Symptomen, die nach Verzehr von mit Mehltau befallenen Bohnen auftraten. Diese Symptome wurden mit einem „D" gekennzeichnet.

Beziehungen. – Vergleiche: **Crat., Lach.**

Dosierung. – Sechste Potenz und höher. Ein Absud von den Hülsen als Getränk bei Diabetes, aber vorsichtig anwenden wegen der schweren Kopfschmerzen.

Phellandrium aquaticum

Oenanthe aquaticum, Wasserfenchel
Umbelliferae; Europa, Westasien, Sibirien

Die Symptome der Atemwege sind von größter Wichtigkeit und sind häufig klinisch verifiziert worden. Ein sehr gutes Mittel für **übelriechenden Auswurf und Husten bei Schwindsucht**, Bronchitis und Emphysem. Tuberkulose, die gewöhnlich die Mittellappen befällt. **Alles schmeckt süß.** Hämoptyse, auszehrender und erschöpfender Durchfall.

Kopf. – **Schweregefühl auf dem Scheitel** (, als läge ein harter Körper darauf)[17]; **Schmerzen und Brennen in den Schläfen und über den Augen**. Quetschungsgefühl am Scheitel. Schwindel beim Hinlegen.

Augen. – Ziliarneuralgie; 〈 jeder Versuch, die Augen zu gebrauchen; Brennen in den Augen. Tränenfluß. Kann kein Licht ertragen. Kopfschmerz unter Mitbeteiligung der zum Auge führenden Nerven.

Weiblich. – **Schmerz in den Milchgängen**; unerträglich zwischen dem Stillen. Schmerz in den Brustwarzen.

Brust. – **Stechender Schmerz durch die rechte Mamma nahe am Brustbein, erstreckt sich bis in den Rücken zwischen**[17] die Schultern. Atemnot und ständiger Husten, früh morgens. Husten mit reichlichem und stinkendem Auswurf; zwingt ihn sich aufzusetzen. Heiserkeit.

Fieber. – Auszehrendes Fieber*; reichliche und schwächende Schweiße; intermittierend, mit Schmerzen in den Armen. Verlangen nach Saurem.

Extremitäten. – Müdes Gefühl beim Gehen.

Beziehungen. – Vergleiche: **Con., Phyt., Sil., Ant-i., Myos-a.**

Dosierung. – Tinktur bis sechste Potenz. Bei Phthisis nicht unter der sechsten.

Phosphoricum acidum

Phosphorsäure, H_3PO_4

Die für die Säuren übliche „Schwäche" ist bei diesem Mittel, das eine nervliche Erschöpfung hervorruft, sehr ausgeprägt. Erst **geistige Schwäche**; später dann körperliche. Junge Menschen, die schnell wachsen und geistig oder körperlich überfordert sind, stellen ein passendes Anwendungsfeld für Phosphoricum acidum dar. Wann immer der Organismus den verheerenden Wirkungen von akuten Krankheiten, Exzessen, Kummer oder Verlust an Körperflüssigkeiten ausgesetzt war, erhalten wir Zustände, die nach diesem Mittel verlangen. Sodbrennen, Flatulenz, Durchfall, Diabetes, Rachitis und Periostitis. Stumpfneuralgie nach Amputation. Blutungen bei Typhus. Nützlich, um Krebsschmerzen zu lindern.

Gemüt. – Lustlos. Schlechtes Gedächtnis. **[Anac.] Apathisch, gleichgültig**. Kann seine Gedanken nicht sammeln oder findet beim Sprechen nicht die richtigen Worte. Schwieriges Begreifen. Folgen von Kummer oder psychischem Schock. Delirium mit großer Betäubung (und Benebelung des Kopfes).[34] Verzweiflung, die sich festgesetzt hat.

Kopf. – **Schwindel gegen Abend, beim Stehen oder Gehen**. Schwerer Kopf; **verwirrt**. Schmerz in den Schläfen, als ob sie zusammengequetscht würden. **Schütteln oder Lärm ⟨. Klemmender[16] Kopfschmerz. Druck auf dem Scheitel**. Frühzeitiges Ergrauen der Haare; Haare (, flachsfarben und sehr fettig,) fallen (nach Kummer und Sorgen oder nach fieberhaften Erkrankungen) aus;[34] die Haare dünnen aus. Dumpfer Kopfschmerz nach Geschlechtsverkehr; durch Anstrengung der Augen. **[Nat-m.]**

Augen. – **Blaue Ringe um die Augen**. Entzündete und kalte Lider.[387] Weite Pupillen. Glasiges Aussehen. Abneigung gegen Sonnenlicht; sieht Farben wie von einem Regenbogen. Gefühl, als wären die Augen vergrößert. Schwachsichtigkeit bei Onanisten. Die Funktion der Sehnerven scheint beeinträchtigt zu sein. **Schmerz, als ob die Augäpfel gewaltsam zusammen- und in den Kopf hineingedrückt würden.**

Ohren. – Brausen vor den Ohren mit Schwerhörigkeit. Verträgt keine Geräusche.[388]

Nase. – Nasenbluten. Bohrt mit den Fingern in der Nase. **Jucken.**

---

387 Vgl. [16]: „Fühlbare Kälte der innern Augenlid-Ränder, beim Schließen der Augen."

388 Vgl. [16]: „Musikalische Töne blieben ihm lange Zeit unleidlich."

Gesicht. – Blasses, erdfahles Gesicht; Spannungsgefühl, als ob Eiweiß auf der Haut trocknete. Kältegefühl einer Gesichtshälfte.[389]

Mund. – Trockene, rissige Lippen. Blutendes Zahnfleisch; weicht von den Zähnen zurück. Geschwollene, trockene Zunge mit zähem, schaumigem Speichel. Kältegefühl (in den Wurzeln, vornehmlich) der (Backen-) Zähne.[16] Beißt sich nachts unwillkürlich in die Zunge.

Magen. – Verlangen nach saftigen Dingen.[390] Saures Aufstoßen. Übelkeit. **Symptome nach saurem Essen und Trinken**. Druck wie von einem Gewicht, mit Schlaflosigkeit nach dem Essen. **[Fel] Durst auf kalte Milch.**

Abdomen. – Auftreibung mit Gärung in den Därmen. Vergrößerte Milz. **[Cean.] Schmerzen in der Nabelgegend**. Lautes Kollern.

Stuhl. – Diarrhoe **weiß**, wäßrig, unwillkürlich, **schmerzlos**, mit viel Blähungen; nicht sonderlich erschöpfend. Durchfall bei schwächlichen, zarten, rachitischen Kindern.

Urin. – Häufiges Urinieren, reichlich, wäßrig, **milchig. Diabetes.** Vor Miktion Angst, danach Brennen. **Häufiges nächtliches Wasserlassen**. Phosphaturie.

Männlich. – Samenergüsse nachts und beim (Pressen zum)[16] Stuhl. Samenblasenentzündung. **[Ox-ac.]** Mangelnde Sexualkraft; die Hoden sind schmerzempfindlich und geschwollen. Penis wird schlaff beim Koitus. **[Nux-v.]** Prostatorrhoe, sogar bei Abgang eines weichen Stuhls. Skrotalekzem. Ödem der Vorhaut und geschwollene Eichel. Herpes praeputialis. Sykotische Wucherungen. **[Thuj.]**

Weiblich. – Menses zu früh und zu reichlich, mit Schmerz in der Leber. Jucken; gelbe Leukorrhoe nach den Menses. Spärliche Milch; verschlechterter Gesundheitszustand durch Stillen.

Atemwege. – Brustleiden entwickeln sich nach geistiger Erschöpfung. Heiserkeit. Trockener Husten von Kitzeln in der Brust. Salziger Auswurf. Beschwerliche Atmung. **Schwächegefühl in der Brust durch Sprechen. [Stann.] Druck hinter dem Brustbein**, macht das Atmen schwer.

Herz. – Herzklopfen bei Kindern, die zu schnell wachsen; nach Kummer, Masturbation. Unregelmäßiger, aussetzender Puls.

Rücken. – Bohrender Schmerz zwischen den Schulterblättern. Schmerz in Rücken und Gliedern, wie zerschlagen.

389 Vgl. [16]: „Hitze der Gesichts-Hälfte, auf der er nicht lag."
390 Vgl. [34]: „Sehnt sich nach etwas Erfrischendem und Saftigem, Brot ist zu trocken."

Extremitäten. – Schwach. Reißende Schmerzen in Gelenken, Knochen und Periost. Krämpfe in den Oberarmen (, Unterarmen) und Handgelenken.[34] **Große Schwäche.** Nächtliche Schmerzen, **als ob die Knochen**(-haut mit einem Messer) **abgeschabt würden** (; nach Verletzungen).[34] Stolpert leicht und macht Fehltritte. Jucken zwischen den Fingern oder in den Gelenkfalten.

Schlaf. – Schläfrigkeit. Erotische Träume mit Samenerguß.

Fieber. – Frostigkeit. **Reichliche Schweiße** nachts und morgens. Schleichendes Fieber*, mit verlangsamtem Begriffsvermögen und Stupor.

Haut. – Pickel, Akne, Furunkel. Geschwüre mit sehr stinkendem Eiter. Brennendes, rotes Exanthem. Ameisenlaufen in verschiedenen Körperteilen. **Haarausfall. [Nat-m., Sel.]** Abszeßneigung nach fieberhaften Erkrankungen.

Modalitäten. – < Anstrengung; wenn angesprochen; Verlust von Körperflüssigkeiten; sexuelle Exzesse. Alles, was die Blutzirkulation stört, verschlimmert die Symptome.

> sich Warmhalten.

Beziehungen. – Vergleiche: **Chin., Nux-v., Pic-ac., Lac-ac., Phos.**

Nectandra amare: Wäßriger Durchfall, trockene Zunge, Kolik, bläuliche Ringe um die eingefallenen Augen, ruheloser Schlaf.

Oenothera biennis – Gemeine Nachtkerze: Durchfall ohne Anstrengung mit nervlicher Erschöpfung. Beginnendes Hydrozephaloid. Keuchhusten und krampfartiges Asthma.

Antidot: **Coff.**

Dosierung. – Erste Potenz.

Phosphorus

Gelber Phosphor; P

Phosphor wirkt reizend, entzündend und degenerierend auf die Schleimhäute. Er reizt und entzündet die serösen Häute, entzündet das Rückenmark und die Nerven, wodurch es zu Lähmungen kommt; er zerstört die Knochen, insbesondere den Unterkiefer und das Schienbein. Er verändert die Beschaffenheit des Blutes, wodurch es zu einer fettigen Degeneration der Blutgefäße und jeglicher Gewebe und Organe des Körpers kommt, was dann Blutungen und hämatogene Gelbsucht zur Folge hat.

Phosphor erzeugt das Bild eines Katabolismus. Er verursacht eine gelbe Atrophie der Leber und eine subakute Hepatitis. Große, schlanke, schmalbrüstige Personen mit dünner, durchscheinender Haut, geschwächt durch den Verlust von Körperflüssigkeiten, mit großer nervöser Schwäche, Abmagerung, amourösen Neigungen scheinen besonders von Phosphorus beeinflußt zu werden. Große Empfänglichkeit für äußere Eindrücke wie Licht, Geräusche, Gerüche, Berührung, elektrische Veränderungen, Gewitter. **Plötzlichkeit** der Symptome, plötzliche, starke Entkräftung, Ohnmachtsanfälle, Schweißausbrüche, stechende Schmerzen etc. Polyzythaemie. Blutaustritt ins Gewebe; **fettige Degenerationen**, Zirrhose, Karies*, sind pathologische Zustände, die oft nach Phosphorus verlangen. Muskuläre Pseudohypertrophie, Neuritis. Entzündung der Atemwege. Paralytische Symptome. Üble Folgen von Jod und von übermäßigem Salzgebrauch; ⟨ **Liegen auf der linken Seite**. Tertiärsyphilis, Hautläsionen und nervöse Schwäche. **Skorbut**. **Pseudohypertrophische Lähmung**. Ataxie und Adynamie. Osteomyelitis. Brüchigkeit der Knochen.

Gemüt. – Große Niedergeschlagenheit. Ist leicht zu verärgern. Furchtsamkeit, als ob aus allen Ecken etwas hervorkröche.[391] Hellseherisch. Große Neigung aufzuschrecken. Überempfindlich auf äußere Eindrücke. Gedächtnisverlust. Lähmung bei Geisteskranken. Ekstase. Große Todesfurcht beim Alleinsein. Müdes Gefühl im Gehirn. Geisteskrankheit, mit einer überhöhten Einschätzung der eigenen Wichtigkeit.[392] Erregbar, verursacht Hitze überall.[393] Ruhelos, nervös. **Unter**empfindlich, gleichgültig.

Kopf. – Schwindel bei alten Menschen, **nach dem Aufstehen. [Bry.] Hitze kommt von der Wirbelsäule.** Neuralgie; die betroffenen Körperteile müssen warmgehalten werden. Brennende Schmerzen. Chronischer Blutandrang zum Kopf. Geistige Ermüdung, mit **Kälte des Hinterkopfes**. Schwindel, mit an Ohnmacht grenzender Schwäche. Gefühl, als ob die Haut über der Stirn zu eng wäre. Jucken der Kopfhaut, Schuppen, Haar fällt in großen Büscheln aus.

Augen. – Katarakt. Gefühl, als befände sich ein Nebel, ein Schleier oder Staub vor allem oder als ob etwas fest über die Augen gezogen wäre.

---

391 Vgl. [16]: „Grausige Furchtsamkeit, Abends spät, als sähe aus jedem Winkel ein gräßliches Gesicht hervor."

392 Vgl. [16]: „Delirirende Phantasieen im Schlummer und im Wachen, als sey sie auf einer entfernten Insel, habe große Geschäfte, sey eine vornehme Dame u.s.w."

393 Vgl. [34]: „Jeder lebhafte Eindruck ist von Hitze gefolgt, als sei er in heißes Wasser eingetaucht."

Schwarze Flecken scheinen vor den Augen zu schweben. Der Patient sieht besser, wenn er die Augen mit der Hand beschattet. Ermüdung von Augen und Kopf, auch durch wenigen Gebrauch der Augen. **Grüner Hof um das Kerzenlicht. [Osm.] Buchstaben erscheinen rot. Atrophie** des Nervus opticus. Ödeme der Lider und um die Augen. Perlweiße Konjunktiva und lange, geschwungene Wimpern. Teilweiser Verlust des Sehvermögens durch Tabakmißbrauch. **[Nux-v.]** Schmerz in der knöchernen Orbita. Parese der äußeren Augenmuskeln. Diplopie durch Abweichen der Sehachse. Erblindung durch sexuellen Exzeß. Glaukom. Thrombose der Netzhautgefäße und degenerative Veränderungen in den Retinazellen. Degenerative Veränderungen bei alten Menschen, wenn Schmerzhaftigkeit der Augen vorhanden ist und gebogene Linien gesehen werden. Netzhauterkrankungen mit Lichtphänomenen und visuelle Sinnestäuschungen.

Ohren. – **Schwerhörig,** besonders für die menschliche Stimme. Widerhallen von Geräuschen.[394] **[Caust.]** Dumpfes Hören nach Typhus.

Nase. – Fächerartige Bewegung der Nasenflügel[34]. **[Lyc.]** Nasenbluten; **Epistaxis statt den Menses.** Überempfindlicher Geruchssinn. **[Carb-ac., Nux-v.]** Periostitis der Nasenknochen. Eingebildete üble Gerüche. **[Aur.]** Chronischer Katarrh, **mit kleinen Blutungen**; das Taschentuch ist immer blutig. **Leicht blutende Polypen. [Calc., Sang.]**

Gesicht. – Blasse, kranke Gesichtsfarbe; blaue Ringe unter den Augen. Hippokratischer Gesichtsausdruck. Reißende Schmerzen in den Gesichtsknochen; umschriebene Röte auf einer oder beiden Wangen. **Schwellung und Nekrose des Unterkiefers. [Amph., Hecla]**

Mund. – Geschwollenes, geschwüriges und leicht **blutendes Zahnfleisch.** Zahnschmerz nach dem Wäschewaschen. **Trockene, glatte, rote** oder weiße Zunge, nicht dick belegt. Andauerndes Bluten nach der Zahnextraktion. Wunde Lippen bei Säuglingen (besonders, wenn die Brüste entzündet sind).[34] Brennen in der Speiseröhre. Trockenheit im Schlund und Rachen. Ösophagusstriktur.

Magen. – Hunger bald nach dem Essen. Saurer Geschmack und saures Aufstoßen nach jeder Mahlzeit. Lautes Aufstoßen großer Mengen an Gas, nach dem Essen. **Mundvolles Erbrechen des Gegessenen.** Erbrechen; **Wasser wird erbrochen, sobald es sich im Magen erwärmt hat. Postoperatives Erbrechen.** Der Mageneingang scheint zusammengezogen, zu eng zu sein; die Nahrung kommt, kaum daß sie hinuntergeschluckt wurde, wie-

---

394 Vgl. [16]: „Fremde und eigne Worte schallen stark in den Ohren, wie ein Echo."

der herauf. **[Bry., Alum.] Durst auf sehr kaltes Wasser.** Magenschmerz, ⟩ durch kaltes Essen, Eis (, Eiscreme etc).[34] Die Magengegend ist schmerzhaft auf Berührung oder beim Gehen. Entzündung des Magens, mit Brennen, das sich zum Hals und in die Därme erstreckt. **Üble Folgen von übermäßigem Salzgenuß.**

Abdomen. – Kältegefühl im Bauch. **[Caps.]** Heftige, schneidende Schmerzen. **Ein großes Schwäche- und Leeregefühl** im ganzen Bauchraum. Gestaute Leber. Akute Hepatitis. Leberverfettung. **[Carbn-tet., Ars., Chlf.]** Gelbsucht. Pankreaserkrankung. Große, gelbe Flecken auf dem Bauch.

Rektum. – **Sehr übelriechende Stühle und Blähungen.** Langer, schmaler, harter Stuhl, wie von einem Hund. Schwierige Stuhlentleerung. Stuhldrang beim Liegen auf der linken Seite. **Schmerzloser**, reichlicher, **schwächender** Durchfall. Grüner Schleim mit (weißen Schleim-)[16] Klümpchen wie Sago. Unwillkürlicher Stuhlabgang; es scheint, als bliebe der Anus offen. **Große Schwäche nach dem Stuhlgang.** Absonderung von Blut aus dem Rektum während des Stuhlgangs. **Weiße**, harte Stühle. Blutende Hämorrhoiden.

Urin. – Hämaturie, besonders bei akuter Brightscher Krankheit*. **[Canth.]** Urin trübe, braun, mit rotem Sediment.

Männlich. – Mangel an sexueller Kraft. **Unwiderstehlicher Trieb zum Koitus**; (im Schlaf) unwillkürliche Samenergüsse, mit lasziven Träumen (worüber er ganz munter wurde, darauf wenig Schlaf, nur Dösen in den Morgenstunden vor 6 Uhr).[16]

Weiblich. – Metritis. Chlorose*. Phlebitis. Fistelgänge nach Brustdrüsenabszeß. Geringe Blutung aus der Gebärmutter zwischen den Menses. Menses zu früh und spärlich – nicht reichlich, **aber dauern zu lange**. Weint vor den Menses. Stechender Schmerz in den Mammae. Reichliche, wundmachende, scharfe Leukorrhoe anstelle der Menses. Amenorrhoe mit vikariierender Menses. **[Bry.] Eiterung der Mammae**, Brennen, wäßrige, stinkende Absonderung. Nymphomanie. Uteruspolypen.

Atemwege. – Heiserkeit; ⟨ abends. **Der Kehlkopf ist sehr schmerzhaft.** Aphonia clericorum*; heftiges Kitzeln im Kehlkopf beim Sprechen. Aphonie, ⟨ abends, mit Wundheit. **Kann wegen der Schmerzen im Kehlkopf nicht sprechen.** Husten von Kitzeln im Hals; ⟨ **kalte Luft**, Lesen, Lachen, **Sprechen**, durch Gehen vom warmen Zimmer in kalte Luft. Süßlicher Geschmack (des Auswurfes)[34] beim Husten. Harter, trockener, enger, quälender Husten. Lungenstauung. Brennende Schmerzen, Hitze und

Beklemmung der Brust. **Beengung der Brust; als ob ein großes Gewicht darauf läge.** Heftige Stiche in der Brust; **Atmung beschleunigt, beklemmt. Große Hitze in der Brust.** Pneumonie, mit Beklemmung; < **Liegen auf der linken Seite.** Der ganze Körper **zittert** beim Husten. Eitriges oder rost- bzw. blutfarbenes Sputum. Tuberkulose bei großen, schnell wachsenden, jungen Menschen. Hier nicht zu tief oder zu häufig geben, da es den zerstörerischen Zerfall der tuberkulösen Massen beschleunigen kann. Wiederholter Bluthusten. **[Acal.]** Schmerz im Hals beim Husten. Durch starke Gerüche oder durch das Eintreten Fremder hervorgerufener nervöser Husten; < in Anwesenheit Fremder, Liegen auf der linken Seite, im kalten Zimmer.

Herz. – Heftiges Herzklopfen mit Angst, beim Liegen auf der linken Seite. Schneller, kleiner und **weicher** Puls. Dilatation, besonders des rechten Herzens. Wärmegefühl im Herzen.

Rücken. – Brennen im Rücken; Schmerz, wie zerbrochen. **Hitze zwischen den Schulterblättern.** Schwache Wirbelsäule.

Extremitäten. – Sensibilitätsausfall und motorische Lähmung, von den Finger- und Zehenspitzen aufsteigend. Stiche im Ellbogen und in den Schultergelenken. Brennen der Füße. Schwäche und Zittern, durch jegliche Anstrengung. Kann mit seinen Händen kaum etwas halten. Das Schienbein ist entzündet und wird nekrotisch. **Arme und Hände werden taub.** Kann nur auf der rechten Seite liegen. Postdiphtherische Lähmung*, mit Ameisenlaufen an Händen und Füßen. **Die Gelenke geben plötzlich nach.**

Schlaf. – Große Schläfrigkeit, besonders nach den Mahlzeiten. Coma vigile*. Schlaflosigkeit bei alten Leuten. Lebhafte Träume von Feuer; von Blutsturz[16]. Laszive Träume. Geht spät zu Bett und erwacht matt (und träge)[16]. **Kurze Schlafperioden und häufiges Aufwachen.**

Fieber. – Jeden Abend Frostigkeit. Kalte Knie nachts. **Adynamie mit Mangel an Durst**, aber unnatürlicher Hunger. Auszehrendes Fieber* mit kleinem, schnellem Puls; klebrige Nachtschweiße. Benommenes Delirium. Reichliche Schweiße.

Haut. – **Wunden bluten sehr stark, selbst wenn sie klein sind**; sie verheilen und brechen wieder auf. Gelbsucht. Kleines Geschwür neben einem Großen.[395] Petechien. Ekchymosen. **Purpura haemorrhagica. Skorbut.** Fungus haematoides* und Hautauswüchse.

395 Vgl. [34]: „Großes Geschwür umgeben von kleineren, einige davon verheilen."

Modalitäten. – < Berührung; körperliche oder geistige Anstrengung; Dämmerung; warmes Essen oder warme Getränke; Wetterwechsel; Naßwerden bei heißem Wetter; abends; Liegen auf der linken oder schmerzhaften Seite; während eines Gewitters; Treppensteigen.

> im Dunkeln; Liegen auf der rechten Seite, kalte Nahrung; Kälte; im Freien; Waschen mit kaltem Wasser; Schlaf.

Beziehungen. – Komplementärmittel: **Ars., All-c., Lyc., Sil.**

Hirudo medicinalis – Sanguisuga officinalis, Blutegel: **Persistierende Blutungen**; Folgen von Blutegelanwendung. Man verwende die 30. Potenz.

Phosphorus pentachloratus – Phosphorperchlorid, PCl_5: Große Schmerzhaftigkeit der Schleimhäute von **Augen** und Nase, Hals- und Brustentzündung.

Inkompatibel: **Caust.**

Vergleiche: **Calc., Chin., Ant-t., Sep., Lyc., Sulph.**

Amphisbaena vermicularis – eine Doppelschleichenart: Rechter Kiefer geschwollen und schmerzhaft.

Phosphorus hydrogenatus: Zerfallende Zähne; Hyperästhesie; motorische Ataxie.

Thymolum: Typische sexuelle Neurasthenie; reizbarer Magen; Schmerzen in der ganzen Lendenregion; < geistige oder körperliche Anstrengung.

Tuberkulinum folgt gut auf Phosphor und vervollständigt dessen Wirkung.

Bei Pneumonie **Pneumococcinum** 200 und **Pneumotoxinum** (Cahis), hergestellt aus dem Fränkelschen Diploccocus lanceolatus. Pneumonie und paralytische Phänomene; pleuritischer Schmerz und Schmerz in der Ileozökalregion (Cartier).

Antidote: **Nux-v.**

Bei Vergiftung mit Phosphor: **Terpentinöl**, mit dem es eine unlösliche Masse bildet. Auch **Kaliumpermanganat.**

Phosphor antidotiert die Übelkeit und das Erbrechen durch **Äther** und **Chloroform.**

Dosierung. – Dritte bis 30. Potenz. Sollte nicht zu tief oder in zu häufig wiederholten Dosen gegeben werden. Besonders bei Fällen von Tuberkulose. Es kann hier als Mittel zur Euthanasie wirken.

Physalis alkekengi

Solanum vesicarium, Lampionblume
Solanaceae; südliches Mitteleuropa, Südeuropa, bis Westasien

Ausgeprägte Symptome der Harnwegsorgane bestätigen seine Anwendung im Altertum bei Harngrieß etc. Lithiasis; ausgeprägte diuretische Wirkung. Mattigkeit und muskuläre Schwäche.

Kopf. – Schwindel, Benommenheitsgefühl; geschwächtes Gedächtnis; Verlangen, andauernd zu sprechen. Pochender Schmerz, Schwere über den Augen in der Stirn. Fazialisparese. Trockenheit des Mundes.

Harnwege. – Scharfer, übelriechender, reichlicher Urin, Harnverhaltung. Polyurie. Plötzliche Unfähigkeit, den Harn zu halten bei Frauen. Nächtliche Inkontinenz. **Enuresis.**

Atemwege. – Husten. Heisere Stimme; gereizter Hals; Beklemmung der Brust, was Schlaflosigkeit verursacht. Stiche in der Brust.

Extremitäten. – Steife Glieder; tonische Krämpfe. Lähmung. Beim Gehen scheint jede Erschütterung im Kopf widerzuhallen.

Fieber. – Frostig im Freien. Fiebrig am Abend. Schweiß während des Stuhlgangs, mit Kribbeln, mit reichlichem Urin. Schmerz in der Leber während des Fiebers.

Haut. – Wundsein zwischen den Fingern und den Zehen; Pusteln auf den Oberschenkeln; Knötchen auf der Stirn.

Modalitäten. – < kalte, feuchte Abende. Nach Erhitzung.

Dosierung. – Tinktur bis dritte Potenz. Der Saft der Beeren wird bei ödematösen Zuständen und Reizblase verwendet.

Physostigma venenosum

Calabar, Kalabarbohne
Leguminosae; Tropisches Westafrika

Dieses Mittel und sein Hauptwirkstoff, das **Physostigmin**, stellen eine wertvolle Ergänzung der Materia medica dar. Es stimuliert das Herz, erhöht den Blutdruck und vermehrt die Peristaltik. Es bewirkt eine Kontraktion der Pupille und der Ziliarmuskeln. Es führt einen Zustand von Kurzsichtigkeit herbei. **Reizung der Spinalnerven,**[34] Beweglichkeitsverlust, starke Entkräftung, mit sehr empfindlichen Wirbeln. Fibrillärer Tremor. Starrheit der Muskeln; Lähmung. Beeinträchtigt die Aktivität von motorischen Nerven und Reflexen des Rückenmarks und verursacht einen Verlust an Schmerzempfindlichkeit, muskuläre Schwäche, gefolgt von einer vollständigen Lähmung, obwohl die Kontraktilität der Muskeln nicht beeinträchtigt ist. Lähmung und Tremor, Chorea. Meningenreizung, mit Muskelstarre. **Tetanus** und Trismus. Poliomyelitis anterior. **Physostigmin** wird lokal angewandt zur Engstellung der Pupille.

Kopf. – Ständiger Schmerz auf dem Scheitel; Schwindel mit Zusammenschnürungsgefühl am Kopf. Schmerz über den Augenhöhlen; **kann es nicht ertragen, die Augenlider zu heben**. Zerebrospinale Meningitis; allgemeine tetanische Starre. Spastische Zustände der Gesichtsmuskeln.

Augen. – Nachtblindheit [**Both.** entgegengesetzt]; Lichtscheu; **Kontraktion der Pupillen; Zucken der Augenmuskeln.**[396] Lagophthalmus. Mouches volantes; Lichtblitze; partielle Blindheit. **Glaukom**; Akkomodationslähmung; Astigmatismus. Reichlicher Tränenfluß. **Spasmus des Ziliarmuskels, Gereiztheit nach Gebrauch der Augen. Zunehmende Kurzsichtigkeit**. Postdiphtherische Lähmung* der äußeren und inneren Augenmuskeln.

Nase. – Fließschnupfen, Brennen und Kribbeln der Nasenlöchern; die Nase ist verstopft und heiß. Herpesbläschen um die Nasenlöcher.

Mund. – **Die Zunge fühlt sich an der Spitze wund an.**

Hals. – Gefühl, als ob eine Kugel zum Hals heraufkäme. Starkes Herzklopfen wird im Hals gefühlt.

Magen. – Großer Schmerz unmittelbar nach dem Essen. Druckempfindlich im Oberbauch. (Drückender) Schmerz (im Oberbauch genau unter dem Schwertknorpel,) erstreckt sich zur Brust und die Arme hinab.[11] Magenschmerzen, chronische Verstopfung.

Weiblich. – Unregelmäßige Menstruation. Menstruation mit Herzklopfen; Blutandrang zu den Augen; (mit tonischen Spasmen,) starren Muskeln (, ziehende Atmung, bei erhaltenem Bewußtsein).[12]

Herz. – Schwacher Puls; Herzklopfen; krampfartige Herzaktion, mit Pulsationsgefühl durch den ganzen Körper. Herzschläge sind in Brust und Kopf deutlich wahrnehmbar. **Herzjagen wird im Hals gespürt**. Fettige Degeneration. **[Cupr-a.]**

Extremitäten. – **Schmerz in der rechten Kniekehle**. Brennen und Kribbeln in der Wirbelsäule. Hände und Füße sind taub. Plötzliches Rucken der Glieder beim Einschlafen. Tetanische Krämpfe. Motorische

396 Vgl. [11]: „Zucken des Oberlids."

Ataxie. Taubheit der gelähmten Teile, krampfartige Schmerzen in den Gliedern.

Beziehungen. – Vergleiche: **Muscin., Con., Cur., Gels.**

Eserinum – Physostigmin[397], das Alkaloid von Physostigma: Verlangsamt die Herztätigkeit und erhöht den arteriellen Blutdruck; bei Ziliarspasmen und spasmodischem **Astigmatismus** aufgrund ungleichmäßiger Aktivität des Ziliarmuskels; Lidkrämpfe; **enge Pupillen**. Zucken der Augenlider, Schmerzhaftigkeit der Augäpfel, verschwommenes Sehen **nach Gebrauch der Augen**, Schmerz um die Augen und Kopfschmerz[12]. Es wird lokal verwendet, um die Pupillen engzustellen. Physostigmin verengt die durch **Atropin**, nicht aber die durch **Gelsemium sempervirens** weitgestellten Pupillen. Innerlich D6.

Eserinsalicylat: Postoperative Darmlähmung; Meteorismus. Subkutan $^1/_{60}$ – $^1/_{40}$ Gran (1–1,6 mg).

Vergleiche auch: **Thebainum** – ein Alkaloid von Opium: bei Tetanus.

Piperazinum – Diethylendiamin, $C_4H_{10}N_2$: Leiden bei harnsaurer Diathese. Juckreiz. Gicht und Harnsteine. **Ständiger Rückenschmerz**. Trockene Haut, spärlicher Urin. Rheumatische Arthritis[398]. Täglich 1 Gran (65 mg) in kohlensäurehaltigem Wasser. Die erste und zweite Dezimaltrituration dreimal täglich.

Antidot: **Atropin**. In vollen physiologischen Dosen wird es die meisten der Physostigminwirkungen mildern.

Dosierung. – Dritte Potenz. Das neutrale **Eserinsulfat** – Physostigminsulfat wird in das Auge instilliert, um in Fällen von Mydriasis, Augenverletzungen, Iritis, Ulcus corneae etc. die **Engstellung der Pupille** zu bewirken. Hierzu verwendet man eine Lösung, die aus 0,5–4 Gran (32–259 mg) und 1 Unze (31,1 ml) destilliertem Wasser hergestellt wird.

---

397 Physostigmin ist ein reversibler Hemmstoff der Cholinesterase, somit ein indirektes Parasympathomimetikum und physiologisches Antidot zu Atropin.

398 Ein Druckfehler: „Urthrits" sollte wahrscheinlich „Arthritis" heißen. In den zur Verfügung stehenden Referenzwerken war hierzu keine Angabe zu finden.

Phytolacca decandra

Kermesbeere, die frische Wurzel
Phytolaccaceae; Nordamerika

Schmerzhaftigkeit, Wundheit, Ruhelosigkeit, starke Entkräftung sind Allgemeinsymptome, die auf Phytolacca hinweisen. Es ist ein Mittel, das in erster Linie auf die Drüsen wirkt. Drüsenschwellungen mit Hitze und Entzündung. Besitzt eine kräftige Wirkung auf Faser- und Knochengewebe, Faszien und Muskelscheiden; wirkt auf Narbengewebe. Syphilitische Knochenschmerzen; chronischer Rheumatismus. Halsentzündung, akute eitrige Tonsillitis und Peritonsillitis und Diphtherie. Tetanus und Opisthotonus. Gewichtsabnahme. Verzögerte Zahnung.

Gemüt. – (Starker) Verlust des persönlichen Feingefühls, (völlige) Geringschätzung der umgebenden Gegenstände (und keine Bereitschaft, sich irgendwelchen Umständen anzupassen).[11] Gleichgültigkeit gegenüber dem Leben.

Kopf. – Schwindel beim Aufstehen. Das Gehirn fühlt sich schmerzhaft an. Schmerz von der Stirngegend nach hinten ziehend. Druck in den Schläfen und über den Augen. Rheumatismus der Kopfhaut; die Schmerzen kommen immer, wenn es regnet.[399] Schuppiger Ausschlag auf der Kopfhaut.

Augen. – **Brennen**. Gefühl von Sand unter den Augenlidern. Hitzegefühl an den Lidrändern. Tränenfistel. **[Fl-ac.] Reichlicher heißer Tränenfluß.**

Nase. – Schnupfen; Ausfluß von Schleim aus **einem Nasenloch und von den Choanen.**

Mund. – Unwiderstehliches Verlangen, **die Zähne zusammenzubeißen,** bei zahnenden Kindern.[400] Die Zähne sind aufeinandergebissen; die Unterlippe ist nach unten gezogen; die Lippen nach außen gestülpt (bei Tetanus)[34], die Kiefer fest geschlossen; das Kinn ist zum Brustbein gezogen (bei Tetanus)[34]. Bluten aus dem Mund. Die Zunge hat eine **rote Spitze**, fühlt sich rauh und wie verbrüht an; Blasen an den Rändern. Landkarten-

---

399 Vgl. [34]: „Rheumatismus der rechten Stirngegend, mit Übelkeit, ‹ am Morgen; der Kopfhaut; dumpfe Schmerzen treten jedesmal auf, wenn es regnet, mit Niedergeschlagenheit; besonders nach Diphtherie."

400 Vgl. [34]: „Schwieriges Zahnen; das Kind schreit, stöhnt, ist fiebrig, ruhelos, besonders nachts; bei heißem Wetter Erbrechen und Durchfall; verzögerte Zahnung; möchte ständig auf etwas Hartes beißen und scheint Erleichterung davon zu erfahren."

zunge, mit Zahneindrücken, Rissen, mit einem gelben Fleck in der Mitte hinten. Viel fadenziehender Speichel.

Hals. – **Dunkelrot oder bläulich-rot.** Starke Schmerzen an der Zungenwurzel; weicher Gaumen und Tonsillen sind geschwollen. Kloßgefühl im Hals. **[Bell., Lach.] Gefühl, als wäre der Hals rauh, eng und heiß. Geschwollene Tonsillen**; besonders rechts; dunkelrotes Aussehen. **Beim Schlucken ein Schmerz, der in die Ohren hineinsticht.** Pseudomembranöse Exsudate, gräulich-weiß; dicker, zäher, gelblicher Schleim, der schwer zu lösen ist. **Kann nichts Heißes schlucken. [Lach.]** Spannung und Druck in der Ohrspeicheldrüse. Eitrige Halsentzündung und Diphtherie; **Gefühl, als wäre der Rachen sehr heiß. Schmerz an der Zungenwurzel, der zum Ohr ausstrahlt.** Uvula ist groß, ödematös geschwollen. **Akute eitrige Tonsillitis und Peritonsillitis; die Tonsillen und der Rachen sind geschwollen**, mit brennendem Schmerz; kann nicht einmal Wasser schlucken. **Mumps. Follikuläre Pharyngitis.**

Abdomen. – (Berührungs-)[34] empfindliche Stelle im rechten Hypochondrium. Rheumatismus der Bauchmuskeln. Kolik um den Nabel. Brennende, kolikartige Schmerzen. Zerschlagenheitsgefühl im Epigastrium und Bauch. Verstopfung bei alten Menschen und Leuten mit schwachem Herzen. Blutung aus dem Rektum.

Harnwege. – Anurie, spärlicher Urin, mit **Schmerz in der Nierengegend.** Nephritis.

Weiblich. – Mastitis; **die Mammae sind hart und sehr empfindlich.** Brusttumoren mit vergrößerten Achsellymphknoten. Brustkrebs. Die Brust ist hart, schmerzhaft und weist eine purpurne Verfärbung auf. Brustdrüsenabszeß. Wenn das Kind an der Brust trinkt, **strahlt der Schmerz, ausgehend von der Brustwarze, über den ganzen Körper aus.** Risse und kleine Geschwüre an den Brustwarzen. Reizempfindliche Brüste, vor und während der Menses. Galaktorrhoe. **[Calc.]** Menses zu reichlich und häufig. Ovarialneuralgie auf der rechten Seite.

Männlich. – Schmerzhafte Verhärtung der Hoden. **Stechen dem Damm entlang zum Penis.**

Atemwege. – Aphonie. Beschwerliches Atmen; trockener, kitzelnder Reizhusten; ‹ nachts. **[Menth., Bell.]** Anhaltende Schmerzen in der Brust, durch die Mitte des Brustbeins; beim Husten. Rheumatismus der unteren Interkostalmuskulatur (erstreckt sich zu den Bauch- und Lendenmuskeln; durch Nässe und Kälteeinwirkung).[34]

Herz. – Gefühl, als ob das Herz bis in den Hals schlüge. **[Podo.]** Schlagartiger Schmerz in der Herzgegend, abwechselnd mit (einem ähnlichen)[34] Schmerz im rechten Arm (; bei Angina pectoris)[34].

Rücken. – Anhaltende Schmerzen in der Lendenregion; Schmerzen schießen das Rückgrat hinauf und hinab ins Kreuzbein. Schwäche und dumpfer Schmerz in der Nierenregion. Steifer Rücken, besonders morgens beim Aufstehen und während feuchten Wetters.

Extremitäten. – Stechende Schmerzen in der rechten Schulter, mit Steifheit und Unfähigkeit, den Arm zu heben. (Siehe auch **Herz**) Rheumatische Schmerzen; ⟨ morgens. **Die Schmerzen schießen wie elektrische Schläge** (von einem Körperteil zum anderen)[34], stechende, lanzinierende, sich rasch verlagernde Schmerzen. **[Puls., Kali-bi.]** (Neuralgischer)[11] Schmerz an der Außenseite[401] der Oberschenkel. Syphilitische Ischialgie. (Dumpfe) **Schmerzen in den Fersen**; ⟩ durch Anheben der Füße (über das Körperniveau).[34] Schmerzen wie Schläge. Schmerz in den Beinen, der Patient wagt nicht aufzustehen. Geschwollene Füße; Schmerz in Knöcheln und Füßen. Neuralgie in den Zehen.

Fieber. – Hohes Fieber, wechselt ab mit Frostigkeit und äußerster Entkräftung.

Haut. – Die Haut juckt, wird trocken, faltig und blaß. Papulöse und pustulöse Hautläsionen. Höchst nützlich in frühen Stadien von Hauterkrankungen. **Neigung zu Furunkeln**, und wenn sich die Haut schält. Schuppige Hautausschläge. Syphilitische Hautausschläge. Schwellung und Verhärtung der Drüsen. **Leistenlymphknotenschwellungen bei Geschlechtskrankheit**[402]. Scharlachartiges Exanthem. Warzen und Leberflecken.

Modalitäten. – ⟨ empfindlich auf elektrische Veränderungen. Folgen von Durchnässung; wenn es **regnet**; Einwirkung von **feuchtem**, kaltem Wetter; Nacht; Entblößen; Bewegung; rechte Seite.

⟩ Wärme; trockenes Wetter; Ruhe.

Beziehungen. – Vergleiche: **Bry., Rhus-t., Kali-i., Merc., Sang., Arum-t.**

Phytolacca berry – Kermesbeeren, Fructus phytolaccae: Halsentzündungen und bei der Behandlung von Fettleibigkeit. Tinktur.

---

401 Vermutlich ein Druckfehler, es müßte „Außenseite" statt „Unterseite" heißen. Vgl. [11], [12] und [34].

402 Vgl. [34]: „Gonorrhoische Lymphknotenschwellung in der Leiste, Epididymiditis und andere entzündliche Drüsenschwellungen."

Feindlich: **Merc.**
Antidote: **Milch** und **Salz**; **Bell.**, **Mez.**
Dosierung. – Tinktur bis dritte Potenz. Äußerlich bei Mastitis.

Picricum acidum

Pikrinsäure, Acidum picronitricum; $C_6H_3N_3O_7$

Verursacht eine Degeneration des Rückenmarks, mit Lähmung. Geistige Ermüdung und sexuelle Erregung. Wirkt auf die Fortpflanzungsorgane, wahrscheinlich über die Zentren im Lendenmark; starke Entkräftung, Schwäche und Schmerz im Rücken, Ameisenlaufen in den Extremitäten. **Neurasthenie. [Ox-ac.]** Muskuläre Schwäche. Schweres, müdes Gefühl. Myelitis mit Krämpfen und starker Entkräftung. Schreiblähmung.[403] Progressive, perniziöse Anämie. **Urämie** mit völliger Anurie. Eine 1%ige Lösung, auf Mull aufgebracht, ist die beste Applikation bei Verbrennungen, bis sich Granulationsgewebe zu bilden beginnt. Fahle Gesichtsfarbe.

Gemüt. – Mangel an Willenskraft; Abneigung gegen Arbeit. Gehirnerweichung. Demenz mit starker Erschöpfung, sitzt still und teilnahmslos. Nach längerer geistiger Anstrengung, mit Angst und Furcht, bei einer Prüfung zu versagen. Geistige Erschöpfung.

Kopf. – Kopfschmerzen; **erleichtert durch festes Binden** (des Kopfes)[34]. **Hinterkopfschmerz**; ‹ geringste geistige Anstrengung. Schwindel und Ohrgeräusche. Furunkel **im äußeren Gehörgang**[34] und im Nacken.

Augen. – Chronische katarrhalische Konjunktivitis mit reichlicher, dicker, gelber Absonderung.

Magen. – Bitterer Geschmack. Abneigung gegen Nahrung.

Harnwege. – **Spärlicher Urin**; völlige Anurie. Tröpfelnde Miktion. Der Urin enthält viel Indikan, granulierte Zylinder und fettig degeneriertes Epithel. Nierenentzündung mit tiefgreifender Schwäche, dunklem, blutigem, spärlichem Urin. Nächtlicher Harndrang.

Männlich. – Reichliche Samenergüsse; gefolgt von großer Erschöpfung, ohne sinnliche Träume. **Priapismus**; Satyriasis. Harte Erektionen mit Schmerzen im (linken)[11] Hoden und die Samenstränge hinauf (bis

403 Vgl. [12]: „Eine Stenotypistin bemerkte, nachdem sie ihren rechten Zeigefinger über sechs Jahre ständig benutzt hatte, Schwäche ihres Daumens und Zeigefingers und Unfähigkeit, Füller oder Bleistift zu halten."

zum äußeren Leistenring)[11]. Prostatahypertrophie, besonders bei nicht zu weit fortgeschrittenen Fällen.

Weiblich. – Schmerz im linken Ovar und Leukorrhoe vor der Menstruation. Pruritus vulvae.

Extremitäten. – Brennen entlang der Wirbelsäule. **Große Schwäche. Müdes, schweres Gefühl im ganzen Körper, besonders in den Gliedern; < Anstrengung**. Kalte Füße. Werden nicht warm. Akute aufsteigende Lähmung.

Modalitäten. – < geringste Anstrengung, besonders geistige; nach dem Schlaf; nasses Wetter. Ein Mittel für den Sommer oder das heiße Wetter; dem Patient geht es dann schlechter.

> kalte Luft; kaltes Wasser; fester Druck.

Beziehungen. – Vergleiche: **Ox-ac., Gels., Phos., Sil., Arg-n.**

Calcarea picrica: Furunkel in den und um die Ohren.

Ferrum picricum: Summen in den Ohren, Taubheit; chronische Gicht; Nasenbluten; Prostatabeschwerden.

Zincum picricum: Gesichtslähmung und Morbus Parkinson.

Dosierung. – Sechste Potenz.

Pilocarpus microphyllus

Siehe Jaborandi

Pinus silvestris

Gemeine Kiefer, Föhre

Pinaceae; Europa, Nordasien, Vorderasien

Hat sich bei der Behandlung von skrofulösen*, rachitischen Kindern, die spät gehen lernen und **schwache Sprunggelenke** haben, als Mittel von tatsächlichem Nutzen erwiesen. Abmagerung der unteren Extremitäten. Pinus silvestris vereint rheumatische, bronchiale und urtikarielle Symptome; die Brust scheint dünn zu sein und (auf leichtesten Druck gleich)[11] nachzugeben.

Extremitäten. – Steifheit; gichtischer Schmerz in allen Gelenken, besonders den Fingergelenken. Krämpfe in den Waden (beim Sich-Strecken, nachts im Bett).[11]

Haut. – Urtikaria. Jucken am ganzen Körper, besonders um die Gelenke und am Bauch. Die Nase juckt.

Beziehungen. – Vergleiche: **Abies-c., Abies-n.**

Pinus lambertiana – Zuckerkiefer: Verstopfung, Amenorrhoe, Abort. Der Saft von Pinus lambertiana hat eine ausgeprägte abführende Wirkung. Verspätete und schmerzhafte Menses.

Dosierung. – Tinktur bis dritte Potenz.

Piper methysticum

Kava-Kava, Kawapfeffer, Rauschpfeffer
Piperaceae; Polynesien, Neuguinea

Die durch Kava-Kava verursachte Berauschung hat einen stillen, schläfrigen Charakter, mit zusammenhangslosen Träumen und Verlust der Muskelkraft.

Die Harnwegs- und Hautsymptome sind verifiziert worden. Ausgeprägte Modalität. **Arthrosis deformans.** Kolik mit Blähsucht.

Gemüt. – Sehr empfindlich. Gehobene Stimmung. **Zeitweilige 〉 der Schmerzen durch Ablenkung der Aufmerksamkeit.** Ruhelos, möchte die Körperposition verändern.

Harnwege. – Vermehrter Urin. Brennen während der Miktion, Gonorrhoe und chronischer postgonorrhoischer Harnröhrenausfluß. Zystitis. **Schmerzhafte Krümmung des erigierten Penis bei Gonorrhoe.**

Extremitäten. – Schmerz im rechten Arm. Gefühl, als wären die Hände gelähmt. Schmerz im (linken) Daumengelenk (, 〈 durch Druck).[11]

Haut. – Schuppig. Sich ablösende Schuppen (, wie bei Lepra,) hinterlassen (anhaltende,) **weiße Flecken**, die oft geschwürig werden.[11] **Lepra.** Ichthyosis.

Beziehungen. – Vergleiche: **Chaulmoogra odorata** – Gynocardia odorata: Das Öl und seine Derivate sollen bis zu einem gewissen Grad bei der Behandlung der Lepra, besonders bei Fällen in frühen Stadien wirksam sein.

Bixa orellana – eine südamerikanische, mit **Chaulmoogra** verwandte Pflanze: Wird empfohlen bei **Lepra**, Ekzem und Elephantiasis.

Modalitäten. – 〉 wenn man sich einem anderen Thema zuwendet; Wechsel der Position.

Dosierung. – Tinktur und tiefere Potenzen.

Piper nigrum

Schwarzer Pfeffer
Piperacaea; Malabar

Drückendes und brennendes Gefühl überall.

Gemüt. – Traurig, besorgt. Zu keiner Konzentration fähig; schreckt bei jedem Geräusch hoch.

Kopf. – Kopfschmerz mit Schweregefühl[404]; als ob die Schläfen (und Wangenknochen)[11] eingedrückt würden; Druck in den Nasen-[405] und Gesichtsknochen. Entzündete und brennende Augen. Rotes, brennendes Gesicht. Berstende Schmerzen in den Augäpfeln. Die Nase juckt; Niesen; Nasenbluten. Trockene und rissige Lippen.

Hals. – Entzündet, fühlt sich wund an, brennt. Brennender Schmerz in den Tonsillen.

Magen. – Magenbeschwerden. Völlegefühl. Großer Durst. Flatulenz. Blähsucht. Kolik und Krämpfe.

Harnwege. – Brennen in Blase und Harnröhre. Schwieriges Wasserlassen. Völle- und Schwellungsgefühl der Blase;[406] häufiger, erfolgloser Harndrang. Priapismus.

Brust. – Atemnot, Husten mit Schmerz an (verschiedenen)[11] Stellen in der Brust. (Bei jedem Hustenanfall) Gefühl (als würde die Brust zerrissen und), als ob er Blut spucken müßte.[11] Herzklopfen, Herzschmerz, langsamer, aussetzender Puls. Starker Milchfluß.

Dosierung. – Tiefe Potenzen.

Pituitaria glandula

Hypophyse

Die Hypophyse übt eine übergeordnete Kontrollfunktion über das Wachstum und die Entwicklung der Sexualorgane aus, sie stimuliert die muskuläre Aktivität und beseitigt uterine Schlaffheit. Sie besitzt eine ausgeprägte Wirkung auf die glatte Muskulatur. Gehirnblutung. Wird die Blutung stillen und zur Absorption des Blutgerinnsels beitragen. Wehenschwä-

404 Vgl. [11]: „Schwere und Kongestion im Kleinhirn, mit Blässe des Gesichts."
405 Vgl. [11]: „Druck auf den Nasenknochen, als ob sie zerdrückt würden."
406 Vgl. [11]: „Volle und geschwollene Blase, … "

che im zweiten Stadium der Wehentätigkeit, wenn der Muttermund vollständig eröffnet ist. Bluthochdruck, chronische Nephritis und Prostatitis. Zehn Tropfen nach den Mahlzeiten. (Dr. Geo. Fuller). Schwindel, schwieriges Konzentrieren; Verwirrung und Völle tief in der Stirngegend. Man verwende die 30. Potenz.

Beziehungen. – **Pituitrinum**[407]: ist ein Vasokonstringens und ein Mittel zur Förderung der Geburt. Es wird hauptsächlich wegen seiner Wirkung auf den Uterus verwandt: entweder um die Geburt zu unterstützen, oder um die Blutungen nach der Geburt zum Stehen zu bringen. In Dosen von 1 ml intravenös verabreichen, um die Wehentätigkeit zu stimulieren nur in der Austreibungsphase geben. Es ist bei Myokarditis, Nephritis und Arteriosklerose kontraindiziert. Vom Hypophysenhinterlappen wird eine wäßrige Lösung bereitet und in Ampullen angeboten, von denen jede ca. 15 Minim (1 ml) enthält, was als die Dosis für die subkutane Applikation angesehen wird. Peroral ist es wirkungslos.

Pix liquida

Flüssiges Pech, Flüssiger Teer
Ein Produkt der trockenen Destillation verschiedener Nadelhölzer.

Teer und seine Bestandteile wirken auf verschiedene Schleimhäute. Seine Hautsymptome sind am wichtigsten. Ein großes Hustenmittel. Bronchialer Reizzustand nach Influenza. **[Kreos., Kali-bi.]** Schuppige Hautausschläge. Heftiges Jucken. **Ständiges Erbrechen schwärzlicher Flüssigkeit, mit Magenschmerz.** Haarausfall. **[Fl-ac.]**

Brust. – **Schmerz an einer Stelle um den dritten linken Rippenknorpel, wo er sich mit der Rippe vereinigt.** Rasseln durch die Lunge und **schleimig-eitriges Sputum**; widerlicher Geruch und Geschmack. Chronische Bronchitis.

Haut. – Rissige Haut. Ausschlag (besonders) auf den **Handrücken, juckt** (nachts) **unerträglich** und blutet nach dem Kratzen.[34]

Beziehungen. – Vergleiche die Bestandteile: **Kreos., Petr., Pin-s., Eupi., Ter., Carb-ac.**

Dosierung. – Erste bis sechste Potenz.

---

407 Vgl. die Wirkung von Oxytozin.

Plantago major

Breitwegerich

Plantaginaceae; Europa, Asien, Nordafrika

Dieses Mittel genießt einen beachtlichen klinischen Ruf bei der Behandlung von Ohrenschmerzen, Zahnweh und Enuresis. Heftige Schmerzen in den Augen als Reflexsymptom* auf kariöse Zähne oder Mittelohrentzündung. Der Augapfel ist sehr berührungsempfindlich. Der Schmerz bewegt sich zwischen Zähnen und Ohren hin und her. Alveolarpyorrhoe. Niedergeschlagenheit und Schlaflosigkeit bei chronischem Nikotinabusus. Bewirkt eine Abneigung gegen Tabak.

Kopf. – Periodische Gesichtsschmerzen, < 7 bis 14 Uhr, begleitet von Tränenfluß, Photophobie; die Schmerzen strahlen zu den Schläfen und in die Mundgegend.

Ohren. – Scharfes Hörvermögen; Geräusche sind schmerzhaft. Stechender Schmerz in den Ohren. Neuralgischer Ohrenschmerz; **der Schmerz geht vom einen Ohr zum anderen durch den Kopf hindurch.** Ohrenschmerz mit Zahnschmerz. Laute[408] Geräusche gehen einem durch und durch.

Nase. – Plötzliche, gelbliche, wäßrige Absonderung.

Mund. – Die Zähne schmerzen, sind empfindlich und schmerzhaft bei Berührung. Schwellung der Wangen. Speichelfluß; die Zähne fühlen sich wie zu lang an; < kalte Luft und Berührung. Zahnschmerz, > beim Essen. Reichlicher Speichelfluß. Zahnschmerz mit Reflexneuralgie* der Augenlider.

Rektum. – Möchte Stuhl entleeren; geht oft, kann aber nicht. Derart schlimme Hämorrhoiden, daß er kaum stehen kann. Durchfall mit braunen, wäßrigen Stühlen.

Urin. – Reichlicher Urinabgang; **Enuresis nocturna. [Rhus-a., Caust., Bell.]**

Haut. – Jucken und Brennen; Papeln. Urtikaria, Frostbeulen. **[Agar., Tam.]**

Beziehungen. – Vergleiche: **Kalm., Cham., Puls.**

Dosierung. – Tinktur und tiefere Potenzen. Lokale Anwendung bei Zahnschmerz in hohlen Zähnen, Otorrhoe, Juckreiz und Sumachvergiftung*. Schnittwunden.

---

408 Vgl. [11] u. [12]: „Das geringste Geräusch … “

Platanus occidentalis

Platane

Platanaceae; Nordamerika

Tarsaltumoren. Sowohl in akuten als auch in verschleppten Fällen, wo eine Gewebszerstörung stattgefunden hat und narbige Zusammenziehungen zu einer starken Deformität des Lides geführt haben, hat dieses Mittel praktisch normale Zustände wiederhergestellt. Wirkt am besten bei Kindern. Muß einige Zeit lang gegeben werden. Ichthyosis.

Dosierung. – Tinktur.

Platinum metallicum

Platina, Platin, Pt

Ist in erster Linie ein Frauenmittel. Hat eine starke Neigung zu Lähmung, Anästhesie; es zeigt sich stellenweise auftretende **Taubheit und Kälte**. Hysterische Spasmen; die Schmerzen nehmen langsam zu und ab. **[Stann.]** Zittrigkeit.

Gemüt. – Unwiderstehlicher Impuls zu töten. Selbsterhöhung; **verachtet die anderen**. Arrogant, stolz.[409] Ist allem überdrüssig. Alles scheint verändert.[410] Gemütsbeschwerden, in Verbindung mit unterdrückten Menses. Die physischen Symptome verschwinden, wenn sich Gemütssymptome entwickeln.

Kopf. – Spannender, drückender Schmerz, auf eine kleine Stelle beschränkt. **Krampfartiger, quetschender Schmerz.** Zusammenschnürung an Stirn und rechter Schläfe. **Taubheitsgefühl, mit Kopfschmerz.**

Augen. – **Dinge sehen kleiner aus als sie sind.**[411] Zucken der Lider. **[Agar.]** Die Augen fühlen sich kalt an. Krampfartiger Schmerz in den Augenhöhlen.

Ohren. – Fühlen sich taub an. Krampfartiges Stechen. Tosen und Donnern.

---

409 Vgl. [16]: „Verächtliches, bedauerndes Herabblicken auf sonst ehrwürdige Leute mit einer gewissen Wegwerfung, in Anfällen, ohne ihren Willen."

410 Vgl. [16]: „Es ist ihr, als gehöre sie gar nicht in ihre Familie; es kommt ihr nach kurzer Abwesenheit, Alles ganz anders vor."

411 Vgl. [16]: „Phantasie-Täuschung, beim Eintritte in das Zimmer, nach einstündigem Spaziergange, als sey Alles um sie sehr klein und alle Personen physisch und geistig geringer, sie selbst aber körperlich groß und erhaben; …"

Gesicht. – Gesichtsschmerz, mit Taubheitsgefühl in den Wangenknochen (und im Processus mastoideus)[16], als wären die Teile in einer Schraubzwinge. Schmerz an der Nasenwurzel, wie in einem Schraubstock eingeklemmt. **Kälte, Kribbeln und Taubheit**, in der ganzen rechten Gesichtshälfte. Die Schmerzen nehmen langsam zu und wieder ab. **[Stann.]**

Magen. – Gärung, viele Blähungen; **Zusammenschnürung; Heißhunger**; andauernde Übelkeit, mit Angst und Schwäche.

Abdomen. – Malerkolik*; Schmerz im Nabelgebiet; strahlt hindurch zum Rücken aus. Drücken und Herab-Drängen im Bauch, erstreckt sich ins Becken.

Stuhl. – Verzögerter; spärlicher Stuhlgang; wird mit Schwierigkeiten entleert. Klebt am Rektum, wie weicher Lehm. **Klebriger Stuhl**. Verstopfung von Reisenden bei ständigem Wechsel von Nahrung und Wasser. (Verhärteter) Stuhl, wie verbrannt.[16]

Weiblich. – Die Geschlechtsteile sind überempfindlich. (Wollüstiges)[16] innerliches und äußerliches Kribbeln. **[Kali-br., Orig.]** Die Ovarien sind empfindlich und brennen. Die Menses sind zu früh, zu reichlich, **mit dunklen Koageln**, mit Spasmen und schmerzhaftem Herab-Drängen, Frösteln, und Empfindlichkeit der Genitalien. Vaginismus. Nymphomanie (, ‹ bei Wöchnerinnen).[34] Exzessive sexuelle Entwicklung. Pruritus vulvae. Eierstockentzündung mit Sterilität. Abnormes sexuelles Verlangen und Melancholie.

Extremitäten. – Straffheit der Oberschenkel (im Sitzen), wie zu fest umwickelt (, mit Schwächegefühl darin).[16] Taubheits- und Schwächegefühl. Gelähmtes Gefühl.

Schlaf. – Schläft mit weit gespreizten Beinen.[412] **[Cham.]**

Modalitäten. – ‹ Sitzen und Stehen; abends.
› Gehen.

Beziehungen. – Vergleiche: **Rhodi., Stann., Valer., Sep.**

Platinum muriaticum – Platintetrachlorid: Dieses Mittel hat günstige Ergebnisse gezeitigt, nachdem **Kalium iodatum** bei der Heilung syphilitischer Leiden versagte. Heftige Hinterkopfschmerzen, Schluckbeschwerden und syphilitische Hals- und Knochenleiden; Karies* der Fußknochen (und Nasenknochen)[12].

---

412 Vgl. [16]: „Früh, beim Erwachen liegt er mit ausgestreckten Beinen, oder mit ganz herangezogenen Schenkeln und weit ausgespreizten Knieen, eine oder beide Hände über dem Kopfe, und stets auf dem Rücken, mit großer Neigung die Schenkel zu entblößen und steten Erektionen."

Platinum muriaticum natronatum: Polyurie und Speichelfluß.

Sedum acre – Mauerpfeffer: Sexuelle Erregbarkeit, es erleichtert die Reizung der Nervenzentren und verschafft Ruhe.

Antidot: **Puls.**

Platinum antidotiert die üblen Folgen von Bleivergiftung.

Dosierung. – Sechste Verreibung bis 30. Potenz.

Plumbum metallicum

Blei, Pb

Blei ist das große Mittel für sklerotische Zustände. Die Bleilähmung betrifft hauptsächlich die Streckmuskeln, den Unterarm oder Arm, sie breitet sich vom Zentrum zur Peripherie hin aus, mit stellenweiser Anästhesie oder übermäßiger Hyperästhesie, ihr geht Schmerz voraus. Lokalisierte neuralgische Schmerzen, Neuritis. Das Blut, die Verdauungsorgane und das Nervensystem sind die bevorzugten Angriffsorte der Wirkung von Blei. Die Blutbildung ist gestört, rascher Abfall der Erythrozytenzahl; daher kommt es zu Blässe, Ikterus und Anämie. Zusammenschnürungsgefühl in inneren Organen.

Delirium, Koma und Konvulsionen. Bluthochdruck und Arteriosklerose. **Progressiver Muskelschwund**. Kinderlähmung. Motorische Ataxie. Übermäßige und schnelle Abmagerung. Bulbärparalyse. Wichtig bei Leiden der peripheren Nerven. Der Angriffspunkt für Plumbum sind die Achsenzylinder und die Vorderhörner. Symptome bei multipler Sklerose, Tabes dorsalis. Kontrakturen und bohrender Schmerz. Alle Symptome von akuter Nephritis mit Amaurose und zerebralen Symptomen. **Gicht** (chronisch).

Gemüt. – **Niedergeschlagenheit. Furcht, ermordet zu werden**. Stille Melancholie. Langsame Wahrnehmung; Verlust des Gedächtnisses; amnestische Aphasie. Halluzinationen und Wahnvorstellungen. Apathie des Intellekts. Geschwächtes Gedächtnis. **[Anac., Bar-c.]** Paralytische Demenz.

Kopf. – Delirium wechselt mit Kolik ab. Schmerz, als ob eine Kugel vom Hals zum Kopf aufstiege.[413] Sehr trockenes Haar. **Tinnitus. [Chin., Nat-sal., Carb-s.]**

---

413 Vgl. [17]: „Empfindung einer vom Epigastrio zur Brust und dem Schlundkopf aufsteigenden Kugel."

Augen. – Enge Pupillen. (Das Augenweiß ist) gelb.[34] Entzündung des Sehnerven. Intraokuläre, eitrige Entzündung. **Glaukom**, insbesondere wenn es sekundär, aufgrund einer Rückenmarksläsion, aufgetreten ist. Neuritis nervi optici, Zentralskotom. Plötzlicher Verlust des Sehvermögens nach Ohnmacht.

Gesicht. – Blaß und kachektisch. Gelb, leichenhaft; eingefallene Wangen. Die Gesichtshaut ist fettig, glänzend. Zittern der Nasolabialmuskeln.

Mund. – Geschwollenes, blasses Zahnfleisch; **deutliche, blaue Linien entlang dem Zahnfleischrand.** Zitternde Zunge, am Rand gerötet. Kann sie nicht herausstrecken, sie scheint gelähmt zu sein.

Magen. – Zusammenziehung in Speiseröhre und Magen (; Flüssigkeiten können geschluckt werden, feste Speisen kommen wieder in den Mund zurück)[34]. Drücken und Enge. **Magenschmerz.** Ständiges Erbrechen. Feste Nahrung kann nicht geschluckt werden.

Abdomen. – Exzessive Kolik, **strahlt in alle Körperteile aus. Die Bauchwände scheinen mit einem Faden zur Wirbelsäule hingezogen zu sein.** Der Schmerz ruft das Verlangen hervor, sich zu strecken. Darminvagination; inkarzerierte Hernie. **Eingezogener Bauch.** Eingeklemmte Blähung mit heftiger Kolik. Kolik wechselt mit Delirium und Schmerz in den atrophierten Gliedern.

Rektum. – Verstopfung; **harter, knotiger, schwarzer Stuhl,** (wie Schafsmist)[17] **mit Stuhldrang und Analspasmen.** Behinderte Entleerung durch Zusammenballung des Stuhles. **[Plat.]** Neuralgie des Rektums. **Der Anus ist hinaufgezogen, mit Zusammenschnürung.**

Harnwege. – Häufiger, erfolgloser Tenesmus. Eiweißhaltiger Urin; niedriges spezifisches Gewicht. **Chronische interstitielle Nephritis,** mit starkem Schmerz im Bauch. Spärlicher Urin. Blasentenesmus. Tropfenweise Harnentleerung.

Männlich. – Verlust der sexuellen Kraft. Die Hoden sind hochgezogen,[414] fühlen sich zusammengezogen an.

Weiblich. – Vaginismus, mit Abmagerung und Verstopfung. **Verhärtung der Brustdrüsen.** Vulva und Vagina sind überempfindlich. Stiche und brennende Schmerzen in den Mammae. **[Apis., Con., Carb-an., Sil.]** Abortneigung. Menorrhagie mit dem Gefühl eines Fadens, der vom Bauch zum Rücken zieht. Neigung zu Gähnen und sich zu Strecken.

---

414 Vgl. [17]: „Bei heftigen Schmerzen der Hoden findet Hinaufziehen derselben Statt; … Druck und Suspension lindern den Schmerz am häufigsten."

Herz. – Kardiale Schwäche. Weicher, kleiner und doppelschlägiger Puls. Drahtförmiger Puls, krampfartige Zusammenziehung der peripheren Arterien.

Rücken. – Sklerose des Rückenmarks. Blitzartige Schmerzen; zeitweilig 〉 durch Druck. Lähmung der unteren Extremitäten.

Extremitäten. – Lähmung einzelner Muskeln. Kann mit der Hand nichts an- oder hochheben. Ausstrecken ist schwierig. Lähmung durch Überbeanspruchung der Streckmuskeln bei Klavierspielern. **[Cur.]** Schmerzen in den Muskeln der Oberschenkel; **sie kommen anfallweise. Handgelenkslähmung.** Krämpfe in den Waden. Stechende und reißende Schmerzen in den Gliedern, auch Zucken und Kribbeln, Taubheit, Schmerz oder Zittern. Lähmung. Geschwollene Füße. Schmerz in den atrophierten Gliedern alterniert mit Kolik. Aufgehobener Patellarsehnenreflex. Hände und Füße sind kalt. Nächtlicher Schmerz in **der rechten Großzehe,** ist sehr berührungsempfindlich.

Haut. – Gelbe Haut, dunkelbraune Leberflecken. Gelbsucht. Trocken. Erweiterte Venen an Unterarmen und Beinen.

Modalitäten. – 〈 nachts, Bewegung.

〉 Reiben, fester Druck, körperliche Anstrengung. **[Alumn.]**

Beziehungen. – Vergleiche: **Alum., Plat., Op., Podo., Merc., Thal.**

Plectranthus fruticosus – Mottenkönig: Lähmung, spastische, spinale Form.

Plumbum aceticum – Bleiazetat: Schmerzhafte Krämpfe in den gelähmten Körperteilen; schlimmer Schmerz und Muskelkrämpfe bei Magengeschwür; lokal als Anwendung (nicht homöopathisch) bei nässendem Ekzem und, um die Absonderungen von den Schleimhäuten zu unterbinden. Muß mit Bedacht angewandt werden, da genügend Blei absorbiert werden kann, um eine Bleivergiftung hervorzurufen. 1–2 Drachmen (3,9 –7,8 ml) **Liquor plumbi subacetici** auf 1 Unze (30 ml) Wasser. Auch bei Pruritus pudendi; gleiche Teile von **Liquor plumbi subacetici** und **Glyzerin.**

Plumbum chromicum – Bleichromat: Konvulsionen, mit schrecklichen Schmerzen, die Pupillen sind stark erweitert; eingezogener Bauch.

Plumbum iodatum – Bleijodid: Ist bei verschiedenen Formen von Lähmung, sklerotischen Degenerationen, insbesondere des Rückenmarks, bei Atrophien, Arteriosklerose, Pellagra empirisch angewandt worden. **Verhärtungen der Brustdrüsen, besonders wenn eine Entzündungstendenz auftritt; empfindlich und schmerzhaft.** Indurationen von großer

Härte und begleitet von sehr trockener Haut. Lanzinierende Schmerzen bei **Tabes dorsalis.**

Plumbum phosphoricum – Bleiphosphat: Verlust der Sexualkraft; **motorische Ataxie.**

Antidote: **Plat., Alum., Petr.**

Dosierung. – Dritte bis 30. Potenz.

Podophyllum peltatum

Maiapfel

Berberidaceae; Nordamerika

Es paßt besonders zu Personen von galligem Temperament. Es wirkt hauptsächlich auf **Duodenum**, Dünndarm, Leber und **Rektum.** Die Podophyllum-Krankheit ist eine Gastroenteritis mit kolikartigen Schmerzen und galligem Erbrechen. Der Stuhl ist wäßrig mit geleeartigem Schleim, schmerzlos und **reichlich**; schwallartig und stinkend. Viele Beschwerden während der Schwangerschaft; Hängebauch nach der Niederkunft; Uterusprolaps; schmerzlose Cholera. Funktionsträgheit der Leber; Pfortaderstauung mit Neigung zu Hämorrhoiden, Unterbauchschmerz, Völle der oberflächlichen Venen, Gelbsucht.

Gemüt. – Geschwätzigkeit und Delirium vom Essen saurer Früchte. Niedergeschlagenheit.

Kopf. – Schwindel, mit Neigung nach vorn zu fallen. Kopfschmerz, dumpfer Druck, 〈 morgens, mit erhitztem Gesicht und bitterem Geschmack; **abwechselnd mit Durchfall. Hin- und Herrollen des Kopfes,** mit Stöhnen und Erbrechen und halb geschlossenen Augen. Im Schlaf schwitzt das Kind am Kopf.

Mund. – Nächtliches Zähneknirschen; **starkes Verlangen, das Zahnfleisch aufeinanderzudrücken. [Phyt.]** Schwieriges Zahnen.[415] **Breite, große, feuchte Zunge**. Übler, fauliger Geschmack. **Brennendes**[416] **Gefühl der Zunge.**

Magen. – Heißes, saures Aufstoßen; Übelkeit und Erbrechen. Durst auf große Mengen kalten Wassers. **[Bry.]** Erbrechen von heißem, schaumi-

415 Vgl. [34]: „Während der Zahnung: katarrhalischer Husten und Brustkatarrh; Cholera infantum; Hydrozephaloid."

416 Vgl. [34]: „Gefühl als ob die Zunge, und manchmal, als ob Hals und Gaumen verbrannt wären."

gem Schleim. Sodbrennen; Würgen[417] oder leeres Hochwürgen. Erbrechen von Milch.

Abdomen. – Aufgetrieben; Hitze und Leere. **Schwäche- oder Hinfälligkeitsgefühl.** Kann nur auf dem Bauch bequem liegen (; in den ersten Monaten der Schwangerschaft).[34] Die Lebergegend ist schmerzhaft; › **Reiben derselben.** Kollern und sich verlagernde Blähung im Colon ascendens.

Rektum. – Cholera und Cholera infantum. Lange bestehende Diarrhoe; **früh morgens; beim Zahnen, mit heißen, glühenden Wangen**; beim Gebadet- oder Gewaschen-Werden; bei heißem Wetter; nach dem Essen saurer Früchte. Schmerzloser Morgendurchfall, wenn er nicht auf venöser Stase oder Ulzeration der Eingeweide beruht. Grün, wäßrig, **stinkend, reichlich**, schwallartig. **Prolaps des Rektums** vor dem oder während des Stuhlgangs. Verstopfung; lehmfarbener, harter, trockener, schwieriger Stuhl. Verstopfung wechselt mit Durchfall ab. **[Ant-c.]** Innere und äußere Hämorrhoiden.

Weiblich. – Schmerz im Uterus und im **rechten Ovar, mit sich verlagernden Geräuschen entlang dem Colon ascendens.** Unterdrückte Menses, mit Tenesmus im Becken. **Uterusprolaps**, vor allem nach der Geburt. Hämorrhoiden, mit prolabiertem Anus während der Schwangerschaft (, nach der Niederkunft)[34]. Prolaps durch zu schweres Heben oder Anstrengung; in der Schwangerschaft.

Extremitäten. – Schmerz zwischen den Schultern; unter den rechten Schulterblatt, in den Lenden; und in der Lumbalgegend. Schmerz in der rechten Leistenregion; schießt an den Innenseiten der Oberschenkel nach unten zu den Knien. Lähmige Schwäche der linken (unteren) Extremität.[34]

Fieber. – Fieberfrost um 7 Uhr morgens, mit (drückendem) Schmerz in den Hypochondrien, (und dumpfen Schmerzen in) Knien, Knöcheln (, Ellenbogen) und Handgelenken.[34] **Große Geschwätzigkeit** während des Fiebers. Reichlicher Schweiß.

Modalitäten. – ‹ am frühen Morgen, bei heißem Wetter, während der Zahnung.

Beziehungen. – Vergleiche: **Aloe., Chel., Merc., Nux-v., Sulph.**

---

417 Vgl. [34]: „Übelkeit: quälend und extrem; mit dem Versuch zu Erbrechen; der Mund macht Würgebewegungen, die nicht von den sonst beim Würgen üblichen Anstrengungen des Magens begleitet werden; … "

Mandragora officinarum – Alraunwurzel, nicht zu verwechseln[418] mit Podophyllum: Großes Schlafbedürfnis; Geräusche werden überlaut wahrgenommen, vergrößertes Sehen. Die Gedärme sind untätig; die Stühle groß, weiß und hart.

Prunella vulgaris - Gemeine Braunelle: Kolitis.

Dosierung. – Tinktur bis sechste Potenz. Wenn angezeigt, scheinen sich die 200. und die 1000. Potenz bei Cholera infantum gut zu bewähren.

Polygonum hydropiperoides aut punctatum

Wasserpfeffer

Polygonaceae; Eurasien, Nordamerika, Nordafrika

Metrorrhagie, auch Amenorrhoe bei jungen Mädchen. **Varikosis**; Hämorrhoiden und Rektaltaschen. Brennen im Magen, gefolgt von Kältegefühl in der Magengrube.

Abdomen. – Kolikartiger Schmerz, mit starkem Kollern, Übelkeit und flüssigen Stühlen. **Blähungskolik.**

Rektum. – Das Innere des Anus ist von juckenden Erhabenheiten ausgefüllt (, wie von Faltenbildung ohne Kontraktion, eine Art Hämorrhoidalknoten).[34] **Hämorrhoiden.** Flüssige Stühle.

Harnwege. – Schmerzhafte Zusammenschnürung am Blasenhals.

Weiblich. – Anhaltende Schmerzen in Hüften und Lenden. Gewichts- und Spannungsgefühl im Becken. Stechende Schmerzen durch die Mammae. Amenorrhoe.

Rücken. – **Gefühl, als ob die Hüften zueinander gezogen würden** (; bei Nierenleiden).[34]

Haut. – **Oberflächliche Geschwüre und wunde Stellen an den unteren Extremitäten**, besonders bei Frauen im Klimakterium.

Beziehungen. – Vergleiche: **Ham., Senec.**

Carduus marianus: Geschwüre.

Polygonum aviculare – Vogelknöterich: in materiellen Dosen der Tinktur; hat sich bei Lungenschwindsucht, intermittierendem Fieber, und besonders bei **Arteriosklerose** als nützlich erwiesen. Erythem.

418 Beide Pflanzen, wie auch Bryonia, werden im Englischen „mandrake“ genannt; siehe [12].

Polygonum persicaria – Flohknöterich: Nierenkolik und Nierensteine; **Gangrän.**

Polygonum sagittatum: D2 gegen **Nierenkolik**, eitrige Nephritis; lanzinierende Schmerzen entlang der Wirbelsäule; Jucken am harten Gaumen; Brennen der Innenseite des rechten Fußes und Knöchels. (C.M. Boger).

Dosierung. – Tinktur.

Polyporus pinicola

Boletus pinicola, Rothütiger Steinpilz, Kiefern-Steinpilz
Boletaceae; warme Gegenden, wächst gewöhnlich unter Tannen und Fichten

Nützlich bei intermittierenden, remittierenden und biliösen Fiebern*, mit Kopfschmerz, gelber Zunge, ständiger Übelkeit, Schwächegefühl im Epigastrium und Verstopfung. Ähnelt seinem botanisch verwandten **Boletus laricis** (siehe dort). Tiefer, dumpfer, schwerer Schmerz in den Schienbeinen, verhindert den Schlaf.

Fieber. – Große Mattigkeit, Blutandrang zum Kopf, mit Schwindel, heißes und gerötetes Gesicht, prickelndes Gefühl überall; nachts ruhelos, durch Schmerz in den Handgelenken und im Knie; rheumatische Schmerzen; reichliche Schweiße. Kopfschmerz gegen 10 Uhr vormittags, mit Schmerz in Rücken, Sprunggelenken und Beinen, zunehmend bis 15 Uhr, dann schrittweise besser.

Populus candicans

Populus balsamifera, Balsampappel
Salicaceae; Nordamerika

Scheint eine bemerkenswerte Wirksamkeit bei akuten Erkältungen zu haben, besonders wenn sie von einer tiefen, heiseren Stimme oder gar von Aphonie begleitet werden. Allgemeine Unempfindlichkeit der Körperoberfläche (< Rücken und Bauch); Reiben und Schlagen wird ohne Schmerzempfindung ertragen und ist dem Patient willkommen aufgrund der dadurch erzeugten Wärme. Verdickte, hornige und taube Fingerenden; unempfindlich gegen Zwicken und Stechen. Verleiht augenblicklich die Stimme wieder. **[Coca]**

Kopf. – Spricht mit jedem über ihre Symptome. Heißer Kopf mit kalten Extremitäten. Herpes labialis. **[Nat-m.]** Gefühl, als wäre die Zunge dick und taub. Brennender Reizzustand von Augen, Nase, Mund, Hals und Luftwegen.

Atemwege. – **Akute Heiserkeit**. Hals und Nasenlöcher brennen. Sitzt nach vorn gebeugt bei trockenem Husten.[419] Gefühl von Trockenheit in Rachen und Kehlkopf, schwache und tonlose Stimme. Wundheit und Schmerzhaftigkeit von Brust und Hals.[420] Durch Katarrh des Nasenrachenraums hervorgerufener Husten bei Kindern; der Schleim tropft von den Choanen.

Dosierung. – Tinktur.

Populus tremuloides

Amerikanische Espe

Salicaceae; Nordamerika

Die Magen- und Harnwegssymptome weisen auf den Nutzen dieses Mittels bei Dyspepsie und Blasenkatarrh, besonders bei alten Menschen. Es ist ein gutes Heilmittel bei Blasenleiden nach Operationen und in der Schwangerschaft. Zystitis. Völle des Kopfes und Hitzeempfindung auf den Körperoberflächen. **Nachtschweiße. Wechselfieber.**

Magen. – **Magenverstimmung, mit Flatulenz und Magenübersäuerung.** Übelkeit und Erbrechen.

Harnwege. – Schwerer Tenesmus; schmerzhaftes Brennen. Der Urin enthält Schleim und Eiter. Vergrößerte Prostata. (Schlimmer, krampfartiger)[12] Schmerz hinter dem Schambein, am Ende des Urinierens (für 10–15 Minuten).[12]

Beziehungen. – Vergleiche: **Nux-v., Chin., Corn-f., Cann-s., Canth.**

Dosierung. – Tinktur oder **Populinum** Trit. D1.

---

419 Vgl. [12]: „Trockene, asthmatische Atmung, mit Atemnot, sitzt nach vorne gebeugt, < Heben der Arme."

420 Vgl. [12]: „Trockener, brennender, zusammengeschnürter Hals, mit dem Gefühl, als hätten Spinnen darin Netze gewebt."

Pothos foetidus

Siehe Ictodes

Primula obconica

Becherprimel

Primulaceae; China

Das Gift der Becherprimel sitzt in seinen **Drüsenhaaren**, die leicht brechen und eine reizende Flüssigkeit absondern, die in die Haut absorbiert wird.

Aber bei empfindlichen Patienten kommt es zu Vergiftungssymptomen an der Haut, sogar ohne daß sie in direkten Kontakt mit der Pflanze kommen, hierzu reicht die bloße Nähe aus, genauso wie beim Sumach*. Intermittierendes Auftreten der Symptome; ‹ rechte Seite. Schmerz in Leber und Milz. Tiefe Infiltration (der Haut)[12] und Spannung der Gewebe; Blasen. **Lähmungsgefühl. Schwäche.** Wundheit des Rachens wechselt ab mit schwächerem Reizzustand des Gesichts.

Gesicht. – Feuchtes Ekzem. Papulöser Ausschlag am Kinn. Brennt nachts. Nesselsuchtartiger Hautausschlag. Geschwollene Augenlider.

Extremitäten. – Ekzem an Armen, Handgelenken, Unterarmen und Händen, papulös und wund. Rheumatischer Schmerz in der Schultergegend. Trockene und heiße Handflächen. Rissige Haut[12] über Gelenken und Fingern. Hautausschläge zwischen den Fingern. Purpurne Flecken auf den Handrücken, die Handfläche ist steif.[421] Blasen an den Fingern.

Haut. – Starkes Jucken, ‹ nachts, rot und geschwollen wie Erysipel. Angeschwollen. **Kleine Papeln auf einer erhabenen Basis.** Hautsymptome werden von Fiebersymptomen begleitet.

Beziehungen. – Vergleiche: **Rhus-t.**

Humea elegans: Ähnliche Hautsymptome.

Antidot: **Fago.**

---

421 Vgl. [12]: „Purpurne Flecken auf der Rückseite von Hand und Finger; tiefe Blasen bilden sich an jeder Fingerspitze und über wie auch unter jedem Fingergelenk; steife Finger."

Primula veris

Schlüsselblume

Primulaceae; Europa, Asien

Blutandrang zum Gehirn, mit Neuralgie; Migräne rheumatische und gichtische Schmerzen.

Kopf. – Bandgefühl um den Kopf; kann den Hut nicht aufbehalten. **[Carb-ac.]** Die Haut ist über der Stirn gespannt. Furcht zu Fallen beim Aufstehen. Heftiger Schwindel, als ob sich alles drehe. Summen in den Ohren; 〉 im Freien.

Harnwege. – Der Urin riecht stark nach Veilchen. **[Ter.]**

Atemwege. – Husten, mit Brennen und Stechen in den Atemwegen. Schwache Stimme.

Extremitäten. – Die Achselmuskulatur auf der rechten Seite ist schmerzhaft. Schwere und Müdigkeit in den Gliedern, besonders in den **Schultern.** Brennen in der rechten Handfläche. Ziehender Schmerz in Daumen und Großzehe.

Beziehungen. – Vergleiche: **Cycl., Ranunculaceae.**

Oenothera biennis – Gemeine Nachtkerze: Erschöpfende, wäßrige Diarrhoe; Cholera infantum; Hydrozephaloid.

Primula farinosa – Mehl-Schlüsselblume: Dermatitis, besonders an den Zeigefingern und Daumen.

Dosierung. – Dritte Potenz.

Propylaminum

Destillierte Heringslake, Tetramethylaminum, Aminopropan, $C_3H_7NH_2$

Bei akutem rheumatischem Fieber vertreibt es Fieber und Schmerz in einem oder zwei Tagen. Rheumatischer Gesichtsschmerz und rheumatische Metastasen*, besonders Herzschädigungen.

Extremitäten. – **Schmerz in Handgelenken und Sprunggelenken**; 〈 geringste Bewegung. **[Bry.]** Große Ruhelosigkeit und Durst. Rheumatismus, die mit den Fingern gehaltene Nadel wird zu schwer. **Kribbeln und Taubheit der Finger**. Schmerz in Handgelenk und Sprunggelenk, ist unfähig zu stehen.

Beziehungen. – **Chenopodium vulvaria** – Stinkender Gänsefuß: Diese Pflanze hat einen Geruch wie verwesende Fische und enthält eine große Menge an Propylamin. Schwäche in der unteren Rücken- und Lendengegend.

Dosierung. – 10–15 Tropfen, in ca. 6 Unzen (180 ml) Wasser; teelöffelweise Gaben, alle zwei Stunden.

Prunus spinosa

Schlehdorn, Schlehe

Rosaceae; Europa, Vorderasien, Nordafrika

Dieses Mittel wirkt besonders auf die Harnwege und den Kopf. Es ist sehr wertvoll bei bestimmten Neuralgien, Anasarka und besonders bei Ödem der Füße. Gefühl, als wären Sprunggelenk und Fuß verstaucht. **Ziliarneuralgie. [Spig.]**

Kopf. – Auseinanderpressender Schmerz unter dem Schädel. (Zuckender) **Schmerz im rechten Stirnbein, blitzschnell durch das Gehirn und zum Hinterkopf hinausfahrend.**[17] Durchdringende Zahnschmerzen, als ob die Zähne herausgerissen würden; ‹ wenn etwas Warmes in den Mund kommt.

Augen. – **Schmerz im rechten Augapfel, als ob er platzen würde. Ziliarneuralgie.** Zerberstender Schmerz im rechten Augapfel, schießt blitzartig durch das Gehirn zum Hinterkopf. **Plötzlicher Schmerz im linken Auge, als ob es zerreißen würde,** › Tränenfluß. Irido-Choroiditis. Trübung der Glaskörperflüssigkeit. Gefühl, als wollten die Augen platzen.

Abdomen. – Aszites. Krampfartiger Schmerz in der Blasengegend; ‹ Gehen.

Rektum. – Harter, knotiger Stuhl, mit (drückendem, krampfhaftem)[17] Mastdarmschmerz, als ob ein eckiger Gegenstand hineingeschoben wäre. Brennen im After (wie wenn man Salz in eine Wunde streut)[17] nach schleimigem Durchfall.

Harnwege. – Blasentenesmus. Erfolgloser Versuch zu urinieren.[422] **Eiliger Drang zum Lassen von Urin, der aber nur bis in die Eichel gelangt, dort wieder zurückzulaufen scheint und** (heftigste) **Harnröhrenschmerzen verursacht.**[17] Neuralgische Dysurie. **Muß lange pressen, bevor der Urin kommt.**

422 Vgl. [17]: „Bei jedem Versuche zu harnen Brennen in der Harnröhre zum Krümmen, doch ohne Harnabgang."

Atemwege. – (Kurzatmigkeit und) Keuchen beim Gehen (, wie vom Bergsteigen).[17] Beklemmung der Brust; ängstliches, kurzes Atemholen. Angina pectoris. Wildes Herzklopfen; 〈 geringste Bewegung.

Haut. – Herpes zoster. **Wassersucht.** Jucken an den Fingerspitzen, als ob sie erfroren wären.

Beziehungen. – Vergleiche: **Laur.**

Prunus padus – Traubenkirsche: Halsentzündung, Druck hinter dem Brustbein und stechender Schmerz im Rektum.

Prunus virginiana – Virginianische Traubenkirsche: Ein **Herztonikum**; verschafft dem ermatteten und erweiterten Ventrikel Linderung; reizbares Herz; Dilatation des rechten Herzens; **Husten, 〈 nachts beim Hinlegen**; schwache Verdauung, besonders bei älteren Leuten; chronische Bronchitis; hebt den Muskeltonus.

Pyrus americanus – Sorbus americana, „American mountain ash": Reizzustand der Augen; Zusammenschnürung um die Taille (muß die Kleidung sofort lockern)[12]; krampfartige Schmerzen in Uterus, Blase, Herz; Gefühl von kaltem Wasser im Magen, die Kälte erstreckt sich die Speiseröhre hinauf; neuralgische und gichtische Schmerzen.

Dosierung. – Dritte bis sechste Potenz.

Psorinum

Serös-eitrige Flüssigkeit aus dem Krätzebläschen

Das therapeutische Feld dieses Mittels liegt bei den sogenannten psorischen Manifestationen. Psorinum ist ein kaltes Mittel; möchte den Kopf warmhalten, **möchte warme Kleidung**, sogar im Sommer. **Extreme Empfindlichkeit gegen Kälte. Schwäche**, unabhängig von jeder organischen Erkrankung, besonders die Schwäche, die nach einer akuten Erkrankung zurückbleibt. **Reaktionsmangel**, d. h. die Phagozyten arbeiten mangelhaft, wenn gut gewählte Mittel nicht wirken. Skrofulöse* Patienten. Die Absonderungen **haben einen widerlichen Geruch**. Reichliche Schweiße. Kardiale Schwäche. Die Hautsymptome sind sehr augenfällig. Verleiht oft Widerstandskräfte gegen Erkältungen. Gerät beim Gehen leicht ins Schwitzen. Hereditäre und tertiäre Syphilis. **Stinkende Absonderungen.**

Gemüt. – Hat alle Hoffnung auf Genesung aufgegeben, (denkt, er wird sterben;) ohne Hoffnung (; besonders nach Fleckfieber, 〉 durch Nasenbluten).[34] **Melancholie,** tief und andauernd; religiös. Selbstmordneigung.

Kopf. – Wacht nachts (um 1 Uhr) mit einem Schmerz auf, wie von einem Schlag auf den Kopf.[34] Chronische Kopfschmerzen; ist während der Attacken hungrig; mit Schwindel. Hämmernder Schmerz; Gefühl, als wäre das Gehirn zu groß;[423] < Wetterwechsel. Dumpfer, drückender Schmerz im Hinterkopf. Feuchter Ausschlag auf der Kopfhaut; verfilztes Haar. Trockenes Haar.

Augen. – Verklebt. Blepharitis. **Chronische Ophthalmie, die ständig wiederkehrt.** Lidränder sind rot. Scharfe Absonderung.

Ohren. – Wund, rot, **Feuchtigkeit absondernde Krusten um die Ohren herum.** Wundheitsschmerz hinter den Ohren. Herpes von den Schläfen über die Ohren zu den Wangen. **Stinkende Absonderung von dem Ekzem um die Ohren. Unerträgliches Jucken.** Chronische Otorrhoe. **Übelst stinkender Eiter aus den Ohren**, bräunlich, widerlich.

Nase. – Trocken, Schnupfen, mit Verstopfung der Nase. Chronischer Katarrh; tropft von den Choanen. Rosacea.

Mund. – Hartnäckige Rhagaden an den Mundwinkeln. Zunge und Zahnfleisch sind ulzeriert. Zäher, widerlich (, wie alter Käse) schmeckender Schleim klebt an (der hinteren Fläche vom) weichen Gaumen (, nötigt zum Räuspern).[25]

Gesicht. – Geschwollene Oberlippe. Blaß, zartes, kränkliches Aussehen. **Feuchter Hautausschlag im Gesicht.**[424]

Hals. – Stark geschwollene Tonsillen; schmerzhaftes Schlucken, mit Schmerz in den Ohren. Reichlicher, übelschmeckender Speichel; zäher Schleim im Hals. Rezidivierende eitrige Tonsillitis mit Peritonsillitis. **Tilgt die Neigung zu eitrigen Tonsillitiden und Peritonsillitiden.** Hochräuspern von käsigen, erbsenartigen Kügelchen von widerwärtigem Geschmack und Geruch. **[Agar.]**

Magen. – Aufstoßen wie von faulen Eiern. **Ist immer sehr hungrig; muß mitten in der Nacht etwas zu Essen haben.** Übelkeit; Schwangerschaftserbrechen. Schmerz im Bauch nach dem Essen.

Rektum. – Schleimiger, **blutiger, ausgesprochen stinkender, dunkler, flüssiger Stuhl.** Harter, schwieriger Stuhl, mit Blut aus dem Rektum und

423 Vgl. [16a]: „Stirnkopfschmerz, als hätte das Gehirn nicht Raum genug im Kopfe, früh beim Aufstehen, wie Herausdrängen; nach dem Waschen und Frühstücke ließ es nach."

424 Vgl. [25]: „Ausschlag kleiner, mit gelber Lymphe sich schnell füllender Bläschen, die nur bei Berührung wie wund schmerzen, nach einigen Tagen vertrocknen, an der Stirne und mehreren Stellen des Gesichts, auch hinter dem rechten Ohre."

brennenden Hämorrhoiden. **Verstopfung von Kindern**, bei blassen, kränklichen, skrofulösen* Kindern.

Weiblich. – Stinkende, klumpige **Leukorrhoe** mit starken Rückenschmerzen und **Schwäche**. Geschwollene und schmerzhafte Mammae. Pickel sondern eine scharfe, brennende Flüssigkeit ab, die die Mammae[34] wundmacht.

Atemwege. – Asthma, mit Atemnot; ⟨ Aufsetzen; ⟩ Liegen und die Arme weit auseinanderstreckt halten. Trockener, harter Husten, mit großer Schwäche in der Brust. **Gefühl wie von einem Geschwür unter dem Brustbein**. Schmerz in der Brust; ⟩ Hinlegen. Husten kehrt jeden Winter wieder, durch unterdrückten Hautausschlag. **Heuschnupfen** kehrt unregelmäßig jedes Jahr wieder.

Extremitäten. – Schwäche der Gelenke, als ob sie zusammenbrechen wollten.[16a] **Hautausschlag um die Fingernägel**. Stinkende Fußschweiße.

Schlaf. – Schlaflos durch unerträgliches Jucken. Erschreckt leicht.

Fieber. – Reichliche, stinkende Schweiße; Nachtschweiße.

Haut. – Schmutziges, ungepflegtes Aussehen. Trockenes, glanzloses, zerzaustes Haar. **Unerträgliches Jucken**. Herpesartige Hautausschläge, besonders auf der Kopfhaut und in den Gelenkbeugen mit Jucken; ⟨ durch Bettwärme. Vergrößerte Drüsen. Exzessive Sekretion der Talgdrüsen; ölige Haut. Indolente Geschwüre, die langsam heilen. Ekzem hinter den Ohren. Krustige Ausschläge am ganzen Körper. Urtikaria nach jeder Anstrengung. Pusteln nahe den Fingernägeln (, eiternd).[34]

Modalitäten. – ⟨ Kaffee, dem Psorinum-Patienten geht es, solange er Kaffee trinkt, nicht besser. Wetterwechsel, Kälte, heißer Sonnenschein. **Furcht vor der geringsten kalten Luft oder Zugluft.**

⟩ Hitze, warme Kleidung, sogar im Sommer.

Beziehungen. – Komplementärmittel: **Sulph.**

Vergleiche: **Pediculus capitis** – Kopflaus: Psorische Manifestationen bei Kindern. Hautausschläge auf Hand- und Fußrücken, am Hals. Prurigo; Pellagra. Ungewöhnliche Fähigkeit zum Studieren und Arbeiten.[425] Pediculus überträgt Fleckfieber und Wolhynisches Fieber.

Bei Reaktionsmangel vergleiche mit **Calcarea carbonica** und **Natrum arsenicosum.**

---

425 Vgl. [11]: „Neigung zum Studieren, mit schneller Auffassung.“ Und: „Schreibt mit fieberhafter Schnelligkeit, ... “

Bacillus Gaertner: Pessimistisch, Mangel an Selbstbewußtsein, subjektive, lästige Augensymptome, Höhenangst. Urtikaria. Man verwende die 30. und 200. Potenz. (Wheeler).

Dosierung. – 200. Potenz und höher. Sollte nicht zu oft wiederholt werden. Psorinum braucht ungefähr 9 Tage, bevor es seine Wirkung entfaltet, und sogar eine Einzelgabe kann andere, wochenlang andauernde Symptome hervorbringen. (Aegidi).

Ptelea trifoliata

Lederblume, Hopfenbaum
Rutaceae; Nordamerika

Dies ist ein bemerkenswertes Mittel für Magen- und Leberleiden. Die Schmerzhaftigkeit und Schwere in der Lebergegend wird **hochgradig 〈 durch Liegen** auf der linken Seite. **Atonische Zustände des Magens.** Asthma.

Kopf. – Gefühl von Benommenheit und Betäubung. **Schmerz von der Stirn zur Nasenwurzel** (, mit dem Gefühl, als ob links ein Nagel in das Gehirn getrieben würde);[11] **nach außen drückender Schmerz. Stirnkopfschmerz**; 〈 Geräusch, Bewegung, nachts, Reiben der Augen; mit Hyperazidität des Magens. Gefühl, als würden die Schläfen zusammengedrückt.

Mund. – **Übermäßige Speichelsekretion**, (nächtliches Sabbern).[34] Trockener Mund, mit bitterem Geschmack.[34] Weiß oder gelb belegte Zunge; fühlt sich rauh an, ist geschwollen. **Rote und erhabene** Papillen. **[Arg-n.]** Der Belag kann bräunlich-gelb sein.

Magen. – Schwere und Völle (, nach einem mäßigen Mahl).[11] Aufstoßen, Übelkeit, Erbrechen. Andauerndes Gefühl von Fressen, Hitze und Brennen im Magen. Gefühl, daß der Magen nach dem Essen leer ist. **Magen- und Lebersymptome vergesellschaftet mit Gliederschmerzen.**

Abdomen. – Starkes Gewichtsgefühl und Schmerzen in der rechten Seite; schweres, schmerzhaftes Gefühl, 〉 Liegen auf der rechten Seite. Schmerzhafte, geschwollene, druckempfindliche Leber. Einziehung des Bauches.

Atemwege. – Gefühl von Druck auf den Lungen und von Erstickung, beim Liegen auf dem Rücken. **Asthma** (vom Nach-innen-Schlagen eines Erysipels).[34] Dyspnoe (Gefühl, als würden die Brustwände einsinken).[34] Krampfartiger Schmerz in der Herzgegend.

Schlaf. – Ruhelos, mit furchtbaren Träumen; Alptraum, wacht matt und unerfrischt auf.

Modalitäten. – 〈 Liegen auf der linken Seite; früher Morgen.

〉 Essen von sauren Dingen.

Beziehungen. – Vergleiche: **Merc., Mag-m., Nux-v., Chel.**

Dosierung. – Erste bis 30. Potenz.

Pulex irritans

Menschenfloh

Siphonaptera; ubiquitär

Ausgeprägte Symptome an den Harnorganen und in der weiblichen Sexualsphäre.

Kopf. – Sehr ungeduldig, übellaunig und reizbar. Stirnkopfschmerz, mit **Vergrößerungsgefühl der Augen. Faltiges und alt aussehendes Gesicht.**

Mund. – Metallischer Geschmack. Gefühl von einem Faden im Hals. Durstig, besonders bei Kopfweh.

Magen. – Übler Geschmack und Atem. Starke Übelkeit, mit Erbrechen, Purgieren und Schwäche. Sehr stinkender Stuhl. Geblähter Bauch.

Harnwege. – Spärlicher Urin mit häufigem Harndrang, mit Druck auf der Blase und Brennen in der Urethra. Der Harnfluß hört plötzlich auf, gefolgt von Schmerz. Übelriechender Urin. Kann den Urin nicht verhalten; muß dem Drang ohne Verzug nachgeben. Reizblase vor den Menses.

Weiblich. – Menses zu spät. Verstärkter Speichelfluß während den Menses. Heftiges Brennen in der Vagina. Reichliche, übelriechende Leukorrhoe, die grünlich-gelbe Flecken hinterläßt; die Flecken von den Menses und der Leukorrhoe sind sehr schwer auszuwaschen. Rückenschmerzen. **[Ox-ac.]**

Rücken. – Schmerzt, ist schwach; Ziehen von Muskeln unterhalb des Schulterblattes.

Fieber. – Empfindet überall ein Glühen, wie über Dampf; **frostig**, beim Sitzen neben dem Feuer.

Haut. – Stechendes Jucken. Wunde Stellen am ganzen Körper. Die Haut dünstet einen üblen Geruch aus.

Modalitäten. – 〈 linke Seite, Umhergehen.

〉 Sitzen oder Hinlegen.

Dosierung. – Die höheren Potenzen.

Pulsatilla pratensis

Anemone pratensis, Kuhschelle, Küchenschelle
Ranunculaceae; Europa

Der Wetterhahn unter den Arzneimitteln.

Das Temperament und der Gemütszustand sind die wichtigsten Leitsymptome für die Wahl von Pulsatilla. Es ist vorwiegend ein Frauenmittel, besonders für das milde, sanfte, nachgiebige Temperament.[426] Traurig, weint leicht; weint beim Sprechen; **wechselhaft**, widersprüchlich. **Die Patientin sucht das Freie; sie fühlt sich dort immer besser**, auch wenn sie frostig ist. Alle Schleimhäute sind betroffen. **Die Absonderungen sind dick, mild und gelblich-grün**. Ist oft nach Mißbrauch von eisenhaltigen Kräftigungsmitteln und nach schlecht überstandenen Masern angezeigt. **Ständig wechselnde Symptome. Durstlos, mürrisch und frostig.** Wenn die erste ernsthafte Beeinträchtigung der Gesundheit auf das Pubertätsalter zurückzuführen ist. Große Empfindlichkeit. Möchte den Kopf hoch haben, fühlt sich nicht bequem mit nur einem Kissen. Liegt mit den Händen über dem Kopf.

Gemüt. – Weint leicht. Ängstlich, unentschlossen. Fürchtet das Alleinsein am Abend, die Dunkelheit, Gespenster. Hat gerne Mitgefühl. Kinder möchten Liebkosungen und, daß man viel Aufhebens um sie macht. Leicht zu entmutigen. Krankhafte Furcht vor dem anderen Geschlecht. Religiöse Melancholie. Gibt sich Extremen von Freude und Schmerz hin. Hochgradig emotional. Vom Gemüt her wie ein Apriltag.

Kopf. – Wandernde Stiche im Kopf; der Schmerz erstreckt sich zu Gesicht und Zähnen; Schwindel; 〉 im Freien. Stirn- und Supraorbitalschmerzen. Neuralgische Schmerzen, die in der **rechten Schläfenregion** beginnen (und sich schnell über die ganze rechte Seite von Kopf und Gesicht ausbreiten), **mit heißem Tränenfluß der betroffenen Seite.**[34] **Kopfschmerz von Überarbeitung.** Druck auf dem Scheitel.

Augen. – Dicke, reichliche, gelbe und milde Absonderungen. Jucken und Brennen in den Augen. Tränenfluß und Schleimabsonderung sind

426 Vgl. [16]: „Es wird daher auch der arzneiliche Gebrauch der Pulsatille um desto hülfreicher seyn, wenn in Übeln zu denen in Rücksicht der Körperzufälle dieses Kraut paßt, zugleich ein schüchternes, weinerliches, zu innerlicher Kränkung und stiller Ärgerniß geneigtes, wenigstens mildes und nachgiebiges Gemüth im Kranken zugegen ist, zumal wenn in gesunden Tagen gutmüthig mild (auch wohl leichtsinnig und gutherzig schalkhaft) war. Vorzüglich passen daher dazu langsame, phlegmatische Temperamente, … “

reichlich. **Entzündete, verklebte Augenlider. Gerstenkörner.** Die Venen im Augenhintergrund sind stark erweitert. Ophthalmia neonatorum. Subakute Konjunktivitis, mit Dyspepsie; ‹ im warmen Zimmer.

Ohren. – (Schmerzhaftes) Gefühl, als ob etwas herausdrängen wollte.[16] Schwerhörigkeit, als ob die Ohren verstopft wären. Otorrhoe. Dicke, milde Absonderung; stinkender Geruch. Das äußere Ohr ist geschwollen (, heiß)[16] und rot. Katarrhalische Otitis. Ohrenschmerz, ‹ nachts. Vermindert die Schärfe des Hörvermögens.

Nase. – Schnupfen; Verstopfung des rechten Nasenloches, drückender Schmerz an der Nasenwurzel. Verlust des Geruchsvermögens (, bei Katarrh).[34] Große, grüne, stinkende Krusten[1a] in der Nase. Verstopfung der Nase am Abend. Gelber Schleim; morgens reichlich. Übler Geruch, wie von altem Schnupfen[16] (; objektiver Gestank aus der Nase)[34]. Schmerzhafte Nasenknochen.

Gesicht. – Rechtsseitige Neuralgie, mit reichlichem Tränenfluß. Schwellung der Unterlippe, die in der Mitte aufgesprungen ist. Gesichtsschmerz gegen Abend bis Mitternacht; beim Schmerz Frostigkeit[34].

Mund. – Fettiger Geschmack. **Trockener Mund ohne Durst**, möchte ihn häufig ausspülen. Leckt sich oft die trockenen Lippen. **Riß in der Mitte der Unterlippe. Gelbe oder weiße Zunge, ist von einem zähen Schleim überzogen.** Zahnschmerz; › durch Halten von kaltem Wasser im Mund. **[Coff.]** Stinkender Geruch aus dem Mund. **[Merc., Aur.]** Nahrung, besonders Brot, schmeckt bitter. Viel **süßlicher** Speichel. **Veränderung des Geschmacksinns**, bitter, gallig, fettig, salzig, **faulig.**[427] Verlust des Geschmacksinns. Verlangen nach Kräftigungsmitteln.

Magen. – **Abneigung gegen fettes Essen, warmes Essen und Getränke.** Aufstoßen; **der Geschmack des Genossenen bleibt lange** (im Mund)[16]; nach Eiscreme, Obst, Kuchen[16]. **Bitterer Geschmack**, verminderter Geschmack aller Speisen. **Flatulenz.** Abneigung gegen Butter. **[Sang.]** Sodbrennen. Dyspepsie, mit starker Beengung nach dem Essen, muß die Kleidung lockern. **Durstlosigkeit** bei fast allen Beschwerden. Erbrechen von lange zuvor genossenen Speisen. Magenschmerz eine Stunde nach dem Essen. **[Nux-v.]** Schwere im Magen wie von einem Stein, besonders morgens beim Erwachen. Nagendes, hungriges Gefühl. **[Abies-c.]** (Bei Auflegen der Hand)[16] fühlbare Pulsationen in der Magengrube. **[Asaf.]**

427 Vgl. [16]: „Er hat im Munde einen Geschmack wie nach faulem Fleische, mit Brechübelkeit." Und: „Frisches Fleisch hat ihm einen fauligen Geschmack."

Große Schmerzhaftigkeit des Epigastriums. Schwächegefühl, besonders bei Teetrinkern. Aufstoßen von Magensäure, mit fauligem Geschmack am Morgen.

Abdomen. – Schmerzhaft, aufgetrieben; lautes Kollern. Druck wie von einem Stein. Kolik, mit Frostigkeit abends.

Rektum. – Kollern, wäßriger Stuhl; < nachts. **Keine zwei Stühle gleichen sich**. (Durchfall) nach Obst **[Ars., Chin.]** (, nach fetten Speisen, Schweinefleisch oder Eiscreme).[34] Blinde Hämorrhoiden, mit Jucken und stechenden Schmerzen. Dysenterie; Schleim und Blut, mit Frostigkeit. **[Merc., Rheum] Zwei oder drei normale Stühle täglich.**

Harnwege. – Verstärkter Harndrang; < **beim Liegen.** Brennen in der Harnröhrenöffnung während und nach Wasserlassen. Unwillkürlicher Harnabgang nachts, beim Husten oder Ablassen von Blähungen. Nach dem Urinieren krampfartiger Blasenschmerz. Schmerz und Tenesmus beim Urinieren, < **Liegen auf dem Rücken.**

Männlich. – Orchitis; Schmerz vom Bauch zu den Hoden. Dicke, gelbe Absonderung aus der Urethra; Spätstadium der Gonorrhoe. Striktur; der Urin wird nur tropfenweise entleert, unterbrochener Strahl. **[Clem.] Akute Prostatitis.**

Weiblich. – Amenorrhoe. **[Cimic., Senec., Polyg-h.]** Unterdrückte Menses durch nasse Füße, nervöse Schwäche, bei[34] Chlorose*. Späte Menses. Zu spät, spärlich, dick, dunkel, **mit Gerinnseln, wechselhaft, aussetzend**. Frostigkeit, Übelkeit, Nach-unten-Drücken, schmerzhaft, der Blutfluß setzt aus. Scharfe, brennende, rahmartige Leukorrhoe. Rückenschmerz; Müdigkeitsgefühl. Durchfall bei oder nach den Menses.

Atemwege. – Launenhafte Heiserkeit; sie kommt und geht. **Trockener Husten abends und nachts; muß sich im Bett aufsetzen um, Erleichterung zu erfahren; lockerer Husten morgens**, mit reichlichem Schleimauswurf. **Druck auf der Brust und Schmerzhaftigkeit**. Urinabgang beim Husten. **[Caust.]** In der Mitte der Brust (, im Brustbein) Schmerz wie von einem (inneren) Geschwür.[16] Schmerz (in der Brust) wie von einem subkutanen Geschwür.[34] Milder, dicker, bitterer, grünlicher Auswurf. Kurzatmigkeit, Angst und Herzklopfen beim Liegen auf der linken Seite. **[Phos.]** Erstickungsgefühl beim Liegen.

Rücken. – Stechender Schmerz in Nacken und Rücken, zwischen den Schultern; im Kreuzbein nach dem Sitzen.

Extremitäten. – Ziehender, spannender Schmerz in den Ober- und Unterschenkeln, mit Ruhelosigkeit, Schlaflosigkeit und **Frostig-**

keit.[428] **Schmerz in den Gliedern, die rasch ihren Ort wechseln**; spannender Schmerz, **hört mit einem Mal auf**. Taubheitsgefühl um den Ellbogen. Schmerzhaftes Hüftgelenk. Geschwollene Knie, mit reißenden, ziehenden Schmerzen. Bohrender Schmerz in den Fersen gegen Abend; **das Leiden wird < vom Herunterhängen-Lassen des kranken Glieds. [Vip.]** Venen an Unterarmen und Händen sind geschwollen. Rote, entzündete, geschwollene Füße. Müdes und schweres Gefühl der Beine.

Schlaf. – Abends hellwach; ruhelos im ersten Schlaf. Erwacht matt, unerfrischt. Unwiderstehliche Schläfrigkeit am Nachmittag. Schläft mit den Händen über dem Kopf.

Fieber. – Frösteln, sogar im warmen Zimmer, **ohne Durst**. Frostig mit Schmerzen, stellenweiser Frost (bald hier, bald da)[34], < abends. Fieberfrost gegen 16 Uhr. Nachts unerträglich brennende Hitze, mit erweiterten Venen; Hitze in einigen Körperteilen, in anderen Kälte. Einseitiger Schweiß; Schmerzen beim Schwitzen. **Äußere Wärme ist unerträglich; die Venen sind angeschwollen**. (Bei Malaria:)[34] In der fieberfreien Zeit, Kopfschmerz, Durchfall, Appetitverlust, Übelkeit.

Haut. – Urtikaria, nach schwerem Essen, mit Durchfall, von verspäteten Menses, < Entkleiden. **Masern**. Akne in der Pubertät. Krampfadern.

Modalitäten. – < Hitze; schweres, fettes Essen; nach dem Essen; gegen Abend; warmes Zimmer; Liegen auf der linken oder auf der schmerzlosen Seite; wenn die Füße hängengelassen werden.

> im Freien; Bewegung; kalte Anwendungen, kalte Speisen und Getränke, obwohl durstlos.

Beziehungen. – Vergleiche: **Cycl., Kali-bi., Kali-s., Sulph.**

Anagyris foetida – Stinkstrauch: Kopfschmerz, Amenorrhoe.

Atriplex hortensis – Gartenmelde: Uterussymptome, Amenorrhoe; Hysterie, Kälte zwischen den Schultern, Abneigung gegen warmes Essen, heftiges Verlangen nach merkwürdigen Speisen, Herzklopfen, Schlaflosigkeit.

Joanesia asoca – Saraca indica: **Amenorrhoe**; Menorrhagie, wirkt kräftig auf die weiblichen Geschlechtsorgane. Bauchschmerz.

Penthorum sedoides ist oft nach Pulsatilla in späteren Stadien von Erkältungen angezeigt.

---

428 Vgl. [17]: „In den Muskeln des Oberschenkels ein ziehender Schmerz Nachts, welcher zwingt, ihn zu bewegen, zugleich Unruhe, Schlaflosigkeit, Hin- und Herwerfen im Bette, auch wenn kein Schmerz mehr da ist, und Kälte über und über."

Pimenta officinalis – Piment: Einseitige Neuralgien, kalte und heiße Körperteile.

Pulsatilla nuttalliana hat die gleichen Wirkungen.

Komplementärmittel: **Coff., Cham., Nux-v.**

Dosierung. – Dritte bis 30. Potenz.

Pyrogenium

Pyrexin, Sepsin

Dieses Mittel haben englische Homöopathen eingeführt, es wurde aus zersetztem, magerem Rindfleisch, das zwei Wochen in der Sonne stehen gelassen und dann potenziert wurde, hergestellt. Die Prüfungen und der Großteil der klinischen Erfahrung wurden mit dieser Präparation gemacht. Später jedoch potenzierte Dr. Swan septischen Eiter[429], dessen Präparation gleichermaßen geprüft und klinisch angewandt wurde. Es scheint kein deutlicher Unterschied zwischen den Wirkungen beider Präparate zu bestehen.

Pyrogenium ist das große Mittel für **septische Zustände**, mit starker Ruhelosigkeit. „Bei septischem Fieber, besonders bei Kindbettfieber, hat Pyrogenium seinen großen klinischen Wert als dynamisches, homöopathisches Antiseptikum gezeigt." (H.C. Allen). Auszehrendes Fieber*, Typhus, Fleckfieber, Nahrungsmittelvergiftung, Diphtherie, Sektionswunden, Faulgasvergiftung, chronische Malaria, Folgen von Fehlgeburt, all diese Zustände können zuweilen Symptome aufweisen, die nach diesem einzigartigen Mittel verlangen. **Alle Absonderungen stinken fürchterlich** – Menstruationsblut, Lochien, Durchfall, Erbrochenes, Schweiß, Atem etc. Großer Schmerz und heftiges Brennen in den Abszessen. Chronische Beschwerden, die seit septischen Zuständen bestehen. Drohendes Herzversagen bei infektiösen Erkrankungen und Sepis. Influenza, Typhus-Symptomatik.

Gemüt. – Voller Angst und verrückter Vorstellungen.[430] Geschwätzig. Denkt, er sei sehr reich. **Ruhelos**. Gefühl, von vielen Armen und Beinen umgeben zu sein. Weiß nicht, ob er im Wachzustand oder im Schlaf träumt.

---

429 Vgl. bei [12] „Septicaeminum".

430 Vgl. [32]: „Sie hat das Gefühl beim Liegen auf einer Seite eine Person, beim Drehen auf die andere Seite eine andere Person zu sein."

Kopf. – Schmerzloses Pochen. Fächerartige Bewegung der Nasenflügel. [**Lyc., Phos.**] Schmerzen, als würde der Kopf zerbersten mit Ruhelosigkeit.

Mund. – Rote, **trockene**, saubere, rissige, glatte, wie lackierte Zunge, schwierige Artikulation; trockener Hals. Schrecklich widerlicher Geschmack (, als ob Mund und Hals voller Eiter wären).[32] Fürchterlicher Atem.

Magen. – Kaffeesatzartiges Erbrechen. Erbricht das Wasser, wenn es sich im Magen erwärmt. Übelkeit und Erbrechen.

Abdomen. – Unerträglicher Tenesmus sowohl der Blase als auch des Rektums. Gebläht, schmerzhaft, schneidender Schmerz.

Rektum. – Durchfall; fürchterlich stinkend, schwarzbraun, schmerzlos und unwillkürlich. Verstopfung, mit völliger Untätigkeit [**Op.**]; hartnäckig durch Zusammenballung der Fäzes. Große, schwarze, aashafte Stühle oder in kleinen schwarzen Bällchen.

Weiblich. – Wochenbettperitonitis, mit extremem Gestank. Septikämie nach Fehlgeburt. Menses sind fürchterlich stinkend. Uterusblutungen. Fieber zu jeder Menstruationsblutung, infolge latenter Infektion im Beckenbereich. **Puerperalsepsis**. Parametritis.[431] Entzündliches Exsudat. Postoperative Fälle von fulminanter Sepsis.

Herz. – Müdes Gefühl in der Herzgegend (, wie nach einem Dauerlauf).[32] **Herzklopfen** (, ‹ geringste Bewegung).[32] Gefühl, als ob das Herz zu voll wäre. Der Herzschlag ist für sie selbst (und die anderen) hörbar.[32] Der Puls ist abnormal schnell, **steht in keinem Verhältnis zur Temperatur**. Schmerz in der Gegend der linken Brustwarze. (Gefühl, als wäre das Herz vergrößert; deutliche) Wahrnehmung des Herzens.[32]

Extremitäten. – Pulsieren in den Halsgefäßen. Taubheit von Händen, Armen und Füßen. Schmerzen in allen Gliedern und Knochen. **Gefühl, als ob das Bett zu hart wäre.** [**Arn.**] Große Schwäche am Morgen. Schmerzhaftigkeit, › durch Bewegung. [**Rhus-t.**]

Schlaf. – Scheint im Halbschlaf zu sein. Träumt die ganze Nacht lang.

Fieber. – Kälte und Frostigkeit. **Septische Fieber**. Latente Neigung zur Eiterbildung. Der Frost beginnt im Rücken. Die Temperatur steigt schnell an. Große Hitze mit reichlichem, heißem Schweiß, aber **Schwitzen bringt keinen Abfall der Temperatur mit sich**.

---

431 Der englische Begriff „pelvic calculitis" ist in keinem Nachschlagewerk aufzufinden, wahrscheinlich handelt es sich hier um einen Druckfehler; gemeint sein dürfte „pelvic cellulitis".

Haut. – Ein kleiner Schnitt oder eine geringfügige Verletzung schwillt an, entzündet und verfärbt sich. Trocken. Rascher Dekubitus septischen Ursprungs.

Modalitäten. – 〉 Bewegung.

Beziehungen. – Vergleiche: **Echi., Carb-v., Ars., Lach., Rhus-t., Bapt.**

Sepsinum – ein Toxin von Proteus vulgaris, von Dr. Shedd bereitet, hat die gleichen Symptome wie Pyrogenium, dessen Hauptbestandteil es ist.

Staphylococcinum: Bei Erkrankungen, bei denen Staphylokokken die vorherrschenden Keime sind, wie bei Akne, Abszeß, Furunkel, Empyem, Endokarditis etc.

Streptococcinum: Wirkt fiebersenkend, septische Symptome bei Infektionskrankheiten. Wirkt schnell, besonders hinsichtlich seiner Wirkung auf die Temperatur.

Komplementärmittel: **Bry.**

Dosierung. – Sechste bis 30. und höhere Potenzen. Sollte nicht zu häufig wiederholt werden.

Quassia amara

Picraena excelsa, Quassiaholzbaum

Simaroubaceae; Mexiko, westindische Inseln, Nordbrasilien, Guayana

Wirkt auf die gastrischen Organe als Kräftigungsmittel. **[Gent-l., Hydr.]** Es scheint eine ausgeprägt Wirkung auf die Augen zu haben, an denen es Amblyopie und Katarakt hervorruft. Schmerz in den rechten Interkostalmuskeln über der Leber. Druck und Stiche in Leber und begleitend in der Milz.

Magen. – Atonische Dyspepsie, mit Gas und Übersäuerung. Sodbrennen und Magenschmerz. Aufschwulken von Nahrung. Gefühl, als wäre der Bauch leer und (bis hin zur Wirbelsäule) eingezogen.[11] Dyspepsie nach Infektionskrankheiten; besonders Grippe, Dysenterie. Die Zunge ist trocken oder von einem braunen, klebrigen Belag überzogen. Leberzirrhose mit Aszites.

Harnwege. – Exzessiver Harndrang, es ist unmöglich, den Urin zu verhalten; reichliche Miktion Tag und Nacht. Sobald das Kind aufwacht, ist das Bett naß.

Extremitäten. – Neigung zu gähnen und sich zu strecken. **[Rhus-t.]** Kälteempfindung über dem Rücken. Starke Entkräftung mit Hunger. Kalte Extremitäten, mit dem Gefühl innerer Kälte. **[Helo.]**

Dosierung. – Erste bis dritte Potenz oder löffelweise Gaben von Aqua quassiae.

Quebracho

Aspidosperma quebracho-blanco, Quebrachobaum
Apocynaceae; Südamerika

Das Digitalis der Lunge (Hale). Beseitigt zeitweilige Störungen der Sauerstoffanreicherung des Blutes durch Anregung der Atemzentren, Steigerung der Oxidation und vermehrte Ausscheidung der Kohlensäure. Pulmonalstenose. Thrombose der Lungenarterien. Urämische Atemnot. Ein wirksames Mittel bei vielen Fällen von Asthma. Es stimuliert die Atemzentren und vermehrt den Sauerstoffgehalt des Blutes. Atemnot bei Anstrengung ist das Leitsymptom. **Kardiales Asthma.**

Beziehungen. – Vergleiche: **Coca., Ars., Coff.**

Catalpa bignonoides: Mühsame Atmung.

Dosierung. – Erste Trituration oder Tinktur oder Aspidospermin Hydrochlorid 1 Gran (65 mg) von einer D1 Trit. Jede Stunde einige Gaben lang.

Quercus e glandibus

Tinktur aus den Eicheln der Stieleiche
Fagaceae; Europa, Kaukasus

Wurde zuerst von Rademacher für chronische Milzleiden verwendet; **Milzwassersucht**[432]. Antidotiert die Wirkungen von Alkohol. Schwindel; Taubheit, mit Geräuschen im Kopf. **Nimmt die Begierde nach Alkohol**, man gebe es in der unten angegebenen Dosierung über einige Monate. Wassersucht und Leberleiden. Nützlich bei Gicht, alten Fällen von Malaria mit Flatulenz.

Beziehungen. – Vergleiche: **Cean., Lach., Nat-m.**

432 Vgl. [12]: „Leber und Milz vergrößert."

Angelica atropurpurea – Engelwurzart: von der Tinktur, 5 Tropfen dreimal täglich, erzeugen einen Ekel vor alkoholischen Getränken; auch bei Atonie verschiedener Organe, Dyspesie, nervösem Kopfschmerz etc.; bei chronischer Bronchitis, um den Auswurf zu verstärken.

Helianthus annuum: Vergrößerte und schmerzhafte Milz.

Dosierung. – Zehn Tropfen des Destillats auf einen Teelöffel Flüssigkeit, drei- bis viermal täglich. Bei der Anwendung dieses Mittels tritt oft für einige Zeit ein vorübergehender Durchfall auf; eine Heilwirkung.[433] Quercus e glandibus wirkt bei Fällen von Milzleiden, Flatulenz, alter Malaria und einer Vorgeschichte von Alkoholismus als D3 Trituration der Eicheln. (Clarke).

Quillaya saponaria

Quillaja

Rosaceae; Chile, Bolivien, Peru

Verursacht und heilt Symptome akuten Katarrhs, Niesen und Halsentzündung. **Ist am wirkungsvollsten zu Beginn des Schnupfens**, es hält oft dessen weitere Entwicklung auf. Erkältungen mit Halsentzündung; Hitze und Trockenheit des Halses. Husten mit schwierigem Auswurf. Schuppige Haut.

Beziehungen. – Vergleiche: **Kali-i., Gels., All-c., Squil., Seneg.**

Saponaria officinalis: Halsentzündung, unwillkürlicher Harnabgang.

Dosierung. – Tinktur und erste Potenz.

Radium bromatum

Radiumbromid, $RaBr_2$

Dieses Mittel ist eine wichtige Ergänzung zur Materia Medica, besonders seitdem die Prüfungen durch Dieffenbach seine Anwendung präzisiert haben. Dabei wurde Radium bromatum mit einer Radioaktivität von 1.800.000 verwendet. Es hat sich bei der Behandlung von Gicht, Rheumatismus, Hautleiden im allgemeinen, Rosacea, Naevi, Muttermalen, Ge-

433 Vgl. [12]: „Durchfall (Ausscheidungsreaktion, mit 〉 der Symptomatik; nicht schwächend)."

schwüren und Krebs als wirksam erwiesen. Erniedrigter Blutdruck. **Am ganzen Körper schlimme, anhaltende Schmerzen**, mit Ruhelosigkeit, 〉 durch Umhergehen. Chronische rheumatoide Arthritis. Spätes Auftreten der Symptome. Geschwüre aufgrund von Verbrennungen durch Radium brauchen lange Zeit, um abzuheilen. Ausgeprägter Anstieg der polymorphkernigen Neutrophilen. Große Schwäche.

Gemüt. – Ängstlich, niedergeschlagen; Furcht davor, allein im Dunkeln zu sein; großes Verlangen, unter Menschen zu sein. Müde und reizbar.

Kopf. – Schwindel, mit Schmerz im Hinterkopf; in der linken Seite, beim Liegen im Bett.[434] Hinterkopf- und Scheitelschmerz begleitet heftige Schmerzen im Lendenbereich. Schlimmer Schmerz über dem rechten Auge, breitet sich zum Hinterkopf und zum Scheitel aus, 〉 im Freien. Schweregefühl des Kopfes. Stirnkopfschmerz. Beide Augen schmerzen. Jucken und Trockenheit der Nasenhöhlen, 〉 im Freien. Anhaltender Schmerz im Winkel des rechten Unterkiefers. Heftige Trigeminusneuralgie.

Mund. – Trockenheit des Mundes. Metallischer Geschmack. Prickelndes Gefühl an der Zungenspitze.

Magen. – Leeregefühl im Magen. Wärmeempfindung im Magen. Abneigung gegen Süßigkeiten, Eiscreme. Übelkeit und Schwächegefühl, lautes Aufstoßen von Gas.

Abdomen. – Schmerz, heftige Krämpfe, Kollern, voller Gas; Schmerz über dem McBurney-Punkt und am Colon sigmoideum. Viel Flatulenz. Abwechselnd Verstopfung und dünne Stühle. Pruritus ani und Hämorrhoiden.

Harnwege. – Vermehrte Ausscheidung fester Bestandteile, besonders von Chloriden. Reizzustand der Nieren, Albuminurie, granuläre und hyaline Harnzylinder. Nephritis mit rheumatischen Symptomen. Enuresis.

Weiblich. – Pruritus vulvae. Verspätete, unregelmäßige Menstruation und Rückenschmerz. Anhaltende Schmerzen im Abdomen über der Schamgegend, wenn die Menstruationsblutung einsetzt. Die rechte Brust ist schmerzhaft, 〉 durch festes Reiben.

Atemwege. – Ständiger Husten mit Kitzeln in der Fossa suprasternalis. Trockener, krampfartiger Husten. Trockener, entzündeter Hals, zusammengeschnürte Brust.

---

434 Vgl. [12]: „Heftig stechende Schmerzen in der rechten Kopfseite; auch in der linken Schläfe; beim Zu-Bett-Gehen."

Rücken. – Schmerzen im Nacken. Schmerz und Lähmigkeit in den Halswirbeln, ⟨ Fallenlassen des Kopfes nach vorn, ⟩ Stehen oder aufrechtes Sitzen. Rückenschmerz **im Bereich der Lenden und des Kreuzbeins**, der Schmerz scheint im **Knochen** zu sein, ⟩ fortgesetzte Bewegung. Rückenschmerzen zwischen den Schultern und in der Lumbosakralgegend, ⟩ nach dem Gehen.

Extremitäten. – Heftiger Schmerz in allen Gliedern, **Gelenken**, besonders in Knieen und Sprunggelenken, heftige Schmerzen in Schultern, Armen, Händen und Fingern. Gefühl, als wären Beine, Arme und Hals hart und zerbrechlich, als ob sie bei Bewegung zerbrechen würden. Schweregefühl der Arme. Knacken in der Schulter. **Schmerz in den Zehen**, Waden, Kniekehlen und im Hüftgelenk. Bein- und Hüftmuskeln sind schmerzhaft. **Arthritis**, anhaltende Schmerzen, ⟨ nachts. Dermatitis der Finger. Trophische Veränderungen an den Fingernägeln.

Schlaf. – Ruhelos. Schläfrigkeit mit Lethargie. Lebhafte und geschäftige Träume. Träume von Feuer.

Fieber. – Innerliches Kältegefühl, mit Zähneklappern bis Mittag. Innerliche Frostigkeit mit Hitze der Haut, vergesellschaftet mit Stuhlentleerungen und Flatulenz.

Haut. – Kleine Pickel. Erythem und Dermatitis, mit Jucken, Brennen, Schwellung und Rötung. Nekrose und Ulzeration. **Jucken am ganzen Körper**, Brennen der Haut, wie von Feuer. Epitheliom.

Modalitäten. – ⟨ Aufstehen.

⟩ im Freien, fortgestzte Bewegung, heißes Bad, Hinlegen, Druck.

Beziehungen. – Vergleiche: **X-ray, Rhus-t., Sep., Uran-n., Ars., Puls., Caust.**

Anacardium orientale: Die von diesem Mittel verursachte Ulzeration gleicht der von Radium bromatum. Sie kann später und an anderer Stelle als der Kontaktstelle auftreten.

Antidote: **Rhus-v., Tell.**

Dosierung. – Zwölfte und 30. Verreibung.

Ranunculus bulbosus

Knollenhahnenfuß, Knolliger Ranunkel
Ranunculaceae; Europa, Westasien, Nordafrika

Wirkt besonders auf das Muskelgewebe und die Haut, seine höchst charakteristischen Wirkungen sind die auf die Brustwände, wie Pleurodynie. **Üble Folgen von Alkohol, Delirium tremens.** Krampfartiger Schluckauf. Hydrothorax. Rucke durch den ganzen Körper. Empfindlich gegen Luft und Berührung. Chronische Ischialgie.[435]

Kopf. – Reizbar[436], Schmerzen in Stirn und Augäpfeln. Krabbelndes Gefühl (wie von einem Käfer) auf der Kopfhaut.[17] Herausdrückender Schmerz in der Stirn.

Augen. – Tagblindheit; neblig vor den Augen; Drücken und Beißen in den Augen, wie von Rauch. Schmerz über dem rechten Auge; 〉 Stehen und Gehen. Herpes auf der Cornea. Bläschen auf der Cornea, mit heftigem Schmerz, Photophobie und Tränenfluß.

Brust. – Verschiedene Schmerzarten und **Wundheit, wie zerschlagen in Sternum**, Rippen, in Interkostalräumen und beiden Hypochondrien. **Interkostalrheumatismus. Beim Gehen im Freien** (ungewöhnliches) **Frieren**[437] **der** (äußeren) **Brust.**[17] Stiche in der Brust, zwischen den Schulterblättern; 〈 Einatmen, Bewegung. Rheumatische Schmerzen in der Brust, wie von einem unter der Haut gelegenen Geschwür. **Druckempfindlichkeit des Bauches. Muskelschmerz entlang dem unteren Schulterblattrand**; Brennen an kleinen Stellen durch Tätigkeiten im Sitzen.

Haut. – **Brennen und heftiges Jucken; 〈 Berührung. Herpetische Ausschläge**, mit starkem Jucken. **Herpes zoster; bläuliche Bläschen.** Jucken in den Handflächen. Blasenartiger Hautausschlag in den Handflächen. Harte Auswüchse. Empfindliche Hühneraugen. Schwielige Haut. Fingerspitzen und Handflächen sind aufgesprungen. Vesikuläre und pustulöse Hautausschläge.

---

435 Vgl. [34]: „Ischialgie besonders bei Frauen; Schmerzen 〈 durch Umhergehen und dennoch nicht besser durch Hinlegen; 〈 bei regnerischem, stürmischem Wetter; stechend-brennende Schmerzen, die von der Gegend der Brustwirbelsäule ausstrahlen."

436 Vgl. [17]: „Aergerlichkeit und Neigung zum Zorne, bei der geringsten Veranlassung, Neigung zum Lärmen und Zanken."

437 Vgl. [34]: „Jedesmal, wenn sie aus dem Haus geht, hat sie das Gefühl, als hätte sie nasse Tücher an drei verschiedenen Stellen der vorderen Brustwand aufgelegt, nämlich in den beiden, unter den Schlüsselbeinen gelegenen Gruben und unter der linken Brust; … "

Modalitäten. – < im Freien, Bewegung, Berührung, atmosphärische Veränderungen, nasses, stürmisches Wetter, abends. Kalte Luft bringt alle Arten von Beschwerden mit sich.

Beziehungen. – Unverträglich: **Sulph., Staph.**

Vergleiche: **Bry., Crot., Mez., Euph.**

Ranunculus acris – Butterblume: Schmerz in Lendenmuskulatur und Gelenken durch Biegen und Drehen des Körpers.

Ranunculus flammula – Brennender Hahnenfuß: Ulzeration; Gangrän des Armes.

Ranunculus glacialis – Gletscher-Hahnenfuß: Lungenleiden; bronchiopulmonale Influenza; enormes Gewicht im Kopf mit Schwindel und dem Gefühl von drohender Apoplexie; Nachtschweiße, besonders an den Oberschenkeln.

Ranunculus repens – Kriechender Hahnenfuß: Krabbelnde Empfindung (wie von einem Käfer)[17] an Stirn und Kopfhaut abends im Bett.

Antidote: **Bry., Camph., Rhus-t.**

Dosierung. – Urtinktur in 10–30 Tropfengaben bei Delirium tremens; allgemein dritte bis 30. Potenz. Bei chronischer Ischialgie gebe man die Tinktur auf die Ferse des betroffenen Beines. (M. Jousset).

Ranunculus sceleratus

Gifthahnenfuß, Giftranunkel

Ranunculaceae; ganze nördliche Hemisphäre

Ist stärker reizend als andere Vertreter dieser botanischen Familie, wie aus den Hautsymptomen zu ersehen ist. **Bohrender, nagender Schmerz** ist sehr ausgeprägt. **Pemphigus.** Periodische Beschwerden. Ohnmacht mit Magenschmerz.

Kopf. – (Drückend-) nagender Schmerz auf einem Punkt im linken Scheitel.[17] Fließschnupfen, mit Niesen (, Schmerz in den Gelenken) und brennender Miktion.[34]

Mund. – Zähne und Zahnfleisch sind empfindlich. **Landkartenzunge.** Abgeschälte Stellen (an der Zunge).[17] Entzündeter und wunder Mund. **Brennen und Roheit der Zunge.**

Abdomen. – Gefühl von einem Pflock hinter dem Nabel. **Schmerz über der Lebergegend, mit dem Gefühl, als ob Durchfall einsetzen wür-**

de. Druck hinter den rechten falschen Rippen wie von einem stumpfen Instrument; ‹ durch tiefes Atmen.[17]

Brust. – Die Brusthaut ist empfindlich. Zerschlagenheitsschmerz und Schwächegefühl in der Brust, jeden Abend. **Schmerzhaftes Brennen hinter dem Schwertknorpel.**

Extremitäten. – **Bohrender Schmerz.** Plötzliches Stechen in der **rechten** (Groß-) **Zehe.**[17] Hühneraugen, mit Brennen und Schmerzhaftigkeit, besonders wenn die Fuße nach unten hängen. Gicht in Fingern und Zehen.

Schlaf. – Schreckliche Träume über Leichen, Schlangen, Schlachten etc.

Haut. – **Bläschenartiger Hautausschlag, mit der Neigung, große Blasen zu bilden. Scharfe Exsudation, die die Umgebung wund macht.**

Dosierung. – Erste bis dritte Potenz.

Raphanus sativus

Gartenrettich

Cruciferae; Kulturpflanze

Verursacht Schmerz und Stiche in Leber und Milz. Verstärkt die Gallen- und Speichelabsonderung. Symptome werden nicht auftreten, wenn der Rettich mit Salz gegessen wird. Große Ansammlung und Einklemmung von Blähungen. „Globus"-Symptome. Seborrhoe, mit fettiger Haut. Pemphigus. Hysterie; (vor jedem Erbrechen)[17] Schauer an Rücken und Armen. Sexuelle Schlaflosigkeit. **[Kali-br.]** Nymphomanie. **Postoperative Blähungsschmerzen.**

Kopf. – Traurigkeit, Abneigung gegen Kinder, besonders Mädchen. Kopfschmerz, das Gehirn ist schmerzhaft und empfindlich. Ödeme der unteren Augenlider. Schleim in den Choanen.

Hals. – Gefühl einer heißen Kugel vom Uterus zum Hals, wo sie stehenbleibt.[438] Hitze und Brennen im Hals.

Magen. – Würgen und Erbrechen, Appetitverlust. Fauliges Aufstoßen. Brennen im Epigastrium, gefolgt von heißem Aufstoßen.

Abdomen. – Aufgebläht, **tympanitisch, hart. Kein Flatus geht nach oben oder unten ab.** Kolik um den Bauchnabel. Flüssiger, schaumiger,

438 Vgl. [34]: „… Gefühl eines Fremdkörpers, der vom Uterus zur Brust aufsteigt; als steckte etwas im Kehlkopf."

reichlicher, brauner Stuhl mit Kolik und kissenartiger Auftreibung der Eingeweide. Koterbrechen.

Weiblich. – Nervöse Reizung der Genitalien. Sehr reichliche und langdauernde Menses. **Nymphomanie**, mit Abneigung gegen ihr eigenes Geschlecht und Kinder und sexuelle Schlaflosigkeit.

Harnwege. – Trüber Harn, mit hefeartigem Bodensatz. Vermehrter Urin, dick wie Milch.

Brust. – Schmerz in der Brust erstreckt sich zu Rücken und Hals. Schwerer Klumpen und Kälte in der Mitte der Brust (, zwischen den Brüsten, verhindert den Schlaf).[11]

Beziehungen. – Vergleiche: **Carb-v., Anac., Arg-n., Brass.**

Momordica balsamina – Balsamapfel: (Blähungsansammlung)[12] besonders an der Flexura coli sinistra.

Dosierung. – Dritte bis 30. Potenz.

Ratanhia peruvania

Krameria triandra, Mapato
Krameriaceae; Peru, Bolivien, Chile

Die Rektalsymptome sind von höchster Wichtigkeit und wurden in der Klinik häufig bestätigt. Es hat Pterygium geheilt. **Heftiger Schluckauf**. Rissige Brustwarzen. **[Graph., Eup-ar.] Oxyuren***.

Kopf. – Schmerz im Kopf, als ob er zerspringen wollte,[17] nach dem Stuhlgang und beim Sitzen mit nach vorne gebeugtem Kopf. Gefühl, als ob die Kopfhaut von Nase zum Scheitel gedehnt würde.

Magen. – Schmerz, wie von Messern zerschnitten.

Rektum. – Schmerzt, als wäre es voller Glassplitter. Der After schmerzt und brennt stundenlang nach dem Stuhlgang. Zusammenschnürungsgefühl. Trockene Hitze am Anus, mit plötzlichen Stichen wie von Messern. Die Stühle müssen unter großer Anstrengung herausgepreßt werden; Heraustreten von Hämorrhoiden. **Analfissuren, mit starker Zusammenschnürung, brennen wie Feuer**, wie auch die Hämorrhoiden; zeitweilig 〉 durch kaltes Wasser. Stinkender, dünner Durchfall; die Stühle brennen; brennende Schmerzen vor und nach (weichen, durchfallartigen)[34] Stühlen. Nässen am After. **Oxyuren***. **[Santin., Teucr., Spig.]** Jucken am Anus.

Beziehungen. – Vergleiche: **Paeon.,**

Croton tiglium: Rektalneuralgie

Dolichos pruriens: Hämorrhoiden, mit Brennen; hämorrhoidale Diathese.

Sanguinarinum nitricum: Rektalleiden.

Slag – Schlacke von Hochöfen, in denen Eisen geschmolzen wird: Jucken am Anus, Hämorrhoiden und Verstopfung; Bursitis praepatellaris; flatulente Auftreibung des Bauches und Lumbago. Analog zu **Lycopodium clavatum.**

Dosierung. – Dritte bis sechste Potenz. Lokal angewandt hat sich die Salbe bei vielen Rektalbeschwerden als unschätzbar erwiesen.

Rhamnus californica

„California coffee-tree"
Rhamnaceae; Mexiko

Eines der besten Mittel bei Rheumatismus und **Muskelschmerzen.** Pleurodynie, Lumbago, Magenschmerz. Blasentenesmus; **Dysmenorrhoe** myalgischen Ursprungs; Schmerz in Kopf, Hals und Gesicht. **Entzündlicher Rheumatismus**, geschwollene, schmerzhafte Gelenke, Neigung zu Metastasen*; reichlicher Schweiß. Rheumatisches Herz. (Webster).

Prüfung durch Studenten mit der D2.

Gemüt. – Nervös, ruhelos, reizbar. Mattigkeit; geistig stumpf und benommen; unfähig, sich auf das Studieren zu konzentrieren.

Kopf. – Schwindliges, volles Gefühl. Schweres, zerschlagenes Gefühl; 〉 durch Druck. Gefühl bei jedem Schritt, als würde der Kopf **zerbersten.** Schmerzhaftigkeit besonders in Hinterkopf und Scheitel, 〈 beim Vornüber-Beugen. Dumpfer Schmerz in der linken Schläfe. Dumpfes Schmerzen in der (linken) Stirngegend, erstreckt sich nach hinten und über die Stirn. Tiefer, rechtsseitiger Stirnkopfschmerz. Zucken der Augenlider.

Ohren. – Dumpfes Hören. Schmerzhaftigkeit, tief unter dem rechten Tragus beim Schlucken.

Gesicht. – Gerötet, heiß und glühend. Nach-außen-Drücken in den Processi zygomatici.

Mund. – Aphthen zwischen Zahnfleisch und Lippen. Belegte Zunge, mit sauberem, rosafarbenen Fleck in der Mitte.

Hals. – Trocken, rauh. Schmerzhaftigkeit der rechten Seite und Tonsille.

Stuhl. – **Verstopfung** mit etwas Flatulenz. Tenesmus und trockener Stuhl. Durchfall mit Blähungen.

Urogenitaltrakt. – Vermehrtes Urinieren. Kitzeln vorne in der Harnröhre, Absonderung eines kleinen Tropfens am Morgen (hatte zuvor keine Gonorrhoe). Vermehrtes sexuelles Verlangen.

Atemwege. – Beklemmung unter dem Brustbein. Druckempfindlichkeit der rechtsseitigen Interkostalmuskulatur.

Herz. – Veränderlichkeit des Pulses. Langsamer Puls.

Extremitäten. – Ist unfähig, die Muskelaktion zu kontrollieren. Schmerzhafte Beine. Ging wie ein Betrunkener.

Modalitäten. – ⟨ abends.

Beziehungen. – Vergleiche: **Rhamnus catharticus** – Kreuzdorn oder **Rhamnus frangula** – Faulbaum, ein rheumatisches Mittel: Bauchsymptome, Kolik, Diarrhoe; Hämorrhoiden, vor allem chronische.

Cascara sagrada – Rhamnus purshianus: Palliativum bei Verstopfung und darauf beruhender Dyspepsie als Darmtonikum. 10–15 Tropfen der Tinktur.

Dosierung. – Tinktur in Gaben von 15 Tropfen alle paar Stunden.

Rheum palmatum

Rhabarber

Polygonaceae; China, Tibet

Häufig von Nutzen bei Kindern mit saurer Diarrhoe; schwierige Zahnung. **Das ganze Kind riecht sauer**

Gemüt. – Ungeduldig und ungestüm; (das Kind) verlangt viele Sachen und weint **[Cina]** (; Abneigung selbst gegen sein Lieblingsspielzeug).[34]

Kopf. – Schweiß an der behaarten Kopfhaut; ständig und reichlich. **Kühler Schweiß im Gesicht, besonders um Mund und Nase.**

Mund. – Viel Speichel. Kältegefühl in den Zähnen. Schwieriges Zahnen; ruhelos und reizbar. Sauer riechender Atem. **[Cham.]**

Magen. – Appetit auf mancherlei Dinge, ist deren aber bald überdrüssig.[439] Klopfen in der Magengrube. Völlegefühl.

---

439 Vgl. [16]: „Bei gleichzeitigem Ekel gegen gewisse Dinge (z.B. fettige, lätschige Speisen -) Appetit zu mancherlei, doch kann er davon nicht viel genießen, weil es gleich widersteht."

Abdomen. – Kolikartige Schmerzen um den Nabel. Kolik (bei Kindern wird sofort 〈) durch Entblößen (eines Arms oder Beins).[34] Die Blähungen scheinen zur Brust aufzusteigen.

Rektum. – Vor dem Stuhlgang erfolgloser Harndrang. **Sauer riechende**, breiartige Stühle, mit Schaudern und Tenesmus und Brennen des Anus. Sauer riechender Durchfall bei der Zahnung. Kolikartiger, sogar erfolgloser Drang zur Entleerung eines veränderten, übelriechenden Stuhls.[440]

Modalitäten. – 〈 Entblößen, nach dem Essen, Umhergehen.

Beziehungen. – Vergleiche: **Mag-p., Hep., Podo., Cham., Ip.**

Antidote: **Camph., Cham.**

Komplementärmittel: **Mag-c.**

Dosierung. – Dritte bis sechste Potenz.

Rhodium metallicum

Rhodium, Rh

Geprüft durch MacFarlan mit der 200. Potenz.

Fühlt sich schwach, schwindelig und müde.

Kopf. – Nervös und tränenreich. Stirnkopfschmerz; Stöße durch den Kopf. Flüchtige neuralgische Schmerzen im Kopf, über den Augen, im Ohr, an beiden Seiten der Nase, in den Zähnen. Dumpfer Kopfschmerz.

Nase. – Schnupfen mit reichlicher Absonderung.

Mund. – Trockene Lippen.

Magen. – Übelkeit, besonders durch Süßigkeiten.

Rektum. – Dünne Stühle mit Bauchkoliken. Überaktive Darmperistaltik, Tenesmus nach dem Stuhlgang.

Harnwege. – Vermehrte Harnmenge.

Atemwege. – Kratziger, keuchender Husten. Dicker, gelber Schleim aus der Brust.

Rücken und Extremitäten. – Steifer Nacken und rheumatischer Schmerz die linke Schulter und den Arm hinunter. Jucken in Armen, Handflächen und Gesicht.

---

440 Vgl. [17]: „Öfteres Drängen zum Stuhle, worauf ein dünner, mußiger, übelriechender Stuhlgang kommt, und gleich nach dem Abgange Gefühl von Stuhlzwang – trotz aller Anstrengungen will nichts abgehen, obgleich Drang zum Stuhle da ist – worauf nach einiger Zeit wieder ein Abgang erfolgt; steht man endlich vom Nachtstuhle auf, so wird das nach und nach gestillte Drängen wieder viel heftiger; … „

Rhododendron chrysantum

Sibirische Schneerose, Gichtrose
Ericaceae; Sibirien bis Mittelchina

Rheumatische und gichtische Symptome sind deutlich ausgeprägt. Rheumatismus in der warmen Jahreszeit. Die Modalität (〈 vor einem Gewitter) ist ein wahres Leitsymptom.

Gemüt. – Furcht vor einem Gewitter; fürchtet sich besonders vor dem Donner. Vergeßlichkeit (und plötzliches Verschwinden der Gedanken, Weglassen von Wörtern bei schriftlichen Aufsätzen).[17]

Kopf. – Schmerzen in den Schläfen. Reißender Schmerz in den Knochen. Kopfschmerz; 〈 Wein, Wind, kaltes und nasses Wetter. **Ziliarneuralgie**, die Augapfel, Augenhöhle und Kopf umfaßt.

Augen. – Schmerz in den Augen vor einem Gewitter. Hitze in den Augen beim Gebrauch derselben. Muskuläre Asthenopie; stechende Schmerzen aus dem Kopf durch die Augen, 〈 vor einem Gewitter.

Ohren. – Schwieriges Hören, mit Sausen und Klingen in den Ohren. Das Hörvermögen ist morgens besser; die Ohrgeräusche treten einige Stunden nach dem Aufstehen auf.

Gesicht. – Gesichtsschmerz; heftiger, ruckender Schmerz unter Beteiligung der Zahnnerven; von der Schläfe ausgehend bis zu Unterkiefer und Kinn; 〉 **Wärme und Essen**. Zahnschmerz bei nassem Wetter und vor Gewitter. Geschwollenes Zahnfleisch. Zahnwurzeln sind gelockert.

Männlich. – Geschwollene, schmerzhafte, nach oben gezogene Hoden, 〈 links. Orchitis; Gefühl, als wären die Keimdrüsen zerquetscht. Verhärtung und Schwellung der Hoden nach Gonorrhoe. **Hydrozele. [Sil.]**

Brust. – Atem- und sprachlos durch die heftigen, pleuritischen Schmerzen, die in der vorderen linken Brust nach unten verlaufen (, nach Stehen auf kaltem Boden oder Verkühlung).[34] Stiche in der Milz vom schnellen Gehen. Krampfartiger Schmerz unter den kurzen Rippen.

Extremitäten. – Geschwollene Gelenke. Gichtische Entzündung des Großzehengelenks. **Rheumatisches Reißen in allen Gliedern**, besonders der rechten Seite; 〈 in Ruhe und bei stürmischem Wetter. Steifheit des Halses. Schmerz in den Schultern, Armen, Handgelenken; 〈 in Ruhe. Stellenweise Schmerzen in den Knochen, die bei Wetterwechsel wiederauftreten. **Kann nicht schlafen, wenn die Beine nicht überkreuzt sind.**

Modalitäten. – 〈 vor einem Gewitter. **Alle Symptome kehren bei rauhem Wetter**, nachts und gegen Morgen **wieder**.

〉 nach Ausbruch des Gewitters, Wärme und Essen.

Beziehungen. – Vergleiche: **Dulc., Rhus-t., Nat-s.**

Ampelopsis quinquefolia – Parthenocissus quinquefolia: Hydrozele und renal bedingte Wassersucht.

Dosierung. – Erste bis sechste Potenz.

Rhus aromatica

Gewürzsumach, Stinkbusch
Anacardiaceae; Nordamerika

Leiden der Nieren und Harnwege, besonders **Diabetes**. Enuresis aufgrund von Blasenatonie; Altersinkontinenz. Hämaturie und Zystitis liegen im Wirkungsbereich dieses Mittels.

Harnwege. – **Blasser,** eiweißhaltiger Urin. **Harninkontinenz. Heftiger Schmerz bei oder vor Beginn des Urinierens,** verursacht bei Kindern große Qualen. Ständiges Harntröpfeln. **Diabetes,** große Mengen an Urin niedrigen spezifischen Gewichts. **[Ph-ac., Acet-ac.]**

Dosierung. – Tinktur in eher materiellen Dosen.

Rhus glabra

Scharlachsumach
Anacardiaceae; Nordamerika

Nasenbluten und **Hinterkopfschmerz. Stinkende Blähung.** Ulzeration des Mundes. **Träumt vom Fliegen durch die Luft. [Stict.] Reichliches Schwitzen aufgrund von Schwäche. [Chin.]** Es wird behauptet, daß dieses Mittel die Därme so desinfiziert, daß die Blähungen und Stühle frei von unangenehmem Geruch sind. Es wirkt gut bei Zuständen von Fäulnis mit Geschwürneigung.

Mund. – Skorbut; wunde Lippen bei Säuglingen. **[Vero.**[441]**]** Stomatitis aphthosa.

Beziehungen. – Soll ein Antidot zur Quecksilberwirkung sein und wurde bei der Therapie der sekundären Syphilis nach Quecksilberbehandlung angewandt.

---

441 Aufgrund der vorliegenden Quellen ist keine Zuordnung zu Veronica beccabunga oder Veronica officinalis möglich.

Dosierung. – Tinktur. Gewöhnlich lokal auf das weiche, schwammige Zahnfleisch, auf Aphthen, bei Pharyngitis etc. Innerlich die erste Potenz.

Rhus toxicodendron

Toxicodendron quercifolium, Giftsumach
Anacardiaceae; Nordamerika

Die Wirkungen auf die Haut, rheumatische Schmerzen, Schleimhautaffektionen und typhusartige Fieberformen lassen dieses Mittel häufig angezeigt erscheinen. Rhus toxicodendron wirkt besonders auf fibröses Gewebe – auf Gelenke, Sehnen, Sehnenscheiden, Aponeurosen etc., wo es Schmerz und Steifheit verursacht. Postoperative Komplikationen. **Auseinanderreißende Schmerzen.** Bewegung läßt den Rhus toxicodendron-Patienten immer „warm werden", daher geht es ihm durch eine Veränderung der Position für eine Weile besser. Beschwerden von Überanstrengung, zu schwerem Heben, Naßwerden beim Schwitzen. Septische Zustände. Entzündung des Bindegewebes und Infektionen, Karbunkel in frühen Stadien. **[Echi.]** Rheumatismus in der kalten Jahreszeit. **Septikämie.**

Gemüt. – Teilnahmslos, traurig. Selbstmordgedanken. **Extreme Ruhelosigkeit, mit ständigem Wechsel der Position.** Delirium, mit Furcht, vergiftet zu werden. **[Hyos.] Das Sensorium wird eingetrübt. Nachts große Ängstlichkeit, kann nicht im Bett bleiben.**

Kopf. – Gefühl, als wäre ein Brett auf die Stirn geschnallt. Schwindel beim Aufstehen. **Schwerer** Kopf. Gefühl, als ob das Gehirn lose wäre und beim Gehen oder Aufstehen gegen den Schädel schlüge. Empfindliche Kopfhaut; 〈 auf der Seite, auf der man liegt. Kopfschmerz im Hinterkopf **[Rhus-r.]**; schmerzhaft bei Berührung. Schmerz in der Stirn, erstreckt sich von dort nach hinten. Feuchte Ausschläge der Kopfhaut; jucken stark.

Augen. – Geschwollen, rot, ödematös; **Entzündung des Bindegewebes in der Orbita. Pustulöse Entzündungen.** Photophobie; reichliche Absonderung gelben Eiters. Lidödeme, eitrige Iritis. Entzündete, verklebte, geschwollene Augenlider. Alte Augenverletzungen. Umschriebene Injektion der Cornea. Heftige Ulzeration der Cornea. Iritis, nach Feuchtigkeits- und Kälteeinwirkung und rheumatischen Ursprungs. Das Auge schmerzt, wenn es bewegt wird oder bei Druck, kann es kaum bewegen, wie bei akuter retrobulbärer Neuritis. Ein großer Schwall heißer, brennender Tränen ergießt sich beim Öffnen der Augenlider.

Ohren. – Schmerz in den Ohren, mit dem Gefühl, als ob etwas darin wäre. Geschwollene Ohrläppchen. Absonderung blutigen Eiters.

Nase. – Niesen; Schnupfen durch Naßwerden. Rote, schmerzempfindliche Nasenspitze, (schmerzhaft, wie)[16] geschwürig. Schwellung der Nase. Nasenbluten beim Bücken.

Gesicht. – **Die Kiefergelenke knacken beim Kauen.** Leichte Dislokation des Unterkiefers. **[Ign., Petr.] Geschwollenes Gesicht**, Erysipel. Die Wangenknocken sind bei Berührung schmerzhaft. Parotitis. Gesichtsneuralgie, mit Frostigkeit; ⟨ abends. **Milchschorf. [Viol-t., Calc.]**

Mund. – Gefühl von Lockerung und Verlängerung der Zähne; schmerzhaftes Zahnfleisch. Rote, rissige Zunge; **belegt, außer einem dreieckigen Feld an der Zungenspitze**; trocken und rot an den Rändern. Die Mundwinkel sind geschwürig; Fieberbläschen um Mund und Kinn. **[Nat-m.] Schmerz im Kiefergelenk.**

Hals. – Entzündet mit **geschwollenen Drüsen**. Stechender Schmerz beim Schlucken. Linksseitige Parotitis.

Magen. – Mangel an Appetit auf jegliches Essen, mit unstillbarem Durst. **Bitterer Geschmack. [Cupr.]** Übelkeit, Schwindel und aufgeblähter Bauch nach dem Essen. **Verlangen nach** (kalter)[16] **Milch**. Großer Durst mit trockenem Hals und Mund. Drücken wie von einem Stein. **[Bry., Ars.] Schläfrig nach dem Essen.**

Abdomen. – Heftige Schmerzen, ⟩ durch Liegen auf dem Bauch. Schwellung der Leistenlymphknoten. Schmerz in der Gegend des Colon ascendens. Kolik, muß gebeugt gehen. Übermäßige Auftreibung nach dem Essen. Kollernde Blähungen beim ersten Aufstehen, verschwinden aber bei fortgesetzter Bewegung.

Rektum. – Durchfall von Blut, Schleim und rötlichem Schleim. Dysenterie, mit reißenden Schmerzen die Oberschenkel hinab. Aashaft stinkende Stühle. Schaumige, schmerzlose Stühle. Wird oft einen beginnenden Eiterungsprozess in der Nähe des Rektums kupieren. Dysenterie.

Harnwege. – Dunkler, trüber, stark gefärbter, spärlicher Urin, mit weißem Sediment. Dysurie mit Blutverlust.

Männlich. – Dunkelrote, erysipelatöse Schwellung von Glans und Vorhaut; Skrotum dick, geschwollen, **ödematös. Heftiges Jucken.**

Weiblich. – Schwellung mit heftigem Jucken der Vulva. (Während der Schwangerschaft: Blutabsonderungen;) Beckengelenke sind bei Bewegungsbeginn steif.[34] Menses früh, reichlich und lange andauernd, wundmachend. **Dünne, zu lange dauernde, stinkende und verminderte**

Lochien [Puls., Sec.], mit nach oben verlaufenden Stichen in der Vagina. [Sep.]

Atemwege. – Kitzeln hinter dem oberen Teil des Brustbeins. **Trockener, quälender Husten** von Mitternacht bis morgens, **während des Froststadiums oder wenn die Hände aus dem Bett gehalten werden**. Hämoptysis durch Überanstrengung; hellrotes Blut. Grippe mit Schmerzen in allen Knochen. **[Eup-per.]** Heiserkeit durch Überanstrengung der Stimme. **[Arn.]** Beklemmung der Brust, kann keine Luft bekommen, bei stechenden Schmerzen. Bronchialhusten bei alten Menschen, 〈 beim Aufwachen und mit Exspektoration kleiner Schleimpfropfen.

Herz. – Hypertrophie durch Überanstrengung. Schneller, schwacher, unregelmäßiger, aussetzender Puls, mit Taubheit des linken Arms. **Zittern und Herzklopfen beim Stillsitzen.**

Rücken. – Schmerz zwischen den Schultern beim Schlucken. **Schmerz und Steifheit im Kreuz; 〉 Bewegung oder Liegen auf etwas hartem**; 〈 beim Sitzen. Steifheit im Nacken.

Extremitäten. – Heiße, schmerzhafte Gelenkschwellung. **Reißende Schmerzen in den Sehnen, Bändern und Faszien**. Rheumatische Schmerzen breiten sich an Nacken, Lenden und Extremitäten über eine große Fläche aus; 〉 Bewegung. **[Agar.]** Schmerzhaftigkeit der Kondylen. **Glieder sind steif, gelähmt. Die kalte, frische Luft wird nicht vertragen, sie macht die Haut schmerzhaft**. Schmerz entlang des Nervus ulnaris. Ein Reißen die Oberschenkel hinab. **Ischialgie**; 〈 kaltes, feuchtes Wetter, nachts. Taubheit und Ameisenlaufen, nach Überanstrengung und Entblößen. Lähmung; Zittern nach Anstrengung. Empfindlichkeit um das Kniegelenk. Kraftverlust in Unterarm und Fingern; kribbelndes Gefühl in den Fingerspitzen. Kribbeln in den Füßen.

Schlaf. – **Träume von großer Anstrengung**. Schwerer Schlaf, wie bei Stupor. Vor Mitternacht schlaflos.

Fieber. – Adynamisches Fieber; ruhelos, zitternd. Typhus; trockene und braune Zunge, schmutziger Belag*; dünne Stühle; große Ruhelosigkeit. Intermittierendes Fieber; Frostigkeit, mit trockenem Husten und Ruhelosigkeit. Urtikaria bei Fieberhitze. Bläschenausschlag. Frostig, Gefühl als würde er mit kaltem Wasser übergossen, gefolgt von Hitze und der Neigung, die Glieder zu strecken.

Haut. – Rot, geschwollen; **heftiges Jucken**. Bläschen, Herpes; **Urtikaria**; Pemphigus; Erysipel; vesikuläre, eiternde Formen. Geschwollene Drüsen. **Bindegewebsentzündung**. Brennende, ekzematöse Hautausschläge mit Neigung zur Schuppenbildung.

Modalitäten. – ⟨ während des Schlafes; kaltes, nasses, regnerisches Wetter und nach dem Regen; nachts; **in Ruhe**; Durchnässung; beim Liegen auf dem Rücken oder der rechten Seite.

⟩ warmes, trockenes Wetter; Bewegung; Gehen; Wechsel der Position; Reiben; warme Anwendungen; Strecken der Glieder.

Beziehungen. – Komplementärmittel: **Bry., Calc-f.**

Phytolacca decandra: Rheumatismus.

Bovista lycoperdon: Folgt bei Urtikaria.

Feindlich: **Apis**

Antidote: **Anac., Crot., Grind., Mez., Cypr., Graph.**

Baden mit Milch und **Grindelia**-Lotion ist sehr wirkungsvoll.

Ampelopsis trifoliata: Toxische Dermatitis aufgrund von Vergiftung mit pflanzlichen Toxinen. Ist der Sumachvergiftung* sehr ähnlich. 30. und 200. Potenz. Zur Desensibilisierung gegen Sumachvergiftungen* wird die Anwendung von ansteigenden Dosen der Tinktur peroral oder subkutan verabreicht, durch die Autoritäten der alten Schule empfohlen. Dies ist aber nicht so wirkungsvoll wie die homöopathischen Mittel, vor allem **Rhus-t.**, die 30. oder 200. Potenz, **Anacardium orientale** etc.

Plumbago littoralis: Ekzem der Vulva.

Vergleiche: **Arn., Bapt., Lach., Ars., Hyos.**

Mimosa humilis: Rheumatismus, steifes Knie, lanzinierende Schmerzen in Rücken und Gliedern. Schwellung der Fußknöchel. Zitternde Beine.

Opium: Die Betäubung ist tiefgreifender.

Rhus diversiloba: Antidot zu Rhus toxicodendron; heftige Hautsymptome, mit schrecklichem Jucken; starker Schwellung von Gesicht, Händen und Genitalien; die Haut ist sehr empfindlich; Ekzem und Erysipel, große nervöse Schwäche, ist nach der geringsten Anstrengung erschöpft; schläft vor bloßer Erschöpfung ein.

Rhus radicans[442] – Kletternder Giftsumach: Ist in seiner Wirkung fast identisch; charakteristisch ist Brennen in der Zunge, Wundheitsgefühl der Zungenspitze, die Schmerzen sind oft halbseitig und in verschiedenen Körperteilen, häufig weit auseinanderliegend und nacheinander auftretend. Viele Symptome sind ⟩, wenn ein Sturm ordentlich angefangen hat, beson-

442 Bei [16], [11] und [12] werden die Symptome von Rhus toxicodendron und Rhus radicans nicht unterschieden, bei [19] wird er jedoch als eigenes Mittel angeführt.

ders nach einem Gewitter. Hat eine ausgeprägte **jährliche** Verschlimmerung. **[Lach.]** Rhus radicans hat Kopfschmerz im **Hinterkopf**, sogar Nackenschmerz, und von dort ziehen die Schmerzen über den Kopf **nach vorn.**

Xerophyllum – Bärengras: Dysmenorrhoe und Hautsymptome.

Dosierung. – Sechste bis 30. Potenz. Die 200. und höhere Potenzen wirken antidotierend bei Vergiftung mit der Pflanze und der Tinktur.

Rhus venenata

Toxicodendron vernix, Giftsumach
Anacardiaceae; Nordamerika

Die Hautsymptome dieser Rhus-Spezies sind von größter Heftigkeit.

Gemüt. – Große Melancholie; kein Verlangen zu leben, (alles scheint)[34] düster.

Kopf. – Schwerer Stirnkopfschmerz; ‹ Gehen oder Bücken. Die Augen sind bei starker Schwellung fast geschlossen. Vesikuläre Entzündung der Ohren. Rote, glänzende Nase. Geschwollenes Gesicht.

Zunge. – Rote Spitze. In der Mitte rissig. Bläschen an der Unterseite.

Abdomen. – Reichliche, wäßrige, weiße Stühle um 4 Uhr morgens, mit kolikartigen Schmerzen; werden mit Druck entleert. Schmerz im Unterbauch vor jedem Stuhlgang.

Extremitäten. – Lähmiges Ziehen im rechten Arm, vor allem im Handgelenk, erstreckt sich in die Finger.

Haut. – Jucken; › durch heißes Wasser. **Bläschen. Erysipel; dunkelrote Haut.** Erythema nodosum, mit nächtlichem Jucken und Schmerzen in den Röhrenknochen.

Beziehungen. – Antidote: **Clem.**

Ist mit Rhus diversiloba identisch.

Antidotiert **Radium bromatum** und folgt gut darauf.

Vergleiche: **Anac.**

Dosierung. – Sechste bis 30. Potenz.

Ricinus communis

Bofareira, Wunderbaum
Euphorbiaceae; Tropen, Subtropen

Hat eine ausgeprägte Wirkung auf den Gastrointestinaltrakt. **Vermehrt die Milchmenge** bei stillenden Frauen. Erbrechen und reichliche Stuhlentleerung. Mattigkeit und Schwäche.

Kopf. – Schwindel, Hinterkopfschmerz, kongestive Symptome, Summen in den Ohren. Blasses Gesicht (; Gesichtszüge stark verzerrt).[12] Zucken des Mundes.

Magen. – Appetitlosigkeit mit großem Durst, Brennen im Magen, Sodbrennen, Übelkeit; **reichliches Erbrechen**, die Magengrube ist empfindlich. Trockener Mund.

Abdomen. – Kollern mit (sichtbarer, sukzessiver) Zusammenziehung der (einzelnen Segmente der) Musculi recti abdominis,[11] Kolik, unaufhörlicher (erschöpfender)[11] Durchfall mit reichlicher Stuhlentleerung. Reiswasserstühle mit Krämpfen und Frostigkeit.

Stuhl. – Dünne, unaufhörliche, schmerzlose Stühle, mit schmerzhaften Krämpfen in den Muskeln der Extremitäten. Entzündeter Anus. Grüne, schleimige und blutige Stühle. Fieber, Abmagerung, Somnolenz.

Beziehungen. – Vergleiche: **Ars., Verat.**

Resorcinum – Resorcin: Sommerdiarrhoe bei Kleinkindern mit Erbrechen, tötet die organischen Fäulniskeime ab.

Cholas terrapina: Muskelkrämpfe.

Dosierung. – Dritte Potenz. Fünf Tropfen alle vier Stunden, um den Milchfluß zu vermehren; auch lokal als Umschlag der Blätter.

Robinia pseudacacia

Robinia pseudoacacia, Robinie, Scheinakazie
Leguminosae; Nordamerika

Das Mittel für Hyperazidität des Magens. In Fällen, in denen die Eiweißverdauung zu schnell vonstatten geht und die Verdauung von Stärke gestört ist. Die Magensymptome mit der hochgradig **ausgeprägten Übersäuerung** sind gut bestätigt und stellen die Leitsymptome dar. Die Hyperchlorhydrie wird von Stirnkopfschmerzen begleitet. **Stark saures Aufstoßen.** Saures und grünliches Erbrechen, Kolik und Blähungen, nachts brennende

Schmerzen im Magen und Verstopfung mit heftigem Stuhldrang. **Azidität bei Kindern**. Stühle und Schweiße sind sauer. Eingeklemmte Blähungen.

Kopf. – Dumpfer, pochender Stirnkopfschmerz; ‹ Bewegung und Lesen. Gastrischer Kopfschmerz mit saurem Erbrechen.

Magen. – Dumpfe, schwere Schmerzen. Übelkeit; **saures** Aufstoßen; reichliches Erbrechen einer **stark sauren** Flüssigkeit. **[Sul-ac.]** Große Auftreibung von Magen und Därmen. Blähungskolik. **[Cham., Dios.]** Saure Stühle; das Kind riecht sauer.

Weiblich. – Nymphomanie. Scharfe, stinkende Leukorrhoe. Blutabsonderung zwischen den Periodenblutungen. Herpes an Vagina und Vulva.

Beziehungen. – **Mag-p., Arg-n.**

Orexine tannate: Hyperchlorhydrie; schwierige und langsame Verdauung; 14-stündliche Gaben.

Dosierung. – Dritte Potenz. Muß lange Zeit gegeben werden.

Rosa damascena

Damascenerrose

Rosaceae; seit alters in Kultur

Nützlich beim Beginn des Heuschnupfens, mit Beteiligung der Eustachischen Röhre.

Ohr. – Schwerhörigkeit; Tinnitus. **Katarrh der Eustachischen Röhre. [Hydr., Merc-d.]**

Beziehungen. – Vergleiche: **Succ-ac., Sabad., Euph., Psor., Kali-i., Naphtin.**

Vergleiche bei Heuschnupfen: **Phleum pratense** – Wiesenlieschgras: Heuschnupfen mit Asthma; wäßriger Schnupfen, Jucken von Nase und Augen; häufiges Niesen; Atemnot. Man verwende die sechste bis 30. Potenz. (Rabe).

Dosierung. – Tiefere Potenzen.

Rumex crispus

Krauser Ampfer
Polygonaceae; Europa, Asien

Dieses Mittel wird durch zahlreiche und unterschiedliche Schmerzen charakterisiert, die weder fest an einer Stelle noch beständig sind. Husten durch unaufhörliches Kitzeln in der Halsgrube, das sich zur Bifurkation der Bronchien erstreckt. Berührung der Halsgrube löst den Husten aus. < durch die geringste Kaltluft; so daß der ganze Husten durch Zudecken des gesamten Körpers und Kopfes mit dem Bettzeug aufhört. Rumex crispus verringert die Absonderungen der Schleimhäute und erhöht gleichzeitig die Empfindlichkeit der Schleimhäute von Kehlkopf und Luftröhre. Seine Wirkung auf die Haut ist ausgeprägt, hier ruft es heftiges Jucken hervor. **Vergrößerte Lymphknoten** und veränderte Absonderungen. Nützlich bei fortgeschrittener Schwindsucht. **[Seneg., Puls., Lyc., Ars.]**

Magen. – Wunde Zungenränder; belegte Zunge. Gefühl einer harten Substanz in der Magengrube; Schluckauf; Sodbrennen, Übelkeit; **kann kein Fleisch essen; es verursacht Aufstoßen, Juckreiz**. Gelbsucht nach exzessivem Konsum von Alkoholika. Chronische Gastritis; andauernder Schmerz in der Magengrube und Stiche in die Brust; erstreckt sich zur Halsgrube, < jegliche Bewegung oder Sprechen. Schmerz in der linken Brust nach den Mahlzeiten; **Blähsucht**.

Rektum. – Braune, wäßrige Diarrhoe **am frühen Morgen**, die ihn aus dem Bett treibt, mit Husten. Jucken am Anus, mit dem Gefühl wie von einem Stock[443] im Rektum. Hämorrhoiden.

Atemwege. – Trockene Nase. **Kitzeln in der Halsgrube verursacht Husten. Reichliche Schleimabsonderung** aus Nase und Trachea. **Trockener, quälender Husten, der am Schlafen hindert. < durch Druck, Sprechen und besonders Einatmen von kühler Luft und nachts.** Dünner, wäßriger, schaumiger, mundvoller Auswurf; später fadenziehend und zäh. Wundheit von Kehlkopf und Trachea. Wundheit hinter dem Brustbein, besonders links, in der Gegend der linken Schulter. **Wunder Schmerz unter dem Schlüsselbein** (, beim Ausräuspern von Schleim aus dem Hals).[34] Kloß im Hals.

---

443 Vgl. [34a]: „Gefühl im Mastdarme, als würde ein rauher Stock hinaufgezwängt; …“

Haut. – Heftiges Jucken der Haut, besonders der **unteren Extremitäten; < Einwirken von kalter Luft beim Entkleiden.** Urtikaria; infektiöse Prurigo.

Modalitäten. – < abends; Einatmen kalter Luft; linker Brustkorb; Entblößen.

Beziehungen. – Vergleiche: **Caust., Sulph., Bell.**

Chrysophanicum acidum – Chrysophansäure, der die Hautsymptome entsprechen, ist in Rumex crispus enthalten.

Rumex acetosa – Sauerampfer: Im Juni gesammelt und getrocknet, wird er lokal bei Epitheliomen des Gesichts verwendet. (Cowperthwaite). Trockener, nicht remittierender, kurzer Husten und heftige Schmerzen in den Därmen; verlängerte Uvula; Entzündung des Ösophagus; auch Krebs.

Lapathum acutum – Rumex obtusifolius, Stumpfblättriger Ampfer: Kopfschmerzen mit nachfolgendem Nasenbluten; Schmerz in den Nieren; Leukorrhoe.

Dosierung. – Dritte bis sechste Potenz.

Ruta graveolens

Raute, Gartenraute

Rutaceae; Balkan, Mittelmeergebiet, Indien

Wirkt auf Periost und Knorpel, Augen und Uterus. Beschwerden durch Überanstrengung, insbesondere der **Beugesehnen.** Neigung zu Bildung von Ablagerungen in Periost, Sehnen und um die Gelenke, besonders am Handgelenk. Überanstrengung der Augenmuskeln. Alle Körperteile sind schmerzhaft, **wie zerschlagen.** Verstauchungen (nach **Arnica montana**). Lähmigkeit nach Verstauchungen. Gelbsucht. **Gefühl von großer Mattigkeit, Schwäche und Verzweiflung.** Verletzte, „zerschlagene" Knochen.

Kopf. – Schmerz wie von einem Nagel; nach exzessivem Konsum berauschender Getränke. Schmerzhafte Knochenhaut. Epistaxis.

Augen. – **Kopfschmerz nach Augenanstrengung. Rote, heiße Augen, schmerzhaft durch Nähen oder Lesen von Kleingedrucktem. [Nat-m., Arg-n.] Akkomodationsstörungen.** Müder Schmerz beim Lesen. Drücken tief in den Augenhöhlen. Zerschlagenheitsgefühl des Lidknorpels. Druck über den Augenbrauen. Asthenopie.

Magen. – Magenschmerz von anhaltendem, nagendem Charakter.

Rektum. – **Schwierige Stühle,** werden nur durch Pressen entleert. Verstopfung, abwechselnd mit schleimigen, schaumigen Stühlen; Absonderung von Blut mit dem Stuhl. Beim Sitzen reißende Stiche im Rektum. **Karzinom, das den unteren Darmabschnitt betrifft. Analprolaps** bei jedem Stuhlgang, nach der Niederkunft. Häufiger, erfolgloser Stuhldrang. Vorfall des Rektums durch Bücken (oder Kauern).[16]

Harnwege. – Druck in (der Gegend vom) Blasenhals, (wie eine) schmerzhafte Verschließung desselben **[Apis]**, (kurz) nach dem Urinieren.[16] Ständiger Harndrang, als ob die Blase voll wäre.

Atemwege. – Husten mit reichlichem, dickem, gelbem Auswurf; Schwächegefühl in der Brust. Schmerzhafte Stelle auf dem Brustbein; Kurzatmigkeit mit Beengung der Brust.

Rücken. – Schmerz in Nacken; Rücken und Lenden. Rückenschmerz ⟩ Druck und Liegen auf dem Rücken. Lumbago ⟨ morgens vor dem Aufstehen.

Extremitäten. – Zerschlagenheitsgefühl von Rückgrat und Gliedern. Kreuz und Lenden schmerzen. Die Beine sinken beim Aufstehen vom Stuhl zusammen, Oberschenkel und Hüften sind derart schwach. **[Phos., Con.]** Kontraktur der Finger. Schmerz und Steifheit in Handgelenken und Händen. Ganglien. **[Benz-ac.]** Ischialgie; ⟨ Hinlegen zur Nacht; Schmerz vom Rücken die Hüfte und die Oberschenkel hinunter. Gefühl, als wären die Kniebeugesehnen verkürzt. **[Graph.] Schmerzhafte Sehnen**. Anhaltender Schmerz in der Achillessehne. **Die Oberschenkel schmerzen** (als wären sie mittendurchgeschlagen) **beim** (geringen) **Strecken der** (Unter-) **Gliedmaßen.**[16] Schmerz in den Knöcheln und Fußknochen. Große Ruhelosigkeit.[444]

Modalitäten. – ⟨ Hinlegen; kaltes, nasses Wetter.

Beziehungen. – Vergleiche: **Jab., Phyt., Rhus-t., Sil., Arn.**

Vergleiche bei Reizzustand des Rektums: **Rat., Card-m.**

Antidot: **Camph.**

Komplementärmittel: **Calc-p.**

Dosierung. – Erste bis sechste Potenz. Lokal als Tinktur bei Ganglien und als Lotion für die Augen.

---

444 Vgl. [16]: „Er weiß nicht, wo er die Beine hinlegen soll vor Unruhe und Schwere, er legt sie von einer Stelle zur andern und wendet sich mit dem Körper bald auf diese, bald auf jene Seite."

Sabadilla officinalis

Schoenocaulon officinale, Läusekraut
Liliaceae; Venezuela, Guatemala, Mexiko, westindische Inseln

Wirkt auf die Schleimhäute der Nase und auf die Tränendrüsen, indem es Schnupfen und Symptome wie von **Heuschnupfen** hervorbringt, die homöopathisch Verwendung gefunden haben. **Frostigkeit**; kälteempfindlich. Oxyuren*, mit Reflexsymptomen* (Nymphomanie; konvulsive Symptome). Kinderdiarrhoe mit ständigen, schneidenden Schmerzen.

Gemüt. – Nervös, ängstlich, leicht zu erschrecken. Hat falsche Vorstellungen von sich. Stellt sich vor, sehr krank zu sein; denkt, daß Körperteile eingeschrumpft[445] sind; glaubt, schwanger zu sein (obgleich sie lediglich durch Blähungen aufgetrieben ist;)[34] sie glaubt, Krebs zu haben; Delirium während der Perioden intermittierenden Fiebers.

Kopf. – Schwindel mit dem Gefühl, als würden sich alle Gegenstände umeinander drehen, begleitet von Schwarzwerden vor den Augen und Ohnmachtsgefühl. Dumpfheit und Drücken. Überempfindlichkeit gegen Gerüche. **Denken** verursacht Kopfschmerzen und Schlaflosigkeit. **Rote, brennende Augenlider. Tränenfluß.** Schwieriges Hören.

Nase. – **Krampfartiges Niesen mit laufender Nase. Schnupfen**, mit schlimmen Stirnschmerzen, Rötung der Augen und Tränenfluß. Reichliche, wäßrige Absonderung aus der Nase.

Hals. – Entzündet; **fängt auf der linken Seite an. [Lach.]** Viel zäher Schleim. Gefühl, als ob Haut lose im Hals hinge, muß sie hinunterschlucken. 〉 **warmes Essen und warme Getränke.** Leeres Schlucken ist äußerst schmerzhaft. Trockener Rachen und Hals. Gefühl von einem Knollen im Hals mit dem **ständigen** Bedürfnis zu schlucken. Chronische Halsentzündung; 〈 durch kalte Luft. Zunge wie verbrannt.

Magen. – Krampfartiger Schmerz im Magen mit trockenem Husten und Kurzatmigkeit[34]. **Kein Durst.** Widerwillen gegen kräftiges Essen. Heißhunger auf Süßigkeiten und mehlhaltige Speisen. Sodbrennen; reichlicher Speichelfluß. Leeres, kaltes Gefühl im Magen. **Verlangen nach heißen Dingen. Süßlicher** Geschmack.

---

445 Vgl. [17]: „Er bildet sich allerlei seltsame Dinge von seinem Leibe ein, z.B. als sei sein Leib, wie bei Todten, eingefallen, der Magen angefressen, der Hodensack geschwollen u. dergl., er sieht und weis, dass alles Einbildung ist, und glaubt es doch immer wieder zu bemerken."

Weiblich. – Menses zu spät; kommen anfallsartig und schubweise.[446] **Aussetzende Menses [Kreos., Puls.]** (aufgrund von vorübergehendem und lokalisiertem Blutandrang zur Gebärmutter, abwechselnd mit einem Zustand chronischer Blutarmut).

Extremitäten. – Aufspringen der Haut unter und zwischen[34] den Zehen; Entzündung unter den Zehnägeln.

Fieber. – **Fieberfrost überwiegt**; von unten nach oben. Hitze in Kopf und Gesicht; Hände und Füße sind eiskalt, mit Fieberschauer. Tränenfluß während des Anfalls. Durstlos.

Haut. – Trocken wie Pergament. Hornige, deformierte, **verdickte Nägel**. Heiße, brennende, kriechende, krabbelnde Empfindung. Jucken im Anus.[447]

Modalitäten. – 〈 Kälte und kalte Getränke, Vollmond.
〉 warme Speisen und Getränke, eingewickelt.

Beziehungen. – Komplementärmittel: **Sep.**
Vergleiche: **Colch., Nux-v., Arund., Pollatin.**

Cumarinum – Cumarin: Heuschnupfen.

Phleum pratense – Wiesenlieschgras: Bei Heuschnupfen die 12. Potenz, ist bei vielen Fällen spezifisch und wirkt desensibilisierend. (Rabe).

Veratrinum – das Alkaloid von Sabadilla, **nicht** das von **Veratrum**: Lokal bei Neuralgien und zur Beseitigung von Ödemen. 5 Gran (324 mg) auf 2 Drachmen (7,8 g) Lanolin, auf die Oberschenkelinnenseite gerieben, bewirkt Diurese.

Antidote: **Puls., Lyc., Con., Lach.**

Dosierung. – Dritte bis 30. Potenz.

Sabal serrulata

Serenoa serrulata, Zwerg-Sägepalme, die frische, reife Frucht
Palmae; Nordamerika

Sabal serrulata ist homöopathisch zur Reizbarkeit der Urogenitalorgane. Allgemeine und sexuelle Schwäche. Fördert die Ernährung und den Gewebsaufbau. Kopf-, Magen- und Eierstocksymptome sind betont. Von unbe-

---

446 Vgl. [17]: „Das eben fliessende Monatliche vermindert sich, kam absatzweise und unordentlich, bald stärker, bald schwächer."

447 Vgl. [17]: „Heftiges Kriebeln, wie von Madenwürmern."

strittenem Wert bei Prostatahypertrophie, **Epididymitis** und Harnwegsbeschwerden. Wirkt auf die Pars prostatica et membranacea der Harnröhre. Iritis, bei Prostataleiden. **Nützlich bei unentwickelten Brustdrüsen. Furcht vor dem Einschlafen.**[448] Mattigkeit, Apathie und Gleichgültigkeit.

Kopf. – Verwirrt, voll (; schwieriges Denken; kann Gelesenes nicht erfassen oder erinnern).[12] Abneigung gegen Mitgefühl, es macht sie ärgerlich. Schwindel mit Kopfschmerz. Neuralgie bei schwachen Patienten. Der Schmerz verläuft von der Nase ausgehend nach oben und konzentriert sich in der Stirn.

Magen. – Lautes Aufstoßen und Hyperazidität. Verlangen nach Milch. **[Rhus-t., Apis]**

Harnwege. – Ständiger Harndrang nachts. **Enuresis**; Parese des Blasensphinkters. Chronische Gonorrhoe. Schwieriges Urinieren. Zystitis bei Prostatahypertrophie.

Männlich. – **Prostataleiden**; Vergrößerung; Absonderung von Prostatasekret. Schwinden der Hoden und **Verlust der sexuellen Kraft**. Koitus ist schmerzhaft beim Erguß. **Nervöse Störung der Sexualfunktion.** Geschlechtsteile fühlen sich kalt an.

Weiblich. – Schmerzempfindliche und vergrößerte Ovarien; **die Brüste schrumpfen. [Iod., Kali-i.]** Junge Frauen mit nervösen Störungen; unterdrückte oder oder pervertierte sexuelle Neigung.

Atemwege. – Reichlicher Auswurf, bei Nasenkatarrh. Chronische Bronchitis. **[Stann., Hep.]**

Beziehungen. – Vergleiche: **Ph-ac., Stigm., Santa., Apis.**

Bei Prostatasymptomen: **Ferr-pic., Thuj.**

Picricum acidum: Stärkere sexuelle Erregbarkeit.

Populus tremuloides: Prostatavergrößerung mit Zystitis.

Dosierung. – Urtinktur, 10–30 Tropfen. Die dritte Potenz wirkt oft besser. Um wirksam zu sein, muß die Tinktur aus den **frischen Früchten** bereitet werden.

---

448 Vgl. [12]: „Fürchtet das Einschlafen aus Furcht, daß etwas (unbestimmte Gefahr) geschehen sollte; er schreckt mit dieser Furcht hoch, wenn er im Halbschlaf ist."

Sabina

Juniperus sabina, Sadebaum
Cupressaceae; Europa, Mittelasien

Wirkt besonders auf den Uterus; auch auf seröse und fibröse Häute; daher seine Anwendung bei Gicht. **Schmerz vom Kreuzbein zum Schambein. Hämorrhagien, bei denen das Blut teils flüssig, teils geronnen ist.** Neigung zu Fehlgeburten, besonders im dritten Monat. **Heftige Pulsationen**; möchte die Fenster geöffnet haben.

Gemüt. – **Musik ist unerträglich**, sie verursacht Nervosität.

Kopf. – Schwindel bei unterdrückten Menses. Schmerz, als wollte der Kopf zerspringen, kommt plötzlich und geht langsam. Blut wallt zu Kopf und Gesicht. Ziehende Schmerzen in den Massetermuskeln. Die Zähne schmerzen beim Kauen.

Magen. – Sodbrennen. Verlangen nach Limonade. (Im Mund) bitterer Geschmack.[17] **[Rhus-t.]** Starke Stiche von der Magengrube zum Rücken heraus.[17]

Abdomen. – Nach-unten-Drängen und zusammenschnürender Schmerz. Kolik meist in der Unterbauchgegend. Tympanitische Auftreibung.

Rektum. – Völlegefühl. Verstopfung. **Schmerz vom Rücken zum Schambein**. Hämorrhoiden, mit hellrotem Blut; bluten reichlich.

Harnwege. – Brennen und Pochen in der Nierengegend. Blutiger Urin; starker Harndrang. Blasenentzündung mit Pulsieren überall. Entzündung der Harnröhre.

Männlich. – Entzündliche Gonorrhoe, mit eiterartiger Absonderung. Brennender Wundheitsschmerz der Feigwarzen und Eichel.[17] Schmerzhafte Vorhaut; sie kann schwer zurückgezogen werden. Verstärkter Geschlechtstrieb.

Weiblich. – **Reichliche, helle Menses**. Uterusschmerzen erstrecken sich in die Oberschenkel. Drohender Abort. Verstärktes Verlangen nach Geschlechtsverkehr. Wundmachende, stinkende Leukorrhoe nach den Menses. Absonderung von Blut zwischen den Perioden, mit sexueller Erregung. **[Ambr.]** Plazentaretention; heftige Nachwehen. Menorrhagie bei Frauen mit Abortneigung. Entzündung von Ovarien und Gebärmutter nach Abort. Fördert die Austreibung von Molen aus dem Uterus. **[Canth.]** **Schmerz vom Kreuzbein bis zum Schambein und Stiche in der Vagina**

von unten nach oben. Blutung; teilweise geronnen; < **durch die geringste Bewegung.** Uterusatonie.[449]

Rücken. – **Schmerz zwischen Kreuz- und Schambein, von einem Knochen zum anderen.** Lähmige Kreuzschmerzen.

Extremitäten. – Zerschlagenheitsgefühl in der Vorderseite der Oberschenkel. Stiche in den Fersen und Mittelfußknochen. **Arthritischer Schmerz in den Gelenken.** Gicht; < im geheizten Raum. Rote, glänzende Schwellung. Gichtknoten. **[Am-p.]**

Haut. – Feigwarzen, mit unerträglichem Jucken und Brennen. Überschießende Granulationen. **[Thuj., Nit-ac.] Warzen.** Schwarze Hautporen (, besonders im Gesicht).[34]

Modalitäten. – < geringste Bewegung, Hitze, warme Luft.
> kühle, frische Luft.

Beziehungen. – Komplementärmittel: **Thuj.**

Vergleiche: **Croc., Calc., Tril., Ip., Mill., Erig.**

Hirudo medicinalis – Sanguisuga officinalis, Blutegel: Blutungen, besonders aus dem Anus. Man verwende die D6.

Rosmarinus officinalis – Rosmarin: Zu frühe Menses; heftige Schmerzen, gefolgt von Uterusblutung. Schwerer Kopf, **schläfrig.** Frostig mit eisiger Kälte der unteren Extremitäten, ohne Durst, danach (keine)[11, 12] Fieberhitze. Mangelhaftes Gedächtnis.

Sanguisorba officinalis – Großer Wiesenknopf: Venöse Kongestion und passive Blutungen; Varizen der unteren Extremitäten; Dysenterie. **Langandauernde, reichliche Menses** mit Blutandrang zu Kopf und Gliedern, bei empfindlichen, reizbaren Patientinnen. **Klimakterische** Blutungen. Man verwende die D2.

Antidot: **Puls.**

Dosierung. – Lokal für Warzen die Tinktur. Innerlich dritte bis 30. Potenz.

449 Vgl. [34]: „Verlagerung des Uterus zur Seite und nach hinten aufgrund von allgemeiner Atonie."

Saccharum officinale

Raffinierter Rohrzucker, Saccharose, $C_{12}H_{22}O_{11}$

Laut dem großen Dr. Hering entwickelt sich ein Großteil der chronischen Krankheiten bei Frauen und Kindern durch den Konsum von zu viel Zucker.

Zucker ist ein Antiseptikum. Er bekämpft Infektion und Fäulnis; wirkt auflösend auf Fibrin und stimuliert über die von Zucker verursachten, starken osmotischen Veränderungen die Sekretion von Serum, wodurch die Wunde von innen heraus gespült und die Heilung begünstigt wird. Geschwüre am Bein.

Zucker ist als Mittel zur Stützung und Entwicklung der Herzmuskulatur anzusehen und ist daher von Nutzen bei Dekompensation und verschiedenen kardiovaskulären Leiden. Wirkt als Nähr- und Kräftigungsmittel bei auszehrenden Krankheiten, Anämie, Neurasthenie etc., indem es Gewicht und Kraft zunehmen läßt.

Trübungen der Cornea. Verschwommenes Sehen. **Hyperazidität** (des Magens)[11] **und Jucken am Anus**. Kalte Expektoration. Degeneration des Myokards.

Fette, aufgetriebene Kinder mit dicken Gliedern, die **übellaunig und gereizt** sind, jammern; launenhaft; wollen Naschwerk, Leckerbissen und verweigern die gehaltvollen Nahrungsmittel. Fußödeme. Kopfschmerz alle sieben Tage.

Beziehungen. – Vergleiche: **Saccharum lactis** – Milchzucker: Diurese; Amblyopie; **kalte Schmerzen**, wie von einer dünnen, eiskalten Nadel mit Kribbeln wie von Erfrierung; große körperliche Erschöpfung. **Milchzucker** in großen Dosen zur Vermehrung des Bacillus acidophilus, um intestinale Fäulniszustände und auch Verstopfung zu korrigieren.

Saccharinum – Saccharin, künstlicher Süßstoff: Behindert die Wirkung sowohl des Speichels wie auch der Verdauungssäfte mit in der Folge auftretender Dyspepsie. Prof. Lewin ist der Meinung, daß es auf die sekretorischen Zellen selbst wirkt. Es hat Schmerz (rechtes Hypogastrium), Appetitverlust, Durchfall und Auszehrung verursacht.

Dosierung. – 30. Potenz und höher. Lokal bei Gangrän. Eine Unze (31 g) grober Zucker morgens und abends ist ein wertvolles Hilfsmittel bei der Behandlung hartnäckiger Fälle von Herzinsuffizienz aufgrund von Herzmuskelschwäche ohne Klappenläsion. Epilepsie; ein erniedrigter Zuckerspiegel im Blut reizt das Nervensystem, mit der Neigung zu Konvulsionen.

Zucker als ein wehenförderndes Mittel findet seine passendste Anwendung gegen Ende der Geburt, wenn kein mechanisches Hindernis besteht und die Wehentätigkeit aufgrund von Trägheit der Gebärmutter stockt. 25 Gramm in Wasser aufgelöst, mehrmals, alle halbe Stunden.

Salicylicum acidum

Salicylsäure, 2-Hydroxybenzoesäure, $C_7H_6O_3$

Die Symptome weisen auf seine Anwendung bei Rheumatismus, Dyspepsie und **Morbus Menière**. Entkräftung nach Grippe; auch Tinnitus aurium und Taubheit. Hämaturie.

Kopf. – Schwindel; Neigung, auf die linke Seite zu fallen. Kopfschmerz; Verwirrung im Kopf beim plötzlichen Aufstehen. Beginnender Schnupfen. Durchdringende Schmerzen in den Schläfen.

Augen. – Retinablutung. Retinitis nach Grippe, auch Retinitis albuminurica*.

Ohren. – **Tosen und Klingen in den Ohren**. Taubheit, mit Schwindel.

Mund. – **Aphthen**, mit brennendem Wundsein und stinkendem Atem. Purpurne, bleifarbene Zunge; übelriechender Atem.

Hals. – Entzündet, rot und geschwollen. Pharyngitis; schwieriges Schlucken.

Magen. – **Blähung; heißes, saures, lautes Aufstoßen**. Faulige Gärung. **Gärungsdyspepsie**.

Rektum. – Durchfall faulig (riechend)[34]; gastrointestinale Störungen, besonders bei Kindern; Stühle wie grüner Froschlaich[450]. **[Mag-c.]** Pruritus ani.

Extremitäten. – Geschwollene und schmerzhafte Knie. Akuter Gelenkrheumatismus; ‹ Berührung und Bewegung, reichlicher Schweiß. Der Schmerz verlagert sich. Ischialgie, brennender Schmerz; ‹ nachts. Reichlicher (, übelriechender)[34] Fußschweiß und üble Folgen von Unterdrückung desselben.

Haut. – Juckende Bläschen und Pusteln; › durch Kratzen. Schweiß ohne Schlaf. Urtikaria. Heiße und brennende Haut. Purpura. Herpes zoster. Nekrose und Erweichung von Knochen.

---

450 Vgl. [12]: Bei Magnesium carbonicum heißt es, der Stuhl sei „schaumig“ und sehe aus „wie das Grüne auf einem Froschteich“, also nicht wie Froschlaich. Laut [12] und [34] handelt es sich bei Sal-c. lediglich um grünen Durchfall, von „schaumig“ ist keine Rede.

Beziehungen. – Vergleiche: **Colch., Chin., Lac-ac.**

Salolum – Salicylsäure-Phenylester: Rheumatischer Schmerz in den Gelenken, mit Schmerzhaftigkeit und Steifheit, Kopfschmerz über den Augen; Urin riecht nach Veilchen.

Spiraea ulmaria und **Gaultheria procumbens** enthalten Salicylsäure.

Dosierung. – Dritte Dezimaltrituration. Bei akutem Gelenkrheumatismus 5 Gran (324 mg) alle 3 Stunden. (Anwendung nach alter Schule).

Salix nigra

Schwarze Weide

Salicaceae; Nordamerika

Wirkt günstig auf die Fortpflanzungsorgane beider Geschlechter. Hysterie und Nervosität. Lüsterne Gedanken und laszive Träume. Zügelt die Erregbarkeit der Genitalien. Mäßigt die sexuelle Leidenschaft. Satyriasis und Erotomanie. Bei akuter Gonorrhoe, mit starken erotischen Beschwerden; schmerzhafte Krümmung des erigierten Penis. Nach Masturbation; Spermatorrhoe.

Gesicht. – Rot, geschwollen, besonders die Nasenspitze; die Augen sind blutunterlaufen, schmerzhaft bei Berührung und Bewegung. Die Haarwurzeln schmerzen. Nasenbluten.

Männlich. – Schmerzhafte Bewegung der Hoden.

Weiblich. – Vor und während der Menses viele nervöse Störungen, Schmerz in den Ovarien; schwierige Menstruation. Ovarielle Kongestion und Neuralgie. Menorrhagie. Blutung bei Uterusmyomen. Nymphomanie.

Rücken. – Schmerz quer über Kreuzbein- und Lendengegend. Ist unfähig, schnell zu gehen.

Beziehungen. – Vergleiche: **Yohim., Canth.**

Dosierung. – Materielle Dosen der Tinktur, 30 Tropfen.

Salvia officinalis

Gartensalbei

Labiatae; Südeuropa und südliches Mitteleuropa

Verringert übermäßiges Schwitzen, wenn der Blutkreislauf geschwächt ist; von geringerem Nutzen bei Phthisis **mit Nachtschweißen** und erstickendem Kitzelhusten. Galaktorrhoe. Wirkt tonisierend auf die Haut.

Atemwege. – Kitzelhusten, besonders bei Schwindsucht.

Haut. – Weich, erschlafft, bei geschwächtem Blutkreislauf und kalten Extremitäten. **Schwächende Schweiße.**

Beziehungen. – Vergleiche: **Phel., Tub.**

Chrysanthemum leucanthemum – Wiesenmargerite: Hat eine spezifische Wirkung auf die Schweißdrüsen. Beruhigt das Nervensystem wie **Cypripedium pubescens.** Rechtsseitiger, reißender Schmerz in den Knochen von Kiefer und Schläfe. Schmerz in Zähnen und Zahnfleisch, 〈 Berührung, 〉 Wärme. Reizbar und tränenreich. Hier die D12 verwenden. **Schlaflosigkeit und Nachtschweiße.** Bei schwächenden Schweißen und Überempfindlichkeit des Nervensystems. Materielle Dosen der Tinktur.

Rubia tinctorum – Färberröte, Rötel: Ein Mittel für die Milz. **[Cean.]** Chlorose* und Amenorrhoe; Tuberkulose. Anämie; Zustände von Unterernährung; splenogene Anämie. Dosierung: 10 Tropfen der Tinktur.

Salvia sclarea – Muskatellersalbei: Tonisierende Wirkung auf das Nervensystem; Dosierung: 1 teelöffelvoll auf $^1/_8$ Gallone (0,47 Liter) heißes Wasser, zum Inhalieren, als Waschung.

Dosierung. – Tinktur, in 20 Tropfen-Gaben, in etwas Wasser. Die Wirkungen zeigen sich schnell nach Einnahme einer Dosis und halten zwei bis sechs Tage lang an.

Sambucus nigra

Schwarzer Holunder

Caprifoliaceae; Europa, Kleinasien, Kaukasus, Westsibirien, Nordafrika

Wirkt besonders auf die Atmungsorgane. Trockener Schnupfen bei Kleinkindern, chronischer Schnupfen* bei Kleinkindern, ödematöse Schwellungen. **Reichlicher Schweiß** begleitet viele Leiden.

Gemüt. – Sieht Bilder beim Schließen der Augen. **Anhaltende Verdrießlichkeit.** Erschrickt sehr leicht (vor Dingen, die er beständig um sich gewohnt ist).[16] Schreck gefolgt von Erstickungsanfällen.

Gesicht. – Wird beim Husten blau. Rote, brennende Flecken auf den Wangen. Im Gesicht Hitze und Schweiß.

Abdomen. – Kolik mit Übelkeit und Blähsucht; häufige, wäßrige, schleimige Stühle.

Harnwege. – Reichlicher Urin mit trockener Hitze der Haut. Häufiges Urinieren, mit spärlichem Harn. Akute Nephritis; ödematöse Symptome, mit Erbrechen.

Atemwege. – Brustbeklemmung mit Drücken im Magen und Übelkeit. Heiserkeit mit zähem Schleim im Kehlkopf. Anfallsartiger, **erstickender Husten, der gegen Mitternacht auftritt**, mit Weinen und Atemnot. Glottisspasmus. Trockener Schnupfen. **Chronischer Schnupfen* bei Kleinkindern**; trockene und verstopfte Nase. Lockerer, erstickender Husten. Beim Stillen muß das Kind von der Brustwarze ablassen, die Nase ist verstopft, es kann nicht atmen. **Das Kind erwacht plötzlich, fast erstickend, setzt sich auf, wird blau** (, ringt nach Atem, den es letzlich auch bekommt, der Anfall geht vorüber, es wird aber früher oder später in gleicher Weise wieder geweckt).[34] **Kann nicht ausatmen. [Meph.]**

Extremitäten. – Die Hände werden blau. Ödematöse Schwellung von Beinen, Fußrücken und Füßen. Eiskalte Füße. Schwächende Nachtschweiße. **[Salv., Acet-ac.]**

Fieber. – Trockene Fieberhitze während des Schlafs. **Fürchtet das Aufdecken. Reichlicher Schweiß am ganzen Körper während der Stunden des Wachens.** Trockener, tiefer Husten geht dem Fieberanfall voraus.

Haut. – Trockene Hitze während des Schlafens. Aufgedunsen und geschwollen; allgemeine Wassersucht; **reichlicher Schweiß beim Aufwachen.**

Modalitäten. – 〈 Schlaf, in Ruhe, nach Essen von Obst.
〉 Aufsetzen im Bett, Bewegung.

Beziehungen. – Vergleiche: **Ip., Meph., Op.**

Sambucus canadensis – Kanadischer Holunder: Von großem Nutzen bei Wassersucht; es sind große Dosen erforderlich, 1/4 – 1 Teelöffel des flüssigen Extraktes, dreimal täglich.

Antidote: **Ars., Camph.**

Dosierung. – Tinktur bis sechste Potenz.

Sanguinaria canadensis

Kanadische Blutwurzel, Kanadisches Blutkraut
Papaveraceae; Nordamerika

Dies ist ein vorwiegend rechtsseitiges Mittel und beeinflußt hauptsächlich die Schleimhäute, besonders die der Atemwege. Es weist ausgeprägte Störungen der Vasomotoren auf, wie man aus der umschriebenen Rötung der Wangen, den Hitzewallungen, dem Blutandrang zu Kopf und Brust, der Anschwellung der Temporalvenen, dem Brennen von Handflächen und

Sohlen ersehen kann, und es hat sich bei klimakterischen Störungen als sehr brauchbar erwiesen. **Brennende** Empfindungen, wie von heißem Wasser. Husten bei Grippe. Schwindsucht. **Plötzliches Aufhören des Katarrhs der Atemwege, gefolgt von Durchfall. Brennen** in verschiedenen Körperteilen ist charakteristisch.

Kopf. – Kopfschmerz, ‹ **rechte** Seite, Sonne[451]. Periodische Migräne; Kopfschmerz beginnt im Hinterkopf, breitet sich nach oben aus und **setzt sich über den Augen, besonders über dem rechten, fest. Erweiterte Schläfenvenen.**[34] Schmerz › Hinlegen und Schlaf. Kopfschmerz kehrt zum Klimakterium wieder; alle sieben Tage. **[Sabad., Sulph.]** Schmerz an einer kleinen Stelle über dem oberen rechten Scheitelbein. Brennen in den Augen. Schmerz im Hinterkopf „wie ein Blitz".

Ohren. – Brennen in den Ohren. Ohrenschmerzen bei Kopfweh. Summen und Brausen. Ohrenpolypen.

Nase. – Heuschnupfen. Ozäna, mit reichlichen, stinkenden, gelblichen Absonderungen. **Nasenpolypen.** Schnupfen, gefolgt von Durchfall. Chronische Rhinitis; **trockene** und kongestionierte Schleimhaut.

Gesicht. – Gerötet. Neuralgie; Schmerz erstreckt sich vom Oberkiefer in alle Richtungen (; Stechen und Brennen, kann den Schmerz nicht aushalten, außer beim Knien und festen Pressen des Kopfes gegen den Boden).[34] **Rötung und Brennen der Wangen. Hektische* Rötung.** Vollheit und Empfindlichkeit hinter den Kieferwinkeln.

Hals. – Geschwollen; ‹ rechte Seite. Trocken und zusammengeschnürt. Ulzeration von Mund und Rachen; mit trockenem, brennendem Gefühl. Weiße Zunge; fühlt sich verbrüht an. Tonsillitis.

Magen. – Abneigung gegen Butter (die einen süßlichen Nachgeschmack hinterläßt).[17] Heftiges Verlangen nach pikanten Dingen. Unstillbarer Durst. Brennen, Erbrechen. Übelkeit, mit Speichelfluß. Leere-, Schwäche-, Hungergefühl. **[Phos., Sep.]** Galleerbrechen; Gastroduodenalkatarrh.

Abdomen. – Durchfall, sowie sich der Schnupfen bessert. Schmerz über der Lebergegend. Durchfall; galliger, flüssiger, schwallartiger Stuhl. **[Nat-s., Lyc.]** Mastdarmkrebs.

Weiblich. – Stinkende, wundmachende Leukorrhoe (zur Zeit des Klimakteriums, hält weiter an, nachdem die Menses aufgehört haben).[34] Stinkende, reichliche Menses. Schmerzempfindlichkeit der Brüste. Uterus-

---

451 Vgl. [12]: „Kopfschmerz ‹ tagsüber, von Sonnenauf- bis Sonnenuntergang."

polypen. Jucken in den Achseln vor den Menses. Klimakterische Störungen.

Atemwege. – Kehlkopfödem. Schmerzhafte Trachea. Hitze und Spannung hinter dem Brustbein. Aphonie. **Husten gastrischen Ursprungs**; 〉 durch Aufstoßen. Husten mit brennendem Schmerz in der Brust; 〈 rechte Seite. Zähes, **rostfarbenes**, stinkendes, fast nicht hochzubringendes Sputum. Krampfartiger Husten nach Grippe und **nach Keuchhusten**. Der Husten kehrt mit jeder neuen Erkältung wieder. Kitzeln hinter dem Brustbein, verursacht einen ständigen Reizhusten; 〈 nachts beim Hinlegen. Muß im Bett aufsitzen. Brennende Wundheit in der rechten Brust, erstreckt sich hindurch zur rechten Schulter. Große Schmerzhaftigkeit unter der rechten Brustwarze. Bluthusten durch unterdrückte Menses. **Schlimme Atemnot** und Zusammenschnürung der Brust. Stinkender Atem und eitriger Auswurf. Brennen in der Brust wie von heißem Dampf, von der Brust zum Bauch. Fibrosierende Lungentuberkulose. Pneumonie, 〉 Liegen auf dem Rücken. Asthma mit Magenstörungen. **[Nux-v.]** Klappenerkrankung mit Lungenbeteiligung, Phosphaten im Urin und Abmagerung. Das plötzliche Aufhören des Katarrhs der Atemwege verursacht Durchfall.

Extremitäten. – Rheumatismus von rechter Schulter, linkem Hüftgelenk und Nacken. **Brennen in den Sohlen und Handflächen**. Rheumatische Schmerzen an den am wenigsten von Gewebe bedeckten (Knochen-)[17] Teilen; nicht in den Gelenken. Zehen und Fußsohlen brennen. Rechtsseitige Neuritis; 〉 Berührung des Körperteils.

Haut. – Antidot zur **Sumachvergiftung***. Rote, fleckige Ausschläge; 〈 im Frühling. Brennen und Jucken; 〈 durch Hitze. Akne mit spärlichen Menses. Umschriebene rote Flecken über den Wangenknochen.

Modalitäten. – 〈 Süßigkeiten, rechte Seite, Bewegung, Berührung.
〉 Saures, Schlaf, Dunkelheit.

Beziehungen. – Komplementärmittel: **Ant-t.**

Vergleiche: **Bell., Iris., Meli., Lach., Ferr., Op.**

Justicia adhatoda – Justicia cydoniifolia: Bronchialkatarrh, Schnupfen, Heiserkeit; Überempfindlichkeit.

Digitalis purpurea: Migräne.

Dosierung. – Tinktur bei Kopfschmerzen; sechste Potenz bei Rheumatismus.

Sanguinarinum nitricum

Sanguinarinnitrat, aus einen Alkaloid von Sanguinaria canadensis

Ist bei Nasenpolypen von Nutzen. Akuter und chronischer Katarrh. Akute Pharyngitis. **[Wye.]** Schmerzen und Brennen in Hals und Brust, besonders unter dem Brustbein. **Grippe.** Tränenfluß, Schmerz in Augen und Kopf, schmerzhafte Kopfhaut; **Verstopfungsgefühl.** Chronische Pharyngitis granulosa.

Nase. – Verstopfungsgefühl. Reichlicher, wäßriger Schleim, mit brennendem Schmerz. Verdickung der Nasenmuscheln zu Beginn des hypertrophischen Prozesses. Spärliche Absonderung, Neigung zu Trockenheit. Kleine Krusten, nach deren Entfernung es blutet. Retronasale Absonderungen, die im Nasopharynx haften, werden unter Schwierigkeiten entfernt. Trockene und brennende Nasenlöcher; wäßriger Schleim, mit Druck über der Nasenwurzel. Die Nasenlöcher sind mit einem dicken, gelben, blutigen Schleim verstopft. **Niesen.** Roheit und Wundheit in den Choanen.

Mund. – Ulzeration der **Zungenseite.**

Hals. – Rauh, trocken, **zusammengeschnürt, brennend.** Die rechte Tonsille ist entzündet, schwieriges Schlucken.

Atemwege. – Kurzer Reizhusten, mit Auswurf dicken, gelben, süßlichen Schleims. **Druck hinter der Mitte des Sternums.** Trockenheit und Brennen in Hals und Bronchien. **Kitzelhusten.** Chronischer Nasen-, Larynx- und Bronchialkatarrh. Veränderte Stimme, tief, heiser.

Beziehungen. – Vergleiche: **Arum-t., Psor., Kali-bi.**

Sanguinarinum tartaricum – Sanguinarintartrat: Exophthalmus; **Mydriasis**; verschwommenes Sehen.

Dosierung. – Dritte Trituration.

Sanicula aqua

Das Wasser der Sanicula-Quellen, Ottawa, Illinois, U.S.A.

Dieses Mittel hat sich als nützliches Mittel bei Enuresis, Seekrankheit, Verstopfung etc. erwiesen. Rachitis.

Kopf. – Furcht vor Abwärtsbewegung. **[Bor.] Reichlicher Schweiß am Hinterkopf** und im Nacken während des Schlafs. **[Calc., Sil.]** Photophobie. Tränenfluß in kalter Luft oder von kalter Anwendung. Reichliche Schuppen. Wundheit hinter den Ohren.

Mund. – Große, schlaffe, brennende Zunge; muß sie herausstrecken, um sie kühlzuhalten. Mykose der Zunge.

Hals. – Dicker, fädiger, zäher Schleim.

Magen. – Übelkeit und Erbrechen vom Fahren im Wagen. Durst; trinkt wenig und oft **[Ars., Chin.]**, wird erbrochen, sobald es im Magen anlangt.

Rektum. – Große, schwere und schmerzhafte Stühle. **Schmerz im ganzen Perineum.** Kein Stuhldrang bis sich viel angesammelt hat. Nach starkem Pressen wird der Stuhl nur teilweise entleert; schlüpft zurück, bröckelt am Rand des Afters ab. **[Mag-m.]** Sehr stinkender Geruch.[452] Wundheit der Haut um Anus, Damm und Genitalien. Durchfall; wechselnd in Charakter und Farbe; nach dem Essen (, muß nach jeder Mahlzeit vom Tisch wegeilen)[12].

Weiblich. – Nach-unten-Drängen, als ob der Beckeninhalt herauskommen würde; 〉 Ruhe. Möchte die (erschlafften) Teile von unten her halten (indem sie ihre Hand gegen die Vulva drückt).[12] Schmerzhaftigkeit des Uterus. Leukorrhoe mit **Geruch nach Fischlake oder altem Käse. [Hep.]** Gefühl, als ob die Vagina groß wäre.

Rücken. – Dislokationsgefühl im Kreuzbein und 〉 Liegen auf der rechten Seite.

Extremitäten. – Brennen der Fußsohlen. **[Sulph., Lach.] Stinkender Fußschweiß. [Sil., Psor.]** Kalter, klammer Schweiß der Extremitäten.

Haut. – Schmutzig, fettig, bräunlich, faltig. Ekzem, aufgesprungene Hände und Finger. **[Petr., Graph.]**

Modalitäten. – **〈 beim Nach-hinten-Bewegen der Arme.**

Beziehungen. – Vergleiche: **Abrot., Alum., Calc., Sil., Sulph.**

Sanicula aqua ist nicht zu verwechseln mit der gleichnamigen **Sanicula europaea** – Sanikel: Diese wird bei zahlreichen nervösen Leiden verwendet, sie ähnelt **Valeriana officinalis.** Sie wird als Wundheilmittel, zur Auflösung von Blutergüssen und als Adstringens verwendet. Ist noch nicht geprüft worden.

Dosierung. – 30. Potenz.

---

452 Vgl. [12]: „Stuhl, bestehend aus großen Klumpen unverdaulichen Caseins, in Fetzen und Zotten, riecht nach Limburger- oder zersetztem Käse."

Santoninum

Santonin

Dies ist der Wirkstoff von Santonica, den ungeöffneten Blütenköpfchen von **Cina maritima** – Wurmsamen, siehe auch dort.

Die Augen- und die Harnwegssymptome sind die augenfälligsten. Es ist von unbestrittenem Wert bei der Behandlung von Wurmerkrankungen, wie bei gastrointestinaler Reizung, **Jucken der Nase**, ruhelosem Schlaf, Muskelzucken. Ascaris lumbricoides und Nematoden, aber keine Bandwürmer. **Nächtlicher Husten** bei Kindern. **Chronische Zystitis**. Anfallsweise Lähmung der Abduktoren oder Krampf der Adduktoren im Kehlkopf mit Atemnot und blitzartige Schmerzen bei Tabes dorsalis.

Kopf. – Hinterkopfschmerz, mit **farbigen visuellen Sinnestäuschungen. Jucken der Nase**. Bohrt in den Nasenlöchern.

Augen. – Plötzliches Verschwommen-Sehen. **Farbenblindheit**. Xanthopsie. Strabismus aufgrund von Würmern. Dunkle Ringe um die Augen.

Mund. – Stinkender Atem, verdorbener Appetit; durstig. Dunkelrote Zunge. **Zähneknirschen**. Übelkeit; 〉 nach dem Essen. Erstickungsgefühl.

Harnwege. – Der Urin ist grünlich, wenn er sauer ist, und rötlich-purpurn, wenn er alkalisch ist. **Harninkontinenz und Dysurie. Enuresis**. Völlegefühl der Blase. Nephritis.

Beziehungen. – Vergleiche: **Cina, Teucr., Naphtin., Nat-p., Spig.**

Dosierung. – Zweite bis dritte Trituration. Tiefere Potenzen wirken oft toxisch. Nicht geben bei Kindern mit Fieber oder Verstopfung.

Saponaria officinalis

Seifenkraut

Caryophyllaceae; Europa, Westsibirien, Vorderasien

Von großem Nutzen bei der Behandlung von akuten Erkältungen, Schnupfen, Halsentzündung etc. Wird häufig eine Erkältung kupieren.

Gemüt. – Äußerste Gleichgültigkeit gegenüber Schmerz, oder möglichem Tod. Apathisch, **niedergeschlagen, mit Schläfrigkeit**.

Kopf. – Stechender Schmerz, **supraorbital**; 〈 linke Seite, abends, Bewegung. Pochen über den Augenhöhlen. Blutandrang zum Kopf; Müdigkeitsgefühl im Nacken. **Schnupfen**. Gefühl von Trunkenheit mit ständigem Bestreben, nach links zu gehen. Linksseitige Trigeminusneuralgie, besonders supraorbital. Verstopfungsgefühl der Nase, auch Jucken und Niesen.

Augen. – Heftige Augenschmerzen. Heiße Stiche tief im Augapfel. Ziliarneuralgie; ⟨ linke Seite. Photophobie. Exophthalmus, ⟨ Lesen und Schreiben. Erhöhter Augeninnendruck. Glaukom.

Magen. – Schwieriges Schlucken. Übelkeit, Sodbrennen; Völlegefühl, nicht ⟩ durch Aufstoßen.

Herz. – Schwacher Herzschlag; verringerte Pulsfrequenz. Herzklopfen bei Angst.

Modalitäten. – ⟨ nachts, geistige Anstrengung, linke Seite.

Beziehungen. – Vergleiche: **Verb., Cocc., Quill., Anag., Agro., Helo., Sars., Par., Cycl.** und andere, die Saponin enthalten.

Saponinum – das wirksame Glukosid, das in **Quillaya saponaria, Yucca filamentosa, Senega, Dioscorea villosa** und in anderen Pflanzen gefunden wird: Müde, gleichgültig. **Schmerz in der linken Schläfe, im linken Auge**, Lichtscheu, heiße Stiche tief im Auge. Affektionen des Trigeminus. Migräne. Starke Schmerzen **vor** der Menstruationsblutung; schwere Halsentzündung, ⟨ rechte Seite; geschwollene Tonsillen, ⟨ im warmen Zimmer. Scharfer, brennender Geschmack und heftiges Niesen.

Sarcolacticum acidum

Rechtsdrehende Milchsäure, Acidum lacticum dextrum

Wird anscheinend während des Stadiums der muskulären Erschöpfung im Muskelgewebe gebildet. Unterscheidet sich von der gewöhnlichen Milchsäure durch ihr Verhalten in polarisiertem Licht.

Im Vergleich zur normalen Säure stellt sie ein wesentlich breiter und tiefer wirkendes Mittel dar und differiert deutlich in ihrer Arzneimittelprüfung. Dieses Mittel wurde von Dr. Wm.B. Griggs geprüft, und er hat herausgefunden, daß dieses Mittel von großem Nutzen ist bei der heftigsten Form der **epidemischen Grippe, besonders mit heftigem Erbrechen**[453] **und Würgen und größter Entkräftung**, wenn Arsenicum album versagt hat. Spinale Neurasthenie, Muskelschwäche, Atemnot mit Schwäche des Herzmuskels.

---

453 Hier fehlt ein Wort im englischen Original; aus dem nachfolgenden Kontext ist das Wort „Erbrechen“ als die wahrscheinlichste Ergänzung zu erschließen.

Hals. – Zusammenschnürung des Rachens. Halsentzündung mit Enge im Nasenrachenraum. Kitzeln im Hals.

Magen. – Übelkeit. Unkontrollierbares Erbrechen sogar von Wasser, danach extreme Schwäche.

Rücken und Extremitäten. – Müdigkeitsgefühl in Rücken, Hals und Schultern. Lähmige Schwäche. Das Handgelenk ermüdet beim Schreiben leicht. Extreme Schwäche vom Treppensteigen. Steifheit von Oberschenkeln und Waden. Gefühl, als wäre keine Kraft in den Armen. Wadenkrampf.

Allgemeinsymptome. – Müdigkeitsgefühl mit **muskulärer Entkräftung**, ‹ jegliche Anstrengung. Wundes Gefühl überall, ‹ nachmittags. Nachts ruhelos. Schwierigkeit einzuschlafen. Müdigkeitsgefühl morgens beim Aufstehen.

Dosierung. – Sechste bis 30. Potenz. Die D15 hat eine höchst ausgeprägte Wirkung. (Griggs).

Sarothamnus scoparius

Cytisus scoparius, Spartium scoparium, Besenginster
Leguminosae; Europa

Sparteinsulfat kräftigt das Herz, vermindert die Pulsfrequenz und senkt den Blutdruck. Es setzt die gute Wirkung von **Veratrum** und **Digitalis** ohne eine ihrer unerwünschten Wirkungen fort. (Hinsdale).

Die Wirkung von Sparteinsulfat (dem Alkaloid des Besenginsters) lag bei den Prüfern in der **Senkung** des systolischen und diastolischen Blutdruckes. Pulskurven zeigen ebenfalls einen Zustand von erniedrigtem Blutdruck. Durch seine toxische Wirkung auf das Herzmuskelgewebe wirkt es herzdepressiv und dies, verbunden mit der stimulierenden Wirkung des Mittels auf den Vagus, ist für den erniedrigten Blutdruck und die verminderte Pulsfrequenz verantwortlich. Es schwächt die Kontraktilität des Herzens. Die Uringesamtmenge ist vermehrt. Das Mittel hat daher diuretische Eigenschaften und ist bei Wassersucht nützlich.

Albuminurie. Cheyne-Stokes-Atmung. Unregelmäßige Herztätigkeit nach Grippe und verschiedenen Infektionen. Hypotonie. Als Palliativum in physiologischen Dosierungen bei arterieller Hypertonie, Arteriosklerose. Subkutan sind $^1/_{10}$ bis $^1/_4$ Gran (6,5–16 mg) sehr hilfreich, um nach Morphiumentzug die Herztätigkeit zu unterstützen. Spartium ist indiziert, wenn in erster Linie der Herzmuskel und besonders das Reizleitungssystem betroffen sind. Wirkt schnell und hält drei bis vier Tage an. Stört die Verdauung nicht. Nephritis.

Magen. – Starke Gasansammlung im Magen-Darm-Kanal, mit Niedergeschlagenheit.

Harnwege. – Brennen entlang den Harnleitern und der Harnröhre oder in der Schamgegend. **Reichlicher Urinfluß.**

Herz. – Tabakherz*. Angina pectoris. Unregelmäßige Herztätigkeit, Herzrhythmusstörungen durch Blähungen etc.; schwache Herztätigkeit bei nervösen, hysterischen Patienten. Herzmuskeldegeneration, Dekompensation. Hypotonie. Spartein in 2 Gran (130 mg) Dosierungen bei Fällen von Wassereinlagerung, die Patienten können sich nicht hinlegen. Hier schafft es große Linderung. Hat eine spezifische Wirkung auf die Nieren, indem es sie zur Ausscheidung befähigt und damit die Belastung für das Herz herabsetzt.

Dosierung. – Nichthomöopathische Anwendung (als Palliativum wie oben): 1–2 Gran (65–130 mg) oral dreimal täglich, übt eine deutliche Wirkung auf die Nieren aus und befähigt sie, die Belastung für das Herz herabzusetzen. Es ist ein unschädliches und rasch wirkendes Mittel. Subkutan, nicht weniger als 1/4 Gran (16 mg). Gaben bis 2 Gran (130 mg) oral drei Mal täglich sind ungefährlich. (Hinsdale).

Homöopathisch: Erste bis dritte Trituration.

Sarracenia purpurea

Schlauchpflanze
Sarraceniaceae; Nordamerika

Ein Mittel für Pocken. Sehstörungen. Blutandrang zum Kopf, mit unregelmäßiger Herzaktion. Chlorose*. Enthält ein sehr wirksames proteolytisches Enzym. Migräne; Pochen in verschiedenen Körperteilen, besonders in Hals, Schultern und Kopf, der sich wie zum Bersten voll anfühlt.

Augen. – Lichtscheu. Gefühl von Schwellung und Wundheit in den Augen. Schmerz in den Augenhöhlen. Schwarze Gegenstände bewegen sich mit dem Auge.

Magen. – Immer hungrig, selbst nach einer Mahlzeit. Schläfrig während der Mahlzeiten. Reichliches schmerzhaftes Erbrechen (, nach den Mahlzeiten).[34]

Rücken. – Schmerzen schießen in **zick-zack**-artigem Verlauf von der Lendenregion zur Mitte des Schulterblatts.

Extremitäten. – Schwache Glieder; Zerschlagenheitsschmerz in Knie und Hüftgelenken. Die Armknochen schmerzen. **Schwach zwischen** (und unter) **den Schultern.**[34]

Haut. – Pocken, kupiert die Krankheit, unterbindet die Pustelbildung.

Beziehungen. – Vergleiche: **Ant-t., Vario., Maland.**

Dosierung. – Dritte bis sechste Potenz.

Sarsaparilla officinalis

Smilax sarsaparilla, Sarsaparillawurzel
Liliaceae; Mittelamerika

Nierenkolik; Marasmus und Periostschmerzen aufgrund von Geschlechtskrankheit. Hautausschläge nach heißem Wetter und Impfungen; Furunkel und Ekzem. Harnwegssymptome sind deutlich ausgeprägt.

Gemüt. – Niedergeschlagen, empfindlich, leicht beleidigt, übellaunig und schweigsam.

Kopf. – **Schmerzen verursachen Niedergeschlagenheit.** Stechender Schmerz von oberhalb der rechten Schläfenregion. Schmerzen **vom Hinterkopf zu den Augen.** Worte hallen im Ohr bis zur Nasenwurzel wider. Knochenhautschmerzen aufgrund von Geschlechtskrankheit.[454] Influenza. Empfindliche Kopfhaut. **Hautausschläge in Gesicht und an der Oberlippe.** Feuchter Ausschlag an der Kopfhaut. Milchschorf beginnt im Gesicht.

Mund. – Weiße Zunge; **Aphthen; Speichelfluß;** metallischer Geschmack; kein Durst. Stinkender Atem.

Abdomen. – Kollern und Gärung. **Kolik und Rückenschmerz zur gleichen Zeit.** Viel Blähung; Cholera infantum.

Harnwege. – Spärlicher, schleimiger, flockiger, sandiger, **blutiger** Urin. Harngrieß. Nierenkolik. **Heftiger Schmerz am Ende des Urinieren. Der Urin tröpfelt beim Sitzen** (; im Stehen läuft sein Harn ungehindert).[34] Die Blase ist aufgetrieben und schmerzempfindlich. **Das Kind schreit vor und während dem Urinieren.** Sand auf der Windel. Nierenkolik und Dysurie bei Kindern. **Schmerz von der rechten Niere ausgehend**

---

454 Vgl. [34]: „Merkurio-syphilitische Affektionen des Kopfes."

nach unten. Blasentenesmus; der Urin entleert sich in einem dünnen, kraftlosen Strahl. Schmerz an der Harnröhrenmündung.

Männlich. – Blutige Samenergüsse. Unerträglicher Gestank um die Genitalien. Herpetische Hautausschläge an den Genitalien. Jucken an Skrotum und Damm. Syphilis; schuppiger Hautausschlag und Knochenschmerzen.

Weiblich. – Kleine, welke, (gefühllose)[16], **eingezogene** Brustwarzen. **Vor der Menstruation Jucken und feuchter Hautausschlag auf der Stirn**. Menses spät und spärlich. Feuchter Hautausschlag in der rechten Leiste vor den Menses.

Extremitäten. – Lähmige, reißende Schmerzen. Zittern von Händen und Füßen. Brennen an den Seiten von Fingern und Zehen. Nagelbettentzündung, Ulzeration um die Fingerspitzen, schneidende Empfindung unter den Nägeln. Rheumatismus, Knochenschmerzen; ‹ nachts. Tiefe Rhagaden an Fingern und Zehen; Brennen unter den Nägeln. Flechten auf den Händen; Ulzeration um die Fingerspitzen. **[Psor.]** Schneidende Empfindung unter den Nägeln. **[Petr.]** Rheumatische Schmerzen nach Gonorrhoe.

Haut. – **Abmagerung,** (die Haut wird) **runzlig** (oder) **liegt in Falten,**[12] **[Abrot., Sanic.]** trocken, schlaff. Herpetische Hautausschläge; Geschwüre. Ausschlag durch Einwirkung von kalter[16] Luft;[455] trocken, juckend; **tritt im Frühling auf**; wird krustig. Rhagaden; aufgesprungene Haut an Händen und Füßen. Harte, indurierte Haut. Hautleiden im Sommer.[456]

Modalitäten. – ‹ Feuchtigkeit, nachts, nach dem Urinieren, beim Gähnen, im Frühjahr, vor den Menses.

Beziehungen. – Komplementärmittel: **Merc., Sep.**

Vergleiche: **Berb., Lyc., Nat-m., Petr., Sass.**

Cucurbita citrullus – Wassermelone: Der Aufguß der Samen wirkt umgehend bei schmerzhaftem Urinieren mit Zusammenschnürungsgefühl und Rückenschmerz, lindert den Schmerz und regt den Harnfluß an.

Saururus cernuus – Eidechsenschwanz: Reizzustand von Nieren, Blase, Prostata und Harnwegen. Schmerzhaftes und schwieriges Wasserlassen; Zystitis mit Strangurie.

Antidot: **Bell.**

Dosierung. – Erste bis sechste Potenz.

---

455 Vgl. [16]: „Frieselblüthen, sobald er aus der warmen Stube an die kalte Luft kommt."

456 Boericke schreibt hier von „cutaneous summer complaints", womit möglicherweise „summer rash" gemeint ist, was soviel wie „Miliaria rubra" bedeutet.

Scrophularia nodosa

Knotiger Braunwurz[17]

Scrophulariaceae; Europa, Asien, Neufundland

Ein kraftvolles Mittel, wann immer **vergrößerte Drüsen** zugegen sind. Morbus Hodgkin.

Ein wertvolles Hautmittel. Hat eine spezifische Affinität zur Brust; sehr nützlich zur Verkleinerung von Mammatumoren. **Ekzem des Ohres**. Pruritus vaginae. Lupoide Ulzeration. **Skrofulöse* Schwellungen. [Cist.] Schmerzhafte Hämorrhoiden**. Knotige* Hoden. Epitheliom. Knoten in den Mammae. **[Scir.]** Schmerz in allen Flexoren.

Kopf. – Schwindel, der im Scheitel empfunden wird, 〈 beim Stehen; Schläfrigkeit; Schmerz von der Stirn zum Hinterkopf. Ekzem hinter den Ohren. Milchschorf.

Augen. – Quälende Photophobie. **[Con.]** Flecken vor den Augen. (Pulsierende) Stiche in der (rechten) Augenbraue.[17] Schmerzhafte Augäpfel.

Ohren. – Entzündung um das äußere Ohr. Tief ulzerierte Ohrmuschel. Ekzem um das Ohr.[457]

Abdomen. – (Schneidender)[12] **Schmerz in der Leber** bei Druck. Kolik unter dem Nabel. Schmerz im Colon sigmoideum und im **Rektum**. **Schmerzhafte**, blutende, prolabierende **Hämorrhoiden**.

Atemwege. – Starke Atemnot, Brustbeklemmung mit Zittern. Schmerz um die Bifurkation der Trachea. Asthma bei skrofulösen* Patienten.

Schlaf. – **Große Schläfrigkeit**; morgens und vor sowie nach den Mahlzeiten, mit Mattigkeit.

Haut. – Prickelndes Jucken (an der ganzen Körperoberfläche), 〈 Handrücken (, Handgelenksinnenseite und zwischen den Fingern).[11]

Modalitäten. – 〈 Liegen auf der rechten Seite.

Beziehungen. – Vergleiche: **Lob-e., Ruta, Carc., Con., Aster.**

Dosierung. – Tinktur und erste Potenz. Lokal auf kanzeröse Drüsen bringen, auch **Sempervivum tectorum**.

---

457 Vgl. [12]: „Ekzem hinter dem rechten Ohr und um den Nabel."

Scutellaria laterifolia

Helmkraut, Schildkraut
Labiatae; Nordamerika

Ein Nervenberuhigungsmittel, wenn **nervöse Furcht** vorherrscht. **Reizbarkeit des Herzens.**[458] **Chorea.** Nervöse Reizzustände und Spasmen bei Kindern, während der Zahnung. **Muskelzucken.** Nervöse Schwäche nach Grippe. Unruhiger Schlaf und schreckliche Träume. **Muß sich bewegen.** Alpdrücken.

Gemüt. – **Furcht vor einem Unglück.** Unfähig, sich zu konzentrieren. [Aeth.] Verwirrung.

Kopf. – **Dumpfer Stirnkopfschmerz.** Gefühl, als ob die Augen (hervorstünden; als ob sie von innen) nach außen gedrückt würden.[12] Das Gesicht ist gerötet. Migräne; besonders über dem rechten Auge; **Schmerzen in den Augäpfeln.** Explosionsartiger[459] Kopfschmerz von Lehrern mit häufigem Wasserlassen; Kopfweh in Stirn und Gehirnbasis. Nervöse Migräne, 〈 Lärm, Gerüche und Licht, 〉 nachts; in Ruhe, fünf Tropfen der Tinktur.

Magen. – Übelkeit; saures Aufstoßen; Schluckauf; Schmerz und Unwohlsein.

Abdomen. – Gase, Völle und Auftreibung, kolikartige Schmerzen und Unbehagen. Hellfarbener Durchfall.

Männlich. – Samenergüsse und Impotenz, mit der Furcht, niemals wieder gesund zu werden.

Extremitäten. – Muskelzucken, muß sich bewegen. Chorea. Tremor. Heftig stechende Schmerzen in den unteren Extremitäten. Nächtliche Ruhelosigkeit. Schwäche und Schmerzhaftigkeit.

Schlaf. – Alpdrücken; Schlaflosigkeit; plötzliche Wachheit; schreckliche Träume.

Beziehungen. – Vergleiche: **Cypr., Lycps.**

Dosierung. – Tinktur und niedere Potenzen.

---

458 Vgl. [73]: „Puls sehr veränderlich, bald kräftig und voll, bald schwach; häufig intermittirend."

459 Vgl. dagegen [12], wo ein Fall mit diesen Symptomen beschrieben wird. Es handelt sich dabei aber nicht um einen „explosionsartigen Kopfschmerz", sondern um einen „nervösen Gefühlsausbruch – nervous explosion".

Secale cornutum

Claviceps purpurea, Mutterkorn, ein auf dem Roggen schmarotzender Pilz; Clavicipetaceae; Europa

Verursacht Kontraktion der glatten Muskelfasern; daher ein Gefühl von Zusammenziehung überall im ganzen Körper. Dies ruft einen anämischen Zustand, Kälte, Taubheit, Petechien, Nekrose und Gangrän hervor. Ein nützliches Mittel für alte Menschen mit runzeliger Haut – dünne, dürre alte Frauen. Alle Secale-Zustände sind 〉 **Kälte**; der ganze Körper wird von einem Gefühl großer Hitze durchdrungen. Blutungen; beständiges Sickern; **dünnes**, stinkendes, wäßriges, schwarzes Blut. **Schwäche, Ängstlichkeit, Abmagerung, auch bei übermäßigem Appetit und Durst**. Zucken von Gesichts- und Bauchmuskeln. Secale vermindert durch Blutdruckanstieg die Absonderung des Pankreassaftes. (Hinsdale.)

Kopf. – Passiver, kongestiver Schmerz (steigt vom Hinterkopf auf), mit bleichem Gesicht. Der Kopf ist zurückgezogen. Haarausfall; trocken und grau. **Nasenbluten**, dunkel, sickernd.

Augen. – Erweiterte Pupillen. Beginnender Altersstar, besonders bei Frauen. **Die Augen sind eingefallen und von einem blauen Rand umgeben.**

Gesicht. – **Bleich, eingefallen, hippokratisch**. Krämpfe beginnen im Gesicht und breiten sich über den ganzen Körper aus. Livide Flecken auf dem Gesicht. (Mund) **krampfhaft verzerrt**.[4]

Zunge. – Trocken und **rissig; tintenschwarzes Blut tritt aus**. Gelblicher, (weißer, trockener,) dicker, zäher Überzug;[17] kalte und livide Zunge. **Kribbeln der Zungenspitze, die steif ist**.[460] Die Zunge ist geschwollen, gelähmt.

Magen. – **Abnormer Heißhunger; gierig nach** Saurem. Unlöschbarer **Durst**. Schluckauf, Übelkeit; Erbrechen von Blut und kaffeesatzartiger Flüssigkeit. Brennen in Magen und Abdomen; Tympanie. Aufstoßen von schlechtem Geruch.

Stuhl. – Choleraartige Stühle, mit Kälte und Krämpfen. **Olivgrün, dünn, faulig, blutig, mit eisiger Kälte und verträgt dennoch kein Zudecken, mit großer Erschöpfung. Unwillkürlicher Stuhlabgang**; keine Empfindung des abgehenden Stuhls, der Anus ist weit offen.

---

460 Vgl. [17]: „Kriebeln in der Zunge, sehr schmerzhaft, sie legte sich mit der Spitze krampfhaft um."

Harnwege. – Blasenlähmung. Verhaltung mit erfolglosem Drang. Absonderung von schwarzem Blut aus der Blase. Enuresis bei alten Menschen.

Weiblich. – Menstruationskolik, mit Kälte und Hitzeunverträglichkeit. Passive Blutungen bei schwachen, kachektischen Frauen. Brennende Schmerzen im Uterus. **Bräunliche, stinkende Leukorrhoe.** Die Menses sind unregelmäßig, reichlich und dunkel; **ständige wäßrige Schmierblutung** bis zur nächsten Periode. Drohender Abort um den **dritten** Monat. **[Sabin.]** Keine Austreibungstätigkeit während der Wehen, obwohl alles entspannt ist. Nachwehen. Unterdrückter Milchfluß; die Brüste füllen sich nicht richtig. Dunkle, stinkende Lochien. Kindbettfieber, faulige Absonderungen, Tympanie, Kälte und Harnverhaltung.

Brust. – Angina pectoris. Atemnot und Beklemmung, mit Krampf im Zwerchfell. Bohrender Schmerz in der Brust. Präkordiale Empfindlichkeit. Herzklopfen und zusammengezogener oft aussetzender Puls.[17]

Rücken. – Rückenmarksreizung, Kribbeln der unteren Extremitäten; kann nur die leichteste Bedeckung ertragen. **Motorische Ataxie.** Ameisenlaufen und Taubheit. Myelitis.

Extremitäten. – Kalte, trockene Hände und Füße von starken Rauchern mit pelzigem Gefühl der Finger. Zittern, schwankendes Gehen. Ameisenlaufen, Schmerz und spasmodische Bewegungen. Taubheit. Die Finger und Füße sind bläulich, runzelig, **auseinandergespreizt oder nach hinten gestreckt**, taub. **Heftige Krämpfe. Eisige Kälte der Extremitäten.** Heftiger Schmerz in den Fingerspitzen, Kribbeln in den Zehen.

Schlaf. – Tief und lang. Schlaflosigkeit mit Unruhe, Fieber und ängstlichen Träumen. **Schlaflosigkeit von Drogen- und Alkoholsüchtigen.**

Fieber. – **Kälte**; kalte, trockene Haut; kalter, klebriger Schweiß; exzessiver Durst. Gefühl von innerer Hitze.

Haut. – Runzelig, taub; fleckig dunkelblaue Verfärbung. Hautverhärtung und Ödeme bei Neugeborenen. Morbus Raynaud. Blaue Farbe. **Trockene Gangrän**, entwickelt sich langsam. **Ulcus cruris varicosa. Brennendes Gefühl**; 〉 Kälte; **will die Körperteile unbedeckt haben**, obwohl sie sich kalt anfühlen. Ameisenlaufen; Petechien. Kleine Wunden bluten anhaltend. Livide Flecke. Furunkel, klein, schmerzhaft, mit grünem Inhalt, reifen langsam. **Die Haut fühlt sich bei Berührung kalt an**, trotzdem wird keine Bedeckung ertragen. **Große Abneigung gegen Hitze. Kriechen unter der ganzen Körperhaut.**

Modalitäten. – 〈 Hitze, **warmes Zudecken.**

〉 Kälte, **Entblößen**, Reiben, Ausstrecken der Glieder.

Beziehungen. – Vergleiche: **Cinnm., Colch., Ars., Ust., Carbo.**

Agrostema githago – Kornrade: Aktiver Bestandteil ist **Saponin**, das heftiges Niesen und einen scharfen, brennenden Geschmack verursacht; Brennen im Magen, zu Ösophagus, Hals und Brust ausstrahlend; Schwindel, Kopfweh, hat beim Bewegen Schwierigkeiten, brennendes Gefühl.

Aurum muriaticum – Goldchlorid: Bei motorischer Ataxie; D2.

Brassica napus – Raps, Ölraps: Ödematöse Schwellungen, skorbutischer Mund, unersättlicher Appetit, Tympanie, Abfallen der Nägel, Gangrän.

Ergotinum: Beginnende, rasch fortschreitende Arteriosklerose. Bluthochdruck, D2 Trit. Ödeme, Gangräne und Purpura hämorrhagica; wenn Secale versagt, obgleich es indiziert ist.

Pedicularis canadensis – Kanadisches Läusekraut: Symptome von motorischer Ataxie; Rückenmarksreizung.

Pituitrinum – Extrakt des Hypophysenhinterlappens: Erweiterter Muttermund, wenig Schmerz, kein Voranschreiten des Geburtsvorganges. Dosierung 0,5 ml, falls nötig, in einer halben Stunde wiederholen. Subkutane Applikation ist im ersten Stadium der Wehen, bei Herzklappenschäden oder deformiertem Becken kontraindiziert.

Antidote: **Camph., Op.**

Dosierung. – Erste bis 30. Potenz.

Nicht-Homöopathische Anwendung. – Wochenbettblutungen, nachdem der Uterus ganz leer ist, sich nicht genügend kontrahiert und bei sekundären Wochenbettblutungen, als Folge einer unvollständigen Rückbildung des Uterus, $\frac{1}{2}$ – 1 Drachme (1,85–3,7 ml) des flüssigen Auszuges. Man erinnere sich an das Pagotsche Gesetz: „Solange der Uterus irgend etwas enthält, sei es ein Kind, die Plazenta, Membranen oder Blutgerinnsel, niemals Secalepräparate verabreichen."

Sedum acre

Mauerpfeffer, Steinpfeffer

Crassulaceae; Europa, Asien, Nordafrika, Nordamerika

Schmerzende Hämorrhoiden, wie auch schmerzende Analfissuren; Einschnürungschmerzen; < einige Stunden nach dem Stuhlgang. **Fissuren.**

Beziehungen. – Vergleiche: **Mucuna urens** – Fischbohne: Hämorrhoidale Diathese und darauf basierende Erkrankungen.

Sedum telephium – Rote Fetthenne: Uterine Blutungen, auch von Darm und Rektum; **Menorrhagie, besonders im Klimakterium.**

Sedum repens, Sedum alpestre – Alpen-Mauerpfeffer: **Krebs;** wirkt spezifisch auf die Bauchorgane; Schmerz, Kräfteverlust.

Dosierung. – Tinktur bis sechste Potenz.

Selenium

Selen, Se

Selen ist ein fester Bestandteil von Knochen und Zähnen.

Besitzt eine ausgeprägte Wirkung auf die Urogenitalorgane und ist häufig bei älteren Männern angezeigt, besonders bei Prostatitis und sexueller Atonie. **Große Schwäche;** 〈 Hitze. Leichte geistige und körperliche Erschöpfbarkeit im Alter.

Gemüt. – Geile Gedanken, bei Impotenz.[17] Geistige Arbeit ermüdet. **Extreme Traurigkeit.** Äußerste Verzweiflung, durch nichts zu beeinflussende Melancholie.

Kopf. – Ausfallen der Haare (beim Kämmen).[4] Schmerz über dem linken Auge;[461] 〈 **Gehen in der Sonne, starke Gerüche und Tee.** Die Kopfhaut fühlt sich gespannt an. Kopfweh durch Teetrinken.

Hals. – Beginnende knotige* Laryngitis. Räuspern und Hochbringen von transparenten Schleimklümpchen jeden Morgen. **Heiserkeit.** Morgenhusten, mit Auswurf von blutigem Schleim. Heiserkeit bei Sängern. Viel klarer, stärkeartiger Schleim. **[Stann.]**

Magen. – Verlangen nach Branntwein und anderen starken Alkoholika. (Beim Tabakrauchen, widerlich) süßer Geschmack (an den Lippen, eben so nach verschiedenen Sorten Zigarren und Pfeifen).[4] (Vor dem Essen:) Schlucken und Aufstoßen von Tabakrauchen.[4] Nach dem Essen (abgespannt, Hang zum Liegen, ohne schlafen zu können, wegen) Klopfen (der Adern) durch den ganzen Körper, besonders fühlbar im Bauch.[4]

Abdomen. – Chronische Leberbeschwerden; die Leber ist schmerzhaft, **vergrößert, mit frieselartigem**[17] **Hautauschlag über der Lebergegend.** Verstopfung. Stuhl hart und (so) angehäuft im Mastdarm (daß mechanische Hilfsmittel von Nöten sind).[34]

---

461 Vgl. [4]: „Alte Anfälle heftig stechenden Kopfwehs über dem l. Auge, zum Liegen zwingend, mit äußerer Empfindlichkeit, viel Harnen, Appetitlosigkeit und Schwermut."

Harnwege. – Empfindung an der Spitze der Harnröhre, als dränge sich da ein beißender Tropfen heraus. Unwillkürliches Tröpfeln.

Männlich. – Auströpfeln des Samens im Schlaf. Auströpfeln von Prostataflüssigkeit. Reizbar nach Koitus. Geile Gedanken bei **Impotenz.**[17] **Steigert das Verlangen, vermindert die Zeugungskraft.**[462] Der Samen ist dünn und geruchlos. Sexuelle Neurasthenie. Beim Versuch zum Koitus erschlafft der Penis. **Hydrozele.**

Extremitäten. – Paralytische Schmerzen im Kreuz morgens. Reißende Schmerzen in den Händen, nachts.

Schlaf. – **Schlaflos wegen Klopfen der Adern durch den ganzen Körper**, besonders ist der Aderschlag im Bauch zu fühlen. Schlaflos bis Mitternacht; frühzeitiges Erwachen und immer zu derselben Stunde.

Haut. – Trockener, schuppiger Ausschlag auf den Handflächen, juckend. **Jucken an den Knöcheln** und in den Hautfalten, zwischen den Fingern. Haarausfall von Brauen, Bart und Genitalien. Jucken an den Fingergelenken und zwischen den Fingern; in den Handflächen. Bläschenausschlag zwischen den Fingern. **[Rhus-t., Anac.]** Ölige Beschaffenheit der Haut; Komedonen **mit einer öligen Hautoberfläche**; Alopezie. **Akne.**

Modalitäten. – ‹ nach dem Schlaf, heißes Wetter, Chinarinde, Luftzug, Koitus.

Beziehungen. – Unverträglich: **Chin., Wein.**

Vergleiche: **Agn., Calad., Sulph., Tell., Ph-ac.**

Antidote: **Ign., Puls.**

Dosierung. – Sechste bis 30. Potenz. Eine Injektion von kolloidalem Selen bei inoperablem Krebs. Schmerz, Schlaflosigkeit, Ulzeration und Absonderungen werden deutlich vermindert.

Sempervivum tectorum

Hauslauch, Hauswurz, Dachwurz
Crassulaceae; Pyrenäen, Südöstliche Alpen

Wird bei Herpes, Herpes zoster und **krebsartigen Tumoren** empfohlen. Szirrhöse Verhärtung der Zunge. Mammakarzinom. Tinea. Hämorrhoiden.

---

462 Mit diesem Symptom dürfte wohl folgendes gemeint sein, [4]: „Verminderter Geschlechtstrieb; nur psychischer Reiz treibt zur Begattung, ohne allen körperlichen Trieb, die Erektion erfolgt sehr langsam und unvollkommen, endlich zu früher Saamenerguß, doch mit sehr langem Wohllustgefühl."

Mund. – Bösartige Mundgeschwüre. Zungenkrebs. **[Gali.]** Auf der Zunge sind Geschwüre; **leicht blutend**, besonders in der Nacht; starke Wundheit der Zunge mit **stechenden** Schmerzen. Der ganze Mund ist sehr empfindlich.

Haut. – Erysipelartige Leiden. **Warzen** und Hühneraugen. Aphthen. Gerötete Oberfläche und stechende Schmerzen.

Beziehungen. – Vergleiche: **Cot.**

Ficus carica – Feigenbaum: Den milchigen Saft des frisch gebrochenen Feigenstils auf Warzen auftragen, beseitigt sie.

Oxalis acetosella – Sauerklee: Der eingedickte Saft wurde als Ätzmittel verwendet, um Zungenkrebs zu beseitigen.

Sedum acre: Skorbutische Zustände; Geschwüre, Wechselfieber. **[Gali., Kali-cy.]**

Dosierung. – Tinktur und D2, auch der frische Saft der Pflanze. Lokal für Insektenstiche, Bienenstiche und infizierte Wunden, **Warzen.**

Senecio aureus

Goldkreuzkraut

Compositae; Nordamerika

Seine Wirkung auf den weiblichen Organismus ist klinisch verifiziert worden. Beeinflußt ebenfalls deutlich die Harnorgane. Rückenschmerz durch gestaute Nieren. Frühstadium der Leberzirrhose.

Gemüt. – Unfähig, sich auf irgend etwas zu konzentrieren. Niedergeschlagen. Nervös und reizbar.

Kopf. – Dumpfer, betäubender Kopfschmerz. **Schwindliges Gefühl, wie eine Welle** vom Hinter- zum Vorderhaupt. **Heftige Schmerzen über dem linken Auge und durch die linke Schläfe. Niesen**; Brennen und Völle in den Nasenlöchern[34], reichliche Absonderung.

Gesicht. – Die Zähne sind sehr empfindlich. **Heftig schneidender Schmerz** auf der linken Gesichtsseite.

Hals. – Trockenheit von Hals, Rachen und Mund. Brennen im Rachen, wundes Gefühl im Nasen-Rachenraum, muß schlucken, obwohl es schmerzt.

Magen. – Saures Aufstoßen; Übelkeit.

Abdomen. – Schmerz am Nabel; breitet sich von da nach allen Richtungen aus, 〉 Stuhlgang. Dünner, wäßriger Stuhl, mit harten Klumpen vermengt. [Ant-c.] **Pressen zum Stuhl; dünn, dunkel und blutig, mit Tenesmus.**

Harnwege. – Spärlicher, dunkler, **blutiger** Urin, mit viel Schleim und **Tenesmus. Große Hitze und ständiger Drang.** Nephritis. Reizblase bei Kindern, mit Kopfweh. Nierenkolik. **[Pareir., Oci., Berb.]**

Männlich. – Wollüstige Träume, mit Pollutionen. **Vergrößerte Prostata.** Dumpfer, schwerer Schmerz im Samenstrang, bis zu den Hoden gehend.

Weiblich. – **Die Menses sind verspätet**, unterdrückt. **Funktionelle Amenorrhoe bei jungen Mädchen** mit Rückenschmerz. Vor den Menses, entzündliche Zustände von Hals, Brust und Blase. Bei Einsetzen der Menses bessern sich diese wieder. Anämische Dysmenorrhoe mit Harnwegsbeschwerden. Vorzeitige und zu reichliche Menses. **[Calc., Erig.]**

Atemwege. – Akute Entzündungen der oberen Atemwege. Heiserkeit. **Lockerer Husten**, mit beschwerlicher Atmung. Schmerzhafte und wunde Brust. Atemnot beim Steigen. **[Calc.]** Trockener, quälender Husten, stechende Brustschmerzen.

Schlaf. – Große Schläfrigkeit, mit unangenehmen Träumen. Nervosität und Schlaflosgkeit.

Beziehungen. – Vergleiche: **Alet., Caul., Sep.**

Senecio jacobaea – Jakobskraut: Gehirn- und Rückenmarksreizung, starre Muskeln, besonders Nacken und Schultern; auch bei Krebs.

Dosierung. – Tinktur bis dritte Potenz. **Senecin,** erste Trituration.

Senega

Polygala senega, Senegawurzel, Klapperschlangenwurzel
Polygalaceae; Nordamerika

Katarrhalische Symptome, besonders der Atemwege, und klar umschriebene Augensymptome paralytischer Art sind äußerst charakteristisch. (Schmerz an) kleinen Stellen in der Brust,[11] die nach einer Entzündung zurückgeblieben sind.

Gemüt. – (Ohne Veranlassung) plötzliche Erinnerung an unbedeutende, längst gesehene Gegenden (, ohne daß diese früher einen besonderen Eindruck auf ihn gemacht hätten).[17] Große Reizung zu Zänkereien.

Kopf. – Eingenommenheit des Kopfes, mit Drücken und Schwäche der Augen. Schläfenschmerz. **Berstender** Schmerz in der Stirn.

Augen. – Latentes Höhenschielen, 〉 den Kopf nach hinten neigen. Wirkt auf den Musculus rectus superior. Blepharitis; die Lider sind trocken und verkrustet. **[Graph.]** Trockenheit mit dem Gefühl, **als wären die Augäpfel zu groß für ihre Höhlen**. Starren.[463] Tränenfluß. Flimmern; muß sich öfters die Augen wischen. Die Gegenstände scheinen wie beschattet. Muskuläre Asthenopie. **[Caust.]** Doppeltsehen; 〉 nur durch Zurückneigen des Kopfes. Trübungen der Glaskörperflüssigkeit. Fördert die Absorbtion von Linsenbruchstücken nach einer Operation.

Nase. – Trocken. Schnupfen; reichlich wäßrige Absonderung und Niesen. Die Nasenlöcher fühlen sich scharf-brennend wie von Cayennepfeffer an.

Gesicht. – Linksseitige Gesichtslähmung. Hitze im Gesicht. An der (Ober-)Lippe, (nahe an der Nase und) am (linken) Mundwinkel, Bläschen von brennender Empfindung (, bei Berührung juckend).[17]

Hals. – Katarrhalische Entzündung von Hals und Rachen, mit kratzender Heiserkeit. Brennen und Rauheit. Empfindung, als ob die Schleimhaut abgeschabt sei.

Harnwege. – Stark verminderter Urin; mit Schleimfäden und Schleim gemischt; Brennen vor und nach dem Urinieren.

Rücken. – Sich ausdehnender, berstender Schmerz in der Nierenregion.

Atemwege. – Heiserkeit; schmerzhaftes Sprechen. Berstender Schmerz im Rücken beim Husten. Kehlkopfkatarrh. Stimmverlust. Reizhusten. Der Brustkorb erscheint zu eng. **Husten endet häufig in Niesen. Rasseln in der Brust. [Ant-t.]** Brustbeklemmung beim Steigen. Bronchialkatarrh, **mit schmerzhaften Brustwänden**; viel Schleim; Gefühl von Beklemmung und eines Gewichtes auf der Brust. **Beschwerliches Hochräuspern von zähem, reichlichem Schleim**, bei alten Menschen. Asthenische Bronchitis bei alten Menschen mit chronisch interstitieller Nephritis oder chronischem Emphysem. Alte Asthmatiker mit kongestiven Attacken. **Pleuraergüsse**. Hydrothorax. **[Merc-sul.]** Druck auf der Brust, als ob die Lungen nach hinten zur Wirbelsäule gedrängt würden. Unsichere Stimme,[464] die Stimmbänder sind teilweise gelähmt.

Modalitäten. – 〈 Gehen im Freien, Ruhe.

---

463 Vgl. [17]: „Starres Hinsehen auf einen Gegenstand, es ist als ob die Augäpfel schwer beweglich wären."

464 Vgl. [34]: „ … ist nicht heiser, aber als sich in seinem Schlund Schleim angesammelt hatte, war er sich seiner Fähigkeit, entweder hohe oder tiefe Töne hervorzubringen unsicher."

〉 Schwitzen; **Zurückbeugen des Kopfes.**

Beziehungen. – Vergleiche: **Caust., Phos., Sapin., Ammc., Calc.**

Nepeta cataria – Katzenminze: Zum Beenden einer Erkältung; Kolik bei Kleinkindern; Hysterie.

Dosierung. – Tinktur bis 30. Potenz.

Senna

Cassia angustifolia et acutifolia, Sonnenblätter, Sennesblätter
Leguminosae; Vorderindien, Arabien, Ostafrika

Es ist von großem Nutzen bei Koliken von Kleinkindern, wenn das Kind **voller Blähung** zu sein scheint. Oxalurie mit einem Überschuß an Harnstoff; gesteigertes spezifisches Gewicht. Senna wird bei zerrütteter Gesundheit, Stuhlverstopfung, Muskelschwäche und Verlust von stickstoffhaltigem Material als Tonikum wirken. Blutwallungen nachts. **Azetonämie**, starke Erschöpfung, Ohnmacht, Verstopfung mit Kolik und Blähungen. Vergrösserte und empfindliche Leber.

Rektum. – Gelber flüssiger Stuhl, mit kneifenden Schmerzen vorher. Grünlicher Schleim; hat das Gefühl, nie mit dem Stuhlgang fertig zu sein. **[Merc.]** Brennen im Rektum, mit Strangurie. **Verstopfung**, mit Kolik und Blähsucht. Vergrößerte und empfindliche Leber, die Stühle sind hart und dunkel, mit Appetitverlust, belegter Zunge, schlechtem Geschmack und **Schwäche.**

Harnwege. – Spezifisches Gewicht und Dichte sind erhöht; Azoturie, Oxalurie, Phosphaturie und Ketonurie.

Beziehungen. – Vergleiche: **Kali-c., Jal.**

Antidote: **Nux-v., Cham.**

Dosierung. – Dritte bis sechste Potenz.

Sepia succus

Tintenfisch, getrockneter Inhalt des Tintenbeutels
Cephalopodae; Mittelmeer, Atlantik, Nordsee

Wirkt besonders auf das Pfortadersystem, bei venöser Kongestion. Stase und dadurch Senkung der Eingeweide, Mattigkeit und Trübsal. Schwäche, gelbe Gesichtsfarbe, Gefühl von Abwärtsdrängen, besonders bei Frauen, auf deren Organismus es eine ganz ausgesprochene Wirkung hat. Schmerzen strahlen den Rücken hinunter, fröstelt leicht. Abortneigung. Hitzewallungen zur Zeit der Menopause mit Schwäche und Schweißen. Aufsteigende Tendenz der Symptome. Fällt leicht in Ohnmacht. Ballgefühl in inneren Teilen. Sepia wirkt am Besten auf Brünette. Alle Schmerzen ziehen von unten nach oben. Eines der wichtigsten Uterusmittel. Tuberkulose-Patienten mit chronischem Leberleiden und Uterusreflexen*. **Kältegefühl** selbst im warmen Zimmer. Pochender Kopfschmerz im Kleinhirn.

Gemüt. – **Gleichgültig** gegenüber den am meisten geliebten Personen. Keine Lust zu arbeiten. Große Gleichgültigkeit (gegen alles, selbst) gegen die **Seinen.**[4] Reizbar; ist leicht gekränkt. Fürchtet sich, alleine zu sein. **Sehr traurig.** Weint beim Erzählen ihrer Symptome. (Es ist ihr nichts recht, sie) hat an allem auszusetzen.[16] Ängstlich gegen Abend; träger Geist.

Kopf. – Schwindel, als wenn etwas im Kopf herumkollert (und sie dabei taumelt).[16] Prodromalsymptome eines Apoplex. Stechender Schmerz von innen nach außen und nach oben, meistens links oder in der Stirn, mit Übelkeit und Erbrechen; < drinnen und beim Liegen auf der schmerzhaften Seite. Rucken des Kopfes nach hinten und vorne. Kälte des Scheitels. Kopfweh in **schrecklichen Stößen** während der Menses, mit spärlichem Fluß. Haarausfall. Offene Fontanellen. Die Haarwurzeln sind empfindlich. Pickel auf der Stirn nahe den Haaren.

Augen. – Muskuläre Asthenopie; schwarze Flecken im Gesichtsfeld; asthenische Entzündungen und in Verbindung mit Uterusbeschwerden. Augenbeschwerden < am Morgen und Abend. Tarsaltumoren. Ptose, ziliare Reizung. Venenstauung des Augenhintergrundes.

Ohren. – **Herpes am Nacken hinter den Ohren.** Schmerz wie von einem subkutanen Geschwür. Schwellung und Ausschlag des äußeren Ohres.

Nase. – **Dicke, grünliche Absonderung**; dicke Pfropfen und Krusten. **Ein gelber Sattel quer über die Nase.** Rhinitis atrophicans mit grünlichen Krusten von der Vordernase und Schmerz an der Nasenwurzel. Chronischer Nasenkatarrh, besonders retronasal, Herabtropfen von schwerer, klumpiger Absonderung; muß durch den Mund herausgeräuspert werden.

Gesicht. – Gelbe Flecke im Gesicht; bleich oder fahl; gelb um den Mund herum. Rosacea; sattelartig über Nase und Wangen verteilt.

Mund. – Weiße Zunge. Salziger, widerlicher Geschmack. Alles schmeckt zu salzig. **[Carb-v., Chin.]** Die Zunge ist schmutzig, aber wird während den Menses sauber. Schwellung und Aufspringen der Unterlippe. Zahnschmerzen von 18 Uhr bis Mitternacht; < Liegen.

Magen. – **Leerheitsgefühl; nicht > Essen. [Carb-an.]** Übelkeit beim Geruch oder Anblick von Essen. Übelkeit < Liegen auf der Seite. **Tabakdyspepsie.** Schmerz, wie von einem zehn Zentimeter breiten Band, das die Rippenbogengegend einschnürt. **Übelkeit morgens vor dem Frühstück.** Neigt dazu, nach dem Essen zu erbrechen. Brennen in der Magengrube. Verlangen nach **Essig**, Saurem und Sauer-Eingelegtem. < Milch, besonders gekochte. Saure Dyspepsie, mit aufgeblähtem Bauch und saurem Aufstoßen. Kann Fett nicht ausstehen.

Abdomen. – **Gebläht**, mit Kopfweh. **Die Leber ist wund und schmerzhaft; > Liegen auf der rechten Seite.** Viele Leberflecke auf dem Bauch. Gefühl von Erschlaffung und Abwärtsdrängen im Abdomen.

Rektum. – Abgang von Blut beim Stuhl und Völle des Rektums. Verstopfung; große, harte Stühle. **Gefühl einer Kugel im Rektum**; kann nicht pressen; mit starkem Tenesmus und **nach oben** schießenden Schmerzen. Dunkelbraune, runde Bälle, mit Schleim zusammengeklebt. Schwerer Abgang selbst weichen Stuhles. Analprolaps. **[Podo.] Beinahe ständiges Nässen vom Anus.** Durchfall bei Kleinkindern, < **gekochte Milch**, mit rascher Erschöpfung. **Schmerzen schießen nach oben** in Rektum und Vagina.

Harnwege. – Urin rot, (ein weißer Film am Uringlas) anhaftend, (roter) Sand im Urin.[34] Unfreiwilliges Harnen, **während dem ersten Schlaf.** Chronische Zystitis, langsame Miktion, mit abwärtsdrängendem Gefühl über dem Schambein.

Männlich. – Die Geschlechtsteile sind kalt. Widerwärtiger Schweiß. Chronische postgonorrhoische Schleimabsonderung aus der Urethra; Absonderung aus der Urethra nur während der Nacht; ohne Schmerz. Kondylomata um die Eichel. Beschwerden durch Koitus.

Weiblich. – Die Beckenorgane sind erschlafft. (Atem beengendes) **Pressen in der Gebärmutter, als sollte alles herausfallen [Bell., Kreos., Lac-c., Lil-t., Nat-c., Podo.]** (, unter Leibschneiden)[16]; sie muß, um das Vortreten der Scheide zu hindern, die Schenkel über einander legen (; doch trat nichts hervor, sondern es ging nur gallertartiger Weißfluß ab);[16] oder sie muß gegen die Vulva drücken. Gelbe, grünliche Leukorrhoe; mit starkem Jucken. Die Menses sind **zu spät und zu spärlich**, unregelmäßig; **früh und reichlich**; heftige, greifende Schmerzen. In der Vagina heftiges Nach-oben-Stechen, vom Uterus zum Nabel. **Prolaps** von Uterus und Vagina. Morgendliche Übelkeit und Erbrechen bei Schwangeren. Die Vagina schmerzt, besonders beim Koitus.

Atemwege. – Trockener, ermüdender Husten, anscheinend vom Magen her kommend. (Gelblicher) Husten (-auswurf) mit Geschmack von faulen Eiern.[16] Brustbeklemmung am Morgen und Abend. Atemnot; ‹ nach dem Schlaf; › schnelle Bewegung. Morgenhusten, mit reichlichem Auswurf von salzigem Geschmack. **[Phos., Ambr.]** Hypostatische Pleuritis. Sich dahin schleppender Keuchhusten. Husten durch Kitzeln im Kehlkopf oder in der Brust erregt.

Herz. – Heftiges, unregelmäßiges Herzklopfen. Klopfen in allen Arterien. Ängstliches Gefühl bei Wallungen.

Rücken. – **Kreuzschwäche. Schmerzen strahlen in den Rücken aus.** Kälte zwischen den Schultern.

Extremitäten. – Die unteren Extremitäten sind lahm und steif, spannender Schmerz, als seien sie zu kurz. Schwere und Zerschlagenheitsgefühl. **Unruhe in allen Gliedern**, Zucken und Rucken Tag und Nacht. Schmerz in der Ferse. Kälte der Beine und Füße.

Fieber. – Häufige Hitzewallungen; schwitzt von der geringsten Bewegung. Allgemeiner Mangel an Körperwärme. Kalte und feuchte Füße. Schaudern, mit Durst; ‹ gegen Abend.

Haut. – Dermatitis herpetiformis Duhring an isolierten Stellen.[465] Jucken; nicht › Kratzen; besonders in den Ellenbeugen und Kniekehlen. Chloasma; Herpes auf den Lippen, um Mund und Nase. Tineaartige Ausschläge jeden Frühling. Urtikaria beim an die frische Luft Gehen; › im warmen Raum. Übermäßige und stinkende Schweißproduktion. Fußschweiß, besonders an den Zehen; unerträglicher Geruch. Lentigo bei jungen Frauen. Ichtyosis mit widerwärtigem Hautgeruch.

Modalitäten. – ‹ Vormittag und Abend; Waschen, Wäsche waschen, Feuchtigkeit, linke Seite, nach Schwitzen; kalte Luft, vor Gewitter.

› **körperliche Anstrengung**, Druck, Bettwärme, heiße Anwendungen, Anziehen der Glieder, kaltes Baden, nach dem Schlaf.

Beziehungen. – Komplementärmittel: **Nat-m., Phos. Nux-v.** steigert die Wirkung.

Guajacum officinale ist nach Sepia oft förderlich.

---

465 Vgl. [4]: „Flechten: nässende, schorfige, mit Jücken und Brennen; ringförmige, die Oberhaut schält sich auf größern und kleineren, meist rundlichen Flecken, bes. an Händen und Fingern schmerzlos ab."

Feindlich: **Lach., Puls.**

Vergleiche: **Lil-t., Murx., Sil., Sulph.**

Asperula odorata – Waldmeister: Weißfluß bei jungen Mädchen und Uteruskatarrh.

Dictamnus albus – Weißer Diptam: Lindert die Wehenschmerzen; Metrorrhagie, Leukorrhoe und Verstopfung; auch Schlafwandeln.

Lapathum acutum – Stumpfblättriger Ampfer: Leukorrhoe mit Einschnürung und Austreibungsbestreben im Schoß (von oben nach unten) und mit Nierenschmerzen.[12]

Oxygenium – Sauerstoff, O_2; destilliertes Wasser mit Gas versetzt: (Exzessiver) Schmerz im (ganzen) **Kreuzbeinbereich**, (wie es scheint in den Gelenken; besonders) ein Gefühl von Müdigkeit durch die Beckeneingeweide und im Perineum.[12]

Dosierung. – Zwölfte, 30. und 200. Potenz. Sollte nicht zu niedrig gegeben oder zu oft wiederholt werden. Andererseits ist Dr. Jousset's alleinige Erfahrung, daß es für längere Zeit in starker Dosierung verabreicht werden sollte. D1 zweimal täglich.

Serum anguillae

Aalserum

Das Aalserum hat eine toxische Wirkung auf das Blut, indem es die Erythrozyten rasch zerstört. Die Anwesenheit von Albumin und Nierenbestandteilen im Harn, Hämoglobinurie, anhaltende Anurie (24 und 26 Stunden), zusammen mit den Ergebnisssen der Autopsie, zeigen klar seine ausgewählte Wirkung auf die Nieren. Sekundär sind Leber und Herz betroffen, und die beobachteten Veränderungen entsprechen denen bei Infektionserkrankungen.

Von all diesen Fakten ist es leicht, **a priori**, auf die therapeutischen Indikationen des Aalserums zu schließen. Wann immer die Niere akut erkrankt, egal ob von einer Erkältung oder Infektion oder Vergiftung, und der Befall durch **Oligurie, Anurie** und **Albuminurie** charakterisiert ist, werden wir das Aalserum als außerordentlich wirksam finden für die Wiederherstellung der Diurese und die rasche Hemmung der Albuminurie. Wenn im Verlauf einer **Herzerkrankung** die bisher gut arbeitende Niere plötzlich erkrankt und ihre Funktionen beeinträchtigt werden; und wenn wir außerdem Herzrhythmustörungen und einen ausgeprägten Zustand von Herzinsuffizienz mit Dilatation beobachten, können wir gute Erfolge von diesem Serum erwarten. Aber es ist nicht leicht, hier die Wahl für dieses Mittel zu treffen. Während **Digitalis** in seinen Indikationen die wohlbekannte Trias der Symptome: **arterielle Hypertonie, Oligurie und Ödeme** aufweist; scheint das Aalserum besser für Fälle von **Hypertonie und Oligurie ohne Ödeme** zu passen. Wir sollten nicht vergessen, daß das Aalserum eine bevorzugte Wirkung auf die Nieren besitzt, und ich glaube, wir können zu Recht behaupten, daß, wenn **Digitalis** ein Herzmittel, das Aalserum ein Nierenmittel ist. So weit wenigstens scheinen die veröffentlichten klinischen Beobachtungen diese Unterscheidung zu bestätigen. Das Aalserum hat recht wenig Erfolg bei Anfällen von Asystolie gehabt; aber es war sehr wirksam bei **kardialer Urämie**. Dort, wo **Digitalis** machtlos ist, hat Aalserum renale Anurie beseitigt und wieder zu einer reichlichen Diurese geführt. Aber seine wirlich spezifische Indikation scheint **akute Nephritis durch Kälteeinwirkung** zu sein. (Jousset.)

Subakute Nephritis. Herzerkrankungen, in Fällen von Dekompensation und drohender Asystolie. Die Versuche von Dr. Jousset haben die rasche Hämaturie, Albuminurie und Oligurie, die durch Aalserum verursacht wird, reichlich demonstriert. Bei Vorhandensein von akuter Nephritis mit drohender Urämie sollten wir immer an dieses Serum denken. Sehr wirksam bei funktionellen Herzerkrankungen. Mitralklappeninsuffizienz, Herzkontraktionsstörungen mit oder ohne Ödeme, Atemnot und schwieriger Harnabsonderung.

Beziehungen. – Eine große Ähnlichkeit besteht zwischen dem Aalserum und dem Gift von **Vipera berus.**

Vergleiche: **Vip., Lach.**

Dosierung. – Potenzen werden mit Glyzerin oder destilliertem Wasser hergestellt, die niederen D1 bis D3 bei Herzerkrankungen, die höheren bei plötzlichem renalem Krankheitsschub.

Silicea terra

Acidum silicium, Kieselsäure, $SiO_2 \cdot H_2O$

Unvollständige Assimilation und daher mangelhafte Ernährung. Es wirkt weiter und tiefer und ruft dann in der Folge neurasthenische Stadien und eine gesteigerte Empfindlichkeit für nervale Reize und dadurch ausgelöst übersteigerte Reaktionen hervor. Knochenerkrankungen, Karies* und

Nekrose. Silicea kann den Organismus zur Rückresorption von fibrösem Gewebe und Narbengewebe stimulieren. Bei Phthisis muß es vorsichtig angewendet werden, weil es hier zur Absorption des Narbengewebes führen und damit die eingeschlossene Krankheit zu erneuter Wirksamkeit befreien kann. (J. Weir.) Organveränderungen; es wirkt tief und langsam. Periodische Leiden; Abszesse, Peritonsillarabszeß, Kopfweh, Spasmen und Epilepsie, Kältegefühl vor einem Anfall. Keloidbildung. Skrofulöse*, rachitische Kinder mit großem Kopf, offenen Fontanellen und Suturen, aufgeblähtem Bauch, die langsam gehen lernen. **Impfschäden. Eiterungen**. Es paßt für alle Formen von Fisteln. Bringt Abszesse zum Reifen, da es ja die Eiterung fördert. Der Silicea-Patient ist kalt und frostig, hält sich dicht am Feuer auf, will viel warme Kleidung haben, haßt Luftzug, seine Hände und Füße sind kalt, < Winter. Mangel an Lebenswärme. Geistige und körperliche Erschöpfung. Große Erkältungsanfälligkeit. **Unverträglichkeit von alkoholischen Getränken**. Beschwerden, die mit **Eiterungen** verbunden sind. Epilepsie. **Mangel an Entschlossenheit**, moralisch und körperlich.

Gemüt. – Nachgiebig, **zaghaft, ängstlich**. Nervös und erregbar. **Empfindlich** gegen alle Eindrücke. Geistige Erschöpfung. Eigensinnige, dickköpfige Kinder. Zerstreut. Fixe Ideen; denkt nur an **Nadeln**, fürchtet sie, sucht und zählt sie.

Kopf. – Schmerzen durch Fasten. Schwindel durch Aufwärtssehen; > **warmes Einwickeln** (des Kopfes)[466]**; Liegen auf der linken Seite. [Mag-m., Stront.] Übermäßiger Kopfschweiß**, stinkend, breitet sich zum Nacken aus. Der Schmerz beginnt im Hinterkopf, breitet sich über den Kopf aus und setzt sich über den Augen fest. Schwellung zwischen den Augenbrauen.

Augen. – Die Augenwinkel sind betroffen. **Schwellung des Tränenganges.**[467] Abneigung gegen Licht, besonders Tageslicht; es blendet und ruft heftige Schmerzen in den Augen hervor; die Augen sind berührungsempfindlich; < wenn sie geschlossen sind. Undeutliches Sehen; Zusammenfließen der Buchstaben beim Lesen. **Gerstenkörner**. Iritis und Iridochorioiditis, mit Eiter in der vorderen Augenkammer. **Perforierende** oder schorfige Ulzera der Cornea. Abszeß in der Cornea nach Trauma. Katarakt bei Büroangestellten. Nachwirkungen von Hornhautentzündungen und -geschwüren, klärt die Trübung auf. Die 30. Potenz für einige Monate verwenden.

466 Vgl. [1], [12] und [34]: „Kopfschmerz > Einwickeln des Kopfes.“

467 Vgl. [34]: „ … Schwellung des Tränensackes.“ Und: „Striktur des Tränenganges.“

Ohren. – Stinkende Absonderung. Karies* des Mastoids. Lauter pistolenartiger Knall. Geräuschempfindlich. **Ohrensausen.**

Nase. – Jucken an der Nasenspitze. Es bilden sich trockene, harte Krusten, **wenn sie gelöst werden, blutet es.** Die Nasenknochen sind empfindlich. Niesen am Morgen. Verstopft, mit Geruchsverlust. Septumperforation.

Gesicht. – Die Haut ist am Rand der Lippen rissig[468]. Hautausschlag am Kinn. Gesichtsneuralgie, Klopfen, Reißen, gerötetes Gesicht; < feuchte Kälte.

Mund. – **Empfindung** (vorn) **auf der Zunge, als läge ein Haar darauf.**[16] Das Zahnfleisch ist empfindlich gegen kalte Luft. Eiterbeule am Zahnfleisch. Abszeß an den Zahnwurzeln. Zahnfleischeiterung. **[Merc-c.]** Empfindlich gegen kaltes Wasser.

Hals. – Periodische Peritonsillitis. **Stechen, wie von einer Nadel in der Tonsille.** Erkältungen setzen sich im Hals fest. **Die Parotiden sind geschwollen. [Bell., Rhus-t., Calc.]** Stechender Schmerz beim Schlucken. Harte, kalte Schwellung der Halsdrüsen.

Magen. – Widerwille gegen Fleisch und **warme Speisen.** Beim Schlucken der Nahrung gerät diese leicht in die Choanen. Appetitmangel; exzessiver Durst. Saures Aufstoßen nach dem Essen. **[Sep., Calc.]** Die Magengrube schmerzt bei Druck. Erbrechen nach Trinken. **[Ars., Verat.]**

Abdomen. – Schmerz oder schmerzhaftes Kältegefühl im Bauch, > äußere Hitze. Hart, aufgetrieben. Kolik; schneidender Schmerz, mit Verstopfung. (Heftiges Bauchweh mit Gefühl, als ob sie erstarre;) die Hände werden gelb und die Nägel blau (, wie abgestorben).[16] Starkes Darmkollern. Die Leistenlymphknoten sind geschwollen und schmerzhaft. Leberabszeß.

Rektum. – Fühlt sich gelähmt an. **Analfistel. [Berb., Lach.]** Fissuren und Hämorrhoiden, **schmerzhaft, mit Spasmus des Schließmuskels. Nach langem** (Stuhldrang und) **Pressen** (bis zum Wehtun der Bauchmuskeln,) **schnappt der schon vorgetriebene Kot** (stets) **wieder zurück.**[16] Starkes Pressen; das Rektum sticht; schließt sich beim Stuhlgang. Der Stuhl bleibt lange im Mastdarme stehen (, als hätte dieser keine Kraft, ihn auszutreiben).[16] **Verstopfung immer vor und während der Menses**; mit gereiztem Schließmuskel. Durchfall von kadaverartigem Gestank.

---

468 Vgl. [16], dort handelt es sich um „Bläschen, schmerzhafte Blüthchen, jückenden Schorf am Rande des Rothen der Lippe."

Harnwege. – Blutiger, unwillkürlicher Urin, mit rotem oder gelbem Sediment. Bettnässen nachts bei Kindern mit Würmern.

Männlich. – Prostatorrhoe beim Pressen zum Stuhl. Brennen und Wundheit der Genitalien, mit Ausschlag auf der Innenseite der Oberschenkel. Chronische Gonorrhoe mit dicker, stinkender Absonderung. Elephantiasis tropica des Skrotums. Gesteigerte sexuelle Erregbarkeit; Pollutionen. Hydrozele.

Weiblich. – Milchige **[Calc., Puls., Sep.]** und scharfe Leukorrhoe, während dem Harnen. Jucken von Vulva und Vagina; sind sehr empfindlich. Zwischenblutungen. Verstärkte Regel, mit (wiederholten) Anfällen von **Eiseskälte über den ganzen Körper** (beim Eintritt).[16] Die Brustwarzen sind wund; ulzerieren leicht; sind eingezogen. Fistulöse Geschwüre der Brust. **[Phos.]** Abszeß der Schamlippen. Absonderung von Blut aus der Vagina, jedesmal wenn das Kind gestillt wird. Vaginalzysten. **[Lyc., Puls., Rhod.]** Harte Knoten in der Brust. **[Con.]**

Atemwege. – Erkältungen weichen nicht; ständig schleimig-eitriges, reichliches Sputum. Langsame Genesung nach einer Lungenentzündung. Husten und Halsentzündung, mit Auswurf schrotkugelartiger Klümpchen, die, wenn sie zerquetscht werden, sehr stinken. Husten mit blutigem oder eitrigem Auswurf tagsüber. Stiche durch die Brust zum Rücken hin. **Heftiger Husten beim Hinlegen, mit dickem, gelbem, klumpigem Auswurf**; eitriger Auswurf. **[Bals-p.]**

Rücken. – Schwache Wirbelsäule; sehr zugluftempfindlich am Rücken. Steißbeinschmerz. Rückenmarksreizung nach Verletzung der Wirbelsäule; Knochenerkrankungen der Wirbelsäule. Wirbelkaries*.

Extremitäten. – Ischialgie, Schmerzen durch die Hüften, Beine und Füße. Krämpfe in Waden und Fußsohlen. Kraftlosigkeit der Beine. Zittern der Hände, wenn sie benutzt werden. Paralytische Schwäche der Vorderarme. **Veränderungen der Fingernägel**, besonders wenn weiße Flecke auf den Nägeln sind. Eingewachsene Zehnägel. **Eiskalte, schweißige Füße. Die Körperteile, auf denen man liegt, schlafen ein. Stinkender Schweiß an Füßen**, Händen und in den Achselhöhlen. Gefühl, als würden die Fingerspitzen eitern. Panaritium. Das Knie schmerzt, wie fest gebunden. Die Waden sind gespannt und kontrahiert. (Juckender, schneidender) Schmerz unter den (Nägeln der) Zehen.[34] Wunde Sohlen. **[Ruta.] Schmerzhaftigkeit vom Fußrücken durch den Fuß bis zur Sohle. Eiterungen.**

Schlaf. – **Schlafwandeln**; steht im Schlaf auf. Schlaflosigkeit mit Blutandrang nach dem Kopf und Hitze im Kopf. Häufiges Aufschrecken im Schlaf. Ängstliche Träume. Exzessives Gähnen.

Fieber. – Frösteln; sehr empfindlich gegenüber kalter Luft. Eiskalter Schauder überläuft (öfters) den ganzen Körper.[16] Kalte Extremitäten, selbst im warmen Zimmer. Schwitzt in der Nacht; < gegen Morgen. **Die leidenden Körperteile fühlen sich kalt an.**

Haut. – **Nagelbetteiterungen, Abszesse, Furunkel, alte geschwürige Fistelöffnungen.** Zart, bleich und wächsern. Risse an den Fingerspitzen. Schmerzlose Drüsenschwellungen. Rosarote Flecke. Narben werden plötzlich schmerzhaft. Stinkender Eiter. **Fördert die Austreibung von Fremdkörpern aus den Geweben.** Jede kleine Verletzung eitert. Langanhaltende Eiterungen und Fistelgänge. Trockene Fingerspitzen. Hautausschläge jucken nur tagsüber und abends. **Verkrüppelte Nägel.** Verhärtete Tumoren. Abszesse der Gelenke. Nach infizierter Impfung. Bursa. Lepra, Knoten und kupferfarbene Flecken. **Keloidbildung.**

Modalitäten. – < Neumond, am Morgen, Waschen, während der Menses, Aufdecken, Hinlegen, Liegen auf der linken Seite, Feuchtigkeit, Kälte.

> Wärme, Einwickeln des Kopfes, Sommer; feuchtes oder nasses Wetter.

Beziehungen. – Komplementärmittel: **Thuj., Sanic., Puls., Fl-ac.**

Merc. und Sil. folgen einander nicht gut.

Vergleiche: **Hep., Kali-p., Pic-ac., Calc., Phos., Tabasheer**[469].

Arundo donax – Pfahlrohr, Riesenschilf: Wirkt auf die Ausscheidungs- und Zeugungsorgane; Eiterung, besonders chronische und wo die Ulzeration fistelartig ist, besonders in den Röhrenknochen. Juckender Hautausschlag auf der Brust, den oberen Extremitäten und hinter den Ohren.

Ferrum cyanatum – Ferriferrocyanid: Epilepsie; Neurosen mit reizbarer Schwäche und Überempfindlichkeit, besonders wenn periodisch auftretend.

Gunpowder – Schwarzpulver: Abszesse, Furunkel, Karbunkel und purpurne Glieder. Wunden, die nicht heilen wollen; Unfälle durch infizierte Nahrung oder infiziertes Wasser[470]; D3 (Clarke).

Natrum silicicum – Natriumsilikat: Tumoren, Hämophilie, Arthritis; Dosierung, 3 Tropfen dreimal täglich in Milch geben.

---

469 Tabasheer, eine Hindu-Arznei, ist eine Absonderung des Bambus; wird als Tonikum oder Hustenmittel verwendet.

470 Vgl. [12]: „ … wenn Schäfer Schafe anfassen, die vom großen Leberegel befallen sind, streuen sie Schwarzpulver auf ihr Brot und Käse, um einer Infektion vorzubeugen und sie zu heilen.“

Silica marina – Seesand: Sil. und Nat-m. Symptome. **Entzündete Drüsen** und beginnende Eiterung. Verstopfung. Für einige Zeit D3 Trit. verwenden.

Vitrum antimonii – Kronglas: Spondylitis tuberculosa, Wirbelkaries*, nach Sil.; Nekrose, dünne, wäßrige und stinkende Absonderung. Viel Schmerz, feines **Knirschen** und **Scharren** wie Kies.

Dosierung. – Sechste bis 30. Potenz. Die 200. und höhere sind zweifellos wirkungsvoll. Bei bösartigen Leiden sind gelegentlich die tiefsten Potenzen nötig.

Silphium laciniatum

Kompaßpflanze, Harzkraut
Compositae; USA

Wird bei verschiedenen Formen von Asthma und chronischer Bronchitis verwendet. Blasenkatarrh. Katarrhalische Grippe. Dysenterie; dem Anfall gehen verstopfte, mit weißem Schleim bedeckte Stühle voran.

Atemwege. – Husten mit **reichlichem**, fadenziehendem, schaumigem und hellem Auswurf. Ausgelöst durch ein Gefühl von Schleimrasseln in der Brust und ‹ Luftzug. Lungenkonstriktion. Katarrh mit reichlichen, fadenziehenden Schleimabsonderungen. Hat das Verlangen, sich zu räuspern und den Hals zu reinigen. Reizung der Choanen und der Schleimhäute der Nasengänge mit Einengungsgefühl in der Supraorbitalregion.

Beziehungen. – Vergleiche: **Aral., Cop., Ter., Cub., Samb.**

Arum dracontium: Lockerer Husten nachts beim Hinlegen.

Justicia adhatoda: Bronchialkatarrh, Heiserkeit, Überempfindlichkeit.

Polygonum aviculare – Vogelknöterich: Hat sich bei Phthisis als nützlich erwiesen, wenn es in materiellen Gaben der Urtinktur gegeben wurde.

Salvia officinalis: Kitzelnder Husten.

Silphion – Tapsia garganica, Wurzel der Garganischen Purgiernuß: Lungenschwindsucht, mit unaufhörlichem Husten, reichlichen Nachtschweißen, Abmagerung etc.

Dosierung. – Dritte Potenz. Niedrigere Triturationen werden von manchen bevorzugt.

Sinapis nigra

Brassica nigra, Schwarzer Senf
Cruciferae; ubiquitär

Nützlich bei Heuschnupfen, Schnupfen und Pharyngitis. Nasenlöcher und Rachen sind trocken, mit dicker, klumpiger Absonderung. Pocken.

Kopf. – Heiße und juckende Kopfhaut. **Schweiß auf Oberlippe und Stirn.**

Nase. – Von den Choanen abgesonderter Schleim fühlt sich **kalt** an. Spärliche, **scharfe** Absonderung. **Verstopfung des linken Nasenloches den ganzen Tag lang** oder nachmittags und abends. Trocken, heiß, mit Tränenfluß und Niesen; Reizhusten; 〉 Hinlegen. **Die Nasenlöcher sind abwechselnd verstopft.** Trockenheit der Nasenlöcher.

Hals. – Gefühl von Blasen auf der Zunge. Fühlt sich verbrüht, heiß und entzündet an.

Magen. – **Widerwärtiger Atem**, riecht wie Zwiebeln. **[Asaf., Coch.]** Brennen im Magen, das sich nach oben zu Ösophagus, Hals und Mund erstreckt; der Mund ist voller Aphthen. Heißes, saures Aufstoßen. **Kolik; beim Nach-vorne-Beugen treten Schmerzen auf; 〉 aufrecht Sitzen.** Schweiße 〉 wenn Übelkeit auftritt.

Harnwege. – Blasenschmerz, häufiger, **reichlicher** Harnfluß Tag und Nacht.

Atemwege. – Asthmatische Atmung. Laute Hustenanfälle mit bellender Ausatmung. Husten 〉 Hinlegen.

Rücken. – Rheumatische Schmerzen in Interkostal- und Lumbalmuskeln; schlaflos wegen Schmerz in Rücken und Hüfte.

Beziehungen. – Vergleiche: **Sulph., Caps., Coloc.**

Senföl als Inhalation: Wirkt auf die sensiblen Nervenendigungen des Trigeminus. Erleichert den Schmerz bei Mittelohrerkrankungen und bei schmerzhaften Zuständen von Nase, Nasenhöhlen und Tonsillen.

Sinapis alba – Weißer Senf: Ausgeprägte Halssymptome, besonders **Druck und Brennen, mit Gefühl von einem Hindernis in der Speiseröhre**; Kloßgefühl in der Speiseröhre hinter dem Manubrium sterni, mit viel Aufstoßen; ähnliche Symptome im Rektum.

Dosierung. – Dritte Potenz.

Skatolum

β-Methyl-Indol

Stellt das endgültige Abbauprodukt der Eiweißzersetzung dar und ist ein Bestandteil des menschlichen Kots.

Akne mit Auto-Intoxikation aufgrund von intestinaler Fäulnis. Magen- und Bauchsymptome und Stirnkopfschmerz. Trägheit ohne Ehrgeiz. Verlangen zu schimpfen und zu fluchen.

Gemüt. – Konzentrationsmangel; unfähig zu lernen; **niedergeschlagen**; Verlangen nach Gesellschaft. Reizbar. Kommt sich gegenüber allen anderen schäbig vor.

Kopf. – Stirnkopfschmerz, besonders über dem linken Auge, < abends, > **kurzer Schlaf.**

Magen. – Belegte Zunge, **widerwärtiger Mundgeschmack**. Alle Getreidesorten schmecken salzig. **Lautes Aufstoßen.** Gesteigerter Appetit. Heller, gelber, schmaler und **sehr stinkender** Stuhl. Dyspepsie.

Harnwege. – Häufiger, spärlicher, brennender und mühsamer Urin.

Schlaf. – Vermehrtes Schlafbedürfnis; wacht unerfrischt auf, fühlt sich halb betäubt.

Beziehungen. – Vergleiche: **Indol., Bapt., Sulph.**

Dosierung. – Sechste Potenz.

Skookum chuck aqua

Salze vom Wasser des Medical Lake nahe bei Spokane, Washington

Hat großen Bezug zu Haut und Schleimhäuten. Ein Antipsorikum.

Otitis media. Reichliche, jauchige, kadaverartig riechende Absonderung. Urikämie. **Katarrh.** Urtikaria. **Hautbeschwerden. Ekzeme. Trockene Haut. Heuschnupfen.** Reichlicher Schnupfen und ständiges Niesen.

Beziehungen. – **Saxonite:** Scheint eine bemerkenswert reinigende, den schlechten Geruch vertreibende und geschmeidig machende Wirkung auf die Haut zu haben (Cowperthwaite). Ekzeme, Verbrühungen, Verbrennungen, wunde Stellen und Hämorrhoiden.

Dosierung. – Dritte Trituration.

Solanum lycopersicum

Siehe Lycopersicum esculentum

Solanum nigrum

Schwarzer Nachtschatten

Solanaceae; ubiquitär

Wurde mit Erfolg bei der Mutterkornvergiftung mit tetanischen Spasmen und Steifheit des ganzen Körpers mit Manie angewandt. Ausgeprägte Wirkung auf Kopf und Augen. **Meningitis**. Chronische intestinale Toxämie. Gehirnreizung während der Zahnung. Ruhelosigkeit einer heftigen und konvulsiven Art. Ameisenlaufen mit Kontraktur der Extremitäten.

Kopf. – Rasendes Delirium. Schwindel; schrecklicher Kopfschmerz und völliges Schwinden der geistigen Fähigkeiten. Alpdrücken. **Kongestiver** Kopfschmerz.

Augen. – Schmerz über beiden Augen. Abwechselnd erweiterte und verengte Pupillen; Schwachsichtigkeit; Mouches volantes.[11]

Nase. – Akuter Schnupfen; **reichliche, wäßrige Absonderung aus dem rechten Nasenloch**; das linke ist verstopft, mit abwechselndem Gefühl von Kälte und Hitze.

Atemwege. – Zusammenschnürungsgefühl in der Brust, mit mühsamer Atmung; Husten mit Kitzeln im Hals. **Dicker, gelber** Auswurf. Schmerz in der **linken** Brust, ist bei Berührung schmerzhaft.

Fieber. – Abwechselnd Kälte und Hitze. Scharlach; Hautausschlag in großen und leuchtend roten Flecken.

Beziehungen. – Vergleiche: **Bell.**

Physalis alkekengi – Solanum vesicarium: Bei Gesichtslähmung empfohlen.

Solaninum aceticum – Solaninazetat: Drohende Lungenlähmung im Verlauf einer Bronchitis bei alten Menschen und Kindern; muß lange husten, bevor Auswurf hochgebracht werden kann.

Solanum carolinense – „Horse Nettle“: Konvulsionen und Epilepsie, Gaben von 20–40 Tropfen; ist von großem Wert bei idiopathischem Grand mal, wenn die Erkrankung nach der Kindheit begann; epileptiforme Hysterie, auch bei Keuchhusten.

Solanum mammosum – Zitzenförmiger Nachtschatten: Schmerz im linken Hüftgelenk.

Solanum oleraceum: Schwellung der Brustdrüsen, mit reichlicher Milchsekretion.

Solanum pseudocapsicum – Korallenkirsche: Stechende Schmerzen im Unterbauch.

Solanum tuberosum – Kartoffel: Krämpfe, (besonders) in den Waden, mit (spasmodischer) Kontraktion der Finger (und Daumen);[11] spuckt zwischen den geschlossenen Zähnen durch.

Solanum tuberosum aegrotans – Mit Schimmelpilz, Peronospora infestans, infizierte Kartoffel: Prolaps des Rektums, der Anus steht offen; stinkender Atem und Körpergeruch; Geschwüre des Rektums sehen wie verfaulte Kartoffeln aus; Träume von (einer Schlacht, Leichen und riesigen) Blutlachen.[11]

Dosierung. – Zweite bis 30. Potenz.

Solidago virgaurea

Goldrute, Wundkraut

Compositae; Europa, Nord- und Westasien, Nordafrika, Nordamerika

Bei Phthisis hat Inhalation der Pollen Lungenblutungen verursacht. **Wiederholte Erkältungen von Tuberkulose-Patienten** (D2). **Schwächegefühl**, Frösteln wechselt mit Hitze; Nasen-Rachenkatarrh, Brennen im Hals, Gliederschmerzen und Brustbeklemmung. Schmerz in der Nierengegend mit Dysurie. **Die Nieren sind druckempfindlich**. Brightsche Krankheit*. Heuschnupfen, wenn durch Solidago verursacht. Hier die 30. Potenz oder höher geben.

Augen. – Sind injiziert, wäßrig, brennend und stechend.

Nase. – Gereizte Nasenlöcher mit reichlicher Schleimabsonderung; anfallsartiges Niesen.

Magen. – Bitterer Geschmack, besonders nachts (, der den Schlaf stört);[12] belegte Zunge bei sehr spärlich braunem und saurem Urin.

Harnwege. – Spärlicher, rötlich-brauner Harn, mit dickem Sediment; Dysurie, Harngrieß. **Miktionsbeschwerden und spärlicher Urin**. Eiweiß, Blut und Schleim im Urin. Nierenschmerzen strahlen nach vorne zu Bauch und Blase aus. **[Berb.] Klarer und stinkender Urin**. Macht manchmal den Gebrauch eines Katheters überflüssig.

Weiblich. – Uterusvergrößerung, das Organ drückt auf die Blase. **Uterusmyome.**

Atemwege. – Bronchitis, Husten mit viel eitrigem Auswurf, blutgestreift; beklemmte Atmung. Ständige Atemnot. Asthma, mit nächtlicher Dysurie.

Rücken. – Rückenschmerz durch gestaute Nieren. **[Senec.]**

Haut. – Flecken, besonders an den unteren Extremitäten; **juckend.** Exanthem der unteren Extremitäten, mit Leiden der Ausscheidungsorgane, Wassersucht und drohende Gangrän.

Beziehungen. – Vergleiche: **Ars.**

Agrimonia eupatoria – Odermennig: Schmerz in der Nierengegend.

Iodoformium antidotiert das Gift der Goldrute; D2.

Dosierung. – Tinktur bis dritte Potenz. 1 Unze (29,6 ml) Goldrutenöl auf 8 Unzen (236 ml) Alkohol. 15 Tropfen-Gaben, um bei Bronchitis und Bronchialasthma alter Leute den Auswurf zu fördern. (Eli G. Jones).

Spartium scoparium

Siehe Sarothamnus scoparius

Spigelia anthelmia

Wurmkraut, Wurmgras

Loganiaceae; Mittel- und Südamerika

Spigelia ist bei Perikarditis und anderen Herzerkrankungen ein wichtiges Mittel, weil die Prüfungen mit größter Rücksicht auf die objektiven Symptome geführt worden sind und die subjektiven Symptome sich durch unzählbare Bestätigungen als richtig erwiesen haben. (C. Hering).

Hat eine besondere Affinität zu Augen, Herz und Nervensystem. Wirkt hervorragend bei Trigeminusneuralgie. Ist besonders geeignet für anämische, geschwächte, rheumatische und skrofulöse* Patienten. Stechende Schmerzen. Herzleiden und Neuralgien. **Sehr berührungsempfindlich. Die Körperteile fühlen sich kalt an; senden Schauder durch den ganzen Körper.** Ein Mittel für Symptome aufgrund von Würmern. **Das Kind zeigt auf den Nabel, als die schmerzhafteste Stelle. [Gran., Nux-m.]**

Gemüt. – Furcht vor scharfen, spitzen Gegenständen wie Heftzwecken, Nadeln etc.

Kopf. – **Schmerz unter dem Stirnhöcker und den Schläfen, zu den Augen ausstrahlend. [Onos.]** Halbseitiger Schmerz, das linke Auge ist mitbetroffen; heftiger Schmerz, klopfend; < Fehltritt. Schmerz wie von einem Band um den Kopf. **[Carb-ac., Cact., Gels.]** Schwindel, überscharfer Gehörsinn.

Augen. – Fühlen sich zu groß an; **drückender Schmerz beim Drehen der Augen.** Erweiterte Pupillen; Lichtscheu; rheumatische Ophthalmie. **Heftiger Schmerz in und um die Augen, tief in die Höhlen ausstrahlend.** Ziliarneuralgie, eine echte Nervenentzündung.

Nase. – Trockenheit (und Verstopfung) der vorderen Nase;[12] **Absonderung durch die Choanen. Chronischer Katarrh**; mit retronasalem Herabtröpfeln von mildem Schleim.

Gesicht. – **Trigeminusneuralgie, Auge, Jochbein, Wange, Zähne und Schläfe sind mitbetroffen,** < Bücken, Berührung, vom Morgen bis zum Sonnenuntergang.

Mund. – Die Zunge ist voller Risse, schmerzhaft. Reißender Zahnschmerz; < nach Essen und Kälte. **Widerlicher Geruch aus dem Mund** (, den ganzen Tag, nur anderen bemerkbar).[16] Widerlicher Geschmack im Mund (, doch schmecken die Speisen gut)[16].

Rektum. – Jucken und Krabbeln (wie von Madenwürmern)[16]. Häufiger ergebnisloser Stuhldrang. Oxyuren.

Herz. – Gewaltiges Herzklopfen. Präkordialer Schmerz und starke < durch Bewegung. Häufiges Herzjagen, besonders mit widerlichem Mundgeruch. Schwacher und unregelmäßiger Puls. Perikarditis, mit stechenden Schmerzen, Herzklopfen, Atemnot. Neuralgie zu einem oder beiden Armen ausstrahlend. Angina pectoris. Heftiges Verlangen nach heißem Wasser, das erleichtert. Rheumatische Karditis, zitternder Puls; die ganze linke Seite ist schmerzhaft. **Atemnot; muß sich auf die rechte Seite mit erhöhtem Kopf legen.**

Fieber. – Fröstelt bei der kleinsten Bewegung.

Modalitäten. – < Berührung, Bewegung, Lärm, Drehen, Waschen, Erschütterung.

> Liegen auf der rechten Seite mit erhöhtem Kopf; Einatmen.

Beziehungen. – Vergleiche: **Acon., Cact., Cimic., Naja., Sabad., Teucr.**

Arnica montana: Spigelia ist eine chronische Arnika.

Cina maritima: Wurmsymptome.

Cinnabaris: Supraorbitalschmerz.

Spigelia marylandica: Manische Erregung, anfallsartiges Lachen und Weinen, lautes und unzusammenhängendes Reden, Schwindel, erweiterte Pupillen, Kongestionen.

Spongia tosta: Herz.
Antidot: **Puls.**

Dosierung. – Sechste bis 30 Potenz bei Neuralgiesymptomen; zweite und dritte Potenz bei Entzündungssymptomen.

Spiraea ulmaria

Filipendula ulmaria, Echtes Mädesüß, Wiesenkönigin
Rosaceae; Europa, Westasien, Nordsibirien

Brennen und Druck in der Speiseröhre, fühlt sich eingeschnürt an, aber nicht ‹ Schlucken[471]. **Ist krankhaft gewissenhaft.**[472] Lindert Reizung der Harnwege; beeinflußt die Prostata; hemmt chronischen postgonorrhoischen Harnröhrenausfluß und Prostatorrhoe; wurde bei Eklampsie, Epilepsie und Tollwut angewandt. Bisse tollwütiger Tiere. Hitze in verschiedenen Körperteilen. (Salicylsäure ist in Spiraea gefunden worden.)

Spiranthes autumnalis

Herbst-Drehwurz
Orchidaceae; Süd- und Mitteleuropa, Kleinasien, Kaukasus

Wurde zur Milchbildung bei stillenden Müttern verwendet, bei Lumbago und Rheumatismus, Kolik, mit Schläfrigkeit und krampfhaftem Gähnen. Ist ein Antiphlogistikum, seine Symptome zeigen wie **Aconitum** Kongestion und Entzündung. (Empfindung von)[11] Magensäure und Brennen im Ösophagus beim Aufstoßen.

Weiblich. – Juckreiz; rote Vulva; Trockenheit und Brennen in der Vagina. Brennender Schmerz in der Vagina während des Koitus. Blutige Leukorrhoe.

Extremitäten. – Ischialgie, besonders rechts. Schulterschmerzen. Schwellung der Handvenen. Schmerz in allen Gelenken der Hände. Kälte der Füße und Zehen.

471 Vgl. [11]: „Brennender Druck in der Speiseröhre, … verschwandt völlig beim Essen und Trinken; aber nicht durch Leerschlucken."

472 Vgl. [11]: „Wurde gegen 1 Uhr früh von Reue über eine lang vergangene leichte Indiskretion ergriffen, mit den schlimmsten Gewissensbissen und Abscheu vor sich selbst; konnte deshalb nicht liegenbleiben, sondern war gezwungen, aufzustehen und umherzugehen."

Fieber. – Hitzewallungen. Schweiß auf den Handflächen. Die Hände sind abwechselnd heiß und kalt.

Dosierung. – Dritte Potenz.

Spongia tosta

Euspongia officinalis, Röstschwamm, Gerösteter Meerschwamm
Spongidae; Mittelmeer, Rotes Meer, Atlantik

Ein Mittel, das besonders auffällt durch die Symptome der Atemwegsorgane, Husten, Krupp etc. Herzbeschwerden; ist häufig bei der Tuberkulose-Diathese angezeigt. Kinder mit heller Gesichtshaut und schlaffer Faser; geschwollene Drüsen. **Erschöpfung und Schwere des Körpers nach einer kleinen Anstrengung, mit Blutandrang zu Brust und Gesicht.**[473] **Ängstlichkeit und beschwerliches Atmen.**

Gemüt. – Angst und Furcht. Jede Aufregung vermehrt den Husten.

Kopf. – Blutandrang; berstender Kopfschmerz; besonders in der Stirn.

Augen. – Wässernd; klebrige oder schleimige Absonderung.

Nase. – Fließschnupfen, wechselt mit Verstopfung. Trockenheit; chronischer, trockener Katarrh.

Mund. – Die Zunge ist trocken und braun; voller Bläschen.

Hals. – Die Schilddrüse ist geschwollen. Stiche und Trockenheit. Brennen und Stechen. Halsentzündung; < nach Essen von Süßem. Kitzeln erregt Husten. Räuspert sich ständig.

Magen. – Übermäßiger Durst, **großer Hunger**. Kann keine enge Kleidung am Rumpf ertragen. Schluckauf.

Männlich. – **Schwellung von Samenstrang und Hoden, mit Schmerz und Empfindlichkeit. Orchitis.** Epididymitis. Hitze in den Geschlechtsorganen.

Weiblich. – Schmerz im Kreuzbein, Hunger und **Herzklopfen** vor den Menses. Wacht **während der Menses** mit Erstickungsanfällen auf. **[Cupr., Iod., Lach.]** Amenorrhoe, mit Asthma. **[Puls.]**

Atemwege. – Große Trockenheit aller Luftwege. **Heiserkeit; Trockenheit, Brennen und Zusammenschnüren des Kehlkopfs. Trocke-**

473 Vgl. [16]: „Nach jeder, auch noch so unbedeutenden Bewegung des ganzen Körpers wird sie schwach, das Blut wallt in die Brust herauf, das Gesicht wird heiß, der Körper fängt an zu glühen, die Adern sind hart aufgetrieben und der Athem vergeht ihr; erst nach langer Ruhe kann sie sich wieder erholen."

ner, bellender, kruppartiger Husten; der Kehlkopf ist berührungsempfindlich. **Krupp; < während der Einatmung und vor Mitternacht**. Kurze, keuchende Atmung. **Schweres Atemholen, als ob ein Stöpsel in der Kehle steckte** (und der Atem durch die Verengung des Kehlkopfs nicht hindurch könnte).[16] **Nach Essen und Trinken legt sich der Husten**, besonders nach warmen Getränken. Trockener, chronischer, sympathischer Husten oder organische Herzerkrankungen werden durch Spongia gelindert. **[Naja.]** Unaufhaltsamer Husten aus einer tiefen Stelle in der Brust, wo es davon schmerzt, als wäre es davon wund (und blutig vom Husten).[16] Schwäche der Brust, kann kaum mehr sprechen. Kehlkopfschwindsucht. Kropf, mit Erstickungsanfällen. Bronchitis, mit Giemen, asthmatischem Husten, < kalte Luft, mit reichlichem Auswurf und Erstickungsgefühl; < Liegen mit flachem Kopf und im heißen Raum. Beklemmung und Hitze der Brust, mit plötzlicher Schwäche.

Herz. – Rasches und heftiges Herzklopfen, mit Atemnot; kann sich nicht hinlegen. Auch, wenn sie in waagerechter Lage ausruht, ist es ihr am wohlsten.[16] **Erwacht plötzlich nach Mitternacht mit Schmerz und Erstickungsgefühl**; ist gerötet, heiß und zu Tode geängstigt. **[Acon.]** Klappeninsuffizienz. Angina pectoris; Schwäche und Angstschweiße. Blutwallungen, erweiterte Venen. (Unter großer Angst, Übelkeit, Gesichtsblässe, kurzer und keuchender Atmung) **wallt es vom Herzen in der Brust heran, als wollte es nach oben ausbrechen.**[16] Herzhypertrophie, besonders rechts, mit asthmatischen Symptomen.

Schlaf. – **Wacht mit Schrecken und einem Erstickungsgefühl auf**. Allgemein < nach Schlaf oder schläft in die Verschlimmerung hinein. **[Lach.]**

Fieber. – **Anfälle von Hitze mit Ängstlichkeit**; Hitze und Rötung des Gesichtes und Schweiß.

Haut. – **Schwellung und Verhärtung der Drüsen**; auch Morbus Basedow; die Halsdrüsen sind geschwollen mit spannendem Schmerz beim Drehen des Kopfes, schmerzhaft bei Druck; Kropf. Jucken; Masern.

Modalitäten. – < Steigen, Wind, vor Mitternacht.

> Herabgehen, Liegen mit flachem Kopf.

Beziehungen. – Vergleiche: **Acon., Hep., Brom., Lach., Merc-i-f.**

Iodum: Kropf.

Dosierung. – Zweite Trituration oder Tinktur bis dritte Potenz.

Squilla maritima

Urginea maritima, Scilla maritima, Meerzwiebel
Liliacae; Mittelmeerraum

Ein langsam wirkendes Mittel. Paßt für Beschwerden, die einige Tage benötigen, um sich voll zu entwickeln. Anhaltende, dumpfe, rheumatische Schmerzen durchdringen den Körper.[474] Ein Milzmittel; Stiche unter den linken falschen Rippen. Ein wichtiges Herz- und Nierenmittel. **Bronchopneumonie.**

Wirkt besonders auf die Schleimhäute der Atemwege und des Verdauungstraktes, auch auf die Nieren. Wertvoll bei chronischer Bronchitis von alten Menschen mit Schleimrasseln, Atemnot; und spärlicher Bronchitis von alten Menschen mit Schleimrasseln, Atemnot und spärlichem Urin.

Augen. – Fühlen sich gereizt an; das Kind bohrt mit seinen Fäusten in ihnen.[475] Empfindung, als ob sie in kühlem Wasser schwimmen.

Magen. – Druck wie von einem Stein.

Harnwege. – Starker Drang; **reichlicher Abgang wasserhellen Harnes. Unwillkürlicher** Harnabgang beim Husten. **[Caust., Puls.]** Häufiges Nachtharnen, Abgang großer Mengen Urin. **[Ph-ac.]**

Atemwege. – Fließschnupfen; Wundheitsempfindung an den Rändern der Nasenlöcher. Niesen; gereizter Hals; kurzer, trockener Husten; muß einen tiefen Atemzug nehmen. **Atemnot und Stiche in der Brust** und schmerzhafte Zusammenziehung der Bauchmuskeln. **Heftiger**, wilder, erschöpfender Husten, mit viel Schleim; reichlicher, salziger, schleimiger Auswurf, mit **unwillkürlichem Harnabgang und Niesen. Das Kind reibt mit der Faust das Gesicht während des Hustens. [Caust., Puls.]** Der Husten wird erregt durch einen tiefen Atemzug oder kalte Getränke, durch Anstrengung, Wechsel von warmer zu kalter Luft. Husten bei Masern. **Niesen beim Husten.**

Herz. – Ein Herzstimulans, wirkt auf die peripheren Gefäße und die Koronararterien.

Extremitäten. – Eiskalte Hände und Füße bei warmem Körper. **[Meny.]** Vom Stehen schmerzen die Füße. Empfindliche Füße von Verkäuferinnen.

---

474 Vgl. [16]: „Anhaltende, dumpfe, rheumatische Schmerzen am ganzen Körper, welche sich in der Ruhe vermindern und bei Bewegung sich vermehren."

475 Vgl. [34]: „Hirnleiden: Das Kind reibt ausgiebig sein Gesicht und seine Augen, vor allem die Augen, als wollte es das Jucken lindern; reichliches oder spärliches Urinieren."

Haut. – Kleine, rote Flecke am Körper, mit stechendem Schmerz.[476]

Modalitäten. – 〉 Ruhe.

〈 Bewegung.

Beziehungen. – Vergleiche: **Dig., Stroph-h., Apoc., Bry., Kali-c.** Squilla folgt **Digitalis**, wenn dieses bei Fällen von Wassereinlagerung versagt.

Dosierung. – Erste bis dritte Potenz.

Stannum metallicum

Metallisches Zinn, Sn

Seine Hauptwirkung konzentriert sich auf das Nervensystem und die Atmungsorgane. Schwäche ist sehr ausgeprägt, wenn Stannum das Mittel ist, besonders die Schwäche aufgrund chronischer Bronchial- oder Lungenleiden, die durch reichliche schleimig-eitrige Absonderungen auf dem Boden einer Tuberkulose charakterisiert sind. **Sprechen verursacht ein großes Schwächegefühl in Hals und Brust. Schmerzen, die allmählich kommen und gehen**, verlangen unmißverständlich Stannum. Paralytische Schwäche; Spasmen; Paralyse.

Gemüt. – Traurig, ängstlich. **Mutlos.** Scheu vor Menschen.

Kopf. – Schmerzen in Schläfen und Stirn. Hartnäckiger, starker Schnupfen und Grippe mit Husten. Schmerz 〈 Bewegung; **allmählich zu- und abnehmend**, wie durch ein Band zusammengeschnürt; die Stirn fühlt sich nach innen gedrückt an. Die Erschütterung beim Gehen hallt schmerzhaft im Kopf wider. Ziehende Schmerzen in Kieferknochen und Augenhöhlen. Ulzeration des Ringloches im Ohrläppchen.

Hals. – Viel festsitzender Schleim, schwierig zu lösen; der Versuch, ihn zu lösen, verursacht Übelkeit. Trockenheit und Stechen im Hals.

Magen. – Hunger. **Geruch vom Kochen verursacht Erbrechen.** Bitterer Geschmack. Schmerz 〉 Druck, aber schmerzhaft bei Berührung. **Leeregefühl im Magen.**

Abdomen. – Krampfartige Kolik um den Nabel herum, mit Leeregefühl. **Kolik 〉 harter Druck.**

Weiblich. – **Abwärts-Drängendes-Gefühl.** Prolaps, mit **Schwäche- und Leeregefühl im Magen. [Sep.] Die Menses sind früh und reichlich.**

---

476 Vgl. [16]: „Kleine, rothe Flecke auf Händen, Füßen, der Brust und am ganzen Körper, welche zu krätzartigen Blüthchen werden, … mit brennendem Jücken.“

Schmerz in der Vagina, nach oben und hinten zur Wirbelsäule ausstrahlend. Leukorrhoe mit großer Hinfälligkeit.

Atemwege. – Heiser; der Schleim wird durch einen gewaltigen Husten ausgeworfen. Heftiger, trockener Husten am Abend bis Mitternacht. Husten wird durch **Lachen**, Singen, Sprechen erregt; ‹ Liegen auf der rechten Seite. Tagsüber mit **reichlichem, grünem, süßlichem** Auswurf. Die Brust fühlt sich wund an. **Die Brust fühlt sich schwach an**; kann kaum sprechen. Husten bei Grippe von Mittag bis Mitternacht mit spärlichem Auswurf. Kurze, beklemmte Atmung; Stiche in der linken Seite beim Atmen und Liegen auf der linken Seite. **Tuberkulose mit schleimigem Auswurf. Auszehrendes Fieber***.

Extremitäten. – Lähmige Mattigkeit (und Schwere);[16] läßt Dinge fallen. Schwellung um die Knöchel. Die Glieder **geben beim Versuch, sich hinzusetzen,** plötzlich **nach.**[477] Schwindel und Schwäche **beim Herabgehen.** Krampfhaftes Zucken der Unterarm- und Handmuskeln. Die Finger zucken beim Halten des Schreibers. Neuritis. Lähmung von Schreibmaschinenschreibern.

Schlaf. – Schläft mit einem Bein angezogen und dem anderen ausgestreckt.

Fieber. – Hitze abends; **erschöpfende Nachtschweiße,** besonders gegen Morgen. Auszehrendes Fieber*. Schweiß, hauptsächlich an Stirn und Nacken; schwächend; riecht muffig oder stinkend.

Modalitäten. – ‹ Benutzen der Stimme: z.B. Lachen, Sprechen, Singen; Liegen auf der rechten Seite, warme Getränke.

› Husten oder Auswurf, harter Druck.

Beziehungen. – Komplementärmittel: **Puls.**

Vergleiche: **Caust., Calc., Sil., Tub., Bac., Helon.**

Myrtus cheken – Eugenia chequen: Chronische Bronchitis, Husten bei Phthisis, Emphysem, mit katarrhalischen Komplikationen des Magens und dickem, gelbem und schwierigem Sputum. Alte Personen mit verminderter Kraft, das Sputum auszuwerfen.

Stannum iodatum – Zinnjodid: Wertvoll bei chronischer Erkrankung der Brust, charakterisiert durch Pseudomembranen oder Zylinder in den Bronchien. Ständige Neigung zu husten, durch eine kitzelnde trockene

---

477 Vgl. [16]: „Schwere und Gefühl von Mattigkeit in den Untergliedmaßen, besonders den Oberschenkeln und den Kniegelenken, als wollten die Füße zusammensinken; es nöthigt ihn zum Sitzen oder Liegen."

Stelle im Hals, anscheinend am Zungengrund, hervorgerufen. Trockenheit im Hals. Reizung der Luftröhre und Bronchien bei Rauchern. Lungensymptome; lauter, hohler, mit Auswurf endender Husten. **[Phel.]** Im Stadium von eitriger Infiltration. **Fortgeschrittene** Phthisis; wenn Stann-i. nicht gewirkt hat, verhalf manchmal eine zusätzliche Dosis von Iod, in Milch gegeben, zu seiner gewohnten heilenden Wirkung. D3. (Stonham).

Dosierung. – Dritte bis 30. Potenz

Staphysagria

Delphinium staphisagria, Stephanskörner, Rittersporn
Ranunculaceae; Mittelmeerraum

Nervöse Beschwerden mit ausgeprägter Reizbarkeit, Erkrankungen des Urogenitaltraktes und der Haut weisen am häufigsten Symptome auf, die nach diesem Mittel verlangen. Wirkt auf die Zähne und das Periost der Alveolen. Üble Folgen von Ärger und Beleidigungen. **Sexuelle Sünden und Exzesse. Sehr sensibel.** Eingerissene Gewebe. Schmerz und Nervosität nach Zahnextraktionen. Die Schließmuskeln sind eingerissen oder überdehnt.

Gemüt. – Ungestüme, **gewaltige Wutausbrüche**, hypochondrisch, traurig. **Sehr sensibel** auf das, was andere über sie sagen. Verweilt bei sexuellen Dingen; zieht die Einsamkeit vor. Verdrießlich. Das Kind schreit nach vielerlei Dingen, und lehnt diese ab, wenn sie ihm angeboten werden.

Kopf. – Betäubendes Kopfweh; verschwindet mit Gähnen.[478] Das Gehirn fühlt sich zusammengepreßt an. Empfindung wie von einer Bleikugel in der Stirn.[479] Juckender Ausschlag über und hinter den Ohren. **[Olnd.]**

Augen. – Die Augen sind (trübsichtig und so) heiß, daß das Brillenglas (davon) anläuft.[16] **Rezidivierende Gerstenkörner. Hagelkörner. [Platan.]**. Tief liegende Augen, mit blauen Rändern. Die Lidränder jucken. Affektionen der Augenwinkel, besonders der inneren. Riß- oder Schnittverletzungen der Cornea. Berstende Schmerzen in den Augäpfeln bei syphilitischer Iritis.

---

478 Vgl. [16]: „Früh, gleich nach dem Erwachen, arger Kopfschmerz, als wenn das Gehirn zerrissen wäre, was aber nachher unter häufigem, krampfhaftem Gähnen verging."

479 Vgl. [16]: „Wenn er den Kopf schüttelte, so war es auf einer kleinen Stelle, in der Mitte der Stirne, als wenn da etwas Schweres, etwa eine Bleikugel, im Gehirne wäre, die da nicht los wollte.

Mund. – Zahnschmerz während den Menses. **Die Zähne sind schwarz und zerbröckeln**. Speichelfluß, schwammiges, leicht blutendes Zahnfleisch. **[Merc., Kreos.]** Die Unterkieferdrüsen sind geschwollen. Fühlt sich nach dem Essen schläfrig. Zahnfleischeiterung. **[Plan.]**

Hals. – Stiche fliegen zum Ohr beim Schlucken, besonders links.

Magen. – Schlaff und schwach. Verlangen nach Stimulantien. Der Magen fühlt sich erschlafft an. **Begierde nach Tabak.** Heißhunger, selbst wenn der Magen voll ist. Übelkeit nach Bauchoperationen.

Abdomen. – Kolik nach Ärger. Heiße Blähungen. Geschwollener Bauch bei Kindern, mit starker Blähsucht. Kolik, mit Tenesmus im Becken. **Schlimme Schmerzen nach einer Bauchoperation**. Eingeklemmte Blähungen. Durchfall nach Trinken von kaltem Wasser, mit Tenesmus. **Verstopfung** (2 Tropfen der Tinktur zur Nacht und morgens), Hämorrhoiden, mit vergrößerter Prostata.

Harnwege. – **Blasenvorfall** (lokal und innerlich). Zystitis bei Wochenbettpatientinnen. Erfolgloser Harndrang bei **frisch verheirateten** Frauen. Druck auf der Blase; fühlt sich an, als wäre sie nicht entleert worden. **Empfindung, als ob ein Urintropfen ständig die Harnröhre entlang liefe**. Brennen in der Urethra beim Wasserlassen. Prostatabeschwerden; häufige Miktion, Brennen in der Urethra, **wenn nicht uriniert wird. [Thuj., Sabal., Ferr-pic.]** Drang und Schmerz **nach** dem Wasserlassen. Schmerz nach Steinoperation.

Männlich. – Besonders nach Masturbation; ständiges Verweilen bei sexuellen Themen. Spermatorrhoe, mit eingefallenen Gesichtszügen; schuldbewußtem Aussehen; Ergüsse, mit Rückenschmerz, Schwäche und sexueller Neurasthenie. Atemnot nach Geschlechtsverkehr.

Weiblich. – **Schmerzhafte**[16] Empfindlichkeit der Geschlechtsteile, ‹ Hinsetzen. **[Berb., Kreos.] Reizblase bei jung verheirateten Frauen**. Leukorrhoe. Prolaps, mit Senkung im Bauch; Schmerzen um die Hüfte herum.

Extremitäten. – Die Muskeln, besonders der Waden, fühlen sich zerschlagen an. **Rückenschmerz; ‹ morgens vor dem Aufstehen**. Die Extremitäten fühlen sich zerschlagen und schmerzhaft an. Steife Gelenke. **Neuralgie des Nervus femoralis**. Dumpfer Schmerz erstreckt sich vom Gesäß zu Hüftgelenk und Kreuz.

Haut. – Ekzem an Kopf, Ohren, Gesicht und Körper; dicke, trockene, heftig juckende Krusten; **Kratzen verändert den Ort des Juckens**. Gestielte Feigwarzen. **[Thuj.]** Arthritische Knoten. Entzündung der Phalangen. Nachtschweiße.

Modalitäten. – < Ärger, Empörung, Kummer, Demütigung, Verlust von Flüssigkeiten, Onanie, sexuelle Exzesse, Tabak; die leichteste Berührung der betroffenen Körperteile.

> nach dem Frühstück, Wärme, Nachtruhe.

Beziehungen. – Feindlich: **Ran-b.**

Komplementärmittel: **Caust., Coloc.**

Vergleiche: **Coloc., Caust., Ign., Ph-ac., Calad.**

Ferrum pyrophosphoricum – Ferripyrophosphat: Tarsalzysten.

Antidot: **Camph.**

Dosierung. – Dritte bis 30. Potenz.

Stellaria media

Vogelmiere, Sternmiere

Caryophyllaceae; ubiquitär

Bewirkt einen Zustand von Stase, Kongestion und Trägheit aller Funktionen. Morgendliche Verschlimmerung.

Heftige, **wandernde**, rheumatische Schmerzen in allen Körperteilen sind sehr ausgeprägt. **Rheumatismus**; stechende Schmerzen in fast allen Körperteilen; Steifheit der Gelenke; die Körperteile sind berührungsempfindlich; < Bewegung. **Chronischer Rheumatismus. Wandernde Schmerzen. [Puls., Kali-s.]** Psoriasis. Vergrößerte und entzündete gichtige Fingergelenke.

Kopf. – Allgemeine Reizbarkeit. Mattigkeit, Abneigung gegen Arbeit. Schmerzen und Brennen in den Augen, fühlen sich hervorgetreten an. Dumpfer Stirnkopfschmerz; < morgens und linke Seite mit Schläfrigkeit. Die Nackenmuskeln sind steif und schmerzhaft. Die Augen fühlen sich hervorgetreten an.

Abdomen. – **Die Leber ist gestaut, geschwollen, mit stechendem Schmerz und Druckempfindlichkeit**. Lehmfarbene Stühle. Leberträgheit. Verstopfung oder abwechselnd Verstopfung und Durchfall.

Extremitäten. – Rheumaartige Schmerzen in verschiedenen Körperteilen. Schlimme Schmerzen im Kreuz, über den Nieren, in der Gesäßregion, den Oberschenkel hinunter ausstrahlend. Schmerz in Schultern und Armen. **Synovitis**. Zerschlagenheitsgefühl. Rheumatische Schmerzen in den Waden.

Modalitäten. – < am Morgen, Wärme, Tabak.

〉 am Abend, kalte Luft, Bewegung.

Beziehungen. – Vergleiche: **Pulsatilla:** Ist bei Rheuma ähnlich; die Schmerzen wandern, 〈 Ruhe, Wärme; 〉 kalte Luft.

Dosierung. – Tinktur, äußerlich. Innerlich, D2 Potenz.

Sterculia

Siehe Kola

Sticta pulmonaria

Lobaria pulmonaria, Lungenflechte, Lungenmoos, Baumflechte
Stictaceae; ubiquitär als Epiphyt

Bietet eine Reihe von Symptomen wie Schnupfen, Bronchialkatarrh und Grippe, zusammen mit nervösen und **rheumatischen** Beschwerden. Es ist ein allgemeines Gefühl von Dumpfheit und Krankheit vorhanden, als ob eine Erkältung im Anzug wäre; dumpfer, schwerer Druck in der Stirn, katarrhalische Konjunktivitis etc. **Rheumatische Steifheit des Nackens.**

Gemüt. – **Gefühl, in der Luft zu schweben. [Dat-a., Lac-c.]** Gedankenverwirrung; **der Patient muß sprechen.**

Kopf. – Dumpfer Kopfschmerz, mit dumpfem, schwerem Druck in Stirn und **Nasenwurzel. Katarrhalischer Kopfschmerz bevor die Absonderung erscheint**. Brennen in den Augen und Schmerzhaftigkeit der Augäpfel. Empfindung, als wäre die Kopfhaut zu eng. Brennen in den Augenlidern.

Nase. – **Völlegefühl an der Nasenwurzel. [Nux-v.]** Rhinitis atrophicans. **[Calc-f.] Trockenheit der Nasenschleimhäute. Ständiges Bedürfnis, die Nase zu putzen, aber es kommt keine Absonderung**. Trockene Krusten, besonders am Abend und in der Nacht. **Heuschnupfen**; unaufhörliches Niesen. **[Sabad.]**

Abdomen. – Durchfall; reichliche, schaumige Stühle; 〈 morgens. Vermehrter Urin, mit Wundheit und Schmerzhaftigkeit in der Blase.

Weiblich. – Spärlicher Milchfluß.

Atemwege. – Wunder Hals; retronasales Schleimtröpfeln. **Trockener Reizhusten während der Nacht; 〈 Einatmen**. Bei Tracheitis erleichtert es den Auswurf. Lockerer Husten morgens. Schmerz durch die Brust vom Sternum zur Wirbelsäule. Husten nach Masern. **[Sang.]; 〈 gegen Abend**

und wenn müde. Pulsieren längs der rechten Seite des Sternums hinunter zum Bauch.

Extremitäten. – Rheumatische Schmerzen im rechten Schultergelenk, Musculus deltoideus et biceps. Schwellung, Hitze und Rötung der Gelenke. **Über dem betroffenen Gelenk ist eine entzündete und gerötete Stelle.** Schlimme und ziehende Schmerzen. Choreaartige Spasmen; die Beine fühlen sich an, als ob sie in der Luft schweben würden. **Knieschleimbeutelentzündung. [Rhus-t., Kali-i., Slag]** Schießende Schmerzen in den Knie. Die Gelenke und die angrenzenden Muskeln sind rot, geschwollen und schmerzhaft. Rheumatische Schmerzen gehen katarrhalischen Symptomen voraus.

Modalitäten. – < plötzlicher Temperaturwechsel.

Beziehungen. – Vergleiche: **Ery-a., Dros., Still., Rumx., Samb.**

Cetraria islandica – Isländisches Moos: Chronischer Durchfall, Phthisis und blutiger Auswurf. Wird als Abkochung und mit Milch zusammen gekocht, als Expektorans und Nährstoff bei Bronchorrhoe, Katarrh etc. verwendet.

Datura arborea – Engelstrompete: Kann sich nicht konzentrieren; das Gehirn schwimmt in Tausenden von Problemen und großartigen Ideen. Schwebendes Gefühl, als würden die Gedanken außerhalb des Gehirns schweben. Kopfweh, Sodbrennen. Brennende Empfindung um den Mageneingang herum, zum Ösophagus ausstrahlend mit Einschnürungsgefühl. Hitze und Völle über der Lebergegend.

Dosierung. – Tinktur bis sechste Potenz.

Stigmata maydis

Zea mays, Mais-Griffel, frische Maisnarben
Gramineae; Mittelamerika

Hat deutliche Harnwegssymptome und wurde bei organischen Herzerkrankungen, mit starken Ödemen der unteren Extremitäten und spärlichem Urin erfolgreich angewandt. Prostatavergrößerung und Harnverhaltung. Harnsaure und phosphathaltige Gonorrhoe. Zystitis.

Harnwege. – Anurie und **Harnverhaltung**. Dysurie. Nierensteine; Nierenkolik; der Urin enthält Blut und roten Sand. Tenesmus nach dem Urinieren. Blasenkatarrh. Gonorrhoe. Zystitis.

Dosierung. – Die **Hülsen** werden als Abkochung für chronische Malaria verwendet, häufige teelöffelvolle Gaben. (Dr. E. C. Lowe, England). Tinktur in Gaben von 10–20 Tropfen.

Stillingia silvatica

Stillingie

Euphorbiaceae; Nord- und Mittelamerika, Brasilien

Chronisches Rheuma der Knochenhaut, syphilitische und skrofulöse* Leiden. Symptome der Atemwegsorgane sind ausgeprägt. Trägheit des Lymphsystems; der Leber, mit Gelbsucht und Verstopfung.

Gemüt. – **Düstere Ahnungen**; niedergeschlagen.

Harnwege. – Farbloser Urin. **Weißes Sediment**; milchiger und dicker Harn.

Atemwege. – Trockener, spasmodischer Husten. Eingeschnürter Kehlkopf, mit Stechen im Schlund. Bei Druck schmerzt die Trachea. **Heiserkeit** und chronische Kehlkopfbeschwerden von öffentlichen Rednern.

Extremitäten. – Anhaltende Schmerzen in den **Knochen** der Extremitäten und des Rückens.

Haut. – Ulzera; chronische Ausschläge an Händen und Fingern. **Vergrößerte Halslymphknoten**. Brennen und Jucken der Beine; ‹ Einwirkung von Luft. Exostosen. Skrofuloderm; Syphilis, sekundäre Ausschläge und Spätsymptome. Wertvoll als Zwischenmittel.

Modalitäten. – ‹ nachmittags, feuchte Luft, Bewegung.

› morgens, trockene Luft.

Beziehungen. – Vergleiche: **Staph., Merc., Syph., Aur.**

Corydalis formosa: Syphilitische Knoten.

Dosierung. – Tinktur und erste Potenz.

Stramonium

Datura stramonium, Gemeiner Stechapfel, Teufelsapfel, Tollkraut

Solanaceae; ubiquitär

Die gesamte Gewalt dieses Mittels scheint sich im Gehirn zu verbrauchen, obgleich auch Haut und Hals einige Störungen zeigen. Unterdrückte Sekretionen und Exkretionen. Empfindung, als seien die Glieder vom Körper getrennt. Delirium tremens. Fehlen von Schmerz und Beweglichkeit der Muskeln, besonders der mimischen und der Fortbewegungsmuskulatur. Sich kreisförmig windende[480] und anmutige Bewegungen. Parkinson-Syndrom.

Gemüt. – **Frommes, ernstes, flehendes und endloses Reden.** Geschwätzig, murmelnd, lachend, singend, fluchend, betend und reimend. Sieht Gespenster, hört Stimmen, spricht mit Geistern. Rasche Wechsel von Freude zu Traurigkeit. Gewalttätig und lüstern. Wahnideen über seine Identität; hält sich für groß,[481] doppelt oder glaubt, daß ein Körperteil fehlt. Religiöse Manie. Kann weder Einsamkeit noch Dunkelheit ertragen; **muß Licht und Gesellschaft haben.** Der Anblick von Wasser oder irgend etwas Glitzerndem ruft Spasmen hervor. Delirium, mit dem Verlangen zu fliehen. **[Bell., Bry., Rhus-t.]**

Kopf. – **Hebt den Kopf oft vom Kissen.** Schmerz in der Stirn und über den Augenbrauen, gegen 9 Uhr beginnend; ‹ bis Mittag. Bohrender Schmerz, mit vorausgehender Verdunkelung des Gesichtsfeldes. Blutandrang zum Kopf; schwankt, mit der Neigung nach vorne, und nach links zu fallen. Akustische Halluzinationen.

Augen. – Die Augen scheinen hervorzustehen, **mit weit geöffneten starren Augen**; erweiterte Pupillen. Verlust des Sehvermögens; beschwert sich, daß es dunkel ist **und verlangt nach Licht. Kleine Gegenstände erscheinen groß.** Körperteile erscheinen ungeheuer angeschwollen. Strabismus. Alle Gegenstände erscheinen schwarz.

Gesicht. – Heiß, rot; umschriebene Röte der Wangen. Blut schießt zum Gesicht; verzerrt. **Ausdruck von Schrecken.** Bleiches Gesicht.

Mund. – Trocken; zäher Speichelfluß. Abscheu vor Wasser. **Stottern.** Sardonisches Lachen. Kann aufgrund von Spasmen nicht schlucken. Kaubewegung.

Magen. – Das Essen schmeckt wie Stroh. Heftiger Durst. Erbrechen von Schleim und **grüner** Galle.

Harnwege. – **Unterdrückter Harn**, leere Blase.

Männlich. – **Gesteigerte sexuelle Erregbarkeit**, mit anstößigen Reden und Gebärden. Hält die Hände dauert an die Genitalien.

---

480 Vgl. [11]: „Glieder, vor allem die Hände befinden sich in exzessiver Bewegung, wie beim Schwimmen, Fliegen, etc.“

481 Vgl. [17]: „Er kommt sich gross und erhaben vor, die Gegenstände umher aber erscheinen ihm zu klein.“

Weiblich. – Metrorrhagie, mit Geschwätzigkeit, Singen, Beten. Kindbettpsychose mit den charakteristischen Gemütssymptomen und reichlichem Schwitzen. Konvulsionen nach Wehen.

Extremitäten. – Anmutige, rhythmische Bewegungen. Konvulsionen der oberen Extremitäten und von isolierten Muskelgruppen. **Chorea**; partielle Spasmen, ständig wechselnd. **Heftiger Schmerz in der linken Hüfte**. Zittern, Sehnenhüpfen, schwankender Gang.

Schlaf. – Erwacht erschreckt; schreit aus Furcht. Tiefer, schnarchender Schlaf. Schläfrig, aber kann nicht schlafen. **[Bell.]**

Fieber. – Reichliche Schweiße, die nicht erleichtern. Heftiges Fieber.

Haut. – Plötzlich leuchtendes Erröten. **Folgen von unterdrücktem Ausschlag bei Scharlach**, mit Delirium etc.

Modalitäten. – 〈 im dunklen Zimmer, Alleinsein, Anblick von hellen oder glänzenden Gegenständen, nach dem Schlaf, beim Schlucken.

〉 helles Licht, Gesellschaft, Wärme.

Beziehungen. – Vergleiche besonders: **Hyos.** und **Bell.** Stram. hat weniger Fieber als **Bell.**, aber mehr als **Hyos.** Es verursacht mehr eine funktionelle Erregbarkeit des Gehirnes, aber erreicht niemals den wirklichen Entzündungszustand von **Bell.**

Antidote: **Bell., Tab., Nux-v.**

Dosierung. – 30. Potenz und tiefer.

Strontium carbonicum

Strontiumcarbonat, $SrCO_3$

Rheumatische Schmerzen, chronische Verstauchungen, Ösophagusstenose. Die Schmerzen bringen den Patienten der Ohnmacht nahe oder machen ihn völlig krank. Chronische **Folgen von Blutungen**, nach Operationen mit starkem Nachbluten, Kälte und starker Erschöpfung. Arteriosklerose. Bluthochdruck mit gerötetem Gesicht, pochenden Arterien, drohendem Apoplex. Heftiges unwillkürliches Aufschrecken. Knochenleiden, besonders des Femur. Ruhelosigkeit in der Nacht, Erstickungsgefühl. **Schock nach chirurgischen Eingriffen. Neuritis**, große Kälteempfindlichkeit.

Kopf. – Schwindel mit Kopfweh und Übelkeit. Auseinanderdrücken.[482] Die Schmerzen breiten sich vom Nacken aufwärts aus; 〉 war-

482 Vgl. [4]: „Drücken im Kopfe; in der Stirne, als wolle Alles vorn heraus … “

mes Einwickeln des Kopfes. **[Sil.]** Supraorbital-Neuralgie; die Schmerzen kommen und gehen langsam. **[Stann.]**

Augen. – Brennen und Rötung der Augen. Schmerz und Tränenfluß beim Gebrauch der Augen; die betrachteten Gegenstände tanzen umher und verändern ihre Farbe.

Nase. – Blutige Krusten in der Nase. Jucken, Rötung und Brennen der Nase.

Gesicht. – Hitze und Erröten im Gesicht; heftiges Pulsieren. Das Gesicht ist rot; brennt und juckt.

Magen. – Appetitverlust, Abneigung gegen Fleisch, heftiges Verlangen nach Brot und Bier. Das Essen schmeckt nach nichts.[483] Aufstoßen nach dem Essen. Schluckauf verursacht Brustschmerzen; Kardialgie.

Abdomen. – Stechen im Leistenring. Durchfall; 〈 **nachts; ständiger Drang**; 〉 gegen Morgen. Brennen im Anus noch lange nach dem Stuhlgang. **[Rat.]** Unangenehme Völle und Schwellung des Bauches.

Extremitäten. – Ischialgie mit Knöchelödemen. Rheumatischer Schmerz in der rechten Schulter. Rheumatismus mit Durchfall. Nagen, wie im Knochenmark. Krämpfe in Waden und Fußsohlen. **Chronische** Spasmen, besonders des Sprunggelenkes. **Verstauchungen des Sprunggelenkes, mit Ödemen**. Ödematöse Schwellung. Eiskalte Füße. Rheumatische Schmerzen, besonders in den Gelenken. Die Handvenen sind prall gefüllt.

Fieber. – Hitze, dabei abgeneigt, sich aufzudecken oder zu entkleiden.

Haut. – Feuchter, juckender und brennender Ausschlag; 〉 im Freien, besonders im warmen Sonnenschein. Heftiges Schwitzen nachts.

Modalitäten. – 〉 Eintauchen in **heißes Wasser**.
〈 Wetterwechsel; in Ruhe; zu Beginn der Bewegung; große Kälteempfindlichkeit.

Beziehungen. – Vergleiche: **Arn., Ruta, Sil., Bar-c., Carbo-v., Carb-an.**

Strontium bromatum – Strontiumbromid, $SrBr_2 \cdot 6H_2O$: Zeigt oft ausgezeichnete Resultate, wenn ein Bromsalz indiziert ist. Schwangerschaftserbrechen. Nervöse Dyspepsie. Es wirkt der Gärung entgegen und neutralisiert starke Übersäuerung.

Strontium iodatum – Strontiumjodid, $SrJ_2 \cdot 6H_2O$: Arteriosklerose.

---

483 Vgl. [17]: „Appetitmangel, es hat Nichts den rechten Geschmack, ausser Milch und Schwarzbrod."

Strontium nitricum – Strontiumnitrat, $Sr(NO_3)_2$: Krankhafte Essensgelüste;[484] Kopfweh und Ekzeme hinter den Ohren.

Dosierung. – Sechste Verreibung und 30. Potenz.

Strophantus hispidus

Strophantus gratus
Apocynaceae; Tropisches Afrika

Strophantus ist ein Muskelgift; es steigert die Kontraktionskraft aller quergestreiften Muskeln. Wirkt auf das Herz, indem es **die Systole verlängert und die Pulsfrequenz herabsetzt**. Kann vorteilhaft verwendet werden, um das Herz zu stärken und Ödeme auszuschwemmen. In geringen Dosen bei schwachem Herz; es fühlt sich vergrößert an. Bei Mitralinsuffizienz, wenn Ödeme oder Wassersucht noch hinzugekommen sind. **[Dig.]** Strophantus ruft keine Komplikationen im Magen hervor, kumuliert nicht, ist ein stärkeres Diuretikum und für alte Menschen ungefährlicher, weil es die vaso-motorischen Nerven nicht beeinflußt. Bei Pneumonie und schwerer Erschöpfung durch Blutungen nach Operationen und akuten Erkrankungen. Nach langem Konsum von Stimulantien; **nervöses Herz** bei Tabakrauchern. Arteriosklerose; starre Arterien bei alten Menschen. Stellt den Tonus von **spröden** Geweben wieder her, besonders des Herzmuskels und der Klappen. Besonders nützlich bei Dekompensation durch Herzverfettung. **Urtikaria**. Anämie mit Herzklopfen und Atemlosigkeit. Morbus Basedow. Beleibte Personen. Anasarka.

Kopf. – Schläfenschmerzen mit Doppeltsehen, geschwächtem Sehen; glänzende Augen, gerötetes Gesicht. Altersschwindel.

Magen. – Übelkeit mit speziellem Ekel vor Alkohol, hilft daher bei der Behandlung von Alkoholikern. 7 Tropfen der Tinktur.

Harnwege. – Vermehrte Absonderung; spärlicher und eiweißhaltiger Urin.

Weiblich. – Menorrhagie; uterine Blutung; der Uterus ist mit Blut stark angestaut. Anhaltender Schmerz durch die Hüften und Oberschenkel während dem Klimakterium.

Atemwege. – **Atemnot**, besonders beim Steigen. Gestaute Lungen. Lungenödeme. Asthma bronchiale et cardiale.

---

484 Bei [12] wird z.B. ein Fall mit einer Sucht nach Gewürznelken erwähnt.

Herz. – Beschleunigter Puls. Schwache, schnelle und unregelmäßige Herztätigkeit aufgrund von **Muskelschwäche** und **Herzinsuffizienz**. Herzschmerz.

Extremitäten. – Geschwollen, wassersüchtig.

Haut. – Urtikaria, besonders wenn sie eher chronisch ist.

Beziehungen. – Vergleiche: **Digitalis purpurea**: Wirkt langsamer als Strophantus.

Phosphoricum acidum: Schwaches Herz, unregelmäßiger Puls, Flattergefühl in der Herzgegend, Herzklopfen während des Schlafes, fällt in Ohnmacht.

Dosierung. – Tinktur und D6. In akuteren Fällen 5–10 Tropfen der Tinktur dreimal täglich.

Strychninum

Alkaloid von Nux vomica, $C_{21}H_{22}N_2O_2$

Seine Hauptwirkung liegt in der Anregung der motorischen Zentren und der Rückenmarksreflexe. Homöopathisch bei Muskelspasmen und Krämpfen aufgrund von übermäßig gesteigerter Erregbarkeit der Rückenmarksreflexe, Blasenkrämpfe etc. Strychnin stimuliert das Zentralnervensystem, die geistigen Fähigkeiten, bestimmte Sinne werden geschärft. Beschleunigte Atmung. Alle Reflexe werden gesteigert. Steifheit der Muskeln und der Gesichts- und Halsmuskulatur. Opisthotonus. Tetanische Konvulsionen mit Opisthotonus. Die Muskeln erschlaffen zwischen den Anfällen; ‹ geringste Berührung, Geräusch, Geruch. Beeinflußt das Rückenmark direkter und ist für Störungen der Eingeweide weniger geeignet als **Nux-v. Tetanus**. Aufbrausende Nervosität. Die Schmerzen und Empfindungen kommen **plötzlich** und kehren **in Intervallen** wieder.

Kopf. – Ruhelos. **Übermäßige Reizbarkeit**. Völlegefühl und berstender Kopfschmerz, mit Hitze in den Augen. Schwindel, mit Ohrensausen. Rucken des Kopfes nach vorne. Schmerzhafte Kopfhaut. Jucken der Kopfhaut und des Nackens.

Augen. – Die Augen sind heiß, schmerzhaft, hervorstehend und starrend. Erweiterte Pupillen. Funken vor den Augen. Spasmodische Kontraktion der Augenmuskeln; Zucken und Zittern der Lider.

Ohren. – Extrem geschärftes Hören; Brennen, Jucken und Sausen in den Ohren.

Gesicht. – Bleich, ängstlich, livide. Kieferstarre; der Unterkiefer ist krampfhaft geschlossen.

Hals. – Trocken, zusammengeschnürt; Kloßgefühl. Schlucken ist unmöglich. Brennen entlang des Ösophagus und Spasmen des Ösophagus. Heftiges Jucken am Gaumen.

Magen. – Ständiges Würgen. Heftiges Erbrechen. Schwangerschaftsübelkeit.

Abdomen. – Heftiger Schmerz in den Bauchmuskeln, kolikartiger Schmerz im Darm.

Rektum. – Unwillkürlicher Stuhlabgang während der Spasmen. Sehr hartnäckige Verstopfung.

Weiblich. – Verlangen nach Koitus. **[Canth., Camph., Fl-ac., Lach., Phos., Plat.]** Jede Körperberührung erregt ein Wollustgefühl.

Atemwege. – **Krampf der Muskeln** am Kehlkopf. Exzessive Atemnot. Heftige, zusammenschnürende Schmerzen in den Brustmuskeln. Hartnäckiger Husten, kehrt nach Grippe wieder.

Rücken. – **Starrheit der Halsmuskeln.** Heftiger Schmerz im Nacken und die Wirbelsäule hinunter. **Der Rücken ist steif**; heftige Zuckungen in der Wirbelsäule. **Empfindung von eisiger Kälte die Wirbelsäule hinab.**

Extremitäten. – Steife Glieder. Rheuma mit steifen Gelenken. **Heftiges Zucken, Rucken und Zittern.** Tetanische Konvulsionen und Opisthotonus; die Spasmen werden durch die leichteste Berührung und den Versuch sich zu bewegen hervorgerufen. Stöße in den Muskeln. **Krampfartige Schmerzen.**

Fieber. – Kälteschauer gehen die Wirbelsäule hinab. Der Schweiß strömt Kopf und Brust hinunter. Die unteren Extremitäten sind kalt.

Haut. – Jucken des ganzen Körpers, besonders der Nase. Empfindung von eisiger Kälte die Wirbelsäule hinab.

Modalitäten. – 〈 am Morgen; Berührung; Lärm; Bewegung; nach den Mahlzeiten.

〉 Liegen auf dem Rücken.

Beziehungen. – Vergleiche: **Cic.**

Arnica montana: Tetanus.

Eucalyptus globulus: Neutralisiert üble Folgen von Strychnin.

Strychninum arsenicosum – Strychninarsenat: Parese bei alten Menschen, erschlaffte Muskulatur. Prostration. Psoriasis; chronischer Durchfall mit Lähmungserscheinungen; kompensatorische Herzhypertrophie mit beginnender fettiger Degeneration; ausgeprägte Atemnot beim Hinlegen;

Ödeme der unteren Extremitäten, spärlicher Urin mit hohem spezifischem Gewicht, enthält reichlich Glukose. Diabetes. D6 Trit.

Strychninum et Ferrum citricum: Chlorotische* und paralytische Zustände; Dyspepsie, mit Erbrechen der aufgenommenen Nahrung; D2 und D3 Trit.

Strychninum nitricum – Strychninnitrat: Soll das heftige Verlangen nach Alkohol beseitigen. Zwei Wochen lang anwenden; D2 und D3.

Strychninum sulphuricum – Strychninsulfat: Magenatonie.

Strychninum valerianicum – Strychninvalerianat: Erschöpfung der Geisteskraft; Frauen von extrem gesteigerter nervöser Erregbarkeit; D2 Trit.

Dosierung. – Dritte bis 30. Potenz.

Nicht-Homöopathische Anwendung: Um seine direkten physiologischen Wirkungen bei Lähmungen zu erzielen, werden die Dosen, die in einem Bereich zwischen $^1/_{50}$ bis $^1/_{20}$ Gran (1,3–3,25 mg) liegen, dreimal täglich wiederholt. Unter einem Alter von zwölf Jahren $^1/_{200}$ bis $^1/_{50}$ Gran (0,325–1,3 mg). Strych. subkutan, kann fortschreitende Muskelatrophie aufhalten und ist ein zuverlässiges Stimulans für die Atemzentren, nützlich bei behinderter Atmung, besonders im Verlaufe einer Pneumonie. Ist ein Antidot für Chloral, wird bei Asphyxie durch Gas und Chloroform und in frühen Stadien einer Opiumvergiftung angewendet. Dosierung $^1/_{100}$ bis $^1/_{60}$ Gran (0,65–1,1 mg) alle drei Stunden.

Strychninum phosphoricum

Strychninphosphat, $C_{21}H_{22}N_2O_2H_3PO_4 \cdot 2H_2O$

Diese Arznei wirkt über das Zentralnervensystem auf die Muskeln, indem es Zuckungen, Steifheit, Schwäche und Kräfteverlust verursacht; auf den Kreislauf, wo es einen unregelmäßigen Puls herbeiführt, und auf den Geist, indem es Mangel an Kontrolle, **unkontrollierbares Verlangen zu lachen** und Abneigung, das Gehirn zu gebrauchen hervorruft. Sehr unregelmäßiger Puls. Tachykardie. Rascher und schwacher Puls. Nützlich bei Chorea, Hysterie, akuter Asthenie nach akuten Fiebern. Symptome ‹ Bewegung, › Ruhe und im Freien. Ein ausgezeichnetes Mittel für Ischämie des Rückenmarks; Paralyse; Brennen, Schmerzhaftigkeit und Schwäche der Wirbelsäule; die Schmerzen strahlen zur Brustvorderseite aus; Druckempfindlichkeit in der Gegend der mittleren Brustwirbel; kalte, klamme Füße;

die Hände und Achseln sind mit feucht-kaltem Schweiß bedeckt. Atelektase und Dekompensation bei Herzhypertrophie; beginnende fettige Degeneration des Herzmuskels. (Royal).

Dosierung. – Dritte Trituration.

Strychnos gaultheriana

Hoang nan

Loganiaceae; Südostasien

Erschöpfung mit Schwindel; Taubheit und Kribbeln in Händen und Füßen; unwillkürliche Bewegung des Unterkiefers. Pusteln und Furunkel; tertiäre Syphilis und Lähmung. Ekzem und Prurigo (an Hautabschnitten, die wie Kopf, Nacken, Genitalien mit Talgdrüsen gut versorgt sind)[12], alte Geschwüre, Lepra, Krebs von Drüsenstrukturen und Schlangenbisse. Beseitigt den üblen Geruch und die Blutungen bei Krebs, regt den Heilungsprozeß an. Folgt auf **Arsenicum album**.

Dosierung. – 5 Tropfen der Tinktur. Kann bis auf 20 Tropfen gesteigert werden.

Succinum

Bernstein

Nervöse und hysterische Symptome. Asthma. Milzleiden.

Kopf. – Furcht vor Zügen und geschlossenen Räumen. Kopfweh, Tränenfluß, Niesen.

Atemwege. – Asthma, beginnende Phthisis, chronische Bronchitis, Brustschmerzen. Keuchhusten.

Beziehungen. – Vergleiche: **Arund., Wye., Sabad., Sin-n.**

Nicht mit **Ambra** verwechseln.[485]

Succinicum acidum – Bernsteinsäure, $(CH_2COOH)_2$: Heuschnupfen. Anfallsartiges Niesen, Herabtröpfeln von wäßrigem Schleim aus den Nasenlöchern; Asthma. Entzündungen der Atemwegsorgane; verursacht Asthma, Brustschmerzen etc.; Jucken der Augenlider, Augenwinkel und Nase, ‹ Luftzug. Sechste bis 30. Potenz verwenden.

Dosierung. – Dritte Verreibung. 5 Tropfen-Gaben des Öles.

485 Da Bernstein auf englisch „amber“ heißt, sind Verwechslungen möglich.

Sulfonalum

Sulfonal, ein Steinkohlenteerprodukt, $(CH_3)_2C(SO_2C_2H_5)_2$

Zerebraler Schwindel, Kleinhirnerkrankung, ataktische Symptome und Chorea bieten einen Anwendungsbereich für den homöopathischen Gebrauch dieser Arznei. **Tiefgreifende Schwäche**, Schwäche- und Ohnmachtsgefühl, Niedergeschlagenheit. Verlust der Sphinkterkontrolle. Inkoordination der Muskeln.

Gemüt. – Geistige Verwirrung, Zusammenhangslosigkeit, Täuschungen; apathisch. **Wechsel von glücklichen, hoffnungsvollen Zuständen mit Depression und Schwäche**. Extreme Reizbarkeit.

Kopf. – Wassersüchtig, stupide; Schmerz beim Versuch, den Kopf zu heben. Doppeltsehen; müde und traurige Augen; Tinnitus, Aphasie; **die Zunge ist wie gelähmt. Blutunterlaufene, unruhige Augen**. Schwindel, kann nicht aufstehen. Doppeltsehen; Ptose; Tinnitus; Schluckstörungen und schwierige Sprache.

Harnwege. – Albuminurie, mit Harnzylindern. Spärlicher Urin. Rosafarbener Harn. Ständiger Harndrang; spärlicher, bräunlich-roter Urin. Porphyrinurie.

Atemwege. – Lungenkongestion; röchelnde Atmung. Seufzende Atemnot.

Extremitäten. – Ataktische Bewegungen, **taumelnder Gang**; kalt, schwach und zitternd; die Beine erscheinen zu schwer. Extreme Ruhelosigkeit; Muskelzuckungen. Die Patellarsehnenreflexe verschwinden. Steifheit und Lähmung beider Beine. Empfindungslosigkeit der Beine.

Schlaf. – Unruhiger, dösiger Schlaf, mit Aufwachen. Schlaflosigkeit.

Haut. – Jucken, bläuliche Purpura. Erythem.

Beziehungen. – **Trional** – Methylsulfonal: Schlaflosigkeit verbunden mit körperlicher Erregung; Schwindel, Gleichgewichtsverlust, Ataxie, Übelkeit, Erbrechen, Durchfall, röchelnde Atmung, Zyanose, Tinnitus und Halluzinationen.

Dosierung. – Dritte Verreibung.

Nicht-Homöopathische Anwendung: Als Schlafmittel. Gaben von 10–30 Gran (0,65–1,94 g) in heißem Wasser. Wirkt nach ungefähr zwei Stunden.

Sulphur

Schwefel, S, Schwefelblüte

Dies ist das große hahnemannianische Anti-Psorikum. Seine Wirkung ist zentrifugal – von innen nach außen – und hat eine besondere Affinität zur Haut, wo es Hitze und **Brennen**, mit Jucken hervorruft; < durch Bettwärme. Trägheit und Erschlaffung der Fasern; daher charakterisiert Tonusschwäche seine Symptome. **Hitzewallungen, Abneigung gegen Wasser, trockene und harte Haut und Haare, rote Körperöffnungen, Schwächegefühl im Magen gegen 11 Uhr vormittags und Katzenschlaf** lassen Sulphur immer homöopathisch angezeigt erscheinen. **Stehen** ist die schlimmste Haltung für Sulphur-Patienten, es ist immer unangenehm. Dreckige, schmutzige Leute, die zu Hautleiden neigen. Abneigung, gewaschen zu werden. **Wenn sorgfältig ausgewählte Mittel versagen, besonders bei akuten Erkrankungen**, regt es häufig die Reaktionsfähigkeit des Organismus an. **Wiederkehrende Beschwerden. Die Absonderungen und Ausdünstungen sind im allgemeinen stinkend.** Lippen und Gesicht sind sehr rot, errötet leicht. Ist oft von großem Nutzen zu Beginn der Behandlung von chronischen Fällen und zum Beenden akuter Erkrankungen.

Gemüt. – Sehr vergeßlich. Denken ist schwierig. Wahnideen, hält alte Lumpen für schöne Kleider; daß sie alles im Überfluß habe.[486] Ist immer geschäftig. Kindische Übellaunigkeit bei Erwachsenen. Reizbar. Gefühlsarmut; **ist äußerst selbstsüchtig**, nimmt keine Rücksicht auf andere. Religiöse Melancholie. Widerwille gegen Beschäftigung; bummelt herum, zu faul sich aufzuraffen.[487] (Sie) wähnt den Leuten Unrechtes zu geben, so daß sie davon sterben (könnten).[16] Sulphur-Patienten sind beinahe immer reizbar, niedergeschlagen, dünn und schwach, sogar bei gutem Appetit.

Kopf. – Ständige **Hitze oben auf dem Kopf. [Cupr-s., Graph.]** Schwere und Völle, Druck in den Schläfen. Klopfendes Kopfweh; < durch Bücken, und mit Schwindel. Periodisch wiederkehrende Migräne. Trockene Form des Kopfgrinds. **Die Kopfhaut ist trocken**, die Haare fallen aus; < durch Waschen. **Jucken; Kratzen verursacht Brennen.**

---

486 Vgl. [16]: „Wahnsinn; sie verderbt ihre Sachen, wirft sie weg, meinend sie habe Alles im Überfluss, wobei sie bis zum Gerippe abmagert."

487 Vgl. [16]: „Er sitzt stundenlang unbeweglich und träge, ohne bestimmte Gedanken, obgleich er Manches zu verrichten hat."

Augen. – **Brennende** Ulzeration der Lidränder. Ein Hof ist um das Lampenlicht. Hitze und **Brennen in den Augen. [Ars., Bell.]** Schwarze Flecken vor den Augen. Erstes Stadium bei Hornhautulzeration. Chronische Ophthalmie mit starkem Brennen und Jucken. Keratitis parenchymatosa. Die Hornhaut ist wie mattes Glas.

Ohren. – Sausen in den Ohren. Üble Folgen von unterdrückter Otorrhoe. Taubheit, vorher äußerst scharfes Hören; katarrhalische Taubheit.

Nase. – Herpes quer über der Nase. Die Nase ist im Zimmer verstopft. Geruchsüberempfindlichkeit. Übelriechende Geruchsillusionen. **Die Nasenflügel sind rot und krustig. Chronisch trockener Katarrh; trockene Krusten und leicht blutend.** Polypen und adenoide Wucherungen.

Mund. – Trockene, **hellrote**, brennende Lippen. **Bitterer Geschmack** morgens. Rucken durch die Zähne. Schwellung des Zahnfleisches; pochender Schmerz. Die Zunge ist weiß, mit roter Spitze und roten Rändern.

Hals. – Druck wie von einem Pfropf; Gefühl eines Splitters. Gefühl eines Haares im Rachen.[4] Brennen, Rötung und Trockenheit. Es steigt eine Kugel in den Hals und scheint den Schlund zuzuziehen.

Magen. – Völliger Appetitverlust oder übermäßiger Appetit. Fauliges Aufstoßen. Das Essen schmeckt zu salzig. Trinkt viel und ißt wenig. **Milch bekommt nicht.** Großes Verlangen auf Süßes. **[Arg-n.] Starke Azidität**, saures Aufstoßen. Brennender, schmerzhafter Druck wie von einem Gewicht. **Sehr schwach und der Ohnmacht nahe gegen 11 Uhr vormittags**; muß etwas zu essen haben. Schwangerschaftsübelkeit. Wasser verursacht Völlegefühl.[488]

Abdomen. – Sehr druckempfindlich; innerliche Empfindung von Roheit und Wundheit.[489] Bewegungen wie von etwas Lebendigem. **[Croc., Thuj.]** Schmerz und Schmerzempfindlichkeit über der Leber. Kolik nach Trinken.

Rektum. – Jucken und Brennnen des Anus; die Hämorrhoiden hängen vom abdominellen Blutandrang ab. Häufiger, erfolgloser Drang; harter, knotiger und ungenügender Stuhl. Das Kind fürchtet sich wegen dem Schmerz. **Rötung um den Anus herum**, mit Jucken. **Morgendurchfall,**

---

488 Vgl. [16]: „Wie voll und aufgeschwämmt im Magen …“

489 Vgl. [16]: „Schmerzhafte Ueberempfindlichkeit im Bauche, als wenn Alles darin roh und wund wäre, wie gleich nach einer Geburt, wobei sich Etwas darin zu bewegen schien, oder plötzlich darin zu stechen und von da in den ganzen Kopf zu fahren.“

schmerzlos, treibt aus dem Bett, mit Mastdarmvorfall. Hämorrhoiden, nässend und blutend[490].

Harnwege. – Häufige Miktion, besonders nachts. **Enuresis**, besonders bei skrofulösen*, unordentlichen Kindern. Beim Harnen Brennen in der Harnröhre, hält danach noch lange an. Schleim und Eiter ist im Urin; **die Teile, über die er fließt, werden wund. Muß sich beeilen**, plötzlicher Harndrang. **Große Mengen farblosen Urins.**

Männlich. – Stiche im Penis. Unwillkürliche Ergüsse. Jucken der Genitalien beim Zubettgehen. Die Sexualorgane sind kalt, erschlafft und kraftlos.

Weiblich. – **Jucken** der Scham. **Brennen der Vagina.** Starke, stinkende Schweiße. Die Menses sind zu spät, kurz, spärlich und beschwerlich. Regel (stärker,) dick, schwarz und (so) **scharf, daß sie die Schenkel wundmacht.**[16] Menses mit vorhergehendem Kopfweh oder plötzlich aussetzende Menses. Brennender, wundmachender Weißfluß. Die Brustwarzen sind rissig; schmerzen und brennen.

Atemwege. – Gefühl von Beklemmung und Brennen in der Brust. **Beschwerliches Atmen; will die Fenster weit offen haben.** Aphonie. Hitze durch die Brust. Rote, braune Flecken überall auf der Brust. Lockerer Husten; 〈 durch Sprechen, morgens; grünlicher, eitriger und süßlicher Auswurf. **Starkes Schleimrasseln.** Die Brust fühlt sich schwer an; Stechen mit dem Gefühl, als sei das Herz zu groß und Herzklopfen. **Pleuritische Exsudate**; die Tinktur verwenden. Stiche in der Brust, bis in den Rücken, 〈 durch Liegen auf dem Rücken oder tiefes Einatmen. Hitzewallungen steigen von der Brust in den Kopf. **Beklemmung wie von einer Last auf der Brust. Atemnot** mitten in der Nacht, 〉 durch Aufsetzen. **Der Puls ist morgens schneller** als abends.

Rücken. – Ziehender Schmerz zwischen den Schultern. Steifheit des Nackens. Empfindung, als ob die Wirbel übereinander gleiten würden. Kann nicht aufrecht gehen; **Hängeschultern.**

Extremitäten. – Zittern der Hände. **Heiße, schweißige Hände.** Rheumatischer Schmerz in der linken Schulter. Schwere; paretisches Gefühl. Rheumatische Gicht, mit Jucken. **Brennen der Fußsohlen und Hände nachts.** Der Schweiß in den Achselhöhlen riecht wie Knoblauch. Ziehen und Reißen in Armen und Händen. Steifheit der Knie und Fußknöchel. Ganglion.

---

490 Vermutlich Druckfehler: Muß „bleeding" statt „belching" heißen. Siehe hierzu [11], [34].

Schlaf. – Spricht, zuckt und ruckt während dem Schlaf. Lebhafte Träume. Wacht singend auf. Wacht häufig auf und ist sofort hellwach. **Katzenschlaf;**[491] das geringste Geräusch weckt. Kann zwischen 2 und 5 Uhr morgens nicht schlafen.

Fieber. – **Häufige Hitzewallungen. Heftige Hitzewallungen durch den ganzen Körper.** Trockene Haut und großer Durst. Nachtschweiße, an Nacken und Hinterkopf. Schwitzt an einzelnen Körperteilen. Ekelhaft stinkende[16] Schweiße. Remittierendes Fieber.

Haut. – **Trockene, schuppige, ungesunde Haut; jede kleine Verletzung eitert.** Sommersprossen. **Jucken, Brennen; ⟨ durch Kratzen und Waschen.** Pickelartiger Hautauschlag, Pusteln; Rhagaden und Niednägel. Wundheit, besonders in den Hautfalten. **[Lyc.]** Gefühl eines Bandes um die Knochen.[492] Hautbeschwerden nach lokaler Behandlung. **Pruritus,** besonders durch Wärme, abends, kehrt oft im Frühling wieder, bei feuchtem Wetter.

Modalitäten. – ⟨ Ruhe, Stehen, **Bettwärme,** Waschen, Baden, morgens, gegen 11 Uhr vormittags, nachts, alkoholische Getränke, periodisch. ⟩ **trockenes, warmes Wetter,** Liegen auf der rechten Seite, Anziehen der betroffenen Glieder.

Beziehungen. – Komplementärmittel: **Aloe., Psor., Acon.**

Aconitum napellus: Sulph. folgt oft bei akuten Erkrankungen.

Agraphis nutans: Bei adenoiden Wucherungen vergleichen.

Magnes artificialis: Großer Hunger am Abend, übermäßiger Schweiß auf dem Gesicht, Prellungsschmerz in den Gelenken, Einschnürung des Rektums nach Stuhlgang.

Magnetis polus arcticus – Nordpol des Magneten: Ängstlich. **Kälte des** (schwachen) **Auges, als wenn ein Stück Eis** (, statt des Auges,) **in der Augenhöhle läge.**[16][493] Vermehrter Speichelfluß, Verstopfung, Sopor, Zittern, abdominelle Blähsucht.

Magnetis polus australis – Südpol des Magneten: Trockenheit der Lider, leichte Fußgelenksluxation, **eingewachsene Zehnägel,**[494] Schmerzen in der Kniescheibe, Stechen in den Fußsohlen.

---

491 Vgl. [16]: „Er wacht Nachts alle halbe Stunden auf, und kann bloss gegen Morgen ein paar Stunden schlafen."

492 Vgl. [16]: „Kopfweh wie eine von oben im Gehirn herabdrückende Last, und wie ein Reif um den Kopf." Und, [34]: „Empfindung: als ob ein Band eng um die Stirn gebunden wäre."

493 Dabei wurde der Magnet an das schwache rechte Auge gehalten.

494 Vgl. [16]: „Wundschmerzhaftigkeit an der innern Seite des Nagels der großen Zehe im Fleische, als wenn der Nagel seitwärts in's Fleisch eingewachsen wäre, ..."

Mercurius und **Calcarea** sind häufig **nach** Sulphur nützlich, nicht vorher.

Pyrarara – Ein Fisch, der im Amazonas gefangen und klinisch bei verschiedenartigen Hautkrankheiten verwendet wird: Lepra, Hauttuberkulose, Syphilide, Krampfaderleiden etc.

Sulphur hydrogenisatum: Delirium, Manie, Asphyxie.

Sulphur terebinthinatum: Chronisch rheumatische Arthritis; Chorea.

Tannicum acidum: Nasenbluten; verlängerte Uvula; ist ein Gurgelmittel; Verstopfung.

Vergleiche: **Lyc., Sep., Sars., Puls.**

Dosierung. – Wirkt in allen Potenzen von den tiefsten bis zu den höchsten. Einige der besten Ergebnisse wurden von den höchsten erzielt, bei nicht zu häufigen Gaben. Die zwölfte Potenz ist gut, um die Behandlung zu beginnen, danach je nach der Empfindlichkeit des Patienten höher oder tiefer gehen. Bei chronischen Krankheiten die 200. Potenz und aufwärts. Bei **reaktionsträgen** Ausschlägen die **tiefsten** Potenzen.

Sulphur iodatum

Schwefeljodid, S_2J_2

Hartnäckige Hautbeschwerden, besonders bei **Bartflechte** und **Akne**. Nässendes Ekzem.

Hals. – Uvula und Tonsillen sind vergrößert und gerötet. Ist geschwollen. Die Zunge ist dick. Parotishypertrophie.

Haut. – Jucken an Ohren, Nase und in der Harnröhre. Papulöser Hautausschlag auf dem Gesicht. Herpes labialis. Furunkel am Nacken. Bartflechte. **Akne.** Lichen ruber planus. Die Arme sind mit einem juckenden Ausschlag bedeckt. Gefühl, als stünden die Haare zu Berge.

Dosierung. – Dritte Trituration.

Sulphuricum acidum

Schwefelsäure, H_2SO_4

Die Schwäche, die den Säuren gemein ist, zeigt sich hier besonders im Verdauungstrakt, indem es im Magen ein Gefühl von starker Erschlaffung hervorruft, mit der Begierde nach Stimulantien. **Zittern und Schwäche;**

alles muß in Eile getan werden. **Hitzewallungen,** mit Zittern, gefolgt von Schweißen. Gangränneigung nach mechanischen Verletzungen. Schreibkrampf. Bleivergiftung. Gastralgie und Subazidität des Magens. Purpura haemorrhagica.

Gemüt. – Ärgerlich, ungeduldig. Widerwille, Fragen zu beantworten; ist in Eile.

Kopf. – Rechtsseitige Neuralgie; schmerzhafte Stöße; Kneifen der Haut (an Wange und Kinn)[34]. Gefühl in der Stirn, als wäre das Gehirn locker und fiele hin und her. **[Bell., Rhus-t.]** Gehirnerschütterung, wenn die Haut kalt und der Körper in kalten Schweiß gebadet ist. Zusammendrückender Schmerz in den Hinterhaupt-Seiten; **schon durch Halten der Hände gegen den Kopf, ohne Berührung, erleichtert.**[16] Äußerer Schmerz des ganzen Kopfes, wie von subkutaner Ulzeration, auch beim Befühlen schmerzend. **Stöße in der rechten Schläfe, als würde ein** (darin steckender) **Pflock** (immer tiefer) **eingedrückt.**[16]

Augen. – Posttraumatische intraokulare Blutung. Starke Chemosis, mit anhaltendem und heftigem Schmerz.

Mund. – Aphthen; leichtes Zahnfleischbluten. Widerwärtiger Atem. Zahnfleischeiterung.

Magen. – Sodbrennen; **saures Aufstoßen, was die Zähne stumpf macht. [Rob.] Heftiges Verlangen nach Alkohol. Jedes Getränk erkältet den Magen**, wenn nichts Alkoholisches beigemischt ist.[16] **Schlaffheitsgefühl im Magen**. Abneigung gegen Kaffeegeruch. Saures Erbrechen. Verlangen nach frischen Speisen.[495] **Schluckauf**. Kälte des Magens 〉 durch Hitzeanwendung. Übelkeit mit Frösteln.

Abdomen. – Schwächegefühl, mit Ziehen in die Hüften und ins Kreuz. **Gefühl wie von einem herausdrängenden Leistenbruch**, besonders linksseitig.

Rektum. – Hämorrhoiden; nässend. Das Rektum fühlt sich an, als sei ein großer Ball darin. Stinkender, schwarzer Durchfall, mit saurem Körpergeruch und Leerheits-, Schwächegefühl im Bauch.

Weiblich. – Frühe und reichliche Menses. Portioerosion bei alten Frauen; leicht blutend. Scharfe, brennende Leukorrhoe, oft Abgang von blutigem Schleim.

Atemwege. – Rasche Atmung mit Stechen in den Halsmuskeln und Bewegen der Nasenflügel; (sehr mühsame Atmung,) **der Kehlkopf bewegt**

495 Vgl. [16]: „Neigung zu frischen Pflaumen."

sich heftig auf und ab.[34] Bronchitis bei Kindern mit kurzem, quälendem Husten.

Extremitäten. – Krampfhafte, lähmige Kontraktion in Armen und Händen; Zucken der Finger beim Schreiben.

Haut. – Üble Folgen von mechanischen Verletzungen, mit Quetschungen und livider Haut. Ekchymosen. Petechien. **Purpura haemorrhagica.** Livide, rote, juckende Stellen. Schwarze Blutungen aus allen Körperöffnungen. Narben werden rot, blau und schmerzhaft. Frostbeulen mit Gangränneigung. Karbunkel, Furunkel und andere Staphylokokken- und Streptokokken-Infektionen.

Modalitäten. – ⟨ Übermaß an Hitze oder Kälte, vormittags und abends.

⟩ Wärme, Liegen auf der betroffenen Seite.

Beziehungen. – Komplementärmittel: **Puls.**

Vergleiche: **Arn., Calen., Led., Sep., Calc.**

Dosierung. – Von einer Lösung aus Schwefelsäure gemischt mit drei Teilen Alkohol, 10–15 Tropfen dreimal täglich einige Wochen lang eingenommen, wurde erfolgreich angewandt, um die Begierde nach Alkohol zu überwinden. Für den homöopathischen Gebrauch die zweite bis 30. Potenz.

Sulphurosum acidum

Schweflige Säure, H_2SO_3

Bei Tonsillitis (als Spray), Rosacea, **ulzerativer Stomatitis**, Pityriasis versicolor.

Kopf. – Ängstlich, wütend, streitsüchtig. Kopfweh ⟩ durch Erbrechen. Ohrenklingen.

Mund. – Geschwürige Mundentzündung. Die Zunge ist rot oder bläulich-rot. Belegt.

Magen. – Appetitverlust. Hartnäckige Verstopfung.

Weiblich. – Weißfluß. Schwäche.

Atemwege. – Ständiger erstickender Husten mit reichlichem Auswurf. Heiserkeit, Zusammenschnürung der Brust. Beschwerliches Atmen.

Dosierung. – Als Spray bei Tonsillitis. Nach Ringer werden 10–15 Minim (0,6–0,9 ml) zehn Minuten vor jedem Essen eingenommen, Sodbrennen heilen und Gärung und Blähsucht verhindern. Es beseitigt auch Soor. Homöopathisch die dritte Potenz.

Sumbulus moschatus

Ferula sumbul, Ferula moschata, Sumbulwurzel
Umbelliferae; Turkestan

Hat viele hysterische und nervöse Symptome und ist bei neuralgischen Beschwerden sowie bei anomalen, funktionellen Herzstörungen von Nutzen. **Taubheit beim Kaltwerden.** Taubheit der linken Seite. **Schlaflosigkeit** bei Delirium tremens (15 Tropfen der Tinktur). (Häufig) Gefühl, als ob (heißes) Wasser durch die (Lenden-)Wirbelsäule flösse.[73] Asthma. Ein Gewebemittel für Arteriosklerose.

Kopf. – Gefühlsbetont, nervöse Unruhe. Benommen morgens, klar abends. Fehler beim Schreiben und Rechnen. (Viele schwarze) Komedonen (im Gesicht).[73] Zäher, gelber Schleim in der Nase.

Hals. – Erstickende Zusammenschnürung; ständiges Schlucken. Lautes Aufstoßen von Luft aus dem Magen. Krampf der Schlundmuskulatur. Zäher Schleim ist im Hals.

Harnwege. – **An der Oberfläche des Urins ist ein öliges Häutchen.**

Weiblich. – Neuralgie der Ovarien. **Der Bauch ist voll, aufgetrieben und schmerzhaft.** Klimakterische Hitzewallungen.

Herz. – **Nervöses Herzklopfen.** Neuralgie um die linke Brust herum und im linken Hypochondrium. **Asthma cardiale.** Schmerzen im linken Arm, der schwer, taub und matt ist. Bei jeder Anstrengung geht der Atem aus. Unregelmäßiger Puls.

Modalitäten. – 〈 körperliche Übung; linke Seite.

Beziehungen. – Vergleiche: **Asaf., Mosch.**

Dosierung. – Tinktur bis dritte Potenz. Dr. W. McGeorge empfiehlt bei Arteriosklerose die D2 alle drei Stunden.

Symphoricarpus racemosus

Schneebeere
Caprifoliaceae; Nordamerika

Dieses Mittel ist bei anhaltendem **Schwangerschaftserbrechen** sehr zu empfehlen. Magenverstimmung, launenhafter Appetit, Übelkeit, Aufschwulken von Magensäure und bitterer Geschmack. **Verstopfung.** Übelkeit während der Menses. Übelkeit 〈 **durch jede Bewegung. Abneigung gegen alle Speisen.** 〉 durch Liegen auf dem Rücken.

Dosierung. – Zweite und dritte Potenz. Die 200. hat sich auch als heilsam erwiesen.

Symphytum officinale

Beinwurz, Beinwell, Beinheil, Schwarzwurzel
Boraginaceae; Europa, Sibirien

Die Wurzel enthält eine kristalline Substanz, die das Epithelwachstum auf ulzerierten Oberflächen anregt. Es kann innerlich bei der Behandlung von Magen- und Duodenalgeschwüren angewendet werden. Auch bei Gastralgie und äußerlich bei Pruritus ani. Verletzungen der Sehnen und der Knochenhaut. Wirkt allgemein auf die Gelenke. Neuralgie der Knie.

Von großem Nutzen bei Wunden, die bis auf Knochenhaut[496] und Knochen durchdringen und **bei schlecht heilenden Knochenbrüchen**; reizbarer Amputationsstumpf, der Knochen ist schmerzhaft an der Bruchstelle. Psoasabszeß. **Stechender Schmerz** und Wundheit der Knochenhaut.

Kopf. – Schmerz an Hinterkopf, Scheitel und Stirn; wechselt den Ort. Der Schmerz zieht am Nasenbein hinab. Entzündung des Unterkieferknochens, harte, rote Schwellung.

Augen. – **Schmerz im Auge nach einem Schlag mit einem stumpfen Gegenstand.** Bei traumatischen Verletzungen der Augen kommt kein Mittel Symphytum gleich.

Beziehungen. – Vergleiche: **Arn., Calc-p.**

Dosierung. – Tinktur. Äußerlich als Umschlag bei wunden Stellen, Geschwüren und Pruritus ani.

Syphilinum

Luesinum, Nosode des Syphiliserregers, Treponema pallidum

Äußerste Erschöpfung und Schwäche morgens. Wandernde rheumatische Schmerzen. Chronische Ausschläge und Rheumatismus. Ichthyosis. Syphilitische Leiden. Schmerzen von Einbruch der Dunkelheit bis zum Anbruch des Tages; allmählich zu- und abnehmend. Erbliche Neigung zu

---

496 Vermutlich liegt bei Boericke eine Wortverwechselung vor: Muß „periost“ statt „perineum“ heißen.

Alkoholismus. **Ulzeration** von Mund, Nase, Genitalien und Haut. **Aufeinanderfolgende Abszesse.**

Gemüt. – Gedächtnisverlust; erinnert sich an alles vor seiner Krankheit. Apathisch; **Gefühl, verrückt oder gelähmt zu sein. Fürchtet die Nacht**, und das Leiden aufgrund von (geistiger und körperlicher)[32] Erschöpfung beim Erwachen. Hoffnungslos; **gibt die Hoffnung auf Genesung auf.**

Kopf. – Geradlinige Schmerzen von Schläfe zu Schläfe oder von den Augen nach hinten; verursacht nachts Schlaflosigkeit und Delirium. **Haarausfall.** Schmerz in den Schädelknochen. Berstendes Gefühl im Scheitel (wie von starker Kälte).[32] Betäubende Kopfschmerzen.

Augen. – Chronische, rezidivierende Phlyktänenkeratitis; nacheinander sich bildende Haufen von Phlyktänen und Erosionen des Hornhautepithels; heftige Photophobie; reichlicher Tränenfluß. Geschwollene Lider; **nachts ist der Schmerz intensiv**; Ptose. Tuberkulöse Iritis. Doppeltsehen; ein Bild wird unter dem anderen gesehen. Gefühl von kalter Luft, die auf das Auge weht. **[Fl-ac.]**

Ohren. – Karies* der Gehörknöchelchen syphilitischen Ursprungs.

Nase. – Karies* der Nasenknochen, des harten Gaumens und Septums, mit Perforation; Ozäna.

Mund. – Die Zähne verfaulen am Zahnfleischrand; die Ränder der (Schneide-) Zähne[32] sind geriffelt, kleine, verkümmerte Zähne. Die Zunge ist belegt, weist Zahneindrücke auf; tiefe längliche Furchen. Schmerzende und brennende Geschwüre. **Exzessiver Speichelfluß; läuft beim Schlafen aus dem Mund heraus.**

Magen. – Heftiges Verlangen nach Alkohol.

Rektum. – (Hartnäckige Verstopfung über viele Jahre;) fühlt sich wie durch Strikturen zusammengebunden an; (wenn) Klistiere (gegeben wurden,) waren (die Qualen der Entleerung so) qualvoll (wie bei einer Entbindung).[32] Fissuren, Prolaps.

Weiblich. – Geschwüre auf den Labien. **Reichliche, dünne, wässerige, scharfe** Leukorrhoe, mit scharfem, messerartigem Schmerz in den Ovarien.

Atemwege. – Aphonie; chronisches Sommerasthma, Giemen und Rasseln. **[Ant-t.]** Trockener, harter Husten; ‹ nachts; die Luftröhre ist berührungsempfindlich. **[Lach.]** Lanzinierende Schmerzen von der Herzbasis zur Spitze nachts.

Extremitäten. – Ischialgie; ‹ nachts; › bei Tagesanbruch. Schultergelenksrheumatismus am Ansatz des Musculus deltoideus. Panaritium.

Schlimme Schmerzen in den Röhrenknochen. Rötung und Wundsein zwischen den Zehen. **[Sil.]** Rheumatismus, die Muskeln sind zu harten Knoten oder Klumpen verhärtet. **Wäscht sich immer die Hände**. Indolente Ulzera. Die Muskeln sind in harten Knoten zusammengezogen.

Haut. – Rötlich-brauner Hautausschlag, mit unangenehmem Geruch. Extreme Abmagerung.

Modalitäten. – 〈 in der Nacht, von Sonnenuntergang bis Sonnenaufgang, am Meer, Sommer.

〉 im Landesinneren und in den Bergen, tagsüber, langsames Umhergehen.

Beziehungen. – Vergleiche: **Merc., Kali-i., Nit-ac., Aur., Alum.**

Dosierung. – Nur die höchsten Potenzen in seltenen Gaben.

Syzygium jambolanum

Rosenapfel, Jambolanapflaume

Myrtaceae; Südostasien

Ruft einen unmittelbaren Anstieg des Blutzuckers hervor und führt zu Glukosurie.

Ein äußerst nützliches Mittel bei Diabetes mellitus. **Kein anderes Mittel führt in einem so ausgeprägten Grade zur Verminderung und zum Verschwinden des Zuckers im Urin. Miliaria rubra an der oberen Körperhälfte**; kleine, rote Pickel jucken heftig. Großer Durst, Schwäche und Abmagerung. Sehr große Mengen Urin, mit hohem spezifischem Gewicht. Alte Hautgeschwüre. Geschwür bei Diabetes.

Beziehungen. – Vergleiche: **Insulinum**: Eine wäßrige Lösung des Pankreashormons, das den Zuckerstoffwechsel beeinflußt. Wenn es bei Diabetes mellitus in geeigneten Intervallen verabreicht wird, wird der Blutzucker in einem normalen Bereich gehalten, und der Urin bleibt frei von Zucker. Einer Überdosierung folgt Schwäche, Müdigkeit, Zittrigkeit und reichliches Schwitzen.

Dosierung. – Pulverisierte Samen, davon 10 Gran (0,65 g) dreimal täglich; auch die Tinktur.

Tabacum

Nicotiana tabacum, Tabak
Solanaceae; Südamerika

Die Symptomatik von Tabacum ist äußerst markant. Die Übelkeit, der Schwindel, die totenähnliche Blässe, das Erbrechen, die eisige Kälte und der Schweiß, mit dem intermittierenden Puls sind alle höchst charakteristisch. Hat eine deutlich antiseptische Eigenschaft, ist ein Antidot für den Choleraerreger. Völlige Erschöpfung der gesamten Muskulatur. Kollaps. Magen- und Darmschmerzen, **Seekrankheit**, Cholera infantum; ist kalt, aber **will den Bauch unbedeckt haben**. Kräftige Peristaltik. Durchfall. Ruft Bluthochdruck und Koronarsklerose hervor. Sollte sich als ein herausragendes homöopathisches Mittel für Angina pectoris, mit Koronargefäßentzündung und Bluthochdruck erweisen (Cartier). Zusammenschnürung von Hals, Brust, Blase und Rektum. Blässe, Atemlosigkeit, harter, strangartiger Puls.

Gemüt. – Gefühl äußerster Erbärmlichkeit. **Sehr niedergeschlagen**. Vergeßlich. Unzufrieden.

Kopf. – Schwindel **beim Öffnen der Augen**; Migräne, mit tödlicher Übelkeit; periodisch. Gespanntes Gefühl wie von einem Band. Plötzlicher Schmerz wie durch einen Hammerschlag. Nervöse Taubheit. Vermehrte Absonderung von Augen, Nase und Mund.

Augen. – Trübsichtigkeit; sieht wie durch einen Schleier; Strabismus. **Amaurose**; Mouches volantes. Zentralskotom. Rasche Erblindung mit Läsionen, gefolgt von venöser Hyperämie und Atrophie des Sehnerven.

Gesicht. – Bleich, blau, spitz, eingesunken, kollabiert, mit kaltem Schweiß bedeckt. **[Ars., Verat.]** Sommersprossen.

Hals. – Nasopharyngitis und Tracheitis, **Räuspern**, Morgenhusten, manchmal mit Erbrechen. Heiserkeit von öffentlichen Rednern.

Magen. – Unablässige Übelkeit; ‹ durch Geruch von Tabakrauch **[Phos.]**; Erbrechen bei der geringsten Bewegung, manchmal Koterbrechen. **Schwangerschaftserbrechen mit heftigem Spucken. Seekrankheit; fürchterlich mattes, schwaches Gefühl in der Magengrube**. Gefühl von Erschlaffung des Magens, mit Übelkeit. **[Ip.]** Gastralgie; der Schmerz erstreckt sich vom Mageneingang zum linken Arm.

Abdomen. – Kalt. **Will den Bauch unbedeckt haben**. Mindert Übelkeit und Erbrechen. Schmerzhafte Auftreibung. Eingeklemmte Hernie.

Rektum. – Verstopfung; das Rektum ist gelähmt, prolabiert. Plötzlicher, wäßriger Durchfall, mit Übelkeit und Erbrechen, starker Erschöpfung und kaltem Schweiß; die Absonderungen sehen wie saure Milch aus, dick, geronnen und wäßrig. Tenesmus des Rektums.

Harnwege. – Nierenkolik; heftiger Schmerz entlang dem Ureter, auf der linken Seite.

Atemwege. – Mühsames Atmen, mit heftigem Zusammenschnüren der Brust. Präkordiale Beklemmung, mit Herzklopfen und Schmerz zwischen den Schultern. Husten gefolgt von Schluckauf. Trockener, quälender Husten, muß einen Schluck kalten Wassers nehmen. **[Caust., Phos.]** Atemnot, mit Kribbeln den linken Arm hinab beim Liegen auf der linken Seite.

Herz. – Herzklopfen beim Liegen auf der linken Seite. Aussetzender, schwacher und unfühlbarer Puls. Angina pectoris, Präkordialschmerz. Der Schmerz strahlt von der Mitte des Brustbeins aus. Tachykardie. Bradykardie. **Akute Dilatation** durch Schock oder heftige körperliche Anstrengung verursacht (Royal).

Extremitäten. – Beine und Hände sind eiskalt; die Glieder zittern. Paralyse nach Apoplex. **[Plb.]** Schlurfender, unsicherer Gang. Schwäche der Arme.

Schlaf. – Schlaflosigkeit mit dilatiertem Herz, kalter, klammer Haut und Angst.

Fieber. – Frösteln, mit **kaltem Schweiß.**

Modalitäten. – ⟨ Öffnen der Augen; abends; extreme Hitze und Kälte. ⟩ Aufdecken, in frischer Luft.

Beziehungen. – Vergleiche: **Hydrobr-ac., Camph., Verat., Ars.**

Nicotinum – $C_{10}H_{14}N_2$: Abwechselnd tonische und klonische Spasmen, gefolgt von allgemeiner Erschlaffung und Zittern; Übelkeit, kaltem Schweiß und raschem Kollaps; der Kopf ist nach hinten gezogen, Kontraktion der Augenlider und des Musculus masseter; die Hals- und Rückenmuskeln sind starr; zischelnde Atmung durch Spasmen der Kehlkopf- und Bronchialmuskeln.

Caladium und **Plantago major** verursachen Abneigung gegen Tabak.

Camphora ist der physiologische Antagonist.

Arsenicum album: Tabakkauen.

Ignatia amara: Rauchen.

Lycopodium clavatum: Impotenz.

Nux vomica: Schlechter Geschmack aufgrund von Tabak.

Phosphorus: Tabakherz*, sexuelle Schwäche.

Sepia succus: Neuralgien und Dyspepsie.

Antidote: **Essig, saure Äpfel.**

Dosierung. – Dritte bis 30. Potenz.

Tanacetum vulgare

Chrysanthemum vulgare, Rainfarn, Wurmkraut, Knöpfchen
Compositae; Europa, Sibirien

Abnorme Mattigkeit. Nervöses und müdes Gefühl. Überall im Körper ist ein „halb-totes, halb-lebendiges Gefühl". Nützlich bei Chorea und Reflexspasmen* (Würmer). Soll ein Spezifikum für die Folgen einer Sumachvergiftung* sein.

Gemüt. – Reizbar, geräuschempfindlich. Geistige Müdigkeit,[497] Übelkeit und Schwindel, ⟨ im geschlossenen Raum.

Kopf. – Schwer, dumpf und verwirrt. Kopfweh durch die geringste Anstrengung.

Ohren. – Brausen und Klingen in den Ohren; die Stimme klingt fremd; **die Ohren scheinen sich plötzlich zu schließen.**

Abdomen. – Schmerzen in den Därmen; ⟩ durch Stuhlgang. Stuhldrang unmittelbar nach dem Essen. **Dysenterie.**

Weiblich. – Dysmenorrhoe, mit abwärts drängenden Schmerzen, Empfindlichkeit und Ziehen in den Leisten. Unterdrückte Menses; verspätet, reichlich.

Atemwege. – Beschleunigte, beschwerliche, röchelnde Atmung. Schaumiger Schleim verstopft die Luftwege.[498]

Beziehungen. – Vergleiche: **Cimic., Cina, Absin.**

Nux vomica folgt gut.

Dosierung. – Tinktur bis dritte Potenz.

Tannicum acidum

Tannin, Gerbsäure, $C_{76}H_{52}O_{46}$

Meistens lokal gegen exzessive Absonderung der Schleimhäute angewandt, um das Gewebe zusammenzuziehen und Blutungen zu stillen. Bei stinkendem Schweiß, behebt es den widerwärtigen Geruch. Hartnäckiger nervöser Husten. Hämaturie. Hartnäckige Verstopfung. Schmerz im Abdomen, ist druckempfindlich. Die Eingeweide können wie zylindrische Erweiterungen gespürt werden. 0,5%ige Lösung.

Beziehungen. – Vergleiche: **Gal-ac.**

---

497 Vgl. [11]: „Geistige Ermüdung nach der geringsten geistigen Anstrengung."

498 Vgl. [12]: „Schaumiger, blutiger Schleim in Luftröhre und Bronchien wie bei Tollwut; auch alle anderen Symptome der Tollwut. (Bei vergifteten Tieren)."

Taraxacum officinale

Löwenzahn, Kuhblume, Pusteblume
Compositae; ubiquitär

Bei gastrischen Kopfschmerzen und Gallenkoliken, mit charakteristischer Landkartenzunge und ikterischer Haut. Blasenkrebs. Blähungen. **Hysterische Tympanie.**

Kopf. – Großes Hitzegefühl am Scheitel. Der Musculus **sternocleidomastoideus** ist bei Berührung sehr schmerzhaft.

Mund. – Landkartenzunge. Die Zunge wird unter Empfindung von Roheit mit einer weißen Haut überzogen, worauf sie sich stückweise abschält und **dunkelrote,** (zarte,) **sehr empfindliche Stellen** zurückläßt.[16] Appetitverlust. Bitterer Geschmack[499] und bitteres Aufstoßen. Vermehrter Speichelfluß.

Abdomen. – Vergrößerte und verhärtete Leber. Heftige, scharfe Stiche auf der linken Seite. (Eine schnell entstehende, anhaltende Bewegung) im Unterbauch, als wenn Blasen darin (entständen und) zerplatzten.[16] Tympanie. Schwieriger Stuhlgang.

Extremitäten. – Sehr ruhelose Glieder. **Neuralgie des Knies; ⟩ durch Druck**. Die Glieder sind bei Berührung schmerzhaft.

Fieber. – Frösteln nach dem Essen, ⟨ durch Trinken; **die Fingerspitzen sind kalt. Bitterer Geschmack**. Gesicht, **Zehen** (und der übrige Körper) sind heiß, ohne Durst.[16] Schwitzt gleich beim Einschlafen.

Haut. – **Reichliche Nachtschweiße.**

Modalitäten. – ⟨ Ruhen, Hinlegen, Sitzen.
⟩ Berührung.

Beziehungen. – Vergleiche: **Bry., Hydr., Nux-v.**

Cholinum – Ein Bestandteil der Löwenzahnwurzel: Hat ermutigende Resultate bei der Behandlung von Krebs gezeigt. Cholin ist eng mit **Neurinum** verwandt, es ist das „Cancronie“ von Prof. Adamkiewicz (E. Schlegel).

Tela araneae: Nervöses Asthma und Schlaflosigkeit.

Dosierung. – Tinktur bis dritte Potenz. Bei Krebs 1–2 Drachmen (3,7–7,4 ml) des flüssigen Auszugs.

---

499 Vgl. [16]: „Vor dem Essen, bitterlicher Geschmack im Munde; die Speisen aber schmecken natürlich.“

Tarentula cubensis

Kubanische Tarantel
Arachnoideae

Ein Mittel bei Blutvergiftung, septischen Zuständen. **Diphtherie**. Geeignet für die allerschlimmsten Formen von Entzündung und Schmerz, frühe und anhaltende, starke Erschöpfung. Verschiedenartige Formen bösartiger Eiterungen. Purpurne Verfärbung und brennende, stechende Schmerzen. Bubo. Es ist das Mittel für den **Todesschmerz; mildert den Todeskampf. Pruritus, besonders an den Genitalien**. Ruhelose Füße. Intermittierende septische Fieberschauer. Beulenpest. Als Heilmittel und zur Prophylaxe besonders während des Invasionsstadiums.

Kopf. – Schwindel nach Hitze und heißem Schweiß. Dumpfer Schmerz oben auf dem Kopf. Schießender Schmerz durch das linke Auge quer durch die Stirngegend.

Magen. – Der Magen fühlt sich hart und schmerzhaft an. Appetitverlust, außer beim Frühstück.

Harnwege. – Harnverhaltung. Kann den Urin beim Husten nicht halten.

Rücken. – Jucken über der Nierengegend.

Extremitäten. – Die Hände zittern, sind hyperämisch.

Schlaf. – Schläfrigkeit. Unruhiger Schlaf. Rauher Husten verhindert den Schlaf.

Haut. – Rote Flecken und Pickel. Fühlt sich überall aufgedunsen an. **Karbunkel**, brennende, stechende Schmerzen. Purpurne Verfärbung. Gangrän. Abszesse, bei denen Schmerz und Entzündung vorherrschen. Szirrhus der Brüste. Altersgeschwüre.

Modalitäten. – ⟩ Rauchen.
⟨ nachts.

Beziehungen. – Vergleiche: **Ars., Pyrog., Crot-h., Echi., Anthr., Bell., Apis.**

Dosierung. – Sechste bis 30. Potenz.

Tarentula hispanica

Lycosa fasciiventris, Spanische Tarantel
Arachnoideae; Italien, Spanien

Bemerkenswerte nervöse Phänomene: Hysterie mit Chlorose*; **Chorea**, Dysmenorrhoe, Reizbarkeit der Wirbelsäule.[500] Blasentenesmus. **Einschnürungsgefühle**. Ameisenlaufen. **Extreme Ruhelosigkeit**; muß in ständiger Bewegung sein, obwohl ⟨ durch Gehen. Epileptiforme Hysterie. Intensive sexuelle Erregung.

Gemüt. – Plötzlicher Stimmungswechsel. Ist schlau wie ein Fuchs.[501] Zerstörerische Impulse; **lockere Moral**. Muß sich ständig beschäftigen oder umhergehen. **Empfänglich gegenüber Musik**. Abneigung gegen Gesellschaft, aber will, daß jemand anwesend ist. Undankbar, unzufrieden. Läßt sich von Launen leiten.

Kopf. – Intensiver Schmerz, als ob Tausende von Nadeln in das Gehirn stechen würden. **Schwindel**. Will die Haare gebürstet oder den Kopf gerieben haben.

Männlich. – Sexuelle Erregung; Lüsternheit fast bis hin zum Wahnsinn; Samenergüsse.

Weiblich. – Die Vulva ist trocken und heiß, mit starkem Jucken. Reichliche Menses, mit häufigen erotischen Spasmen. **Pruritus vulvae; Nymphomanie**. Dysmenorrhoe, mit sehr empfindlichen Ovarien.

Herz. – Herzklopfen; präkordiales Angstgefühl, Empfindung, als sei das Herz herumgedreht.

Extremitäten. – Schwäche der Beine; choreaartige Bewegungen. Taubheit der Beine. Multiple Sklerose, mit Zittern. **Zucken und Rucken**. Gähnen mit innerer Unruhe der Beine, muß sie ständig bewegen. Außergewöhnliche Kontraktionen und Bewegungen.

Modalitäten. – ⟨ Bewegung, Berührung, Lärm. Andere in Not sehen. ⟩ im Freien, **Musik**, helle Farben, Reiben der betroffenen Körperteile.

Beziehungen. – Vergleiche: **Agar., Ars., Cupr., Mag-p.**

Antidot: **Lach.**

Dosierung. – Sechste bis 30. Potenz.

---

500 Vgl. [34]: „Reizbare Wirbelsäule; exzessive Hyperästhesie, eine leichte Berührung entlang der Wirbelsäule ruft einen krampfartigen Brustschmerz und einen unbeschreiblich quälenden Schmerz in der Herzgegend hervor, … "

501 Vgl. [34]: „Plötzliche füchsische Impulse etwas zu zerstören, es erfordert äußerste Wachsamkeit, Schaden zu verhüten; gefolgt von Gelächter und Entschuldigungen."

Tartaricum acidum

Weinsäure, $(CHOH-COOH)_2$

Kommt in Weintrauben, Ananas, Sauerampfer und anderen Früchten vor. Es ist ein Mittel gegen Skorbut und ein Antiseptikum, indem es die Schleim- und Speichelabsonderung anregt.

Benommenheit und Mattigkeit. Große Schwäche, mit Durchfall, mit trockener und brauner Zunge. Fersenschmerz. **[Phyt.]**

Magen. – Exzessiver Durst, anhaltendes Erbrechen, Brennen in Hals und Magen. Dyspepsie mit reichlicher Schleimsekretion.

Abdomen. – Schmerz um den Nabel herum und in der Lendengegend. Der Stuhl hat die Farbe von Kaffeesatz (‹ nachts), mit brauner und trockener Zunge und dunkelgrünem Erbrechen.

Dosierung. – Dritte Verreibung. Die reine Säure 10–30 Gran (0,65–1,94 g) in Wasser gelöst.

Taxus baccata

Eibenbaum

Taxaceae; Europa, Kleinasien, Nordwestafrika

Bei pustulösen Hauterkrankungen und Nachtschweißen. Auch bei Gicht und chronischem Rheumatismus. Podagra.

Kopf. – Rechtsseitiger Supraorbital- und Schläfenschmerz, mit Tränenfluß. Erweiterte Pupillen. Aufgedunsenes und bleiches Gesicht.

Magen. – **Der Speichel ist heiß**, scharf. Übelkeit. Schmerz in der Magengrube und der Nabelgegend. Husten nach dem Essen. Gefühl von Heftzwecken und Nadeln in der Magengrube; **Leeregefühl**, muß häufig essen (vgl. die Coniferae – Nadelhözer).

Haut. – Große, flache und juckende Pusteln. Übelriechende Nachtschweiße. Erysipele.

Dosierung. – Tinktur bis dritte Potenz.

Tellurium metallicum

Tellur, Te

Ausgeprägte Haut- (Dermatitis herpetiformis Duhring), Wirbelsäulen-, Augen- und Ohrensymptome. Der **Rücken** ist sehr **empfindlich**. Schmerzen überall im Körper. Stinkende Absonderungen. Langsame Ausprägung der Symptome. **[Rad-br.]** Kreuzbein- und Ischiasschmerzen.

Kopf. – Nachlässig und vergeßlich. Schmerz in der linken Kopfseite und in der Stirn über dem linken Auge. Verzerrung und Zucken der linken Gesichtsmuskeln; beim Sprechen wird der linke Mundwinkel nach links und nach oben gezogen. Furcht, an empfindlichen Stellen berührt zu werden. Blutandrang zu Kopf und Nacken, gefolgt von Schwäche und Mattigkeit im Magen. Jucken der Kopfhaut; rote Flecken.

Augen. – Die Lider sind **verdickt, entzündet** und jucken. Pterygium; pustulöse Konjunktivitis. Katarakt, nach Läsionen des Auges; hilft bei der Absorption von Infiltraten der Iris und Chorioidea.

Ohren. – Ekzem hinter dem Ohr. Mittelohrkatarrh, scharfe, nach Fischlake riechende Absonderung. Jucken, Schwellung und Pochen im Gehörgang. Taubheit.

Nase. – Schnupfen, Tränenfluß und Heiserkeit; 〉 im Freien. **[All-c.]** Verstopft; räuspert salzigen Schleim aus den Choanen.

Magen. – Heftiges Verlangen nach Äpfeln. Leeres und schwaches Gefühl. Sodbrennen.

Rektum. – Juckreiz am Anus und Perineum nach jedem Stuhlgang.

Rücken. – Kreuzbeinschmerz. **Schmerz vom letzten Halswirbel zum fünften Brustwirbel**, ist sehr empfindlich; 〈 durch Berührung. **[Chin-s., Phos.] Ischialgie**; 〈 rechte Seite, **Husten, Pressen zum Stuhlgang** (, Lachen)[34] und in der Nacht, mit empfindlicher Wirbelsäule. **Kontraktur der Sehnen in den Kniekehlen.**

Haut. – Jucken der Hände und Füße. Herpetiforme Flecken; **Tinea. [Tub.] Ringförmige Läsionen**, stinkender Geruch der betroffenen Körperteile. Bartflechte. Stechen in der Haut. **Stinkende Ausdünstungen. [Sulph.]** Widerwärtiger Fußschweiß. Ekzem, hinter den Ohren und am Hinterkopf. Ekzem in kreisförmigen Flecken.

Modalitäten. – 〈 in Ruhe, nachts, kaltes Wetter, Reiben, Husten, Lachen, Liegen auf der schmerzhaften Seite, Berührung.

Beziehungen. – Vergleiche: **Rad-br., Sel., Sep., Ars., Rhus-t.**

Tetradymitum – Kristalle aus Georgia und North Carolina, die Bismutum, Tellurium und Sulphur enthalten: Steißbeinschmerz, Ulzeration der Nägel; Schmerzen in kleinen Flecken, in Händen, Knöcheln, Fersen und Achillessehne.

Dosierung. – Sechste Potenz und höher. Braucht lange, bis es seine Wirkung entfaltet; diese hält sehr lange an.

Terebinthinae oleum

Oleum Terebinthinae, Terpentinöl, ätherisches Öl aus dem Harz verschiedener Kiefernarten; Pinaceae; Mittelmeerraum

Hat eine besondere Affinität zu **blutenden Schleimhäuten**. Tympanie und Harnwegssymptome sind sehr ausgeprägt. Nierenentzündung, mit dunklen, passiven und stinkenden Blutungen. Brightsche Krankheit* mit vorhergehender Wassersucht (Goullon). Schläfrigkeit und Strangurie. Koma. **Unversehrte Frostbeulen.**

Kopf. – Dumpfer Schmerz wie von einem Band um den Kopf herum. **[Carb-ac.]** Schwindel, mit Schwarzwerden vor den Augen. Gestörter Gleichgewichtssinn. Müde und beschwerliche Konzentration. Der Kopf ist erkältet, mit wunden Nasenlöchern und Neigung zum Nasenbluten.

Augen. – Ziliarneuralgie über dem rechten Auge. Intensiver Schmerz im Auge und an der Seite des Kopfes. Amblyopie durch Alkohol.

Ohren. – Die eigene Stimme klingt unnatürlich; Rauschen wie von einer Meeresmuschel, lautes Sprechen ist schmerzhaft. Ohrenschmerz.

Mund. – Die Zunge ist **trocken, rot, wund und glänzend**; Brennen in der Spitze, mit hervorstehenden Papillen. **[Arg-n., Bell., Kali-bi., Nux-m.]** Der Atem ist kalt und stinkend. Erstickungsgefühl im Hals. Stomatitis. Zahnung.[502]

Magen. – Übelkeit und Erbrechen; Hitze im Oberbauch.

Abdomen. – **Enorme Auftreibung**. Durchfall; die Stühle sind wäßrig, grünlich, stinkend und blutig. Schmerz vor dem Blähungsabgang, mit 〉 nach dem Stuhlgang. Darmblutungen. Würmer; Askariden*. Bauchwassersucht; Peritonitis des Beckens. Fällt nach jedem Stuhlgang in Ohnmacht. Enterokolitis, mit Darmblutungen und Darmulzeration.

Harnwege. – **Strangurie, mit blutigem Urin**. Spärlicher Urin, Anurie, **mit Veilchengeruch**. Urethritis, mit schmerzhaften Erektionen.

502 Vgl. [34]: „Zahnung: Anurie mit Konvulsionen; das Kind ist wachsam nachts, schreit wie erschreckt, hat einen starren Blick, ballt die Finger zusammen; … “

[Canth.] Nierenentzündung nach jeder akuten Erkrankung. Ständiger Tenesmus.

Weiblich. – Heftiges **Brennen in der Uterusgegend**. Metritis; Wochenbettperitonitis. Metrorrhagie mit Brennen im Uterus.

Atemwege. – Erschwertes Atmen, die Lungen scheinen überdehnt zu werden; Bluthusten. Blutiger Auswurf.

Herz. – Rascher, kleiner, fadenförmiger und intermittierender Puls.

Rücken. – **Brennender Schmerz in der Nierengegend**. Ziehen in der rechten Niere zur Hüfte ausstrahlend.

Fieber. – Hitze, mit heftigem Durst, trockener Zunge, reichlich kaltem, klebrigem Schweiß. Typhus mit Tympanie, Blutungen, Stupor und Delirium. Starke Erschöpfung.

Haut. – Akne. Erythem; juckender Pustel- und Bläschenausschlag; Urtikaria. Purpura, Ekchymosen, Wassersucht. Scharlach. Frostbeulen; mit übermäßigem Jucken und pulsierenden Schmerzen. Anhaltende Schmerzhaftigkeit der Muskeln.

Beziehungen. – Vergleiche: **Alumn., Sec., Canth., Nit-ac.**

Terebenum: Chronische Bronchitis und Winterhusten; subakute Stadien einer Atemwegsentzündung. Löst das Sekret, bessert das Engegefühl und macht den Auswurf leicht. **Neurotischer Husten**. Heiserkeit von öffentlichen Rednern und Sängern. Zystitis, wenn der Urin alkalisch und stinkend ist; D1.

Ononis spinosa – Hauhechel: Ist ein Diuretikum, ein steinauflösendes Mittel. Chronische Nephritis; hat diuretische Wirkungen wie **Juniperus**; Nasenbluten mit Nierensteinen, ‹ durch Waschen des Gesichtes.

Antidot: **Phos.**

Dosierung. – Erste bis sechste Potenz.

Teucrium marum verum

Katzenkraut, Katzengamander, Amberkraut, Moschuskraut
Labiatae; westlicher Mittelmeerraum

Die Nasen- und Rektumsymptome sind ausgeprägt. **Polypen**. Kinderbeschwerden. Ist geeignet nach Einnahme von zuviel Medizin. Überempfindlichkeit. **Verlangen sich zu strecken**. Ein Mittel von größter Wichtigkeit bei chronischer Rhinitis atrophicans; große, stinkende Krusten und

Schlacken. **Ozäna. Geruchsverlust.** (Große) zittrige (, nervöse) Aufgeregtheit (im ganzen Körper).[4]

Kopf. – Stirnkopfschmerz; 〈 durch Bücken. Kräftigt das Gehirn nach Delirium tremens.

Augen. – Beißen in den Augenwinkeln; die Lider sind rot und geschwollen; Tarsaltumor. **[Staph.]**

Ohren. – Zischen und Klingen; Ohrenschmerz.

Nase. – Katarrhalische Zustände der Nasenlöcher und Choanen. **Schleimhautpolypen.** Chronischer Katarrh; **Absonderung von großen, unregelmäßig geformten Schlacken.** Der Atem ist übelriechend. **Kribbeln in den Nasenlöchern,** mit Tränenfluß und Niesen. Schnupfen, mit verstopften Nasenlöchern.

Magen. – Erbrechen großer Mengen einer dunkelgrünen Substanz. Ständiger Schluckauf, begleitet von Rückenschmerz. Unnatürlicher Appetit.[503] Schluckauf beim Essen; nach dem Stillen (bei kleinen, abgemagerten Kindern)[34].

Rektum. – **Jucken des Anus. Kribbeln und Stechen abends im Bett.**[4] **Oxyuren*, mit nächtlicher Ruhelosigkeit.** Kribbeln im Rektum nach Stuhlgang.

Atemwege. – Trockener Reizhusten (von) Kitzeln in der Luftröhre (wie von eingeatmetem Staub);[4] **Modergeschmack im Hals** beim Hochräuspern von Schleim, reichlicher Auswurf.

Extremitäten. – Leiden der Fingerspitzen und Zehengelenke. Reißende Schmerzen in Armen und Beinen. **Schmerz in den Zehnägel,** als ob sie ins Fleisch gewachsen wären.

Schlaf. – Ruhelos, mit Zucken, Erstickungsgefühl und ängstlichem Aufschrecken.

Haut. – Jucken (des Anus) verursacht Umherwerfen die ganze Nacht hindurch.[34] Sehr trockene Haut. Eiternde Nagelfalz.

Beziehungen. – Vergleiche: **Cina., Ign., Sang., Sil.**

Teucrium scorodonia – Salbeigamander: Bei Tuberkulose mit schleimig-eitrigem Auswurf; Wassersucht; Orchitis und **tuberkulöse Epididymitis; besonders** bei jungen, schlanken Männern mit Tuberkulose der Lungen, Lymphknoten, Knochen und Urogenitalorgane, D3.

Dosierung. – Erste bis sechste Potenz. Lokal bei Polypen als trockenes Pulver.

---

503 Vgl. [4]: „Hungergefühl, auch als werde der Magen von den Speisen nicht recht voll und satt, oder abends am Einschlafen hindernd."

Thallium metallicum

Thallium, Tl

Thallium scheint die endokrinen Drüsen zu beeinflussen, besonders die Schilddrüse und das Nebennierenmark. Äußerst schreckliche, neuralgische, spasmodische und schießende Schmerzen.[504] Muskelatrophie. Tremor. Mildert die heftigen Schmerzen bei motorischer Ataxie. **Paralyse der unteren Extremitäten**. Schmerz in Magen und Darm, wie elektrische Schläge. Paraplegie. **Haarausfall** nach akuten, erschöpfenden Krankheiten. Nachtschweiße. Polyneuritis. Trophische Hautschäden.

Extremitäten. – **Zittern. Lähmungsgefühl**. Lanzinierende Schmerzen wie elektrische Schläge. Die Extremitäten sind sehr müde. Chronische Myelitis. Taubheit der Finger und Zehen, breitet sich an den unteren Extremitäten aufwärts aus, den unteren Bauch und den Damm miteinbeziehend. **Paralyse der unteren Extremitäten**. Zyanose der Extremitäten. Ameisenlaufen beginnt in den Fingern und breitet sich durch das Becken, den Damm und die Innenseite der Oberschenkel zu den Füßen aus.

Beziehungen. – Vergleiche: **Lath., Caust., Arg-n., Plb.**

Dosierung. – Niedrigere Triturationen bis 30. Potenz.

Thaspium aureum

Siehe Zizia

Thea chinensis

Camellia sinensis, Chinesischer Teestrauch
Theaceae; China, Südostasien

Nervöse Schlaflosigkeit, Herzbeschwerden, Herzklopfen und Dyspepsie bei alten Teetrinkern. Ruft die meisten Migränen hervor. **Tabacum** antidotiert (Allen).

---

504 Nach [11] und [12] gehören folgende Symptome nicht zu Thallium, sondern zu Thallium sulphuricum: „Magen- und Darmschmerzen, die aus schrecklichen, heftig lanzinierenden Schmerzen bestehen, die einander mit der Geschwindigkeit von elektrischen Schlägen folgen;" und „Zittern und eine mehr oder weniger vollständige Paralyse der unteren Extremitäten."

Kopf. – Zeitweilige Exaltation (; hat großes Selbstvertrauen).[11] Übellaunigkeit. Migräne, die von einem Punkt ausstrahlt. Schlaf- und ruhelos. Akustische Halluzinationen. Feucht-kaltes Gefühl am Hinterkopf.

Magen. – Schwächegefühl im Oberbauch. **Schwaches, erschlafftes Gefühl. [Sep., Hydr., Olnd.]** Heftiges Verlangen nach Säuren. Plötzliche starke Gasbildung.

Abdomen. – Darmkollern. Neigt zu Hernien.

Weiblich. – Wundheit und Empfindlichkeit der Ovarien.

Herz. – Ängstliche, präkordiale Beklemmung. Herzklopfen; kann nicht auf der linken Seite liegen. Flattern. Rascher, unregelmäßiger und intermittierender Puls.

Schlaf. – Ist tagsüber schläfrig; nachts schlaflos, mit Erregung des Gefäßsystems, Ruhelosigkeit und trockener Haut. Schreckliche Träume rufen kein Entsetzen hervor.[505]

Modalitäten. – ⟨ nachts, Gehen im Freien, nach den Mahlzeiten.
⟩ Wärme; warmes Bad.

Beziehungen. – Antidote: **Kali-hp., Thuj., Ferr.**

Kali iodatum: In materiellen Dosen bei Husten von berufsmäßigen Teeverkostern.

Dosierung. – Dritte bis 30. Potenz.

Thein: $^1/_4 - ^1/_2$ Gran (16–32 mg) subkutan bei Ischialgie und Supraorbital-Neuralgie.

Theridion curassavicum

Feuerspinnchen, Westindische Feuerspinne
Arthropodae, Mittelamerika

Nervöse Hyperästhesie. Hat eine Affinität zur tuberkulösen Diathese. Schwindel, Migräne, ein eigentümlicher Schmerz in der Herzgegend, fortschreitende Tuberkulose, Skrofulose*, all das wurde erfolgreich mit diesem Mittel behandelt. **Geräuschempfindlich; jeder** (schrille) **Ton dringt durch den ganzen Körper, besonders durch die Zähne** (und verstärkt den Schwindel, was Übelkeit verursacht).[11] Die Geräusche scheinen auf schmerzhafte Stellen am Körper zu schlagen. Rachitis, Karies* und

505 Vgl. [11]: „Schreckliche Träume. Ich mordete kaltblütig junge Buben und Mädchen. Diese Verbrechen riefen in mir weder Entsetzen noch sonst eine Gefühlsregung hervor, … “

Nekrose. Pthtisis, Stiche hoch oben in der linken Lungenspitze. **[Anthr.]** Wenn das indizierte Mittel nicht lange wirkt.

Gemüt. – Ruhelos; findet an nichts Freude. Die Zeit vergeht zu schnell.

Kopf. – Schmerz ‹ wenn jemand über den Boden geht.[506] **Schwindel, mit Übelkeit und Erbrechen bei der geringsten Bewegung**, besonders beim Schließen der Augen.

Augen. – Flackern und Flimmern[4] vor den Augen; ist lichtempfindlich. Druck hinter den Augäpfeln. Pochen über dem linken Auge.

Nase. – Gelbliche, dicke, stinkende Absonderung; Ozäna. **[Puls., Thuj.]**

Magen. – Seekrankheit. Übelkeit und Erbrechen beim Schließen der Augen und bei Bewegung. **[Tab.]** Stechender Schmerz auf der linken Seite über der Vorderpartie der Milz. Brennen in der Lebergegend.

Atemwege. – Schmerz in der oberen linken Brust. **[Myrt-c., Pix., Anis.] Schmerz in den linken falschen Rippen. Herzangst und Schmerz.**[507] Kneifen (-des Stechen)[17] im linken Musculus pectoralis.

Rücken. – Empfindlichkeit zwischen den Wirbeln; meidet Druck auf die Wirbelsäule (und sitzt deshalb seitlich auf dem Stuhl).[34] Stechende Schmerzen.

Haut. – **Schübe von Stechen überall.** Die Haut an den Oberschenkeln ist empfindlich. Juckendes Gefühl.

Modalitäten. – ‹ Berührung; Druck; an Schiff; Fahren im Wagen; Augenschließen; Erschütterung; Lärm; Koitus; linke Seite.

Dosierung. – 30. Potenz.

Thiosinaminum

Rhodallinum, Allylthioharnstoff, ein chemisches Derivat aus Senfsamenöl, $C_4H_8N_2S$

Ein Solvens, äußerlich und innerlich, zum **Auflösen von Narbengewebe,** Tumoren, vergrößerten Drüsen; Tuberculosis cutis luposa, Strikturen und Verwachsungen. Ektropion, Hornhauttrübung, Katarakt, Ankylose,

506 Vgl. [34]: „Konnte nicht das geringste Geräusch ertragen und die Erschütterung durch das Auftreten eines Fußes auf den Boden verschlimmerte so sehr, daß es sie aufschreien ließ. (Rückenmarksreizung)."

507 Vgl. [34]: „Angstgefühl in der Herzgegend; heftige Schmerzen strahlen zu Arm und linker Schulter. (Klimakterium)"

Fibrome und Sklerodermie. Ohrgeräusche. Vorgeschlagen von Dr. A.S. Hard, um das Altern zu verzögern. Ein Mittel für Tabes dorsalis, mildert die blitzartigen Schmerzen, die heftigen Schmerzanfälle in Magen, Blase und Rektum. Rektumstriktur, 2 Gran (130 mg) zweimal täglich.

Ohren. – Arteriosklerotischer **Schwindel. Ohrenklingen.** Katarrhalische Taubheit mit narbiger Verdickung. Subakute, eitrige Mittelohrentzündung, Bildung von Bindegewebsbrücken, die die freie Beweglichkeit der Gehörknöchelchen beeinträchtigen. Trommelfellverdickung. Taubheit aufgrund von fibröser Veränderung im Nerven.

Dosierung. – Als Injektion unter die Haut oder als 10%ige Lösung in Glyzerin und Wasser in die Läsionen 15–30 Tropfen zweimal wöchentlich. Innerlich in Kapseln $1/2$ Gran (32 mg) täglich. Bei hartnäckigen arteriosklerotischen Leiden in Gaben von $1/2$ Gran (32 mg), niemals mehr, dreimal täglich. Schwindel und Arthritis (Bartlett). D2.

Thlaspi bursa pastoris

Capsella bursa pastoris, Hirtentäschelkraut, Blutkraut
Cruciferae; ubiquitär

Es ist ein Mittel gegen Hämorrhagien und Harnsäure. Albuminurie während der Schwangerschaft. Chronische Neuralgie. Nieren- und Blasenreizung. Hämorrhagie von einem Uterusfibrom mit Schmerzhaftigkeit im Rücken oder allgemeinem Zerschlagenheitsschmerz. Schmerzen zwischen den Schulterblättern. Uterusblutung mit Krämpfen und Austreiben von Blutgerinnseln. Heftiges Verlangen nach Buttermilch. Folgen von einer unterdrückten Uteruserkrankung. (Burnett).

Kopf. – Augen und Gesicht sind aufgedunsen. Häufiges Nasenbluten. Schwindel; ‹ durch Aufstehen. Stirnkopfschmerz; ‹ gegen Abend. Schuppiger Ausschlag hinter den Ohren. Die Zunge ist weiß, belegt. Mund und Lippen sind rissig. Über dem rechten Auge ist ein heftiger Schmerz, der das Auge noch oben zieht.

Nase. – Bluten bei Nasenoperationen. Besonders passive Blutungen.

Harnwege. – Häufiger Drang; **schwerer**, phosphathaltiger Urin. Chronische Zystitis. Dysurie und spasmodische Harnverhaltung. Hämaturie. Ansammlung von Harngrieß. Nierenkolik. **Ziegelmehlsediment**. Urethritis; Harn geht in kleinen Spritzern ab. Ersetzt häufig den Gebrauch eines Katheters.

Männlich. – Der Samenstrang ist empfindlich gegen Erschütterung beim Gehen oder Fahren.

Weiblich. – Metrorrhagie; zu häufige und reichliche Menses. Blutung mit heftiger Uteruskolik. Jede zweite Menstruationsblutung ist sehr reichlich. Leukorrhoe vor und nach den Menses; blutig, dunkel, stinkend; **macht unauswaschbare Flecken. Wunder Schmerz in der Gebärmutter beim Aufstehen.** Erholt sich kaum von einer Periode bevor die nächste beginnt.

Beziehungen. – Vergleiche: **Urt-u., Croc., Tril., Mill.**

Dosierung. – Tinktur bis sechste Potenz.

Thuja occidentalis

Lebensbaum, Sumpfzeder, Totenbaum

Cupressaceae; Nordamerika, Nordchina, Sibirien

Wirkt auf Haut, Blut, Magen-Darm-Trakt, Nieren und Gehirn. Seine Beziehung zur Erzeugung pathologischer Auswüchse, Condylomata, warzenartiger Wucherungen, schwammiger Tumoren ist sehr wichtig. Feuchte Schleimhautknötchen*. Blutende schwammige Wucherungen. Naevus. Überwiegen des venösen Systems.

Die Hauptwirkung von Thuja zielt auf die Haut und Urogenitalorgane, wo es Zustände hervorruft, die denen der von Hahnemann beschriebenen sykotischen Dyskrasie entsprechen, deren hauptsächliche Manifestation in der Bildung warzenartiger Wucherungen auf Haut und Schleimhäuten liegt – Feigwarzen und Condylomata. Hat eine spezifisch antibakterielle Wirkung wie bei Gonorrhoe und Impfung. Unterdrückte Gonorrhoe, Salpingitis. **Impfschäden**. Sykotische Schmerzen, z.B. Reißen in Muskeln und Gelenken, ‹ durch Ruhe, feucht-nasse Atmosphäre, › durch trockenes Wetter; Lahmheit. **Hydrogenoide Konstitutionen**, deren Blut krankhaft hygroskopisch ist, so daß feuchte Luft und Wasser schädlich sind. Beschwerden durch Mondlicht. **Rasche Erschöpfung und Abmagerung.** Ein linksseitiges und frostiges Mittel. Pocken, kupiert die Pusteln und verhindert das Eiterungsfieber. **Impfschäden**, das heißt hartnäckige Hautleiden, Neuralgien etc.

Gemüt. – **Fixe Ideen**, als ob eine fremde Person an seiner Seite sei; als ob Seele und Körper getrennt seien; als ob etwas Lebendiges im Bauch sei. **[Croc.]** Emotionale Empfindlichkeit; Musik verursacht Weinen und Zittern (der Füße).[11]

Kopf. – Schmerz, als würde ein Nagel eingeschlagen. **[Coff., Ign.]** Neuralgie durch Tee. **[Sel.]** Linksseitiges Kopfweh. Weiße Schuppen; die Haare sind trocken und fallen aus. Fettige Gesichtshaut.

Augen. – Ziliarneuralgie; Iritis. Die Lider sind nachts verklebt; trocken, schuppig. Gerstenkörner und Tarsaltumoren. **[Staph.]** Akute und subakute Entzündung der Sklera. Die Sklera ist stellenweise erhaben und sieht bläulich-rot aus. Große, flache Phlyktänen; sind **schmerzlos**. Rezidivierende Episkleritis. Chronische Skleritis.

Ohren. – Chronische Otitis; eitrige Absonderung. Knarren im Ohr beim Schlucken. Polypen.

Nase. – Chronischer Katarrh; dicker, grüner Schleim; Blut und Eiter. Zahnschmerz beim Naseputzen. Etwas Geschwüriges ist (einen halben Zoll tief) in der Nase (, wo sich ein Schorf gebildet hat).[16] Trockenheit der Nasenhöhlen. Schmerzhafter Druck an der Nasenwurzel.

Mund. – Die Zungenspitze ist sehr schmerzhaft. **Weiße Bläschen sind an der Seite der Zunge, dicht an ihrer Wurzel, was sehr wundartig schmerzt.** Die Zähne faulen nahe dem Zahnfleischrand; sind sehr empfindlich; das Zahnfleisch ist zurückgezogen. Getränke fallen hörbar in den Magen. Ranula; Varizen auf der Zunge und im Mund. Eiterfluß aus den Alveolen.

Magen. – Völliger Appetitverlust. Abneigung gegen frisches Fleisch und Kartoffeln. Ranziges Aufstoßen nach fetten Speisen. Schneidender Schmerz im Oberbauch. Kann keine Zwiebeln essen. Blähungen; Schmerz nach dem Essen; Schwächegefühl im Oberbauch vor dem Essen; Durst. Dyspepsie bei Teetrinkern.

Abdomen. – Aufgetrieben; Verhärtungen im Unterbauch. Chronischer Durchfall, < nach dem Frühstück. Die Absonderungen werden schwallartig entleert; mit einem gurgelnden Geräusch. Braune Flecken. **Blähsucht und Auftreibung; hier und da hervorstehend.**[508] Knurren und Kolik. Verstopfung, mit heftigem Mastdarmschmerz, verursacht das Zurückgleiten des Stuhles. **[Sil., Sanic.]** Geschwollene Hämorrhoiden; der Schmerz ist < durch Sitzen, mit stechenden, brennenden Schmerzen am Anus. Fissuren am Anus; sind schmerzhaft bei Berührung, mit Warzen.[509] **Bewegung im Unterbauch, wie von etwas Lebendigem [Croc.]**, (wie ein

---

508 Vgl. [34]: „Aufgeschwollener, großer Bauch, steht hier und da hervor, wie vom Arm eines Fötus; Bewegungen im Bauch, als ob etwas Lebendiges darin wäre. (Bei alten Jungfern)."

509 Nach [4], [16] und [17] handelt es sich bei den Wucherungen am Anus, wie auch im Genitalbereich – bei Mann und Frau –, vor allem um „Feigwarzen".

Heraustreiben der Bauchmuskeln von einem Kinderarm,) doch ohne Schmerz.[16]

Harnwege. – Die Urethra ist geschwollen, entzündet. Der Harnstrahl ist geteilt und schwach. Nach dem Harnen, Empfindung, als ob aus der Harnröhre noch einige Tropfen vorliefen.[16] Heftiges Schneiden **nach** dem Wasserlassen. **[Sars.]** Häufiges Wasserlassen begleitet die Schmerzen. Plötzliches und dringendes Verlangen, was aber nicht kontrolliert werden kann. Lähmung des Blasensphinkters.

Männlich. – Entzündung von Vorhaut und Eichel; Penisschmerz. Eichelentzündung. **Gelenktripper. Gonorrhoe**. Chronische Verhärtung der Hoden. Schmerz und Brennen wird nahe am Blasenhals gefühlt, mit häufigem und dringendem Verlangen zu urinieren. Prostatavergrößerung. **[Ferr-pic., Thiosin., Iod., Sabal.]**

Weiblich. – Die Vagina ist **sehr empfindlich. [Berb., Kreos., Lyss.]** Warzenartige Gewächse an Vulva und Perineum. Reichliche Leukorrhoe; ist dick, grünlich. Heftiger Schmerz im linken Ovar und der linken Leistengegend. Spärliche, verzögerte Menses. **Polypen**; fleischige Auswüchse. Oophoritis; ‹ linke Seite, bei jeder Periode. **[Lach.]** Profuses Schwitzen vor den Menses.

Atemwege. – Trockener Reizhusten nachmittags, mit Schmerz in der Magengrube. Stiche in der Brust; ‹ durch kalte Getränke. **Asthma bei Kindern. [Nat-s.]** Kehlkopfpapillom. Chronische Laryngitis.

Extremitäten. – Hat beim Gehen das Gefühl, als seien die Glieder aus Holz oder Glas und würden leicht brechen. Die Fingerspitzen sind geschwollen, rot und fühlen sich abgestorben an. Zucken, Schwäche und Zittern der Muskeln. Knacken in den Gelenken. Schmerz in den Fersen und der Achillessehne. Die Nägel sind brüchig. Eingewachsener Zehnagel.

Schlaf. – Anhaltende Schlaflosigkeit.

Fieber. – Frösteln, beginnt in den Oberschenkeln. **Schwitzt nur an unbedeckten Körperteilen** oder überall bis auf den Kopf, beim Schlafen; reichlich, sauer, nach Honig riechend. Blutwallungen abends, mit Pochen in den Blutgefäßen.

Haut. – Polypen, Knötchen*, **Warzen**, Epitheliome, Naevi und Karbunkel; Ulzera, besonders im Ano-Genital-Bereich. Sommersprossen und Flecken. Süßlicher und stark riechender Schweiß. Die Haut ist trocken, mit braunen Flecken. Herpes zoster; Herpes. Reißende Schmerzen in den Drüsen. Drüsenvergrößerung. Die Nägel sind verkrüppelt; brüchig und weich. **Ausschläge nur auf bedeckten Körperteilen**; ‹ nach Kratzen. Sehr berührungsempfindlich. Kälte einer Seite. Sarkom; Polypen. **Braune Flecken an Händen und Armen.**

Modalitäten. – ⟨ in der Nacht, Bettwärme; gegen 3 Uhr und 15 Uhr, kalte, feuchte Luft; nach dem Frühsück; Fett, Kaffee; Impfung.

⟩ linke Seite; beim Anziehen der Glieder.

Beziehungen. – Vergleiche: Hydrogenoide Konstitution: **Calc., Sil., Nat-s., Aran., Apis., Puls.**

Vergleiche: **Sil., Merc., Cinnb., Ter., Juni., Juni-c., Sabin., Canth., Cann-s., Cann-i., Nit-ac., Puls., Ant-t.**

Silicea und **Malandrinum** bei Impfung.

Arborinum ist ein nicht-alkoholisches Thujapräparat.

Cupressus australis: Heftiger, stechender Schmerz; allgemeines Wärmegefühl; Rheumatismus und Gonorrhoe.

Cupressus lawsoniana – Chamaecyparis lawsoniana, Scheinzypressenart: Wirkt wie Thuja; **schreckliche Magenschmerzen.**

Medorrhinum: Unterdrückte Gonorrhoe.

Sphingurus martini – Spinggurus: Die Barthaare fallen aus; Schmerz im Kiefergelenk und Jochbein.

Antidote: **Merc., Camph., Sabin.** (Warzen).

Komplementärmittel: **Sabin., Ars., Nat-s., Sil.**

Dosierung. – Lokal für Warzen und Wucherungen die Tinktur oder Wachssalbe. Innerlich die Tinktur bis 30. Potenz.

Thymolum

Thymiankampfer, $C_{10}H_{14}O$

Ein Mittel mit weitem Wirkungskreis bei Urogenitalerkrankungen. Es ist indiziert bei pathologischen Samenergüssen, Priapismus und Prostatorrhoe. Die Prüfungen zeigen eine auf die Sexualorgane begrenzte Wirkung, wo es eine typische sexuelle Neurasthenie hervorruft. Ist ein Spezifikum für Hakenwurmerkrankung. **[Chen-a.]**

Gemüt. – Reizbar, eigenmächtig, muß seinen Willen haben. Starkes Verlangen nach Gesellschaft. Verlust der Energie.

Männlich. – Reichliche, nächtliche Samenergüsse mit lasziven Träumen von perverser Art. Priapismus. Brennendes Urinieren und nachfolgendes Harntröpfeln. Polyurie. Vermehrte Urate. Verminderte Phosphate.

Rücken. – Müde, Schmerzhaftigkeit überall im Lendengebiet. ‹ durch geistige und körperliche Arbeit.

Schlaf. – Erwacht müde und unerfrischt. Laszive und phantastische Träume.

Modalitäten. – ‹ geistige und körperliche Arbeit.

Beziehungen. – Vergleiche: **Carboneum tetrachloratum** – Tetrachlorkohlenstoff, CCl_4: Ist ein Mittel für Hakenwürmer nach Dr. Lambert, Suva, Fidschi-Inseln, der es in 50 000 Fällen angewandt hat:

„1. Tetrachlorkohlenstoff ist ein wurmabtreibendes und wurmabtötendes Mittel von großer Wirksamkeit und hat sich in einem Land, wo die Krankheit vorherrschend ist, als bestes Vermifugum zur Behandlung von Hakenwürmern erwiesen.

2. Es bereitet dem Patienten wenig Beschwerden, ist schmackhaft, bedarf keiner Zubereitung durch den Patienten und ist in reiner Form anscheinend nicht toxisch – alle diese Gesichtspunkte sind von Vorteil bei einer öffentlichen Kampagne.

W. G. Smillie und S. B. Pessoa von Sao Paulo, Brasilien, haben Tetrachlorkohlenstoff ebenfalls äußerst nützlich zur Beseitigung von Hakenwürmern gefunden. Die Applikation einer einzigen Gabe von 3 ml bei Erwachsenen, hat 95% aller eingenisteten Hakenwürmer beseitigt.“

Dosierung. – Sechste Potenz.

Thymus serpyllum

Gartenthymian, Quendel
Labiatae; Mittel- und Südeuropa

Atemwegsinfektionen bei Kindern; trockenes, nervöses Asthma, Keuchhusten, heftige Spasmen, aber wenig Sputum. Ohrenklingen mit Druckgefühl im Kopf. Brennen im Rachen, Halsentzündung ‹ durch Leerschlucken; die Blutgefäße sind erweitert, dunkel.

Dosierung. – Tinktur.

Thyreoidinum

Getrocknete Schilddrüsen von Schafen oder Kälbern

Thyreoidinum erzeugt Anämie, Abmagerung, Muskelschwäche, Schwitzen, Kopfweh, nervöses Zittern von Gesicht und Gliedern, Kribbelgefühl und Paralyse. Erhöhte Herzfrequenz, Exophthalmus und Pupillenerweiterung. **Bei Myxödem und Kretinismus** sind seine Wirkungen eindrucksvoll. Rheumatische Arthritis. Marasmus bei Kleinkindern. Rachitis. Verzögertes Zusammenwachsen von Knochenbrüchen. Gaben von ½ Gran (32 mg) zweimal täglich über einen beträchtlichen Zeitraum sollen **wirksam bei Hodenhochstand** von Jungen sein. Die Schilddrüse übt einen allgemeinen regulatorischen Einfluß auf die Funktion der Ernährungs-, Wachstums- und Entwicklungsorgane aus. Schilddrüsenunterfunktion verursacht ein heftiges Verlangen nach großen Mengen von Süßigkeiten.

Nützlich bei Psoriasis und **Tachykardie**. Entwicklungsstillstand bei Kindern. Verbessert das Gedächtnis. **Kropf**. Ausgeprägte Adipositas. Wirkt besser bei bleichen Patienten als bei solchen mit lebhafter Farbe. Amblyopie. **Mammatumor. Uterusmyom**. Große Schwäche und Hunger, magert trotzdem ab. **Nächtliches Bettnässen. Agalaktie**. Die Behandlung in der Schwangerschaft frühzeitig beginnen. Gaben von 1,5 Gran (97 mg) zwei- bis dreimal täglich. **Schwangerschaftserbrechen** (früh morgens vor dem Aufstehen der Patientin geben). **Mammafibromatose**, D2 Trit. Erweitert die Arteriolen. **[Adren. kontrahiert sie.]** Schwächegefühl und Übelkeit. Ausgeprägte Kälteempfindlichkeit. Schilddrüsenunterfunktion nach akuten Krankheiten, d. h. Schwäche. Leichte Ermüdbarkeit, schwacher Puls, Ohnmachtsneigung, Herzklopfen, kalte Hände und Füße, niedriger Blutdruck, Frösteln und Kälteempfindlichkeit. (Thyr. D1 dreimal täglich). Hat eine kräftige diuretische Wirkung bei Myxödem und verschiedenen Arten von Ödemen.

Gemüt. – Stupor, abwechselnd mit ruheloser Melancholie. Reizbar, < durch den geringsten Widerspruch; gerät über Kleinigkeiten in Wut.

Kopf. – Gefühl von Leichtigkeit im Gehirn. **Anhaltender Stirnkopfschmerz**. Hervorstehende Augäpfel. Gerötetes Gesicht; brennende Lippen. Die Zunge ist dick belegt. Völle und Hitze. Schlechter Mundgeschmack.

Augen. – Fortschreitendes Nachlassen des Sehvermögens mit Zentralskotom. **[Carb-s.]**

Hals. – Trocken, hyperämisch, wund und brennend; < linke Seite.

Magen. – Verlangen nach Süßem und Durst auf kaltes Wasser. Übelkeit < durch Fahren im Wagen. Flatulenz, es ist viel Luft im Bauch.

Harnwege. – Vermehrter Harnfluß; Polyurie; etwas Eiweiß und Zucker. **Enuresis** bei schwächlichen Kindern, die nervös und reizbar sind ($^1/_2$ Gran (32 mg) zur Nacht und morgens). Veilchengeruch des Urins, Brennen entlang der Harnröhre, vermehrte Harnsäure.

Atemwege. – Trockener, schmerzhafter Husten mit spärlichem, schwierigem Auswurf und Brennen im Rachen.

Herz. – Schwacher, häufiger Puls, kann sich nicht hinlegen. **Tachykardie. [Naja.]** Angstgefühl in der Brust, **wie zusammengeschnürt. Herzklopfen von der leichtesten Anstrengung**. Massiver Herzschmerz.[510] Leichte Erregbarkeit des Herzens. Die Herztätigkeit ist schwach, mit Taubheit der Finger.

Extremitäten. – Rheumatische Arthritis mit Neigung zu Fettsucht, Kälte und Extremitätenkrämpfen. Die Haut schält sich an den unteren Gliedmaßen ab. Kalte Extremitäten. Anhaltende Schmerzen. Ödeme der Beine. Zittern der Glieder und des ganzen Körpers.

Haut. – **Psoriasis** in Verbindung mit Adipositas (**nicht** im Entwicklungsstadium). Die Haut ist **trocken**, ausgelaugt. Kalte Hände und Füße. **Ekzeme**. Uterusmyome. **Harte, empfindungslose Schwellung.**[511] Drüsenschwellungen von steinerner Härte. Fälle von herabgesetzter Reaktion. Gelbsucht mit Juckreiz. Ichthyosis, Tuberculosis cutis luposa. Jucken ohne Hautausschlag, ‹ nachts.

Beziehungen. – Vergleiche: **Spong., Calc., Fuc., Lycps.**

Thyroiodinum – Die isolierten Hormone von der Schilddrüse; eine an Jod und Stickstoff reiche Substanz: wirkt auf den Stoffwechsel, reduziert das Gewicht, ruft möglicherweise Glukosurie hervor. Vorsichtig bei Adipositas verwenden, da ein verfettetes Herz den beschleunigten Rhythmus nicht durchhalten könnte. Milch enthält Schilddrüsenhormone.

Thymi glandulae extractum: Arthrose; metabolische Osteoarthritis, 5-Gran Tabletten (324 mg) dreimal täglich. Hohe Potenzen sind bei Morbus Basedow sehr wirksam.

Dosierung. – Reines Thyreoidinum zeitweise; besser die sechste bis 30. Potenz. Wenn das reine Thyreoidinum verwendet wird (2–3 Gran (130–194 mg) oder mehr täglich), sollte der Puls kontrolliert werden. Darf nicht in physiologischen Dosen gegeben werden, wenn bei schwachem Herz Bluthochdruck vorhanden ist und nicht bei Tuberkulose-Patienten.

---

510 [32] berichtet von Angina-pectoris-Attacken und Todesfällen durch Herzversagen.

511 Vermutlich Druckfehler: Bei Boericke „Browny swelling", statt wie bei [12] „Brawny swelling".

Tilia europaea

Europäische Linde, Sommerlinde
Tiliaceae; Europa, Westsibirien, Vorderasien

Ist wertvoll bei Muskelschwäche der Augen; dünne, blasse Blutung. Puerperale Metritis. Erkrankungen der Kieferhöhle. **[Kali-i., Chel.]**

Kopf. – **Neuralgie** (zuerst rechts, dann links), **mit einem Flor vor den Augen**. Verwirrung, mit Trübsichtigkeit. Viel Niesen, mit Fließschnupfen. Nasenbluten.

Augen. – **Empfindung von einem Flor vor den Augen. [Calc., Caust., Nat-m.]** Das binokulare Sehen ist gestört.[512]

Weiblich. – **Intensives Wundheitsgefühl am Uterus**; Abwärts-Drängen, mit heißem Schweiß, der aber nicht erleichtert. Viel schleimiger Weißfluß beim Gehen. **[Bov., Carb-an., Graph.]** Wundheit und Rötung der äußeren Geschlechtsteile. **[Thuj., Sulph.]** Beckenentzündung, Tympanie, Empfindlichkeit des Bauches und heißer Schweiß, der keine Erleichterung bringt.

Haut. – Urtikaria. Heftiges Jucken und Brennen wie Feuer nach dem Kratzen. Ausschlag kleiner, roter und juckender Pickel. **Warmer und reichlicher Schweiß** bald nach dem Einschlafen. Die Schweißabsonderung steigt mit Zunahme der rheumatischen Schmerzen.

Modalitäten. – 〈 am Nachmittag und Abend; warmes Zimmer, Bettwärme.
〉 kühler Raum, Bewegung.

Beziehungen. – Vergleiche: **Lil-t., Bell.**

Dosierung. – Tinktur bis sechste Potenz.

Titanium metallicum

Titan, Ti

Wird in den Knochen und Muskeln gefunden. Wurde bei Tuberculosis cutis luposa und tuberkulösen Prozessen äußerlich angewandt, auch bei Hauterkrankungen, Nasenkatarrh etc. Äpfel enthalten 0,11% Titan. Mangelhaftes Sehen, die Eigentümlichkeit dabei ist, daß nur **die Hälfte des Gegenstandes** auf einmal gesehen werden kann. Schwindel mit **vertikaler**

512 Vgl. [19]: „Schließt sie ein Auge, gleichviel welches – so sieht sie gut."

Hemianopsie. Auch sexuelle Schwäche, mit **zu frühem Samenerguß** beim Koitus. Brightsche Krankheit*. Ekzem, Tuberculosis cutis luposa, Rhinitis.

Dosierung. – Tiefere und mittlere Potenzen.

Tongo

Dipterix odorata, Coumarouma odorata, Tongobohne
Leguminosae; Südamerika

Nützlich bei Neuralgien; Keuchhusten.

Kopf. – Reißender Schmerz im Nervus supraorbitalis, mit Hitze; klopfender Schmerz im Kopf und Tränenträufeln. Eingenommenheit des Kopfes, besonders des Hinterhauptes, mit Schläfrigkeit und einer Art Trunkenheit. Zittern des rechten oberen Augenlides. Schnupfen; die Nase ist verstopft, muß durch den Mund atmen.

Extremitäten. – Reißende Schmerzen in den Hüftgelenken, in Femur und Knie, besonders linksseitig.

Beziehungen. – Vergleiche: **Meli.**

Anthoxanthum odoratum, Asperula odorata und Tongo enthalten alle **Cumarin** als aktives Prinzip. Vergleiche sie bei Heuschnupfen; auch **Trif-p., Naphtin., Sabad.**

Dosierung. – Tinktur und tiefere Potenzen.

Torula cerevisiae

Saccharomyces ceru, Bierhefe, ist eine Kulturzüchtung
Saccharomycetaceae

Eingeführt durch Dr. Lehmann und Yingling. Ist nicht geprüft, daher sind nur klinische Symptome vorhanden, wenngleich auch viele verifiziert worden sind. Ein sykotisches Mittel. Anaphylaktische Zustände, die durch Proteine und Enzyme hervorgerufen wurden (Yingling).

Kopf. – Schmerzhaftigkeit des Hinterkopfes und Nackens. Kopfweh und heftige Schmerzen überall. < durch Verstopfung. Niesen und Giemen. Katarrhalische Absonderung von den Choanen. Reizbar und nervös.

Magen. – Schlechter Geschmack. Übelkeit. Schwache Verdauung. Lautes Aufstoßen von Gasen aus Magen und Abdomen. Schmerzhaftigkeit überall am Bauch. Völlegefühl. Kollern, wandernde Schmerzen, Blähungen. **Verstopfung**. Die Absonderungen riechen sauer, hefeartig und schimmlig.

Extremitäten. – Rückenschmerz, müde und schwach von den Ellenbogen und Knie abwärts. Die Hände sind eiskalt und schlafen leicht ein.

Schlaf. – Gestört, mit viel Unruhe.

Haut. – Rezidivierende Furunkel. Juckendes Ekzem um die Knöchel herum. Pityriasis versicolor.

Dosierung. – Reine Hefe oder Potenzen von der dritten bis zu den hohen. Hefeumschläge werden viel bei Hauterkrankungen, Furunkeln und Schwellungen verwendet.

Tribulus terrestris

Ikshugandha, Gewöhnlicher Burzeldorn

Zygophyllaceae; Tropisches Afrika, Mittelmeerraum, Zentralasien

Ein indisches Mittel, das bei Harnwegsbeschwerden nützlich ist, besonders bei Dysurie und bei Schwächezuständen der Sexualorgane, die sich in Samenschwäche, frühzeitigen Ergüssen und Oligospermie ausdrücken. Prostatitis, Steinleiden und sexuelle Neurasthenie. Es paßt für Auto-Traumatismus durch Masturbation, indem es die Ergüsse und Spermatorrhoe korrigiert. Partielle Impotenz, verursacht durch übermäßige sexuelle Aktivität im fortgeschrittenen Alter oder wenn sie von Harnwegssymptomen, Harninkontinenz, schmerzhafter Miktion etc. begleitet wird.

Dosierung. – 10–20 Tropfen der Tinktur dreimal täglich.

Trifolium pratense

Wiesenklee, Rotklee

Leguminosae; Europa, Mittel- und Westasien, Algerien

Ruft einen ganz ausgeprägten Speichelfluß hervor. Völlegefühl mit Kongestion der Speicheldrüsen, gefolgt von vermehrtem, überreichlichem Speichelfluß. Gefühl, als ob es zu Mumps kommen würde. **Milchschorf**; trockene, schuppige Krusten. Steifer Hals. **Kanzeröse Diathese.**

Kopf. – Verwirrung und Kopfweh beim Aufwachen. Dumpfheit im Vorderhirn. Nachlassen der geistigen Funktionen, Gedächtnisverlust.

Mund. – **Vermehrter Speichelfluß. [Merc., Syph.]** Halsentzündung, mit Heiserkeit.

Atemwege. – Schnupfen von der Art wie er Heufieber vorangeht; dünner Schleim mit heftiger Reizung. **Heiserkeit und Erstickungsgefühl; Frösteln mit Husten nachts.** Husten beim Ins-Freie-Gehen. Heuschnupfen. Spasmodischer Husten; **Keuchhusten**, anfallsartig; ‹ nachts.

Rücken. – Der Hals ist steif; Krampf im Musculus sternocleidomastoideus; › durch Hitze und Reiben[12].

Extremitäten. – Kribbeln in den Handflächen. Die Hände und Füße sind kalt. (Schuppige und) ulzerative Zustände in der Schienbeingegend (bei alten Menschen).[12]

Beziehungen. – Vergleiche: **Trifolium repens** – Weißklee: Wirkt prophylaktisch gegen Mumps, Kongestionsgefühl in den Speicheldrüsen, Schmerz und Verhärtung, besonders der Unterkieferdrüsen; ‹ **durch Hinlegen.** Der Mund ist voll wäßrigem Speichel, ‹ durch Hinlegen. Blutgeschmack in Mund und Hals. Empfindung, als würde das Herz aufhören zu schlagen, mit großer Furcht, › durch Aufsitzen oder Umherbewegen; ‹ beim Alleinsein, mit kaltem Schweiß auf dem Gesicht.

Dosierung. – Tinktur.

Trillium pendulum

Trillium erectum, Drillingspflanze, Waldlilie, Frauenblume
Liliaceae; Nordamerika

Ein allgemeines Blutungsmittel, **bei großer Schwäche** und **Schwindel.** Chronischer Durchfall blutigen Schleims. Uterine Blutung. Drohender Abort. **Erschlaffung der Beckenregion.** Krampfartige Schmerzen. Phthisis mit eitrigem und reichlichem Auswurf und Blutspucken.

Kopf. – Stirnkopfschmerz; ‹ durch Lärm. Verwirrt; die Augäpfel fühlen sich zu groß an. Verschwommenes Sehen; alles erscheint bläulich. **Nasenbluten. [Mill., Meli.]**

Mund. – Zahnfleischbluten. **Blutung nach Zahnextraktion.**

Magen. – Hitze und Brennen steigt vom Magen zur Speiseröhre auf. Bluterbrechen.

Rektum. – Chronischer Durchfall; blutige Entleerung. Dysenterie; es geht fast reines Blut ab.

Weiblich. – Uterine Blutungen, **mit der Empfindung, als würden die Hüften und der Rücken zerbrechen; › durch festes Bandagieren.** Hervorschießen von hellem Blut bei der leichtesten Bewegung. Hämorrhagie von Myomen. **[Calc., Nit-ac., Phos., Sul-ac.]** Prolaps, mit starkem Abwärts-Drängen. Reichliche, gelbe, fadenziehende Leukorrhoe. **[Hydr., Kali-bi., Sabin.]** Metrorrhagie während dem Klimakterium. **Die Lochien werden plötzlich blutig.** Harntröpfeln nach den Wehen.

Atemwege. – Husten mit Blutspucken. Reichlicher, eitriger Auswurf. Bluthusten. Schmerzen am Brustbeinende. Erstickungsanfall mit unregelmäßiger Atmung und Niesen. Schießende Schmerzen durch die Brust.

Beziehungen. – Vergleiche: **Ip., Sabin., Lach., Ham.**

Ficus religiosa: Blutungen; Menorrhagie, Hämaturie, Nasenbluten, Bluterbrechen und blutende Hämorrhoiden.

Hirudo medicinalis, Sanguisuga officinalis – Blutegel: Blutungen; Bluten vom Anus.

Trillium cernuum: Augensymptome; alles sieht bläulich aus; fettiges Gefühl im Mund.

Dosierung. – Tinktur und tiefere Potenzen.

Trinitrotoluenum

T.N.T., $C_6H_2(NO_2)_3CH_3$

Die Symptome sind bei Munitionsarbeitern gefunden worden, die mit T.N.T. hantieren, es einatmen, in der Nahrung aufnehmen und sogar etwas durch die Haut absorbieren. Dr. Konrad Wesselhöft hat die Symptome zusammengetragen und im Dezember 1926 im Journal des Amerikanischen Instituts für Homöopathie veröffentlicht.

Die zerstörende Wirkung von T.N.T. auf die Erythrozyten ist für die Anämie und Gelbsucht mit ihren Sekundärsymptomen verantwortlich. Das Hämoglobin ist verändert, so daß es nur unzureichend als Sauerstoffträger fungieren kann und als Folge hiervon kommt es zu Atemlosigkeit, Schwindel, Kopfweh, Schwäche, Herzklopfen, übermäßiger Müdigkeit, Muskelkrämpfen und Zyanose als Ergebnis; wie auch Schläfrigkeit, Niedergeschlagenheit und Schlaflosigkeit. Spätstadien der Vergiftung rufen ein Bild toxischer Gelbsucht und aplastischer Anämie hervor. Im Gegensatz zum Stauungsikterus ist die Gelbsucht das Resultat der Zellzerstörung.

Kopf. – Niedergeschlagenheit und (Stirn-) Kopfweh. Abneigung gegen Gesellschaft, ist apathisch und weint leicht. Schwäche, Schwindel, geistige Trägheit; Delirium, Konvulsionen, Koma. Das Gesicht ist sehr dunkel.

Magen. – Bitterer Geschmack, viel Durst, saures Aufschwulken; dumpfes Brennen hinter dem Schwertfortsatz; Übelkeit, Erbrechen, Verstopfung, gefolgt von Durchfall mit Krämpfen.

Harnwege. – Stark gefärbter Urin, Brennen beim Wasserlassen, plötzlicher Drang, Inkontinenz und Harnverhaltung.

Atemwege. – Die Nase ist trocken mit Verstopfungsgefühl. Niesen, Schnupfen, Brennen in der Trachea, ein erstickendes Gewicht auf der Brust; trockener, konvulsiver Husten, der Schleimklumpen hochbringt.

Herz. – Herzklopfen, Tachykardie, Bradykardie und intermittierender Puls.

Haut. – Die Hände sind gelb gefärbt. Dermatitis, Erythema nodosum, Bläschen, Jucken und Brennen; Aufgedunsenheit. **Blutungsneigung**, unter die Haut und von der Nase. **Müder Schmerz in den Kniekehlen.**

Modalitäten. – ‹ Alkohol (fällt nach ein oder zwei Gläschen Whiskey um). Tee (ausgeprägte Abneigung).

Beziehungen. – Vergleiche: **Zinc., Phos., Cina., Ars., Plb.**

Dosierung. – Die 30. Potenz wurde mit Erfolg angewendet.

Triosteum perfoliatum

Wilde Ipecacuanha, Fieberwurz
Caprifoliaceae; Nordamerika

Triosteum ist ein sehr wertvolles Mittel bei Durchfall begleitet von kolikartigen Schmerzen und Übelkeit, **Taubheit der unteren Extremitäten nach dem Stuhlgang** und vermehrter Harnabsonderung; auch bei Grippe. Beruhigt nervöse Symptome. **[Coff., Hyos.]** Galle-Leber-Funktionsstörung*. Gallenkolik.

Kopf. – Hinterkopfschmerz, mit Übelkeit beim Aufstehen, gefolgt von Erbrechen. Grippe mit anhaltenden Schmerzen überall und Hitze in den Gliedern. **Ozäna**; Stirnkopfschmerz.

Magen. – Ekel vor den Speisen; Übelkeit beim Aufstehen, gefolgt von Erbrechen und Krämpfen. Wäßrige, schaumige Stühle.

Extremitäten. – Steifheit aller Gelenke; taube Waden; Knochenschmerzen. Rheumatischer Schmerz im Rücken. Gliederschmerzen.

Haut. – Juckende Striemen. **Urtikaria** aufgrund von Magenstörung.

Dosierung. – Sechste Potenz.

Triticum Repens

Agropyron repens, Quecke
Gramineae; Europa, Sibirien, Nordafrika, Nordamerika

Ein ausgezeichnetes Mittel bei exzessiver Blasenreizung, Dysurie, Zystitis und Gonorrhoe.

Nase. – Putzt sich immer die Nase.

Harnwege. – Häufiges, **schwieriges** und schmerzhaftes Wasserlassen. **[Pop.]** Griesartiger Satz. Katarrhalische und eitrige Absonderungen. **[Pareir.]** Strangurie, Nierenbeckenentzündung; Prostatavergrößerung. Chronische Blasenreizung. Inkontinenz; ständiger Drang. Der Urin ist konzentriert und verursacht Schleimhautreizung.

Beziehungen. – Vergleiche: **Chim., Senec., Pop., Baros., Uva.**

Polytrichum juniperinum – „Holzschlag-Haarmützenmoos": Schmerzhaftes Urinieren alter Menschen; Wassersucht, Harnwegsverschluß und Anurie.

Tradescantia diuretica – Dreimasterblumenart: Blutungen aus dem Ohr und den oberen Luftwegen; schmerzhaftes Urinieren, Absonderung aus der Urethra; Entzündung des Skrotums.

Dosierung. – Tinktur oder als Tee 2 Unzen (62 g) in 946 ml Wasser auf die Hälfte aufgekocht. In vier Gaben innerhalb von 24 Stunden einnehmen.

Trombidium muscae domesticae

Acarus, Milbe, die auf der Hausfliege lebt
Acarinae

Hat seinen spezifischen Platz in der Behandlung von Dysenterie. Die Symptome sind < **durch Essen und Trinken.**

Abdomen. – Starker Schmerz vor und nach dem Stuhlgang; hat nur nach dem Essen Stuhlgang. Kolik morgens im Hypochondrium. Leberanschoppung, mit dringenden, dünnen Stühlen beim Aufstehen. Braune, dünne und blutige Stühle, mit Tenesmus. Heftiger, nach unten schießender Schmerz auf der linken Seite während des Stuhlgangs. Brennen im Anus.

Dosierung. – Sechste bis 30. Potenz.

Tuberculinum bovinum kent

Nosode, aus tuberkulösen Abszessen von Rindern

Tuberculinum ist bei Nierenleiden angezeigt, aber Vorsicht ist nötig, da selbst hohe Potenzen gefährlich sind, wenn Haut und Eingeweide nicht normal funktionieren. Bei chronischer Zystitis wurden glänzende und dauernde Resultate erzielt. (Dr. Nebel, Montreux.)

Ist von unbezweifelbarem Wert bei der Behandlung von **beginnender Tuberkulose**. Ist besonders für hellhäutige, schmalbrüstige Personen geeignet. Hat schlaffe Fasern, schwache Genesungskräfte und reagiert sehr empfindlich auf Wetterveränderungen. Der Patient ist immer müde; Bewegung verursacht starke Müdigkeit; Abneigung gegen Arbeit; will dauernd Veränderungen. Wenn **die Symptome sich dauernd ändern und gut gewählte Mittel versagen und leichtes Entblößen zu einer Erkältung führt**. Rasche Abmagerung. Von großem Wert bei Epilepsie, Neurasthenie und nervösen Kindern. Schon wochenlang anhaltender Durchfall bei Kindern, der äußerst kräftezehrend ist, mit bläulicher Blässe und Erschöpfung. Schwachsinnige Kinder. Vergrößerte Tonsillen. Hautleiden, **akuter Gelenkrheumatismus**. Ist geistig und körperlich sehr empfindlich. Allgemeine Erschöpfung. Nervöse Schwäche. Zittern. Epilepsie. Arthritis.

Gemüt. – Widersprüchliche Eigenschaften von Tuberculinum sind Manie und Melancholie; Schlaflosigkeit und Sopor. Reizbar, besonders beim Aufwachen. **Niedergeschlagen**, Melancholie. **Furcht vor Tieren, besonders vor Hunden**. Hat das Verlangen, unflätige Ausdrücke zu verwenden, zu schimpfen und zu fluchen.

Kopf. – Neigt zu tiefen Gehirnkopfschmerzen und heftigen Neuralgien. Alles erscheint fremd. Heftiger Schmerz wie von einem eisernen Band um den Kopf herum. Meningitis. Wenn kritische Absonderungen wie Schweiß, Polyurie, Durchfall und Exanthem auftreten, die Dosis nur bei Eintreten der Krise wiederholen. Nächtliche Halluzinationen, wacht erschreckt auf. Weichselzopf. **[Vinc.]** Herde kleiner Furunkel, äußerst schmerzhaft, nach und nach in der Nase auftretend; **grüner, stinkender Eiter.**

Ohren. – Anhaltende, stinkende Otorrhoe. **Trommelfellperforation mit ausgefransten Rändern.**

Magen. – Abneigung gegen Fleisch. Schwäche-, Hungergefühl. **[Sulph.]** Verlangen nach kalter Milch.

Abdomen. – Früh morgens plötzlicher Durchfall. **[Sulph.]** Die Stühle sind dunkelbraun, stinkend, werden schwallartig entleert. Tabes mesenterica*.

Weiblich. – **Gutartige Mammatumoren.** Die Menses sind zu früh, zu reichlich, langandauernd. **Dysmenorrhoe. Die Schmerzen nehmen mit Einsetzen des Menstruationsflusses zu.**

Atemwege. – **Vergrößerte Tonsillen.** Harter, trockener Husten während des Schlafes. Dicker, sich leicht lösender Auswurf; starker Schleimauswurf bei Bronchialkatarrh. Kurzatmigkeit. Erstickungsgefühl, selbst bei viel frischer Luft. Verlangen nach kalter Luft. Bronchopneumonie bei Kindern. Harter Reizhusten, profuses Schwitzen und Gewichtsverlust, Rasseln über der ganzen Brust. Ablagerungen beginnen in der Lungenspitze. (Wiederholte Gaben.)

Rücken. – Spannung am Nacken und die Wirbelsäule hinunter. Frösteln zwischen den Schultern oder den Rücken hinauf.

Schlaf. – Schlecht; erwacht früh. Überwältigende Schläfrigkeit tagsüber. Lebhafte und quälende Träume.

Fieber. – Die postkritische Temperatur ist von remittierender Art. Hierbei die Gaben alle zwei Stunden wiederholen. (MacFarlan). Profuser Schweiß. Allgemeines Frösteln.

Haut. – Chronisches Ekzem; heftiges Jucken; < nachts. **Akne** bei tuberkulösen Kindern. Masern; Psoriasis **[Thyr.]**.

Modalitäten. – < Bewegung, Musik; vor einem Sturm; Stehen; Feuchtigkeit; Luftzug; früh morgens und nach dem Schlaf.
> im Freien.

Beziehungen. – Vergleiche: **Bac., Psor., Lach., Teucr-s.**

Tuberculinum Koch: Akute und chronische parenchymatöse Nephritis; ruft Pneumonie, Bronchopneumonie und Lungenanschoppung bei Tuberkulose-Patienten hervor und ist ein bemerkenswert wirksames Mittel bei Lobärpneumonie – **Bronchopneumonie.**

Tuberculinum avis – Tuberkulin von Vögeln: Wirkt auf die Lungenspitzen; hat sich bei durch Grippe verursachter Bronchitis als ein ausgezeichnetes Mittel erwiesen; Symptome ähnlich denen von Tuberkulose; vermindert die Hinfälligkeit und den Husten, verbessert den Appetit und stärkt den ganzen Organismus; akute broncho-pulmonale Erkrankungen bei Kindern; Jucken der Handflächen und Ohren; akuter, entzündlicher, reizender, unaufhörlicher und kitzelnder **Husten**; Kräfte- und Appetitverlust.

Calaguala – Polypodium calaguala, Echte Calaguala: Tuberkulose; knoblauchartiger Geruch aller Absonderungen und des Atems.

Formicicum acidum: Tuberkulose, chronische Nephritis, maligne Tumore; Lungentuberkulose, nicht jedoch im dritten Stadium; Tuberculosis cutis luposa; Mamma- und Magenkarzinome; Dr. Krull verwendet Injektionslösungen, die der 30. Potenz entsprechen; diese dürfen vor sechs Monaten nicht wiederholt werden.

Hydrastis canadensis: Damit Tuberkulose-Patienten wieder an Gewicht zunehmen.[12]

Thuja occidentalis: Impfungen können die Wirkungsweise von Tub. blockieren, bis Thuj. gegeben wird, und dann wirkt es glänzend. (Burnett).

Komplementärmittel: **Calc., Chin., Bry.**

Dosierung. – Tub. braucht bei Kinderkrankheiten häufigere Wiederholungen als beinahe jedes andere chronische Mittel. (H. Fergie Woods). Die 30. Potenz und viel höher in seltenen Gaben. Wenn Tub. versagt, folgt **Syphilinum** meist vorteilhaft und ruft eine Reaktion hervor.

„Der Gebrauch von Tub. bei Lungenschwindsucht erfordert die Beachtung folgender Punkte: Bei fieberloser, rein tuberkulärer Schwindsucht sind die Ergebnisse deutlich, vorausgesetzt, daß die Ausscheidungsorgane gut funktionieren, aber es sollte nichts unter der 1000. Potenz verwendet werden, wenn es nicht unbedingt erforderlich ist. Bei Patienten mit Strepto-Staphylo-Pneumokokken in den Bronchien, wo selbst nach dem Waschen des Sputums eine reine Tbc-Bazillenmasse zurückbleibt, ist dieselbe Behandlung indiziert. Bei Mischinfektionen – in der Mehrzahl der Fälle vorhanden – wo das Sputum zusätzlich zu den Tbc-Bazillen von virulenten Mikroorganismen wimmelt, ist eine andere Vorgehensweise nötig. Wenn das Herz in einem guten Zustand ist, wird eine Einzelgabe von Tub. 1000. bis 2000. gegeben, vorausgesetzt, es gibt keine deutlichen Indikationen für andere Mittel. Bei angemessener Aufmerksamkeit für Temperatur und mögliche Absonderungen darf die Gabe wirken, bis keine Reaktionen mehr beobachtet werden, acht Tage bis acht Wochen. Gewöhnlich zeigt sich dann ein Symptomenkomplex, der die sorgfältige Auswahl eines Antipsorikums, wie **Sil., Lyc., Phos.** etc. erlaubt. Nach einer Weile trübt sich wieder das Bild, und nun wird eine Hochpotenz des isopathischen Mittels, das dem virulentesten und vorherrschenden Mikroorganismus des Sputums entspricht, gegeben: **Staphylococcinum, Streptococcinum** oder **Pneumococcinum**. Die sorgfältige bakteriologische Untersuchung des Sputums ist unentbehrlich; die Wahl dieses isopathischen Mittels hellt wiederum das

Bild auf; geht man dergestalt, auf der einen Seite ätiologisch (wobei diese isopathischen Mittel noch nicht geprüft worden sind); auf der anderen Seite den Symptomen entsprechend mit antipsorischen Mitteln vor, wird die Krankheit beherrscht.

Meine eigene Erfahrung warnt in Fällen von Mischinfektionen vor dem Gebrauch von **Staphylococcinum, Streptococcinum** oder **Pneumococcinum** unter der 500. Potenz. Ich benutze sie nur von der 1000. bis zur 2000. und habe schreckliche Verschlimmerungen von der 30., 100. und 200. gesehen, mit einem Rückgang der Temperatur von 40 C auf 35,5 C. Daher die Warnung, die Spötter nicht zu interessieren braucht, sondern nur diejenigen, die sich dieser potenten Waffe zu bedienen wünschen. Die wie Tub. als Arzneimittel verwendeten Toxine werden aus reinen, virulenten Kulturen bereitet.

Fälle, die scheinbar zu raschem Tod verurteilt sind, werden nach ein oder zwei Jahren wieder auf Normaltemperatur zurückgebracht, obwohl natürlich ein Großteil des Lungengewebes verloren ist. Dieses Resultat ist gewiß, wenn der Patient auf sich achtgeben kann und will, das Herz dem Gift standgehalten hat und Magen und Leber gut funktionieren. Ferner müssen Klimaveränderungen vermieden werden. Bei dem großen Verbrauch an Mineralien der Phthisis-Patienten ist ein Diätplan unbedingt erforderlich und sollte überwiegend Gemüse enthalten, mit dem Zusatz von physiologischen Salzen in tiefen Potenzen. **Calc.** D3, D5, **Calc-p.** D2, D6 und zwischendurch entsprechend den Indikationen organotrope Mittel, wie **Cact.** Trit.30, **Chel.** Trit.30, **Tarax.** Trit.30, **Nast.** Trit., **Urt-u.** Trit., **Tus-fa.** Trit., **Lysi.** Trit. für kurze Zeiträume.

Die erste Gabe von Tub. ist jedoch in jedem schwierigen Fall die gewichtigste Verschreibung. Das Mittel sollte nicht ohne eine ganz gründliche Herzuntersuchung gegeben werden. Wie der Chirurg vor der Narkose, so muß der Arzt über das Herz vor Verabreichung dieser Arznei Bescheid wissen, besonders bei Kindern und alten Menschen und vorzeitig Gealterten. Wer diese Regel befolgt, wird seinem Gewissen weniger klinische Vorwürfe machen müssen. Wenn Tub. kontraindiziert ist, muß zu dem am besten passendsten Antipsorikum Zuflucht genommen werden.

Die oben erwähnte Vorsicht gilt auch für Asthma, Pleuritis und Peritonitis bei skrofulösen* – (tuberkulösen) Patienten. (Dr. Nebel, Montreux).

Turnera aphrodisiaca

Siehe Damiana

Tussilago petasites

Petasites hybridus, Petasites vulgaris, Gemeine Pestwurz, Großblättriger Huflattich

Compositae; Europa, Nord- und Westasien

Hat eine gewisse Wirkung auf die Harnorgane und hat sich bei Gonorrhoe als nützlich erwiesen. Pylorusbeschwerden.

Harnwege. – Krabbeln in der Urethra.

Männlich. – Gonorrhoe; gelbliche, dicke Absonderung. Erektionen mit Krabbeln in der Harnröhre. Schmerz im Samenstrang.

Beziehungen. – Vergleiche: **Tussilago fragans** – Winter-Heliotrop, Vanillen-Pestwurz: Pylorusschmerz, Plethora und Fettleibigkeit.

Tussilago farfara – Huflattich: Husten; als Zwischenmittel bei Lungenschwindsucht. (Vgl. Tub., Dosierung).

Dosierung. – Tinktur.

Upas tieuté

Antiaris toxicaria, Upasbaum

Moraceae; Indonesien, tropisches Afrika bis Malaysia

Erzeugt **tonische Spasmen, Tetanus und Asphyxie**.

Kopf. – Abgeneigt gegen geistige Arbeit. Reizbar. Dumpfer Kopfschmerz tief im Gehirn.

Augen. – **Schmerz in den Augen und Augenhöhlen, mit Konjunktivitis**. Matte, tiefliegende Augen. Gerstenkörner.

Mund. – Herpes labialis. Brennen auf der Zunge. Schmerz im Mund[513] wie von einem Splitter. **[Nit-ac.]**

Männlich. – Gesteigertes Verlangen bei Verlust der Kraft. **Dumpfer Rückenschmerz** wie nach exzessivem Koitus.

513 Vgl. [11]: „Schmerz, wie von einem Splitter in der linken Seite des Halses, der das Schlucken schmerzhaft macht … “

Brust. – Lanzinierende Schmerzen (wie Messerstiche)[11] durch die rechte Lunge zur Leber hin, die das Atmen verhindern. Heftiges Herzklopfen; Schweregefühl im Magen.

Haut. – Taube Hände und Füße. Entzündete Niednägel; Jucken und Rötung der Nägelwurzeln.

Beziehungen. – Vergleiche: Upas, wenn **Bry.** versagt (Typhus). **Ox-ac.**

Upas antiaris – Harzige Absonderung vom Upasbaum: Ein tödliches Muskelgift. Es unterbindet sowohl die Tätigkeit der willkürlichen Muskulatur wie auch die des Herzens ohne Konvulsionen zu erzeugen. Wird auf Java als Pfeilgift verwendet (Merrell). Unterscheidet sich darin, daß es **klonische Spasmen**, heftiges Erbrechen, Durchfall und eine ganz starke Erschöpfung hervorruft.

Antidot: **Cur.**

Dosierung. – Dritte bis sechste Potenz.

Uranium nitricum

Uranylnitrat, $UO_2(NO_3)_2 \cdot 6H_2O$

Verursacht Glukosurie und vermehrte Harnausscheidung. Ist bekannt dafür, daß es Nephritis, Diabetes, Leberdegeneration, Bluthochdruck und Wassersucht erzeugt. Seine therapeutischen Leitsymptome sind **starke Abmagerung, Schwäche und Neigung zu Aszites und allgemeiner Wassersucht**. Rückenschmerz und verzögerte Menses. Trockenheit von Schleimhäuten und Haut.

Kopf. – Schlecht gelaunt; dumpfer, schwerer Schmerz. Die Nasenlöcher sind wund, mit eitriger, scharfer Absonderung. Niedergeschlagenheit.

Augen. – Die Lider sind entzündet und verklebt; **Gerstenkörner**.

Magen. – Übermäßiger Durst; Übelkeit; **Erbrechen. Heißhunger**; Blähungen nach dem Essen. **Bohrender Schmerz in der Pylorusgegend. Magen- und Duodenalgeschwüre**. Brennender Schmerz. **Aufgeblähter Bauch**. Steht in der Gasbildung nur **Lyc.** nach.

Harnwege. – Reichliches Wasserlassen. **Diurese**. Harninkontinenz. **Diabetes**. Abmagerung und Tympanie. **Brennen in der Urethra**, mit sehr saurem Urin. **Kann** den Urin **nicht** ohne Schmerzen halten. **Enuresis. [Öl von Verb.]**

Männlich. – Völlige Impotenz, mit nächtlichen Ergüssen. Die Genitalien sind kalt, erschlafft und schweißig.

Beziehungen. – Vergleiche: **Syzyg., Ph-ac., Lac-ac., Arg-n., Kali-bi., Ars.**

Phlorizinum – ein glykosidischer Wirkstoff, der von der Wurzelrinde des Apfelbaumes und anderer Obstbäume gewonnen wird: Erzeugt Diabetes und Leberverfettung; Wechselfieber. Tägliche Gaben von 15 Gran (0,97 g). Phlorizinum verursacht Glukosurie. Ruft keine hyperglykämische Wirkung hervor. Es zwingt das sezernierende Nierenepithel, Serumalbumin zu Zucker abzubauen. Es kommt zu keinem Blutzuckeranstieg.

Dosierung. – Zweite Verreibung.

Urea[514]

Harnstoff, Karbamid, $CO(NH_2)_2$

Tuberkulose. Klumpen.[515] Vergrößerte Lymphknoten. Nierenwassersucht mit Symptomen von allgemeiner Intoxikation. Gichtisches Ekzem. Albuminurie, Diabetes; Urämie. Der Urin ist dünn und von niedrigem spezifischem Gewicht. Ist ein wassertreibendes Mittel bei der Behandlung von Wassersucht. 10 Gran (0,65 g) alle sechs Stunden.

Beziehungen. – Vergleiche: **Urt-u., Tub., Thyr.**

Uricum acidum – Harnsäure: Gicht, gichtisches Ekzem, Rheumatismus, Lipom.

Urinum – Urin: Akne, Furunkel, Skorbut, Wassersucht.

Urtica urens

Kleine Brennessel, Eiternessel
Urticaceae; ubiquitär

Ein Mittel für Agalaktie und **Steinleiden.** Reichliche Schleimhautabsonderungen. Enuresis und Urtikaria. Milzleiden. **Antidotiert üble Folgen vom Verzehr von Meeresfrüchten.** Die Symptome kehren jedes Jahr zur selben Zeit wieder. Gicht- und Harnsäure-Diathese. Begünstigt die Aus-

514 Nach [12] handelt es sich dabei sowohl um „Urea pura – reinen Harnstoff", wie auch um „Urea nitrica – Harnstickstoff".

515 Vgl. [12]: „Unter der Behandlung verschwanden lupoide Knoten und tuberkulöse Lymphknoten." Oder: „Der Kopf ist ganz dumpf, als sei er mit einem sehr schweren Klumpen gefüllt."

scheidung. **Rheumatismus verbunden mit urtikariaartigen Ausschlägen. Neuritis.**

Kopf. – Schwindel, Kopfweh mit (stechenden)[34] Milzschmerzen.

Abdomen. – Durchfall, chronische Erkrankung des Dickdarms charakterisiert durch starke Schleimsekretion.

Männlich. – Jucken des Skrotums, hält ihn wach; geschwollenes Skrotum.

Weiblich. – **Verminderte Milchsekretion.** Uterine Blutung. Scharfe und wundmachende Leukorrhoe. **Pruritus vulvae, mit Stechen, Jucken** und Ödemen. Stoppt den Milchfluß nach Entwöhnung des Säuglings. Exzessive Schwellung der Brüste.

Extremitäten. – Schmerz im Musculus deltoideus bei akuter Gicht; Schmerz in den Knöcheln, Handgelenken.

Fieber. – Allgemeine Hitze im Bett mit Schmerzhaftigkeit über dem Abdomen. Fieber bei Gicht. Tropenfieber.

Haut. – **Juckende Flecke. Urtikaria**, brennende Hitze, mit Ameisenlaufen; heftigem Jucken. Folgen von unterdrücktem Nesselausschlag. Rheumatismus wechselt mit Urtikaria ab. Sich auf die Haut beschränkende Verbrennungen. Urticaria nodosa (an Händen und Fingern).[34]**[Bov.]** Erythem, mit Brennen und Stechen. **Verbrennungen und Verbrühungen. Windpocken. [Dulc.]** Angioneurotisches Ödem. Herpes labialis mit dem Gefühl von Hitze und Jucken. Jucken und Stechen des Skrotums.

Modalitäten. – ‹ Schneeluft; Wasser, feucht-kühle Luft, Berührung.

Beziehungen. – Vergleiche: **Medus., Nat-m., Lac-c., Form.**

Bomb-chr., Bomb-pr., Rhus-t., Apis., Chlol., Astac. und **Puls.** bei Urtikaria.

Bol-lu. und **Anac.** bei angioneurotischem Ödem.

Lyc. und **Hedeo.** bei harnsauren Zuständen.

Ricinus communis – Wunderbaum, Läusebaum: Verminderte Milchsekretion.

Usnea barbata

Bartflechte, Bartmoos, Baumbart
Ascolichenes; Skandinavien, Nordeuropa

Ist ein Mittel für gewisse Formen von kongestivem Kopfschmerz; Sonnenstich.

Kopf. – Berstendes Gefühl, **als ob die Schläfen bersten oder die Augen aus den Orbita platzen würden.** Pochende Karotiden.

Beziehungen. – Vergleiche: **Glon., Bell.**

Dosierung. – Tinktur, Tropfen-Gaben.

Ustilago maydis

Maisbrand, Schmarotzerpilz auf dem Mais

Schlaffheitszustand des Uterus. Hämorrhagie. Blutandrang zu verschiedenen Körperteilen, besonders im Klimakterium. Milchschorf. **[Viol-t.]**

Kopf. – Sehr niedergeschlagen. Völlegefühl. Nervöser Kopfschmerz aufgrund menstrueller Unregelmäßigkeiten. Schmerzen in den Augäpfeln, mit starkem Tränenfluß.

Männlich. – Unkontrollierbare Masturbation. Spermatorrhoe, mit erotischen Phantasien und amourösen Träumen. Samenergüsse, mit unwiderstehlichem Drang zu masturbieren. Dumpfer Schmerz in der Lendengegend, mit großer Niedergeschlagenheit und Reizbarkeit.

Weiblich. – Vikariierende Menstruationsblutung (aus Lungen und Därmen).[34] Die Ovarien brennen, schmerzen und sind geschwollen. Profuse Menses nach einer Fehlgeburt; Absonderung von Blut beim geringsten Anlaß; hellrot; teilweise geronnen. Menorrhagie im Klimakterium. **[Calc., Lach.]** Sickern von dunklem, geronnenem Blut, das lange schwarze Fäden bildet. Uterushypertrophie. **Leichtes Bluten der Zervix.** Postpartale Hämorrhagie. Reichliche Lochien.

Extremitäten. – Muskelschwäche, **Empfindung von kochendem Wasser entlang dem Rücken.** Klonische und tetanische Bewegungen. Muskelkontraktionen, besonders der unteren Gliedmaßen.

Fieber. – Reichlicher Schweiß. Der Puls ist zuerst beschleunigt und dann geschwächt. Herzjagen.

Haut. – Alopezie. Neigung zu kleinen Furunkeln. Trockene Haut; Ekzem; kupferfarbene Flecken. Pruritus; Sonnenbrand. Psoriasis. (Innerlich und äußerlich).

Beziehungen. – Vergleiche: **Sec., Sabin.**

Zea italica: Besitzt eine heilende Wirkung bei Hauterkrankungen, besonders bei Psoriasis und Ekzema rubrum*. Bademanie. Selbstmordimpulse, besonders sich zu ertränken. Ist leicht verärgert. Gesteigerter Appetit, Heißhunger wechselt mit Ekel vor dem Essen ab. Sodbrennen, Übelkeit, Erbrechen, 〉 durch Trinken von Wein.

Dosierung. – Tinktur bis dritte Potenz.

Uva ursi

Arctostaphylos uva-ursi, Bärentraube, Wilder Buchsbaum
Ericaceae; Europa, Asien, Nordamerika

Die Harnwegssymptome sind am wichtigsten. Zystitis, mit blutigem Urin. Uterusblutung. Chronische Blasenreizung, mit Schmerz, Tenesmus und katarrhalischer Absonderung. **Brennen nach der Absonderung von schleimigem Urin. Pyelitis**. Entzündung aufgrund von Steinen. Dyspnoe, Übelkeit, Erbrechen, kleiner und unregelmäßiger Puls. Zyanose. Urtikaria ohne Jucken.

Harnwege. – Häufiger Drang, mit schlimmen Blasenspasmen; brennender und reißender Schmerz. Der Urin enthält Blut, Eiter und viel zähen Schleim, mit vielen Koageln. Unwillkürliches Wasserlassen; grüner Urin. Schmerzhafte Dysurie.

Beziehungen. – Vergleiche: **Arbutinum** – Ein kristallisiertes Glukosid der Bärentraube, das ebenfalls in **Kalmia, Gaultheria** und anderen Arten der Familie der **Ericaceae** vorkommt: In Gaben von 3–8 Gran (0,19–0,52 g) mit Zucker dreimal täglich. Wird als Antiseptikum der Harnwege und Diuretikum verwendet.

Manzanita – Arctostaphylos manzanita: Wirkt auf die Nieren und Fortpflanzungsorgane. Gonorrhoe, Blasenkatarrh, Diabetes und Menorrhagie. Tinktur der Blätter.

Vaccinum myrtillus – Heidelbeere, Blaubeere: Dysenterie; Typhus, hält den Darm aseptisch, verhütet Absorption und Reinfektion.

Dosierung. – Tinktur, 5–30 Tropfen. Bei Pyelitis eine Trituration der Blätter.

Vaccininum[516]

Kuhpocken-Nosode

Das Pockengift ist fähig, einen Krankheitszustand von extremer Chronizität zu verursachen, von Burnett Vakzinose genannt; die Symptome gleichen denen, der durch Hahnemann beschriebenen Sykose. Neuralgien, hartnäckige Hautausschläge, Frösteln, Verdauungsstörungen mit flatulenter Auftreibung (Clarke). Keuchhusten.

Gemüt. – Reizbar, ungeduldig, schlecht gelaunt und nervös.

Kopf. – Stirnkopfschmerz. Stirn und Augen fühlen sich wie gespalten an.[517] Entzündete und rote Lider.

Haut. – Heiß und trocken. (Rote) Pickel und Hautflecken (, besonders augenfällig bei Wärme).[32] Hautausschläge wie bei Pocken.

Beziehungen. – Vergleiche: Mittel gegen Impfschäden: **Variolinum, Malandrinum, Thuja occidentalis** sind potente Hilfsmittel bei der Behandlung von malignen Krankheiten.

Dosierung. – Sechste bis 200. Potenz.

Valeriana officinalis

Gemeiner Baldrian, Katzenbaldrian
Valerianaceae; Europa, nördliches Asien

Hysterie, Überempfindlichkeit, nervöse Leiden, wenn anscheinend gut gewählte Mittel versagen. Hysterische Spasmen und Beschwerden im allgemeinen. **Hysterische Flatulenz.**

Gemüt. – Wechselnde Stimmung. Fühlt sich leicht, wie in der Luft schwebend. Überempfindlichkeit. **[Staph.]** Halluzinationen nachts. **Reizbar.** Zittrig.[518]

Kopf. – Empfindung von großer Kälte. Druck in der Stirn. Gefühl von Trunkenheit.

Ohren. – **Ohrenweh nach Einwirkung von Zugluft und Kälte.** Nervöse Geräusche. Hyperästhesie.

---

516 Siehe zu Vac. auch die Fußnoten von Variolinum.

517 Vgl. [34]: „Die Stirn fühlt sich an, als würde sie in einer medianen Linie von der Nasenwurzel bis zum Scheitel in zwei Teile gespalten werden."

518 Vgl. [17]: „Zittriges Wesen, er hat nirgends Ruhe, wie bei bevorstehender, grosser Freude."

Hals. – **Empfindung, als würde ein Faden in den Hals herabhängen** (mit Speichelfluß und Erbrechen).[34] Die Übelkeit wird im Hals gespürt. Der Rachen fühlt sich zusammengeschnürt an.

Magen. – Hunger mit Übelkeit. Widerliches Aufstoßen. Sodbrennen mit Aufschwulken einer ranzigen Flüssigkeit. Übelkeit mit Schwäche. **Das Kind erbricht geronnene Milch in großen Klumpen nach dem Stillen.**

Abdomen. – Aufgetrieben. Hysterische Krämpfe. Dünner, wäßriger Durchfall, **mit Klumpen geronnener Milch, mit heftigem Schreien bei Kindern**. Grünlicher, breiiger, blutiger Stuhl. Darmspasmen nach dem Essen und nachts im Bett.

Weiblich. – Die Menses sind spät und spärlich. **[Puls.]**

Atemwege. – Erstickungsgefühl beim Einschlafen. Spasmodisches Asthma; krampfartige Bewegungen des Zwerchfells.

Extremitäten. – Rheumatische Schmerzen in den Gliedern. **Ständiges Zucken**. Schwere. Ischialgie; **der Schmerz ist 〈 durch Stehen und Ausruhen auf dem Boden [Bell.]**; 〉 durch Gehen. Fersenschmerz **beim Sitzen.**

Schlaf. – Schlaflos, mit nächtlichem Jucken und Muskelspasmen. 〈 beim Aufwachen.

Fieber. – Lang anhaltende Fieberhitze, häufig mit Gesichtsschweiß. **Hitze überwiegt**. Empfindung von eisiger Kälte. **[Helo., Camph., Abies-c.]**

Beziehungen. – Vergleiche: **Asaf., Ign., Croc., Cast.**

Ammonium valerianicum: Bei Neuralgie, Magenbeschwerden und stark nervöser, unruhiger Aufgeregtheit. Schlaflosigkeit, besonders während der Schwangerschaft und Menopause. Schwache, hysterische und nervöse Patienten.

Dosierung. – Tinktur.

Vanadium metallicum

Vanadium, V

Seine Wirkung ist die eines Sauerstoffträgers und Katalysators, daher seine Verwendung bei auszehrenden Krankheiten. Steigert die Hämoglobinkonzentration, bindet auch Toxine an dessen Sauerstoff und macht sie damit unschädlich. Vermehrt und stimuliert Phagozyten.

Ein Mittel für degenerative Zustände der Leber und Arterien. Anorexie und Symptome von Magen-Darm-Reizung; Eiweiß, Harnzylinder und Blut sind im Urin. Zittern; Schwindel; Hysterie und Melancholie; Entzündung von Netzhaut und Sehnerv, Blindheit. Anämie, Abmagerung. Trockener Husten, Reiz- und Krampfhusten, manchmal mit Blutungen. Reizung von Nase, Augen und Hals. Tuberkulose, chronischer Rheumatismus, Diabetes. **Wirkt als Tonikum auf die Verdauungsfunktionen** und bei beginnender Tuberkulose. Arteriosklerose, Empfindung, als würde das Herz komprimiert werden, als hätte das Blut in der Aorta keinen Platz. Ängstlicher Druck über der ganzen Brust. Herzverfettung. Degenerative Stadien, hat Gehirnerweichung. Atheromatöse Veränderung der Hirn- und Leberarterien.

Beziehungen. – Vergleiche: **Ars., Phos.**

Ammonium vanadinicum: Fettige Degeneration der Leber.

Dosierung. – Sechste bis zwölfte Potenz. Die beste Form ist Natriumvanadate, 2 mg täglich oral.

Vanilla aromatica

Vanilla planifolia, Echte Vanille

Orchidaceae; Mittel- und Südamerika, Java, Ceylon

Eine ausgeprägte Hautreizung, wie sie durch den milchigen Saft des Sumach* hervorgerufen wird; manchmal durch den Umgang mit den Schoten verursacht, auch durch lokale Anwendung eines Vanille-Auszugs im Haarwaschmittel. Es wird angenommen, daß Vanille Gehirn und sexuelle Neigungen anregt. Nicht den synthetischen Vanilleextrakt verwenden. Bei Menschen, die mit Vanille arbeiten, werden verschiedenartige Beschwerden des Nervensystems und Blutkreislaufs erzeugt. Ist ein menstruationsförderndes Mittel und ein Aphrodisiakum. Verlängerte Menses.

Dosierung. – Die sechste bis 30. Potenz haben sich bei Hauterkrankungen als heilsam erwiesen.

Variolinum

Pocken-Nosode

Wird für eine „innerliche Impfung" verwendet. Scheint sowohl wirksam vor Pocken zu schützen als auch den Krankheitsverlauf von Pocken effektiv zu lindern und zu helfen.

Kopf. – Krankhafte Furcht vor Pocken.[519] Taubheit. Hinterkopfschmerz. Entzündete Augenlider.[520]

Atemwege. – Beklemmtes Atmen. Der Hals fühlt sich geschlossen an. Husten mit dickem, klebrigem und blutigem Schleim. Kloßgefühl in der rechten Halsseite.

Extremitäten. – **Qualvoller Rückenschmerz. Schmerzen in den Beinen.** Überall müde mit Ruhelosigkeit.[521] Handgelenksschmerz.[522] Die Schmerzen wandern vom Rücken zum Bauch.

Fieber. – Heißes Fieber mit intensiver, ausstrahlender Hitze. Reichlicher, übelriechender Schweiß.

Haut. – Heiß und trocken. Pustelausschlag. **Herpes zoster.**

Beziehungen. – Vergleiche: **Vaccininum**: Hat dieselbe Wirkung. **Malandrinum** – Nosode aus der Mauke des Pferdes hergestellt: Ist ein Prophylaktikum für Pocken und ein Mittel für Impfschäden; chronisches Ekzem nach einer Impfung.

Dosierung. – Sechste bis 30. Potenz.

Veratrum album

Weiße Nießwurz, Weißer Germer, Brechwurz

Liliaceae; Skandinavien, Hochgebirge Europas, Sibirien, Ostasien

Diese Arznei bietet ein perfektes **Kollapsbild** mit **extremer Kälte, Blauverfärbung und Schwäche.** Postoperativer Schock mit kaltem Stirnschweiß, blassem Gesicht und raschem, schwachem Puls. **Kalter Stirnschweiß** ist bei fast allen Beschwerden vorhanden. **Erbrechen, Durchfall und Krämpfe in den Extremitäten.** Das **reichliche**, heftige Würgen und Erbrechen ist äußert charakteristisch. Operationsschock. Extreme Trockenheit aller Schleimhautoberflächen. **Koprophagie.**[523] Heftige Manie wechselt mit Schweigen und der Weigerung zu sprechen.

Gemüt. – Melancholie, mit Stupor und Manie. Sitzt in stupider Art und Weise da; nimmt nichts wahr; **mürrische Gleichgültigkeit.** Ist in wilder Aufregung; schreit, flucht. Kindbettpsychose. Zielloses Fortgehen von

519 Nach [32], [34] ist dies ein Symptom von Vaccininum und nicht von Variolinum.
520 Siehe vorhergehende Anm.
521 Siehe vorhergehende Anm.
522 Siehe vorhergehende Anm.
523 Vgl. [16]: „Er verschlingt seinen eigenen Koth."

Zuhause. **Wahnideen von bevorstehendem Unglück**. Manie mit dem Verlangen, Dinge zu zerschneiden und zu zerreißen.[524] **[Tarent.]** Schmerzattacken mit Delirium, die zum Wahnsinn treiben. Fluchen, Wehklagen die ganze Nacht lang.

Kopf. – Kalter Schweiß auf der Stirn. Empfindung von einem Eisklumpen auf dem Scheitel. Kopfweh mit Übelkeit, Erbrechen, Durchfall und blassem Gesicht. Der Hals ist zu schwach, um den Kopf zu halten.

Augen. – Sind von dunklen Ringen umgeben. Starrend; nach oben gedreht; glanzlos. Tränenfluß mit Rötung. Die Lider sind trocken und schwer.

Gesicht. – Entstellte; eingefallene Gesichtszüge. **Die Nasenspitze und das Gesicht sind eiskalt.** Die Nase wird spitzer. Reißen in den Wangen, Schläfen und Augen. **Das Gesicht ist sehr blaß, blau, kollabiert und kalt.**

Mund. – Die Zunge ist blaß, kalt. (Geschmack und) Kühle im Mund, wie von Pfefferminz(-kügelchen).[16] Trocken im Mund, nicht 〉 durch Wasser.[525] Salziger Speichel. Zahnschmerz, die Zähne fühlen sich schwer an, als wären sie mit Blei ausgegossen.

Magen. – Heißhunger. Durst auf kaltes Wasser, aber sobald es geschluckt ist, wird es erbrochen. Abneigung gegen warmes Essen. Schluckauf. **Reichliches Erbrechen und Übelkeit; 〈 durch Trinken und die leichteste Bewegung.** Heftiges Verlangen nach Früchten, saftigen und kalten Speisen, Eis und Salz. Angstgefühl in der Magengrube. Große Schwäche nach dem Erbrechen. Magenreizung mit **chronischem** Speiseerbrechen.

Abdomen. – Schwäche- und Leeregefühl. **Kältegefühl** in Magen und Abdomen. Bauchschmerz vor dem Stuhlgang. Krämpfe, Gefühl von Verknotung in Bauch und Beinen.[526] Empfindung, als würde eine Hernie hervortreten. **[Nux-v.]** Der Bauch ist berührungsempfindlich, geschwollen, mit schrecklicher Kolik.

Rektum. – Verstopfung wegen Untätigkeit des Rektums, mit Hitze und Kopfweh. Verstopfung bei Säuglingen und wenn sie durch sehr kaltes Wetter hervorgerufen wurde. **Die Stühle sind groß, mit starkem Pressen bis zur Erschöpfung, mit kaltem Schweiß.** Sehr schmerzhafter, wäßriger,

---

524 Vgl. [16]: „Er zerbeißt seine Schuhe und verschluckt die Stücke."

525 Vgl. [16]:" Früh, nach dem Erwachen und Aufstehen, eine Stunde lang höchst lästiges Gefühl von Trockenheit im Munde und Klebrigkeit, ohne Durst, welches selbst nach dem Ausspülen des Mundes sich nur wenig mindert."

526 Vgl. [17]: „Leibschmerzen, mit einem Gefühl verbunden, als seien alle Gedärme wie in Knäuel auf einem Haufen im Leibe zusammengewunden."

reichlicher und schwallartig entleerter Durchfall, gefolgt von ganz starker Entkräftung. Entleerungen bei akuter Gastroenteritis während heißen Wetters und bei Cholera, wenn Erbrechen den Durchfall begleitet.

Weiblich. – Die Menses sind zu früh; reichlich und erschöpfend. **Dysmenorrhoe, mit Kälte**, Durchfall und **kaltem Schweiß. Fällt von der geringsten Anstrengung in Ohnmacht**. Sexuelle Manie vor den Menses.[527]

Atemwege. – Heisere, schwache Stimme. Rasseln in der Brust. In den Bronchien ist viel Schleim, der nicht hochgehustet werden kann. Großblasiges Rasselgeräusch. Chronische Bronchitis bei alten Menschen. **[Hippoz.]** Lauter, bellender Husten vom Magen,[528] gefolgt von Luftaufstoßen; ⟨ im warmen Zimmer. Hohler Husten, ein Kitzeln ganz unten (in den Luftröhrenästen)[16], mit blauem Gesicht. Der Husten tritt beim Trinken auf, besonders von kaltem Wasser; Urin entweicht beim Husten. Husten beim Betreten eines warmen Raumes aus kalter Luft. **[Bry.]**

Herz. – Herzklopfen mit Ängstlichkeit und rascher, hörbarer Atmung. Unregelmäßiger, schwacher Puls. Tabakherz* durch Tabakkauen. Aussetzende Herztätigkeit bei schwachen Personen mit Leberstauung. Eines der besten Herzstimulantien in homöopathischen Dosen. (J.S. Mitchell).

Extremitäten. – Wundheit und Empfindlichkeit der Gelenke. Ischialgie; die Schmerzen sind wie elektrische Erschütterungen[16]. **Wadenkrämpfe**. Neuralgie des Plexus brachialis; die Arme fühlen sich geschwollen, kalt und gelähmt an.

Fieber. – Frost **mit extremer Kälte** und Durst.

Haut. – Ist blau, kalt, klamm und unelastisch; **tödliche Kälte**. Kalter Schweiß. Die Haut von Händen und Füßen wird runzlig.

Modalitäten. – ⟨ nachts; nasses, kaltes Wetter.

⟩ Gehen und Wärme.

Beziehungen. – Vergleiche: **Camph., Cupr., Ars.**

Veratrinum – Veratrin, ein Alkaloid der Samen von Sabadilla: Elektrische Schmerzen, elektrische Schläge in den Muskeln, fibrilläres Zucken. Vermehrte Gefäßspannung. Es entspannt sie und regt die Ausscheidung von Toxinen durch Haut, Nieren und Leber an.

Agaricus emeticus – Russula emetica, Speiteufel, Giftiger Täubling: Schwindel; Verlangen nach eiskaltem Wasser; brennende Schmerzen im Magen.

---

527 Vgl. [16]: „Sie küßt jeden, der ihr vorkommt, ehe die Monatsreinigung ausbricht."

528 Vgl. [16]: „Abends, tiefer, hohler Husten von 3, 4 Stößen jedesmal, der aus dem Unterleibe zu kommen schien."

Agaricus phalloides – Amanita phalloides, Grüner Knollenblätterpilz: Cholera, Magenkrämpfe, kalte Extremitäten, Anurie.

Cholas terrapina: Wadenkrämpfe.

Cuprum arsenicosum: Intermittierender, kalter, klebriger Schweiß.

Narcissus poeticus – Dichternarzisse: Gastroenteritis mit starker Kolik und schneidendem Schmerz im Darm. Ohnmacht, Zittern, kalte Glieder, kleiner und unregelmäßiger Puls.

Trichosanthes amara: Durchfall, Leberschmerz, Schwindel nach jedem Stuhlgang.

Dosierung. – Erste bis 30. Potenz. Bei Durchfall nicht unter der sechsten.

Veratrum viride

Grüne Nieswurz

Liliaceae; Nordamerika

Anfälle von Vorhofflimmern. Bewirkt Senkung sowohl des systolischen wie auch des diastolischen Blutdrucks. Blutandrang, besonders zu den Lungen und der Gehirnbasis, mit Übelkeit und Erbrechen. Zuckungen und Konvulsionen. Besonders für vollblutige, plethorische Personen geeignet. Starke Erschöpfung. Herzrheumatismus. **Aufgedunsenes, livides Gesicht**. Rasendes Delirium. Folgen von Sonnenstich. **Ösophagitis**. (Farrington). Verat-v. wird den opsonischen Index gegen **Pneumokokken** von 70 auf 109% anheben. Kongestionsstadium und beginnende Manifestationen einer Hepatisation bei Pneumonie. Zickzack-Temperatur. Klinisch ist bekannt, daß solche Krankheiten wie Tiegelsche Kontraktur, Poikilodermia congenita, Athetose und pseudohypertrophische Muskelparalyse ein Bild bieten, wie es von Verat-v. auf das Muskelgewebe hervorgerufen wird. (Dr. A.E. Hinsdale).

Gemüt. – Streitsüchtig und deliriös.

Kopf. – Intensive, fast apoplektische Blutfülle. Der Kopf ist heiß, mit blutunterlaufenen Augen. Aufgedunsenes, livides Gesicht. Hippokratisches Gesicht. Der Kopf ist zurückgezogen, **die Pupillen sind erweitert**, Doppeltsehen. Meningitis. **Schmerz vom Nacken her**; kann den Kopf nicht halten. Sonnenstich; der Kopf ist voll, mit pochenden Arterien. **[Bell., Glon., Usn.] Das Gesicht ist gerötet**. Konvulsives Zucken der Gesichtsmuskeln. **[Agar.]** Schwindel mit Übelkeit.

Zunge. – Weiß oder gelb, **mit einem roten Mittelstreifen**. Fühlt sich verbrüht an. Vermehrter Speichelfluß.

Magen. – Durstig. Übelkeit und Erbrechen. Die geringste Menge Essen oder Trinken wird sofort erbrochen. Zusammenschnürungsschmerz; < durch warme Getränke. Exzessiver und schmerzhafter **Schluckauf**, mit **Ösophagusspasmen**. Brennen in Magen und Ösophagus.

Abdomen. – Schmerz und Wundheit (quer über dem Bauch, gerade) über dem Becken.[34]

Harnwege. – Spärlicher Urin; getrübt mit (rötlichem) Sediment.[12]

Weiblich. – Starrer Muttermund. **[Bell., Gels.]** Kindbettfieber. Unterdrückte Menses, mit Blutandrang zum Kopf. **[Bell.]** Menstruationskolik vor dem Erscheinen der Absonderung mit Strangurie.

Atemwege. – Lungenanschoppung. Beschwerliches Atmen. Empfindung von einer schweren Last auf der Brust. Pneumonie, mit Schwächegefühl im Magen und heftiger Kongestion. **Krupp.**

Herz. – **Langsamer, weicher, schwacher**, unregelmäßiger und intermittierender Puls. Schneller Puls, niedriger Blutdruck. **[Tab., Dig.]** Ständiger, dumpfer, brennender Schmerz in der Herzgegend. Herzklappenerkrankungen. **Pochen des Pulses durch den ganzen Körper**, besonders im rechten Oberschenkel.

Extremitäten. – Anhaltender Schmerz in Nacken und Schultern. Schlimme Gelenk- und Muskelschmerzen. Heftige Schläge wie von elektrischem Strom in den Gliedern. Konvulsive Zuckungen. **Akuter Rheumatismus. Fieber.**

Fieber. – Hyperthermie abends und Hypothermie morgens. Fieber[529] bei Eiterungen mit starker Temperaturschwankung.

Haut. – Erysipele, mit Gehirnsymptomen. Erythem. Jucken an verschiedenen Körperteilen. **Heißes Schwitzen.**

Beziehungen. – Vergleiche: **Gels., Bapt., Bell., Acon., Ferr-p.**
Antidotiert **Strychnin**, 20–40 Tropfen des flüssigen Auszuges.

Dosierung. – Erste bis sechste Potenz.

---

529 Vgl. [12]: „Streptokokken-Fieber; rasche und heftige Temperaturschwankungen."

Verbascum thapsiforme

Königskerze, Wollblume
Scrophulariaceae; Europa, Mittel- und Ostasien, Nordamerika

Hat eine ausgeprägte Wirkung auf den Nervus mandibularis des Trigeminus; auf das Ohr, die Atemwege und die Blase. **Katarrhe** und Erkältungen **mit periodischer Trigeminusneuralgie**. Beruhigt Nerven-, Bronchial- und Harnwegsreizung und Husten.

Gesicht. – Neuralgie, die das Jochbein, Kiefergelenk und Ohr betrifft, [**Meny.**] besonders linksseitig, mit Tränenfluß, Schnupfen und der Empfindung, **als würden die Körperteile mit Zangen zusammengekniffen**[16]. Die Schmerzen werden ‹ durch Sprechen, Niesen und Temperaturwechsel; auch durch Zusammenbeißen der Zähne. Die Schmerzen scheinen blitzartig aufzutreten, werden durch die geringste Bewegung erregt und erscheinen periodisch zur selben Stunde morgens und nachmittags jeden Tag.

Ohren. – Schmerz mit Verstopfungsgefühl. Taubheit. Trockener, schuppiger Zustand des Gehörganges (lokal anwenden).

Abdomen. – Der Schmerz strahlt tief hinab und verursacht Kontraktion des Sphinkter ani.

Rektum. – Viele Entleerungen an einem Tag, mit drehendem Gefühl um den Nabel herum. Hämorrhoiden, mit verstopftem, hartem Stuhl. Entzündete und schmerzhafte Hämorrhoiden.

Harnwege. – Ständiges Tröpfeln. **Enuresis**. Brennendes Wasserlassen. Vermehrter Urin mit Druck in der Blase.

Atemwege. – **Heiser**; die Stimme ist tief und rauh. (Häufige Attacken eines tiefen, hohlen und heiseren Hustens,) klingt wie eine Trompete;[34] „Basso profundo". Husten; ‹ in der Nacht. Asthma. Wundheit im Rachen, Husten während des Schlafes.

Extremitäten. – Krampfartiger Schmerz in Fußsohlen, rechtem Fuß und Knie. Die unteren Extremitäten fühlen sich schwer an. Der Daumen fühlt sich taub an. Neuralgischer Schmerz im linken Sprunggelenk. Steifheit und **Wundheit der Gelenke der unteren Extremitäten**.

Modalitäten. – ‹ Temperaturwechsel, Sprechen, Niesen, festes Zusammenbeißen (Nervus alveolaris inf.); von 9 bis 16 Uhr.

Beziehungen. – Vergleiche: **Rhus-a., Caust., Plat.**

Sphingurus martini – Spiggurus: Schmerz im Jochbein.

Dosierung. – **Königskerzenöl**: Lokal bei Ohrenweh und trockenem, schuppigem Zustand des Gehörganges. Auch für quälenden Husten in der Nacht oder beim Hinlegen. Innerlich die Tinktur und tiefe Potenzen. **Enuresis**, 5 Tropfen-Gaben zur Nacht und morgens.

Verbena hastata

Blaue Verbene

Verbenaceae; Nordamerika

Beeinflußt die Haut und das **Nervensystem**. Nervöse Niedergeschlagenheit, Schwäche, Reizung und Spasmen. Fördert die Absorption von Blut und lindert den Prellungsschmerz. Vesikulöses Erysipel. Passive Kongestion und Wechselfieber. Eines der Mittel bei Sumachvergiftung*. **Epilepsie**, Schlaflosigkeit, geistige Erschöpfung. Bei Epilepsie **hellt es die geistigen Kräfte der Patienten auf** und hilft bei der Verstopfung.

Dosierung. – Eine Einzelgabe der Tinktur. Bei Epilepsie muß es für längere Zeit fortgesetzt werden. Vannier (Paris) verwendet Verbena in der Form von Tee als Diuretikum, um die Ausscheidung bei der Tuberkulose-Therapie zu unterstützen.

Vespa crabro

Hornisse

Die Haut- und weiblichen Genitalsymptome sind ausgeprägt. Verhärtungsgefühl. Vasomotorische Symptome von Haut und Schleimhäuten. Schwindel, 〉 durch Liegen auf dem Rücken. Ohnmacht. Taubheit und Blindheit. Übelkeit und Erbrechen, gefolgt von Frösteln, das von den Füßen nach oben kriecht. Krampfartige Schmerzen in den Därmen. Die Achsellymphknoten sind geschwollen mit Schmerzhaftigkeit der Oberarme. Schwitzt auf den Körperteilen, auf denen sie liegt, mit Jucken.

Gesicht. – Schmerzhaft und geschwollen. Erysipelatöse Entzündung der Augenlider. **Chemosis**. Schwellung von Mund und Hals, mit heftig brennenden Schmerzen.

Harnwege. – **Brennen** beim Wasserlassen; auch Jucken.

Weiblich. – Niedergeschlagenheit, Schmerz, Druck und Verstopfung vor den Menses. **Das linke Ovar ist deutlich befallen, mit häufiger, bren-**

nender Miktion; Kreuzbeinschmerzen breiten sich den Rücken aufwärts aus. **Erosion um den äußeren Muttermund.**

Haut. – Erythem; **intensives Jucken**, Brennen. **Furunkel**; Stechen und Wundheit, 〉 durch Baden in Essig. Quaddeln, Maculae und Schwellungen mit Brennen, Stechen und Wundheit. Erythema exsudativum multiforme, 〉 durch Baden in Essig.

Beziehungen. – Vergleiche: **Apis.**

Scorpio europaeus – Euscorpius italicus, Skorpion: Vermehrter Speichelfluß; Strabismus; Tetanus.

Antidot: **Semp.**, lokal.

Dosierung. – Dritte bis 30. Potenz.

Viburnum opulus

Gemeiner Schneeball

Caprifoliaceae; Europa, Nord- und Westasien, Nordafrika

Ist ein allgemeines Mittel für Krämpfe. Kolikartige Schmerzen in den Beckenorganen. Nimmt die inneren Sexualorgane überdeutlich wahr. Die Symptome der weiblichen Sexualorgane sind am wichtigsten. **Verhütet oft eine Fehlgeburt**. Falsche Wehen. Spasmodische und kongestive Beschwerden, die ihren Ursprung in den Eierstöcken oder im Uterus haben.

Kopf. – Reizbar. Schwindel; hat (beim Aufstehen) das Gefühl, nach vorne zu fallen.[34] Schlimmer Schmerz in der Schläfengegend. Wundes Gefühl in den Augäpfeln.

Magen. – Ständige Übelkeit; 〉 durch Essen. Ist appetitlos.

Abdomen. – **Plötzliche Krämpfe und kolikartige Schmerzen**. Ist druckempfindlich um den Nabel herum.

Rektum. – Die Stühle sind groß und hart, (gehen) mit einem schneiden (-den Gefühl) in Rektum (und Anus ab),[34] Wundheit des Anus.

Harnwege. – Häufiger Harndrang. Reichlicher, blasser, heller Urin. Kann den Urin beim Husten oder Gehen nicht halten.

Weiblich. – Die Menses sind **zu spät, spärlich, dauern**[530] **einige Stunden**, stinken, mit krampfartigen Schmerzen, die Krämpfe breiten sich die Oberschenkel hinab aus. **[Bell.]** Abwärts-drängende Schmerzen vor den Menses. Die Eierstockgegend fühlt sich schwer und blutgefüllt an. Schmer-

530 Vgl. hingegen [34]: „Während Menses: … ; der Fluß setzt für einige Stunden aus, kehrt dann in Form von Blutgerinnseln wieder."

zen im Kreuzbein und in der Schamgegend, mit Schmerz in den Oberschenkelstreckern; **[Xan.] spasmodische und membranöse Dysmenorrhoe. [Bor.]** Wundmachende Leukorrhoe. Brennen und Jucken der Genitalien. Fällt in Ohnmacht beim Versuch sich aufzusetzen. **Häufige und sehr frühzeitige Fehlgeburten**, die scheinbar Sterilität verursachen. Rückenschmerzen zu den Lenden und der Gebärmutter, ‹ früh morgens.

Rücken. – Steifes, schmerzhaftes Gefühl im Nacken. Hat das Gefühl, als würde der Rücken brechen. Kreuzbeinschmerz. Die unteren Extremitäten sind schwach und schwer.

Modalitäten. – ‹ Liegen auf der betroffenen Seite, warmer Raum, abends und nachts.

› im Freien, Ruhen.

Beziehungen. – Vergleiche: **Cimic., Caul., Sep., Xan.**

Viburnum prunifolium – Amerikanischer Schneeball: Habituelle Fehlgeburt; **Nachwehen**; Zungenkrebs; hartnäckiger Schluckauf; ist angeblich ein Uterus-Tonikum. Morgendliche Übelkeit und Erbrechen bei Schwangeren; menstruelle Unregelmäßigkeiten von sterilen Frauen mit Uterusverlagerung.

Dosierung. – Tinktur und niedere Potenzen.

Vinca minor

Immergrün, Wintergrün
Apocynaceae; Europa, Kleinasien, Kaukasus

Ein Mittel für Hautbeschwerden, Ekzem und besonders Weichselzopf; auch für Blutungen und Diphtherie.

Kopf. – Reißender Schmerz im Scheitel, Klingen und Pfeifen in den Ohren. Drehschwindel, mit Flackern vor den Augen.[531] **Flecken auf der Kopfhaut, an denen eine Flüssigkeit austritt, die die Haare verfilzt. Fressendes Jucken der Kopfhaut**. Kahle Stellen. **Plica polonica**. Unwiderstehliches Verlangen, sich zu kratzen.

Nase. – Die Nasenspitze errötet leicht.[532] Feuchter Hautausschlag auf dem Septum. Verstopfung eines Nasenloches. **Wunde Stellen in der Nase**. Seborrhoe an der Oberlippe und Nasenbasis.

---

531 Vgl. [17]: „Drehender Schwindel mit Schwarzwerden und Flammen vor den Augen."
532 Vgl. [17]: „Die Nasenspitze wird bei der kleinsten Ereiferung roth."

Hals. – Schwieriges Schlucken. Ulzera. Häufiges Räuspern. **Diphtherie.**

Weiblich. – Exzessive Menses mit großer Schwäche. **Passive Uterusblutungen. [Ust., Tril., Sec.]** Menorrhagie; ständiger Fluß, besonders während des Klimakteriums. **[Lach.]** Blutungen durch Myome.

Haut. – Fressendes Jucken. **Große Empfindlichkeit der Haut, mit Rötung und Wundheit** von leichtem Reiben. Ekzem von Kopf und Gesicht; Pusteln, Jucken, Brennen und stinkender Geruch. Das Haar ist verfilzt.

Beziehungen. – Vergleiche: **Olnd., Staph.**

Dosierung. – Erste bis dritte Potenz.

Viola odorata

Veilchen, Wohlriechendes oder Duftveilchen

Violaceae; Westeuropa, Mittelmeerraum, Kaukasus

Hat eine spezifische Wirkung auf das Ohr. Wirkt besonders bei dunkelhaarigen Patienten; auf die Supraorbital- und Orbitalgegend; Rheumatismus der oberen Körperhälfte, wenn er **rechtsseitig** ist. **Wurmleiden** bei Kindern. **[Teucr.]** Lokal bei Schmerz durch Uterusmyome. Auch gegen Schlangenbisse, Bienenstiche. **Spannen** (der Kopfhaut),[17] das sich auf die obere Hälfte des Gesichtes und die Ohren erstreckt.[533]

Kopf. – **Brennen der Stirn.** Schwindel; es scheint sich alles im Kopf zu drehen. Schwere des Kopfes, mit Schwächegefühl in den Nackenmuskeln. **Die Kopfhaut fühlt sich gespannt an; muß die Stirnmuskeln ziehen. Neigt zu Schmerz unmittelbar über den Augenbrauen.** Pochen unter dem Auge und unter der Schläfe. **Kopfschmerz quer über der Stirn.** Wirkt auf die Stirnhöhlen. Hysterische Anfälle bei tuberkulösen Patienten.

Augen. – Schwere der Lider. Die Augäpfel fühlen sich zusammengedrückt an.[534] Flammen vor den Augen. Myopie. Choroiditis. Optische Täuschungen; feurige, sich schlängelnde Kreise.[535]

---

533 Vgl. [11]: „Spannung, die sich bisweilen bis auf die obere Hälfte des Gesichts, besonders der Nase, von da auf die Stirn und die Schläfe, bis in die Ohren erstreckt und mit einer ähnlichen Empfindung am Hinterhaupt und der Nackenmuskeln abwechselt."

534 Vgl. [17]: „Gefühl, als würde jeder der beiden Augapfel von beiden Seiten zusammengedrückt."

535 Vgl. [17]: „Gesichtstäuschung, er sieht, wohin er auch sieht, einen halben Punkt, der dann zu einem zitternden Lichte und immer feuriger wird, am Ende als eine in einem Halbkreise, als ein Zickzack sich schlängelnde Feuerscheinung aussieht, zuletzt aber schwach wird und so allmälig verschwindet; dabei sieht das Weisse im Auge röthlich aus."

Ohren. – Schießen in den Ohren. Abneigung gegen Musik.[536] Rauschen und Kitzeln. Tiefe Stiche unter den Ohren. Taubheit; **Otorrhoe.** Ohrenleiden mit Schmerz in den Augäpfeln.

Harnwege. – **Milchiger Urin**; riecht streng. Enuresis bei nervösen Kindern.

Atemwege. – Taubes Gefühl in der Nasenspitze, wie wenn darauf geschlagen worden wäre (und das Blut herausdränge).[17] Trockener, kurzer, spasmodischer Husten und Atemnot; 〈 tagsüber. Brustbeklemmung. Keuchhusten, mit Heiserkeit. **Atemnot während der Schwangerschaft.** Beschwerliches Atmen, Angst und Herzklopfen bei Hysterie.

Extremitäten. – Rheumatismus des Musculus deltoideus. Zittern der Glieder. **Drückender Schmerz in den rechten Karpal- und Metakarpalgelenken. [Ulm.]**

Modalitäten. – 〈 kühle Luft.

Beziehungen. – Vergleiche: **Aur., Puls., Sep., Ign., Cina.**

Caulophyllum thalictroides: Bei Rheumatismus der kleinen Gelenke.

Chenopodium anthelminticum: Ohren; seröser oder blutiger Erguß in das Labyrinth; chronische Otitis media; fortschreitende **Taubheit gegenüber der Stimme, aber empfindlich gegen Geräusche** von vorbeifahrenden Wagen und andere Geräusche; Summen; fehlende oder mangelhafte Knochenleitung; nimmt das Ohr deutlich wahr; Hören ist besser für hohe, schrille Töne als für tiefe.

Ulmus campestris – Rüster, Bergulme: Ameisenlaufen in den Füßen; tauber, kribbelnder Schmerz in Beinen und Füßen; rheumatische Schmerzen über dem Handgelenk; Taubheit, Kribbeln und starke Schmerzhaftigkeit am Übergang von Muskel zu Sehne des Musculus gastrocnemius.

Dosierung. – Erste bis sechste Potenz.

Viola tricolor

Stiefmütterchen, Feld- oder Ackerstiefmütterchen
Violaceae; Europa, Westsibirien, Vorderasien, Nordafrika

Die Hauptanwendung dieses Mittels liegt bei Ekzemen im Kindesalter und nächtlichen Samenergüssen, begleitet mit sehr lebhaften Träumen.

Kopf. – Schwere; nach außen drückender Schmerz. Ekzem der Kopf-

536 Vgl. [17]: „Verabscheuung aller Musik, vorzüglich der Geige."

haut, mit geschwollenen (Hals-)[17] Drüsen. Hitze und Schweiße im Gesicht nach dem Essen.

Hals. – Viel Schleim, der Räuspern verursacht; < im Freien. Schwieriges Schlucken.

Urin. – Reichlich. Unangenehmer Geruch wie von Katzenurin.[17]

Männlich. – Schwellung der Vorhaut, Brennen in der Eichel. Jucken. Unwillkürliche Samenergüsse beim Stuhlgang.

Haut. – **Impetigo.** Unerträgliches Jucken. Hautausschläge, besonders über Gesicht und Kopf, mit Brennen, Jucken; < nachts. Dicke Krusten, die aufreißen und einen zähen, gelben Eiter absondern. Impetigoides Ekzem auf dem Gesicht. Sykose.

Modalitäten. – < Winter; 11 Uhr vormittags.

Beziehungen. – Vergleiche: **Rhus-t., Calc., Sep., Lyc.**

Dosierung. – Tiefere Potenzen.

Vipera[537]

Deutsche Otter
Viperidae

Eine Otter-Vergiftung verursacht einen vorübergehenden Anstieg der Reflexaktivität mit darauf folgender Parese, eine Paraplegie der unteren Extremitäten, die sich nach oben ausbreitet. Ähnelt einer akut aufsteigenden Landry-Paralyse. (Wells). Wirkt besonders auf die Nieren und führt zu Hämaturie. Kardiale Ödeme.

Ist bei Venenentzündung mit starker Anschwellung indiziert; **Empfindung von Bersten. Lebervergrößerung.** Beschwerden der Menopause. Stimmritzenödeme. Polyneuritis, Poliomyelitis.

Gesicht. – Ist ganz stark geschwollen. Lippen und Zunge sind geschwollen, livide; hervortretend. Die Zunge ist trocken, braun und schwarz. Mühsames Sprechen.

Leber. – Heftiger Schmerz in der vergrößerten Leber, mit Gelbsucht und Fieber; strahlt zu Schulter und Hüfte aus.

537 Bei Boericke „German Viper". Es geht jedoch aus den Quellen nicht klar hervor, ob es sich wirklich nur um die Symptome der „Deutschen Otter" handelt oder ob nicht vielmehr Symptome der „verschiedenen Vipernarten" zusammengefaßt wurden. So wird bei [11] z.B. die „Deutsche Otter – Vipera torva" mit der „Gewöhnliche Viper – Vipera berus" gleichgesetzt.

Extremitäten. – Der Patient muß die Extremitäten angehoben halten; **wenn sie herabhängen, erscheint es, als wollten sie bersten, und der Schmerz ist unerträglich. [Aran.] Varizen** und akute Venenentzündung. Die Venen sind geschwollen und empfindlich; berstender Schmerz. Heftige Krämpfe in den unteren Extremitäten.

Haut. – Livide. Die Haut schält sich in großen Stücken ab. Lymphangiome, Furunkel, Karbunkel, mit **berstender** Empfindung, 〉 durch Hochheben der Körperteile.

Beziehungen. – Vergleiche: **Vipera berus** – Kreuzotter: Prostration und Ohnmacht, unregelmäßiger Puls, gelbe Haut und **Schmerz um den Nabel herum.** Schwellung von Arm, Zunge und rechtem Auge; Schwindligkeit, Nervosität, Mattigkeit, Übelkeit, Zusammendrücken der Brust, kann nicht richtig atmen oder einen tiefen Atemzug nehmen; Schmerzhaftigkeit und Steifheit der Glieder, die Gelenke sind steif, Kollapsgefühl und großer Durst.

Serum anguillae: Herz- und Nierenkrankheiten. Dekompensation des Herzens und drohende Asystolie.

Dosierung. – Zwölfte Potenz.

Viscum album

Mistel, Hexenbesen, Drudenfuß
Loranthaceae; Europa, Nordwestafrika, Asien

Erniedrigter Blutdruck. Erweiterte Blutgefäße, aber wirkt nicht auf das Kreislaufzentrum in der Medulla oblongata. Der Puls ist aufgrund der zentralen Vagusreizung langsam.

Die Symptome weisen besonders auf rheumatische und gichtische Beschwerden; Neuralgien, besonders des Nervus ischiadicus. Epilepsie, **Chorea** und Metrorrhagie. **Rheumatische Taubheit. Asthma.** Durch den Uterus verursachte Rückgratschmerzen. Rheumatismus mit **reißenden Schmerzen.** Albuminurie aufgrund von Bluthochdruck. Herzklappenerkrankung, mit Störungen in der Sexualsphäre. Symptome wie epileptische Aura und Petit mal.

Kopf. – Gefühl, als sei das ganze Schädeldach abgehoben. Blaue Ringe um den Augen. Doppeltsehen. Summen und Verstopfungsgefühl im Ohr. Taubheit durch Kälte. Die Gesichtsmuskeln sind in dauernder Bewegung. Ständiger Schwindel.

Weiblich. – Blutung mit Schmerz; das Blut ist teilweise geronnen und hellrot. Klimakterische Beschwerden. **[Lach., Sulph.]** Schmerz vom Kreuzbein ins Becken, mit reißenden, schießenden Schmerzen von oben nach unten. Plazentaretention. **[Sec.]** Chronische Endometritis. Metrorrhagie. Neuralgie der Eierstöcke, besonders links.

Atemwege. – Atemnot; **Erstickungsgefühl beim Liegen auf der linken Seite**. Spasmodischer Husten. **Asthma**, wenn es in Verbindung mit Gicht oder Rheumatismus auftritt. Röchelnde Atmung.

Herz. – Hypertrophie mit Klappeninsuffizienz; der Puls ist klein und schwach; kann nicht in einer liegenden Haltung bleiben. Herzklopfen während des Koitus. Niedriger Blutdruck. Dekompensation, Atemnot < durch Liegen auf der linken Seite. Gewicht und Druck auf dem Herz, als ob es eine Hand zusammenquetschen würde; kitzelndes Gefühl in der Herzgegend.

Extremitäten. – Schmerzen in Knie und Knöchel wechseln mit Schulter- und Ellenbogenschmerzen. **Ischialgie. Reißende**, schießende Schmerzen in beiden Oberschenkeln und den oberen Extremitäten. Ein **Glühen** steigt von den Füßen zum Kopf auf; er scheint zu brennen.[538] Periodische Schmerzen vom Steißbein in das Becken, < **im Bett**, mit Schmerzen in die Oberschenkel und oberen Extremitäten. Allgemeines Zittern, als wären alle Muskeln in einem Zustand fibrillärer Zuckung. Wassersucht der Extremitäten. Empfindung von einer Spinne, die über Hand- und Fußrücken krabbelt. Es juckt überall. Zusammendrückender Schmerz in den Füßen.

Modalitäten. – < Winter, Kälte, stürmisches Wetter; im Bett. Bewegung; Liegen auf der linken Seite.

Beziehungen. – Vergleiche: **Sec., Conv., Bry., Puls., Rhod.**

Guipsine – Ein Präparat, das aus Viscum album hergestellt wird: Übertrifft die hypotonischen Eigenschaften von Viscum album.

Hedera helix – Efeu: Intrakranieller[12] Druck.

Dosierung. – Tinktur und tiefere Potenzen.

---

538 Vgl. [11]: „ … er empfand ein Glühen, das von den Füßen zum Kopf aufstieg, und es schien ihm, als würde er brennen, gleichzeitig wurde sein Gesicht sehr blaß; diese Art epileptischer Aura kehrte dreimal während des Winters wieder."

Wyethia helenoides

Wyethia

Compositae; Nordamerika

Zeigt deutliche Wirkungen auf den Hals und hat sich bei **Pharyngitis**, besonders bei der granulären Form, als ein ausgezeichnetes Mittel erwiesen. Gereizter Hals von Sängern und öffentlichen Rednern. Ist auch bei Hämorrhoiden nützlich. Heuschnupfen-Symptome; **Jucken in den Choanen.**

Kopf. – Nervös, beunruhigt, niedergeschlagen. Schwindel. Blutandrang zum Kopf. Heftiger Schmerz in der Stirn.

Mund. – Fühlt sich verbrüht an; Empfindung von Hitze den Ösophagus hinunter. Jucken des Gaumens.

Hals. – Ständiges Räuspern. (Prickelndes,) **trockenes** Gefühl in den Choanen; (Empfindung, als sei etwas in den Nasenluftwegen; ein Versuch, sie durch) Räuspern (davon zu befreien) bringt keine Erleichterung.[11] **Der Hals fühlt sich geschwollen an**; die Epiglottis ist trocken und brennt. Schwieriges Schlucken. Hat das ständige Verlangen, den Speichel zu schlucken (um die Trockenheit zu lindern, was aber keine Erleichterung bringt).[11] Die Uvula fühlt sich verlängert an.

Magen. – Gefühl von einem Gewicht (, als ob etwas Unverdauliches gegessen worden wäre).[11] Lautes Aufstoßen von Luft wechselt mit Schluckauf. Übelkeit und Erbrechen.

Abdomen. – Schmerz unter den Rippen der rechten Seite.

Rektum. – Dünner, dunkler Stuhlgang nachts. Jucken des Anus. Verstopfung **mit Hämorrhoiden**; die nicht bluten.

Weiblich. – Schmerz im linken Ovar, der zu den Knie hinabschießt. Schmerz im Uterus; sie könnte seinen Umriß nachzeichnen.

Atemwege. – **Trockener Reizhusten**, durch Kitzeln der Epiglottis verursacht. Brennende Empfindung in den Bronchien. Neigt dazu, beim Sprechen oder Singen heiser zu werden; der Hals ist heiß und trocken. Trockenes Asthma.

Extremitäten. – Rückenschmerz; strahlt bis an das Ende der Wirbelsäule aus. Schmerz im rechten Arm, Steifheit von Handgelenk und Hand. Anhaltende Schmerzen am ganzen Körper.

Fieber. – Frösteln gegen 11 Uhr vormittags. Durst auf eiskaltes Wasser während des Froststadiums. Kein Durst bei Fieberhitze. Profuse Schweiße die ganze Nacht hindurch. Furchtbares Kopfweh während des Schwitzens.

Beziehungen. – Vergleiche: **Arum-d., Sang., Lach.**
Dosierung. – Erste bis sechste Potenz.

Xanthoxylum fraxineum

Zanthoxylum fraxineum, Zahnwehholz, Gelbholz
Rutaceae; Nordamerika

Seine spezifische Wirkung zielt auf das Nervensystem und die Schleimhäute. Paralyse, besonders **Hemiplegie**. Schmerzhafte Blutungen, Nachwehen, **neuralgische Dysmenorrhoe** und rheumatische Beschwerden bieten ein therapeutisches Feld für dieses Mittel, besonders bei hageren, nervösen Patienten von zartem Körperbau. Magenverstimmung durch Überessen oder von zuviel Flüssigkeit. Träge Kapillardurchblutung. Neurasthenie, schlechte Assimilation, Schlaflosigkeit, Hinterkopfschmerz. Vermehrt die Schleimsekretion des Mundes und stimuliert die Sekretion aller Drüsen mit Ausführungsgängen in den Mund.

Gemüt. – Nervös, schreckhaft. Geistige Niedergeschlagenheit.

Kopf. – Völlegefühl. Gewicht und Schmerz am Scheitel. Schmerz über den Augen, pochender Druck über der Nasenwurzel[34], Druck in der Stirn; der Kopf scheint geteilt zu sein;[539] Ohrenklingen. Hinterkopfschmerz. Migräne mit Schwindel und Flatulenz.

Gesicht. – Neuralgie des Unterkiefers. Trockenheit von Mund und Schlund. Pharyngitis. **[Wye.]**

Abdomen. – Kolik und Durchfall. Dysenterie, mit **Tympanie**, Tenesmus; geruchlose Absonderungen.

Weiblich. – Die Menses sind zu früh und schmerzhaft. Eierstock-Neuralgie, mit Lenden- und Unterbauchschmerzen; 〈 **linke Seite**, strahlt den Oberschenkel hinab, breitet sich entlang der Endäste des Nervus genitofemoralis aus. **Neuralgische Dysmenorrhoe**, mit neuralgischen Kopfschmerzen; Schmerz im **Rücken und die Beine hinunter**. Die Menses sind dick, beinahe schwarz. **Nachwehen. [Arn., Cupr., Cham.]** Leukorrhoe zur Zeit der Menses.[540] Neurasthenische Patientinnen, die dünn und abge-

539 Vgl. [12]: „Die ganze linke Körperhälfte wurde taub, die linke Kopfseite ist in ihren Empfindungen scharf von der anderen Hälfte getrennt."

540 Vgl. [34]: „Stark vermehrte Leukorrhoc während der Zeit, in der die Menstruationsblutung einsetzen sollte."

magert sind, eine schlechte Assimilation haben, mit Schlaflosigkeit und Hinterkopfschmerz.

Atemwege. – Aphonie. Hat das ständige Verlangen, einen langen Atemzug zu nehmen; Brustbeklemmung. Trockener Husten tagsüber und nachts.

Extremitäten. – Linksseitige Paralyse nach Rückenmarksleiden. Taubheit der linken Seite; Beeinträchtigung der motorischen Nerven. Hemiplegie. Nackenschmerz, strahlt den Rücken hinab. Ischialgie; ‹ bei heißem Wetter. Neuralgie des Nervus femoralis. **[Staph.]** Der linke Arm ist taub. Neuralgische, schießende Schmerzen, wie von elektrischen Schlägen[12] über die ganzen Glieder.[541]

Schlaf. – Schläft fest, unerfrischender Schlaf; Träume vom Fliegen. Schlaflosigkeit bei Neurasthenikern.

Beziehungen. – Vergleiche: **Gnaph., Cimic., Staph., Mez.**

Piscidia erythrina – Piscidie, Hundeholzbaum: Ein Nervenberuhigungsmittel. **Schlaflosigkeit durch** Sorgen, nervöse Erregung, spasmodischen Husten; Schmerzen bei unregelmäßiger Menstruation; reguliert den Menstruationsfluß. Neuralgische und krampfartige Leiden. Die Tinktur in eher materiellen Dosen verwenden.

Dosierung. – Erste bis sechste Potenz.

Xerophyllum

Eine Bärengrasart
Liliaceae

Sollte sich bei ekzematösen Zuständen, Sumachvergiftung*, beginnenden typhoiden Stadien etc. als heilsam erweisen.

Gemüt. – Benommen, kann sich zum Lernen nicht konzentrieren; vergißt Namen; **schreibt die letzten Buchstaben von Wörtern zuerst**; buchstabiert gebräuchliche Wörter falsch.

Kopf. – Völle- und Verstopfungsgefühl, Schmerz quer über der Stirn und über den Augen. Starker Druck an der Nasenwurzel. Ist verwirrt. Bewußtseinsverlust. Pulsierender Kopfschmerz.

---

541 Vgl. [12]: „Wärme wird wie ein warmes Glühen durch den ganzen Organismus empfunden, mit einer Empfindung in den Nerven, als würden leichte elektrische Schläge durch den ganzen Körper gehen.“

Augen. – Schmerzhaft, wie von Sand, brennend; bei Arbeit in der Nähe bereitet das Fokusieren Schwierigkeiten. Die Augen fühlen sich wund an, brennen.

Nase. – Verstopft; Engegefühl am Nasenrücken; akuter Nasenkatarrh.

Gesicht. – Morgens angeschwollen. Unter den Augen aufgedunsen.

Hals. – Stechender Schmerz beim Schlucken.

Magen. – Fühlt sich voll und schwer an. Aufstoßen ist sauer; übelriechend, eine Stunde nach dem Mittag- und Abendessen. Erbrechen gegen 14 Uhr.

Abdomen. – Darmblähungen. Morgens Darmkollern mit Stuhldrang.

Rektum. – Verstopfung, die Stühle sind hart, in kleinen Klumpen. Schwierige, weiche Stühle, mit starkem Pressen. Viel Windabgang. Abwärts-drängender Schmerz im Rektum.

Harnwege. – Hat Schwierigkeiten, den Harn zu halten; tröpfelt beim Gehen. Häufiges Wasserlassen nachts.

Weiblich. – Abwärts-drängende Empfindung. Die Vulva ist entzündet, mit schrecklichem Jucken. Gesteigertes sexuelles Verlangen, mit Ovar- und Uterusschmerzen und Weißfluß.

Atemwege. – Die Choanen sind wund; Absonderung von dickem, gelbem Schleim. Niesen. Die Trachea ist wund; die Lungen fühlen sich zusammengeschnürt an.

Rücken. – Fühlt sich vom Kreuzbein bis zum Schulterblatt heiß an. Der Rückenschmerz strahlt in die Beine hinab. Schmerz über den Nieren. Hitze tief in der Wirbelsäule.

Extremitäten. – Lahmheit der Muskeln, Zittern. Knieschmerz. Die Glieder fühlen sich steif an. **[Rhus-t.]**

Haut. – Erythem, mit Bläschenbildung und heftigem Jucken, Stechen und Brennen. Blasen, kleine Beulen. Die Haut ist rauh und rissig; fühlt sich wie Leder an. Dermatitis, besonders um die Knie herum. Entzündung wie bei einer Sumachvergiftung*. Die Leistenlymphknoten und die Lymphknoten in der Kniekehle sind geschwollen.

Modalitäten. – < Anwendung von kaltem Wasser, nachmittags und abends.

> Anwendung von heißem Wasser, morgens, Bewegen des betroffenen Körperteiles.

Beziehungen. – Vergleiche: **Rhus-t., Anac., Grin.**

Dosierung. – Sechste Potenz oder höher.

X-Ray

Röntgenstrahlen, eine mit Alkohol gefüllte Ampulle, die den Röntgenstrahlen ausgesetzt wurde.

Wiederholte Einwirkung von Röntgenstrahlen hat Hautschäden hervorgerufen, die oft Krebs zur Folge hatten. Quälender Schmerz. Die Keimdrüsen sind besonders betroffen. Atrophie der Ovarien und Hoden. Sterilität. Es finden Veränderungen im Blut, im lymphatischen System und im Knochenmark statt. Anämie und Leukämie. Paßt für hartnäckige Beschwerden wie Verbrennungen, die nicht heilen wollen. Psoriasis.

Hat die Eigenschaft, den Zellstoffwechsel anzuregen. Weckt das geistige und körperliche Reaktionsvermögen. Bringt unterdrückte Symptome an die Oberfläche, besonders sykotische und solche, denen eine Mischinfektion zugrunde liegt. Seine homöopathische Wirkung ist somit zentrifugal, zur Peripherie hin.

Kopf. – Stechende Schmerzen an verschiedenen Stellen von Kopf und Gesicht. Dumpfer Schmerz im rechten Oberkiefer. Völle in den Ohren, Klingen im Kopf.

Mund. – Die Zunge ist trocken, rauh und wund. Der Hals schmerzt beim Schlucken. Übelkeit.

Männlich. – Lüsterne Träume. Verlust des sexuellen Verlangens. Reaktiviert unterdrückte Gonorrhoe.

Nacken. – Steifer Hals. Plötzliche Muskelkrämpfe im Hals, die Schmerzen sind schlimmer hinter den Ohren. Schmerz in den Nackenmuskeln beim Heben des Kopfes vom Kissen.

Extremitäten. – Rheumatische Schmerzen. Allgemeines Müdigkeits- und Krankheitsgefühl. Die Handflächen sind rauh und schuppig.

Haut. – Trockenes, juckendes Ekzem. Erythem um die Nagelwurzeln herum. Die Haut ist trocken, runzlig. Schmerzhafte Risse. Warzenartige Wucherungen. Verdickte Nägel. Psoriasis.

Modalitäten. – 〈 im Bett, nachmittags, abends und in der Nacht; im Freien.

Beziehungen. – Vergleiche: **Electricitas** – Von elektrischem Strom durchdrungener Milchzucker: Angst, nervöses Zittern, Ruhelosigkeit, Herzklopfen, Kopfweh. Fürchtet das Nahen von Gewittern; Schwere der Glieder.

Magnetis poli ambo – der Magnet, Milchzucker oder destilliertes Wasser, die der Einwirkung des ganzen Magneten ausgesetzt wurden: Brennende, lanzinierende Schmerzen im ganzen Körper; Schmerz wie zerbrochen in den Gelenken, wenn die Knorpel von zwei Knochen sich berühren; blitzartige Schmerzen und Rucken; Kopfweh, als werde ein Nagel eingeschlagen; alte Wunden haben die Neigung, wieder frisch zu bluten.

Magnetis polus articus – Nordpol des Magneten: Gestörter Schlaf, Schlafwandeln, Knacken in den Halswirbeln, Kältegefühl; Zahnweh.

Magnetis polus australis – Südpol des Magneten: Heftiger Schmerz an der Innenseite des Großzehennagels, **einwachsender Zehennagel**[542]; leichte Fußgelenksluxation; die Füße schmerzen, wenn sie hängen gelassen werden.

Dosierung. – Zwölfte Potenz und höher.

Yohimbinum

Pausinystalia yohimbe, Corynanthe yohimbe
Rubiaceae; Westafrika

Erregt die Sexualorgane, wirkt auf das Zentralnervensystem und das Atemzentrum. Ist in physiologischen Dosen ein Aphrodisiakum, aber bei allen akuten und chronischen Entzündungen der Bauchorgane kontraindiziert. Homöopathisch sollte es bei kongestiven Zuständen der Sexualorgane helfen können. Verursacht Hyperämie der Milchdrüsen und stimuliert die Milchbildung. Menorrhagie. Urethritis.

Kopf. – Unruhige, nervöse Erregtheit, mit flüchtigen Hitzegefühlen im Gesicht.[543]

Mund. – Unangenehmer, metallischer Geschmack. Reichlicher Speichelfluß. Übelkeit und Aufstoßen.

Rektum. – Blutende Hämorrhoiden. Darmblutung.

Männlich. – **Starke und anhaltende Erektionen**. Neurasthenische Impotenz.

Schlaf. – **Schlaflosigkeit**. Gedanken an Erlebnisse des ganzen vergangenen Lebens halten ihn wach.

---

542 Vgl. [16]: „Wundschmerzhaftigkeit an der innern Seite des Nagels der großen Zehe im Fleische, als wenn der Nagel seitwärts in's Fleisch eingewachsen wäre, schon bei der geringsten Berührung sehr empfindlich."

543 Nach [12] sind die „flüchtigen Hitzegefühle" ein Allgemeinsymptom und nicht nur am Gesicht, sondern ebenfalls im Bauch, in der Herzgegend und am Rücken zu finden.

Fieber. – Rigor; heftige Hitze, Hitze- und Frostwellen, Schweißneigung.

Dosierung. – Als Stimulans für die Sexualorgane 10 Tropfen einer 1%igen Lösung oder in Wasser aufgelöste Tabletten von 5 mg subkutan appliziert. Homöopathisch dritte Potenz.

Yucca filamentosa

Palmlilie, Pracht-Aloe
Agavaceae; Nordamerika

Sogenannte biliöse* Symptome mit Kopfweh. Ist niedergeschlagen und reizbar.

Kopf. – Schmerzt, als würde der Scheitel abheben. Die Stirnarterien pochen. Die Nase ist rot. Gelbes Gesicht.

Mund. – Die Zunge ist gelb, belegt, mit Zahneindrücken. **[Merc., Podo., Rhus-t.]** Geschmack wie von faulen Eiern. **[Arn.]**

Hals. – Empfindung, als hinge etwas von den Choanen herab; kann es weder nach oben noch nach unten bringen.

Abdomen. – Tiefer Schmerz auf der rechten Seite über[544] der Leber, geht zum Rücken hindurch. Der Stuhl ist gelblich-braun, mit Galle.

Männlich. – Brennen und Schwellung der Vorhaut, mit Rötung der Öffnung. Gonorrhoe. **[Cann-s., Tus-p.]**

Haut. – Erythematöse Rötung.

Dosierung. – Tinktur bis dritte Potenz.

Zincum metallicum

Zink, Zn

Die Prüfungen zeigen ein Bild herabgesetzter Gehirnfunktionen. Das Wort „Erschöpfung" umfaßt einen Großteil der Wirkung von Zink. Die Gewebe sind schneller erschöpft, als sie regeneriert werden. Vergiftung durch unterdrückte Hautausschläge oder unterdrückte Absonderungen. Die Nervensymptome sind von größter Bedeutung. Mangelhafte Vitalität.

---

544 Vgl. [12]: „Galle- und Leberfunktionsstörung mit Schmerz, der durch den oberen Teil der Leber zum Rücken geht."

Drohende Gehirnlähmung. **Depressive Perioden während der Erkrankung**. Rückenmarksleiden. Zuckungen. Schmerz wie zwischen Haut und Fleisch. Starke ⟩ durch Absonderungen. Chorea durch Schreck oder unterdrückte Hautausschläge. **Konvulsionen, mit bleichem Gesicht und ohne Hitze**. Ausgeprägte Anämie mit tiefgehender Prostration. Es verursacht Abnahme und Zerstörung der Erythrozyten. Unterdrückte Ausschlagskrankheiten. Bei chronischen Krankheiten mit Gehirn- und Rückenmarkssymptomen sind Zittern, konvulsive Zuckungen und zappelige Füße Leitsymptome.

Gemüt. – Schwaches Gedächtnis. **Ist sehr geräuschempfindlich**. Abgeneigt zu arbeiten, zu sprechen. **Das Kind wiederholt alles, was ihm gesagt wird**. Fürchtet, wegen angeblicher Verbrechen verhaftet zu werden. Melancholie. **Ist lethargisch, benommen**. Parese.

Kopf. – (Schwindel im Hinterhaupt, im Gehen,) als würde er zur linken Seite fallen.[16] Kopfweh von der geringsten Menge Wein. Hydrozephalus. Rollt den Kopf von einer Seite zur anderen. Bohrt den Kopf in das Kissen. Schmerz im **Hinterkopf**, mit einem Gewicht auf dem Scheitel. Bewegt Kopf und Hände automatisch. Geistige Erschöpfung; Kopfweh von überforderten Schülern. **Die Stirn ist kühl; die Gehirnbasis heiß**. Dröhnen im Kopf.

Augen. – Pterygium; Brennen, Tränenfluß und Jucken. Druck, als würden die Augen in den Kopf gedrückt. Jucken und Wundheit der Lider und **inneren Augenwinkel**. Ptose. **Augenrollen**. Die eine Hälfte des Gesichtsfeldes ist verschwommen; ⟨ durch Stimulantien. **Schielen**. Amaurose, mit schlimmem Kopfweh. Die Konjunktiva ist rot und entzündet; **⟨ am inneren Augenwinkel**.

Ohren. – Reißen, Stechen und äußerliche Schwellung. Absonderung von stinkendem Eiter.

Nase. – Wundheits-Gefühl hoch oben (in den Nasenlöchern);[16] Druck an der Nasenwurzel.

Gesicht. – Die Lippen sind **blaß** und die Mundwinkel aufgerissen. Rötung und juckender Hautausschlag am Kinn. Reißen in den Gesichtsknochen.

Mund. – Lockere Zähne. Blutendes Zahnfleisch. Zähneknirschen. Blutiger Geschmack. Blasen auf der Zunge. Schwierige Zahnung; das Kind ist schwach; mit kalten und unruhigen Füßen.

Hals. – Trocken; neigt ständig dazu, zähen Schleim heraufzuräuspern. Rauheit und Trockenheit in Hals und Kehle. Schmerz in den Halsmuskeln beim Schlucken.

Magen. – Schluckauf, Übelkeit, Erbrechen von bitterem Schleim. Brennen im Magen, Sodbrennen von Süßigkeiten. **Kann selbst die geringste Menge Wein nicht vertragen. Heißhunger** gegen 11 Uhr vormittags. **[Sulph.]** Große Eßgier; kann nicht schnell genug essen. Atonische Dyspepsie mit dem Gefühl, als sei der Magen kollabiert.

Abdomen. – Schmerz nach einer leichten Mahlzeit, mit Tympanie. Schmerz an einer Stelle unter dem Nabel.[545] Glucksen und Kneifen; ist aufgebläht. Blähungskolik, mit Einziehung des Bauches. **[Plb.]** Die Leber ist vergrößert, verhärtet und schmerzhaft. Reflexsymptome* durch eine Wanderniere. **Kolik nach dem Essen.**

Rektum. – Harter, kleiner, verstopfter Stuhl. **Cholera infantum**, mit Tenesmus; Absonderungen von grünem Schleim. Plötzliches Aufhören des Durchfalls, gefolgt von Gehirnsymptomen.

Harnwege. – Kann nur beim Zurückgebeugt-Sitzen urinieren. Hysterische Harnverhaltung. Unwillkürliches Wasserlassen beim Gehen, Husten oder Niesen.

Männlich. – Die Hoden sind geschwollen und hochgezogen. Heftige Erektionen. Samenergüsse mit Hypochondrie. Haarausfall (Schamgegend). Ziehen in den Hoden den Samenstrang herauf.[16]

Weiblich. – Ovarschmerz, **besonders links;** (dabei sind die Schmerzen in den Gliedern sehr stark,) **kann** (sie deshalb) **nicht ruhig halten.**[34]**[Vib.]** Nymphomanie bei Wöchnerinnen. Die Menses sind zu spät, unterdrückt; unterdrückte Lochien. **[Puls.]** Die Brüste sind schmerzhaft; die Brustwarzen wund. Der Menstruationsfluß ist nachts stärker. **[Bov.]** Alle Beschwerden sind 〉 **während dem Menstruationsfluß.** [Eupi., Lach.] **Alle Symptome der weiblichen Sexualsphäre sind mit Ruhelosigkeit, Niedergeschlagenheit, Kälte, Empfindlichkeit der Wirbelsäule und unruhigen Füßen verbunden.** Trockener Husten vor und während der Menses.

Atemwege. – Brennender Druck unter dem Sternum. Zusammenschnürung und Schneiden in der Brust.[546] Heiserkeit. Schwächender, krampfhafter Husten; 〈 Essen von Süßigkeiten. Das Kind greift an die Ge-

---

545 Vgl. [16]: „Stumpfer Druck auf einer kleinen Stelle unter dem Nabel, wie von innerer Verhärtung …"

546 Vgl. [16]: „Eng um die Brust, wie zusammengeschnürt, mit Schmerz darin, wie zerschnitten."

nitalien während des Hustens.[547] Asthmatische Bronchitis mit Zusammenschnürung der Brust. **Atemnot ⟩ sobald der Auswurf erscheint.**

Rücken. – Kreuzschmerz. Erträgt am Rücken keine **Berührung. [Sulph., Ther., Chin.]** Spannung und Stechen zwischen den Schultern. Rückenmarksreizung. **Dumpfe Schmerzen etwa am letzten Brust- oder ersten Lendenwirbel; ⟨ durch Sitzen. Brennen entlang dem Rückgrat. Der Nacken ist ermüdet vom Schreiben oder jeder anderen Anstrengung.** Reißen in den Schulterblättern.

Extremitäten. – Lahmheit, **Schwäche, Zittern und Zucken** verschiedener Muskeln. Frostbeulen. **[Agar.] Die Füße sind in ständiger Bewegung; kann sie nicht ruhig halten. Große Krampfadern an den Beinen.** Schweiße. Konvulsionen, **mit bleichem Gesicht. Querverlaufende Schmerzen**, besonders in den oberen Extremitäten. **Die Fußsohlen sind empfindlich**. Tritt mit der ganzen Fußsohle auf den Boden auf.

Schlaf. – Schreit auf während des Schlafes; Rucken des Körpers; erwacht erschreckt, mit aufgerissenen Augen. Fährt in einem Schrecken auf. Nervöse Bewegung der Füße während des Schlafes. Lautes Aufschreien nachts im Schlaf, ohne davon zu wissen. Schlafwandeln. **[Kali-p.]**

Fieber. – Öfteres fieberhaftes Schaudern den Rücken herab. Kalte Extremitäten. Nachtschweiße. Profuser Schweiß an den Füßen.

Haut. – **Varizen**, besonders der unteren Extremitäten. **[Puls.]** Ameisenlaufen an Füßen und Beinen, als würden Insekten über die Haut krabbeln, verhindert den Schlaf. Ekzem, besonders bei Patienten mit Anämie und Nervenleiden. Jucken der Oberschenkel und **Kniekehlen. Nach-innen-Schlagen von Hautausschlägen.**

Modalitäten. – ⟨ Menses, Berührung, zwischen 17 und 19 Uhr; nach der Hauptmahlzeit, Wein.

⟩ während dem Essen, Absonderungen und Erscheinen der Hautausschläge.

Beziehungen. – Vergleiche: **Agar., Ign., Plb., Arg-n., Puls., Hell., Tub.**

Vergleiche bei ⟩ durch Absonderungen: **Lach., Stann., Mosch.**

Feindlich: **Nux-v., Cham.**

Vergleiche: **Ammonium valerianicum**: Heftige Neuralgie, mit stark nervöser Agitiertheit.

---

547 Vgl. [12]: „Ein bemerkenswertes Symptom von Zincum, was es bei Kindern und Fällen von Delirium, wie auch bei Leiden der Genitale selbst indizieren kann, ist, daß der Patient die Hand ständig auf die Scham drückt oder die Hand an den Geschlechtsteilen hat.“

Zincum aceticum – Zinkazetat: Folgen von Nachtwachen und Erysipele; das Gehirn fühlt sich schmerzhaft an; von **Rademachers Lösung** (aus Zink in Essigsäure)[12] 5 Tropfen-Gaben dreimal täglich in Wasser **für jene, die bei zu wenig Schlaf zu arbeiten gezwungen sind.**

Zincum arsenicosum: Chorea, Anämie, **tiefgehende Erschöpfung** bei leichter Anstrengung. Niedergeschlagenheit und ausgeprägte Beteiligung der unteren Extremitäten.

Zincum bromatum – Zinkbromid, $ZnBr_2$: Zahnung, Chorea, Hydrozephalus.

Zincum carbonicum – Zinkcarbonat, $ZnCO_3$: Postgonorrhoische Halsleiden, geschwollene Mandeln; bläuliche, oberflächliche Flecken.

Zincum cyanatum – Zinkcyanid, $Zn(CN)_2$: Als Mittel für Meningitis und Meningitis cerebrospinalis epidemica, Parkinson-Syndrom, Chorea und Hysterie hat es einige Beachtung gefunden.

Zincum muriaticum – Zinkchlorid, $ZnCl_2$: Neigt dazu, am Bettzeug zu zupfen; Geruchs- und Geschmackssinn sind pervertiert; bläulich-grüne Hautfarbe; kalt und schweißig.

Zincum oxydatum – Zinkoxid, ZnO: Übelkeit und saurer Geschmack. Plötzliches Erbrechen bei Kindern. Galleerbrechen und Durchfall. Aufgeblähter Bauch. Wäßrige Stühle mit Tenesmus. Schwäche nach Grippe. Feuerrotes Gesicht, **große Schläfrigkeit** mit traumreichem[4], unerfrischendem Schlaf. Ähnlich den Folgen von Nachtwachen, geistiger und körperlicher Anstrengung (Rademacher). Zinkoxid wird lokal als Adstringenz und Stimulans bei schlimm aussehenden Geschwüren, Fissuren, Intertrigo, Verbrennungen etc. angewandt.

Zincum phosphoricum – Zinkphosphat: Herpes zoster, D1. Neuralgie von Kopf und Gesicht; blitzartige Schmerzen bei motorischer Ataxie; geistige Erschöpfung, Nervosität und Schwindel; sexuelle Erregung und Schlaflosigkeit.

Zincum picricum – Zinkpikrat: Gesichtsparalyse; geistige Erschöpfung, Kopfweh bei der Brightschen Erkrankung*; Samenergüsse; Gedächtnis- und Energieverlust.

Zincum sulphuricum – Zinksulfat, $ZnSO_4 \cdot 7H_2O$: In hoher Potenz nicht oft wiederholt wird es Hornhauttrübung aufhellen (McFarland). Keratitis; Trachom; die Zunge ist gelähmt; Krämpfe in Armen und Beinen; Zittern und Konvulsionen. Hypochondrie aufgrund von Masturbation; nervöses Kopfweh.

Dosierung. – Zweite bis sechste Potenz.

Zincum valerianicum

Zinkisovalerianat, $Zn(C_5H_9O_2)_2 \cdot 2H_2O$

Ein Mittel für **Neuralgien**, Hysterie, Angina pectoris und andere **schmerzhafte** Leiden, insbesondere bei **Eierstockbeschwerden**. Epilepsie ohne Aura. Hysterischer Herzschmerz. **Gesichtsneuralgie**, heftiger Schmerz in der linken Schläfe und im Unterkiefer. Schlaflosigkeit bei Kindern. Hartnäckiger **Schluckauf**.

Kopf. – Heftige, neuralgische, **intermittierende Kopfschmerzen**. Wird fast verrückt vor Schmerz, welcher durchdringend und stechend ist. Unkontrollierbare Schlaflosigkeit durch Kopfschmerz, mit Melancholie.

Weiblich. – **Neuralgie der Ovarien; der Schmerz schießt die Glieder hinab**, sogar bis zum Fuß.

Extremitäten. – Schlimmer Nacken- und Wirbelsäulenschmerz. Kann nicht ruhig sitzen; muß die Beine in ständiger Bewegung halten. Ischialgie.

Dosierung. – Erste und zweite Verreibung. Muß bei der Behandlung von Neuralgien einige Zeit lang fortgesetzt werden.

Zingiber officinale

Ingwer

Zingiberaceae; Pazifische Inseln

Schwächezustände im Verdauungstrakt, und Beschwerden der Sexualorgane und Atemwege verlangen dieses Mittel. Völliges Aussetzen der Nierenfunktion.

Kopf. – Migräne; plötzliches Flimmern vor den Augen; fühlt sich verwirrt und leer. Schmerz über den Augenbrauen.

Nase. – Fühlt sich verstopft und trocken an. Unerträgliches Jucken; rote Pickel.

Magen. – Der Essensgeschmack bleibt lange im Mund, besonders von Brot und Toast. Fühlt sich schwer an, wie von einem Stein. **Beschwerden durch Essen von Melonen und Trinken von unreinem Wasser. Azidität. [Calc., Rob.]** Schwere im Magen beim Aufwachen, mit Winden, Kollern, großem Durst und Leere. Schmerz von der Magengrube unter das Brustbein hin, ‹ durch Essen.

Abdomen. – Kolik, Durchfall, äußerst dünner Stuhlgang. Durchfall durch Trinken schlechten Wassers, mit starker Flatulenz, schneidendem

Schmerz, erschlafftem Sphinkter. Der Anus ist während der Schwangerschaft heiß, wund und schmerzhaft. Chronischer Darmkatarrh. Der Anus ist rot und entzündet. Heiße, schmerzhafte, wunde Hämorrhoiden. **[Aloe.]**

Harnwege. – Häufiger Harndrang. Stechen, Brennen in der Harnröhrenöffnung. Gelbe Absonderung aus der Urethra. Dicker, trüber, streng riechender Urin; Anurie. Vollständige Harnverhaltung bei der Genesung von Typhus.[34] Nachtröpfeln nach dem Wasserlassen.

Männlich. – Jucken der Vorhaut. Das sexuelle Verlangen ist erregt; schmerzhafte Erektionen. Samenergüsse.

Atemwege. – Heiserkeit. **Brennen unter dem Kehlkopf**; schwieriges Atmen. **Asthma**, ohne Angst, < gegen Morgen. Kratzende Empfindung im Hals; Stechen in der Brust. Trockener Reizhusten; reichliches Morgensputum.

Extremitäten. – Alle Gelenke sind sehr schwach. Lahmer Rücken. Krämpfe in den Fußsohlen und Handflächen.

Beziehungen. – Vergleiche: **Calad.**

Antidot: **Nux-v.**

Dosierung. – Erste bis sechste Potenz.

Zizia aurea

Thaspium aureum, Gelbe Pastinake
Umbelliferae; Nordamerika

Hysterie, Epilepsie, Chorea und Hypochondrie fallen in den Wirkungsbereich dieses Mittels.

Gemüt. – Selbstmordneigung; Niedergeschlagenheit; Lachen und Weinen wechselt ab.

Kopf. – Druck oben (auf das Gehirn),[11] in der rechten Schläfe. Kopfweh verbunden mit Rückenschmerz (zwischen den oder an dem Rand der Schulterblätter).[11]

Männlich. – Große Mattigkeit nach Koitus. Gesteigerte sexuelle Energie.

Weiblich. – Intermittierende Neuralgie des linken Ovars. Scharfe, reichliche Leukorrhoe, mit verspäteten Menses.

Atemwege. – Trockener Husten, mit Stichen in der Brust. Atemnot.

Extremitäten. – Ungewöhnlich müdes Gefühl. **Chorea, besonders während des Schlafes. Zappelige Beine. [Tarent.]** Lahmheit der Arme und spasmodisches Zucken.

Modalitäten. – **〈 während dem Schlaf.**

Beziehungen. – Vergleiche: **Agar., Stram., Tarent., Cic., Aeth.**

Dosierung. – Tinktur bis dritte Potenz.

Glossar

Acne indurata – „acne indurata“: Tiefsitzende Akne mit harten, knotigen Hauterscheinungen, die von einfachen Papeln bis zu Schwellungen der Größe einer Erbse reichen.

Aphonia clericorum – „clergyman's sore throat“: Granuläre Pharyngitis vom vielen und lauten Sprechen; eine Form der Pharyngitis, bei der die Lymphfollikel vergrößert sind und die Schleimhaut als winzige Knötchen oder Granula besetzen.

Askariden – „lumbricoides“: Ascaris lumbricoides, Spulwurm. Siehe auch unter **Oxyuren.**

Belag, schmutziger – „sordes“: Ein dunkelbrauner oder schwärzlicher, krustenartiger Belag an Lippen, Zähnen und Zahnfleisch bei Personen mit schwerem Typhus oder anderen fieberhaften Erkrankungen mit Beeinträchtigung des Nervensystems und der Geistesfunktionen.

Biliös – „bilious“: Siehe unter **Galle-Leber-Funktionsstörung** und **biliösem Fieber.**

Brightsche Krankheit – „Bright's disease“: Ein nicht exakt definierter Begriff; kann eine akute oder chronische Nephritis beschreiben; gleichermaßen eine Nierenerkrankung mit amyloider Degeneration und Schrumpfniere. Wurde auch als Synonym für Nierenerkrankung im allgemeinen Sinne verwendet.

Chloroanämie – „chloranemia“: Eine chloroseartige Anämie bei Tuberkulose, Krebs und anderen kachektischen Zuständen.

Chlorose, chlorotisch – „chlorosis, chlorotic“: Eine Form der hypochromen Anämie, die hauptsächlich bei jungen Mädchen auftritt.

Chronischer Schnupfen bei Kleinkindern – „snuffles“: Chronischer Schnupfen, verstopfte Nase, besonders bei Neugeborenen, häufig aufgrund kongenitaler Syphilis.

Coma vigile – „coma vigil“: Ein deliranter Zustand mit unzusammenhängendem Gemurmel, in dem der Kranke lethargisch und nur teilweise bei Bewußtsein ist; weder schläft er, noch ist er komatös.

Dermatitis venenata – „dermatitis venenata“: Durch Reizmittel wie Giftsumach und verschiedene Chemikalien verursachte Hautentzündung.

Ekzema rubrum – „eczema rubrum“: Vesikuläres Ekzem mit roten, wunden, nässenden Arealen.

Fieber, auszehrendes – „hectic“: siehe unter **hektisches Fieber.**
biliöses – „bilious fever“: Ein mildes, kurzdauerndes Fieber mit Symptomen von Magenkatarrh und übermäßiger Gallenabsonderung.
biliös-remittierendes – „bilious remittent fever“: (1) Maltafieber; (2) Schwarzwasserfieber, Hämoglobinurie.
hektisches – „hectic fever“: Nachmittagsanstieg der Temperatur, begleitet von Wangenröte bei aktiver Tuberkulose.
Milchfieber – „milkfever“: (1) Eine leichte Erhöhung der Temperatur im Anschluß an die Geburt; (2) Kindbettfieber.
schleichendes – „low fever“: Ein Fieber, das mit einer Einschränkung von Funktionen des Nervensystems und des Geistes einhergeht.

Fungus haematoides – „fungus haematoides“: Eine weiche, leicht blutende, maligne fungoide Wucherung.

Galle-Leber-Funktionsstörung – „bilious, biliousness“: Eine Verdauungsstörung, die durch Appetitlosigkeit, belegte Zunge, Verstopfung, Kopfschmerz, mehr oder weniger Schwindel und gelegentlich eine leichte Gelbsucht gekennzeichnet ist; auch als Beschreibung für Symptome, die mit diesen Begleiterscheinungen einhergehen.

Gelenkbeschwerden, hysterische – „hysterical joint“: Hysterische oder neurotische Vortäuschung einer Gelenkerkrankung mit Schmerzsymptomatik, unter Umständen Schwellung und Bewegungseinschränkung; nicht auf der Grundlage von tatsächlichen Läsionen.

Hektisch – „hectic“: Siehe unter **Fieber, hektisches.**

Karies – „caries“: Knochenfraß, bei dem der Knochen brüchig, dünner und dunkel wird und allmählich unter Eiterbildung zerfällt; häufig tuberkulösen Ursprungs.

Knoten, Knötchen, knotig – „tubercle, tubercular“: Diese Begriffe werden im Englischen oft – nicht ganz korrekt – in der Bedeutung von tuberkulös (engl. tuberculous) verwendet. Auf diese mögliche Doppeldeutigkeit sei hier verwiesen.

Konjunktivitis, kruppartige – „croupous conjunctivitis“: Akute Konjunktivitis mit membranöser Exsudation ohne Infiltration der darunterliegenden Konjunktiva.

Kopfschmerz, biliöser – „bilious headache“: Migräne; bzw. siehe unter **Galle-Leber-Funktionsstörung.**

Lähmung, postdiphtherische – „postdiphtheric paralysis“: Paralyse mit sehr häufigem Befall der Uvula, aber auch jedes anderen Muskels durch toxische Neuritis; tritt in der Regel in der zweiten oder dritten Woche nach Beginn der Diphtherieattacke auf.

Malaria subacuta – „dumb ague“: Subakute Malaria mit unregelmäßigen Fieberanfällen ohne Frost.

Malerkolik – „painter's colic“: Es handelt sich hierbei um eine Bleiintoxikation, charakteristischerweise mit schlimmem Bauchschmerz und Verstopfung; sie trat gehäuft bei Malern auf, durch deren Umgang mit bleihaltigen Farben.

Metastasen, Metastasierung, metastasierend – „metastasis, metastatic“: Die Verlagerung einer Krankheit oder ihrer lokalen Manifestation von einem Körperteil zum anderen, wie z.B. bei Mumps, wenn die Symptome an der Ohrspeicheldrüse zurückgehen und die Hoden affiziert werden.

Nervenleiden, berufsbedingtes – „professional neurosis“: Funktionelle Störung einer Gruppe von Muskeln, die bei der beruflichen Tätigkeit besonders beansprucht wird. Sie zeichnet sich durch das Auftreten von Krämpfen, Lähmungen oder Inkoordination bei gewohnten Bewegungsabläufen aus, wie z.B. beim Schreiben, Spielen von Musikinstrumenten etc.

Oxyuren – „ascarides“: Im damaligen Sprachgebrauch sind „ascarides“ identisch mit Oxyuris vermicularis, Synonyme: Ascaris vermicularis, Enterobius vermicularis, Madenwurm. Die eigentlichen Askariden (Spulwürmer, Ascaris lumbricoides) heißen bei W. Boericke, Materia medica, und Kent, Repertory of the Homeopathic Materia Medica, (S. 634ff.): „lumbricoides“, „lumbrici“. Die Bezeichnung „ascarides“ für Enterobius vermicularis ist heute nicht mehr üblich.

Reflex ... – wie z.B. „reflex cough, reflex vomiting, reflex pain“: Der Husten, das Erbrechen, der Schmerz etc. werden durch eine Reizung in einem entfernten Körperteil hervorgerufen.

Retinitis albuminurica – „retinitis albuminurica“: Eine Form der Retinitis, die bei der **Brightschen Krankheit** (siehe dort) auftritt; gekennzeichnet durch weiße Flecken, die sternförmig an der Makula und um die Papille herum angeordnet sind.

Schleichend – „low“: Siehe unter **Fieber, schleichendes.**

Skrofulose, skrofulös – „scrofulosis, scrofulous“: Ein Konstitutions-Zustand junger Menschen, der durch Bindegewebsschwäche und Tuberkulose-Disposition gekennzeichnet ist. Das lymphatische System ist hypertroph mit Neigung zu ekzematösen Hautausschlägen, Ulzerationen, Lymphknotenschwellungen, Atemwegskatarrhen und Trachom; häufig kommt Tuberkulose der Drüsen, Knochen und Gelenke vor.

Sumach – „poison oak“ bzw. „poison ivy“: Genaugenommen handelt es sich bei „poison ivy“ um Rhus toxicodendron (poison oak der östlichen USA) und bei „poison oak“ um Rhus diversiloba (poison oak der westlichen USA), die beide ein nichtallergisches Kontaktekzem auslösen. In der homöopathischen Materia Medica wird jedoch zwischen beiden nicht so genau unterschieden, so entspricht nach 11 und 34 Rhus toxicodendron sowohl „poison ivy“ als auch „poison oak“. Aus diesem Grunde war es nicht möglich, die verschiedenen Sumach-Arten weiter zu differenzieren.

Tabakherz – „tobacco heart“: Durch exzessiven Tabakkonsum bedingter Reizzustand des Herzens, der sich durch unregelmäßige Herzaktion, Herzklopfen und manchmal Schmerz auszeichnet.

Tabes mesenterica – „tabes mesenterica“: Tuberkulose der Mesenterial- und Retroperitoneallymphknoten.

Register der gebräuchlichen Namen

Lateinisches Register